U0711957

普通高等教育"十二五""十一五""十五"国家级规划教材

新世纪（第二版）全国高等中医药院校规划教材

新世纪全国高等中医药优秀教材

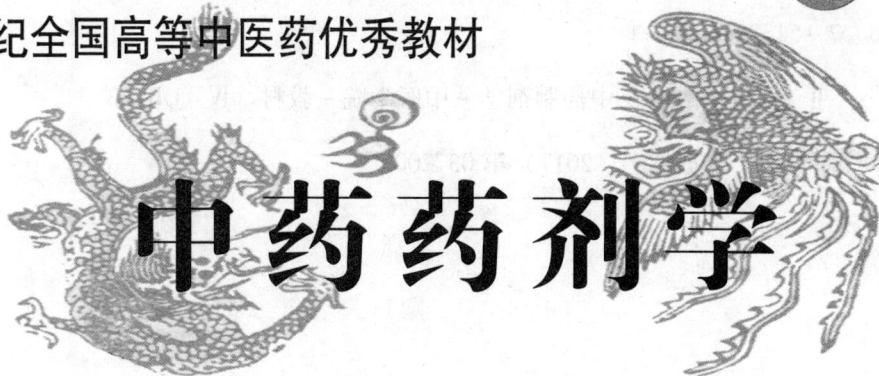

中药药剂学

（供中药类专业用）

主　编　张兆旺（山东中医药大学）

副主编　陶建生（上海中医药大学）

　　　　罗杰英（湖南中医药大学）

　　　　刘汉清（南京中医药大学）

中国中医药出版社

·北　京·

图书在版编目（CIP）数据

中药药剂学/张兆旺主编 . —北京：中国中医药出版社，2017.3（2021.9重印）

全国中医药行业高等教育经典老课本

ISBN 978 - 7 - 5132 - 4045 - 1

Ⅰ. ①中⋯　Ⅱ. ①张⋯　Ⅲ. ①中药制剂学 – 中医学院 – 教材　Ⅳ. ①R283

中国版本图书馆 CIP 数据核字（2017）第 037200 号

中国中医药出版社出版

北京经济技术开发区科创十三街 31 号院二区 8 号楼
邮政编码　100176
传真　010 64405721
保定市西城胶印有限公司印刷
各地新华书店经销

开本 850 ×1168　1/16　印张 38. 25　字数 888 千字
2017 年 3 月第 1 版　2021 年 9 月第 3 次印刷
书号　ISBN 978 - 7 - 5132 - 4045 - 1

定价　98. 00 元
网址　www. cptcm. com

服务热线　010 64405720
购书热线　010 64065415　010 64065413
微信服务号　zgzyycbs

书店网址　csln. net∕qksd∕
官方微博　http：∕∕e. weibo. com∕cptcm
淘宝天猫网址　http：∕∕zgzyycbs. tmall. com

全国高等中医药教材建设
专家指导委员会

普通高等教育"十一五"国家级规划教材
新世纪全国高等中医药院校规划教材

《中药药剂学》（新世纪第二版）编委会

出版说明

"新世纪全国高等中医药院校规划教材"是全国中医药行业规划教材,由"政府指导,学会主办,院校联办,出版社协办",即教育部、国家中医药管理局宏观指导,全国中医药高等教育学会和全国高等中医药教材建设研究会主办,全国26所高等中医药院校各学科专家联合编写,中国中医药出版社协助管理和出版。本套教材包含中医学、针灸推拿学和中药学三个专业共46门教材。2002年相继出版后,在全国各高等中医药院校广泛使用,得到广大师生的好评。

"新世纪全国高等中医药院校规划教材"出版后,国家中医药管理局、全国中医药高等教育学会、全国高等中医药教材建设研究会高度重视,多次组织有关专家对教材进行评议。2005年,在广泛征求、收集全国各高等中医药院校有关领导、专家,尤其是一线任课教师的意见和建议基础上,对"新世纪全国高等中医药院校规划教材"进行了全面的修订。"新世纪(第二版)全国高等中医药院校规划教材"(以下简称"新二版"教材)语言更加精炼、规范,内容准确,结构合理,教学适应性更强,成为本学科的精品教材,多数教材至今已重印数十次,有16门教材被评为"'十二五'普通高等教育本科国家级规划教材"。

当今教材市场"百花齐放""百家争鸣",新版教材每年层出不穷,但仍有许多师生选用"新二版"教材。其中有出于对老主编、老专家的敬仰和信任,当时的编者,尤其是主编,如今已经是中医学术界的泰斗;也有些读者认为"新二版"教材的理论更为经典;还有部分读者对"绿皮书"有怀旧情结,等等。为更好地服务广大读者,经国家中医药管理局教材建设工作委员会、中国中医药出版社研究决定,选取"新二版"中重印率较高的25门教材,组成"全国中医药行业高等教育经典老课本"丛书,在不改动教材内容及版式的情况下,采用更优质的纸张和印刷工艺,以飨读者,并向曾经为本套教材建设贡献力量的专家、编者们致敬,向忠诚的读者们致敬。

热忱希望广大师生对这套丛书提出宝贵意见,以使之更臻完善。

国家中医药管理局教材建设工作委员会

中国中医药出版社

2017 年 2 月

再版前言

"新世纪全国高等中医药院校规划教材"是全国唯一的行业规划教材。由"政府指导，学会主办，院校联办，出版社协办"。即：教育部、国家中医药管理局宏观指导；全国中医药高等教育学会及全国高等中医药教材建设研究会主办，具体制定编写原则、编写要求、主编遴选和组织编写等工作；全国26所高等中医药院校学科专家联合编写；中国中医药出版社协助编写管理工作和出版。目前新世纪第一版中医学、针灸推拿学和中药学三个专业46门教材，已相继出版3~4年，并在全国各高等中医药院校广泛使用，得到广大师生的好评。其中34门教材遴选为教育部"普通高等教育'十五'国家级规划教材"，41门教材遴选为教育部"普通高等教育'十一五'国家级规划教材"（有32门教材连续遴选为"十五"、"十一五"国家级规划教材）。2004年本套教材还被国家中医药管理局中医师资格认证中心指定为执业中医师、执业中医助理医师和中医药行业专业技术资格考试的指导用书；2006年国家中医、中西医结合执业医师、执业助理医师资格考试和中医药行业专业技术资格考试大纲，均依据"新世纪全国高等中医药院校规划教材"予以修改。

新世纪规划教材第一版出版后，国家中医药管理局高度重视，先后两次组织国内有关专家对本套教材进行了全面、认真的评议。专家们的总体评价是："本次规划教材，体现了继承与发扬、传统与现代、理论与实践的结合，学科定位准确，理论阐述系统，概念表述规范，结构设计合理，印刷装帧格调健康，风格鲜明，教材的科学性、继承性、先进性、启发性及教学适应性较之以往教材都有不同程度的提高。"同时也指出了存在的问题和不足。全国中医药高等教育学会、全国高等中医药教材建设研究会也投入了大量的时间和精力，深入教学第一线，分别召开以学校为单位的座谈会17次，以学科为单位的研讨会15次，并采用函评等形式，广泛征求、收集全国各高等中医药院校有关领导、专家，尤其是一线任课教师的意见和建议，为本套教材的进一步修订提高做了大量工作，这在中医药教育和教材建设史上是前所未有的。这些工作为本套教材的修订打下了坚实的基础。

2005年10月，新世纪规划教材第二版的修订工作全面启动。修订原则是：①有错必纠。凡第一版中遗留的错误，包括错别字、使用不当的标点符号、不规范的计量单位和不规范的名词术语、未被公认的学术观点等，要求必须纠正。②精益求精。凡表述欠准确的观点、表达欠畅的文字和与本科教育培养目的不相适应的内容，予以修改、精练、删除。③精编瘦身。针对课时有限，教材却越编越厚的反应，要求精简内容、精练文字、缩编瘦身。尤其是超课时较多的教材必须"忍痛割爱"。④根据学科发展需要，增加相应内容。⑤吸收更多院校的学科专家参加修订，使新二版教材更具代表性，学术覆盖面更广，能够全面反应全国高等中医药教学的水平。总之，希冀通过修订，使教材语言更加精练、规范，内容准确，结构合理，教学适应性更强，成为本学科的精品教材。

根据以上原则，各门学科的主编和编委们以极大的热情和认真负责的态度投入到紧张的修订工作中。他们挤出宝贵的时间，不辞辛劳，精益求精，确保了46门教材的修订按时按质完成，使整套教材内容得到进一步完善，质量有了新的提高。

教材建设是一项长期而艰巨的系统工程，此次修订只是这项宏伟工程的一部分，它同样要接受教学实践的检验，接受专家、师生的评判。为此，恳请各院校学科专家、一线教师和学生一如既往关心、关注新世纪第二版教材，及时提出宝贵意见，从中再发现问题与不足，以便进一步修改完善或第三版修订提高。

全国中医药高等教育学会
全国高等中医药教材建设研究会
2006 年 10 月

修订说明

中药药剂学是中药专业的主干专业课，是以中医药理论为指导，运用现代科学技术，研究中药药剂的配制理论、生产技术、质量控制和合理应用等内容的一门综合性应用技术学科。

普通高等教育"十五"国家级规划教材《中药药剂学》出版至今已近4年，得到了教师、学生和专家的广泛好评，但教材本身在课程体系、教学内容、教学方法等方面也存在某些不足。为了进一步提高规划教材的质量，更好地服务于教学，根据全国高等中医药教材建设研究会的安排，本教材编委会对该教材进行了修订。修订本教材已列为普通高等教育"十一五"国家级规划教材。

本次教材修订，其内容和框架基本不变，通过修订，达到了缩编瘦身，完善内容，纠正差错，紧跟时代的目的。将原教材中实验内容拿出，单独出版《中药药剂学实验指导》。删除与中药类其他教材有重复的内容；各章节之间有重复的内容，以首先出现的为主，后出现的简略交待。对制剂举例作了必要的删换。改用大、小号字排版，以减少版面（小号字供教学时参考）。删除附录一、二、三。

该教材与《中华人民共和国药典》、《药品注册管理办法》等国家有关新法规相衔接，与中医药事业和中药产业化、现代化的发展相适应，与培养和造就高素质、创造性人才相适应，与当代科学技术的发展和中医药逐步走向世界的趋势相适应。课程的知识结构合理，体系完整；注意理论教学与实验教学的衔接；保持中医药理论体系的特点，加强中药传统理论知识与现代科学技术的有机结合，药剂理论知识与实际操作技能相结合，继承传统药剂与发展现代剂型相结合。该教材能基本反映21世纪初中药药剂的发展水平。

该教材仍执行主编负责制。在原教材编委会的基础上，充实了近一倍新编委。由于编委成员分布广，使教材中存在的问题和不足得到了较全面的整改，进一步提高了教材质量。

本教材供全国高等医药院校中药类专业本科教学使用。共190学时，其中课堂讲授108学时；实验和见习82学时。另外安排4周教学实习。在完成教学大纲基本要求和内容的前提下，讲课学时、教学方法及教学顺序，可根据本单位情况适当调整。

本教材在修订过程中得到了各编委所在院校领导的大力支持，兄弟院校同行专家提出了许多宝贵意见，在此表示感谢。该书引用药剂工作者的研究成果，限于体例原因，未标注，在此一并表示衷心的感谢。

由于时间仓促，又限于编者水平，书中难免有不当甚至错误之处，殷切地希望在使用过程中提出宝贵意见，以便进一步修订。

张兆旺

2007年2月18日于济南

目　录

第一章

绪 论

学习要求：

1. 掌握《中药药剂学》的含义、理论体系的特点与任务；中药剂型选择的基本原则；我国药品一级标准（《中国药典》），二级标准（《局颁药品标准》），以及有关药事法规的性质、特点与使用方法。

2. 熟悉《中药药剂学》常用术语的概念；中药药剂学在中医药事业中的地位与作用；《药品生产质量管理规范》（简称 GMP）与《药品非临床研究质量管理规范》（简称 GLP）等。

3. 了解《中药药剂学》的发展简史、研究进展与方向；中药剂型的分类方法；现代药剂学的分支学科。

第一节 概 述

一、中药药剂学的性质与任务

（一）中药药剂学的性质

中药药剂学是以中医药理论为指导，运用现代科学技术，研究中药药剂的配制理论、生产技术、质量控制与合理应用等内容的综合性应用技术科学。其内容不但与本专业的课程及其他专业学科有衔接与联系，而且与工业化生产实践和医疗用药实践密切相关；是连接中医与中药的纽带，是中药类各专业教学的主干专业课程。

中药药剂学是中医药学的重要组成部分，其理论和技术在中医药共同发展的历史进程中得以形成、发展并逐步完善。中药药剂学应坚持以中医药理论为指导，体现其理论体系的特点，特别应注意以下几个方面：①中药制剂的处方组成必须符合中医药理论。②中药制剂的工艺过程必须首先考虑君臣药的提取效率，不仅要考虑有效成分和（或）指标性成分，而且要考虑到"活性混合物"，以正交设计法或均匀设计法进行实验优选浸提分离工艺，以确保原方特有的疗效。③中药制剂质量标准的制订，除要求符合制剂通则检查外，通常选定君臣药中有效成分和（或）指标性成分作为制剂的含量控制指标；还可以探索制剂的指纹图谱。④中药制剂的药效学研究，在运用现代药理学方法及模型的同时，应尽可能建立符合中医学辨证要求的动物模型。⑤中药制剂的药物动力学研究不仅可借鉴于现代药剂学中药物动力学的研究方法，而且还应发展符合中医药传统理论和中药复方配伍特点的新的研究方法，如药理效应法、毒理效应法等。⑥中药制剂的临床应用，必须在中医药理论指导下辨证用药，方可发挥其应有的疗效。

近年来，中药药剂学在继承传统剂型理论和经验的基础上，吸取借鉴了工业药剂学、物理药剂学、生物药剂学、药物动力学等现代药剂学分支学科的新理论、新技术，形成了一门既具有中医药特色，又能反映当代中药药剂学水平的综合性应用技术科学。

工业药剂学（industrial pharmaceutics）是研究药物制剂的剂型设计及制剂生产理论与技术的一门学科。物理药剂学（physical pharmaceutics）是应用物理化学原理研究和解释药剂制造和贮存过程中存在的现象及其内在规律，并在该基础上指导剂型及制剂设计的一门学科。生物药剂学（biopharmaceutics）是研究药物及其制剂在体内的吸收、分布、代谢和排泄过程，阐明药物的剂型因素、用药对象的生物因素与药效三者关系的一门学科。药物动力学（pharmacokinetics）是研究药物及其代谢产物在人体或动物体内的时间 – 数量变化过程，并提出用于解释这一过程的数学模型，为指导合理用药、剂型设计提供量化指标的一门学科。临床药学（clinical pharmacy）是主要阐明药物在疾病治疗中的作用、药物相互作用，指导合理用药的一门学科。现代药学的迅猛发展，极大地推动了中药药剂学的发展。

（二）中药药剂学的任务

本教材坚持中医药特色，加强中药传统理论知识与现代科学技术的有机结合，充分反映中医药的新成果、新技术、新工艺、新设备、新辅料。通过本门课程的课堂讲授、实验教学和教学实习，使学生能够掌握中药常用剂型的概念、特点、制备工艺和质量控制等的基础理论、基本知识和技能，掌握现代药剂学的有关理论与技术；熟悉药剂常用辅料，专用设备的基本构造、性能及使用保养方法等内容；了解国内外药剂学研究新进展。为今后从事中药新药研制开发和解决药剂生产中有关技术问题奠定较坚实的基础。

中药药剂学的基本任务是研究将中药制成适宜的剂型，其制剂有效、安全、稳定、可控，保证以质量优良的药剂满足医疗卫生工作的需求，产生较好的社会效益和经济效益。中药药剂学的主要任务及发展趋向可概述如下。

（1）继承和整理中医药学中有关药剂学的理论、技术与经验，为发展中药药剂奠定基础。中医药宝库中有关药剂的内容极其丰富，但大多散在于历代医书、方书、本草、医案等医药典籍中。中华人民共和国成立以来，在"系统学习，全面掌握，整理提高"方针的指引下，虽已进行了较多的继承和整理工作，但远远不够，尚需进一步深入，使其系统化、科学化；很多有名的传统制剂至今还缺少客观的质量控制方法与标准，达不到中药现代化的要求。

（2）充分吸收和应用现代药剂学的理论知识和研究成果，加速实现中药剂型现代化。在中医药理论指导下，应用和推广制药新技术、新工艺、新设备和新辅料，以提高中药药剂的研究水平，逐步创制出既具有中国传统医药特色，又和同时代科学进步相适应的中药新剂型，同时改进某些传统的中药剂型。

（3）加强中药药剂学基本理论的研究，是加快中药药剂学"从经验开发向现代科学技术开发"过渡的重要研究内容。中药制剂与西药制剂最大的差别是制剂的原料，前者是中药，后者是单一化合物。因此，中药制剂的基础研究，除与西药制剂一样，包括制剂成型理论和技术、质量控制、合理应用等内容外，还包括对中药或方剂药效物质的提取、纯化、浓缩、干燥等内容，其中关键问题是"提取与分离"。用何种思路和方法将中药或方剂的药效物质最大限度地提取出来，以保持原中药或方剂特有的疗效，这是值得深思的问题。

（4）积极寻找药剂新辅料，以适应中药药剂某些特点的需要。药剂辅料是指生产药品和调配处方时所用的赋形剂和附加剂。辅料在药剂学中具有独特的地位和作用，它不仅是原料药物制剂成型的物质基础，而且与制剂工艺过程的难易、药品的质量、稳定性与安全性、给药途径、作用方式与释药速度、临床疗效，以及新剂型、新药品的开发密切相关。赋形剂主要作为药物载体，赋予各种制剂一定的形态与结构；附加剂主要用以保持药物与剂型的质量稳定。中药制剂辅料还有两个特点：一是"药辅合一"。如半浸膏片一般不另加辅料，而是利用提取的浸膏作黏合剂、原生药粉作填充剂和崩解剂，控制适宜的制剂条件即可。二是将辅料作为处方的一味药使用。在选用辅料时，注重"辅料与药效相结合"。如二母宁嗽丸中的蜂蜜，既是丸剂成型的黏合剂，又是与方药有协同作用的物质。要积极寻找中药丸剂、片剂、胶囊剂等的新赋形剂，注射剂的新附加剂，软膏剂、硬膏剂、栓剂等的新基质、新乳化剂和助悬剂等，以提高药物制剂的质量，充分发挥药物在防病治病中的作用。中药制剂更应加强中药的综合利用研究。

二、中药药剂学常用术语

1. 药物与药品 凡用于预防、治疗和诊断疾病的物质称为药物，包括原料药与药品。药品一般是指以原料药经过加工制成具有一定剂型，可直接应用的成品。我国自1985年7月1日起施行的《中华人民共和国药品管理法》（简称《药品管理法》）附则中将药品定义为：药品是指用于预防、治疗、诊断人的疾病，有目的地调节人的生理机能并规定有适应症或者功能主治、用法和用量的物质，包括中药、中药饮片、中成药、化学原料药及其制剂、抗生素、生化药品、放射性药品、血清、疫苗、血液制品和诊断药品等。

2. 剂型 将原料药加工制成适合于医疗或预防应用的形式，称药物剂型，简称剂型。它是药物施用于机体前的最后形式。如牛黄解毒片、复方丹参片、元胡止痛片等具有相同的药物应用形式"片剂"剂型；牛黄上清丸、六味地黄丸、人参养荣丸等具有相同的药物应用形式"丸剂"剂型。目前常用的中药剂型有汤剂、煎膏剂、散剂、丸剂、片剂、胶囊剂、注射剂、气雾剂等40多种。

3. 制剂 根据《中国药典》、《卫生部药品标准》、《制剂规范》等标准规定的处方，将药物加工制成具有一定规格，可直接用于临床的药品，称为制剂。如玉屏风口服液、阿胶泡腾颗粒剂、双黄连粉针剂，等等。制剂的生产一般在药厂或医院制剂室中进行。研究制剂的生产工艺和理论的学科，称为制剂学。

4. 调剂 按照医师处方专为某一病人配制，注明用法用量的药剂调配操作，称为调剂。此操作一般在药房的调剂室中进行。研究药剂调配、服用等有关理论、原则和技术的学科称调剂学。

由于药剂调配与制剂制备在原理和应用技术上有密切联系，将这两部分内容结合在一起研究、论述的学科称为药剂学。

5. 中成药 为中药成药的简称。指以中药为原料，在中医药理论指导下，按规定的处方和制法大量生产，有特有名称，并标明功能主治、用法用量和规格的药品。包括处方药和非处方药。

6. 处方药与非处方药   见第二章中药调剂第二节"处方"项下。

7. 新药   国务院于 2002 年 9 月 15 日新颁布施行的《中华人民共和国药品管理法实施条例》对新药做出了权威性界定："新药是指未曾在中国境内上市销售的药品。"

三、中药药剂学在中医药事业中的地位与作用

中药药剂学是专门研究中药剂型和制剂的科学。药物剂型影响药物的吸收、分布、代谢和排泄过程，关系到医疗卫生用药的有效性、安全性和治病救人的速度；关系到药品成本的高低和生产者的经济效益；也反映一个国家医疗用药水平和制药工业技术水平。在中药专业的领域中，中药药剂学是应用各门相关学科的基础知识来研究阐述中药剂型的综合科学，所以，中药专业的课程几乎都是围绕着对剂型的认识与提高而设置的。从中药药剂学中所讲述剂型的种类，就能在一定程度上体现出中药专业知识体系的概貌。

中药药剂学作为联系中医与中药的纽带与桥梁，在中药工业生产与医疗卫生实践中占有极其重要的地位，具有推动中医药事业不断发展的作用。国家选择"中药科技产业"作为切入点，形成了"中药现代化科技产业行动计划"，这对振兴中医药事业，提高中药产业的国际竞争能力，具有重要的现实意义和深远的历史意义。

中药现代化是一个复杂的系统工程，需要做的事情很多，但是最终要通过中药产业的现代化来实现，而中药药剂现代化是主要途径和明显标志。只有充分运用现代科学技术，加强中药药剂学的基础研究，加强中药前处理（含中药炮制）、中药提取纯化、中药制剂和中药包装等的研究，才能逐步实现中药药剂的剂型现代化，质量控制标准化，生产技术工程产业化，从整体上提高中药制药水平，加快中医药事业现代化的进程。

第二节   中药药剂学的发展

一、中药药剂学的发展简况

在漫长的中医药发展进程中，中药药剂的剂型理论、加工技术，以及临床应用等中药药剂学理论，伴随着古今成方及剂型的演变而形成和发展，同时随着社会的进步，科学技术的发展和医药水平的提高，中药药剂学的制备理论与工艺技术不断发展和完善。

中药药剂的起源可追溯至夏禹时代（公元前 2140 年），那时已经能酿酒，并有多种药物浸制而成的药酒。酿酒同时又发现了曲（酵母），曲剂具有健脾胃、助消化、消积导滞的功效，是一种早期应用的复合酶制剂，至今仍在应用。

商汤时期（公元前 1766 年），伊尹首创汤剂，并总结了《汤液经》，为我国最早的方剂与制药技术专著，汤剂至今仍是中医用药的常用剂型。药酒、汤剂是中药重要剂型，可见中药药剂的创用远在希波克拉底（公元前 460 年 ~ 公元前 377 年）及格林（公元 131 ~ 201 年）之前。

战国时期（公元前 221 年以前），我国现存的第一部医药经典著作《黄帝内经》中提出了"君、臣、佐、使"的组方原则，同时还在《汤液醪醴论》中论述了汤液醪醴的制法和作用，并记载了汤、丸、散、膏、药酒等不同剂型及其制法。

秦、汉时代（公元前 221 年 ~ 公元 219 年），是我国药剂学理论与技术显著发展的时期。马王堆汉墓出

土文物《五十二病方》中用药除外敷和内服外，尚有药浴法、烟熏或蒸气熏法、药物熨法等记载，药物剂型最常用的是丸剂，其制法及应用有：以酒制丸，内服；以油脂制丸；以醋制丸，外用于熨法；制成丸后，粉碎入酒吞服等记载。

东汉时期成书的《神农本草经》是现存最早的本草专著。该书论及了制药理论和制备法则，序例指出："药性有宜丸者，宜散者，宜水煎者，宜酒渍者，宜煎膏者，亦有一物兼宜者，亦有不可入汤酒者，并随药性，不得违越。"强调根据药物性质需要选择剂型。

东汉末年，张仲景的《伤寒论》和《金匮要略》，记载了煎剂、丸剂、散剂、浸膏剂、软膏剂、酒剂、栓剂、脏器制剂等十余种剂型及其制备方法。

晋代葛洪著《肘后备急方》八卷，记载了铅硬膏、蜡丸、锭剂、条剂、药膏剂、灸剂、熨剂、饼剂、尿道栓剂等多种剂型。并首次提出"成药剂"的概念，主张批量生产贮备，供急需之用。

梁代陶弘景《本草经集注》中提出以治病的需要来确定剂型，指出"疾有宜服丸者，宜服散者，宜服汤者，宜服酒者，宜服膏煎者"；在序例中附有"合药分剂料理法则"，指出药物的产地和采治方法对其疗效有影响；书中考证了古今度量衡，并规定了汤、丸、散、膏、药酒的制作常规，实为近代制剂工艺规程的雏形。

唐代显庆四年（公元659年）由政府组织编纂并颁布了《新修本草》，它是我国最早的一部药典。

唐代孙思邈《备急千金要方》和《千金翼方》分别收载成方5300首和2000首，有汤剂、丸剂、散剂、膏剂、丹剂、灸剂等剂型。其中著名的成药有磁朱丸、紫雪、定志丸等，至今沿用不衰。《备急千金要方》并设有制药总论专章，叙述了制药理论、工艺和质量问题，促进了中药药剂学的发展。王焘所著《外台秘要》收方6000余首，在每个病名的门下都附有处方、制备方法等。

宋、元时期（公元960年～1367年），中药成方制剂得到巨大发展，中药制剂初具规模。公元1080年由太医院颁布、陈师文等校正的《太平惠民和剂局方》，共收载中药制剂788种，卷首有"和剂局方指南总论"，文中对"处方"、"合药"、"服饵"、"服药食忌"和"药石炮制"等均作专章讨论，为我国历史上由官方颁发的第一部制剂规范，也是世界上最早的具有药典性质的药剂典范。书中收载的很多方剂和制法至今仍为传统中成药制备与应用时所沿用，该书可视为中药药剂发展史上的第一个里程碑。

此外，民间方书《小儿药证直诀》、《金匮要略方论》、《济生方》、《普济本事方》亦收载了很多疗效确切的中药制剂，如抱龙丸、七味白术散、六味地黄丸等。

明、清时期（公元1369年～1911年），中药成方及其剂型也有相应的充实和提高。例如，《普济方》对外用的膏药、丹药及药酒列专篇介绍。明代李时珍《本草纲目》中载药1892种，附方剂13000余首，剂型近40种，附图1100多幅。该书是对我国16世纪以前本草学的全面总结，论述范围广泛，内容丰富，对方剂学、药剂学等学科都有重大贡献。有多种文字的译本，成为国内外公认的药学巨著。清代赵学敏《本草纲目拾遗》对民间草药作了广泛收集与整理，全书共载药物921种，新增的就有716种之多，大大丰富了我国药学宝库。另外，《证治准绳》中的二至丸、水陆二仙丹，《外科正宗》中的冰硼散、如意金黄散等一直沿用至今。《理瀹骈文》系统论述了中药外用膏剂的制备与应用。但鸦片战争后的百年间，由于外敌入侵，大量洋药、伪药流入我国，严重地摧残了国内制药工业，束缚了中医药学的发展。

中华人民共和国成立后，政府制订了一系列卫生工作方针与政策，特别是中医政策的逐步贯彻，使中医药事业的发展有了转机。1958年以来，全国各地掀起学习中医、研究中药剂型的高潮，中药片剂、注射剂、颗粒剂（冲剂）、涂膜剂和气雾剂等开始成功地应用于临床。不少高校设置了中药专业。建立了中药研究机构。对"作坊"式的中药生产厂进行了调整、改造和扩建。1962年出版了《全国中药成药处方集》，收载成方6000余首，中成药2700余种，是继宋代《太平惠民和剂局方》后又一次中成药的大汇集，起到了承前启后的重要作用。

20世纪70年代后期至80年代中期，中药研究在全国范围内又一次蓬勃发展，出现了多学科综合研究的可喜局面，发现了大批有效中草药（如穿心莲、毛冬青、四季青、满山红等）、有效部位和有效成分（如青蒿素、川芎嗪、喜树碱、穿心莲内酯、靛玉红、人参总皂苷等）；研制开发出很多新剂型、新制剂，其中抗疟药青蒿素的研究处于国际领先地位，现已有青蒿素栓、青蒿琥珀酯片和注射用青蒿琥珀酯等制剂，对脑型疟疾及各种危重疟疾的抢救有特效，已得到世界卫生组织的认可和推广；中药制药机械与技术也得到了飞速发展，如采用多能罐提取、微孔薄膜滤过、超滤、真空浓缩、薄膜浓缩、喷雾干燥、沸腾干燥、一步制粒、悬浮包衣等新技术。制剂的检验方法和质量标准也有了较大的改进和提高，特别是充分利用高效液相色谱法、气相色谱法、薄层扫描法、薄层色谱－分光光度法、紫外分光光度法等现代分析仪器测定中药制剂中有效成分或指标成分的含量，以评价其内在质量，保证了制剂的质量，提高了产品在市场上的竞争力。

1983年，出版了《中药制剂汇编》，收载中药提取制剂达4000种，剂型30余种；1986年，出版了高等中医药院校中药专业试用教材《中药药剂学》；1997年，出版了普通高等教育中医药类规划教材《中药药剂学》；2002年，出版了高等中医药类规划教材《中药药剂学》教与学参考丛书；2003年出版了普通高等教育"十五"国家级规划教材《中药药剂学》，等等，均对中药药剂学的发展起到了积极的推进作用。

随着全球人类"回归自然"浪潮的掀起，各种替代医学和传统医学越来越受到人们的青睐。具有中国传统文化特色和独特优势的中药，面临着前所未有的发展机遇和挑战。我国政府为了鼓励研究创制新药，对新药管理在法律上作出明确规定，陆续颁布实施了《中华人民共和国药品管理法》、《新药审批办法》、《中药生产质量管理规范》（good agricultural practice for Chinese crude drugs，简称GAP）、《药品生产质量管理规范》（good manufacturing practice of drug，简称GMP）、《药品非临床研究质量管理规范》（good laboratory practice of drug，简称GLP）、《药品临床试验质量管理规范》（good clinical practice of drug，简称GCP）和《药品经营质量管理规范》（good supplying practice of drug，简称GSP），使我国中药新药的研究开发、中药制剂生产和中药营销有了正式法规，逐步走上了规范化、法制化和标准化的轨道，进入了一个新的发展时期。"十五"期间，"创新药物和中药现代化"被国家列为重大科技专项，这为中药药剂的现代化发展提供了政策支持和保障。

二、中药药剂学的研究进展与方向

现代科学技术的发展推动了中医药事业的不断进步。中药研究在过去发掘、整理、提高的基础上，正向系统化、科学化和现代化方向探索发展。中药药剂学作为中药现代化研究的一个主干学科，围绕着如何把药物制成适宜的剂型这一基本任务，吸引了多学科医药工作者的研究兴趣，采用多种方法和手段，开展了新技术、新剂型、新辅料、新设备，以及制剂稳定性和生物有效性等方面的实验研究，取得了令人瞩目的成绩，为中药实现现代化，参与国际竞争，奠定了基础。

（一）新技术的研究

1. 超细粉碎技术 是对中药进行细胞级粉碎的技术。可使细胞破壁率≥95%，比表面积增大，溶解速度和吸附性增大，生物利用度提高。但是，对一些有刺激性及毒性的药物，由于溶出和吸附增大，其刺激性或毒性也增强，因此如何调整其用量，需研究确定。对于纳米微粒则更应该研究其对健康的影响。

2. 浸提技术

（1）半仿生提取法 是利用"灰思维方式"，从药剂学的角度为经消化道给药的中药及其复方创立的一种提取新技术。它适合工业化生产，既能体现中医治病综合成分作用的特点，又有利于用单体成分控制制剂质量。具有广泛的推广应用前景。

（2）超临界流体萃取法 是利用超临界流体具有高密度、低黏度、扩散系数大的特性对中药所含成分进行萃取和分离的一种新技术。其效率高、速度快、选择性好、无溶剂残留，适用于热敏性、非极性物质的提取。随着高压技术的发展和携带剂的深入研究，该方法将有较大的推广应用前景。

（3）超声波提取法 是利用超声波能增大溶剂分子的运动速度及穿透力以提取中药成分的一种新技术。它省时、节能、提取率高。该技术适应大生产的设备有待进一步研究。

（4）微波提取法 是利用微波强烈的热效应提取中药成分的一种新技术。它对极性化合物的提取有明显优势，提取时间短，收率高。该技术适应大生产的设备有待研发。

3. 分离纯化技术

（1）膜分离法 根据体系中分子的大小与形状，通过膜孔的筛分作用进行分离，使物质纯化的一种技术。在中药制剂中主要用于去除杂质、微粒，去除热原，水的净化，不同分子量物质的分离、浓缩等。可分为微滤（MF）、超滤（UF）、反渗透（RO）、纳滤（NF）、电渗析（ED）、气体膜分离（GS）、渗透气化（PVAP）等膜技术。该技术在药剂生产中将有广阔的应用前景。

（2）絮凝沉降法 在中药水提液或浓缩液中加入絮凝剂，通过架桥吸附与电中和方式除去药液中的高分子物质，使药液达到澄清的一种纯化技术。常用絮凝澄清剂主要有壳聚糖、101 果汁澄清剂、ZTC 天然澄清剂等。该技术目前尚无有效的理论指导，有待深入研究。

（3）大孔树脂吸附法 大孔树脂是一类新型的高分子吸附剂，目前对中药复方的分离纯化报道很少。对其吸附纯化效果、评价标准、安全性等问题尚存在争议。国家食品药品监督管理局对其在中药复方中的应用已初步制订了相应的质量标准及规范技术文件。

（4）高速离心法 通过离心机的高速运转，使药液中杂质加速沉降，得到澄清药液的一种方法。其省时、省力、药液澄清度好。

4. 浓缩干燥技术 目前较好的中药液浓缩设备是组合式中药液浓缩锅，它是外循环式蒸发器和夹层浓缩锅的组合体。其适应性强，可作大批量水浸液的减压浓缩，醇浸液的常压、减压浓缩，也可作流浸膏醇沉后小量醇浸液的浓缩；清洗方便，符合 GMP 要求；浸膏损耗少。

多功能化，小型化，节能高效，融合先进技术于一体的新型干燥机不断问世，如旋转闪蒸干燥机、热喷射气流干燥机、惰性载体干燥机等，它们都适合干燥热敏性物料和膏状物料，具有粉碎、分散、干燥等多种功能。

5. 中药制粒技术　挤出制粒法是目前普遍采用的一种制粒技术。除此之外，还有快速搅拌制粒、沸腾制粒、喷雾干燥制粒等制粒新技术。

（1）**快速搅拌制粒**　系将固体辅料或药物细粉与稠膏置于快速搅拌制粒机的盛器内，通过调整搅拌桨叶和制粒刀的转速，将物料混匀并切割成带一定棱角的小块，小块间互相摩擦形成球状颗粒。

（2）**沸腾制粒**　又称流化喷雾制粒、流化床一步制粒。系将制粒用 40~60 目的辅料置于流化喷雾制粒设备的流化室内，通入滤净的加热空气，使粉末预热干燥并处于沸腾状态。再将一定密度的浓缩药液以雾状间歇喷入，使粉末被润湿而凝结成多孔状颗粒，继续流化干燥至适宜含水量即得。

（3）**喷雾干燥制粒**　系将经适当处理后的中药浸提液或药物、辅料的混合浆，经喷雾干燥直接制得干燥球状粒子或再经滚转制粒。该法多用于中药全浸膏浓缩液直接制粒。

6. 中药包衣技术　随着高分子科学技术的进步，包衣物料、包衣方法和设备有了很大的发展。特别是薄膜包衣技术的应用克服了传统中药片剂、丸剂、颗粒剂等吸潮性强、易霉变等缺点。新的 pH 敏感包衣材料的应用，可使包衣的制剂达到恒释、缓释、速释的目的，或者将药物制成定位靶向制剂。

7. 固体分散技术　是指使固体药物在载体中以低共熔混合物、固溶体、偏晶体、玻璃态固溶体、分子复合物等分散状态存在的一种分散技术。它可以解决难溶性药物溶散慢、可溶性药物速释的问题，以达到速释、缓释或控释的目的。

8. 包合物技术

（1）**β-环糊精包合**　β-环糊精包合物是一种超微型药物载体。通过包合能增加药物溶解度、提高稳定性、防止挥发性成分逸散、掩盖不良气味、使液体成分固态化。在中药制剂制备中，常用于包合挥发性成分或油状液体。

（2）**微型包囊**　微囊系指利用天然的或合成的高分子材料（囊材）将固体或液体药物（囊心物）包裹而成的直径为 1~5000μm 的微小胶囊。药物经微囊化以后，可延长疗效，提高稳定性，掩盖不良气味，降低对胃肠道等的副作用，减少复方配伍禁忌，改进流动性、可压性，可将液体药物制成固体制剂。

（二）新剂型的研究

现代药剂学在经历了物理药剂学、生物药剂学和临床药剂学 3 个阶段后，逐渐吸收了系统工程理论的思想，于 20 世纪末进入了药物释放系统（drug delivery system，简称 DDS）的新时代，药剂学的发展打破了化学结构是唯一决定药物疗效的传统观念，证明了剂型因素同样制约着药物的作用效果。药物剂型的发展进程可分为 4 个时代，即常规剂型、长效和缓释剂型、控释剂型、靶向剂型。其中后三者又属于药物释放系统。

在我国中药工业生产发展的同时，对中成药传统剂型及其产品的科学化、新型化、方便化、高效化等方面进行了许多有益的探索，取得了一定的成绩。除对有确切疗效的传统中药成方制剂进行革新改进外，还创制出许多新剂型，为丰富临床用药，充分发挥药物疗效，方便药物应用等作出了贡献。如天花粉粉针剂、康莱特静脉注射乳剂、鸦胆子油静脉注射乳剂、喜树碱静脉注射混悬剂、牡荆油微囊片、复方丹参膜剂、复方大黄止血海绵、宽胸气雾剂、小儿解热镇痛栓剂等。此外，清开灵注射液、参附注射液、双黄连粉针、速效救心丸、麝香保心丸、葛根芩连微丸及复方丹参滴丸等 37 个品种被国家中医药管理局定为 1995 年中医医院急诊必备中成药。

未来中药剂型工艺的研究必将在提高常规剂型质量的基础上，充分运用现代药剂学的最新研究成果，不断研制发展中药制剂的药物释放系统。其包括口服缓释和控释给药系统、经皮给药系统和靶向给药系统。

（三） 新辅料的研究

药剂辅料不仅是原料药物制剂成型的物质基础，而且与制剂工艺过程的难易、药品的质量、稳定性与安全性、给药途径、作用方式与释药速度、临床疗效，以及新剂型、新药品的开发密切相关。药剂辅料与制剂理论和技术、制剂设备是构成药剂学不可缺少的组成部分。中药制剂使用辅料有两个特点：一是"药辅合一"；二是将辅料作为处方的一味药使用。在选用辅料时，注重"辅料与药效相结合"。

目前，天然大分子物质、纤维素衍生物、淀粉衍生物、合成半合成油脂、磷脂、合成表面活性剂、乙烯聚合物、丙烯酸聚合物、可生物降解聚合物的应用，为中药各类给药系统的研究，以及各类缓释、控释、靶向制剂的研究提供了必备的物质基础。

（四） 制剂的稳定性研究

药物制剂的稳定与否是其质量优劣的一个重要标志，也是临床用药有效和安全的重要保障。近年来，随着科学技术的进步，中药制剂质量新的分析测试方法不断出现，为中药制剂稳定性研究创造了条件。运用化学动力学的基本理论研究药物化学反应速度，测算制剂的有效期，防止和延缓制剂中有效成分的降解，已成为中药新药研究的重要内容。这方面的研究报道也日益增多。

（五） 制剂的生物药剂学研究和药物动力学研究

中药药剂学不仅要研究中药制剂的制备工艺、生产技术、质量控制及制剂稳定性等问题，还要深入研究其应用于机体后，影响制剂中生物活性物质体内过程乃至药效的各种生物因素、药物因素及剂型因素，研究制剂中生物活性物质吸收、分布、代谢、排泄乃至药效的量变过程，从而为阐明中医药理论，优选剂型，改进工艺，正确评价制剂质量，正确评价用药的合理性，确保用药有效安全提供依据。为了阐明中药有效成分或有效部位的分布特点、被机体利用的程度和速度、量－效或量－时关系及其与药效或毒副反应间的关系等，通常要用生物利用度和溶出度对中药制剂的生物有效性进行评价。

1. 生物利用度研究 若生物利用度与溶出度间具有良好相关性，可用后者代替前者进行生物有效性评价。

溶出度测定是以实验为基础，以溶解为理论，并用数学分析手段处理溶出试验数据的一种科学方法。它已逐步取代了常用的崩解度测定。原辅料来源、生产工艺、设备及操作等因素均可影响药物的溶出度。溶出度测定研究多用于相同药物的不同剂型、不同厂家或不同批号的同品种、同规格制剂质量评价，也可作为筛选处方、选择剂型和制订工艺的依据。如以穿心莲内酯为指标，检测 7 个药厂共 8 个批号的清火栀麦片的溶出速率，T_{50}、T_d 有明显差异。

2. 药物动力学研究   用某种化学成分的体内量变规律常常难以反映中药制剂及其疗效的时间变化过程，难以体现中医药理论体系的整体观念。对中药制剂的药效、特别是对有效成分不明确的中药制剂的药效进行药物动力学研究，只用化学药物常用的血药浓度法或尿药浓度法，是不能反映复方中多种药物、多种成分的综合疗效与协同效应的。近年来，以药理效应法、药物累积法和生物指标法等对中药复方制剂进行体内药物动力学研究，更能反映制剂的体内动态过程，体现中医理论体系的特点，在设计思路与方法上有突破。如以解热、发汗、抗炎等药理效应法探讨麻黄汤、桂枝汤、银翘散、桑菊饮的药物动力学；以效量半衰期法测定青蒿素的药物动力学参数；以动物急性死亡率法估测连翘、大青叶、北豆根药物动力学参数；以药物累积法考察九分散和疏风定痛丸的药物动力学参数；以止血效应对山大黄消炎止血胶囊等的药物动力学研究；以毒理效应和药理效应法对小活络丸进行药物动力学研究和生物利用度研究；以毒理效应和药理效应法对四逆汤、四物汤、生脉饮等进行药物动力学研究。

第三节　药物剂型的分类

药物剂型的种类繁多，为了便于学习、研究和应用，需要对剂型进行分类。剂型分类方法目前有以下几种。

一、按物态分类

将剂型分为固体、半固体、液体和气体等类型。固体剂型如散剂、颗粒剂（冲剂）、丸剂、片剂、胶剂等；半固体剂型如内服膏滋、外用膏剂、糊剂等；液体剂型如汤剂、合剂（含口服液剂）、糖浆剂、酒剂、酊剂、露剂、注射剂等；气体剂型如气雾剂、烟剂等。由于物态相同，其制备特点、用药起效时间和贮运上有相似之处。例如固体剂型多需经粉碎和混合；半固体剂型多需熔化和研匀；液体剂型多需经提取、分离操作。用药起效时间以液体、气体剂型为最快，固体剂型较慢；固体制剂利于贮运，液体制剂易发生沉淀。

这种分类法在制备、贮藏和运输上较有意义，但是过于简单，缺少剂型间的内在联系，实用价值不大。

二、按制备方法分类

将主要工序采用同样方法制备的剂型列为一类。例如浸出药剂是将用浸出方法制备的汤剂、合剂、酒剂、酊剂、流浸膏剂与浸膏剂等归纳为一类。无菌制剂是将用灭菌方法或无菌操作法制备的注射剂、滴眼剂等列为一类。

这种分类法有利于研究制备的共同规律，但归纳不全，而且某些剂型随着科学的发展会改变其制法，故有一定的局限性。

三、按分散系统分类

此法按剂型分散特性分类，便于应用物理化学原理说明各类剂型的特点。分类如下。

（1）**真溶液类剂型**   如芳香水剂、溶液剂、醑剂、甘油剂及部分注射剂等。

（2）胶体溶液类剂型　如胶浆剂、火棉胶剂、涂膜剂等。

（3）乳状液类剂型　如乳剂、静脉乳剂、部分搽剂等。

（4）混悬液类剂型　如合剂、洗剂、混悬剂等。

（5）气体分散体剂型　如气雾剂等。

（6）固体分散体剂型　如散剂、丸剂、片剂等。

这种分类法最大的缺点是不能反映用药部位与方法对剂型的要求，甚至一种剂型由于辅料和制法的不同而必须分到几个分散系统中去，因而无法保持剂型的完整性，如注射剂中有溶液型、混悬型、乳浊型及粉针型等，合剂、软膏剂也有类似情况。此外，中药汤剂可同时包含有真溶液、胶体溶液、乳状液和混悬液。

四、按给药途径与方法分类

将采用同一种给药途径和方法的剂型列为一类。分类如下。

1. 经胃肠道给药的剂型　有汤剂、合剂（口服液）、糖浆剂、煎膏剂、酒剂、流浸膏剂、散剂、颗粒剂（冲剂）、丸剂、片剂、胶囊剂等。经直肠给药的剂型有灌肠剂、栓剂等。

2. 不经胃肠道给药的剂型　①注射给药的有注射剂（包括肌内注射、静脉注射、皮下注射、皮内注射及穴位注射等）；②皮肤给药的有软膏剂、膏药、橡胶膏剂、糊剂、搽剂、洗剂、涂膜剂、离子透入剂等；③黏膜给药的有滴眼剂、滴鼻剂、含漱剂、舌下片、吹入剂、栓剂、膜剂及含化丸等；④呼吸道给药的有气雾剂、吸入剂、烟剂等。

这种分类方法与临床用药结合得比较紧密，并能反映给药途径与方法对剂型制备的特殊要求。缺点是往往一种剂型，由于给药途径或方法的不同，可能多次出现，使剂型分类复杂化，同时这种分类方法亦不能反映剂型的内在特性。

根据各种分类方法的优点与不足，从有利于教学、科研和医疗、生产实践等方面的习惯考虑，本教材采用综合分类法。

第四节　中药剂型选择的基本原则

剂型是药物使用的必备形式。药物疗效主要决定于药物本身，但是在一定条件下，剂型对药物疗效的发挥也可起到关键性作用，主要表现为对药物释放、吸收的影响。同一种药物，由于剂型种类不同、所选用的辅料不同、制备方法不同，以及工艺操作的差异，往往会使药物的稳定性和药物起效时间、作用强度、作用部位、持续时间，以及副作用等出现较大的差异。因此剂型的选择是中药制剂研究与生产的主要内容之一。通常按下述基本原则选择剂型。

一、根据防治疾病的需要选择剂型

同一药物因剂型不同、给药方式不同，会出现不同的药理作用。例如，大承气汤在治疗肠梗阻等急腹症中，口服汤剂有效，若制成注射剂应用，则不能呈现促进肠套叠的还纳作用。不同给药途径的药物剂型，起效时间快慢不同。通常是：静脉注射＞吸入给药＞肌内注射＞皮下注射＞直肠或舌下给药＞口服液体制剂＞口服固体制剂＞皮肤给药。

改变药物剂型能扩大适应证。如枳实煎剂具行气宽中、消食化痰的作用，将其改制成枳实注射剂，则具升压、抗休克的作用。改变药物剂型还能降低毒副作用，如用洋金花单味药口服治疗慢性支气管炎疗效较明显，但易出现口干、眩晕、视力模糊等副作用，而制成复方洋金花栓剂，则上述副作用减轻或消失。

药物的吸收、分布与疗效的发挥有着密切的关系，同时也与药物在组织内蓄积及副作用等有关，这对新药的有效性、安全性的研究有重要意义。理想的药物制剂除有利于吸收外，应能分布到需要发挥疗效的部位，并在该部位停留适当时间后能迅速排出体外，保证具有高度的安全性。所谓"给药精密化"（precision in drug administration），就是要妥善设计药物剂型与用药方法，以便将各种药物能有选择性地送到欲发挥作用的靶器官，并在必要的时间内维持一定的浓度，尽量少向其他不必要部位分布，使副作用限制在最低限度。例如，从喜树中提取的喜树碱，具有很强的抗癌活性，制成静注用喜树碱混悬液，混悬微粒进入机体后，作为异物被潴留在网状内皮细胞丰富的肝窦内，对肝癌的疗效较好，且能减少剂量。

总之，从防治疾病角度选择剂型，一般而言，急症用药宜选用发挥疗效迅速的剂型，如注射剂、气雾剂、舌下片、口服液剂、合剂、保留灌肠剂等；而慢性疾病用药，宜选用作用缓和、持久的剂型，如丸剂、片剂、煎膏剂及长效缓释制剂等；皮肤疾患用药，一般选用软膏剂、橡胶膏剂、外用膜剂、涂膜剂、洗剂、搽剂等剂型；而某些局部黏膜用药可选用栓剂、膜剂、条剂、线剂、钉剂等。

二、根据药物本身及其成分的性质选择剂型

中药制剂多为复方，所含成分极为复杂。在选择药物剂型前，必须认真进行处方前的研究，重点掌握活性成分的溶解性、稳定性和刺激性的大小等，在符合临床用药要求的前提下，充分考虑所设计剂型对主要药物活性成分溶解性、稳定性、刺激性的影响。

一般而言，含难溶性或水中不稳定成分的药物、主含挥发油或有异臭的药物不宜制成口服液等液体剂型。药物成分易为胃肠道破坏或不被其吸收，对胃肠道有刺激性，或因肝脏"首过作用（或称首关效应、第一关卡效应）"而疗效显著降低的药物等均不宜设计为口服剂型。成分间易产生沉淀等配伍变化的组方，则不宜制成注射剂和口服液等液体剂型。例如，黄连的主要成分小檗碱，水中溶解度很小，肌内注射 $2 \sim 5ml$（$1mg \cdot ml^{-1}$）很难达到有效抗菌浓度，且因为小檗碱季铵盐结构难以透过肠壁而吸收，因此治疗肠道感染，黄连素以口服给药剂型为佳。又如，黄连、黄柏中的小檗碱与大黄中的鞣质在水溶液中易生成鞣酸小檗碱沉淀，故含上述中药的处方不宜制成注射剂或口服液。中药富含糖类、胶类等活性成分者，其出膏率较高，浸膏吸湿性强，若制成硬胶囊剂则可能导致服用剂量大，制剂稳定性差。

三、根据原方不同剂型的生物药剂学和药动学特性选择剂型

不同处方、不同药物、不同的有效成分应选择各自相宜的剂型。若根据所选剂型要求

制定的工艺路线不能使有效成分最大限度地提取出来，并保留于成品中，制剂疗效差、不稳定，无法制订质量规格和标准，则所选剂型就不合理。为了客观地评价所确定剂型的合理性，要有资料证明所选剂型最优。因此，如果是改进剂型药物应与原剂型药物作对比实验；如果是新研制的药物，应将此处方药物制成符合临床用药目的和药物理化性质的两种以上不同剂型的药剂，通过体内药代动力学（如测定血浆原型药浓度或尿中原型药排泄总量、代谢物尿排泄总量计算生物利用度）、药理效应法、体外溶出度法等的研究，反映药物不同剂型生物利用度的差异，从中优选出生物利用度较高的剂型。例如，以绿原酸为检测指标，测定银翘解毒丸、片（糖衣片、素片）和黄连上清丸、片（糖衣片、素片）的体外溶出度，结果表明，银翘解毒糖衣片中有效成分溶出 50% 所需的时间（T_{50}）是素片的 6 倍，是蜜丸的 3 倍；黄连上清糖衣片也是蜜丸的 2 倍多，提示由传统的蜜丸剂改为糖衣片，并不符合临床迅速发挥药效的基本要求。再如，小儿消炎栓，它是以连翘、黄芩等药物制成的复方栓剂，以黄酮为检测指标，静脉注射给药为对照，在家兔体内进行生物利用度研究，结果表明，此栓剂的绝对生物利用度为 83% 左右，达峰时间为 45 分钟，峰浓度为每毫升 0.235mg。从家兔血药浓度经时变化曲线看出，曲线开始上升陡而快，达到峰值后，曲线缓慢下降。说明此栓剂吸收快，起效迅速，生物利用度高，吸收后的代谢和排泄则较慢，维持有效血药浓度的时间较长，是一种较理想的剂型。

有些药物溶液状态不稳定，需制成固体制剂。如天花粉用于中期妊娠引产疗效较好，其有效部位为蛋白质，对热很不稳定，水溶液也不稳定，用丙酮分级沉淀制得具有一定分子量的蛋白质，经无菌分装，冷冻干燥制成粉针剂，临用前用新鲜注射用水配制，不仅制剂质量稳定，而且改变了给药途径，提高了疗效，降低了毒副反应。

四、根据生产条件和五方便的要求选择剂型

药物剂型的选择在首先满足防治疾病需要和药物本身及其成分性质的前提下，应根据拟生产厂的技术水平和生产条件选择剂型。剂型不同，采用的工艺路线不同，对所需的技术、生产环境、设备、工人素质等都有不同的要求。若目前尚缺乏生产该剂型的符合药品生产质量管理规范（GMP）要求的车间，在临床用药、药物性质许可的前提下，更换具备生产条件的其他剂型。当然必要的厂房设施、仪器设备、制剂技术是确保剂型选择准确的重要条件。剂型设计还应考虑"五方便"（服用、携带、生产、运输、贮藏方便）的要求。就携带、贮运而言，剂量小且质量稳定的固体剂型优于液体剂型。

对儿童用药尽量做到色美、味香、量宜、效高，并能多种途径给药。可考虑制成口服液剂、微型颗粒剂、滴鼻剂、微型保留灌肠剂、栓剂、注射剂等。

第五节 中药药剂工作的依据

2000 年以前，我国药品标准分为国家标准和地方标准两级：《中华人民共和国药典》（简称《中国药典》）、《中华人民共和国卫生部药品标准》（简称《部颁药品标准》）属国

家药品标准；各省、自治区、直辖市卫生厅（局）组织制定并批准的药品标准属地方药品标准。2001 年 2 月 28 日，通过的《中华人民共和国药品管理法》（修订）取消了药品地方标准。

1998 年，为了适应市场经济发展的需要，加强药品的监督管理，经国务院批准组建了国家食品药品监督管理局（·state drug administration，简称 SDA），其对药品的研究、生产、流通、使用进行集中统一的行政监督与技术监督，此后，《部颁药品标准》将更名为国家食品药品监督管理局药品标准（简称《局颁药品标准》）。

中药药剂工作必须遵从《中国药典》和《局颁药品标准》、《局颁药品卫生标准》及各种药品管理法规，也应遵从临床研究用药品质量标准、暂行或试行药品标准、企业标准、制剂规范与处方等文件，以保证药剂工作质量，使临床用药有效、安全。

一、药典

（一）药典的性质与作用

药典（pharmacopoeia）是一个国家记载药品质量规格、标准的法典。由国家药典委员会组织编纂，并由政府颁布施行，具有法律的约束力。药典中收载疗效确切、毒副作用小、质量稳定的常用药物及其制剂，规定其质量标准、制备要求、鉴别、杂质检查、含量测定、功能主治及用法用量等，作为药物生产、检验、供应与使用的依据。药典在一定程度上反映了该国家药物生产、医疗和科技的水平，也体现出医药卫生工作的特点和服务方向。药典在保证人民用药有效、安全，促进药物研究和生产上有重大作用。

随着医药科学的发展，新药及新的试验方法亦不断出现。为使药典适应发展，每隔几年修订一次。在修订出版新药典前往往发行该版的补充本，以使新的成就尽快地用于实践中。

（二）中国药典的发展简况

我国是世界上最早颁布全国性药典的国家，唐代的《新修本草》（又称《唐新修本草》或《唐本草》）是我国的第一部药典，它比欧洲 1498 年出版的地方性药典《佛洛伦斯药典》早 800 多年，比欧洲第一部全国性药典（法国药典）早 1100 多年。所以《新修本草》是世界上最早的一部国家药典，这也是我们祖国作为文明古国的标志之一。

《太平惠民和剂局方》（公元 1151 年），为宋代"太平惠民和剂局"用的药方。堪称我国第一本官方颁布的制剂规范，也具有药典的性质。

1930 年国民党政府卫生署编纂了《中华药典》第一版。主要参考英、美国家药典编写而成，规定的药品标准不适合我国的实际情况。该药典出版后，直到中华人民共和国建立，20 年之久也未修订过。

中华人民共和国成立以来，《中国药典》至今已颁发了八版（1953 年版、1963 年版、1977 年版、1985 年版、1990 年版、1995 年版、2000 年版以及 2005 年版），每版药典均在前版药典的基础上，其品种、标准和检测水平均有大幅度的增修和提高。

《中国药典》2005 年版在 2000 年版的基础上，结合当前生产实际和科学技术水平进行了增修，无论从先进性、科学性、实用性等方面看，其整体水平均有较明显的提高，更具有中药的特色。其主要增修订情况简介如下。

1. 增修订品种数和项目数为历版《中国药典》之最   《中国药典》2000 年版一部，收载中药品种共992 种，分为"中药及其制品"和"成方及单味制剂"两大部分。本版药典一部共收载中药品种 1146 种，分为"中药及饮片"、"植物油脂和提取物"、"成方制剂和单味制剂"三大部分。

本版药典新增和修订品种 607 个，增修订性状项 104 个，鉴别项 959 个，检查项 509 个，浸出物项 146 个，含量测定项 525 个。增修订项目总数达 2243 个。中药及饮片 551 个品种中，有 281 个建立了含量测定，其中采用 HPLC 等仪器分析方法的为 217 个，占总数的 77%；植物油脂和提取物 31 个品种中，有 22 个建立了含量测定，采用 HPLC 等仪器分析方法的为 17 个，亦占总数的 77%；成方制剂及单味制剂 564 个品种中，有 438 个建立了含量测定，采用 HPLC 等仪器分析方法的为 412 个，占总数的 94%。由此看出，本版药典增修订项目数亦为历版《中国药典》之最。

2. 首次将中药对照提取物作为标准物质　增设附录 XV G，列出对照品 282 个，其中新增 90 个；对照中药 218 个，其中新增 69 个；对照提取物 11 个，其中新增 6 个。将中药对照提取物作为标准物质列出，标志着中药质量控制逐渐由测定单一指标成分向测定一组成分方向发展。

3. 一名多物的中药分别收载　对所含成分差别较大的多来源品种，本版药典按一物一名原则进行分列。例如：野葛与粉葛，其中药名均为"葛根"，但有效成分相差悬殊，故分开收载，并规定野葛含葛根素不得少于 2.4%；粉葛含葛根素不得少于 0.30%。像这样所含成分差别较大的多来源的品种还有五味子（五味子和南五味）、黄柏（川黄柏、关黄柏）、前胡（白花前胡、紫花前胡）、紫草（软紫草、硬紫草）、土木香（土木香、藏木香）等。

4. 删除或修订某些欠科学性和安全性的品种　根据实际情况，本版药典对某些中药的来源、药用部位进行了删除或修订。例如，真正的野山参为濒危物种，属一类保护植物，在东北主产区一年难觅几棵，而大量的是栽培的"园参"，故删去了"山参"和"生晒山参"之名，并将采用人工播种在山林野生状态下自然生长的"林下参"作为人参（习称"籽海"）。此外，三七药用部位增加根茎、细辛的药用部位改为根，处方写牛黄而实际使用人工牛黄的全部改写为人工牛黄。鉴于"苯"的毒性大，检测方法中一律不再使用"苯"做溶剂。同时也尽可能地避免使用氯仿。

另外，因安全性问题，本版药典不再收载马兜铃科的关木通、广防己、青木香。凡成方制剂中含有上述 3 味药的均统一撤换为木通科的木通、防己科的防己、菊科的土木香。

5. 设立最人性化的安全控制指标　传统中药加工中常采用硫黄熏，以漂白、增艳、防虫，会使中药残留大量的二氧化硫（SO_2）及砷（As）、汞（Hg）等重金属，本版药典删除了山药、葛根等加工方法中的硫黄熏。这表明中药以后将不再允许用硫黄熏，并且还拟在 2005 年版增补本中增加二氧化硫残留量测定法。为了加强中药的安全性，本版药典新增了采用原子吸收或电感耦合等离子体质谱法测定重金属和有害元素的方法。

此外，本版药典还普遍增加了杂质、水分、灰分和酸不溶性灰分等检查项目，以保证中药的纯净度。此次增加杂质检查的有 34 个品种，水分有 178 个品种，灰分有 135 个品种，酸不溶性灰分有 130 个品种。

6. 分析方法不断更新，检测手段逐步完善　本版药典新增专属性 TLC 鉴别 662 项，专属性的显微鉴别 67 项。鉴别除与对照品相比外，本版药典更强调使用对照中药做鉴别，以增加整体专属性。新增的 TLC 鉴别中，使用对照中药的占了 61.6%。

本版药典更重视新的检测指标和对照品的应用，以提高专属性和有效性。如金银花增加木犀草苷检测指标，党参新增了特征成分党参炔苷。满山红改用 HPLC 法测定止咳有效成分杜鹃素含量。苦参改为 HPLC 法测定苦参碱和氧化苦参碱的总量。中成药护肝片改为测定北五味子特征性有效成分五味子醇甲。何首乌改为测定二苯乙烯苷的含量。

本版药典强调中医药理论的整体观念，突破单一成分控制质量的模式，采用多成分或特征色谱峰群综合控制质量的方法。如丹参中药，过去只测定脂溶性成分丹参酮 II$_A$ 的含量。该成分并不是其活血通脉的主要有效成分，且较易提取制备纯品，价格便宜，常有部分生产含丹参制剂的企业为求得产品合格，非法添加丹参酮 II$_A$。此次新增了水溶性主要有效成分丹酚酸 B 的含量测定，使丹参水溶性、脂溶性有效成分全面得到控制，以确保药品质量。

（三）其他药典简介

《美国药典》（Pharmacopoeia of the United States，简称 U.S.P.），首版于 1820 年出版。自 1950 年改为每 5 年修订 1 次，至 2006 年已发行了二十九版。

《英国药典》（British Pharmacopoeia，简称 B.P.），首版于 1864 年出版。自 1980 年起改变了每 5 年修订 1 次的期限，而是根据需要不定期地修订出版。至 2005 年已发行了二十二版。

《日本药局方》（Pharmacopoeia of Japan，简称 J.P.），首版于日本明治 19 年（公元 1886 年）出版。自 1981 年发行的第十改正版，改为一、二两部合订本，至 2006 年已发行了十五版。

《欧洲药典》（European Pharmacopoeia，简称 E.P.），由二十六国和欧共体协议编订。法定版本是法文版和英文版，其他版本不作为法定文版。首版于 1977 年出版。1980～1996 年出第二版，分 2 部 4 册。第一册是通则，包括各种分析方法、传统药物分析方法、制剂技术、试剂等；第二册为各论，分 3 册，共收载 133 种药物及制剂。第三版为合订本，于 1997 年出版，第四版于 2002 年 1 月生效。最新版为第五版（简称 EP5.0），主册于 2004 年出版；增补版 EP5.1 和 EP5.2 于 2005 年出版。现已经出版到 EP5.4。

《国际药典》（Pharmacopoeia Internationalis，简称 Ph. Int.），联合国世界卫生组织（WHO）为了统一世界各国药品的质量标准和质量控制方法，于 1951 年正式出版了第一部《国际药典第一版》，1955 年出版了第二部，1959 年出版了补充版。由于各先进国家的新药研究、剂型的发展，及以生物效应为主的制剂试验方法等的飞速发展，使得建立一个能指导各国药典体制的想法在力量和时间上皆缺乏可能性，只能由各国根据各自的情况制定本国的药典。故于 1967 年发行《国际药典第二版》时就改名为《药品质量控制规格》，副名为《国际药典第二版》，只突出药品质量管理标准的作用。1971 年又专门出版了补充版（supplement 1971）。第三版分 5 卷出版，1979 年出版了第一卷《一般分析方法》（general methods of analysis）；1981 年出版了第二卷《质量规格》（quality specifications）；1988 年又出版了第三卷《质量规格》。第四卷（1994 年）为有关试验、方法的信息，以及药品原料、赋形剂的一般要求和质量说明等。第五卷（2003 年）为剂型通则、制剂各论，以及药品原料和质量标准等。《国际药典》对各国药典无法律约束力，仅供各国编纂药典时作为参考标准。

二、药典外药品标准

（一）局颁药品标准

国家食品药品监督管理局药品标准，简称《局颁药品标准》。收载《中国药典》未收载的品种。包括中药局颁标准，蒙、藏、维药局颁标准等，由卫生部药典委员会编纂并颁布执行。其性质与《中国药典》相似，亦具有法律的约束力，作为药物生产、供应、使用、监督等部门检验质量的法定依据。

（二）局颁药品卫生标准

《局颁药品卫生标准》在 1998 年国家食品药品监督管理局成立之前称《部颁药品卫生标准》。1986 年 12 月卫生部正式发布《药品卫生标准》。1989 年 9 月卫生部又制订了《药品卫生标准补充规定和说明》。《药品卫生标准》对中药、化学药和生化药的口服药与外用药卫生质量指标作了具体规定。这些规定原则上可以分为两类：一类是从成品中不得检出细菌和活螨；另一类是对有关制剂中细菌和霉菌总数规定了限度（详见本教材第三章制药卫生）。

三、药品管理法规

(一) 中华人民共和国药品管理法

第一部《中华人民共和国药品管理法》(简称《药品管理法》) 于 1985 年 7 月 1 日起施行。该法在加强药品的监督管理、打击制售假劣药品行为、保证人民用药有效安全方面发挥了十分重要的作用。随着我国市场经济体制的推行和加入 WTO,对外开放的进一步扩大,于 2001 年 12 月 1 日又施行了新修订的《药品管理法》。

根据《药品管理法》,2002 年 9 月 15 日起又施行了《药品管理法实施条例》。其特点是:全面体现了药品监督管理体制改革的精神和原则;进一步完善了行政执法手段,明确了权力和责任的关系;加大了对制售假劣药品等违法行为的处罚力度,完善了法律责任制度;增加了在实践中探索出来的行之有效的和新的药品监管制度;增加了人民群众普遍关心的热点问题。为更好地依法治药奠定了法律基础。

(二) 药品注册管理办法

药品注册是指国家食品药品监督管理局根据药品注册申请人的申请,依照法定程序,对拟上市销售的药品的安全性、有效性、质量可控性等进行系统评价,并决定是否同意其申请的审批过程。药品注册申请分为:①新药申请;②已有国家标准的药品申请;③进口药品申请;④补充申请。

(三) 药品生产质量管理规范

《药品生产质量管理规范》(Good manufacturing practice of drug, 简称 GMP) 系指在药品生产过程中,运用科学、合理、规范化的条件和方法保证生产优良药品的一整套科学管理方法。GMP 的实施,确保了制剂生产、管理的规范性。现行 GMP 的类型大致分为三类;一是国际性的 GMP,如 WTO 的 GMP、欧洲自由贸易联盟的 GMP、欧洲共同体的 GMP、东南亚国家联盟的 GMP 等;二是国家性的 GMP,如美、日、英、法、澳、中国的 GMP;三是制药行业性的 GMP,如美国制药联合会、日本制药协会、中国医药工业公司及中国中药公司制订的 GMP 等。

1. 我国中成药实施 GMP 管理的现状 GMP 是药品生产企业管理生产和质量的基本准则。美国早在 1963 年 FDA 首先制订了 GMP,并于 1964 年开始实施,1976 年 FDA 又对 GMP 进行了修订。1975 年 WHO 修订发表了作为世界各国实行 GMP 的指导性文件。我国于 1988 年颁布实施 GMP,并于 1992 年重新修订。1998 年国家食品药品监督管理局组建后,又颁布了《药品生产质量管理规范》(1998 年修订版)。该版 GMP 内容由条例和附录两部分组成:条例部分包括 14 章 88 条;附录包括总则、无菌药品、非无菌药品、原料药、生物制品、放射性药品和中药制剂等 7 个方面,共 142 条。

我国中药制剂工业生产实施 GMP 管理起步较晚,生产水平和管理水平相对较低。为了加强对药品生产和质量的监督与管理,确保药品有效安全,提高中药制剂的国际竞争能力,经过努力,目前我国现有的中药制药企业皆已通过了 GMP 认证。

GMP 认证项目从厂房、设备、人员、卫生、原辅料及包装材料、生产管理、包装和贴签、质量检验和管理等方面,设有 207 项检查,其中分为关键项目、次关键项目和一般项目,关键项目必须全部符合要求。

2. 实施 GMP 管理的关键 ①做好药厂的总体设计:应按照原料、辅料、燃料进厂到成品出厂整个生产过程，经济合理地布置生产车间和辅助设施。②重视新技术和新设备的应用：尽可能选用密闭、高效、节能、自动化程度高、对环境无粉尘污染，且符合 GMP 要求的新技术和新设备。③加强人员的学历教育和岗前培训：根据 GMP 药品管理的要求，建立合理的药品生产及质量管理的人员梯队结构。④加强制度和标准的建立：常规制度包括人员管理制度、生产管理制度、质量管理制度、原辅料及包装材料管理制度，以及卫生管理制度等。必须建立完善的产品标准、原料药和制剂标准及批准生产文号、原辅料质量标准，以及生产、组织、行政、监测等管理标准等。

（四）药品非临床研究质量管理规范

1999 年 11 月 1 日起国家食品药品监督管理局发布施行《药品非临床研究质量管理规范》（good laboratory practice of drug，简称 GLP）。系指对从事实验研究的规划设计、执行实施、管理监督和记录报告的实验室的组织管理，工作方法和有关条件提出的法规性文件。

GLP 实施的主要目的包括：①严格控制各种可能影响试验结果的主客观因素，尽可能减少试验误差，确保实验资料的真实性、完整性和可靠性；②使我国新药研究的安全性试验符合国际上公认的标准。

GLP 系指为评价药品安全性，在实验室条件下，用实验系统进行的各种毒性试验，包括单次给药的毒性试验、反复给药的毒性试验、生殖毒性试验、致突变试验、致癌试验、各种刺激性试验、依赖性试验及与评价药品安全性有关的其他毒性试验。

GLP 的组织系统主要包括：有关毒理学研究的各种功能性实验室（病理、生理、生化药理及特殊毒理研究室）；实验动物中心；资料和档案的管理；质量保证部门等。

（五）药品临床试验管理规范

1999 年 9 月 1 起国家食品药品监督管理局发布施行《药品临床试验质量管理规范》（Good clinical practice of drug，简称 GCP），共 13 章，66 条，3 个附录。内容包括新药临床试验的条件，受试者权益和风险的保障，试验方案制定，研究者、申办者和监视员的主要职责，质量保证系统等。GCP 的实施，标志着我国药品临床试验进一步走向法制化和规范化。

（六）中药生产质量管理规范

《中药生产质量管理规范》（good agricultural practice for Chinese crude drugs，简称 GAP）共 10 章，60 条。它所研究的对象并不是中药，而是产出中药（药用部分）的药用植物和动物（暂不包括矿物）及其赖以生存的环境、生态；影响中药质量、产量的各种因素，如种质、生物个体、发育等内在因素，气候、土壤、环境、生物（包括人为干扰）等外在因素；有空间变化，也有时间变化。因此，中药 GAP 是生物学、农学、药学和法学结合的产物，是一个复杂的系统工程。

（七）药品经营质量管理规范

2000 年 7 月 1 日起施行的《药品经营质量管理规范》（good supplying practice of drug，简称 GSP），共 4 章，88 条。药品经营企业应对药品零售、批发的质量进行管理，即在药品的购进、储运和销售等环节实行质量管理，建立包括组织机构、职责制度、过程管理和设施设备等方面的质量体系，使之有效运行。

第二章
中 药 调 剂

学习要求：

1. 掌握处方的调配程序与注意事项。

2. 熟悉中药"斗谱"排列的一般原则，处方药、非处方药的基本概念；中药毒性药品种及用量；处方禁忌药。

3. 了解处方种类与格式；非处方药的遴选原则；中药学的配伍变化与现代研究简况。

第一节 概 述

中药调剂系指调剂人员根据医师处方，按照配方程序和原则，及时、准确地调配和发售药剂的一项操作技术。中药调剂是中医药学的重要组成部分，在古籍中"合药分剂"、"合和"、"合剂"等均属中药调剂范畴。

中药调剂工作可分为中药饮片调剂及中成药的调剂。中药调剂具有临时调配的特点，并且所涉及的内容广泛，它与中医学基础、中药学、方剂学、中药鉴定学、中药炮制学、中药制剂学等学科关系极为密切。中药调剂质量的好坏，直接影响着治疗效果和用药安全。因此，调剂人员应掌握有关中医处方的知识，处方药与非处方药的调配，调剂工作制度，常规毒麻药的调剂与管理，中药斗谱排列原则及中药的配伍变化等基本知识。

第二节 处 方

一、处方的概念与种类

（一）处方的概念

处方是医疗和药剂配制的重要书面文件。狭义的处方是指医师诊断患者病情后，为其预防和治疗需要而写给药房配发药剂的文件。广义地讲，凡制备任何一种药剂的书面文件，均可称为处方。

狭义的处方又称医师处方，包括临床医师开写的中药处方和西药处方。医师处方是医师对患者治病用药的凭证，是药房调配药剂和指导患者用药，以及计算医疗药品费用的依据。因此处方在法律上、技术上和经济上具有重要意义。要求医师和药剂人员在处方上签字，以示对开写处方及调配处方所负的法律责任及技术责任。

（二）处方的种类

1. 法定处方   系指《中国药典》、《局颁药品标准》（或《部颁药品标准》）所收载的处方，具有法律的约束力。

2. 协议处方   系指医院医师与药房根据临床需要，互相协商所制定的处方。它可以大量配制成医院制剂，减少患者等候调配取药的时间。协议处方药剂的制备必须经上级主管部门批准，并只限于本单位使用。

3. 医师处方   系指医师对患者治病用药的书面文件。医师处方在药房发药后应留存一定的时间，以便查考。一般药品处方留存 1 年，医疗用毒性药品、精神药品处方留存 2 年，麻醉药品处方留存 3 年。处方留存期满登记后，由单位负责人批准销毁。

为了方便病人及便于对特殊处方的管理，医师处方还分为急诊处方、毒麻药处方和贵重药处方等，并用不同颜色加以区别，如毒麻药处方为红色处方，有专门的管理规定。

4. 经方   系指《伤寒论》、《金匮要略》等经典医籍中所记载的处方。

5. 古方   泛指古典医籍中记载的处方。

6. 时方   从清代至今出现的处方称时方。

7. 单方、验方和秘方   单方一般是比较简单的处方，往往只有 1~2 味药。验方是民间和医师积累的经验处方，简单有效。秘方一般是指过去秘而不传的单方和验方。这些单方、验方和秘方中有不少是确有特殊疗效的，应注意发掘、整理和提高。

二、医师处方的内容与特点

（一）处方的内容

完整的医师处方应包括以下各项。

1. 处方前记   包括医院名称，门诊号或住院号，病人的姓名、性别、年龄，处方日期等。处方上写明患者姓名，表示该药物是专门为某一病人调配的。性别、年龄为药剂人员核对药品剂量的主要依据，对儿童尤为重要。

2. 处方正文   这是处方的主要部分，包括药物的名称、规格、数量和用法等。药物名称用中文或拉丁文第二格书写。毒性药品应写全名，普通药可用缩写名，但缩写不得引起误解。数量一律用阿拉伯数字，剂量单位用公制及通用的国际单位。处方不得涂改，必要时由处方医师在涂改处签字。毒性药品、麻醉药品等更应该严格遵照执行。

3. 处方后记   包括医师签名，调剂人员签名及复核人签名。处方写成后必须由医师签字或盖章，方能生效。调剂人员配毕处方后须由复核人员查验，双签名后方可将药品发出。

（二）处方的特点

1. 中药处方的特点

（1）处方正文中所用的中药按"君、臣、佐、使"及药引子的顺序书写。

（2）饮片、中成药、西药三类药品分别开写处方，不得在同方上书写。

（3）中药处方中有正名、别名、"并开"及"脚注"。处方药名应用正名，若用别名或"并开"须书写清楚。"脚注"往往是注明对饮片的特殊炮制要求及对煎药法的要求。饮片处方一般以单日剂量书写，同时注明总剂数。

（4）中成药处方书写法同西药处方。

2．西药处方的特点

（1）西药处方均以 Rp 起头，来源于拉丁文 Recipe，意"取"，即"取下列药品"。

（2）处方中各种药物按其作用性质依次排列。

主药：系起主要作用的药物。

辅药：系辅助或加强主药作用的药物，以及纠正其副作用的药物。

矫味剂：系改善主药或辅药气味的物质。

赋形剂：系赋予药物以适当的形态和体积的物质，以便于应用。

目前临床医师处方绝大多数应用药物制剂。其剂量书写方法有：单剂量法，即写出一次用量，一日次数及总日数；总剂量法，即写出总剂量，并写出一次用量及一日次数。

（3）服用方法：通常以 Sig.（拉丁文 Signa 的缩写）为标志。服用方法指示术语一般用拉丁文缩写，如：b.i.d，指一日两次；t.i.d，指一日三次；i.v.，为静脉注射等。

三、处方药与非处方药

药品分类管理已成为世界发达国家及部分发展中国家医药管理的一个重要组成部分，为药品销售和使用的依据。为保证人民用药安全有效、使用方便，我国自 2000 年 1 月 1 日起施行处方药与非处方药分类管理办法（试行），对药品的审批，广告、分发标示物，销售等进行分类管理。药品分为处方药与非处方药，是从管理方面对药品的界定，其意义：①有利于人民用药安全；②有利于推动医疗保险改革制度；③有利于提高人民自我保健意识；④促进医疗行业与国际接轨。

（一）基本概念

根据药品品种、规格、适应症、剂量和给药途径的不同，对药品分别按处方药与非处方药管理。

1．处方药（Prescribed drugs，简称 PD） 是指必须凭执业医师或执业助理医师处方才可调配、购买，在医师、药师或其他医疗专业人员监督或指导下方可使用的药品，这类药品一般专用性强或副作用大。

2．非处方药（Non–prescribed drugs） 是指不需要凭执业医师或执业助理医师处方即可自行判断、购买和使用的药品，又称为柜台发售药品（over the counter drugs，简称 OTC）。这类药品具有安全、有效、价廉、使用方便的特点。消费者按照标签上的说明就可以安全使用。非处方药分为甲、乙两类，乙类是更安全、消费者选用更有经验和把握的药品。非处方药有其专有标识，为椭圆形背景下的 OTC 三个英文字母，甲类非处方药专有标识为红色，乙类非处方药为绿色。

（二）中药非处方药遴选原则

药物遴选是建立药品分类管理的基础和关键，在"慎重从严、结合国情、中西药并重、突出特色"的思想指导下，确定了非处方药的遴选原则。其原则如下：

1. 应用安全

（1）长期临床使用已证明是安全性大的药品。

（2）处方中无十八反、十九畏及不含毒、剧药物及麻醉药物，重金属含量不超过国内国际公认标准。

（3）按"使用说明书"规定的用法与用量用药时，基本无不良反应。

（4）用药前后不需要特殊检查、诊断。

（5）不易引起依赖性，无致畸及致突变作用。

2. 疗效确切

（1）处方合理，功能主治明确，易于使用者根据自己症状选择。

（2）治疗期间不需要经常调整剂量，不需医师辨证和检查。

（3）经常应用不会引起疗效降低或引起耐药性。

3. 质量稳定

（1）有完善的质量标准，质量可控。

（2）制剂稳定，在有效期内于一般贮藏条件下不会变质。

4. 使用方便

（1）药品说明书详细且通俗易懂，内容包括药品名称、药物组成、功能主治、用法用量、禁忌症、不良反应及可采取的预防处理措施、贮藏条件、生产日期、生产厂家等。

（2）对成人、儿童等不同使用者，说明每日总剂量和每次分剂量，易于掌握。明确标示药物禁忌、饮食禁忌及妊娠禁忌。

（3）以口服、外用、吸入等剂型为主。

中药非处方药的遴选范围为《中国药典》一部及《部（局）颁药品标准》中药成方制剂。凡处方中含有卫生部公布的毒剧药、麻醉药及妊娠禁忌的中药品种，安全性较差，治疗大病、重病的品种和上市不久的新药，均作为遴选时排除的品种。中药非处方药根据临床应用分类可归为 7 个科：内科、外科、骨伤科、妇科、儿科、皮肤科和五官科。

（三）处方药与非处方药管理特点

1. 国家食品药品监督管理局负责处方药与非处方药分类管理方法的制定及负责非处方药目录的遴选、审批、发布和调整工作，各级药品监督管理部门负责辖区内处方药与非处方药分类管理的组织实施和监督管理。

2. 处方药、非处方药生产企业必须具有《药品生产许可证》，其生产品种必须取得药品批准文号。

3. 经营处方药、非处方药的批发企业和经营处方药、甲类非处方药的零售企业必须具有《药品经营许可证》，药品监督管理部门批准的其他商业企业可以零售乙类非处方药。

4. 处方药只准在专业性医药报刊进行广告宣传，非处方药经审批可以在大众传播媒介进行广告宣传。

5. 非处方药每个销售基本单元包装必须附有标签和说明书，说明书用语应当科学、易懂，便于消费者自行选择。

6. 处方药可以继续在社会零售药店中销售，但须凭医师处方。医疗机构根据医疗需要可以决定或推荐使用非处方药。

第三节 中药处方的调配

中药处方调配是完成中医师对病人辨证论治，正确用药的重要环节。调剂人员必须掌握药物的配伍变化、毒性药与配伍禁忌药及药物的别名、并开和脚注等有关知识，才能胜任工作，提高调配质量，确保药剂应有的治疗作用。

一、处方的调配程序

中药处方的调配程序为：审查处方→计价→调配→复核→发药。在实际工作中，审方往往不单独设岗，计价、调配和复核人员都负有审方的责任。

（一）审查处方

1. 审查项目与处理 审方是调剂工作的关键环节，调剂人员不仅要对医师负责，更要对病人负责。因此需认真细致地审阅处方。审方内容包括：

（1）病人姓名、年龄、性别、婚否、住址或单位、处方日期、医师签名。

（2）药名、剂量、规格、用法用量是否正确，剂量对儿童及年老体弱者尤需注意；毒、麻药品处方是否符合规定，处方中药物是否有十八反、十九畏及妊娠禁忌；需特殊处理的药物是否有脚注，药味是否有短缺；处方中自费药是否开自费处方等。

（3）如发现处方中药味或剂量字迹不清时，不可主观猜测，以免错配；如有配伍禁忌、超剂量、超时间用药、服用方法有误、毒麻药使用有违反规定等方面的疑问及药味短缺，都应及时与处方医师联系，请医师更改或释疑后重新签字，否则可拒绝调配。

2. 毒性药与配伍禁忌

（1）**毒性药** 系指毒性剧烈，治疗量与中毒量相近，使用不当可致人中毒死亡的中药。

利用毒性药治病，若配伍得当，则可获得预期疗效；若用之不当，易发生中毒危险。在调配处方中应特别引起注意。

为了加强毒性药品的管理，使用药安全有效，历版《中国药典》规定了毒性药品种、用量与用法，如生附子用量 3～15g（宜用炮制品）；九分散内服 2.5g，外用适量，酒调敷。调剂人员在调配处方时，应严格遵循毒性中药的剂量与用法规定。

（2）**配伍禁忌** 古人通过长期的临床实践，总结出中药配伍使用后有"七情"变化，即单行、相须、相使、相畏、相杀、相反和相恶。除单行外，其他 6 个方面为药物配伍后产生的协同、抑制和对抗作用。其中"相须"、"相使"指药物配伍后的协同作用，"相畏"、"相杀"指药物配伍后能减轻或消除原有的毒性或副作用，"相反"、"相恶"是指药物配伍后的拮抗作用，一般为药物配伍禁忌。

历代医药书籍对配伍禁忌的论述不尽一致，影响较大的是金元时期所概括的"十八反"、"十九畏"，并编成歌诀，便于习诵。

（3）**妊娠禁忌** 凡能影响胎儿生长发育、有致畸作用，甚至造成堕胎的中药为妊娠禁忌用药。妇女在怀孕期间应禁止使用。大凡毒性药、峻下逐水药、破血逐瘀药及具芳香走窜功能的中药均属妊娠禁忌用药范围。

《中国药典》2005 年版将妊娠禁忌用药分为：妊娠禁用药、妊娠忌用药和妊娠慎用药 3 类。具体品种见《中国药典》。

3. 并开药物与脚注

（1）并开药物　系指将处方中 2～3 种中药同开在一起。药物并开大致有两种情况：一是疗效基本相同的药物，如"二冬"即指天冬和麦冬，都具有养阴、益胃、清心肺作用；"二活"即指羌活和独活，都具有祛风胜湿、止痛作用；"焦三仙"即指焦神曲、焦山楂、焦麦芽，均有消食健胃作用。二是药物配伍时可产生协同作用，如"知柏"即知母和黄柏，其配伍能增强滋阴降火作用。

（2）脚注　系指医师开处方时在某味药的右上角或右下角所加的注解。其作用是简明指示调剂人员对该饮片采取的不同的处理方法。脚注内容一般包括炮制法、煎药法、服用法等。常用的脚注术语有打碎、炒制、先煎、后下、另煎、包煎、烊化、捣汁、冲服等。

（二）计价

药价的计算要按当地药政部门统一规定的办法和计价收费标准执行，不得任意改价或估价，做到准确无误。自费药品的药价应单列。

（三）调配处方

调剂是中药房工作的重要环节，调剂工作的质量直接影响到病人的身心健康。调剂人员要有高度的责任感和职业道德。调剂人员接方后首先查验是否已计价、缴款。再按审方要求又一次审方。配方时按处方药物顺序逐味称量，多剂处方应先称取总量，然后按等量递减法使分剂量均匀准确。需特殊处理的药物应单独包装，并注明处理方法。若调配中成药处方，则按处方规定的品名、规格、药量进行调配。调剂完毕，自查无误后签名盖章，交执业中药师核对。

调配处方注意事项如下：

1. 调配处方时应参看处方，精神集中，认真仔细，不要凭记忆操作，以防拿错或称错药物。

2. 分剂量时应按"等量递减"、"逐剂复戥"的原则，不可主观估量或随意抓药调配。

3. 处方药味按所列顺序称取，间隔平放。体积泡松饮片应先称，以免覆盖他药，如灯心草、夏枯草等；黏软带色中药应后称，放在其他饮片之上，以免沾染包装用纸，如瓜蒌、熟地、青黛等。

4. 用时需捣碎的饮片，应称取后置专用铜冲内捣碎后分剂量。铜冲应洁净，无残留物，捣碎有特殊气味或有毒饮片后，应及时将铜冲洗净；遇需临时加工炮制的饮片，应依法炮制。

5. 处方中如有先煎、后下等需特殊处理的饮片，应单包并注明用法。有鲜药时应另包并写明用法，不与群药同放，以便于低温保存。

6. 急诊处方应优先调配；细料药、毒性药须二人核对调配；一张处方调配完毕，才能调配另一张处方。

（四）复核

为了保证患者用药有效安全，防止调配错误和遗漏，应把好复核关。已调配好的药剂在调剂人员自查基础上，再由有经验的执业中药师进行一次全面细致的核对。复核具体要求如下：

1. 按审方要求审阅处方，确认无误后再按处方内容逐项审核。

2. 注意调配的药味和称取的分量与处方是否相符，有无多配、漏配、错配或掺混异物现象。

3. 饮片有无生虫、发霉及变质现象，有无以生代制、生制不分的处方应付错误，有无应捣未捣的情况。

4. 需特殊处理的药物是否按要求单包并注明用法，贵重药、毒性药是否处理得当。

5. 发现有调剂不当的情况时，应及时请调剂人员更改。复核无误后在处方上签字，在包装袋上写清病人姓名和取药号，交与发药人员。

（五）发药

发药是调剂工作的最后一个环节，发药人员将饮片包装，核对无误后，发给病人。包装时要注意外用药要有外用标志，先煎、后下等特殊处理的中药要放在每一包的上面，将处方固定在捆扎好的药包上。发药时要注意：①认真核对患者姓名、取药凭证和汤药剂数；②向患者交代用法、用量、用药或饮食禁忌，以及特殊处理药物的用法、鲜药保存等；③耐心回答病人提出的有关用药问题。

二、中药"斗谱"的排列原则

中医院调剂室分为门诊调剂室和住院部调剂室。调剂室又分为饮片调剂和成药调剂。中成药调剂的主要设备是中成药架。饮片调剂的主要设备有用于存放中药饮片的斗架，调配处方的调剂台。饮片斗架的规格视调剂室面积大小和业务量而定。一般斗架高2m，宽1.3m，厚0.6m，装药斗59~67个，可排列成横七竖八或横八竖八，每个药斗分为3格。斗架最下层设3个大药斗，每个药斗两格，用于存放质轻体积大的饮片。

由于中药品种繁多，品质各异，为了能将中药饮片合理有序地存放，便于管理，中药行业在多年的实践中总结出一套经验规律，称为"斗谱"，即指药斗架内饮片的编排方法。斗谱编排的目的是为了便于调剂操作，减轻劳动强度，避免差错事故，保证患者用药安全。

斗谱排列原则如下：

（1）按处方需要排列　根据临床用药情况将饮片分为常用药、次常用药和不常用药。常用药装入药斗架的中层；不常用者装在最远处或上层；较常用者装在两者之间。质重的和易染的药物如磁石、龙骨、牡蛎和炭药等宜装在下层药斗内；质轻且用量少的饮片宜放在药斗架的高层，如月季花、白梅花；质轻而体积大的饮片宜装入下层大药斗内，如竹茹、夏枯草等。

（2）按方剂组成排列　同一方剂内药物宜装在同一药斗或临近药斗中，以方便调配。如四君子汤中党参、白术、茯苓；桂枝汤中桂枝、芍药、甘草等；白虎汤中石膏、知母、粳米等。

（3）按入药部位排列　如按根、茎、叶、花、果实、种子及动物药、矿物药等分类装入药斗。

（4）按药物性味功能排列　性味功能基本相仿的，放在同一药斗或邻近药斗中，以免互相串味，影响疗效，如广藿香、藿香梗、香薷；桃仁、红花、赤芍；紫苏、苏梗、苏叶等。

（5）按需特殊保管的药物特殊排列　一般不装药斗，用特殊容器贮存。

此外，毒性药、麻醉药应设专柜、专锁、专账、专人管理，如马钱子、斑蝥、罂粟壳等；易燃药宜装在缸、铁箱内，远离火源、电源，如火硝、硫黄、艾叶炭等；贵重细料药应专柜存放，专人保管，如红参、西洋参、鹿茸、羚羊角片、麝香、牛黄等。

编排药物斗谱除依据上述原则外，还必须结合本地区用药习惯、本医院性质及用药特点，综合考虑编排方式，使其合理化、科学化。

第四节　中药学的配伍变化及其现代研究

药物配伍变化系指药物配伍后在理化性质或生理效应方面产生的变化，也称为药物的相互作用。药物的配伍禁忌是指在一定条件下，产生的不利于生产、应用和治疗的配伍变化。

一、配伍用药的目的

在药剂的生产和临床应用上，往往用两种或两种以上的药物配伍使用，中药配伍用药的目的可归纳为：

（1）利用相须、相使发挥协同作用　如党参配黄芪增强补气功效；荆芥配防风增强疏散风寒的力量；石膏配知母增强清热泻火作用；茯苓能提高黄芪补气利水的治疗效果。

（2）利用相畏、相杀配伍，抑制毒副作用　如生姜能解除半夏、南星的某些毒性，故半夏、南星常以姜制或与生姜配在一起使用；烈性药物常与大枣、甘草配伍，缓和其毒副作用；甘遂、芫花、大戟均为有毒的峻下逐水药，具有逐饮泻水的功效，同时有损伤正气，引起剧烈腹痛、呕吐等毒副反应，配以大枣可减缓其毒副反应。

（3）利用药性相反配伍，起到相反相成效果　这种配伍的实质是两药在某方面起拮抗作用，另一方面又起协同作用。如麻黄配黄芩（定喘汤），麻黄辛温散寒，宣肺止咳平喘；黄芩苦寒，清肺泻火而止咳平喘，两者合用，寒热之性抵消而止咳平喘作用加强。又如黄连配肉桂（交泰丸），黄连苦寒清心火，肉桂辛甘温肾阳，两药合用，一寒一热，清心温肾，起到交通心肾的作用，治疗心肾不交的失眠。

（4）利用配伍药味，发挥一药多效的作用　任何一味中药的作用不是单一的，根据临床的不同需要进行适当配伍，或用其中某一作用，或产生新的作用。如桂枝用于表证，配麻黄辛温发汗，主治伤寒表实无汗；若用于治里虚腹痛，桂枝配芍药（1∶2），有建中止痛、补虚调阴阳功能；若用于心悸怔忡，奔豚，桂枝配龙骨、牡蛎，以温心阳，平冲逆；若治风寒湿痹，桂枝配乌头等，起温经逐寒、止痛作用；若用于瘀血症，桂枝配桃仁、红花、当归、赤芍，起温经活血化瘀作用。由此可见，一药经不同配伍，可有多种功能，治多种病症。

药物配伍合理就能达到预期的目的，否则不但达不到预期的目的，反而会在治疗上产生不良效果或给服用带来不便，并可能给生产上造成困难。

二、中药学的配伍变化

用中药治病，最早多用单味药，随着人们对疾病及药物认识的不断深化，逐渐将药物配伍使用。药物配伍应用是中医用药的主要特点。根据临床辨证施治，选择两种以上药物合用，充分发挥药物的多效性以适应复杂的病情，有助于提高疗效，减少毒副作用。

（一）中药处方的组方原则与配伍方法

1. 组方原则 处方的组方原则最早见于《内经》。一张完整的处方包括君、臣、佐、使四个方面。

君药：针对病因或主证起主要治疗作用的药物，是处方中的主药。

臣药：有两种意义：①辅助君药加强治疗主病或主证的药物；②针对兼病或兼证起主要治疗作用的药物。

佐药：有3种意义：①佐助药，即配合君、臣药加强治疗作用，或直接治疗次要兼病或兼证的主要药物；②佐治药，用以消除或减弱君药、臣药的毒性或能制约君、臣药峻烈之性的药物；③反佐药，当病重邪盛可能拒药时，配用与君药性味相反又能在治疗中起相成作用的药物。

使药：有两种意义：①引经药，能引方中诸药至病所的药物；②调和药，能调和方中诸药作用的药物。

2. 配伍方法 中药处方除按"君、臣、佐、使"组方原则外，在具体用药上还要注意药物之间的相互关系即配伍方法。前人的"七情"配伍理论是中药的配伍方法。详见《中药学》。

（二）中药配伍禁忌的现代研究

十八反、十九畏是中药配伍禁忌，是自古以来中医临床用药经验的总结。但由于受当时社会发展条件和科学技术水平的限制，这些配伍禁忌是否完全正确，配伍禁忌的机理是什么，一直是有争议的。

在中医临床实践中，反与不反，恶与不恶，实际上一直相伴而存在的，有受其害中毒丧命者，也有用其治疗沉疴痼疾者，有海藻甘草配伍致心肾损害者，也有用半夏、瓜蒌、附子配伍治疗慢性胃炎者，还有用相反药配伍治疗顽疾者，用十八反中生草乌、浙贝母合用贴穴止顽呃者。对十八反、十九畏"配伍禁忌"在历史文献中只有笼统的概括，零散的临床记载，对存在的条件缺乏量的概念和质方面的指标，也缺乏对内在变化规律的探讨。这种经验总结只是模糊的判断，缺乏科学的分析思维方法和详细、系统的资料。

随着科学的发展，人们在中药配伍禁忌方面不断地进行研究，已取得了一定的成绩，范碧亭等主编的《中药药剂学》规划教材中，已详细地介绍了近代的研究状况，各相反药对与各相恶药对之间药理、毒理研究与临床研究结果。20 世纪 90 年代以来对十八反、十九畏的研究更加深入，如采用柱层析和薄层层析的方法对相反药对产生的物质进行分析，结果表明，甘草与甘遂配伍产生的毒性成分为 3 种黄酮苷类化合物。并注意利用量变到质变的思路设计研究，取得了一些有一定价值的实验结果，使十八反、十九畏研究向前推进了一步。但是，实验结果不尽一致。十八反不是绝对的配伍禁忌，只有部分十八反的药对经口服给药对健康动物和病理动物都显示一定程度的毒性增强，大多数药对只在特定的病理条件下显示不同程度的毒性增强或不利于治疗的效应。因此十八反是在一定条件下的配伍禁忌，不同的配伍比例，不同剂量、给药途径和一定病理状态都可影响药物的吸收快慢、毒性的大小及持续的时间。在目前许多情况难以掌握与预料的前提下，应尽可能避免使用十八反配伍，以减少医源性、药源性疾病的发生。

十八反、十九畏的研究是非常复杂庞大的研究课题，它涉及文献研究，药理、毒理、病理、临床、中药、化学等方面的实验研究，以及临床研究，需花费大量经费和精力，只有在相关部门的大力支持下，组织协作攻关，才能卓有成效，使十八反、十九畏这一临床经验发展成为系统正确的中药配伍理论。

（三）中药学配伍变化的现代研究

1. 中药复方水煎液中化学成分的研究　中药复方水煎液中含有多种化学成分，在提取、分离及体内代谢过程中，可能存在各种化学反应，产生各种配伍变化。研究中药复方水煎液中化学成分，有利于揭示中药配伍变化规律，有益于对作用机制的探讨。近年来在中药复方药效、药物动力学和复方化学成分的研究方面，取得了一定的进展。

（1）配位络合物　中药复方中的各味中药含有许多金属离子，在煎煮过程中进入溶液，含有配位体的生物碱、黄酮、香豆精、蒽醌、羧酸、蛋白质及含有—OH、—COOH、—CN、—S 基团的成分与溶液中的金属离子形成配位络合物。如麻黄碱、8－羟基喹啉、麦角新碱与 Cu^{2+} 生成配位络合物。具有 2－酚羟基或邻位二羟基的蒽醌类化合物与 pb^{2+}、Mg^{2+} 形成络合物。生成的配位络合物在溶解度、熔点、紫外、红外、核磁共振谱、药效等方面与单体都不相同。黄芩苷与 Al^{3+} 形成的黄芩苷铝，兼有黄芩苷抗菌和铝收敛作用。

（2）分子络合物　分子络合物是指有机单体分子间靠静电作用、疏水作用、核移作用或交叠作用结合生成的复合物。在中药复方水煎液中生物碱与黄酮类、鞣质等生成分子络合物。皂苷与生物碱、酚性或甾萜类成分生成分子络合物。槟榔与常山配伍，槟榔中的鞣质与常山中的生物碱，生成鞣酸生物碱络合物。附子与甘草配伍，甘草次酸与附子生物碱生成分子络合物。在黄芩与黄连配伍水煎液中，黄连碱、小檗碱、巴马亭、药根碱、黄芩苷和汉黄芩苷组成络合物。

（3）化学动力学产物　中药复方煎煮时，各成分之间发生水解、聚合、氧化、还原等各种化学反应，伴随产生新的物质，这些新物质统称为化学动力学产物。生脉散水煎液经UV、IR、MS 及 NMR 谱鉴定，生成的新成分为 5－羟甲基－2－糠醛（5－HMF）。四逆汤在煎煮过程中乌头碱水解，变为乌头原碱，毒性降低。麻黄汤在煎煮过程中，杏仁中的苦杏仁苷水解产物苯甲醛、桂枝的桂皮醛与麻黄碱发生化学反应，生成 2 种易分解的新化合物。

总之，中药复方在煎煮过程中，各成分之间可能会发生络合、水解、氧化、还原等各种化学反应，产生化学配伍变化，或生成新物质。由于这些新物质的产生，使中药复方的药效不同于各单味药的药效，而发挥增效、减毒或改变药效的作用，体现了中药复方用药的特点。

2. 中药配伍有效成分煎出量的研究 在中药复方中配伍药味不同，有效成分煎出量也有显著差异，例如半夏泻心汤不同配伍黄芩苷的煎出量显著不同，单煎为 $56.76mg \cdot g^{-1}$，黄芩配黄连合煎为 $39.89mg \cdot g^{-1}$，黄芩、黄连、半夏、干姜合煎为 $30.68mg \cdot g^{-1}$，黄芩、黄连、党参、甘草、大枣合煎为 $49.91mg \cdot g^{-1}$，全方合煎为 $33.35mg \cdot g^{-1}$，全方单煎后混合为 $33.43mg \cdot g^{-1}$。有人考察了石膏配伍的 17 个复方，其中 13 个方 Ca^{2+} 煎出率高于石膏单煎，4 个方 Ca^{2+} 煎出率低于石膏单煎。这是因为在水中石膏与一些有机酸、鞣质、维生素、生物碱盐作用可提高石膏的溶解度，而石膏与碱性物质、淀粉、黏液质、胶质、蛋白质作用使石膏溶解度下降之故。甘草与不同中药配伍，甘草酸的煎出率也不同，以单煎甘草的煎出率为 100 计，甘草与厚朴、茯苓、龙胆配伍煎出率为 110，甘草与陈皮、山栀子、泽泻、大枣、陈皮、桑白皮、柴胡、川芎、地黄、牡蛎、当归等配伍煎出率为 90 ~ 110，甘草与黄芪、天冬、人参、白术、牛蒡子、薄荷、黄柏、麦冬、五味子、半夏、桂枝等配伍煎出率下降至 60 以下。且配伍比例和炮制方法不同已知成分的溶出率也不相同，甘草与附子配伍在水中煎煮黄酮含量（1.85%）明显高于甘草单煎（1.18%）。

第三章
制 药 卫 生

学习要求：
1. 掌握常用的灭菌方法和主要防腐剂的正确用法。
2. 熟悉制药卫生的意义和基本要求，预防药剂污染的主要环节。
3. 了解制药环境卫生的要求与管理、无菌操作法和无菌检查法。

第一节　概　述

一、制药卫生的概念

制药卫生是药品生产管理的一项重要内容，涉及到药品生产的全过程，在药品生产的各个环节，强化制药卫生管理，落实各项制药卫生措施，是确保药品质量的重要手段，也是实施《药品生产质量管理规范》的具体要求。

药品是直接用于预防、诊断、治疗疾病，恢复、调整机体功能的特殊制品，其质量优劣直接关系到人体的健康与生命的安危。药品不仅要有确切的疗效，而且还必须使用安全方便、质量稳定可靠。药品一旦受到微生物的污染，在一定适宜的条件下微生物就会大量生长繁殖，从而导致药品变质、腐败、疗效降低或失效，甚至可能产生对人体有害的物质，因此，严格的药品卫生标准是判断药品质量优劣的重要指标，而采取有效的制药卫生措施则是确保药品优质的重要因素。

社会的进步与发展，人们更加重视药品的卫生标准，制药工业的现代化也对制药卫生提出了更高的要求，强化制药卫生意识，在药品生产过程中的每一个环节都十分注意制药卫生的问题，就显得尤为重要。不同的药物，不同的剂型，不同的给药途径，其相应的卫生标准也有差异，如直接注入机体或用于创口、眼部或外科手术的注射剂、眼用溶液剂、止血剂等药品，应该不含有微生物，至少不得含有活的微生物；口服给药的合剂、糖浆剂、颗粒剂、片剂、丸剂和皮肤给药的软膏剂、糊剂、擦剂、洗剂等药品，虽然不一定要求完全无微生物，但不得含有致病的微生物，对含微生物的数量也有一定的限度。由此可见，在药品生产过程中，必须根据药物和剂型的种类、卫生标准的具体要求，有针对性地采取制药卫生措施，以确保药品质量。

药品生产过程是一个复杂的过程，面对药品生产的现状，通过研究药品的卫生标准和达到该标准可采取的措施与方法，进一步明确如何结合实际，采取适当的技术与措施，并不断研究开发新技术和新手段，以达到防止生产过程中微生物的污染、抑制微生物在成品中的生长繁殖、杀灭或除去药品中微生物的目的，这对于提高药品质量，保证药品疗效和促进制药工业的发展是十分重要的。

二、中药制剂的卫生标准

为了确保药品临床应用的安全有效，国家卫生部于 1978 年颁布了《药品卫生标准》，其后根据我国的国情与药品生产的实际水平，于 1986 年和 1989 年又作了相应的修改和补充说明。《药品卫生标准》及其补充说明对各类药品卫生标准的限度作了具体的规定。《中国药典》2005 年一部附录 XIII C 微生物限度检查法项下微生物限度标准对各类制剂的微生物限度有明确规定，目前我国还要求对各个制剂的微生物检查方法进行验证。

（一）致病菌

口服药品每克或每毫升不得检出大肠杆菌，含动物药及脏器的药品同时不得检出沙门菌；外用药品每克或每毫升不得检出绿脓杆菌、金黄色葡萄球菌；阴道、创伤、溃疡用制剂不得检出破伤风杆菌。

各类药品检出大肠杆菌或其他致病菌时，均按一次检出结果为准，不再另行抽样复检，该产品则以不合格处理。

（二）活螨

螨属于节肢动物，种类繁多，分布甚广。螨的存在不仅可蛀蚀药品，使其变质失效，也可直接危害人体健康或传播疾病。因此，用于口服、创伤、黏膜和腔道的药品，不得检出活螨。

（三）细菌和霉菌

根据中药制剂实际工艺处理的情况，不同的剂型和给药方式有不同的细菌数和霉菌数的限度标准与要求。

1. 口服给药制剂

（1）不含中药原粉的制剂 ①细菌数：每 1g 不得过 1000 个；每 1ml 不得过 100 个。②霉菌和酵母菌数：每 1g 或 1ml 不得过 100 个。③大肠埃希菌：每 1g 或 1ml 不得检出。

（2）含中药原粉的制剂 ①细菌数：每 1g 不得过 10000 个（丸剂每 1g 不得过 30000 个）；每 1ml 不得过 500 个。②霉菌和酵母菌数：每 1g 或 1ml 不得过 100 个。③大肠埃希菌：每 1g 或 1ml 不得检出。④大肠菌群：每 1g 应小于 100 个；每 1ml 应小于 10 个。

（3）含豆豉、神曲等发酵成分的制剂 ①细菌数：每 1g 不得过 100000 个；每 1ml 不得过 1000 个。②霉菌和酵母菌数：每 1g 不得过 500 个；每 1ml 不得过 100 个。③大肠埃希菌：每 1g 或 1ml 不得检出。④大肠菌群：每 1g 应小于 100 个；每 1ml 应小于 10 个。

2. 局部给药制剂

（1）用于手术、烧伤或严重创伤的局部给药制剂 应符合无菌检查法无菌的规定。

（2）用于表皮或黏膜不完整的含中药原粉的局部给药制剂 ①细菌数：每 1g 或 10cm^2 不得过 1000 个；每 1ml 不得过 100 个。②霉菌和酵母菌数：每 1g、1ml 或 10cm^2 不得过 100 个。③金黄色葡萄球菌、铜绿假单胞菌：每 1g、1ml 或 10cm^2 不得检出。

（3）用于表皮或黏膜完整的含中药原粉的局部给药制剂 ①细菌数：每 1g 或 10cm^2 不

得过10000个；每1ml不得过100个。②霉菌和酵母菌数：每1g、1ml或10cm² 不得过100个。③金黄色葡萄球菌、铜绿假单胞菌：每1g、1ml或10cm² 不得检出。

（4）眼部给药制剂　①细菌数：每1g或1ml不得过10个。②霉菌和酵母菌数：每1g或1ml不得检出。③金黄色葡萄球菌、铜绿假单胞菌、大肠埃希菌：每1g或1ml不得检出。

（5）耳、鼻及呼吸道吸入给药制剂　①细菌数：每1g、1ml或10cm² 不得过100个。②霉菌和酵母菌数：每1g、1ml或10cm² 不得过10个。③金黄色葡萄球菌、铜绿假单胞菌：每1g、1ml或10cm² 不得检出。④大肠埃希菌：鼻及呼吸道给药的制剂，每1g、1ml或10cm² 不得检出。

（6）阴道、尿道给药制剂　①细菌数：每1g或1ml不得过100个。②霉菌和酵母菌数：每1g或1ml应小于10个。③金黄色葡萄球菌、铜绿假单胞菌、梭菌：每1g或1ml不得检出。

（7）直肠给药制剂　①细菌数：每1g不得过1000个；每1ml不得过100个。②霉菌和酵母菌数：每1g或1ml不得过100个。③金黄色葡萄球菌、铜绿假单胞菌、大肠杆菌：每1g或1ml不得检出。

（8）其他局部给药制剂　①细菌数：每1g、1ml或10cm² 不得过100个。②霉菌和酵母菌数：每1g、1ml或10cm² 不得过100个。③金黄色葡萄球菌、铜绿假单胞菌：每1g、1ml或10cm² 不得检出。

3. 含动物组织（包括提取物）及动物类原中药粉（蜂蜜、王浆、动物角、阿胶除外）的口服给药制剂　每10g或10ml不得检出沙门菌。

4. 有兼用途径的制剂　应符合各给药途径的标准。

5. 霉变、长螨者　以不合格论。

6. 中药提取物及辅料　参照相应制剂的微生物限度标准执行。

上述没有涉及的其他剂型，应根据其给药方式与途径，参照同类剂型的相关标准执行。药用原料、辅料也应根据其来源，原则上参照中药、化学药制剂的有关卫生标准执行。

任何药品出现外观发霉、生虫或生活螨的现象，均应作不合格处理；液体制剂的瓶盖周围如出现发霉或有活螨，也作不合格处理。上述不合格的药品无需再抽样复检。

三、预防中药制剂污染的措施

药品生产过程中微生物污染的原因极其复杂，为预防微生物的污染，确保中药制剂符合《药品卫生标准》的要求，必须针对微生物污染的原因，采取积极的防菌、灭菌措施。一般来说，中药制剂的微生物污染主要来源于原辅料、包装材料、生产过程和贮藏过程。

（一）原辅料和包装材料的选择与处理

中药制剂的原料主要是植物的根、根茎、叶、花、果实和动物组织或其脏器等。原中药不仅本身带有大量的微生物、虫卵及杂质，而且在采集、贮藏、运输过程中还会受到各种污染，如制备含有生药原粉的制剂，肯定会带来中药制剂微生物污染的问题，应当对原中药进行洁净处理，以避免或减少微生物的污染。

原中药的洁净处理，应根据中药不同的性质，分别采取适当的方法。一般耐热而质地坚硬的中药，可采用水洗、流通蒸气灭菌、干燥的综合处理方法；对含热敏性成分的中药，可采用酒精喷洒或熏蒸，也可采用环氧乙烷气体灭菌或 γ 射线辐射灭菌的方法处理，这些方法不影响中药的外观和有效成分含量，杀灭微生物的效果良好。当然，原中药在生长、采收、加工、炮制、运输和贮藏各个环节均应有适当的卫生措施，使其保持较好的洁净状态。

中药制剂制备过程中常会使用各种辅料。如用作洗涤和溶剂的水，有饮用水、去离子水、蒸馏水、注射用水，都应有相应的质量标准。饮用水应符合卫生部生活饮用水标准，去离子水、蒸馏水、注射用水应符合《中国药典》标准，其他来源的天然水因含有各种微生物或杂质，不经处理不能作为药剂用水使用。又如蜂蜜、蔗糖、淀粉、糊精等辅料，也可能含有一定数量的微生物，使用前应严格按标准进行选择并作适当处理，以防止微生物带入制剂。

中药制剂的包装材料，种类众多，材料的性质各异，包括容器、盖子、塞子以及容器内的填充物，分别由金属、橡胶、塑料、玻璃、棉花及纸质材料构成，它们一般与药品直接接触，如果包装材料本身的质量不佳或者保管不当，均有污染微生物的可能，也会造成中药制剂的污染，因此，应采用适当的方法清洗、洁净，并作相应的灭菌处理。

（二）生产过程与贮藏过程的控制

中药制剂在生产过程中，可能因环境空气、设备用具以及操作人员的原因，而产生药品被微生物污染的问题。控制生产过程的污染应从以下几个方面考虑，并采取相应的预防措施。

1. 环境卫生和空气的净化 空气中的微生物来自土壤、人和动物的体表及其排泄物，不洁的环境使空气中含有大量微生物，从而污染药物原辅料、制药用具和设备，最终导致中药制剂的污染。因此，药品生产车间的环境卫生和空气净化必须引起重视，生产区周围应无露土地面和污染源，对不同制剂的生产厂房应根据《药品生产质量管理规范》所规定的要求，达到相应的洁净级别，尘埃粒数和菌落数应控制在限度范围内。

2. 制药设备和用具的处理 制药设备与用具，如粉碎机、搅拌机、制粒机、压片机、填装机以及盛装容器等，一般直接同药物接触，其表面带有的微生物，会直接污染药品。因此，制药设备和用具，必须采用适当的方法，及时进行洁净与灭菌处理。制药设备和用具使用后，也应尽快清洗干净，保持洁净和干燥状态。必要时，临用前还应消毒灭菌。

3. 操作人员的卫生管理 药品生产过程中，操作人员是最主要的微生物污染源。人体的外表皮肤、毛发及鞋、帽和衣物都带有一些微生物，有时还带有一些致病菌，这均可能给药品生产造成污染。为防止污染，操作人员必须注意个人卫生，严格执行卫生管理制度，穿戴专用的工作衣物，并定时换洗。同时应按《药品生产质量管理规范》的要求，定期对药品生产的操作人员进行健康检查，进行相关的职业道德、个人卫生管理的教育。

药品贮藏过程中，除了在搬运和贮藏时应注意防止由于包装材料的破损而引起微生物再次污染外，主要是控制微生物在制剂中的生长繁殖。因为，除灭菌和无菌制剂外，各种口服制剂或外用制剂往往带有一定数量的微生物。外界的温度、湿度等条件适宜时，微生物就容易滋长和增殖。为保证中药制剂在贮藏过程中不变质，应重视各项防腐措施的落实，并注意将药品贮藏于阴凉、干燥处。

第二节   制药环境的卫生管理

一、中药制药环境的基本要求

《中华人民共和国药品管理法》、《中华人民共和国药品管理法实施办法》、《药品生产质量管理规范》等文件对药品生产企业的环境、布局、厂房和设施等方面提出了基本要求，它是实施制药环境卫生管理的基本准则，药品生产企业的新建、改建和扩建都必须按上述文件的有关要求执行。

中药制药环境的基本要求，主要包括以下几个方面。

（一）生产厂区的环境

制药厂的厂址应选择在自然环境和水质较好，大气含尘、含菌浓度较低的无污染地区。厂区的空地应进行绿化，铺植草坪，种植不产生花絮、绒毛、花粉等对大气有不良影响的植物。厂区内的道路应采用不易起尘的材料铺面。

（二）厂区的合理布局

制药厂的厂区布局应科学合理。厂区的总体布局应根据气候条件、生产品种、规模和工艺等要求，进行功能划分，形成洁净的厂区空间。功能一般可按行政、生活、生产、辅助系统划区布局，不得相互妨碍，非生产区和生产区要严格分开，并保持一定的距离。厂区内的洁净区域应远离容易产生粉尘或散发腐蚀性气体的区域，如锅炉房、煤场等，实在不能远离时则应位于污染源主导风的上风侧。对于中药制剂生产企业，应注意中药的前处理以及动物脏器、组织的洗涤或处理等生产操作工序，不得与制剂生产使用同一生产厂房，制剂厂房也应位于中药前处理厂房的上风侧。厂区内若需实验动物房，应建在偏静处，并要有专用的给排水、排污和空调系统设施。中药生产过程中，中药前处理及各类制剂的生产工艺流程与厂房洁净区域的划分，以及中药制药企业厂房的布局可参考有关专业书籍。

（三）厂房设计和设施装备要求

制药厂的厂房必须有足够的面积和空间，厂房内应按生产工艺流程及所要求的洁净级别进行设计装修，室内各类管道应安装在夹层内，墙面、地面、顶棚应光滑无缝隙，不易脱落、散发或吸附尘粒，并能耐受清洗和消毒。按生产工艺质量和要求划分的一般生产区、控制区和洁净区之间要有缓冲区域连接，从一般生产区到控制区的人员须更衣经缓冲室进入，到洁净区的人员须经淋浴、风淋等净化程序才能进入；人流、物流要分开，物流应通过缓冲室，经清洁、灭菌后进入，器具灭菌后通过传递窗传入。

厂房的设计还应考虑与生产药品相适应的仓储设施，中药、辅料、包装材料、半成品、成品、不合格品均要有分别专门存放的空间，不得在药品生产车间或厂内空地上任意设置堆放处。

二、空气洁净技术与应用

空气洁净技术是指能创造洁净空气环境的各种技术的总称。应用空气洁净技术净化空气环境的目的有两类：一是以人类保健为目的的空气净化，它根据人的生理特点对空气洁净度提出要求；二是以工业生产为目的的空气净化，它根据生产产品的特点对空气净化度提出要求。空气洁净技术在中药制药过程中的应用是提高中药制剂质量，保证产品纯度的有效技术手段。

大气中悬浮着大量的灰尘、纤维、煤烟、毛发、花粉、霉菌、孢子、细菌等微粒，由于质量轻，能长时间悬浮于大气中。中药制药生产场所采取空气洁净技术，可有效地控制空气中的尘粒浓度，降低细菌污染水平，防止由于大气的原因而引起药品被微生物污染的情况发生。目前，常用的空气洁净技术一般可分为非层流型空调系统和层流洁净技术。

（一）非层流型空调系统

非层流型空调系统的气流运动形式是乱流，或称紊流，这是使用高度净化的空气将操作室内产生的尘粒稀释的空气净化方式。

非层流型空调系统一般是在操作室的天棚侧墙上安装一个或几个高效空气过滤器的送风口，回风管安置在侧墙下部或采用走廊回风，空气在室内的运动成乱流状态。送入控制区、洁净区的空气必须除去微粒，并要求有一定的温度与湿度，因而要经过滤过、喷淋洗涤、冷却、去湿或加湿、加热处理，最后再经油浸玻璃丝滤器由鼓风机送入操作通入管中。非层流型空调系统示意图如图 3-1 所示。

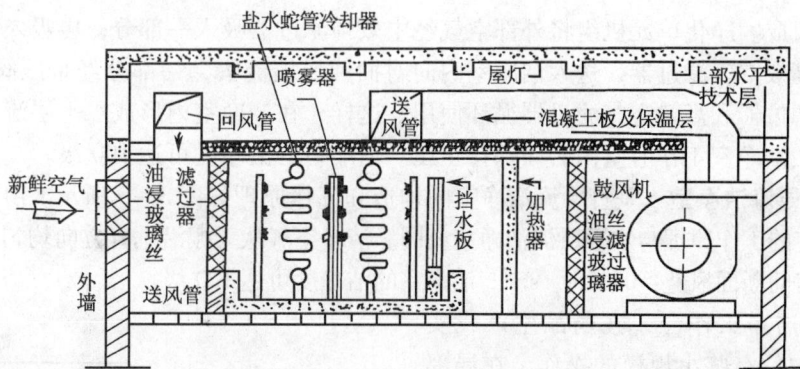

图 3-1 非层流型空调系统示意图

非层流型空调系统的设备费用低，安装简单，但使用时不易将空气中的尘粒除净，只能达到稀释空气中尘粒浓度的效果。据报道，设计较好的装置可使操作室内的洁净度达到 10 万级或 1 万级标准。若要求更高的空气洁净度，应当采用层流洁净技术。

（二）层流洁净技术

层流洁净技术自 20 世纪 60 年代以来发展很快，它的气流运动形式是层流，是用高度净化的气流作载体，将操作室内产生的尘粒排出的空气净化方式。层流洁净技术能为需要严格控制空气中尘粒污染的操作或无菌操作提供符合要求的空气洁净环境，可有效地避免空气中的微粒和微生物对产品的污染。目前，在电子产品、精密仪器、生物医药产品生产过程中广泛应用。

1. 层流洁净技术的特点 采用层流洁净技术可使操作室内达到很高的洁净度。其特点包括：①层流是一种粒子流体连续稳定的运动形式，是一切粒子保持在层流层中的运动。一方面粒子不易聚结，同时空气的流速相对提高，使粒子在空气中浮动，不会蓄积和沉降。②室内空气不会出现停滞状态。③外界空气已经经过净化，无尘粒带入室内，可以达到无菌要求。④洁净室或洁净区域产生的污染物，如新脱落的微粒，也能很快被经过的气流带走，有自行除尘能力。⑤可避免不同药物粉末的交叉污染，保证产品的质量，降低废品率。运用层流洁净技术的洁净室和工作台，根据气流方向还可分为水平层流与垂直层流。

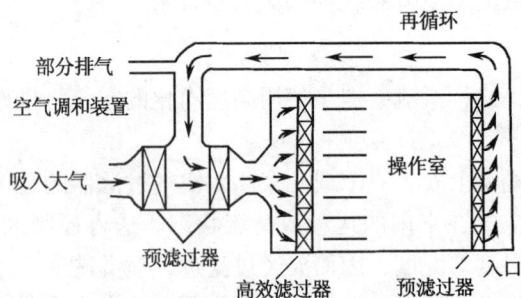

图 3-2   水平层流洁净室构造原理图

2. 水平层流洁净室   水平层流洁净室的构造和工作原理如图 3-2 所示。一般水平层流洁净室室内的一面墙上布满（也可以是局部，但不得少于墙面的 30%）高效空气滤过器，对面墙上布满回风格栅。洁净空气沿水平方向均匀地从送风墙流向回风墙，房间断面的风速 $\geq 0.25\mathrm{m \cdot s^{-1}}$。

水平层流洁净室的空气净化实际是通过若干个净化单元组成的一面墙体来实现的，每个净化单元均由送风机、静压箱体、高效空气滤过器组成。净化单元机组将外部空气经中效预滤过器吸入一部分，再吸入洁净室内循环空气，经高效空气滤过器，送入洁净室内向对面回风墙流去，一部分经余压阀排出室外，大部分经预滤过器和高效空气滤过器循环使用。这样，在洁净室内形成水平层流，达到净化空气的目的。洁净室工作时室内必须保持正压。洁净室的洁净度可达 100 级。

3. 垂直层流洁净室   垂直层流洁净室的构造和工作原理如图 3-3 所示。由图可知，垂直层流洁净室的工作原理与水平层流洁净室相同。洁净空气从天棚沿垂直方向均匀地流向地面回风格栅，房间断面风速 $\geq 0.35\mathrm{m \cdot s^{-1}}$。洁净室的洁净度可达 100 级。

4. 层流洁净工作台   在药品生产或实验研究过程中，有些小规模的操作，在局部区域要求具备较高的空气洁净度。此时可用层流洁净工作台。洁净工作台的气流方向也可分为水平层流和垂直层流。垂直层流洁净工作台应用较多，效果也较好。

目前，层流洁净工作室和层流洁净工作台国内均有定型产品生产，洁净效果均可达到 100 级洁净度的要求，能够满足无菌操作的需要。

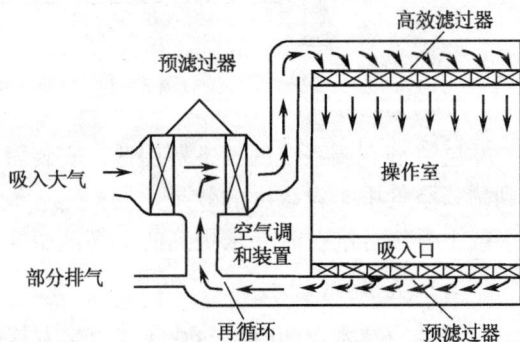

图 3-3   垂直层流洁净室构造原理图

三、洁净室的卫生与管理

采用空气洁净技术，能使洁净室达到一定的洁净度，可满足制备各类药剂的需要。

　　制药厂的生产车间，根据洁净度的不同，可分为控制区和洁净区。控制区一般要求达到10万级标准，而洁净区要求达到1万级或100级标准。根据不同的剂型和不同的工艺要求，药品生产过程应分别在控制区或洁净区内完成。

　　100级的洁净区一般适用于：①不能在最后容器中灭菌的无菌制剂的配液与灌封；②能在最后容器中灭菌的大体积（≥50ml）注射剂的滤过、灌封；③粉针剂的分装、压塞；④无菌针剂、粉针剂、原料药的纯化、干燥、分装。

　　1万级的洁净区一般适用于：①须除菌滤过但不能在最后容器中灭菌的无菌制剂的配液；②能在最后容器中灭菌的大体积注射剂的配液及小体积（<50ml）注射剂的配液、滤过、灌封；③滴眼剂配液、滤过、灌封；④不能热压灭菌的口服液的配液、滤过、灌封；⑤不能在最后容器中灭菌的油膏、霜剂、悬浮液、乳状液等的配制与灌封；⑥注射用原料药的纯化、干燥、分装。

　　10万级的控制区一般适用于：①片剂、胶囊剂、丸剂及其他制剂的生产；②口服和外用原料药的纯化、干燥、分装。

　　药品生产时，进入控制区或洁净区的工作人员必须按要求做好清洁工作，通过规定的程序进入，各种物料和器具进入控制区或洁净区也应进行必要的处理。对于某些洁净度要求较高的关键工序，还可在洁净室的局部安置层流净化工作台，用以防止工作人员、生产设备、器具及周围环境对药品的污染。在相同生产条件下加局部层流装置往往能提高空气洁净度，减少局部区域空气中微粒数量，满足特殊生产工序的要求，收到事半功倍的效果。

第三节　灭菌方法与无菌操作

　　灭菌方法是指杀灭或除去所有微生物的繁殖体和芽胞的方法。灭菌操作在药品生产过程中具有重要作用。药剂学中灭菌方法的选择应当将灭菌效果与药物性质结合起来综合考虑，既要达到灭菌的效果，又不能降低药品中相关成分的稳定性，影响疗效。

　　与灭菌方法相关的操作包括：①灭菌：是指用物理或化学方法将所有致病和非致病的微生物、细菌的芽胞全部杀死的操作；②防腐（抑菌）：是指用物理或化学方法防止和抑制微生物生长繁殖的操作；③消毒：是指用物理或化学方法将病原微生物杀死的操作。

一、F 与 F_0 值在灭菌中的意义与应用

　　F 与 F_0 值的设置，可作为验证灭菌可靠性的参数。世界发达国家自20世纪80年代起，先后将可定量精确计算的 F_0 值作为最重要的灭菌参数载入药典，以确保灭菌产品的质量。《中国药典》2005年版和我国《药品生产质量管理规范》实施指南中也对产品灭菌效果的 F_0 值作了具体规定，一般要求湿热灭菌法的 F_0 值≥8.0。

（一）微生物致死时间曲线与 D 值

　　人们对微生物死亡的动力学研究表明，用加热、辐射或气体灭菌法灭菌，在大多数情况下，微生物的死亡速度属于一级或近似一级动力学过程，符合下列方程：

$$\lg N_t = \lg N_0 - \frac{kt}{2.303} \tag{3-1}$$

式中，N_0 为原始的微生物数，N_t 为 t 时残存的微生物数，k 为微生物致死速度常数，其单位为 $\min^{-1}$，微生物残存数的对数 $\lg N_t$ 对时间 t 作图，可得一条直线，斜率为 $-k/2.303$。式（3-1）也可改写成：

$$t = \frac{2.303}{k}(\lg N_0 - \lg N_t) \tag{3-2}$$

D 值定义为，在一定灭菌温度下被灭菌物品中微生物数减少90%所需时间。根据 D 值的定义，则：

$$D = t = \frac{2.303}{k}(\lg 100 - \lg 10) = \frac{2.303}{k} \tag{3-3}$$

因此，D 值也可看作被灭菌的物品中降低微生物数一个数量级或一个对数值（如 $\lg 100$ 降低到 $\lg 10$）所需的时间，如图 3-4 所示。

D 值愈大表明微生物抗热性愈强，需要加热灭菌较长时间才能将其杀死。微生物的种类、环境、灭菌方法、灭菌温度不同，D 值也不同。见表 3-1。

表 3-1　　　　　　　　　　不同灭菌方法不同微生物的 D 值

灭菌方法	微生物	温度℃	样品或介质	D 值（min）
蒸气灭菌	嗜热脂肪芽胞杆菌	105	5%葡萄糖水溶液	87.8
蒸气灭菌	嗜热脂肪芽胞杆菌	121	5%葡萄糖水溶液	2.4
蒸气灭菌	嗜热脂肪芽胞杆菌	121	注射用水	3.0
蒸气灭菌	产芽胞梭状芽胞杆菌	105	5%葡萄糖水溶液	1.3
干热灭菌	枯草芽胞杆菌	135	纸	16.6
红外线灭菌	枯草芽胞杆菌	160	玻璃板	0.3

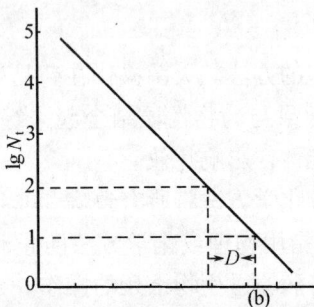

图 3-4　微生物残存数的对数与时间关系图

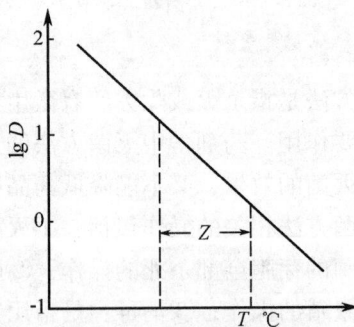

图 3-5　$\lg D$ 与温度关系图

（二）Z 值

在设计灭菌温度条件时，为了确保灭菌效果，必须了解在该温度下微生物的 D 值，同时也应掌握温度变化对 D 值的影响。衡量温度对 D 值影响的参数称为 Z。

Z 值定义为，在一定温度条件下对特定的微生物灭菌时，降低一个 $\lg D$ 所需升高的温度数，Z 值的单位为℃。如图 3-5 所示。也可用公式表示为：

$$Z = \frac{T_1 - T_2}{\lg D_2 - \lg D_1} \tag{3-4}$$

式 3-4 中，D_2 为温度 T_2 的 D 值，D_1 为温度 T_1 的 D 值。将式 3-4 重排，得：

$$\frac{D_2}{D_1} = 10^{\frac{T_1 - T_2}{Z}} \qquad (3-5)$$

若设 $L = D_2/D_1$，当 Z 值一定时，L 就是灭菌温度 T_2 与灭菌温度 T_1 的灭菌效果的比值，通常称为灭菌效率系数。热压灭菌时一般把参比温度 T_2 定为 121℃，T_1 为灭菌温度，代入式 3 – 5 得：

$$\frac{D_{121}}{D_1} = 10^{\frac{T_1 - 121}{Z}} \qquad (3-6)$$

式 3 – 6 表明，Z 值一定时，温度 T_1 灭菌时间与 121℃ 灭菌时间相同时，其灭菌效率系数可按该式计算。若将式 3 – 6 颠倒，得：

$$L_T = \frac{D_1}{D_{121}} = 10^{\frac{121 - T_1}{Z}} \qquad (3-7)$$

式 3 – 7 表明，Z 值一定时，L_T 为温度 T_1 灭菌产生与 121℃ 灭菌 1 分钟相同的灭菌效果时所需的时间。

有人测定嗜热脂肪芽胞杆菌在不同溶液中的 Z 值，结果见表 3 – 2。不同灭菌温度与 121℃ 灭菌对微生物杀灭效果的比较，见表 3 – 3。

表 3 – 2　嗜热脂肪芽胞杆菌在不同溶液中的 Z 值

溶　　液	Z 值（℃）
5% 葡萄糖水溶液	10.3
注射用水	8.4
5% 葡萄糖乳酸林格氏溶液	11.3
pH 7 磷酸盐溶液	7.6

表 3 – 3　不同灭菌温度与 121℃ 灭菌的效果比较

温度℃	$L = 10^{(T_1 - 121)/Z}$	$L_T = 10^{(121 - T_1)/Z}$
121	1.000	1.000
120	0.794	1.259
118	0.501	1.995
116	0.316	3.162
114	0.199	5.012
112	0.126	7.934
110	0.079	12.600

（三）F 值与 F_0 值

1. F 值　F 值是为了比较不同灭菌温度的灭菌效果而设计的一个指标。F 值定义为，在一定灭菌温度（整个灭菌过程中所经历的各种温度）T，给定 Z 值所产生的灭菌效果，与设计的参比温度 T_0 给定 Z 值所产生的灭菌效果相同时所相当的时间，单位为 "min"，用公式表示为：

$$F = \int_0^T 10^{\frac{T_1 - T_2}{Z}}$$

或

$$F = \Delta t \sum 10^{\frac{T - T_0}{Z}} \qquad (3-8)$$

式中 Δt 为测量被灭菌物品温度的时间间隔，通常是 0.5 ~ 1 分钟或更小。T 为每个 Δt 测得的被灭菌物品的温度。

按式 3 – 8 定义所得 F 值也称为物理 F 值。

F 值还可看作是 D 值与微生物降低值的乘积，即：

$$F = D_T （\lg N_0 - \lg N_t） \qquad (3-9)$$

式 3 – 9 中，N_t 为灭菌后预期达到的微生物残存数，一般取 N_t 为 10^{-6} 即认为达到可靠的灭菌效果，故：

$$F = D_T （\lg N_0 - \lg 10^{-6}） \qquad (3-10)$$

式 3 – 10 表明，F 值是在一定温度下，杀死容器中全部微生物所需的时间。按式 3 – 10 定义所得 F 值也称为生物 F 值。

2. F_0 值 对于热压灭菌法，参比温度定为121℃，参比微生物选择嗜热脂肪芽胞杆菌，其 Z 值为10℃，此时得到的 F 值称为 F_0 值。用公式表示为：

$$F = \int_0^T 10^{\frac{T-121}{10}}$$

或

$$F_0 = \Delta t \sum 10^{\frac{T-121}{10}} \tag{3-11}$$

式3-11表明，F_0 值定义为，一定灭菌温度（T），Z 值为10℃产生的灭菌效果，与121℃ Z 值10℃产生的灭菌效力相同时所相当的时间（min）。也就是 F_0 是将被灭菌物品在灭菌过程中不同的受热温度与时间折算到与热压121℃灭菌时热效力相当的灭菌时间。

这样在灭菌过程中，只要记录被灭菌物品的温度与时间，就可以通过式3-11算出 F_0 值。例如，若设定的灭菌温度数据如表3-4中所示，Δt 取1分钟。

表3-4 灭菌过程中不同时间的温度

时间（min）	0	1	2	3	4	5	6	7	8	9~39	40	41	42	43	44
温度（℃）	100	102	104	106	108	110	112	115	114	115	110	108	106	102	100

按表3-4中的数据，用式3-11计算 F_0 值如下：

$F_0 = 1 \times [10^{(100-121)/10} + 10^{(102-121)/10} + 10^{(104-121)/10} + 10^{(106-121)/10} + 10^{(108-121)/10} + 10^{(110-121)/10} + 10^{(112-121)/10} + 10^{(115-121)/10} + 10^{(114-121)/10} + (10^{(115-121)/10}) \times 30 + 10^{(110-121)/10} + 10^{(108-121)/10} + 10^{(106-121)/10} + 10^{(102-121)/10} + 10^{(100-121)/10}] = 8.50$（分钟）

$F_0 = 8.50$，表示上述灭菌过程产生的灭菌效果相当于该物品在121℃灭菌8.50分钟产生的灭菌效果。

同样 F_0 值也可以看作是 D_{121} 值与微生物降低值的乘积。如将含有200个嗜热脂肪芽胞杆菌的5%葡萄糖水溶液，以121℃热压灭菌时，D 值为2.4分钟，按式3-10计算，则：

$$F_0 = 2.4 \times (\lg 200 - \lg 10^{-6}) = 19.92 （分钟）$$

因此，F_0 值也可以认为是相当于121℃热压灭菌时杀死容器中全部微生物所需要的时间。

F_0 值的计算对于灭菌过程的设计及验证灭菌效果极为有用，它将温度与时间对灭菌的效果统一在 F_0 值中，充分体现出 F_0 值作为灭菌参数的科学性与准确性。目前，F_0 值的应用大多限于热压灭菌，如用于输液剂灭菌过程与灭菌效果关系的考察，这对于确保输液剂的灭菌质量具有重要意义。

为了使 F_0 值测定准确，应选择灵敏度高，重现性好，精密度为0.1℃的热电偶，灭菌时要将热电偶的探针置于被测物品的内部，经灭菌器通向温度记录仪。有人为热压灭菌器配置 MTF$_0$ 型智能温度-F_0 值监测仪，该监测仪能同时监控1~8个灭菌消毒柜，实现温度、F_0 值与灭菌时间的同步记录，保证了灭菌效果。

在实际应用时，要考虑一些因素对 F_0 值的影响，如容器的大小、形状、热穿透系数、灭菌溶液的黏度、容器的填充量及容器在灭菌器内的数量与分布等。由于这些因素均会使灭菌器内热分布呈现不均匀性，因此，在操作时，必须通过实际测定灭菌器内不同位置的温度，合理地安放被灭菌物品，才能使测得的 F_0 值更为可靠。

为了确保灭菌效果，还应注意以下问题。①应用 $F_0 = \Delta t \sum 10^{(T-121)/Z}$ 公式计算 F_0 值时，F_0 是 $10^{(T-121)/Z}$ 对时间作图所得曲线下的总面积，因而温度 T 宜采用相邻两个测温点的平均温度，如直接采用测温点温度，会产生误差。同时温度 T 的取值范围应适当，一般 T 在100℃~138℃范围内取值，计算出的 F_0 才具有实际意义。②根据 $F_0 = D_{121} \times (\lg N_0 - \lg N_t)$，若 N_0 愈大，即被灭菌物品中污染的微生物数量愈多，则灭菌时间愈长，因此生产过程中应尽量减少微生物的污染，每个容器内的含菌数控制在10个以下（即 $\lg N_0 \le 1$）。③一般规定 F_0 值≥8.0，为增加安全系数，实际控制时应增加50%，以 $F_0 \ge 12$ 为宜。

二、物理灭菌法

物理因素对微生物的化学成分和新陈代谢影响很大，利用物理因素如温度、声波、电磁波、辐射等达到灭菌目的的方法称为物理灭菌法。

（一）干热灭菌法

干热灭菌法是利用火焰或干热空气进行灭菌的方法。通过加热可使蛋白质变性或凝固，核酸破坏，酶失去活性，导致微生物死亡。

1. 火焰灭菌法 被灭菌物品置于火焰上直接灼烧达到灭菌目的的方法。该方法简便，灭菌效果可靠，适宜于不易被火焰损伤的瓷器、玻璃和金属制品如镊子、玻璃棒、搪瓷桶等器具的灭菌。一些金属或搪瓷容器，加入少量的高浓度乙醇，点火燃烧，达到灭菌目的的方法也属于火焰灭菌法。

2. 干热空气灭菌法 利用高温干热空气达到灭菌目的的方法。一般在干热灭菌器或高温烘箱中进行。繁殖型细菌一般在100℃以上干热1小时即被杀灭，耐热性细菌芽胞在120℃以下长时间加热也不死亡，但在140℃左右杀菌率急剧增长。干热灭菌条件，有的国家药典规定为180℃1小时以上。实际应用时，可根据具体情况确定。本法适用于耐高温的玻璃、金属制品以及不允许湿气穿透的油脂类材料和耐高温的粉末材料等。由于干热空气穿透力弱，温度不易均匀，而且灭菌温度较高，故不适宜用于大部分药品及橡胶、塑料制品的灭菌。

（二）湿热灭菌法

湿热灭菌法是利用饱和水蒸气或沸水进行灭菌的方法，包括热压灭菌、流通蒸气灭菌、煮沸灭菌和低温间歇灭菌等。由于湿热灭菌时蒸气的比热大，穿透力强，容易使蛋白质凝固或变性，因而具有灭菌效果可靠、操作简单方便的特点，是目前制剂生产中应用最广泛的一种灭菌方法。

1. 热压灭菌法 在高压灭菌器内，利用高压水蒸气杀灭微生物的方法。本法是公认的最可靠的湿热灭菌方法，经热压灭菌处理，能杀灭被灭菌物品中的所有细菌增殖体和芽胞，故凡能耐热压灭菌的药物制剂，均可采用。一般热压灭菌所需的温度和与温度相对应的压力与时间见表3-5。

热压灭菌器的种类很多，但其基本结构相似。热压灭菌器应密闭耐压，有排气口、安全阀、压力表和温度计等部件。大多直接通入高压饱和蒸气加热，也有用煤气、电等加热者。目前常用的有手提式热压灭菌器、立式热压灭菌器和卧式热压灭菌柜等。

表3-5 热压灭菌所需的温度、压力与时间

温度（℃）	表压力（kPa）	时间（min）
115	68.6	30
121.5	98.0	20
126.5	137.2	15

卧式热压灭菌柜是一种大型的热压灭菌器，其结构如图3-6所示，全部用坚固的合金制成，带有夹套的灭菌柜内部备有带轨的格车，分为若干格。灭菌器顶部有两只压力表，一只指示柜内的压力，另一只指示蒸气夹套的压力。两只压力表中间为温度表，灭菌器的底部

还有进气口、排气口、排水口等装置。

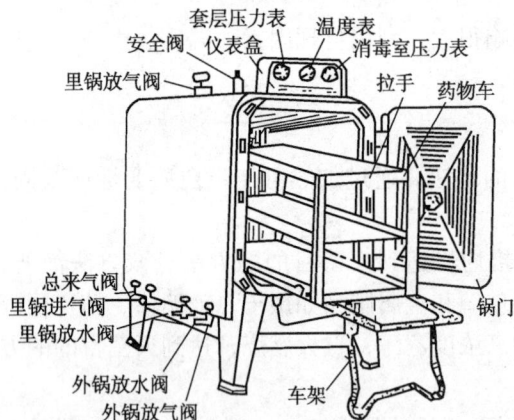

图 3-6　卧式热压灭菌柜示意图

此外，国内现在使用的有些灭菌器内还附有冷水喷淋装置。热压灭菌完成后，该装置能将冷水以细雾状喷淋到被灭菌的物品上，加速降温，特别适合于输液剂的灭菌。

热压灭菌器是一种高压设备，使用时必须严格按照操作规程操作，并应注意以下问题：

（1）使用前应认真检查灭菌器的主要部件是否正常完好。

（2）灭菌时，必须首先将灭菌器内的冷空气排出。如果灭菌器内残留空气，压力表上指示的压力就不是单纯的蒸气压力，而是空气压和蒸气压之和，造成指示压力已达到预定水平，而温度仍未达到要求，从而影响灭菌效果。同时残留的空气也会稀释水蒸气，影响水蒸气与被灭菌物品的充分接触，而降低灭菌质量。

（3）灭菌时间必须从全部待灭菌物品达到预定的温度时算起，并维持规定的时间。为确保灭菌效果，一般可采用工艺监测、化学监测、生物监测三种方式进行灭菌过程的质量监测。此外，国内也采用灭菌温度和时间自动控制自动记录装置，整个过程计算机系统控制，更加合理可靠。

（4）灭菌完毕后停止加热，待压力表逐渐下降至零，才能放出锅内蒸气，锅内外压力相等后，开启灭菌器，待被灭菌物品温度下降至约80℃时，才可以把灭菌器的门全部打开，这样可有效避免内外压相差太大或冷空气突然进入而造成锅内玻璃瓶炸裂、药液冲出锅外的事故发生。

总之，热压灭菌器的使用必须制定严格的操作规程，并在操作时认真执行。

2. 流通蒸气灭菌法与煮沸灭菌法　流通蒸气灭菌是在不密闭的容器内，用蒸气加热100℃进行灭菌。不耐高热的药品和1～2ml注射剂均可采用本法灭菌。煮沸灭菌就是把安瓿或其他被灭菌物品放在水中加热煮沸进行灭菌。流通蒸气灭菌和煮沸灭菌，一般是30分钟或60分钟，在此温度条件下，不能保证杀灭被灭菌物品中所有细菌的芽胞，故制备过程应尽量避免微生物污染，减少物品中微生物的数量，也可添加适宜的抑菌剂，以确保灭菌效果。

3. 低温间歇灭菌法　此法是将待灭菌物品60℃～80℃加热1小时，杀灭其中细菌的繁殖体，然后在室温或37℃恒温箱中放置24小时，让其中的芽胞继续发育成为繁殖体，再进行第二次加热，将其杀灭。这样循环操作3次以上，至杀灭全部细菌繁殖体和芽胞为止。本法适用于必须用加热灭菌法灭菌但又不耐较高温度的药品，由于灭菌操作过程时间较长，杀灭芽胞常不够完全，因此应用本法灭菌的制剂，除本身具有抑菌作用外，须添加适量的抑菌剂。

4. 影响湿热灭菌的因素 影响湿热灭菌效果的因素较多,主要应考虑以下几个方面:

(1) 微生物的种类和数量 各种微生物抗热能力不同,不同发育阶段的微生物对热的抵抗力也有很大的差别,一般繁殖期微生物比衰老期的微生物抗热能力小,而细菌的芽胞耐热性较强。同时,被灭菌物品中微生物数量多,达到完全灭菌的时间也长,而且其中耐热菌株出现的几率也增加。即使微生物全部被杀灭,而药液中微生物尸体过多,在临床上也易出现不良反应。因此整个药品生产过程中应尽可能避免微生物污染,并缩短生产周期。注射剂生产时灌封后则应立即灭菌。

(2) 药物与介质的性质 制剂中含有营养物质,对微生物可能有一定的保护作用,能增强其抗热性。介质的性质对微生物的活性也有影响,如一般微生物在中性环境中耐热性最大,在碱性环境中次之,而酸性环境则不利于微生物的发育。

(3) 蒸气的性质 热压灭菌的效果与蒸气的性质有关,饱和蒸气的热含量高,潜热大,穿透力也较强,灭菌效力高;湿饱和蒸气,热含量低,穿透力差,灭菌效率低;过热蒸气类似于干热空气,虽然温度高,但穿透力差,灭菌效果也不佳。故热压灭菌应采用饱和蒸气。

(4) 灭菌时间 灭菌时间与灭菌温度成反比,考虑到药物成分的稳定性,在达到灭菌要求的前提下,可适当降低温度或缩短时间。实践证明,只要严格控制生产过程中微生物的污染,一般中药注射剂用流通蒸气100℃加热30~45分钟即可达到灭菌要求。

(三) 紫外线灭菌法

紫外线属于电磁波非电离辐射,一般用于灭菌的紫外线波长是220~290nm,灭菌力最强的是254~257nm的紫外线,可作用于核酸蛋白,促使其变性。同时紫外线照射后,空气产生微量臭氧,共同发挥杀菌作用。

紫外线以直线进行传播,其强度与距离的平方成比例地减弱。紫外线的穿透能力弱,但能穿透清洁的空气和纯净的水,因而广泛用于空气灭菌与表面灭菌。

紫外线灭菌的温度适宜在10℃~55℃,相对湿度为45%~60%,一般6~15m³的空间可装30瓦紫外灯一只,距离地面应为1.8~2.0m。各种规格的紫外灯管均规定了有效使用期限,一般为3000小时,故每次使用应做好记录,并定期检查灭菌效果。

紫外线的灭菌效果与微生物的敏感性有关,杀灭不同的细菌所需的时间差异较大,它对酵母菌和霉菌的杀灭力较弱。

应用紫外线灭菌时,紫外灯管必须保证无尘无油垢,否则将降低辐射强度。普通玻璃可吸收紫外线,故玻璃容器中的药物不能采用此法灭菌。紫外线对人体照射过久会引起结膜炎和皮肤烧灼,一般在操作前紫外灯开启0.5~1小时,操作时关闭。

(四) 微波灭菌法

微波通常是指频率在300MHz到300kMHz之间的电磁波。水可强烈地吸收微波,微生物中极性水分子可随微波电场方向改变而高速转动,并与周围不转或转速不同的分子发生摩擦、碰撞,从而产生具有杀菌能力的热效应。同时,微生物中的活性分子构型遭受到微波高强度电场的破坏,影响其自身代谢,导致微生物死亡。两者结合达到微波灭菌的目的。

由于微波能穿透到介质的深部,因而热的产生来自于被加热物质的内部,具有升温迅速、均匀的特点，灭菌效果可靠，灭菌时间也仅需要几秒钟至数分钟。有人研究报道，微波的热效应灭菌作用必须在一定含水量的条件下才能显示，含水量越多的物品，灭菌效果越好。

国内已研制出了微波灭菌机。微波灭菌法在食品与药品制造过程中的应用，以及微波用于中药饮片和中成药的灭菌，也有许多研究报告。

（五）辐射灭菌法

辐射灭菌又称电离辐射灭菌，是利用 γ - 射线或 β - 射线进行照射，穿透物品，杀灭其中的微生物而达到灭菌目的的灭菌方法。辐射灭菌过程中，被灭菌的物品温度变化小，一般温度只升高 2℃ ~3℃，适用于含挥发性成分或不耐热药品的灭菌。用辐射灭菌法对中药进行灭菌处理，是解决中成药微生物污染问题的有效途径，必将受到重视并得到更加广泛的研究与应用。

用于医药产品的辐射灭菌，通常利用 ^{60}Co 辐射源放出的 γ - 射线。γ - 射线是高能射线，穿透力强，不仅绝大多数生物体对射线敏感，而且适用于较厚样品，特别是已包装密封物品的灭菌，灭菌效果可靠，并可有效地防止"二次污染"。

目前，^{60}Co γ - 射线辐照中药及中成药的研究与应用的报道较多，辐射剂量的确定与灭菌效果具有十分密切的关系，确定辐射剂量要考虑被灭菌物品的性质、微生物的种类与数量以及药品的剂型等因素，一般认为中成药用 10 千格瑞（kGy）以下剂量辐射均能达到卫生标准，并且是安全的。当然，辐射剂量的选择也是一个复杂的问题，采用辐射灭菌法灭菌时，应参考有关资料，并进行相关实验，才能合理确定辐射剂量。

辐射灭菌法的缺点是设备费用高，有些药物灭菌后疗效可能降低，对液体药剂的稳定性也有影响。同时，使用中还要注意安全防护问题。

三、滤过除菌法

滤过除菌法是以物理阻留的方法，通过无菌的特定滤器，去除介质中活的和死的微生物，达到除菌的目的。主要用于不耐热的低黏度药物溶液和相关气体物质的洁净除菌处理。

繁殖型微生物大小约 1μm，芽胞大小约为 0.5μm 或者更小。滤过除菌使用的滤器，其滤材可以由多种材料制成，这些材料均具有网状微孔结构，通过毛细管阻留、筛孔阻留和静电吸附等方式，能有效地除去液体或气体介质中的微生物及其他杂质颗粒。各类滤器的除菌都不是某一种方式的单一作用，尤其是高效能的薄膜除菌滤器更具有多因素的阻留机制，因而要提高滤过除菌的质量，选择合适的滤材极其重要，必须综合考虑滤材的密度、厚度、孔径大小及是否具有静电作用等因素对滤过除菌效能的影响。

目前常用的滤过除菌器主要有微孔薄膜滤器、垂熔玻璃滤器和砂滤棒。

（一）微孔薄膜滤器

以不同性质不同孔径的高分子微孔薄膜为滤材的滤过装置称为微孔薄膜滤器，是目前应用最广泛的滤过除菌器。高分子微孔薄膜的种类很多，常见的有醋酸纤维素膜、硝酸纤维素膜、醋酸纤维与硝酸纤维混合酯膜、聚酰胺膜、聚四氟乙烯膜及聚氯乙烯膜。膜的孔径也可分成多种规格，分别从 0.025μm 到 14μm，滤过除菌器一般应选用 0.22μm 以下孔径的滤膜作滤材。

（二）垂熔玻璃滤器

用硬质中性玻璃细粉经高温加热至接近熔点，融合制成均匀孔径的滤板，再粘连于不同形状的玻璃器内制成的滤器称为垂熔玻璃滤器，也包括直接由硬质中性玻璃烧制而成的玻璃滤棒。常见的有垂熔玻璃滤球、垂熔玻璃漏斗和垂熔玻璃滤棒三种。上海玻璃厂、长春玻璃总厂、天津滤器厂均有定型产品生产。

垂熔玻璃滤器主要特点是化学性质稳定，除强酸强碱外，一般不受药液的影响，对药物溶液不吸附，不影响药液的 pH，故制剂生产时常用于滤除杂质和细菌。

垂熔玻璃滤器的滤板孔径有多种规格，上海玻璃厂的 6 号（孔径 2μm 以下）、长春玻璃总厂的 G_6 号（孔径 1.5μm 以下）和天津滤器厂的 IG_6 号（孔径 2μm 以下）三种规格滤板制成的垂熔玻璃滤器可以作为滤过除菌器使用。

（三）砂滤棒

在实际生产中，作为除菌目的使用的现已不多，常作为注射剂生产中的预滤器。国内生产的砂滤棒主要有两种，一种是硅藻土滤棒（苏州滤棒），由糠灰、黏土、白陶土等材料经 1200℃ 高温烧制而成，有三种规格：粗号，孔径 8~12μm；中号，孔径 5~7μm；细号，孔径 3~4μm。细号滤棒可滤除介质中颗粒杂质及一部分细菌。另一种是多孔素瓷滤棒（唐山滤棒），由白陶土、细砂等材料混合烧结而成，按孔径大小有 8 种规格，孔径在 1.3μm 以下的滤棒可用作滤除细菌。

应用滤过除菌法除菌操作时，为提高除菌效果，保证成品质量，应注意：①药液均应经过预滤处理，一般先用粗滤装置滤除去较大颗粒的杂质，再用砂滤棒或 G_5、G_4 号垂熔玻璃滤器滤除微细沉淀物或较大杆菌、酵母菌，最后再用微孔薄膜滤器或 G_6 号垂熔玻璃滤器滤过，并收集滤液及时分装。②必须无菌操作，必要时在滤液中还须添加适当的防腐剂。③对新使用或已多次重复使用的滤器，须检查滤过除菌的效果，必要时可测定滤器的孔径或采样作细菌学检查。

四、化学灭菌法

化学灭菌法是使用化学药品杀灭微生物，达到灭菌目的的方法。化学药品因品种和用量不同，有些可用于灭菌，有些只能用于抑菌。化学药品杀菌或抑菌的机制主要是：①使病原体蛋白质变性，发生沉淀；②与细菌的酶系统结合，影响其代谢功能；③降低细菌的表面张力，增加菌体胞浆膜的通透性，使细胞破裂或溶解。

理想的化学灭菌剂应具备下列条件：①杀菌谱广；②有效杀菌浓度低；③作用速度快；④性质稳定，不易受有机物、酸、碱及其他物理、化学因素的影响；⑤易溶于水，可在低温下使用；⑥毒性低，对物品无腐蚀性，不易燃烧爆炸；⑦无色，无味，无臭，灭菌后易于从被灭菌物品上除去，无残留；⑧价格低廉，来源丰富，便于运输。

化学灭菌法一般包括气体灭菌法和浸泡与表面消毒法。

（一）气体灭菌法

气体灭菌法是通过使用能形成气体或蒸气的化学药品达到灭菌目的的方法。药物制剂制备时，需要灭菌处理的有些固体药物或者辅助材料耐热性差，既不能加热灭菌，又不能滤过除菌，往往采用气体灭菌法进行灭菌。选用气体灭菌剂应当考虑除了符合一般化学灭菌剂的要求外，还应注意其形成气体或蒸气的温度。

1. 环氧乙烷灭菌法　制药工业上常用环氧乙烷作为灭菌的气体。环氧乙烷的分子式为$(CH_2)_2O$，沸点10.9℃，室温下为无色气体，易穿透塑料、纸板及固体粉末，暴露于空气中也容易从被灭菌物质中消散。环氧乙烷的杀菌力强，不仅可杀死微生物的繁殖体，对细菌芽胞也较敏感。该气体对大多数固体呈惰性，故可用于塑料容器、对热敏感的固体药物、纸或塑料包装的药物、橡胶制品、衣物、敷料及器械的灭菌。

环氧乙烷具有可燃性，与空气混合时，当空气含量达3.0%（V/V）即可爆炸，应用时需用二氧化碳稀释，通常是环氧乙烷10%，二氧化碳90%。

环氧乙烷对皮肤、眼黏膜有损害，可产生水疱或结膜炎，吸入后对人体的毒性大小与氨相似，应用时也应注意防护。

环氧乙烷灭菌时，一般先将灭菌物品置于灭菌器内，密闭减压排除空气，预热，在减压条件下输入环氧乙烷混合气体，保持一定浓度、湿度及温度，经一定时间后，抽真空排除环氧乙烷混合气体，然后送入无菌空气，直至将环氧乙烷完全驱除。操作时控制的灭菌条件，一般是环氧乙烷浓度为$850 \sim 900 mg \cdot L^{-1}$（3小时，45℃）或$450 mg \cdot L^{-1}$（5小时，45℃），相对湿度40%~60%，温度22℃~55℃。

2. 甲醛蒸气熏蒸灭菌法　甲醛是杀菌力很强的广谱杀菌剂。纯的甲醛在室温下是气体，沸点−19℃，但本品很容易聚合，通常以白色固体聚合物存在。甲醛蒸气可由固体聚合物或以液体状态存在的甲醛溶液产生。

甲醛蒸气与环氧乙烷相比，杀菌力更大，但由于穿透力差，只能用于空气杀菌。应用甲醛溶液加热熏蒸法灭菌时，一般采用气体发生装置，每立方米空间用40%甲醛溶液30ml。加热后产生甲醛蒸气，室内相对湿度以75%为宜。需灭菌的空间，通入甲醛蒸气后，应密闭熏蒸12~14小时，灭菌后，残余蒸气可由氨气吸收，或通入经处理的无菌空气排除。

3. 其他蒸气熏蒸灭菌法　加热熏蒸法还可用丙二醇，灭菌用量为$1 ml \cdot (m^3)^{-1}$；乳酸，灭菌用量为$2 ml \cdot (m^3)^{-1}$。丙二醇和乳酸的杀菌力不如甲醛，但对人体无害。此外，β−丙内酯、三甘醇、过氧醋酸也可以蒸气熏蒸的形式用于室内灭菌。

（二）浸泡与表面消毒法

消毒是杀死物体上病原微生物的方法。本法是以化学药品作为消毒剂，配成有效浓度的液体，采用喷雾、涂抹或浸泡的方法达到消毒的目的。

多数化学消毒剂仅对细菌繁殖体有效，不能杀死芽胞，应用消毒剂的目的在于减少微生物的数量。目前常用的消毒剂有以下几类。

1. 醇类　包括乙醇、异丙醇、氯丁醇等，能使菌体蛋白变性，但杀菌力较弱，可杀灭细菌繁殖体，但不能杀灭芽胞。常用于皮肤消毒和物品表面的消毒。

2. 酚类 包括苯酚、甲酚、氯甲酚、甲酚皂溶液等。高浓度的苯酚对细胞有原生质毒性，对细胞壁与细胞质膜有损害作用，并能沉淀蛋白质。苯酚的杀菌力较强，有效浓度为0.5%，一般用2%～5%浓度，可杀灭细菌繁殖体，但不能杀灭芽胞。常用于浸泡消毒和皮肤黏膜的消毒。

3. 表面活性剂 包括洁尔灭、新洁尔灭、杜灭芬等季铵盐类的阳离子表面活性剂。这类化合物对细菌繁殖体有广谱杀菌作用，作用快而强。一般用0.1%～0.2%的浓度。常用于皮肤、内外环境表面和器械消毒。

4. 氧化剂 包括过氧乙酸、过氧化氢、臭氧等。这类化合物都具有很强的氧化能力，杀菌作用较强。常用于塑料、玻璃、人造纤维等器具的浸泡消毒。

5. 其他 如一些含氯化合物、含碘化合物、酸类化合物和酯类化合物等也有杀菌消毒功效，可根据具体情况选择应用。

五、无菌操作法

无菌操作法是指整个过程控制在无菌条件下进行的一种操作方法，对于不能用加热灭菌或不宜采用其他方法灭菌的无菌制剂制备，均需采用无菌操作法。无菌操作必须在无菌操作室或无菌操作柜内进行，所用的一切用具、材料以及环境应严格灭菌。目前多采用层流空气洁净技术。

1. 无菌操作室的灭菌 无菌操作室的空气应定期灭菌，常用甲醛、丙二醇或乳酸等蒸气熏蒸。室内的空间、用具、地面、墙壁等用消毒剂喷洒或擦拭。其他用具尽量用加热灭菌法灭菌。每次工作前开启紫外灯1小时，以保持操作环境的无菌状态。

2. 无菌操作 操作人员进入无菌操作室前要按规定洗澡和换上无菌的工作衣、帽、口罩和鞋子，内衣与头发不得暴露，以免造成污染。操作过程中所用的容器、用具、器械均要经过灭菌，大量无菌制剂的生产在无菌洁净室内进行，小量无菌制剂制备，近年来普遍采用在层流洁净工作台上进行无菌操作。

六、无菌检查法

制剂经灭菌或无菌操作法处理后，需经无菌检查法检验证实已无微生物存在，才能使用。

1. 无菌检查法 法定的无菌检查法，包括直接接种法和薄膜滤过法，可按照《中国药典》2005年版一部附录中的无菌检查法项下的具体规定和方法检查。薄膜滤过法用于无菌检查的主要优点是，可滤过较大量的样品，滤过后的薄膜，既可直接接种于培养基中，也可直接用显微镜观察检验。故此法灵敏度高，操作简单，并不易产生假性结果。无菌检查法一般应在层流洁净工作台上操作。

2. 中成药的微生物学检查与活螨检查 为确保中成药的质量，根据规定，中成药的微生物学检查包括以下项目：①细菌总数的测定；②霉菌总数的测定；③大肠杆菌的检验；④沙门菌、痢疾杆菌的检验；⑤绿脓杆菌的检验；⑥金黄色葡萄球菌的检验；⑦厌气菌的检验；⑧活螨的检验。

上述项目的检验方法和具体判定标准，按《中国药典》、《药品卫生检验方法》等执行。

第四节　防腐与防虫

中药制剂的防腐与防虫是保证中药制剂质量的一个重要环节。中药、中药饮片、中药制剂由于原料质量、生产工艺、设备条件、贮藏环境等因素，有时会出现霉变、染菌及虫蛀等情况，严重影响药品质量，应该引起高度重视，并应积极采取各种有效预防措施，解决好防腐与防虫的问题。

一、防腐与防虫措施

防腐，最重要的是应当注意药品生产过程中防止微生物的污染，防止微生物污染的措施在本章第一节中已做详细论述。而实际生产时，往往不能完全杜绝微生物的污染，制剂中有少量微生物的存在，也会在适宜的条件下引起微生物的滋长与繁殖，结果导致霉败变质。因此，根据实际情况，有针对性地选择应用防腐剂，是中药制剂防腐的有效手段。

防虫，主要是防止仓库害虫的危害，许多动、植物中药和中药制剂，由于本身含有可供害虫生长繁殖所需的养分，加上自然界危害中药的害虫种类多、繁殖快、适应能力强、分布广，若加工制作不当，保管不善，中药及其制剂就很容易被害虫感染，这些感染的害虫，在适宜的条件下滋长繁殖，造成虫害。

危害中药及其制剂的害虫常见的有米象、谷象、大谷盗、药谷盗及螨类等数十种。中药及其制剂被害虫感染的途径主要有：①中药的采收、加工、运输、贮藏过程；②制剂生产所用的辅料、包装材料；③制剂生产与加工过程；④包装不严密；⑤贮藏条件不佳。

防虫措施，首先应当注意杜绝虫源，认真分析害虫感染的可能途径，有目的地采取相应措施，如对中药、中药饮片、辅料及包装材料进行必要的灭虫处理，对贮藏各类物品的仓库进行科学管理，以防止害虫的感染及滋生繁殖。

灭虫处理的方法有物理防虫法和化学防虫法两类，可根据实际情况，合理选用。

二、防腐剂

防腐剂是指能抑制微生物生长繁殖的化学物品，也称抑菌剂。药品生产过程中，为了防止制剂中微生物的生长繁殖，可根据各种剂型各个品种的不同要求，选用合适的防腐剂。理想的防腐剂应符合：①用量小，无毒性和刺激性；②溶解度能达到有效抑菌浓度；③抑菌谱广，能抑制多种微生物生长繁殖；④性质稳定，不与制剂中的其他成分起反应，对 pH 值和温度变化的适应性较强，贮存时也不改变性状；⑤无特殊的不良气味和味道。

常用的防腐剂如下：

1. 苯甲酸与苯甲酸钠　为有效防腐剂，防腐作用依靠苯甲酸未解离分子，而其离子几乎无抑菌作用，一般用量为 0.1% ~ 0.25%。pH 值对苯甲酸类的抑菌效果影响很大，降低 pH 值对其发挥防腐作用有利。一般 pH4 以下时防腐作用较好，pH 超过 5 时，用量不得少于 0.5% 。在不同 pH 值的介质中，苯甲酸钠未解离部分的分数及其对葡萄酒酵母的抑菌浓度见表 3 - 6。

苯甲酸的溶解度，在水中为 0.29%（20℃），在乙醇中为 43%（20℃）。苯甲酸钠的溶解度在水中为 55%（25℃），在乙醇中为 1.3%（25℃）。

2. 对羟基苯甲酸酯类（尼泊金类）
对羟基苯甲酸酯类有甲酯、乙酯、丙酯和丁酯，是一类性质优良的防腐剂，无毒，无味，无臭，不挥发，化学性质稳定。在酸性溶液中作用最强，在微碱性溶液中作用减弱，其中丁酯的抑菌力最强。几种酯

表 3 - 6　苯甲酸钠在不同 pH 介质中对葡萄酒酵母的抑菌浓度

pH	未解离的分数	抑菌浓度（mg·100ml^{-1}）
3.65	0.77	35
4.1	0.55	50
4.4	0.38	100
5.0	0.13	500
5.3	0.022	1500
6.5	0.003	>2500

的合并应用有协同作用，效果更佳，一般用量为 0.01% ~ 0.25%，各种酯类在不同溶剂中的溶解度以及在水中的抑菌浓度见表 3 - 7。

表 3 - 7　对羟基苯甲酸类在不同溶剂中的溶解度及在水中的抑菌浓度

酯类	溶解度%（g·ml^{-1}）（25℃）						水溶液中抑菌浓度（%）
	水	乙醇	甘油	丙二醇	脂肪醇	1%聚山梨酯 - 80 水溶液	
甲酯	0.25	52	1.3	22	2.5	0.38	0.05 ~ 0.25
乙酯	0.16	70		25		0.50	0.05 ~ 0.15
丙酯	0.04	95	0.35	26	2.6	0.28	0.02 ~ 0.075
丁酯	0.02	210		110		0.16	0.01

对羟基苯甲酸酯类在水中不易溶解，配制时可用下列两种方法：①先将水加热至80℃左右，然后加入，搅拌使其溶解；②先将其溶解在少量乙醇中，然后在搅拌下缓缓注入水中使溶。

聚山梨酯类表面活性剂能增加对羟基苯甲酸酯类在水中的溶解度，但由于两者之间发生络合作用，可减弱其防腐效力，有此情况时应适当增加对羟基苯甲酸酯类的用量。

3. 山梨酸　本品为短链有机酸。山梨酸的溶解度，在水中为 0.2%（20℃），在乙醇中为 12.9%（20℃），在丙二醇中为 0.31%。本品对霉菌的抑制力强，常用浓度为 0.15% ~ 0.2%，对细菌的最低抑菌浓度为 2mg·ml^{-1}（pH 小于 6.0 时），对霉菌或酵母菌的最低抑菌浓度为 0.8 ~ 1.2mg·ml^{-1}。聚山梨酯与本品也会因络和作用而降低其防腐效力，但由于其有效抑菌浓度低，因而仍有较好的抑菌作用。山梨酸也是依靠其未解离分子发挥防腐作用，故在酸性水溶液中效果较好，一般介质的 pH 值以 4.5 左右为宜。本品在水溶液中易氧化，使用时应予以注意。

4. 乙醇　含 20% 乙醇（ml·ml^{-1}）的制剂已有防腐作用。如制剂中另含有甘油、挥发油等成分时，低于 20% 的乙醇也可起到防腐作用。在中性或碱性溶液中含量在 25% 以上才能防腐，在中药糖浆中除使用其他防腐剂外，可再加乙醇达到 10% ~ 20%，以增强抑菌效果。

5. 酚类及其衍生物   常用作注射剂的抑菌剂。苯酚的有效抑菌浓度一般为 0.5%，在低温及碱性溶液中抑菌力较弱，与甘油、油类或醇类共存时抑菌效力降低。甲酚的一般用量为 0.25% ~0.3%，抑菌作用比苯酚强 3 倍，毒性及腐蚀性比苯酚小，不易溶于水，易溶于油脂。氯甲酚的常用浓度为 0.05% ~0.2%，其 0.05% 的浓度对绿脓杆菌的杀菌力较强，本品对眼睛略有刺激性。

6. 季铵盐类   常用作防腐剂的有洁尔灭、新洁尔灭和杜灭芬，用量约为 0.01%，具有杀菌和防腐作用。洁尔灭、新洁尔灭一般用作外用溶液，杜灭芬可用作口含消毒剂。本类化合物在 pH 小于 5 时作用减弱，遇阴离子表面活性剂时失效。

7. 脱水醋酸   本品溶解度在水中小于 0.01%，在乙醇中为 3%，其钠盐在水中溶解度可达 33%，常用浓度为 0.1%，其毒性小，可作饮料、液体药剂和日常化学品的防腐剂。

8. 其他   30% 以上的甘油溶液具有防腐作用。适量的植物挥发油也有防腐作用，如常用 0.01% 桂皮醛、0.01% ~0.05% 桉叶油、0.5% 薄荷油等防腐。0.25% 的氯仿水也有一定的防腐作用。

第四章
粉碎、筛析、混合与制粒

学习要求：

1. 掌握药料粉碎、筛析、混合与制粒的目的与基本原理。
2. 掌握常用的粉碎、混合、制粒方法。
3. 熟悉粉碎、筛析、混合、制粒常用机械的构造、性能与使用保养方法。
4. 了解粉粒学在药剂中的应用。

第一节 粉 碎

一、粉碎的目的

粉碎是指借机械力将大块固体物质碎成规定细度的操作过程，也可是借助其他方法将固体药物碎成微粉的操作。

药物粉碎的目的：①增加药物的表面积，促进药物的溶解与吸收，提高药物的生物利用度；②便于调剂和服用；③加速中药中有效成分的浸出或溶出；④为制备多种剂型奠定基础，如混悬液、散剂、片剂、丸剂、胶囊剂等。

二、粉碎的基本原理

固体药物的粉碎过程，一般是利用外加机械力，部分地破坏物质分子间的内聚力，使药物的大块粒变成小颗粒，表面积增大，即将机械能转变成表面能的过程。

药物的性质是影响粉碎效率和决定粉碎方法的主要因素。极性晶形物质如生石膏、硼砂均具有相当的脆性，较易粉碎。非极性晶体物质如樟脑、冰片等则脆性差，当施加一定的机械力时，易产生变形而阻碍了它们的粉碎，通常可加入少量挥发性液体，当液体渗入固体分子间的裂隙时，由于能降低其分子间的内聚力，使晶体易从裂隙处分开。非晶形药物如树脂、树胶等具有一定的弹性，粉碎时一部分机械能用于引起弹性变形，最后变为热能，因而降低了粉碎效率，一般可用降低温度（0℃左右）来增加非晶形药物的脆性，以利粉碎。

药物经粉碎后表面积增加，引起表面能增加，故不稳定，已粉碎的粉末有重新结聚的倾向。当不同药物混合粉碎时，一种药物适度地掺入到另一种药物中间，使分子内聚力减小，粉末表面能降低而减少粉末的再结聚。黏性与粉性药物混合粉碎，也能缓解其黏性，有利于粉碎。故中药厂对于粗料药，多用部分药料混合后再粉碎。

对于不溶于水的药物如朱砂、珍珠等可在大量水中，利用颗粒的重量不同，细粒悬浮于水中，而粗粒易于下沉，分离，得以继续粉碎。

为了使机械能尽可能有效地用于粉碎过程，应将已达到要求细度的粉末随时分离移去，使粗粒有充分机会接受机械能，这种粉碎法称为自由粉碎。反之，若细粉始终保留在系统中，不但能在粗颗粒中间起缓冲作用，而且要消耗大量机械能，影响粉碎效率，同时也产生了大量不需要的过细粉末。所以在粉碎过程中必须随时分离细粉。在粉碎机内安装药筛或利用空气将细粉吹出，均是为了使自由粉碎顺利进行。

三、粉碎的方法

（一）干法粉碎

系指将药物经适当干燥，使药物中的水分降低到一定限度（一般应少于5%）再粉碎的方法。除特殊中药外，一般药物均采用干法粉碎。

1. 混合粉碎 将方中某些性质和硬度相似的中药，全部或部分混合在一起进行粉碎的方法。该法将药物的粉碎与混合结合在一起同时完成，可以克服单独粉碎中的困难。根据药物的性质和粉碎方式的不同，特殊的混合粉碎方法包括：

串料粉碎：先将处方中其他中药粉碎成粗粉，再将含有大量糖分、树脂、树胶、黏液质的中药陆续掺入，逐步粉碎成所需粒度。需要串料粉碎的中药，如乳香、没药、黄精、玉竹、熟地、山萸肉、枸杞、麦冬、天冬等。

串油粉碎：先将处方中其他中药粉碎成粗粉，再将含有大量油脂性成分的中药陆续掺入，逐步粉碎成所需粒度，或将油脂类中药研成糊状再与其他药物粗粉混合粉碎成所需粒度。需串油粉碎的中药主要是种子类药物，如桃仁、苦杏仁、苏子、酸枣仁、火麻仁、核桃仁等。

蒸罐粉碎：先将处方中其他中药粉碎成粗粉，再将用适当方法蒸制过的动物类或其他中药陆续掺入，经干燥，再粉碎成所需粒度。需蒸罐粉碎的中药主要是动物的皮、肉、筋、骨及部分需蒸制的植物药，如乌鸡、鹿胎、制何首乌、酒黄芩、熟地、酒黄精、红参等。

2. 单独粉碎 将一味中药单独粉碎，便于应用于各种复方制剂中。通常需要单独粉碎的中药包括：贵重中药（如牛黄、羚羊角、西洋参、麝香等，主要目的是避免损失）、毒性或刺激性强的中药（如红粉、轻粉、蟾酥、斑蝥等，主要目的是避免损失、便于劳动保护和避免对其他药品的污染）、氧化性与还原性强的中药（如雄黄、火硝、硫黄等，主要目的是避免混合粉碎发生爆炸），以及质地坚硬不便与其他药物混合粉碎的中药（如磁石、代赭石等）。

（二）湿法粉碎

系指往药物中加入适量水或其他液体并与之一起研磨粉碎的方法（即加液研磨法）。通常选用的液体是以药物遇湿不膨胀，两者不起变化，不妨碍药效为原则。樟脑、冰片、薄荷脑等常加入少量液体（如乙醇、水）研磨；朱砂、珍珠、炉甘石等采用传统的水飞法，亦属此类。

湿法粉碎是因水或其他液体以小分子渗入药物颗粒的裂隙，减少其分子间的引力而利于粉碎；对某些有较强刺激性或毒性药物，用此法可避免粉尘飞扬。

粉碎麝香时常加入少量水，俗称"打潮"，尤其到剩下麝香渣时，"打潮"更易研碎。中药细料药粉碎时，对冰片和麝香两药有个原则：即"轻研冰片，重研麝香"。

朱砂、珍珠、炉甘石等采用"水飞法"粉碎，即将药物先打成碎块，除去杂质，放入研钵或电动研钵中，加适量水，用研锤重力研磨。当有部分细粉研成时，应倾泻出来，余下的药物再加水反复研磨，倾泻，直至全部研细为止，再将研得的混悬液合并，将沉淀得到的湿粉干燥，研散，过筛，即得极细粉。"水飞法"过去采用手工操作，费工费力，生产效率很低。现在多用球磨机代替，既保证药粉细度又提高了生产效率，但需持续转动 60 ~ 80 小时，才能得到极细粉。

（三）低温粉碎

低温时物料脆性增加，易于粉碎，是一种粉碎的新方法。其特点：①适用于在常温下粉碎困难的物料，软化点低、熔点低及热可塑性物料，如树脂、树胶、干浸膏等，都可采用低温粉碎；②含水、含油虽少，但富含糖分，具一定黏性的药物也能低温粉碎；③可获得更细粉末；④能保留挥发性成分。

低温粉碎一般有下列四种方法：①物料先行冷却或在低温条件下，迅速通过高速撞击或粉碎机粉碎；②粉碎机壳通入低温冷却水，在循环冷却下进行粉碎；③待粉碎的物料与干冰或液化氮气混合后再进行粉碎；④组合运用上述冷却方法进行粉碎。

（四）超细粉碎

超细粉碎技术是 20 世纪 60 年代末发展起来的一门高新技术，也是古老粉碎技术的新应用和新发展，但是对其一些基本概念及名词至今还未统一，有些人用超细，有些人用"超微"来表述。

超细粉体通常分为微米级、亚微米级以及纳米级粉体。粉体粒径为 1 ~ 100nm 的称为纳米粉体；粒径为 0.1 ~ 1μm 的称为亚微米粉体；粒径大于 1μm 称为微米粉体。

目前，通过对粉碎技术和设备的开发研究，可以制得微米、亚微米甚至纳米级的粉体。

药物超细粉碎后可增加其利用效率，提高疗效，同时也为剂型改变创造了条件（例如超细粉碎后可制成针剂使用）。

超细粉碎的关键是方法和设备，以及粉碎后的粉体分级，换句话说，不仅要求粉体极细，而且粒径分布要窄。

四、粉碎设备

（一）常规粉碎设备

1. 柴田式粉碎机 亦称万能粉碎机。在各类粉碎机中它的粉碎能力最大，是中药厂普遍应用的粉碎机。万能粉碎机由"机壳"、打板和装在动力轴上的"甩盘"、刀形的挡板、风扇及分离器等部件组成。粉碎时主要靠六块打板的碰撞作用。如图 4-1 所示。

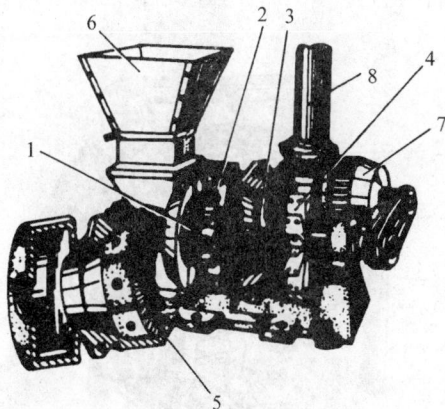

图 4-1 柴田式粉碎机（万能粉碎机）
1.动力轴 2.甩盘 3.挡板 4.风扇
5.机壳内壁钢齿 6.加料斗
7.电动机 8.出粉风管

柴田式粉碎机构造简单，使用方便，粉碎能力强，广泛适用于黏软性、纤维性及坚硬的中药的粉碎，但对油性过多的药料不适用。

2. 万能磨粉机　是一种应用较广泛的粉碎机。主要由两个带齿的圆盘及环形筛组成。粉碎时主要靠圆盘上钢齿的撞击、研磨和撕裂等作用。如图 4 - 2 所示。

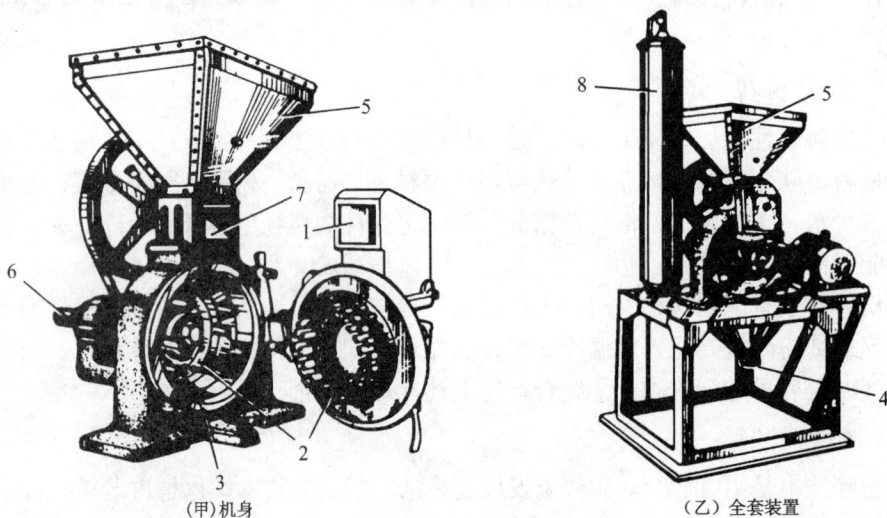

图 4 - 2　万能磨粉机
1. 入料口　2. 钢齿　3. 环状筛板　4. 出粉口　5. 加料斗　6. 水平轴　7. 抖动装置　8. 放气袋

万能磨粉机适用范围广泛，用于根、茎、皮类等中药，干燥的非组织性药物，结晶性药物及干浸膏等的粉碎。但由于构造上的特点，在粉碎中容易产生热量，故不宜用于粉碎含大量挥发性成分、黏性强或软化点低且遇热发黏的药物。

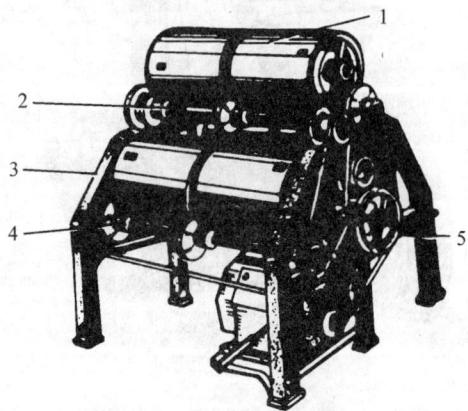

图 4 - 3　六罐球磨机
1. 罐　2. 滚轴　3. 铁架
4. 硬橡胶套　5. 皮带轮

3. 球磨机　球磨机的主要部分为一个由铁、不锈钢或瓷制成的圆形球罐，球罐的轴固定在轴承上，罐内装有物料及钢制或瓷制的圆球，如图 4 - 3 所示。当罐转动时，物料借圆球落下时的撞击劈裂作用及球与罐壁间、球与球之间的研磨作用而被粉碎。

球磨机要有适当的转速才能获得良好的粉碎效果。当罐的转速比较小时，由于球罐内壁与圆球间的摩擦作用，将圆球依旋转方向带上，然后沿罐壁滚下（如图 4 - 4 甲所示），此时主要发生研磨作用。当球罐的转速加大，则离心力增加，圆球的上升角随之增大，圆球下落的轨迹如图 4 - 4 乙所示，此时产生了圆球对物料的撞击作用。若再增大球罐的转速，则产生的离心力更大，甚至超过圆球的重力，则球紧贴于罐壁随球罐旋转，因此不能粉碎物料，如图4-4丙所示。

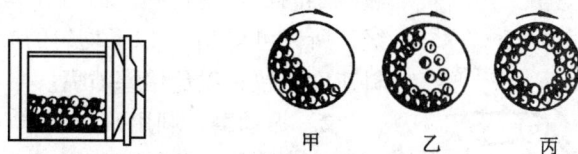

图4-4 球磨机在不同转速下，圆球转动情况
甲、转速太慢 乙、转速适当 丙、转速太快

为了有效地粉碎物料，球磨机必须有一定的转速，使圆球从最高的位置以最大的速度下落。这一转速的极限值称为临界转速，它与球罐的直径有关，可由下式求出：

$$n_{临} = \frac{42.3}{\sqrt{D}} \text{（转/分钟）} \tag{4-1}$$

式中，$n_{临}$ 为球罐每分钟临界转速；D 为球罐直径（m）。在实际工作中，球磨机的转速一般采用临界转速的75%，即

$$n = \frac{32}{\sqrt{D}} \text{ 至 } \frac{37.2}{\sqrt{D}} \text{（转/分钟）} \tag{4-2}$$

除转速外，影响球磨机粉碎效果的因素还有圆球的大小、重量、数量、被粉碎药物的性质等。圆球须有足够的重量和硬度，使能在一定高度落下具有最大的击碎力。圆球的直径一般不应小于65mm，其直径应大于被粉碎物料的4~9倍。由于操作时圆球不断磨损，部分圆球须经常更换。

球罐中装填圆球的数目不宜太多，过多则在运转时上升的球与下降的球发生撞击现象。通常球罐中装填圆球的体积仅占球罐全容积的30%~35%。

球罐的长度与直径应有一定的比例，球罐过长，仅部分圆球具有作用。实际中一般取长度：直径=1.64：1.56较为适宜。被粉碎药料一般不应超过球罐总容量的1/2。

球磨机适于粉碎结晶性药物（如朱砂、皂矾、硫酸铜等）、树胶（如桃胶、阿拉伯胶等）、树脂（如松香）及其他植物中药浸提物（如儿茶）；对具有刺激性的药物（如蟾酥、芦荟等）可防止粉尘飞扬；对具有很大吸湿性的浸膏（如大黄浸膏等）可防止吸潮；对具有挥发性的药物（如麝香等）及其他贵重药物（如羚羊角、鹿茸等），以及与铁易起作用的药物均可用瓷质球磨机进行粉碎。球磨机亦可用在无菌条件下，进行无菌药粉的粉碎和混合。

球磨机除广泛应用于干法粉碎外，亦可用于湿法粉碎。如用球磨机水飞制备的炉甘石、朱砂等粉末可达到七号筛的细度，比干法制备的粉末润滑，且可节省人力。

（二）常用超细粉碎设备

1. 流能磨 系利用高速弹性流体（空气、蒸气或惰性气体）使药物的颗粒之间以及颗粒与室壁之间碰撞而产生强烈的粉碎作用，如图4-5所示。粉碎的动力是高速气流形成的碰撞与剪切作用。

采用流能磨粉碎过程中，由于气流在粉碎室中膨胀时的冷却效应，被粉碎物料的温度不

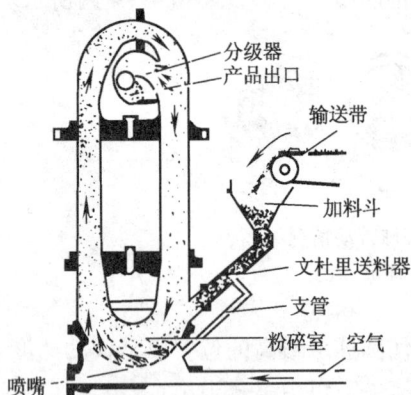

图 4-5 流能磨示意图

升高，因此本法适用于抗生素、酶、低熔点或其他对热敏感的药物的粉碎。而且在粉碎的同时就进行了分级，所以可得 5μm 以下均匀的微粉。操作时应注意加料速度一致，以免堵塞喷嘴。

2. 振动磨 利用研磨介质（球形、柱形或棒形）在振动磨筒体内作高频振动产生冲击、摩擦、剪切等作用，将物料磨细的一种粉碎设备。

图 4-6 是振动磨示意图，其槽形或管形筒体支承于弹簧上，筒体中部有主轴，轴的两端有偏心块，主轴的轴承装在筒体上，通过挠性轴套同电动机连接。振动磨的工作原理如图 4-7 所示。物料和研磨介质装入弹簧支承的筒体内，由偏心块激振装置驱动磨机筒体做圆周运动，运动方向和主轴旋转方向相反。例如，主轴以顺时针方向旋转，则研磨介质按逆时针方向进行循环运动；研磨介质除了有公转运动外，还有自转运动。但当振动频率高时，加速度增大，研磨介质运动较快，各层介质在径向上运动速度依次减慢，形成速度差，介质之间产生冲击、摩擦、剪切等作用而使物料粉碎。

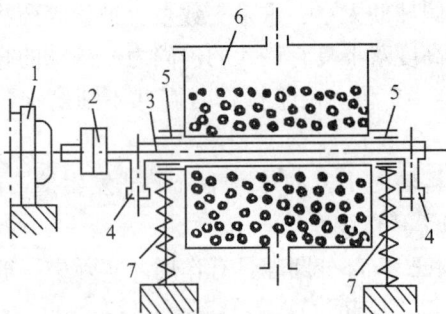

图 4-6 振动磨

1.电动机 2.挠性轴套 3.主轴
4.偏心块 5.轴承 6.筒体 7.弹簧

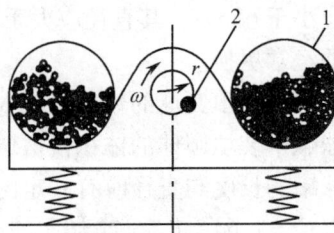

图 4-7 振动磨工作原理图

1.筒体 2.偏心块激振装置

振动磨可以干法或湿法工作。在工业上应用时一般是连续操作，即物料连续进入筒体并自筒体排出。

振动磨与球磨机相比，其粉碎比高（10~200）；粉碎时间短；可连续粉碎；还可通过改变影响粉碎的因素（如调节振动的振幅、排料口径等）而进行超细粉碎。

（三）粉碎规则与粉碎器械的使用保养

1. 粉碎规则 ①粉碎后应保持药物的组成和药理作用不变。②根据应用目的和药物剂型控制适当的粉碎程度。③粉碎过程中应注意及时过筛，以免部分药物过度粉碎，而且也可提高工效。④中药必须全部粉碎应用，较难粉碎部分（叶脉、纤维等），不应随意丢弃。

2. 粉碎器械的使用保养 ①高速运转的粉碎机开动后，待其转速稳定时再加料，否则易烧坏电机。②药物中不应夹杂硬物，特别是铁钉、铁块，它们可破坏钢齿、筛板。③各种传动机构如轴承、伞形齿轮等，必须保持良好润滑性，以保证机件的完好与正常运转。④电动机及传动机构等应用防护罩，以保证安全，同时注意防尘，清洁。

五、粉体学理论在药剂学中的应用

（一）粉体学的概念

微粉或称粉体，系指固体细微粒子的集合体。组成微粉的粒子可小到 $0.1\mu m$。研究微粉和构成粉体的各个粒子的理化性质的科学称为粉体学。

微粉因其粒子细小，单位（或重量）物质表面积急剧增加，可使其理化性质发生变化，从而影响生产中药物的粉碎、过筛、混合、沉降、滤过、干燥等工艺过程及各种剂型的成型与生产。另外，微粉的基本特性（如粒子大小、表面积）亦直接影响到药物的释放与疗效。

（二）粉体的特性

1. 粒子大小与测定 粉体粒子大小是以粒子直径的微米（μm）数为单位来表示的。粉体大部分是不规则颗粒，代表粒径大小的表示方法有：几何学粒径、有效粒径、比表面积粒径等。

（1）几何学粒径 是指用显微镜看到的实际长度的粒子径。通常用图4-8所示的方法测定。

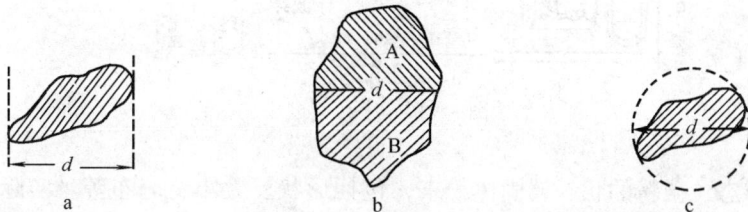

图4-8 几何学粒径表示法
a. 定方向径（对一定方向的粒子长度） b. 定方向等分径（定方向的一条线把粒子投影像面积切成二等份长度） c. 外接圆径（粒子外接圆的直径）

（2）有效粒径 用沉降法求得的粒子径，即以粒子具有球形粒子的同样沉降速度来求出。又称 Stokes 粒径或沉降粒径。

（3）比表面积粒径 用吸附法和透过球法求得的粉体的单位表面积的比面积，这种比表面积法是假定所有粒子都为球形求出的粒子径。

粒径测定方法分为直接测定法：显微镜法、筛选法；间接测定法：沉降法、电测法。

显微镜法是用显微镜直接测定粒径的方法。光学显微镜可测 $0.5\sim500\mu m$ 的粒径，还可看见粒子的形状。

筛选法是测定比较大的粒子（40μm 以上）的最常用方法。让药粉通过不同筛号的筛，然后从各号筛上残留的粉末重量求出药粉的粒度分布。

液相中混悬的粒子在重力场中恒速沉降时，根据 Stokes 方程求出粒径。Stokes 方程适用于 100μm 以下粒径的测定，代表性方法是吸管法和天平法。如图 4 - 9 所示。

小孔通过法（库特法）是将粒子分散于电解质溶液中，中间有一小孔，两侧插上电极。混悬粒子通过小孔时两极间电阻瞬时产生变化，这种变化的大小和粒子容积成比例。通过测出粒子变化数值的大小，可求出粒子分布。图 4 - 10 为装置示意图。

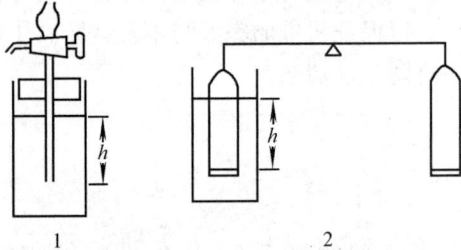

图 4 - 9　沉降法

1. 吸管法（每隔一定时间，采取一定量的液体，测定其中粒子数）　2. 天平法〔在一定高度（h）于天平一侧的盘上沉降下来测定粒子的重量〕

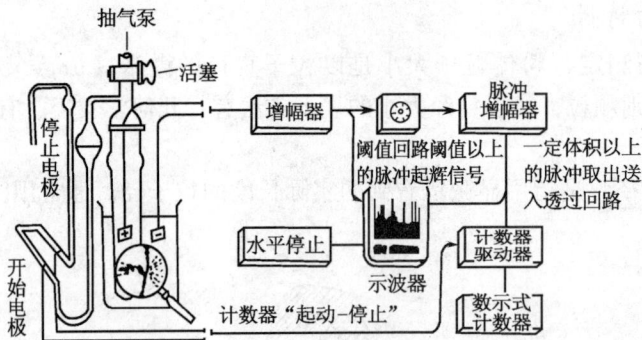

图 4 - 10　小孔透过法

2. 粒子形态　微粉的状态属固体粉末，包括形状、大小、分布等。实际中的微粉很多是由粉碎过程而制成，微粉的形状极为复杂，尤其中药粉末更是如此。几何形态规则者，可用球形、立方形、柱形等表示，某些结晶可能呈针状、片状、板状等；但形状不规则的就很难用一名称或形容词说明其形态，而且很多微粒的表面很粗糙，就更难以表示。因此，研究工作者提出了一些对微粒形态的表示方法。例如用显微镜观察微粒的形状并测定粒子 3 个轴的长，即长（l）、宽（b）、高（h）等，并用三者的关系定量地表示其形态，如用扁平度（b/l）、延伸度（l/b）。若以 d 代表微粒径，S 代表粒子的实际表面积，V 代表粒子的实际体积。则微粒的表面状态可用表面形态系数（surface shape factor）$\phi_S = S/d^2$；粒子的体积形态可用体积形态系数（volume shape factor）$\varphi_V = V/d^2$、比表面形态系数（specific surface shape factor）$\phi = Sd/V$ 等表示之。比表面形态系数是其中常用的表示方法，简称形态系数（shape factor）。还有人对表面粗糙的微粒用皱度系数（coefficient of rugosity）表示其表面形态，皱度系数是指粒子的真实表面积与其假设的理想几何形态粒子的表面积之比。

3. 微粉的比表面积 比表面积系指单位重量或容量微粉所具有的表面积，由于大多数微粉中粉粒的表面很粗糙，有的粉粒有缝隙和微孔，中药粉末更是如此，所以有很大的比表面积。微粉的比表面积大小能够反映出药物的特性，如吸附能力，表面粗糙情况与空隙的多少等，因此测定微粉的比表面积是有意义的。

4. 微粉的密度与孔隙率

（1）微粉的密度 密度系指物质单位容积的质量。欲求得密度，需先求得物质的容积，对于流体或无缝隙的固体来说，测定其准确的容积或体积并不难，然而对于微粉来说则不甚容易。为此研究工作者使用了许多表示微粉容积的方法，随之也有许多密度表示方法。

①真密度（true density）：系指除去微粒本身的孔隙及粒子之间的空隙占有的容积后求得物质的容积，并测定其质量，再计算得到的密度称为真密度，为该物质的真实密度。通常采用气体置换法求得。

②粒密度（granule density）：系指除去粒子间的空隙，但不排除粒子本身的细小孔隙，测定其容积而求得的密度称为粒密度，亦即粒子本身的密度。可用液体置换法求得粒密度。因液体不能钻入微粒本身的微孔，所以用本法测得的容积实际上是微粒的真容积与微粒内部孔隙的容积之和，称量样品的质量，即可求得粒密度。

③堆密度（或称松密度，bulk density）：系指单位容积微粉的质量。堆密度所用的容积是指包括微粒本身的孔隙以及微粒间的空隙在内的总容积。

测定微粉的堆密度时，一般是将微粉充填于量筒中，并按一定的方式使振动，以保证实验条件一致，重现性好，量得微粉容积，由质量及容积求得堆密度。

在固体粉末药物中有"轻质"与"重质"之分，如氧化镁与碳酸镁等，则指其堆密度不同。凡堆密度小，亦即堆容积（包括微粒内孔隙及微粒间空隙）大的属于"轻质"；"重质"则是微粉堆密度大，而堆容积小。微粉的"轻质"与"重质"主要与该微粉的总孔隙有关，即与堆密度有关，而与真密度无关。

（2）孔隙率（porosity） 微粉中的孔隙包括微粒本身的孔隙和微粒间的空隙。其孔隙率系指微粒中孔隙和微粒间的空隙所占的容积与微粉容积之比。用下式表示：

$$E_{总} = \frac{V_b - V_p}{V_b} = 1 - \frac{V_p}{V_b} \qquad (4-3)$$

式中，$E_{总}$ 为孔隙率；V_b 为微粉的体积；V_p 为微粉本身的体积。

微粉的孔隙率受很多因素的影响，如微粉形态、微粉大小、微粉表面的摩擦系数、温度及压力等。但是如果测出药物粉末的真密度，便可以求出总孔隙率。

5. 微粉的流动性 微粉的流动性（fluidity）与粒子间的作用力（如范德华力、静电力等）、粒度、粒度分布、粒子形态及表面摩擦力等因素有关。有些粉末松散并能自由流动；有的则具有黏着性（stickiness）。一般微粉的粒径小于 $10\mu m$ 可以产生胶黏性，当把小于 $10\mu m$ 的微粒除去或把小于 $10\mu m$ 的粒子吸附在较大的微粒上时，其流动性便可以变好；若因微粒湿度大而致流动性不好，可将其干燥使流动性改善。流动性在药剂生产与应用中，如散剂、冲剂分装，片剂颗粒往模孔中充填，外用散剂撒布等均有较大意义。微粉流动性的表示方法较多，一般用休止角和流速等表示。其测定方法如下：

（1）休止角 休止角是表示微粒间作用力的主要方法之一。其测定方法一般是使微粉经一漏斗流下并成圆锥体堆。设锥体高为 H，锥体底部半径为 R，则 $tg\alpha = H/R$，α 角即为休止角，如图 4-11 所示。测定休止角的方法，可以归纳为以下 4 类。

①固定漏斗法：将漏斗固定于水平放置的绘图纸的上方一定距离，漏斗下口距绘图纸的高度为 H，小心地将微粉倒入漏斗中，一直到漏斗下形成的圆锥体的尖端接触到漏斗的下口为止，圆锥体底的直径为 $2R$，可从绘图纸上测出休止角，如图 4-12 I 所示。

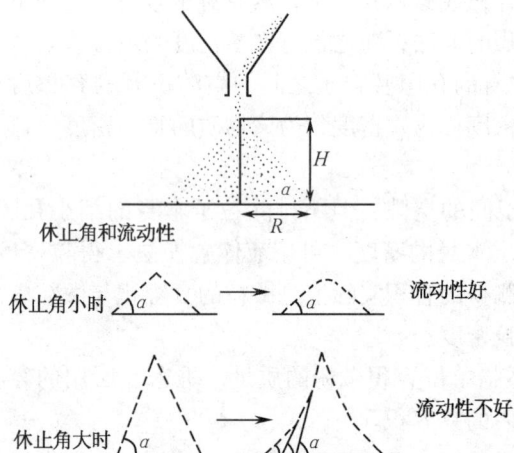

图 4-11 休止角

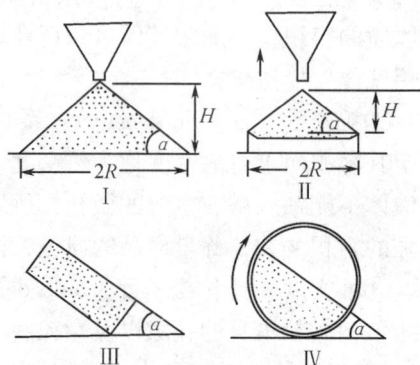

图 4-12 测定休止角的四种基本方法

②固定圆锥槽法：将圆锥槽的底部直径固定，例如可用固定大小的圆盒底或盖来接受由漏斗漏下的微粉，漏斗中不断注入微粉，直到得到了高的圆锥体为止，如图 4-12 II 所示，计算出休止角。

③倾斜箱法：于矩形盒内装满微粉，其松实程度适宜，将盒逐步倾斜至微粉开始流出为止。盒子倾斜的角度即为休止角，如图 4-12 III 所示。

④转动圆柱体法：在圆柱体中装入半满量的微粉，使在一水平面上按一定速度转动，微粉与水平面所成的角度，如图 4-12 IV 所示，即为休止角。

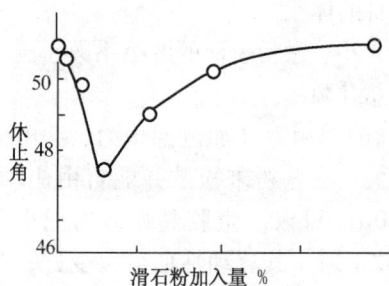

图 4-13 滑石粉对颗粒休止角的影响

休止角与细粉的百分比有关，如百分比大，休止角亦大。片剂颗粒中加入滑石粉，并以加入量对休止角作图，可以看到休止角出现一临界点，即在此百分比时有最小的休止角，即有最好的流动性，如图 4-13 所示。

休止角与粒径大小有关，粒径增加休止角可以减小。

休止角与粒子表面有关，粒子表面愈粗糙，愈不规则，休止角就愈大，当 α 等于 45° 时，粉末就具有松散感。

微粉中的水分含量对其休止角有影响，在一定范围内休止角因水分含量的增加而变大。但当超过某一限度（12%）时，则又逐渐变小。一般认为这是由于微粉的孔隙被水分子所充满，以及含水量达到一定限度后水可起润滑作用的综合原因所造成。

（2）流速（flow rate） 流速系指微粉由一定孔径的孔或管中流出的速度。流速是微粉的重要性质之一。流速既是微粉的粒度又是其均匀性的函数，据报道，反复测定的流速，其标准误差愈大，则压出片剂的重量差异也愈大。一般来说，微粉的流速快，则其流动均匀性好，即流动性好。

测定方法是在圆筒容器的底部中心开口（出口大小视微粉粒径大小而定），把微粉装入容器内，测定单位时间里流出的微粉量。如图 4 – 14 所示

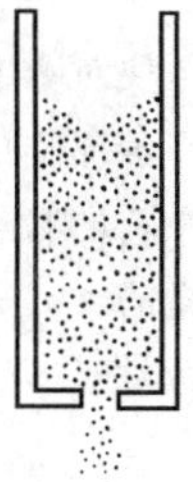

另外，微粉还有吸湿性。因微粉一般用粉碎方法制得，有巨大的比表面积，蓄积着大量表面能，所以，置于空气中可吸收其中的水分，出现引潮吸湿现象，而使其流动性变差，并可结块、变色等。有报道，以吸湿平衡曲线（moisture equilibrium curve）反映水不溶性或水溶性药物的吸湿性，并控制含水量即干燥程度，掌握药物微粉性能，利于制备出高质量的药剂。

图 4 – 14 微粉流出速度的测定

6. 微粉的润湿性与测定方法

（1）润湿性（wettability） 液滴在固体表面的粘附现象称为润湿。固体的润湿性经常用接触角来衡量，接触角大于90°，则不易润湿，接触角小于90°为易润湿。

原料和辅料的润湿性对制剂工艺以及制剂的质量都有影响。例如用湿法制粒压片，液体与原、辅料的混合，包糖衣或薄膜衣，混悬液的制备等过程中，都与润湿性有关。片剂重要的质量标准之一是能在37℃的水性介质中快速崩解，若片剂的疏水性强且不易被崩解介质润湿时，则介质不能（或不易）透入片剂的孔隙，使之不能崩解或崩解缓慢。疏水性药物往往溶出较慢，如能改善它的润湿性，则可能改善其溶出性。

（2）接触角的测定方法 有直接法、透过法及 $h-\varepsilon$ 法。

①直接法：方法之一是将数厘米宽的平板状固体浸入液体，调节板的角度，使液面与固体平面的接触处保持一个完好的平面，固体平板与液面的夹角即为接触角。该法重现性差，已较少应用。

②透过法：方法之一是将微粉压成圆柱体，将圆柱体的一端浸入液体中，液体即渗入圆柱体，由另一端增大气体的压力至恰使液体停止渗入，由柱体的压力差 ΔP 按下式求得 $\cos\theta$。

$$\Delta p = \frac{2\sigma lv\cos\theta}{\bar{r}}$$ (4 – 4)

式中，$\bar{r}$ 为粒子间的平均孔隙径。

上式是建立在理想毛细管基础上的，实际微粉或粉粒压块中的孔隙很复杂。孔径大小不同，形态也不同，用本法测定的接触角与真实的接触角可能有差异。

③$h-\varepsilon$ 法：即液滴高度（h）和压块孔隙率（ε）法。本法测定结果有较好的重现性，是目前常用的方法之一。

测定时首先需将微粉用特制的模具压成直径为5cm左右的压块。模具如图 4 – 15 所示。将液体滴于压块的表面上使成稳定的液滴，测定液滴的高度及压块的孔隙率，即可按下式求出接触角：

$$\cos\theta = 1 - \sqrt{\frac{2Bh^2}{(1-\varepsilon v)}} \quad (\theta < 90°)$$ (4 – 5)

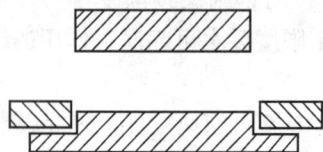

图 4 - 15   模具

$$\cos\theta = -1 + \sqrt{(2 - Bh^2)\frac{2}{3}\frac{2}{(1 - \varepsilon v)}}\quad(\theta > 90°)\qquad(4 - 6)$$

式中，$B = \rho Lg/2\sigma LV$，在实验温度为23℃时，$B = 6.763$。

粉末压成块后，由于有孔隙，液体易渗入，当滴上液体时，不能形成稳定的液滴，如将压块预先用实验液体饱和，使压块上的液滴不渗入，则可形成稳定的液滴。可对压块喷雾试验，用液体使之饱和，或将压块置于一叠用试验液体浸泡过的滤纸上。

为了防止固体压块的成分被液体溶解而影响实验结果，可应用固体试样在试验液体中形成的饱和溶液代替纯溶剂。

制备的压块对测定结果有一定影响，应注意使之密度均匀，各部位孔隙率相近；压块模具表面应高度磨光，原料的粒子及压力大小都应很好控制，使压块保持光洁。

液体表面张力与温度有关，故应控制试验温度。采用图 4 - 16 的装置，可控制温度，其温差在 ±0.5℃ 范围。

试验中还须注意：液滴的高度往往随时间而变化，所以测定液滴高度时要快，以保证实验结果的重现性。

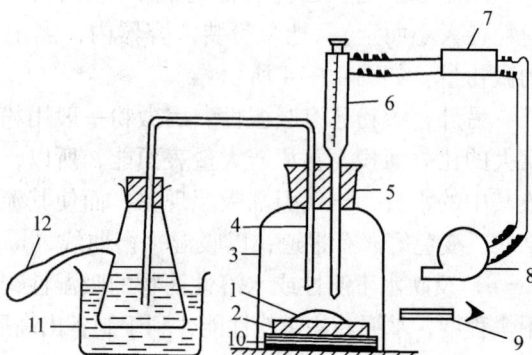

图 4 - 16 $h - \varepsilon$ 法测接触角装置

1. 液滴 2. 压块 3. 去底广口瓶 4. 滴管 5. 胶塞
6. 接点温度计 7. 继电器 8. 电热吹风机 9. 测高仪
10. 滤纸层 11. 水浴 12. 手球

（三）微粉化技术

药物经粉碎器械粉碎，使之粒径在 $5\mu m$ 以下，以增大表面积，加快溶解速度，提高吸收速度和吸收量，达到提高疗效的目的。采用的器械主要有流能磨、球磨机、胶体磨、微化器等。

药物的微粉化也可以用控制结晶法、溶剂转换法、固体分散法等方法，制得微晶。还可以用微粒分散法，将药物制成与水不相混溶的溶液，口服后药物再沉淀析出，在胃中呈微粒分散，并再溶解。

（四）微粉学在药剂中的应用

散剂、颗粒剂、胶囊剂、片剂等固体制剂多是以粉末为原料，经过粉碎、混合、制粒等操作制成的。此外，溶液剂、混悬剂等液体药剂也用一部分微粉作原料，在这些情况下，除制剂或调剂操作的难易外，微粉的特性也能影响药剂的质量。

1. 微粉理化特性对制剂工艺的影响

（1）对混合的影响   混合是固体制剂生产中的重要过程，混合均匀度是某些固体制剂的主要质量标准之一。药物粒子的大小是影响混合均匀度的重要因素之一，若粒子大，粒子数又不多，则达不到均匀混合的要求；微粉的密度、微粉粒子形态也与混合均匀度有关。各成分的粒子大小及密度不同或形态不适宜，都可使混合发生困难或使已混匀的粉粒因加工、运输中的振动而分层。粉粒的含湿量对混合也有影响。

（2）对分剂量的影响   散剂、颗粒剂、胶囊剂的分装以及片剂生产，一般都是按容积分剂量，粉粒的堆密度对分剂量的准确性有影响。粉粒的堆密度除决定于药物本身的密度外，还与粒子大小、形态等有关。在分剂量过程中一般是使粉粒自动流满定量容器，所以其流动性与分剂量的准确性有关，而粉粒的流动性则与粒子大小及分布、粒子形状等有关。在一定范围内，粒子大，流动性好；流动性好的粒子中若加入较多的细粉，有时会令其流动性变差；当粒子大小分布范围很宽时，小粒子可穿过大粒子间的空隙落到底层，因粒子大小不同而致堆密度不同。粒子的形态规则，表面光滑，其流动性往往较好。

（3）对可压性的影响　主要影响的剂型为片剂。影响的主要因素为药物细粉的晶形、形态、大小、粒度等。表面凹凸不平的晶体，可以相互嵌合，容易压制成片。堆密度大的疏松颗粒或粉末，由于在压制过程中其中的空气难以完全释放出来，容易造成松片或裂片。通常细小、粒度分布均匀的粒子具有较大的比表面，压片时的可压性好，压制成的片剂硬度大，重量差异小。反之，粗大、粒度分布不均匀的粒子，会导致颗粒充填不均匀，片重差异大，而且使压片机的冲头压力分布不均，片剂硬度差，容易产生裂片。降低影响的措施可以采取加入改善可压性能的辅料（微晶纤维素、乳糖等）等。

（4）对片剂、丸剂崩解的影响　片剂、丸剂等崩解的首要条件是制剂本身有足够的孔隙。药物细粉的孔隙率及润湿性对固体制剂的崩解有直接影响。全浸膏片没有粉性中药粉末，因而空隙率极小，通常需加崩解剂进行调节。

（5）对药物疗效的影响　药物的溶解度和溶出的速度是多数药物吸收和发挥作用的限速过程，尤其是难溶性药物。通过微粉化的处理，可以使难溶性的药物粒径减小、比表面积增大，进而大大提高溶解性能，提高难溶性药物的吸收，有利于药效的发挥。药物的溶出性还与其润湿性有关，疏水性较强的药物仅靠减小粒径增大比表面积，对改善溶出性的作用往往不明显，如果在减小粒径的同时又改善其润湿性，则可取得更好效果。

（6）对混悬性液体药剂的影响　①对口服混悬液稳定性的影响：增加口服混悬液稳定性，避免或减少沉降、分层等现象的主要措施之一是减少药物的粒径。根据Stokes定律，微粒粒径减少$1/2$，微粒沉降的速度则降至$1/4$。②对混悬性注射剂的影响：混悬性注射液要求有适宜的粒径，注射用混悬性注射剂的粒径$\leq 15\mu m$，且$15 \sim 20\mu m$者不超过10%；静脉注射用混悬型注射剂的粒径$2\mu m$以下者$\geq 99\%$，且粒径均匀，具良好的分散性。③对混悬性滴眼剂的影响：混悬性滴眼液要求不得有超过$50\mu m$的颗粒，而且含$15\mu m$以下的颗粒不得少于90%，并且颗粒不得结块，易摇匀。

第二节　筛　析

一、筛析的目的

筛析是固体粉末的分离技术。筛即过筛，系指粉碎后的药料粉末通过网孔性的工具，使粗粉与细粉分离的操作；析即离析，系指粉碎后的药料粉末借空气或液体（水）流动或旋转的力，使粗粉（重）与细粉（轻）分离的操作。

药筛是筛选粉末粒度（粗细）或混匀粉末的工具。药物粉碎后其粉末粒度不同，成分也不均匀，影响应用，故粉碎后的药物都需用适当的药筛筛过，达到粉末分等级的目的。此外，多种物料过筛还有混合作用。

二、药筛的种类与规格

药筛系指按药典规定，全国统一用于药剂生产的筛，或称标准药筛。在实际生产中，也常使用工业用筛，这类筛的选用，应与药筛标准相近，且不影响药剂质量。药筛可分为编织筛与冲眼筛两种。编织筛的筛网由铜丝、铁丝（包括镀锌的）、不锈钢丝、尼龙丝、绢丝编织而成，也有采用马鬃或竹丝编织的。编织筛在使用时筛线易于移位，故常将金属筛线交叉处压扁固定。冲眼筛系在金属板上冲压出圆形或多角形的筛孔，常用于高速粉碎过筛联动的机械上及丸剂生产中分档。细粉一般使用编织筛或空气离析等方法筛选。

《中国药典》2005 年版一部所用的药筛，选用国家标准的 R40/3 系列，共规定了 9 种筛号，一号筛的筛孔内径最大，依次减小，九号筛的筛孔内径最小。具体规定见表 4 - 1。

表 4 - 1　　　　　《中国药典》筛号、工业筛目、筛孔内径对照表

筛　号	筛目（孔/2.4cm^2）	筛孔内径（μm）
一号筛	10	2000 ± 70
二号筛	24	850 ± 29
三号筛	50	355 ± 13
四号筛	65	250 ± 9.9
五号筛	80	180 ± 7.6
六号筛	100	150 ± 6.6
七号筛	120	125 ± 5.8
八号筛	150	90 ± 4.6
九号筛	200	75 ± 4.1

目前制药工业上，习惯常以目数来表示筛号及粉末的粗细，多以每英寸（2.54cm）长度有多少孔来表示。例如每英寸有 120 个孔的筛号称为 120 目筛，筛号数越大，粉末越细。凡能通过 120 目筛的粉末称为 120 目粉。我国常用的一些工业用筛的规格及五金公司出售的铜丝筛规格可参阅有关资料。

三、粉末的分等

粉碎后的粉末必须经过筛选才能得到粒度比较均匀的粉末，以适应医疗和药剂生产需要。筛选方法是以适当筛号的药筛筛过。过筛的粉末包括所有能通过该药筛筛孔的全部粉粒。例如通过一号筛的粉末，不都是近于 2mm 直径的粉粒，包括所有能通过二至九号药筛甚至更细的粉粒在内。富含纤维的中药在粉碎后，有的粉粒成棒状，其直径小于筛孔，而长

度则超过筛孔直径，过筛时，这类粉粒也能直立地通过筛网，存在于过筛的粉末中。为了控制粉末的均匀度，《中国药典》2005 年版规定了 6 种粉末规格。

（1）最粗粉　指能全部通过一号筛，但混有能通过三号筛不超过 20% 的粉末。

（2）粗粉　指能全部通过二号筛，但混有能通过四号筛不超过 40% 的粉末。

（3）中粉　指能全部通过四号筛，但混有能通过五号筛不超过 60% 的粉末。

（4）细粉　指能全部通过五号筛，并含能通过六号筛不少于 95% 的粉末。

（5）最细粉　指能全部通过六号筛，并含能通过七号筛不少于 95% 的粉末。

（6）极细粉　指能全部通过八号筛，并含能通过九号筛不少于 95% 的粉末。

四、过筛与离析的器械

（一）过筛器械与应用

过筛器械种类很多，应根据对粉末粗细的要求、粉末的性质和数量来适当选用。在药厂成批生产中，当前多用粉碎、筛粉、空气离析、集尘联动装置，以提高粉碎与过筛效率，保证产品质量。在小批量生产及科学试验中亦常用手摇筛、振动筛粉机、悬挂式偏重筛粉机以及电磁簸动筛粉机。

1. 手摇筛　系由不锈钢丝、铜丝、尼龙丝等编织的筛网，固定在圆形或长方形的竹圈或金属圈上。按照筛号大小依次叠成套（亦称套筛）。此筛多用于小批量生产，也适用于筛毒性、刺激性或质轻的药粉，避免轻尘飞扬。

2. 振动筛粉机　又称筛箱，系利用偏心轮对连杆所产生的往复振动而筛选粉末的装置。如图 4-17 所示。其有规律的振动是由电机带动偏心轮所产生的，过筛过程中由于不断的往复运动产生平动和振动。适合于无黏性的植物药、化学药物、毒性药、刺激性药及易风化或易潮解的药物粉末过筛。过筛完毕需静置适当时间，使细粉下沉后，再开启。

目前中药厂较多使用的筛粉机系由筛网固定于金属架上而成的四片弧形筛，合在一起即成圆筒状筛，筒内装有毛刷，需过筛的药粉由加料斗加入，进到滚动的圆筒内，借转动及毛刷搅拌作用，使药粉通过筛网，分别收集细粉与粗粉即成。

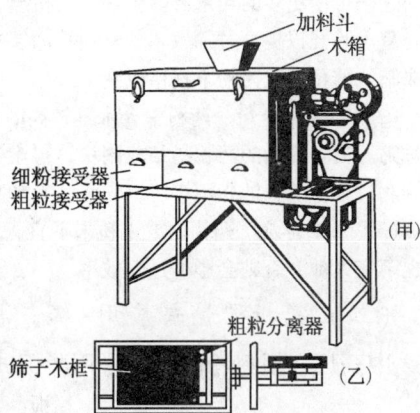

图 4-17　振动筛粉机示意图
（甲）振动筛粉机　（乙）振动筛结构图

3. 悬挂式偏重筛粉机　筛粉机悬挂于弓形铁架上，系利用偏重轮转动时不平衡惯性而产生簸动，如图 4-18 所示。此种筛构造简单，效率高，适用于矿物药、化学药品或无显著黏性中药粉末的过筛。

4. 电磁簸动筛粉机　如图 4-19 所示，系利用较高频率（高达每秒 200 次以上）与较小幅度（其振动幅度在 3mm 以内）造成簸动。由于振幅小，频率高，药粉在筛网上跳动，故能使粉粒散离，易于通过筛网，加强其过筛效率。此筛是按电磁原理设计的。簸动筛具有较强的振荡性能，故适应筛黏性较强的药粉如含油或树脂的药粉等。其过筛效率较振动筛为高。

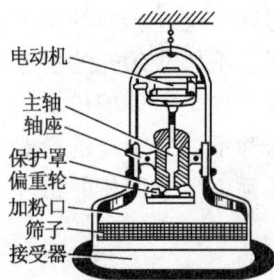

图 4 - 18   悬挂式偏重筛粉机

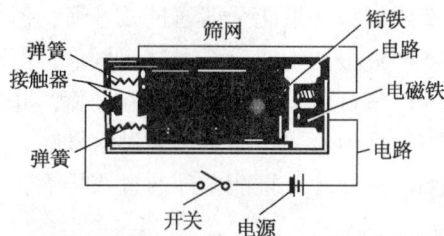

图 4 - 19   电磁簸动筛粉机

过筛时如正确操作，则可提高过筛效率。其中包括筛法、对药粉的要求及加粉量等问题，简述如下。

（1）振动   药粉在静止情况下由于受相互摩擦及表面能的影响，易形成粉块不易通过筛孔。当施加外力振动时，各种力的平衡受到破坏，小于筛孔的粉末才能通过，所以过筛时需要不断振动。振动时药粉在筛网上运动的方式有滑动、滚动及跳动等几种，跳动较滑动易通过筛孔。粉末在筛网上的运动速度不宜过快，这样可使更多的粉末有落于筛孔的机会；但运动速度也不宜太慢，否则也会减低过筛的效率。为了充分暴露出筛孔以提高过筛效率，常在筛内装有毛刷以刷去堵塞筛孔的颗粒，但毛刷不应与筛网接触，以免造成筛线移位，致使粉末规格改变。

（2）粉末应干燥   药粉中含水量较高时应充分干燥后再过筛。易吸潮的药粉应及时过筛或在干燥环境中过筛。富含油脂的药粉易结成团块，很难通过筛网，除应用串油法使易于过筛外，也可以先进行脱脂使能顺利过筛。若含油脂不多时，先将其冷却再过筛，可减轻黏着现象。

（3）粉层厚度   药筛内放入粉末不宜太多，让粉末有足够的余地在较大范围内移动而便于过筛。但粉层也不宜太薄，否则会影响过筛效率。

（二）离析器械与应用

中药厂在粗料粉碎时多采用柴田式粉碎机，此种粉碎机的结构是在机膛内主轴上装有打板、挡板及风扇。在开机粉碎药料时，由于事先将挡板调到一定程度，可控制药料打碎的细度。当一定细度的药粉通过挡板后，立即被风扇吹出机外，使粗、细粉靠风力得以分离，经过粉碎机粉碎的细粉，被风扇吹出后，再用旋风分离器将药粉从气流中分离出来，这是气固分离的主要步骤。最后用袋滤器再将残余气流中的极细粉分离出来，达到基本分离的目的。常用的离析器械有如下两种。

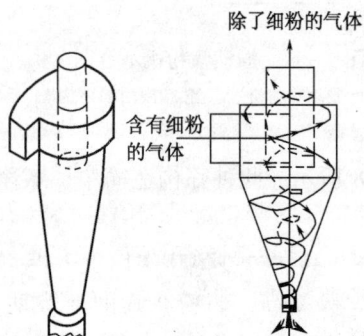

图 4 - 20   旋风分离器

1. 旋风分离器   旋风分离器是利用离心力以分离气体中细粉的设备，如图 4 - 20 所示。

特点是：构造简单、分离效率高，其分离效率大约为

70%~90%。但也有一些缺点，如气体中的细粉不能除尽，对气体的流量变动敏感等。为了避免分离效率降低，气体的流量不应太小。

2. 袋滤器 袋滤器在制药工业中应用较广，它是进一步分离气体与细粉的装置。其构造如图4-21所示。

滤袋是用棉织或毛织品制成的圆形袋。各袋都平行以列管形式排列，当含有微粒的气体以滤袋一端进入滤袋后，空气可透过滤袋，而微粒便被截留在袋内，待一定时间后清扫滤袋，收集极细粉。

袋滤器的优点是截留气流中微粒的效率很高，一般可达94%~97%，甚至高达99%，并能截留直径小于1μm的细粉。它的缺点是滤布磨损和被堵塞较快，不适用于高温潮湿的气流。如使用棉织品，其气流温度不超过65℃；用毛织品截留微粒效果好，但不宜超过60℃。

目前，国内中药厂常见的是将粉碎机和旋风分离器与袋滤器串联组合起来，成为药物粉碎、分离的整体设备。

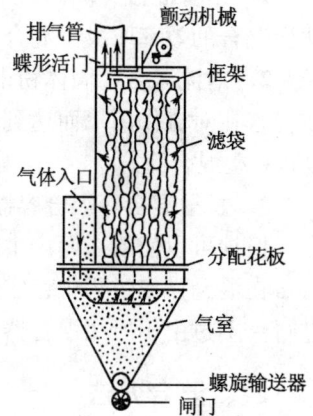

图4-21 袋滤器

第三节 混 合

一、混合的目的

混合是指将两种以上固体粉末相互均匀分散的过程或操作。

混合的目的是使多组分物质含量均匀一致。混合操作在制剂生产中应用广泛，意义重大，混合结果直接关系到制剂的外观及内在质量。如在散剂、片剂等的生产中，混合不好会出现色斑、崩解时限不合格等现象，而且影响药效。特别是一些毒性药物如果未混匀，不仅给治疗效果带来影响，甚至带来危险。因此，混合操作是保证制剂产品质量的主要措施之一。

二、混合的原则

1. 组分药物比例量 组分药物比例量相差悬殊时，不易混合均匀。这种情况可采用"等量递增法"混合。其方法是：取量小的组分与等量的量大组分，同时置于混合器中混匀，再加入与混合物等量的量大组分稀释均匀，如此倍量增加至加完全部量大的组分为止，混匀，过筛。

2. 组分药物的密度 组分药物密度相差悬殊时，难混匀。应注意混合操作中的检测。

3. 其他 组分药物的粉体性质会影响混合均匀性，如粒子的形态、粒度分布、含水量、粘附性等；组分的色泽相差悬殊，也应注意混合的均匀性。

三、混合机理

1. 切变混合　固体粉末的不同组分在机械力作用下，在其界面间发生切变而达到混合。切变混合的效率取决于混合器械的类型和操作方法（如研磨混合）。

2. 对流混合　固体粉末靠机械力在混合器械中，从一处转移到另一处，经过多次转移使粉末在对流作用下而达到混合。对流混合的效率取决于所用混合器械的类型和操作方法（如 V 型混合筒）。

3. 扩散混合　混合容器内的粉末紊乱运动改变了它们间的相对位置时，则称为扩散混合。搅拌可以使粉末间产生运动，达到扩散混合（如搅拌型混合机）。

在混合操作过程中，实际上一般不以单一方式进行，而是切变、对流、扩散等作用结合进行。不过由于所用混合器械和混合方法不同，则以其中某种方式混合为主。

四、混合方法

1. 搅拌混合　少量药物配制时，可以反复搅拌使之混合。药物量大时用该法不易混匀，生产中常用搅拌混合机，经过一定时间混合，可使之均匀。

2. 研磨混合　将药的粉末在容器中研磨混合，适用于一些结晶体药物，不适宜于具吸湿性和爆炸性成分的混合。

3. 过筛混合　几种组分的药物混合，也可通过过筛的方法混匀。但对于密度相差悬殊的组分来说，过筛以后还须加以搅拌才能混合均匀。

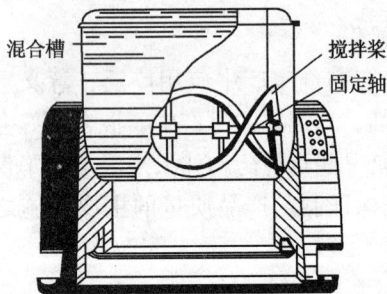

图 4 - 22　槽形混合机

五、混合机械

1. 槽形混合机　如图4-22所示。主要部分为混合槽，槽上有盖，均由不锈钢制成。槽内装有"⌒"形与旋转方向成一定角度的搅拌桨，用以混合粉末。槽可绕水平轴转动，以便卸出槽内粉末。该机器除适用于各种药粉混合以外，还可用于冲剂、片剂、丸剂、软膏等团块的混合和捏合。

2. 混合筒　密度相近的粉末，可采用混合筒混合。其形状有 V 字形、双圆锥形及正立方体形等。将轴不对称地固定在筒的两面，由传动装置如图4-23所示带动。但转速有一定限制，如转速太快则

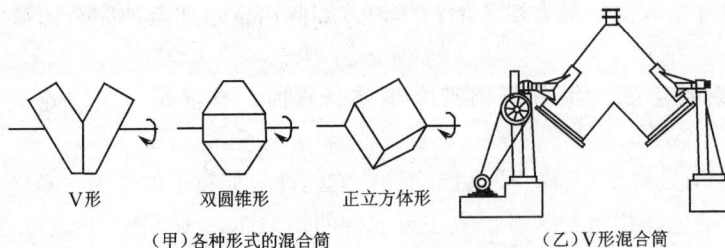

V形　　双圆锥形　　正立方体形

（甲）各种形式的混合筒　　　　（乙）V形混合筒

图 4 - 23　各种形式混合筒示意图

由于离心力的作用，使粉末紧贴筒壁而降低混合效果。V形混合机混合速度快，应用非常广泛。

3. 双螺旋锥形混合机　由锥形容器和内装的螺旋桨、摆动臂和传动部件等组成，如图4－24所示。

螺旋推进器在容器内既有自转又有公转，自转的速度约为60r·min⁻¹，公转的速度约为2r·min⁻¹。充填量约为30%，在混合过程中，物料在推进器的作用下自底部上升，又在公转的作用下在全容器内产生旋涡和上下循环运动，使物料在较短时间内混合均匀。

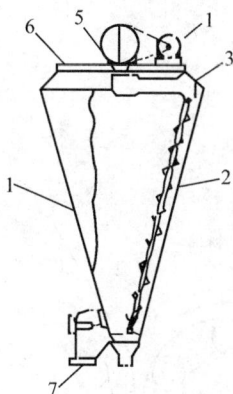

图4－24　锥形垂直螺旋混合机
1.锥形筒体　2.螺旋桨　3.摆动臂
4.电机　5.减速器　6.加料斗　7.出料口

第四节　制　粒

一、制粒的目的

制粒是指往粉末状的药料中加入适宜的润湿剂和黏合剂，经加工制成具有一定形状与大小的颗粒状物体的操作。制得的颗粒可能是最终产品也可能是中间产品，如在颗粒剂中颗粒即是产品，而在片剂生产中颗粒则是中间体。

制粒的目的：①细粉流动性差，制成颗粒可改善其流动性；②多组分药物制粒后可防止各成分的离析；③防止生产中粉尘飞扬及在器壁上吸附；④在片剂生产中可改善其压力的均匀传递。

二、制粒的方法与设备

1. 挤出制粒　药粉加入黏合剂制成软材后，用强制挤压的方式使其通过具有一定孔径的筛网或孔板而制粒的方法。这类制粒设备有摇摆式制粒机、旋转式制粒机等。

摇摆式制粒机如图4－25所示。主要构造是在加料斗底部装有一个钝六角形棱柱状转动轴，转动轴一端接连于一个半月形齿轮带动的转轴上，另一端用一圆形帽盖将其支住，借机械动力作摇摆式往复转动，使加料斗内的软材压过装于转动轴下的筛网而成为颗粒。

旋转式制粒机如图4－26所示。在圆筒状钢皮筛网内，轴心上固定有十字形刮板和挡板，两者转动方向不同，使软材被压出筛孔而成颗粒。

2. 高速搅拌制粒　药粉、辅料、黏合剂加入容器内，因高速旋转的搅拌器的作用，完成混合并制成颗粒的方法。图4－27为高速搅拌制粒机的示意图。主要由容器、搅拌桨、切割刀所组成。开动机器，搅拌桨以一定的转速转动，使物料形成从盛器底部沿器壁抛起旋转的波浪，波峰正好通过高速旋转的制粒刀，使均匀混合的物料被切割成带有一定棱角

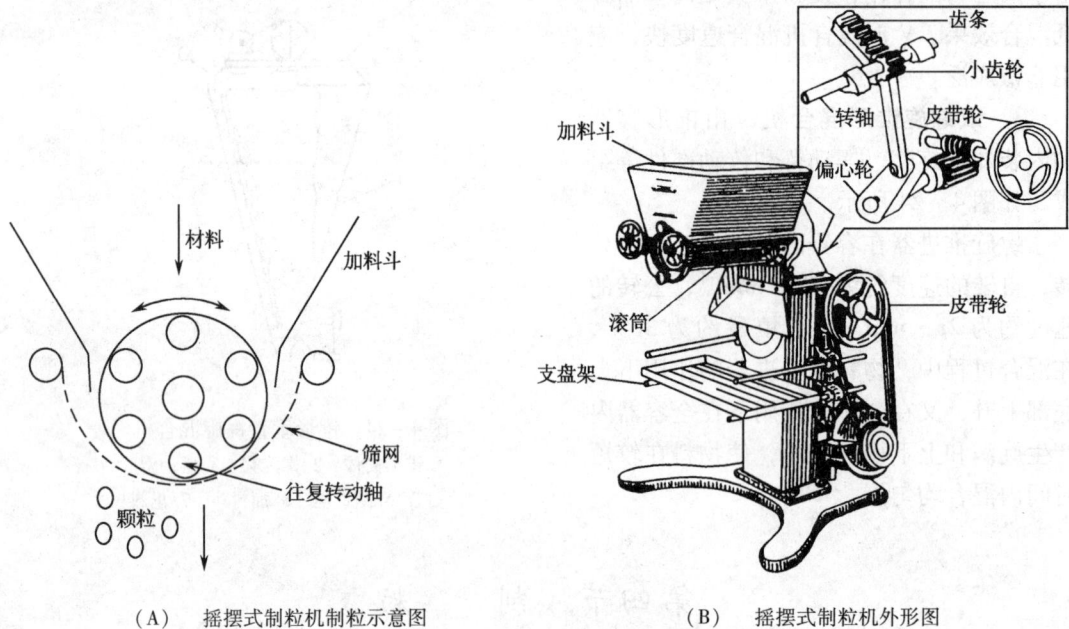

（A）　摇摆式制粒机制粒示意图　　　　　　　　（B）　摇摆式制粒机外形图

图 4 – 25　摇摆式制粒机

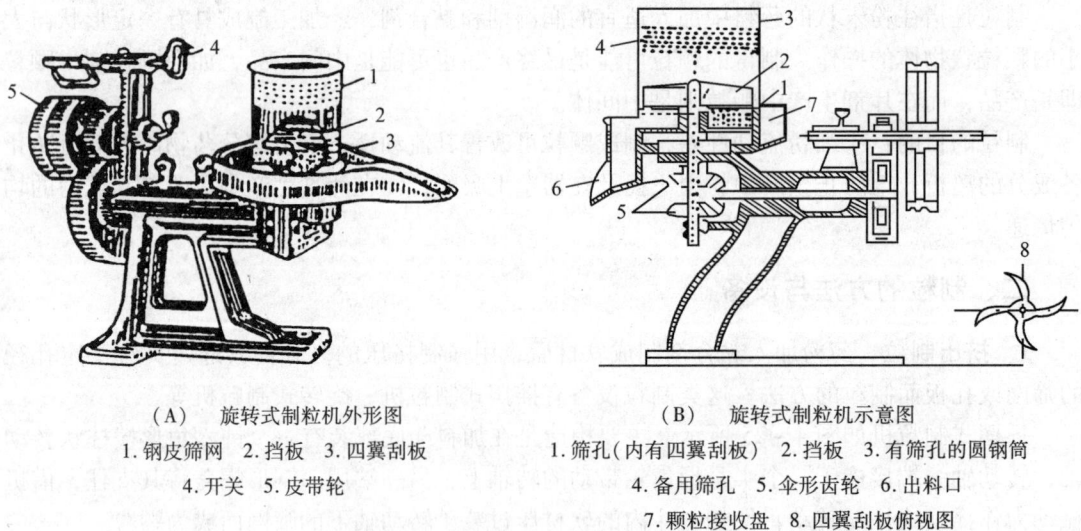

（A）　旋转式制粒机外形图　　　　　　　　　　（B）　旋转式制粒机示意图

1. 钢皮筛网　2. 挡板　3. 四翼刮板　　　　　1. 筛孔（内有四翼刮板）　2. 挡板　3. 有筛孔的圆钢筒

4. 开关　5. 皮带轮　　　　　　　　　　　　4. 备用筛孔　5. 伞形齿轮　6. 出料口

7. 颗粒接收盘　8. 四翼刮板俯视图

图 4 – 26　旋转式制粒机

的小块，小块间互相摩擦形成球状颗粒。通过调整搅拌桨叶和制粒刀的转速可控制粒度的大小。

3. 流化喷雾制粒　是指利用气流使药粉呈悬浮流化状态，再喷入黏合剂液体，使粉末聚结成粒的方法。流化喷雾制粒设备如图 4 – 28 所示。由于将混合、制粒、干燥等操作在一台设备内完成，又称一步制粒，也有人称之为流化床制粒或沸腾制粒。

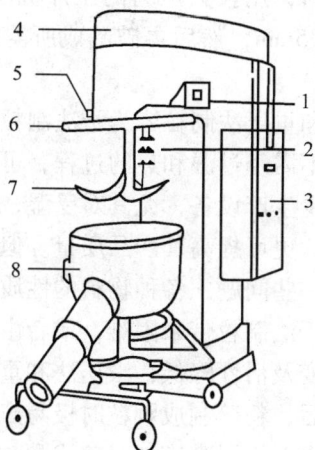

图 4 - 27 高速搅拌制粒机
1. 视孔 2. 制粒刀 3. 电器箱 4. 机身
5. 送料口 6. 安全环 7. 桨叶 8. 盛器

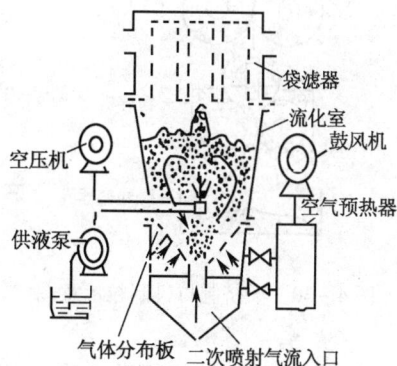

图 4 - 28 流化喷雾制粒设备

先将 40 ~ 60 目的制粒用辅料置于流化喷雾制粒设备的流化室内，通入滤净的加热空气，使粉末预热干燥并处于沸腾状态。再将经预处理的药液以雾状间歇喷入，使粉末被润湿而凝结成多孔状颗粒，继续流化干燥至颗粒中含水量适宜即得。

该法制得的颗粒，粒度较均匀，完整，流动性较好，简化了工序，适用于对湿和热敏感的药物制粒。缺点是动力消耗大，药物粉末飞扬，极细粉不易全部回收。

4. 喷雾干燥制粒 喷雾干燥制粒装置如图 4 - 29 所示。将药物浓缩液送至喷嘴后与压缩空气混合形成雾滴喷入干燥室中，干燥室的温度一般控制在 120℃ 左右，雾滴很快被干燥成球状粒子进入制品回收器中，收集制品可直接压片或再经滚转制粒。此法适用于中药全浸膏片浓缩液直接制粒。

5. 滚转法制粒 是将浸膏或半浸膏细粉与适宜的辅料混匀，置包衣锅或适宜的容器中转动，在滚转中将润湿剂乙醇或水呈雾状喷入，使润湿黏合成粒，继续滚转至颗粒干燥。此法适用于中药浸膏粉、半浸膏粉及黏性较强的药物细粉制粒。

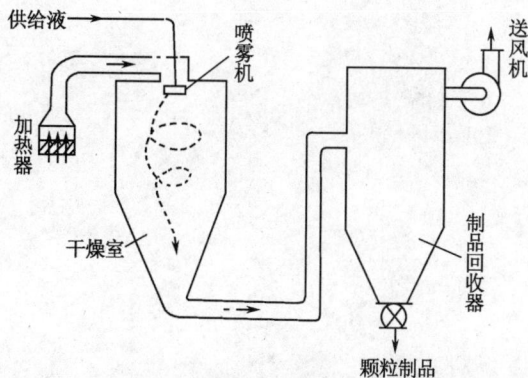

图 4 - 29 喷雾干燥制粒装置

6. 滚压法制粒 将药物和辅料混匀后，使之通过转速相同的 2 个滚动圆筒间的缝隙压成所需硬度的薄片，然后通过颗粒机破碎制成一定大小的颗粒的方法。如图 4 - 30 所示。目前国内已有滚压、碾碎、整粒的整体设备，如国产干挤制粒机，通过它可直接干挤压成颗粒，既简化了工艺又提高了颗粒的质量。

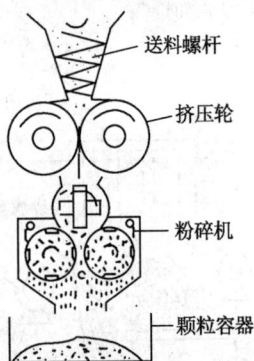

图4-30　干挤制粒机制粒示意图

细粉；干法制粒需要特殊的设备等。因此，其他的只有少部分产品使用此法。

7. 重压法制粒　又称压片法制粒，将药物与辅料混匀后，用较大压力的压片机压成大片，直径为20～25mm，然后再破碎成所需大小的颗粒。

滚压法和重压法制粒皆为干法制粒，最大优点在于物料不需经过湿和热的过程，可以缩短工时，并可减少生产设备，尤其对受湿、热易变质的药物来说，更可提高其产品质量。但是干法制粒也还存在一些问题：各种物料的性质、结晶形状不一，给干法制粒带来困难，或者由于压缩而引起晶型转变及活性降低；滚压法和重压法第一次压成大片后，粉碎制成颗粒时极易产生较多的在实际生产中除干浸膏直接粉碎成颗粒应用稍多

第五章

散 剂

学习要求：

1. 掌握散剂的一般制备方法，以及含毒性药物散剂、低共熔物散剂、含液体药物散剂、眼用散剂等的制备原则和方法。

2. 熟悉散剂的含义、特点、分类、质量要求及检查方法。

第一节 概 述

一、散剂的含义与特点

散剂（powders）系指中药或中药提取物经粉碎、均匀混合制成的粉末状制剂。

散剂是传统剂型之一，在我国早期的医药典籍《黄帝内经》中已有散剂的记载。《伤寒论》、《金匮要略》中记载散剂达五十余方，《名医别录》中对散剂的粉碎方法已有"先切细曝燥乃捣，有各捣者，有合捣者……"的论述。这些制备原则至今仍在沿用。散剂历代应用颇多，迄今仍为常用剂型之一，其制法也有了进一步的发展。

散剂表面积较大，因而具有易分散、奏效快的特点。古代早有"散者散也，去急病用之"的记载。此外，散剂制法简便，剂量可随意增减，运输携带方便，当不便服用丸、片、胶囊等剂型时，均可改用散剂。但由于药物粉碎后，比表面积加大，故其臭味、刺激性、吸湿性及化学活性也相应增加，使部分药物易起变化，挥发性成分易散失。所以一些腐蚀性强及易吸潮变质的药物，不宜配成散剂。

二、散剂的分类

1. 按医疗用途 可分为内服散剂与外用散剂。内服散剂如乌贝散、益元散等。外用散剂如金黄散、冰硼散等。有的散剂既可以内服，又可以外用，如七厘散。

2. 按药物组成 可分为单味药散剂和复方散剂，前者如蔻仁散、川贝散等，后者如婴儿散、活血止痛散等。

3. 按药物性质 可分为含毒性药散剂，如九分散、九一散等；含液体成分散剂，如蛇胆川贝散、紫雪等；含共熔成分散剂，如避瘟散、痱子粉等。

4. 按剂量 可分为单剂量型散剂与多剂量型散剂。

三、散剂的质量要求

除另有规定外，按《中国药典》要求，内服散剂应为细粉，儿科用及外用散剂应为最细粉；散剂应干燥、疏松、混合均匀、色泽一致。制备含有毒性药、贵重药或药物剂量小的散剂时，应采用配研法混匀并过筛。多剂量包装的散剂应附带分剂量的用具，含有毒性药物的内服散剂应单剂量包装。用于深部组织创伤及溃疡面的外用散剂，应在清洁避菌环境下配制。一般散剂应密闭贮存，含挥发性药物或易吸潮药物的散剂应密封贮存。

第二节　散剂的制备

一、一般散剂的制备

（一）散剂的工艺流程

中药粉碎→过筛→混合→分剂量→质量检查→包装

1. 中药粉碎与过筛　粉碎与过筛的目的、方法、器械在第四章中已介绍。

2. 药粉的混合　散剂要求混合均匀、色泽一致，故混合操作是制备散剂的关键工序。混合的目的、方法、器械等在第四章中也已介绍，现介绍制备散剂时常用混合方法及操作要点。

（1）打底套色法　此法为中药丸、散等剂型对药粉进行混合的一种经验方法。所谓"打底"系指将量少的、色深的药粉先放入研钵中（在混合之前应先用其他量多的药粉饱和研钵内表面）作为基础，即是"打底"；然后将量多的、色浅的药粉逐渐分次加入研钵中，轻研混匀即是"套色"。此法缺点是侧重色泽，而忽略了粉体粒子等比例量容易混合均匀的情况。

（2）等量递增法　两种物理状态和粉末粗细均相似的药粉等量混合时，易于混匀。若药物比例量相差悬殊时，则不易混合均匀，这种情况应采用"等量递增法"混合。"等量递增法"习称"配研法"。其方法是：取量小的组分及等量的量大组分，同时置于混合器中混合均匀，再加入与混合物等量的量大组分混匀，如此倍量增加直至加完全部量大的组分为止。此法工时少，效果好。

若各组分的密度相差悬殊，在混合时一般将密度小者先放于研钵内，再加密度大者等量研匀，这样可避免密度小的组分浮于上部或飞扬，而密度大的组分沉于底部则不易混匀。

若各组分的色泽深浅相差悬殊时，一般先将色深的组分放于研钵中，再加色浅的组分等量研匀。

3. 散剂的分剂量　分剂量是将混合均匀的散剂按照所需剂量分成相等重量份数的过程或操作。此操作是决定所含药物成分剂量准确程度的最后一个步骤。常用的方法有重量法和容量法：

（1）重量法　用手秤（戥秤）或天平逐包称量。这种方法剂量准确，但效率低。含毒性药散剂及贵重细料药散剂常用此法。

（2）容量法　目前一般所用的散剂分量器是以木质、牛角、金属或塑料制成的一种容量药匙。有的在匙内安有活动楔子，用以调节所需剂量。如图5-1所示。由于散剂的密度不同，故在更换品种时必须重新调节容量。又由于药物成分的性质，粉末的疏松或紧密程度，铲粉用力的轻重、快慢、方向、深浅度以及刮粉角度等的不同，均可影响分剂量的准确性，故在整个分剂量过程中，要注意条件一致，以减少误差。此器械适用于 0.5 ~ 2g 的散剂分量，很方便，误差在允许范围内。少量制备时可用此方法。

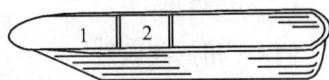

图 5 - 1 散剂分量器

大量生产时有散剂自动包装机、散剂定量分包机等，均系利用容量法分剂量的原理设计的。但药物的物理性质（如松密度、流动性等）以及分剂量的速度均能影响其准确性，应注意及时检查并加以调整。

4. 包装与贮存 散剂的比表面积一般较原料大，故其吸湿性与风化性也较显著。散剂吸湿后常发生很多变化，如润湿、失去流动性、结块等物理变化；有的发生变色、分解等化学变化；有的发生微生物污染、虫蛀等生物学变化等等。所以防湿是保证散剂质量的一种重要措施。选用适宜的包装材料与贮藏条件可延缓散剂的吸湿。包装材料透湿性的大小可用透湿系数 P 进行比较，透湿系数小者，防湿性能好。

（1）包装材料的选择

①包装纸：用于散剂包装的纸有有光纸、玻璃纸和蜡纸等。

有光纸：表面光滑，吸附药粉少，价格便宜，但能透油脂和气体，能被水和水蒸气浸透，适用于包装不易吸湿、不挥发、性质稳定的散剂。

玻璃纸：质软易折而透明，不能透过油脂，但水蒸气及可溶于水的气体（如二氧化碳、氨、硫化氢等）则容易透过。透湿系数 P 为 222，适用于包装挥发性及油脂性药物，而不宜于包装引湿性、易风化及易被二氧化碳等气体分解的散剂。

蜡纸：系白纸用蜡浸制而成。具有防潮、防风化、防二氧化碳侵入的作用，透湿系数 P 为 3 ~ 22，适用于包装易引湿、风化及二氧化碳作用下易变质的散剂；也可以用于包装毒性药，可减少吸附损耗。但不适用于包装含挥发性成分的药物，如含冰片、樟脑、薄荷脑、麝香等的散剂，因为蜡纸可部分地吸收这些挥发性药物，并能在接触处形成低熔点物质而粘在一起。

②玻璃瓶（管）：玻璃容器密闭性好，适用于包装细料药、挥发性药、含毒性药和引湿药物的散剂。

③聚乙烯塑料薄膜袋：此袋质软透明，但在低温下久贮会脆裂，由于目前此种塑料的透湿、透气问题没有完全克服，故应用受到一定的限制。

④复合膜袋：此种包装材料防气防湿性能比较好，目前较为常用。

（2）包装方法 分剂量散剂的包装，一般可用包药纸包装，包折的式样有四角包、五角包。也有用聚乙烯塑料薄膜袋热封包装。非剂量型散剂用玻璃瓶（或管）包装。玻璃瓶（或管）包装时，应加盖软木塞，并用蜡封固，或加盖塑料内塞。塑料袋包装，封口应严密。

（3）贮存 散剂在贮存过程中，除应注意防湿以外，还应注意避免温度、微生物以及紫外光照射等对散剂质量的影响。贮存场所应选择干燥、避光、空气流通的库房，分类保管，并定期检查。

（二）举例

例1　川芎茶调散

［处方］　川芎 120g　白芷 60g　羌活 60g　细辛 30g　防风 45g　薄荷 240g　荆芥 120g　甘草 60g

［制法］　以上八味，粉碎成细粉，过筛，混匀，即得。

［功能与主治］　疏风止痛。用于风邪头痛，或有恶寒，发热，鼻塞。

［用法与用量］　饭后清茶冲服，一次 3～6g，一日 2 次。

例2　冰硼散

［处方］　冰片 50g　硼砂（炒）500g　朱砂 60g　玄明粉 500g

［制法］　以上四味，朱砂水飞成极细粉，硼砂粉碎成细粉，将冰片研细，与上述粉末及玄明粉配研，过筛，混匀，即得。

［功能与主治］　清热解毒，消肿止痛。用于热毒蕴结所致的咽喉疼痛，牙龈肿痛，口舌生疮。

［用法与用量］　吹敷患处，每次用少量，一日数次。

［注］

（1）玄明粉为芒硝经纯化后，风化失去结晶水而得，用途同芒硝，但较芒硝缓和。外用治疮肿丹毒，咽肿口疮。

（2）硼砂炒过后失去结晶水又名煅月石。

（3）冰片即龙脑，外用能消肿止痛。冰片系挥发性药物，故在散剂制备时最后加入，同时密封贮藏以防成分损失。

二、特殊散剂的制备

（一）含毒性药物的散剂

毒性药物的应用剂量小，称取费时，服用时容易损耗，造成剂量误差。因此，常在毒性药中添加一定比例量的辅料制成稀释散（或称倍散），以利临时配方。在调剂工作中常用 5 倍散、10 倍散，亦有 100 倍散、1000 倍散。

倍散的稀释比例可按药物的剂量而定，如剂量在 0.01～0.1g 者，可配制成 10 倍散（取药物 1 份加入辅料如乳糖或淀粉等 9 份混匀）；如剂量在 0.01g 以下，则应配成 100 或 1000 倍散。配制倍散时，应采用等量递增法，稀释混匀后备用。

为了保证散剂的均匀性及与未稀释原药的区别，一般将稀释散剂着色，着色剂常用食用染料如胭脂红、苋菜红、靛蓝等，将散剂染成一定颜色，还可借颜色深浅以区别倍散的浓度。

稀释散剂的辅料应为无显著药理作用，且不与主药发生反应，不影响主药含量测定的惰性物质。常用的有乳糖、淀粉、糊精、蔗糖、葡萄糖，以及无机物如硫酸钙、碳酸钙、氧化镁等。

某些含毒性成分的中药，如马钱子等，因产地、采收季节及炮制方法等因素影响，致使成分含量相差悬殊。为使用药有效而安全，常将这些毒性中药粉末测定主要成分含量后，用辅料调整其含量，制成调制粉供配制用。

例1　硫酸阿托品倍散

［处方］　硫酸阿托品 1.0g　胭脂红乳糖（1.0%）1.0g　乳糖 98.0g

［制法］　取少许乳糖加入研钵中，研磨乳糖使研钵壁饱和后倾出，将硫酸阿托品与胭脂红乳糖置研钵中研合均匀，再以等量递增法逐渐加入乳糖研匀，待全部色泽一致后即得。

［用途］　用于胃肠痉挛疼痛。

［用量］　疼痛时一次服 0.1g（相当于硫酸阿托品 0.001g）。

［注］　本品中 1.0% 胭脂红乳糖的制法：取胭脂红 1.0g，置研钵中加 90% 乙醇 10~20ml，研磨使溶，再按等量递增法加入乳糖 99.0g，研匀，50℃~60℃干燥，过筛即得。

例2　九分散

［处方］　马钱子粉（调制）250g　麻黄 250g　乳香（制）250g　没药（制）250g

［制法］　以上四味，除马钱子粉外，其余麻黄等三味粉碎成细粉，混匀。再用等量递增法与马钱子粉混匀，过筛，分剂量，即得。

［功能与主治］　活血散瘀，消肿止痛。用于跌打损伤，瘀血肿痛。

［用法与用量］　饭后服。一次 1 包，一日 1 次；外用适量，创伤青肿未破者以酒调敷。

［注］　根据实验资料，马钱子中士的宁的含量在 1.2%~1.7%，个别批号有低至 1.03% 或高至 1.9%，另外不同炮制品中的士的宁含量相差悬殊。由于中药本身含量不稳定，因此散剂亦存在无效或中毒等情况。为控制质量，《中国药典》2005 年版规定采用马钱子粉投料。马钱子粉配制方法：取制马钱子，粉碎成细粉，按《中国药典》2005 年版马钱子项下含量测定方法测定士的宁的含量后，加淀粉，使士的宁的含量为 0.78%~0.82%，混匀。

（二）含低共熔混合物的散剂

两种或更多种药物经混合后有时出现润湿或液化现象，这种现象称为低共熔现象。

通常在研磨混合时出现液化现象是较快的，但在许多场合下，液化现象需一定时间后才出现。

当能产生低共熔的药物相互研磨混合时，根据其重量百分组成和当时温度条件，可能表现出不同的变化，如液化、润湿或仍保持干燥。如图 5-2 所示。此图适用于两种药物在液态时能完全互溶的情况。图中 T_a、T_b 分别表示纯组分 A、B 的熔点。T_{ae} 是由于 B 的加入而引起 A 的熔点下降的曲线，T_{be} 是由于 A 的加入而引起 B 的熔点下降的曲线，E 是低共熔混合物的组成，T_e 是低共熔点，曲线 T_{ae}、T_{be} 以上是完全液化区。当低共熔点低于室温 T_k 时，如混合物的重量百分组成在 CD 间即发生液化，因为此时室温 T_k 高于该范围内混合物的熔点。

例如组成为 C_1 的混合物，当温度升至 T_e 时即出

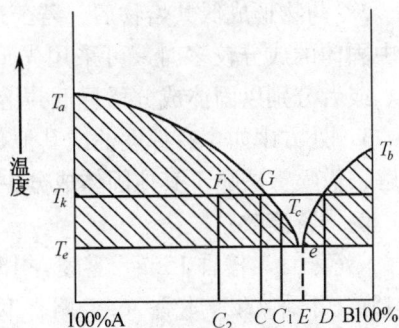

图 5-2　双组分重量组成与其液化状态的关系

T_a：A 组分的熔点　T_b：B 组分的熔点

T_k：室温　T_e：低共熔点

E：低共熔混合物重量百分组成

现液相，至 T_c 时即全部液化，故在 T_k 温度下应全部液化。如混合物组成在 CD 外，则仅部分液化而混合物呈现润湿。又如组成为 C_2 的混合物，当温度升至 T_c 时即出现液相，在室温 T_k 时已处于液相、固相（这里固相是指纯 A，液相是 B 溶解于 A 中的溶液）同时存在的情况（有斜线的部分都是液相与固相同时存在），平衡时，固相重量：液相重量 = $FG : T_kF$。如混合物组成距 CD 范围很远，则出现的液相很少（相当于 T_kF 线段缩短），润湿现象不明显。

一般共熔现象的发生与药物品种及所用比例量有关，以樟脑与水杨酸苯酯的混合物为例。如图 5 - 3 所示，图中樟脑熔点为 179℃，水杨酸苯酯熔点为 42℃。将樟脑 45% 及水杨酸苯酯 55% 混合时，则熔点降至 6℃，故在常温时液化。若樟脑的比例多，则混合物在 6℃ 开始润湿，形成低共熔物的液相与樟脑固相混合物。所以 6℃ 为此混合物的润湿点。当组成为 X 时，至 6℃ 时不出现润湿（因液相太少），将温度升至 T_X 时才出现润湿，故虚线称为润湿曲线。当温度到 AC 线即全部液化。水杨酸苯酯为 55% 时，所成的润湿点，低共熔点都在 6℃。若水杨酸苯酯多于 55%，即组成往 C 的右方移动时，在 6℃ 以下为固相，在 6℃ 开始润湿成为低共熔物的液相与水杨酸苯酯的固相的混合物，到达 BC 线时即全部液化。

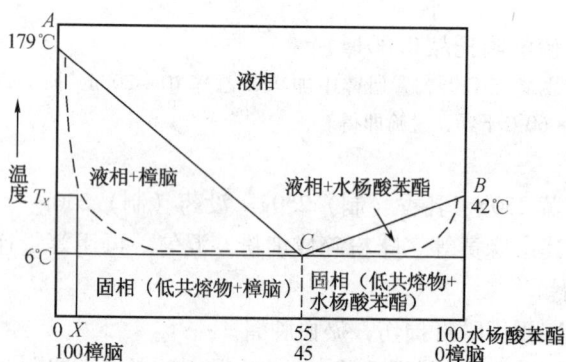

图 5 - 3　低共熔混合物的温度-组成图

对可形成低共熔混合物的散剂的配制，应根据形成低共熔混合物后对药理作用的影响，以及处方中所含其他固体成分数量的多少而定。一般有以下几种情况：

1. 药物形成低共熔物后，若药理作用增强时宜采用低共熔法混合，但应通过实验确定减少剂量，药理作用减弱时则应分别用其他成分稀释，避免出现低共熔。

2. 药物形成低共熔物后，若药理作用无变化，如薄荷脑与樟脑、薄荷脑与冰片，或处方中固体的成分较多时，可采用先形成低共熔混合物，再与其他固体成分混合，使分散均匀。或者分别以固体成分稀释低共熔成分，再轻轻混合，使分散均匀。

3. 处方中如含有挥发油或其他足以溶解低共熔混合物的液体时，可先将低共熔混合物溶解，借喷雾法喷于其他固体成分中，混匀。

例　避瘟散

［处方］　檀香 156g　零陵香 18g　白芷 42g　香排草 180g　姜黄 18g　玫瑰花 42g　甘松 18g　丁香 42g　木香 36g　麝香 1.4g　冰片 138g　朱砂 662g　薄荷脑 138g

［制法］　以上 13 味，除麝香、冰片、薄荷脑外，朱砂水飞成极细粉，其余檀香等九味粉碎成细粉，过筛，混匀。将冰片、薄荷脑同研至液化，另加入甘油 276g，搅匀，将麝香研细，与上述粉末配研，过筛，混匀，与冰片等液研合均匀，即得。

［功能与主治］　芳香辟秽，通窍止痛。用于伤风头痛，鼻流清涕，暑令受热，晕车晕船。

[用量与用法]　口服，一次 0.6g。外用适量，吸入鼻孔。

[注]　处方中加甘油的目的是保持散剂适当润湿，在吸入鼻腔时，防止过度地刺激鼻黏膜，涂敷时也易于黏着在皮肤上。

（三）含液体药物的散剂

在复方散剂中有时含有液体组分，如挥发油、非挥发性液体药物、酊剂、流浸膏、药物煎汁及稠浸膏等。对于这些液状药物的处理应该视药物的性质、用量及处方中其他固体组分的多少而定。一般可利用处方中其他固体组分吸收后研匀；但如液体组分含量较大而处方中固体组分不能完全吸收时，可另加适当的辅料（如磷酸钙、淀粉、蔗糖、葡萄糖等）吸收，至不呈潮湿为度；当液体组分含量过大时，且属非挥发性药物，可加热蒸去大部分水分后并进一步在水浴上继续蒸发，加入固体药物或辅料后，低温干燥，研匀即可。

例1　紫雪

[处方]　寒水石144g　滑石144g　生磁石144g　生石膏144g　木香15g　丁香3g　升麻48g　玄参48g　沉香15g　甘草24g　芒硝（制）480g　硝石（制）96g　羚羊角4.5g　朱砂9g　麝香3.6g　水牛角浓缩粉9g

[制法]　以上16味，取寒水石、滑石、生磁石、生石膏各砸成小块，加水煎煮3次。木香、丁香、升麻、玄参、沉香、甘草用寒水石等煎液煎煮3次，合并煎液，滤过，滤液浓缩成膏。芒硝、硝石粉碎兑入膏中，混匀，干燥，粉碎成细粉。羚羊角锉研成细粉；朱砂水飞成极细粉；将水牛角浓缩粉、麝香研细，与上述细粉配研，过筛，混匀，即得。

[性状]　本品为红棕色至灰棕色的粉末，气芳香，味咸、微苦。

[功能与主治]　清热解毒，止痉开窍。用于热病，高热烦躁，神昏谵语，惊风抽搐，斑疹吐衄，尿赤便秘。

[用法与用量]　口服，一次 1.5～3.0g，一日2次；周岁小儿一次0.3g，5岁以内小儿每增加1岁递增0.3g，一日1次。5岁以上小儿酌情服用。

[注]　孕妇禁用。

例2　蛇胆川贝散

[处方]　蛇胆汁100g　川贝母600g

[制法]　川贝母粉碎成细粉，与蛇胆汁混匀，干燥，粉碎，过筛，即得。

[功能与主治]　清肺，止咳，除痰。用于肺热咳嗽痰多。

[用法与用量]　口服，一次0.3～0.6g，一日2～3次。

[注]　蛇胆汁中含有水分，所以制备时与川贝母细粉混合后干燥，再粉碎。

（四）眼用散剂

施于眼部的散剂，《中国药典》规定应通过九号筛，以减少机械性刺激；另外，眼用散剂应要求无菌，如含有致病性微生物，特别是葡萄球菌及绿脓杆菌等容易引起严重的不良后果。因此，一般配制眼用散剂的药物多经水飞或直接粉碎成极细粉（应用流能磨粉碎可得到5μm以下的极细粉）；配制的用具应灭菌；配制操作应在清洁、避菌环境下进行；成品经灭菌，密封保存。

例　八宝眼药

[处方]　珍珠 9g　麝香 9g　熊胆 9g　海螵蛸（去壳）60g　硼砂（炒）60g　朱砂 10g 冰片 20g　炉甘石（三黄汤飞）300g　地栗粉 200g

[制法]　以上 9 味，珍珠、朱砂、海螵蛸分别水飞成极细粉；炉甘石用三黄汤水飞成极细粉；地栗粉、硼砂分别研成极细粉；将上述极细粉以配研法混匀。麝香、冰片、熊胆研细，再与上述粉末配研，过九号筛，混匀，灭菌，即得。

[功能与主治]　消肿，明目。用于目赤肿痛，眼缘溃烂，畏光怕风，眼角涩痒。

[用法与用量]　每用少许。点入眼角，一日 2~3 次。

[注]

（1）炉甘石用三黄汤淬，主要是增加清热效果。制法：炉甘石 100kg，用黄连、黄柏、黄芩各 2.5kg，煎汤取汁淬。即取净炉甘石，煅红，倾入三黄汤中，研磨，倾出混悬液，下沉部分再煅，再按上法反复数次，合并混悬液，静置后分取沉淀，干燥，研细，过筛。

（2）硼砂经灼炒后放冷，单独研成极细粉。

（3）地栗粉的制备：取鲜荸荠洗净，削去芽苗及根蒂，捣烂压榨取汁，滤过，滤液沉淀。取沉淀物干燥，研成极细粉，即得。

（4）灭菌方法：将以上粉末置洁净搪瓷盘内，摊成薄层，紫外线灭菌半小时。

第三节　散剂的质量检查

散剂的质量检查是保证散剂质量的重要环节。目前主要是检查其细度、均匀度与水分。分剂量的散剂还应检查其装量差异是否在规定限度内。

（一）均匀度检查

1. 外观均匀度检查法　取散剂适量，置光滑纸上，平铺约 5cm^2，用玻璃板将其表面压平，在光亮处观察，应呈现均匀的色泽，无花纹与色斑。

2. 含量均匀度检查法　从散剂的不同部位取样，测定含量，与规定含量比较，可较准确地得知混合均匀程度。此法较复杂，只适用于大量生产中组分的含量有测定方法，且含量较高的散剂。

（二）粒度检查

用于烧伤或严重创伤的外用散剂，按《中国药典》2005 年版附录ⅪB 单筛分法测定，除另有规定外，通过六号筛的粉末重量，不得少于 95%。

（三）水分测定

按《中国药典》制剂通则规定，一般散剂用烘干法测定；处方中大部分药物含挥发性成分或以挥发性成分为主的散剂用甲苯法测定；除另有规定外，散剂水分不得超过 9.0%。

（四）装量差异检查

1. 装量差异　单剂量、一日剂量分装的散剂，按下法检查应符合规定（表 5-1）。

2. 检查法 取散剂 10 袋（或瓶），分别称定每包（或瓶）内容物重量，与标示量相比较，应符合表 5 – 1 所示的规定。超出装量差异限度的散剂不得多于 2 袋（或瓶），并不得有 1 袋（或瓶）超出装量差异限度一倍。

（五）装量检查

多剂量包装的散剂，按《中国药典》最低装量检查法（附录ⅫC）检查，应符合规定。

（六）微生物限度检查

除另有规定外，照《中国药典》微生物限度检查法（附录ⅩⅢ C）检查，应符合规定。

（七）无菌检查

用于烧伤或严重创伤的外用散剂，照《中国药典》2005 年版无菌检查法（附录ⅫB）检查，应符合规定。

表 5 – 1 散剂装量差异限度

散剂的装量	装量差异限度
0.1g 或 0.1g 以下	±15%
0.1g 以上至 0.5g	±10%
0.5g 以上至 1.5g	±8%
1.5g 以上至 6.0g	±7%
6.0g 以上	±5%

第六章
中药的浸提、分离与纯化

学习要求：

1. 掌握中药浸提的过程及其影响因素；常用的浸提方法与选用；各种分离方法的特点与选用；常用纯化方法的原理与选用。

2. 熟悉中药浸提、分离、纯化的目的；浸提常用设备的构造、性能与使用保养。

3. 了解中药浸提常用溶剂和浸提辅助剂；中药成分与疗效的关系。

第一节　概　述

一、中药成分与疗效

为制成适宜的药物剂型或减少服药量等，大多数中药需要进行浸提，而中药浸提过程中所浸出的中药成分的种类（或性质）与中药制剂的疗效具有密切的关系。中药成分概括来说可以分为四类，即有效成分（包括有效部位）、辅助成分、无效成分和组织成分。

（一）有效成分

有效成分是起主要药效的物质，一般指化学上的单体化合物，能用分子式和结构式表示，并具有一定的理化性质，如某种生物碱、苷、挥发油、有机酸等。一种中药往往含多种有效成分，例如甘草的生物活性成分，已知的就有甘草酸、甘草次酸、甘草苷、异甘草苷、甘草苦苷等，而其中仅甘草酸就具有肾上腺皮质激素样作用、抗变态反应作用、抗溃疡作用、抗动脉硬化作用、抗 HIV 作用和解毒作用等。

中药复方的综合作用研究更为复杂，若以单一有效成分来说明复方的多功效及其综合作用显然是不够的。中药提取时往往得到的是有效部位，如总生物碱、总苷、总黄酮、总挥发油等。应用有效部位在药理和临床上能够代表或部分代表原中药或方剂的疗效，有利于发挥其综合效能，符合中医用药的特点。

（二）辅助成分

辅助成分系指本身无特殊疗效，但能增强或缓和有效成分作用的物质，或指有利于有效成分的浸出或增强制剂稳定性的物质。如麦角中的蛋白质分解成组胺、酪胺、乙酰胆碱等，均能增强麦角生物碱的缩宫作用；大黄中所含的鞣质能缓和大黄的泻下作用，大黄流浸膏比单独服用大黄蒽醌苷泻下作用缓和，副作用小；洋地黄中的皂苷可帮助洋地黄苷溶解和促进其吸收；葛根淀粉可使麻黄碱游离，增加溶解度；黄连流浸膏中小檗碱的含量大大超过小檗碱的溶解限度，也是由于有辅助成分存在所致。

（三）无效成分

无效成分系指无生物活性，不起药效的物质。有的甚至会影响浸出效能、制剂的稳定性及外观和药效等。例如蛋白质、鞣质、脂肪、树脂、淀粉、黏液质、果胶等。

（四）组织物质

组织物质系指一些构成中药细胞或其他的不溶性物质，如纤维素、栓皮、石细胞等。

二、中药浸提、纯化、分离的目的

中药制剂的疗效，在很大程度上取决于中药浸提、纯化、分离等方法的选择是否恰当，工艺过程是否科学、合理。这些单元操作的目的是尽量浸提出有效成分或有效部位，最低限度地浸出无效甚至有害的物质；减少服用量；增加制剂的稳定性；提高疗效。

随着科学技术的发展，中药成分"有效"与"无效"的旧有界限正逐步被打破。某些过去认为是无效的成分，现在发现它有新的生物活性。如人参、黄芪、枸杞子、猪苓等具补益作用的中药中所含的多糖类成分，在增强人体免疫机能、抗癌等方面显示出较强的生物活性；天花粉蛋白质可用于中期妊娠引产；金龙胆草中含有的树脂具镇咳平喘功能；鞣质在注射剂中应作为杂质去除，而在五倍子中是具收敛作用的成分。因此，对中药的有效成分和无效成分不应该绝对地划分，在设计选择中药的"提取纯化"工艺时，不能简单效仿西方发达国家研究开发创新药物的经验，应根据国情，发挥自己传统医药的优势，走出一条有中国特色的道路。

中医治病的特点是复方用药，发挥多成分、多途径、多环节、多靶点的综合作用和整体效应。故在拟定提取纯化工艺时，应根据临床疗效的需要、处方中各组成药物的性质、拟制备的剂型，并结合生产设备条件、经济技术的合理性等，选择和确定最佳提取纯化工艺。

第二节　中药的浸提

浸提是采用适当的溶剂和方法使中药所含的有效成分或有效部位浸出的操作。矿物药和树脂类中药无细胞结构，其成分可直接溶解或分散悬浮于溶剂中。中药经粉碎后，对破碎的细胞来说，其所含成分可被溶出、胶溶或洗脱下来。对具完好细胞结构的动植物中药来说，细胞内的成分浸出，需经过一个浸提过程。中药的浸提过程一般可分为浸润、渗透、解吸、溶解、扩散等几个相互联系的阶段。

一、中药浸提的过程

（一）浸润与渗透阶段

浸提的目的是利用适当的溶剂和方法将中药中的有效成分提取出来。为此，首先要求溶剂在加入中药后能够湿润中药的表面，并能进一步渗透到中药的内部，即必须经过一个浸润、渗透阶段。

　　溶剂能否使中药表面润湿，与溶剂性质和中药性质有关，取决于附着层（液体与固体接触的那一层）的特性。如果中药与溶剂之间的附着力大于溶剂分子间的内聚力，则中药易被润湿。反之，如果溶剂的内聚力大于中药与溶剂之间的附着力，则中药不易被润湿。

　　大多数中药由于含有较多带极性基团的物质（如蛋白质、果胶、糖类、纤维素等），与常用的浸提溶剂（如水、醇等极性溶剂）之间有较好的亲和性，因而能较快地完成浸润过程。但是，如果溶剂选择不当，或中药中含特殊有碍浸出的成分，则润湿会遇到困难，溶剂就很难向细胞内渗透。例如，要从含脂肪油较多的中药中浸出水溶性成分，应先进行脱脂处理；用乙醚、石油醚、氯仿等非极性溶剂浸提脂溶性成分时，中药须先进行干燥。

　　溶剂渗入中药内部的速度，除与中药所含各种成分的性质有关外，还受中药的质地、粒度及浸提压力等因素的影响。中药质地疏松、粒度小或加压提取时，溶剂可较快地渗入中药内部。

　　为了帮助溶剂润湿中药，有时可于溶剂中加入适量表面活性剂。由于其具有降低界面张力的作用，故能加速溶剂对某些中药的浸润与渗透。

（二）解吸与溶解阶段

　　溶剂进入细胞后，可溶性成分逐渐溶解，胶性物质由于胶溶作用，转入溶液中或膨胀生成凝胶。随着成分的溶解和胶溶，浸出液的浓度逐渐增大，渗透压提高，溶剂继续向细胞内透入，部分细胞壁膨胀破裂，为已溶解的成分向外扩散创造了有利条件。

　　由于中药中有些成分相互之间或与细胞壁之间，存在一定的亲和性而有相互吸附的作用。当溶剂渗入中药时，溶剂必须首先解除这种吸附作用（这一过程即为解吸阶段），才可使一些有效成分以分子、离子或胶体粒子等形式或状态分散于溶剂中（这一过程即为溶解阶段）。例如，叶绿素本身可溶于苯或石油醚中，但单纯用苯或石油醚并不能很好地自中药组织中提取出叶绿素，这是因为叶绿素的周围被蛋白质等亲水性物质包围之故。若于苯或石油醚中加入少量乙醇或甲醇，可促使苯或石油醚渗过组织的亲水层，将叶绿素溶解浸出。成分能否被溶解，取决于成分的结构和溶剂的性质，遵循"相似相溶"的规律。

　　解吸与溶解是两个紧密相连的阶段，其快慢主要取决于溶剂对有效成分的亲和力大小。因此，选择适当的溶剂对于加快这一过程十分重要。此外，加热提取或于溶剂中加入酸、碱、甘油及表面活性剂，由于可加速分子的运动，或者可增加某些有效成分的溶解性，有助于有效成分的解吸和溶解。

（三）浸出成分扩散阶段

　　当浸出溶剂溶解大量药物成分后，细胞内液体浓度显著增高，使细胞内外出现浓度差和渗透压差。所以，细胞外侧纯溶剂或稀溶液向细胞内渗透，细胞内高浓度的液体可不断地向周围低浓度方向扩散，至内外浓度相等，渗透压平衡时，扩散终止。因此，浓度差是渗透或扩散的推动力。物质的扩散速率可借用 Fick's 第一扩散公式来说明：

$$ds = -DF\frac{dc}{dx}dt \qquad (6-1)$$

　　上式中，dt 为扩散时间，ds 为在 dt 时间内物质（溶质）的扩散量，F 为扩散面，代表中药的粒度及表面状态，dc/dx 为浓度梯度，D 为扩散系数，负号表示扩散趋向平衡时浓度降低。

扩散系数 D 值随中药而变化，与浸出溶剂的性质亦有关。可按下式求得：

$$D = \frac{RT}{N} \times \frac{1}{6\pi r\eta} \qquad (6-2)$$

上式中，R 为摩尔气体常数，T 为绝对温度，N 为阿伏加德罗常数，r 为扩散物（溶质）分子半径，η 为黏度。

从以上两式可以看出，扩散速率（ds/dt）与扩散面（F），即中药的粒度及表面状态、扩散过程中的浓度梯度 dc/dx 和温度（T）成正比；与扩散物质（溶质）分子半径（r）和液体的黏度（η）成反比。但在浸出实践中，这些因素还受到一定条件的限制，不能像固体纯化学物质在溶剂中的扩散那样简单，且植物中药的间歇式浸出过程是属于不稳定扩散，即系统内任一点的物质浓度随时间而变化。因此，中药的粒度（即 F 值）、浸出持续的时间只能依据实际情况适当掌握。D 值随中药而变化。生产中最重要的是保持最大的浓度梯度。如果没有浓度梯度，其他的因素，如 D 值、F 值、t 值都将失去作用。因此，用浸出溶剂或稀浸出液随时置换中药周围的浓浸出液，创造最大的浓度梯度是浸出方法和浸出设备设计的关键。

总之，中药的浸提是一个复杂的制剂工艺过程，其中包括润湿、渗透、解吸、溶解、扩散等几个相互联系的阶段。借助于扩散公式可从理论上说明影响浸出的因素。

二、影响浸提的因素

影响浸提的因素较多，它们分别作用于上述浸提过程的一个阶段或几个阶段，而且彼此之间常有相互的关联或影响。

1. 中药粒度　主要影响渗透与扩散两个阶段。中药粒度小，在渗透阶段，溶剂易于渗入中药颗粒内部；在扩散阶段，由于扩散面大、扩散距离较短，有利于药物成分扩散。但粉碎得过细的植物中药粉末，不适于浸出。原因在于：①过细的粉末吸附作用增强，使扩散速度受到影响。因此，中药的粒度要视所采用的溶剂和中药的性质而有所区别。如以水为溶剂时，中药易膨胀，浸出时中药可粉碎得粗一些，或者切成薄片或小段；若用乙醇为溶剂时，因乙醇对中药的膨胀作用小，可粉碎成粗末（通过一号筛或二号筛）。中药不同，要求的粒度也不同，通常叶、花、草等疏松中药，宜粉碎得粗一些，甚至可以不粉碎；坚硬的根、茎、皮类等中药，宜用薄片。②粉碎过细，使大量细胞破裂，致使细胞内大量高分子物质（如树脂、黏液质等）易胶溶入浸出液中，而使中药外部溶液的黏度增大，扩散系数降低，浸出杂质增加。③过细的粉末，给浸提操作带来不便。如浸提液滤过困难，产品易浑浊；若用渗滤法浸提时，由于粉末之间的空隙太小，溶剂流动阻力增大，容易造成堵塞，使渗滤不完全或渗滤发生困难。

2. 中药成分　由扩散系数 D 得知，分子小的成分由于分子半径小（r），运动速度快，而有较大的扩散系数（D 值），故比大分子成分易于浸出。因此，小分子成分主要在最初部分的浸出液内。大分子的成分主要存在于继续收集的浸出液内。中药的有效成分多属于小分子物质，大分子成分多属无效成分。但应指出，中药成分的浸出速度还与其溶解性（或与溶剂的亲和性）有关。易溶性物质的分子即使大，也能先浸出来，这一影响因素在扩散公式中未能概括在内。例如，在用稀乙醇浸出马钱子时，较大分子的马钱子碱比士的宁（少两个—OCH$_3$基）先进入最初部分的浸液中。

3. 浸提温度　浸提温度升高，可使分子的运动加剧，植物组织软化，促进膨胀，从而加速溶剂对中药的渗透及对药物成分的解吸、溶解，同时促进药物成分的扩散，提高浸出效果。而且温度适当升高，可使细胞内蛋白质凝固破坏，杀死微生物，有利于浸出和制剂的稳定性。

但浸提温度高能使中药中某些不耐热成分或挥发性成分分解、变质或挥发散失。例如浸提鞣质时，若温度超过100℃，部分鞣质分解，浸提量反而降低。此外，高温浸提液中，往往无效杂质较多，放冷后会因溶解度降低和胶体变化而出现沉淀或浑浊，影响制剂质量和稳定性。因此浸提过程中，要适当控制温度。

4. 浸提时间　浸提过程的每一阶段都需要一定的时间，因此若浸提时间过短，将会造成中药成分浸出不完全。但当扩散达到平衡后，时间即不起作用。此外，长时间的浸提往往导致大量杂质溶出，某些有效成分分解。若以水作为溶剂时，长期浸泡则易霉变，影响浸提液的质量。

5. 浓度梯度　浓度梯度是指中药组织内的浓溶液与其外部溶液的浓度差。它是扩散作用的主要动力。浸提过程中，若能始终保持较大的浓度梯度，将大大加速中药内成分的浸出。浸提过程中的不断搅拌、经常更换新溶剂、强制浸出液循环流动，或采用流动溶剂渗漉法等，这些均是为了增大浓度梯度，提高浸出效果。

6. 溶剂 pH　浸提过程中，除根据各种被浸出物质的理化性质选择适宜的溶剂外，浸提溶剂的 pH 值与浸提效果有密切关系。在中药浸提过程中，调节适当的 pH 值，将有助于中药中某些弱酸、弱碱性有效成分在溶剂中的解吸和溶解，如用酸性溶剂提取生物碱，用碱性溶剂提取皂苷等。

7. 浸提压力　提高浸提压力可加速溶剂对中药的浸润与渗透过程，使中药组织内更快地充满溶剂，并形成浓浸液，使开始发生溶质扩散过程所需的时间缩短。同时，在加压下的渗透，尚可能使部分细胞壁破裂，亦有利于浸出成分的扩散。但当中药组织内已充满溶剂之后，加大压力对扩散速度则没有影响。对组织松软的中药，容易浸润的中药，加压对浸出影响也不很显著。

此外，近年来新技术的不断推广，不仅可加快浸提过程，提高浸提效果，而且有助于提高制剂质量。如利用超声波提取法，可大大加速溶剂分子和中药成分分子的运动或振动，缩短溶剂的渗透过程和增加溶质的扩散系数（D 值），从而提高浸提效果。超声波浸提颠茄叶中的生物碱，使原来渗漉法需48小时缩短至3小时。再如用胶体磨浸提颠茄和曼陀罗以制备酊剂，可使浸出在几分钟内完成。其他如流化浸提、电磁场下浸提、电磁振动下浸提、脉冲浸提等强化浸提方法也有较好的浸提效果。

三、常用浸提溶剂

用于中药浸出的液体称浸提溶剂。浸提溶剂的选择与应用，关系到有效成分的充分浸出，制剂的有效性、安全性、稳定性及经济效益的合理性。优良的溶剂应能最大限度地溶解和浸出有效成分，最低限度地浸出无效成分和有害物质；不与有效成分发生化学变化，亦不影响其稳定性和药效；比热小，安全无毒，价廉易得。真正符合上述要求的溶剂是很少的，实际工作中，除首选水、乙醇外，还常采用混合溶剂，或在浸提溶剂中加入适宜的浸提辅助剂。

1. 水　水经济易得、极性大、溶解范围广，中药中的生物碱盐类、苷、苦味质、有机酸盐、鞣质、蛋白质、糖、树胶、色素、多糖类（果胶、黏液质、菊糖、淀粉等），以及酶和少量的挥发油都能被水浸出。由于中药成分复杂，可能有些成分相互间有"助溶"作用，使本来在水中不溶或难溶的成分在用水浸提时亦能被浸出。

其缺点是浸出范围广，选择性差，容易浸出大量无效成分，给制剂带来困难，如难于滤过、制剂色泽不佳、易于霉变、不易贮存等。而且也能引起一些有效成分的水解，或促进某些化学变化。

2. 乙醇　其溶解性能界于极性与非极性溶剂之间。可以溶解水溶性的某些成分，如生物碱及其盐类、苷、糖、苦味质等；又能溶解非极性溶剂所溶解的一些成分，如树脂、挥发油、内酯、芳烃类化合物等，少量脂肪也可被乙醇溶解。乙醇能与水以任意比例混溶。乙醇作为浸提溶剂的最大优点是可通过调节乙醇的浓度，选择性地浸提中药中某些有效成分或有效部位。一般乙醇含量在90%以上时，适于浸提挥发油、有机酸、树脂、叶绿素等；乙醇含量在50%~70%时，适于浸提生物碱、苷类等；乙醇含量在50%以下时，适于浸提苦味质、蒽醌苷类化合物等；乙醇含量大于40%时，能延缓许多药物，如酯类、苷类等成分的水解，增加制剂的稳定性；乙醇含量达20%以上时具有防腐作用。

乙醇的比热小，沸点78.2℃，气化潜热比水小，故蒸发浓缩等工艺过程耗用的热量较水少。但乙醇具挥发性、易燃性，生产中应注意安全防护。此外，乙醇还具有一定的药理作用，价格较贵，故使用时乙醇的浓度以能浸出有效成分，满足制备目的为度。

3. 其他　其他有机溶剂，如乙醚、氯仿、石油醚等在中药生产中很少用于提取，一般仅用于某些有效成分的纯化，使用这类溶剂，最终产品必须进行溶剂残留量的限度测定。

四、浸提辅助剂

浸提辅助剂系指为提高浸提效能，增加浸提成分的溶解度，增加制剂的稳定性，以及去除或减少某些杂质，特加于浸提溶剂中的物质。常用的浸提辅助剂有酸、碱及表面活性剂等。在生产中一般只用于单味中药的浸提，而较少用于复方制剂的提取。

1. 酸　浸提溶剂中加酸的目的主要是促进生物碱的浸出；提高部分生物碱的稳定性；使有机酸游离，便于用有机溶剂浸提；除去酸不溶性杂质等。加酸操作，为发挥所加酸的最好效能，往往将酸一次加于最初的少量浸提溶剂中，能较好地控制其用量。当酸化溶剂用完后，只需使用单纯的溶剂，即可顺利完成浸提操作。例如，在最初部分溶剂中加入0.1%枸橼酸，所制得的黄连流浸膏中小檗碱含量、稳定性，皆较单用水浸者为优。动物生化制剂浸提时，pH的影响更为显著。

常用的酸有硫酸、盐酸、醋酸、酒石酸、枸橼酸等。酸的用量不宜过多，以能维持一定的 pH 值即可，过量的酸可能会引起不需要的水解或其他不良反应。

2. 碱　碱的应用不如酸普遍。加碱的目的是增加有效成分的溶解度和稳定性。例如，浸提甘草时，在水中加入少许氨水，能使甘草酸形成可溶性铵盐，保证甘草酸的完全浸出；浸提远志时，若在水中加入少量氨水，可防止远志酸性皂苷水解，产生沉淀。另外，碱性水溶液可溶解内酯、蒽醌及其苷、香豆精、有机酸、某些酚性成分。但碱性水溶液亦能溶解树脂酸、某些蛋白质，使杂质增加。

加碱操作与加酸相同。常用的碱为氢氧化铵（氨水），因为它是一种挥发性弱碱，对成分的破坏作用小；易于控制其用量。对特殊浸提，常选用碳酸钙、氢氧化钙、碳酸钠等。碳酸钙为不溶性的碱化剂，使用时较安全，且能除去很多杂质，如鞣质、有机酸、树脂、色素等，故在浸提生物碱或皂苷时常利用。氢氧化钙与碳酸钙作用相似，但前者微溶于水，而有较强的碱性。碳酸钠有较强的碱性，只限用于某些稳定的有效成分的浸提。氢氧化钠碱性过强，易破坏有效成分，一般不使用，动物生化制剂浸提时，有时配成稀溶液用于调节 pH。

3. 表面活性剂　在浸提溶剂中加入适宜的表面活性剂，能降低中药与溶剂间的界面张力，使润湿角变小，促进中药表面的润湿性，利于某些中药成分的提取。例如，阳离子型表面活性剂的盐酸盐等，有助于生物碱的浸出，但阴离子型表面活性剂对生物碱多有沉淀作用，故不适宜于生物碱的浸出。非离子型表面活性剂一般对药物的有效成分不起化学作用，且毒性较小或无毒性，故常选用。如用水煮醇沉法提取黄芩苷，酌加吐温 - 80 可以提高其收得率。但由于浸提方法不同或用不同的表面活性剂，其浸出效果也有差异。例如在 70% 乙醇中加入 0.2% 吐温 - 20 渗漉颠茄草时，则渗漉液中有效成分的含量较相同用量吐温 - 80 为好，但用振荡法浸提，则吐温 - 80 又比吐温 - 20 的浸出效果好。

表面活性剂虽然有提高浸出效能的作用，但浸出液中杂质亦较多，对生产工艺、药剂的性质及疗效的影响等，尚待进一步研究。

五、常用浸提方法与设备

中药浸提方法的选择应根据处方药料特性、溶剂性质、剂型要求和生产实际等综合考虑。常用的浸提方法主要有煎煮法、浸渍法、渗漉法、回流法、水蒸气蒸馏法等。近年来，超临界流体提取法（supercritical fluid extraction method，简称 SFE 法）、"半仿生提取法"（semi - bionic extraction method，简称 SBE 法）、超声波提取法、微波提取法等新技术也在中药制剂提取中研究试用。

（一）煎煮法

煎煮法是用水作溶剂，将中药加热煮沸一定的时间，以提取其所含成分的一种常用方法。又称煮提法或煎浸法。适用于有效成分能溶于水，且对湿、热较稳定的中药。传统制备汤剂皆用煎煮法，同时也是制备一部分中药散剂、丸剂、冲剂、片剂、注射剂或提取某些有效成分的基本方法之一。但用水煎煮，浸提液中除有效成分外，往往杂质较多，尚有少量脂溶性成分，给纯化带来不便；煎出液易霉败变质，应及时处理。由于煎煮法能提取出较多的成分，符合中医传统用药习惯，故对于有效成分尚不清楚的中药或方剂进行剂型改进时，通常采取煎煮法粗提。

1. 操作方法 煎煮法属于间歇式操作，即将中药饮片或粗粉置煎煮器中，加水使浸没中药，浸泡适宜时间，加热至沸，并保持微沸状态一定时间，用筛或纱布滤过，滤液保存，药渣再依法煎煮，至煎出液味淡为止。合并各次煎出液，供进一步制成所需制剂。根据煎煮时加压与否，可分为常压煎煮法和加压煎煮法。常压煎煮适用于一般性中药的煎煮，加压煎煮适用于中药成分在高温下不易被破坏，或在常压下不易煎透的中药。生产上常用蒸气进行加压煎煮。

2. 常用设备

（1）一般提取器 小量生产常采用敞口倾斜式夹层锅，也可用搪玻璃罐或不锈钢罐等。为了强化提取，有的在提取器上加盖，增设搅拌器、泵、加热蛇管等。为了出药渣方便并装设假底。

（2）多能提取罐 是目前中药生产中普遍采用的一类可调节压力、温度的密闭间歇式提取或蒸馏等多功能设备。其有许多特点：可进行常压常温提取，也可以加压高温提取，或减压低温提取；无论水提、醇提、提油、蒸制、回收药渣中溶剂等均能使用；采用气压自动排渣，操作方便，安全可靠；提取时间短，生产效率高；设有集中控制台，控制各项操作，大大减轻劳动强度，利于流水线生产。多能式中药提取罐，如图6-1所示。

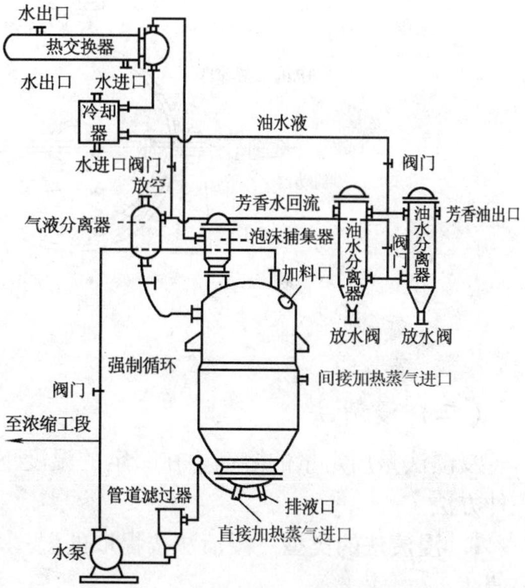

此种多能提取罐虽然有气动锥底结构，但有些经提取后的药渣在锥底口会发生严重的"架桥"阻塞现象，不便排渣。现在有改成罐底呈微倒锥形的多能提取罐，特点是底口大，借药渣自身重量即可自行顺利排出。多能提取罐的提取操作如下：

加热方式：以水提或醇提其加热方式有所不同。如属水提，水和中药装入提取罐后，开始向罐内通入蒸气进行直接加热；当

图6-1 多能式中药提取罐示意图

温度达到提取工艺规定的温度后，停止向罐内进蒸气，而改向夹层通蒸气，进行间接加热，以维持罐内温度稳定在规定范围内。如属醇提，则全部用夹层通蒸气的方式进行间接加热。

回流循环：在提取过程中，罐内产生大量蒸气，这些蒸气经泡沫捕集器进入热交换器进行冷凝，再进入冷却器进行冷却，然后进入气液分离器进行气液分离，使残余气体逸出，液体回流到提取罐内。如此循环，直至提取终止。

强制循环：在提取过程中，为提高浸提效率，可开启水泵，对药液进行强制性循环提取，即药液从罐体下部排液口放出，经管道滤过器滤过，再用水泵打回罐体内，直至提取完毕。但对含淀粉多和黏性大的中药不宜强制循环提取。

放出提取液：提取完毕，提取液从罐体下部排液口放出，经管道滤过器滤过，然后用泵

将药液输送到浓缩工段，浓缩至一定的密度。

提取挥发油（吊油）：在进行一般的水提或醇提时，通向油水分离器的阀门必须关闭，只有在吊油时才打开。加热方式和水提操作基本相似，所不同的是既要收集罐中的提取药液，又要收集挥发性成分（通常称双提法）。提取过程中药液蒸气经冷却器冷却后，直接进入油水分离器进行油水分离，使所需要的油从油水分离器的油出口放出（若挥发性成分的密度比水小，则芳香油出口在油水分离器的上方，反之，则出口在下方）；芳香水从回流水管经气液分离器进行气液分离，残余气体放入大气，液体回流到罐体内。两个油水分离器可交错轮流工作，吊油进行完毕，对油水分离器内最后残留而回流不了的部分液体，可以从其底部放水阀排出。

（3）球形煎煮罐　是借鉴造纸行业的蒸球研制而成的，阿胶生产厂多用于驴皮的煎煮。在煎煮过程中，球罐不停地转动，起到翻动搅拌作用。球形煎煮罐如图6-2所示。

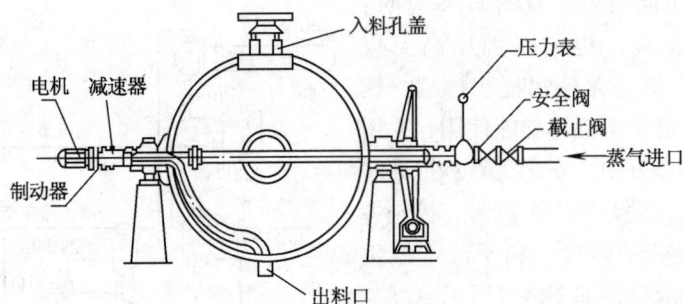

图6-2　球形煎煮罐

（二）浸渍法

浸渍法是用定量的溶剂，在一定的温度下，将中药浸泡一定的时间，以提取所含成分的一种方法。

1. 浸渍法的类型　浸渍法按提取的温度和浸渍次数可分为：冷浸渍法、热浸渍法、重浸渍法。

（1）冷浸渍法　该法是在室温下进行的操作，故又称常温浸渍法。其操作方法是：取中药饮片或碎块，置有盖容器内，加入定量的溶剂，密闭，在室温下浸渍3~5日或至规定时间，经常振摇或搅拌，滤过，压榨药渣，将压榨液与滤液合并，静置24小时后，滤过，得滤液。此法可直接制得药酒、酊剂。若将滤液浓缩，可进一步制备流浸膏、浸膏、片剂、颗粒剂等。

（2）热浸渍法　该法是将中药饮片或碎块置特制的罐内，加定量的溶剂（如白酒或稀醇），水浴或蒸气加热，使在40℃~60℃进行浸渍，以缩短浸提时间，余同冷浸渍法操作。制备药酒时可用此法。由于浸渍温度高于室温，故浸出液冷却后有沉淀析出，应分离除去。

（3）重浸渍法　即多次浸渍法，此法可减少药渣吸附浸液所引起的中药成分的损失量。其操作方法是：将全部浸提溶剂分为几份，先用其第一份浸渍后，药渣再用第二份溶剂浸渍，如此重复2~3次，最后将各份浸渍液合并处理，即得。重浸渍法能大大地降低浸出成分的损失量，提高浸提效果。

设浸渍次数为 m 次，x 为中药成分的总浸出量，a 为药渣吸附的浸液量，n 为首次分离出的浸液量，则经 m 次浸渍后留在药渣中成分的损失量 γ_m 应为：

$$\gamma_m = x\left[\frac{a^m}{(n+a)(n+2a)^{m-1}}\right] \tag{6-3}$$

由式 6-3 可知，γ 值的减小，与 a 值有关，与其在总浸液量中所占的比例的方次成反比地减小，而浸渍次数即是方次的级数，故浸渍的次数越多，成分的损失量就越小。欲使 γ 值减小，主要关键在于减小 a 值，以及合理地控制浸出次数。减小 a 值的有效方法，是将药渣用螺旋压榨机或水压机压榨。一般情况下，浸渍 2~3 次，即可将 γ 值减小到一定程度，浸渍次数过多并无实际意义。

2. 常用设备 浸渍法所用的主要设备为浸渍器和压榨器，前者为中药浸渍的盛器，后者用于挤压药渣中残留的浸出液。

（1）浸渍器 工业生产中常用不锈钢罐、搪瓷罐，亦有采用陶瓷罐者。浸渍器下部有出液口，为防止中药残渣堵塞出口，应设有多孔的假底。假底上铺滤布，供放置中药和起滤过作用。浸渍器上部有盖，以防止浸提溶剂挥发损失和防止异物污染。有时还在浸渍器上装搅拌器以加速浸出效果。若容量较大，难以搅拌时，可在下端出口处装离心泵，将下部浸出液通过离心泵反复抽至浸渍器上端，起到搅拌作用。为了便于热浸，有时在浸渍器内安装加热用蒸气蛇管。

（2）压榨器 浸渍法中，药渣所吸附的药液浓度总是和浸出液相同，浸出液的浓度愈高，由药渣吸附浸液所引起的成分损失就愈大。除采用重浸渍法可以减少浸出成分的损失外，还可采用压榨法，将药渣的压榨液与滤液合并，静置，滤过后使用。小量生产时可用螺旋压榨机，如图 6-3 所示。大量生产时宜采用水压机，如图 6-4 所示。

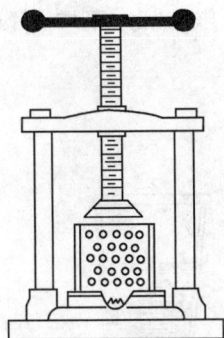

图 6-3 单螺旋压榨机

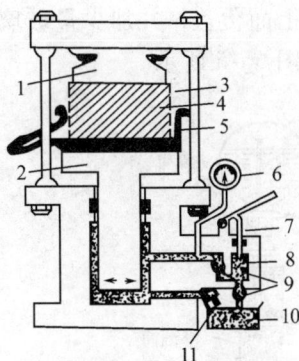

图 6-4 水压机

1.压头 2.大唧筒 3.金属桶 4.待压药渣 5.贮液槽
6.压力表 7.小唧筒 8.水 9.阀门 10.水容器 11.出水口

3. 应用特点 浸渍法适用于黏性药物、无组织结构的中药、新鲜及易于膨胀的中药、价格低廉的芳香性中药。不适于贵重中药、毒性中药及高浓度的制剂，因为溶剂的用量大，且呈静止状态,溶剂的利用率较低,有效成分浸出不完全。即使采用重浸渍法,加强搅拌,或促进溶剂循环,只能提高浸出效果,也不能直接制得高浓度的制剂。另外,浸渍法所需时间较长,不宜用水做溶剂,通常用不同浓度的乙醇或白酒,故浸渍过程中应密闭,防止溶剂挥发损失。

（三）渗漉法

渗漉法是将中药粗粉置渗漉器内,溶剂连续地从渗漉器的上部加入,渗漉液不断地从其下部流出,从而浸出中药中所含成分的一种方法。渗漉法与强制循环浸渍法的区别在于前者所用的是纯溶剂,而强制循环浸渍法只是操作开始时使用纯溶剂,而后的操作是用这部分溶剂所得到的浸出液进行循环,因此不能像渗漉法那样,可最大限度地浸出中药的有效成分。

1. 渗漉法的类型与设备　渗漉法根据操作方法的不同,可分为单渗漉法、重渗漉法、加压渗漉法、逆流渗漉法。

（1）单渗漉法　其操作一般可划分为:粉碎中药→润湿中药→中药装筒→排除气泡→浸渍中药→收集渗漉液6个步骤。

①粉碎中药:中药的粒度应适宜,过细易堵塞,吸附性增强,浸出效果差;过粗不易压紧,粉柱增高,减少粉粒与溶剂的接触面,不仅浸出效果差,而且溶剂耗量大。一般中药以用《中国药典》中等粉或粗粉为宜。

②润湿中药:药粉在装渗漉筒前应先用浸提溶剂润湿,使其充分膨胀,避免在筒内膨胀,造成装筒过紧,影响渗漉操作的进行。一般加药粉一倍量的溶剂拌匀后,视中药质地密闭放置15分钟至6小时,以药粉充分地均匀润湿和膨胀为度。

③中药装筒:根据中药性质选择适宜的渗漉器,膨胀性大的药粉宜选用圆锥形渗漉筒;圆柱形渗漉筒适用于膨胀性不太大的药粉。先取适量脱脂棉,用浸提溶剂润湿后,轻轻垫铺在渗漉筒的底部,然后将已润湿膨胀的药粉分次装入渗漉筒中,每次投药后压平。松紧程度视中药及浸出溶剂而定,若为含醇量高的溶剂则可压紧些,含水较多者宜压松些。装毕后,用滤纸或纱布将上面覆盖,并加少量玻璃珠或瓷块之类的重物,以防加溶剂时药粉冲浮起来。渗漉装置如图6-5所示。

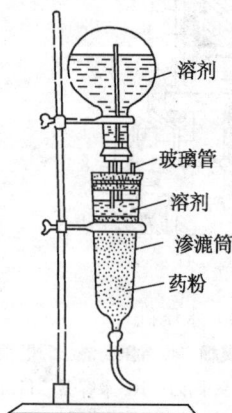

图6-5　连续渗漉装置示意图

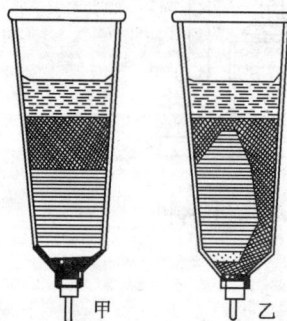

图6-6　填装均匀与不均匀对照示意图
甲:均匀渗漉现象;乙:不均匀渗漉现象

装筒时药粉的松紧及使用压力是否均匀，对浸出效果影响很大。药粉装得过松，溶剂很快流过药粉，造成浸出不完全，消耗的溶剂量多。药粉过紧又会使出口堵塞，溶剂不易通过，无法进行渗漉。因此装筒时，要分次装，并层层压平，不能过松过紧。图6-6是渗漉筒装填优劣的对照示意图。图乙是装得不均匀的渗漉筒，由于压力不均匀，溶剂沿较松的一侧流下，使大部分中药不能得到充分的浸取。渗漉筒中药量装得不宜过多，一般装其容积的2/3，留一定的空间以存放溶剂，可连续渗漉和便于操作。

④排除气泡：药粉填装完毕，先打开渗漉液出口，再添加溶剂，以利于排除气泡，防止溶剂冲动粉柱，使原有的松紧度改变，影响渗漉效果。加入的溶剂必须始终保持浸没药粉表面，否则渗漉筒内药粉易于干涸开裂，这时若再加溶剂，则从裂隙间流过而影响浸出。若采用连续渗漉装置，则可避免此种现象，如图6-5所示。

⑤浸渍中药：排除筒内剩余空气，待漉液自出口处流出时，关闭活塞，流出的漉液再倒入筒内，并继续添加溶剂至浸没药粉表面数厘米，加盖放置24~48小时，使溶剂充分渗透扩散。这一措施在制备高浓度制剂时更重要。

⑥收集渗漉液：渗漉速度应适当，若太快，则有效成分来不及浸出和扩散，药液浓度低；太慢则影响设备利用率和产量。《中国药典》对具体制剂的渗漉速度都有具体规定。若中药质地坚硬或要求制备浓度较高的制剂，多采用"慢漉"，以使成分充分浸出；若中药有效成分为生物碱、苷类等易于浸出扩散者，则可采用"快漉"。一般1000g中药的漉速，每分钟在1~3ml之间选择。大生产的漉速，每小时相当于渗漉容器被利用容积的1/48~1/24。有效成分是否渗漉完全，可由渗漉液的色、味、臭等辨别，如有条件时还应作已知成分的定性反应加以判定。

渗漉液的收集与处理操作也是值得注意的。若用渗漉法制备流浸膏、浸膏时，先收集中药量85%的初漉液另器保存，续漉液低温浓缩后与初漉液合并，调整至规定标准。这对稳定产品质量和简化操作是有利的。因为一般渗漉液量为中药量的4~5倍，绝大部分成分存在于最初渗漉液中，所以，只对续漉液浓缩能最大限度地防止成分受热破坏损失。若用渗漉法制备酊剂等浓度较低的浸出制剂时，不需要另器保存初漉液，可直接收集相当于欲制备量3/4的漉液，即停止渗漉，压榨药渣，压榨液与渗漉液合并，添加乙醇至规定浓度与容量后，静置，滤过即得。

（2）重渗漉法　重渗漉法是将渗漉液重复用作新药粉的溶剂，进行多次渗漉以提高浸出液浓度的方法。由于多次渗漉，则溶剂通过的粉柱长度为各次渗漉粉柱高度的总和，故能提高浸出效率。

具体方法：例如欲渗漉1000g药粉，可分为500g、300g、200g 3份，分别装于3个渗漉筒内，将3个渗漉筒串联排列，如图6-7所示，先用溶剂渗漉500g装的药粉。渗漉时先收集最初流出的浓漉液

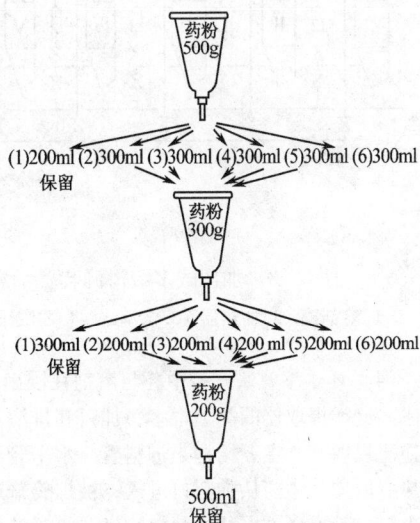

药粉
500g

(1)200ml (2)300ml (3)300ml (4)300ml (5)300ml (6)300ml
保留

药粉
300g

(1)300ml (2)200ml (3)200ml (4)200ml (5)200ml (6)200ml
保留

药粉
200g

500ml
保留

图6-7　重渗漉法图解

200ml，另器保存；然后继续渗漉，并依次将续漉液流入300g装的药粉，又收集最初漉液300ml，另器保存；继之又依次将续漉液流入200g装的药粉，收集最初漉液500ml，另器保存；最后收集其剩余漉液，供再渗漉同一品种新药粉之用。并将收集的3份最初渗漉液合并，共得1000ml渗漉液。

由于重渗漉法中一份溶剂能多次利用，溶剂用量较单渗漉法减少；同时渗漉液中有效成分浓度高，可不必再加热浓缩，因而可避免有效成分受热分解或挥发损失，成品质量较好；但所占容器太多，操作麻烦，较为费时。实际工作中，应尽可能选用重渗漉法。

（3）加压渗漉法 加压式多级渗漉，不仅可使溶剂及浸出液较快通过药粉柱，使渗漉顺利进行，而且浓渗漉液是从最新加入中药的罐⑥中流出，新溶剂加到已经过多次渗漉即将出渣，且其成分已较少的罐②中，这样能充分利用浓度梯度，提高浸出效果。加压式多级渗漉装置如图6-8所示。罐组的数量可根据中药的性质确定。如中药有效成分经重复提取5次可以完全浸出，则选用6个渗漉罐，操作中只用5个，第6个作装卸中药循环交替之用。如图6-8（a）所示，新溶剂加入渗漉罐①与中药接触浸出，罐①渗漉液流入罐②，依次进入罐⑤，浓渗漉液由罐⑤排出，新中药装入罐⑥备用。图6-8（b）示新溶剂加入罐②开始浸出，浓渗漉液由罐⑥排出，而罐①则卸药渣，并重新装入新中药，循环交替使用。图6-8（c）示用水泵加压。

加压渗漉法总提取液浓度大，溶剂耗量小，对下一道浓缩工序、回收溶剂等很有利。

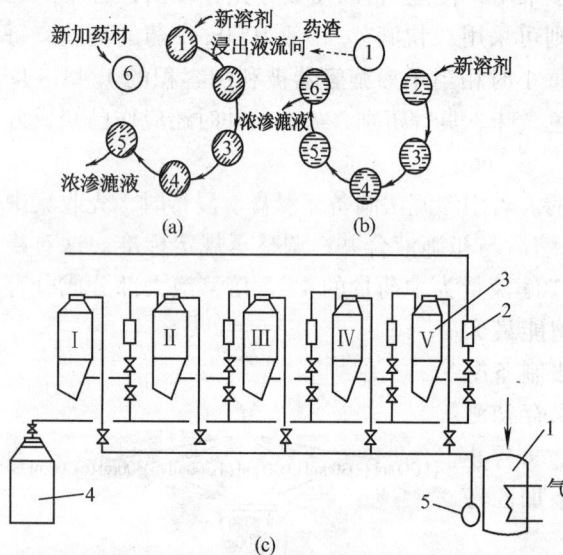

图6-8 加压式多级渗漉装置示意图
1.溶剂罐 2.加热器 3.渗漉罐 4.贮液罐 5.水泵

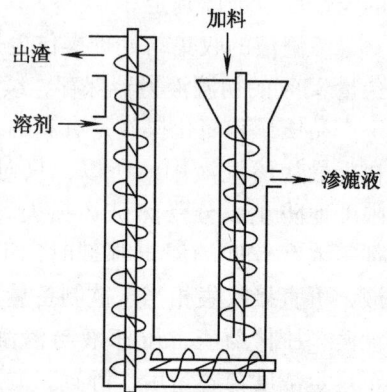

图6-9 螺旋式连续逆流提取器

（4）逆流渗漉法 是中药与溶剂在浸出容器中，沿相反方向运动，连续而充分地进行接触提取的一种方法。这类提取器的类型很多，加料和排渣均可自动完成，规模大，效率高。如图6-9所示，为螺旋式连续逆流提取器，主要结构是进料管、水平管和出料管，管内装有螺旋输送器，管外为蒸气加热夹套，以供加热提取用。中药从加料口进入，被螺旋输送器缓慢推移到水平管，再推移到出料口，排出药渣，而溶剂从出料口下方逆方向往加料口动动，渗漉液由加料口的下方引出，收集。控制溶剂流速与中药逆向流动速度，可得到要求浓度的渗漉液。

2. 应用特点　渗漉法属于动态浸出，即溶剂相对药粉流动浸出，溶剂的利用率高，有效成分浸出完全。故适用于贵重中药、毒性中药及高浓度制剂；也可用于有效成分含量较低的中药的提取。但对新鲜的及易膨胀的中药、无组织结构的中药不宜选用。渗漉法不经滤过处理可直接收集渗漉液。因渗漉过程需要的时间较长，不宜用水作溶剂，通常用不同浓度的乙醇或白酒，故应防止溶剂的挥发损失。

（四）回流法

回流法是用乙醇等挥发性有机溶剂提取，提取液被加热，挥发性溶剂馏出后又被冷凝，重复流回浸出器中浸提中药，这样周而复始，直至有效成分回流提取完全的方法。

1. 回流法的类型与设备　回流法可分为回流热浸法和回流冷浸法。

（1）回流热浸法　是将中药饮片或粗粉装入圆底烧瓶内，添加溶剂浸没中药表面，瓶口上安装冷凝管，通冷凝水，中药浸泡一定时间后，水浴加热，回流浸提至规定时间，滤取药液后，药渣再添加新溶剂回流 2～3 次，合并各次药液，回收溶剂，即得浓缩液。

（2）回流冷浸法　少量药粉可用索氏提取器提取。大量生产时采用循环回流冷浸装置，如图 6-10 所示。操作时，将中药饮片置于浸出器的铜丝篮中，由贮液筒经阀门加入有机溶剂，待浸出液充满虹吸管时，则自动经阀门流入蒸发锅中，在蒸发锅中被加热蒸发，蒸气沿导管进入冷凝器，经冷凝后又流入贮液筒中，再由阀门流入浸出器，反复浸提。当浸提结束时，将蒸气通入浸出器的夹层中，使药渣中的有机溶剂蒸发，并沿导管经三通阀进入冷凝器的蛇形管而被冷凝。蒸发锅上附有温度计、压力表、放气阀。

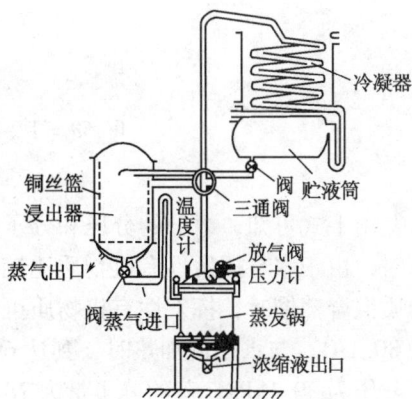

图 6-10　循环回流冷浸装置

2. 应用特点　回流热浸法溶剂只能循环使用，不能不断更新，为提高浸出效率，通常需更换新溶剂 2～3 次，溶剂用量较多。回流冷浸法溶剂既可循环使用，又能不断更新，故溶剂用量较回流热浸法少，也较渗漉法的溶剂用量少，且浸提更完全。回流法由于连续加热，浸提液在蒸发锅中受热时间较长，故不适用于受热易被破坏的中药成分的浸提。

（五）水蒸气蒸馏法

水蒸气蒸馏法是指将含有挥发性成分的中药与水共蒸馏，使挥发性成分随水蒸气一并馏出，并经冷凝分取挥发性成分的一种提取方法。

本法的基本原理是根据道尔顿定律，相互不溶也不起化学作用的液体混合物的蒸气总压，等于该温度下各组分饱和蒸气压（即分压）之和。因此，尽管各组分本身的沸点高于混合液的沸点，但当分压总和等于大气压时，液体混合物即开始沸腾并被蒸馏出来。因为混合液的总压大于任一组分的蒸气分压，故混合液的沸点要比任一组分液体单独存在时为低。

设 P 为 A 和 B 两种不相混溶液体混合物的总蒸气压，P_A 与 P_B 为各液体的分压，则

$$P = P_A + P_B \tag{6-4}$$

P_A 与 P_B 占总压 P 中的百分比为

$$P_A\% = \left(1 - \frac{P_B}{P}\right) \times 100\% \tag{6-5}$$

$$P_B\% = \left(1 - \frac{P_A}{P}\right) \times 100\% \tag{6-6}$$

根据道尔顿分压定律，蒸气压的比例就是蒸气容量的比例，蒸气容量乘各自的相对密度，就得重量比例。因为等容量气体的重量是与分子量成正比的，即气体的重量与分子量成正比例，所以，容量比例的每一项乘以各自的分子量，就等于它们的重量比例。若设 W_A 和 W_B 为各组分的重量，M_A 和 M_B 为各该组分的分子量。当混合液体达到沸腾时，各组分将以重量比例蒸馏出来。可用下式表示：

$$W_A\% = 1 \div \left[1 + \frac{\left(1 - \frac{P_A}{P}\right) \cdot M_B}{\left(1 - \frac{P_B}{P}\right) \cdot M_A}\right] \times 100\% \tag{6-7}$$

$$W_B\% = 1 \div \left[1 + \frac{\left(1 - \frac{P_B}{P}\right) \cdot M_A}{\left(1 - \frac{P_A}{P}\right) \cdot M_B}\right] \times 100\% \tag{6-8}$$

由上式可知，组分的分压和分子量的乘积愈大，则此组分被蒸馏出来的愈多。水蒸气蒸馏时，由于水与挥发性有机物质比较，分子量要小得多，因此当水与某些不相混溶的挥发性物质混合蒸馏时，挥发性有机物质可在低于其沸点的温度沸腾蒸出。例如，苯在常压下沸点为 80.1℃，与水相混加热时，到达 69.25℃ 即沸腾，此时苯的蒸气分压为 71.2kPa，水的蒸气分压为 30.1kPa。苯的分子量为 78，水的分子量为 18，故在 69.25℃ 时，苯约以 91.8%，水以 8.2% 的重量比例蒸馏出来。

此法适用于具有挥发性，能随水蒸气蒸馏而不被破坏，与水不发生反应，又难溶或不溶于水的化学成分的提取、分离，如挥发油的提取。

水蒸气蒸馏分为：共水蒸馏法（即直接加热法）、通水蒸气蒸馏法及水上蒸馏法 3 种。为提高馏出液的纯度或浓度，一般需进行重蒸馏，收集重蒸馏液。但蒸馏次数不宜过多，以免挥发油中某些成分氧化或分解。

（六）超临界流体提取法

超临界流体提取通常称为超临界流体萃取（supercritical fluid extraction，简称 SFE），是利用超临界流体强溶解能力特性，对中药所含成分进行萃取和分离的一种方法。

1. 超临界流体及其性质　超临界流体是指处于临界温度（T_c）与临界压力（P_c）以上的流体。当流体的温度和压力处于它的 T_c 与 P_c 以上时，该流体就处于超临界状态。图 6 - 11 是纯流体的典型压力 - 温度图。

图中 AT 线表示气 - 固平衡的升华曲线，BT 线表示液 - 固平衡的熔融曲线，CT 线表示气 - 液平衡的饱和液体的蒸气压曲线，T 点为气 - 液 - 固三相共存的三相点。每种纯物质皆

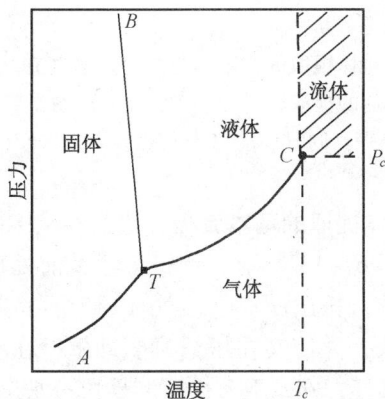

图 6-11 纯流体的压力与温度图

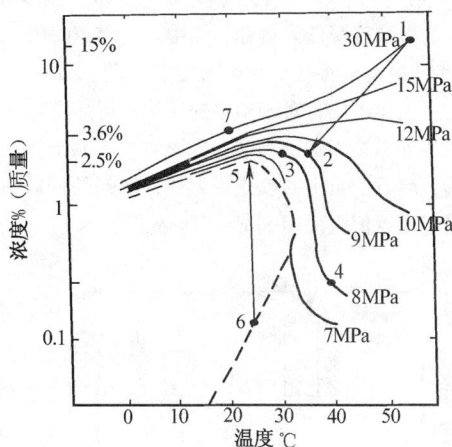

图 6-12 萘在二氧化碳中的溶解度

有确定的三相点。将纯物质沿气-液饱和曲线升温，当到达 C 点时，气-液的分界面消失，体系的性质变得均一，不再分为气体和液体，此 C 点称为临界点。与该点相对应的温度和压力分别称为临界温度 T_c 与临界压力 P_c。图中有阴影线的区域属于"超临界流体状态"，显然，其温度与压力高于 T_c 与 P_c。

由于超临界流体的密度接近于液体，故分子间相互作用增大，对物质的溶解度大；黏度接近于气体，扩散系数比液体大 100 倍以上，故传质快。

可用作超临界流体的气体很多，如二氧化碳、氧化二氮、乙烯、三氟甲烷、六氟化硫、氮气、氩气等，它们在其超临界温度和压力下虽然对许多成分具有溶解能力，但只有二氧化碳最常用。

SFE-CO_2 极性小，适用于非极性或极性小的化合物的提取；对极性物质的溶解度很低，常须加入改性剂（夹带剂、携带剂、调节剂），使其在改善和维持选择性的同时提高待提取成分的溶解度，从而提高提取效果。常用的改性剂有乙醇、甲醇等。

2. 超临界流体提取的原理 固体溶质超临界流体提取的原理，不妨用临界二氧化碳提取萘为例来说明。在临界点附近，若改变提取系统的压力与温度，即使发生微小的变化，也会导致溶质的溶解度发生数量级的改变。CO_2 是一种最常用的超临界流体，图 6-12 表示萘在二氧化碳超临界（简称 SFE-CO_2）流体提取中的溶解度与温度、压力间的关系，从图中可以看出 4 个问题，皆可以作为超临界提取的依据。

（1）在等温下，萘在高压下的溶解度比低压时大。例如，将提取器内的二氧化碳压力升高达到 30MPa 和 55℃，相当于图中点 1 时，提取器内与固态萘呈平衡的气相中，萘的浓度为 15%（质量），将此气体引入分离器，并降至 9MPa，相当于图中点 2，此时气体中萘的饱和浓度为 2.5%（质量），有部分固体萘析出。

（2）在临界点附近，溶质在超临界流体中的溶解度随温度的升高而降低。例如，图中点 3 为 8MPa 和 32℃，此时萘在二氧化碳中的溶解度为 2.7%（质量），若将该流体作等压升温至 40℃，相当于图中点 4 后，使其进入分离器，此时萘的溶解度降为 0.2%（质量），将有部分固体萘析出。

（3）在溶剂的近临界区，即压力和温度均比溶剂的 T_c 与 P_c 略低区。例如，图中点 5，它表示在临界点以下的液态二氧化碳的一个状态，萘在液态二氧化碳中有较大的溶解度，若将该液态二氧化碳气化成为图中的点 6，则溶解的萘大部分也会从气体中析出。

（4）由于萘－二氧化碳体系在高压时流体的压缩度已经很高，这时温度降低会导致萘在超临界二氧化碳中的溶解度降低。例如，图中点 1 为 30MPa、55℃的状态，如将此体系作等压冷却至 20℃，即图中的点 7，萘的溶解度将从 15%（质量）下降到 3.6%（质量），将有部分萘析出。

从上述可知，对于给定的系统，可能存在几种可实现超临界流体提取的方案。在选定方案之前，应考虑到各种影响因素，例如，提取质与其他杂质之间的选择性，溶剂的提取容量，操作温度对产物是否存在热敏，溶质的析出回收是否方便，溶剂的回收方案，能耗的大小等。同时还应与经典的分离方法作比较，以确定是否值得采用 SFE－CO₂ 提取技术。

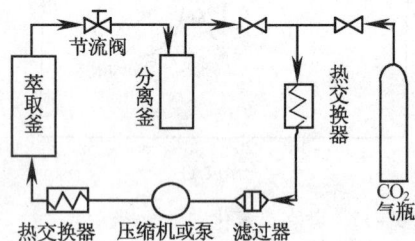

图 6-13　超临界 CO_2 提取基本流程示意图

3. 超临界流体提取的基本流程　超临界流体提取最基本的流程如图 6-13 所示。首先将经过前处理的原料装入萃取釜中，排出所有杂质气体后，再将超临界流体注入萃取釜，并使其在压缩机驱动下，在萃取釜和分离釜之间循环；在萃取釜内可溶性成分被溶解，溶有提取质的高压气体自萃取釜顶部经节流阀节流，使其降压将溶质析出，并进入分离釜，溶质自分离釜底部排出，超临界流体则进入压缩机，经压缩机后进入萃取釜循环使用。因节流和压缩能引起温度的变化，故设有换热设备。

近年来我国已有超临界 CO₂ 提取装置定型产品，且有多种规格可供选用。该装置主要由萃取釜、分离釜、精馏柱、CO₂ 高压泵、副泵、制冷系统、CO₂ 贮罐、换热系统、流量计、温度和压力控制系统等组成。

为了使萃取釜中物料所含的提取物质能被提取得较完全，可采用 2 个萃取釜串联操作；为了增加生产能力，发挥共用设备的潜力，可采用多个萃取釜并联组合，作交替切换，对每个萃取釜是一种间歇式的操作，但对整个提取装置则实现了连续生产。

4. 超临界二氧化碳提取的特点

①利用二氧化碳处于超临界状态下具有的高密度、低黏度和扩散系数大的性质提取有效成分，然后再应用降压的方法将溶解于流体中的溶质分离，起到提取与蒸馏双重作用，提取率高，操作周期短。

②二氧化碳具有惰性，T_c 为 31.05℃，可在常温下操作，能较有效地防止热敏性成分和化学不稳定成分的氧化和分解；P_c 为 7390kPa，较易达到操作要求。

③该技术不仅可用于从中草药中提取分离有效成分或其他天然产物，还可用于从单方或复方中药中提取不同部位或直接提取浸膏进行药理筛选开发新药。因其不需经浓缩，2～3小时出料后便可用于药理筛选，大大提高筛选速度；同时，由于提取物浓度大，有效成分含量高，杂质少，故药理活性较高。

④该技术主要用 CO₂，必要时加入改性剂。CO₂ 在分离过程中已变成气体进入循环，出料时不残留有机溶剂，无 CO₂ 残留，产品符合卫生标准，可节约大量有机溶剂。

⑤该技术工艺流程简单，操作方便，但操作要求严格，如变温分离过程，在某一压力范围内，溶质的气压起主导作用，温度升高，溶解度增加；在某一压力范围内，超临界流体的密度起主导作用，温度升高，溶解度变小。

⑥该技术是一种省力、节能、降耗、对环境无污染的技术。CO₂ 价廉易得，一般可回收 80% 左右，且无燃烧性。但是生产过程应防止高压系统降压时 CO₂ 中的微量水分或杂质因

节流降温结冰而造成堵塞；若在最高工作压力 32MPa 的萃取釜装置上进行超过允许压力的生产运行，则很容易发生危险；超压泄放装置除了安全阀外还应设置爆破片。

⑦该技术只适合于提取亲脂性、分子量小的物质，对于分子量大、极性大的化合物提取需加改性剂，大幅度地提高提取压力，而目前国内萃取釜最高工作压力以 32MPa 居多，这就给应用带来了一定的难度。

对单味中草药 SFE – CO_2 提取进行了大量的实验研究和具生产规模的软件研究与开发。但对中药复方提取工业化生产的报道极少，这是因为还涉及中医药基础理论及中药制药自身特色等诸多问题的缘故。随着人们对中药现代化内涵的正确理解，高压技术的发展和加入改性剂的 SFE – CO_2 技术的深入研究，SFE 技术在中药制剂生产中将有较大的推广应用前景。

（七）半仿生提取法

半仿生提取法（semi – bionic extraction method，简称 SBE 法）是既符合药物经胃肠道转运过程、适合工业化生产、体现中医治病综合成分作用的特点，又有利于用单体成分控制制剂质量的一种中药及其复方提取新技术。因为此种提取方法的工艺条件要适合工业化生产的实际，不可能完全与人体条件相同，仅"半仿生"而已，故称"SBE 法"。又因该方法是模仿口服药物在胃肠道的转运过程，采用选定 pH 的酸性水和碱性水依次连续提取，其目的是提取含指标成分高的"活性混合物"，它与纯化学观点的"酸碱法"是不能等同的。酸碱法是针对单体成分的溶解度与酸碱度有关的性质，在溶液中加入适量酸或碱，调节 pH 值至一定范围，其目的是使单体成分溶解或析出。

1. SBE 法的主要特点

（1）SBE 法是分析思维与系统思维的统一　中药及其复方的作用特点是多成分、多途径、多环节、多靶点。基于中药及其复方中部分成分已知，大部分成分未知的现实，利用"灰思维方式"，从生物药剂学的角度模拟口服给药，以及药物经胃肠道转运的过程，为经消化道给药的中药制剂设计的"SBE 法"，既坚持了近代科学分析的原则，又把整体与发展的思想包容于自身。对分析思维与系统思维进行分析，看到了分析思维的长处，其长处是使构成物的成分精确化、量化，能够较为精确地把握事物，较为深刻地认识事物；其短处是只看到了一个个孤立的要素，而忘记了多要素与整体的联系。系统思维强调的是构成事物要素的系统质，对局部的认识是不精确的、模糊的。两种思维形式，取各自的长处，舍弃各自的短处，把它们统一起来，形成观察问题的新思路。这一新思路概括起来是在中药提取中坚持了"有成分论，不唯成分论，重在机体的药效学反应"。SBE 法以一种或几种有效成分、总浸出物及不同极性部分等做指标和（或）主要药理作用做指标，选择提取工艺，不拘泥于某化学成分或适合纯化学成分的药理模型，而是考虑到综合成分的作用。

（2）SBE 法是单体成分与活性混合成分的统一　中药复方是一个多元、复杂体系，内在化学成分复杂，很难用其中某一成分的药效或药代参数来代表整个中药或复方的参数。"SBE 法"工艺条件的优选，既考虑到了单体成分，又考虑到了"活性混合成分"。以单体成分、总浸出物及不同极性部分等做指标和（或）主要药理作用做指标，同时考虑指标在工艺选择中的主次，给予不同的加权系数，以标准化处理并加权求和后的数值为特征值，输入微机求得回归方程，优选出 SBE 法工艺参数。按所选的工艺参数进行"SBE 法"提取得到的是"活性混合物（包括配位络合物和分子络合物单体）"。这样既能充分发挥混合物成分的综合作用特点，又有利于用单体成分控制制剂质量。

（3）SBE 法是中医治病特点与口服给药特点的统一   辨证论治是中医的特点，方剂是调整体内系统平衡最优化的治疗系统，也是中医临床用药的一大特点，中医用药绝不是单体成分，而是多种成分相互作用的综合结果，这种综合作用从化学成分上考虑，可能是一种中药共存成分之间或（和）多种中药成分之间的复合作用；从药剂学的角度考虑，中药（饮片）提取过程中，有些成分可能相互作用生成新的化合物；从药物代谢过程考虑，可能是体内发挥药效过程中的复合作用。口服给药的吸收受消化系统生理状态、药物理化性质和食物等多种因素的影响。经口服给药的丸剂、散剂和汤剂等之所以有疗效，就说明其药效成分能够被胃肠吸收、代谢和利用。

2. SBE 法的基本研究模式   中药复方制剂提取工艺若采用"SBE 法"提取，一般可按下列步骤系统研究探讨：①方剂用 SBE 法提取条件的优选；②方剂用 SBE 法提取中药组合方式的优选；③方剂指纹图谱–模式识别研究；④方剂 SBE 提取液醇沉浓度的优选；⑤方剂 4 种方法（SBE 法、SBAE 法即半仿生提取醇沉淀法、WE 法即水提取法、WAE 法即水提取醇沉淀法）提取液的成分、药效、毒性的比较；⑥方剂不同方法提取液的药代动力学研究（血清指纹图谱药动学研究和血清药效学研究）；⑦根据上述①～⑥项各项研究资料，综合分析，作出科学评价，指出该方剂是否以 SBE 法提取为佳。

经对多个方剂和多种中药进行"SBE 法"研究，结果皆提示："SBE 法"有可能替代"WE 法"；"SBAE 法"有可能替代"WAE 法"。这是中药及其复方药效物质提取工艺的一项重大革新，具有广泛的推广应用前景。

（八）超声波提取法

中药的超声波提取是利用超声波通过增大溶剂分子的运动速度及穿透力以提取中药有效成分的方法。

1. 超声波作用的基本原理   超声波在媒质中传播可使媒质质点在其传播空间内进入振动状态，强化溶质扩散、传质，即超声波机械作用机制。超声波在媒质质点传播过程中其能量不断被媒质质点吸收变成热能，导致媒质质点温度升高，即超声波热学作用机制。同时当大能量的超声波作用于提取介质，在振动处于稀疏状态时，介质被撕裂成许多小空穴，这些小空穴瞬时即闭合，闭合时产生高达几千大气压的瞬时压力，即空化作用机制。

在超声场中由于被破碎物等所处的浸提介质中含有大量的溶解气体及微小的杂质，它们包围在被破碎物等的胶质外膜周围，为超声波作用提供了必要条件。空化中产生的极大压力造成被破碎物细胞壁及整个生物体破裂，而且整个破裂过程在瞬间完成，同时超声波产生的振动作用加剧了胞内物质的释放、扩散及溶解。超声波破碎过程是一个物理过程，浸提过程中无化学反应，被浸提的生物活性物质在短时间内保持不变，生物活性不减，同时提高了破碎速度，缩短了破碎时间，可极大地提高提取效率。

超声波作用效果不仅取决于超声波的强度和频率，而且与被破碎物的结构功能有一定的关系。计算表明：在水中当超声波辐射面上强度达 $3000W\cdot(m^2)^{-1}$ 时就会产生空化，气泡在瞬间就很快闭合，闭合时产生的压力脉冲形成瞬间的球形冲击波，从而导致被破碎生物体及细胞的完全破裂。从理论上确定被破碎物所处介质中气泡大小后即可选择适宜的超声波频率。由于提取介质中气泡尺寸不是单一的，而是存在一个分布范围，所以超声波频率应有一定范围的变化，即有一个带宽。

2. 超声波提取的特点 超声波提取是利用超声波的空化作用、机械作用、热效应等增大物质分子运动频率和速度，增加溶剂穿透力，从而提高中药成分浸出率。与煎煮法、浸渍法、渗漉法等传统的提取方法比较，具有省时、节能、提取效率高等优点。但目前只是在实验室的很小规模上，针对某些单个具体提取对象进行的简单工艺条件实验，其作用机制及适应大生产的设备等问题尚有待于进一步研究。

（九）微波提取法

中药的微波提取即微波辅助萃取（microwave – assisted extraction，MAE），它是利用微波强烈的热效应提取中药成分的一种方法。

1. 微波提取的机理 微波是频率约在 $0.3 \sim 300GHz$ 之间，波长在 $1mm \sim 1m$ 之间的电磁波。微波能在极短的时间内完成提取过程，其原因主要是由于微波强烈的热效应。当被提取物和溶剂共同处于微波场中时，组分分子受到高频电磁波的作用，产生剧烈振荡，分子本身获得了巨大的能量（即活化能）以挣脱周边环境的束缚，当环境存在浓度差时，分子从被提取物中迅速向外扩散，很快达到相应的平衡点，完成提取过程。

当含水的溶剂萃取极性化合物时，微波辅助萃取会显示出较大的优势。由于被提取物细胞内含水及极性有效成分，在微波场中大量吸收能量，内部产生热效应，从而被提取物的细胞结构发生破裂，提取效率提高。非极性溶剂则很少或不吸收微波。

2. 微波提取的特点 微波提取有如下特点：①微波对极性分子选择性加热，故对其选择性浸出，能提高提取物的纯度。②微波提取时间短，收率高。常规沙氏提取需几小时至十几小时，超声提取需 $0.5 \sim 1$ 小时，而微波提取仅需几分钟甚至数十秒钟。③微波提取可供选择的溶剂多，且用量减少，不仅改善操作环境，而且减少了投资。④微波提取热效率高，节省能源，安全易控，便于组建自动化生产线，提高生产率。

第三节 中药提取液的分离与纯化

一、分离

将固体 – 液体非均相体系用适当方法分开的过程称为固 – 液分离。中药品种多，来源复杂，提取液是多种成分的混合物，既含有效成分，又含无效杂质，如不尽量去除杂质，会影响制剂的质量和稳定性，且在选择剂型上也受到一定的限制；中药浸提液的纯化、药物重结晶等均要分离操作；注射剂的除菌也用到分离技术。分离方法一般有 3 类：沉降分离法、离心分离法和滤过分离法。

（一）沉降分离法

沉降分离法是利用固体物与液体介质密度相差悬殊，固体物靠自身重量自然下沉，用虹吸法吸取上层澄清液，使固体与液体分离的一种方法。中药浸提液经一定时间的静置冷藏后，固体与液体分层界限明显，利于上清液的虹吸。此种方法分离不够完全，往往还需进一步滤过或离心分离，但它已去除了大量杂质，利于进一步分离操作，实际生产中常采用。该方法对料液中固体物含量少、粒子细而轻者不宜使用。

（二）离心分离法

离心分离法是利用混合液中不同物质密度差来分离料液的一种方法。离心分离的力为离心力，沉降分离的力为重力。一台转速为 $1450r \cdot min^{-1}$、直径为 $0.8m$ 的离心机，其离心力为重力的 940 倍。因此，含不溶性微粒的粒径很小或黏度很大的滤浆，或需将两种密度不同且不相混溶的液体混合物分开，用沉降分离法和一般的滤过分离法难以进行或不易分开时，可考虑选用适宜的离心机进行离心分离。在制剂生产中，离心沉降工艺可作为醇沉工艺的替代方法。

离心操作是将待分离的料液置于离心机中，借助于离心机高速旋转产生的离心力，使料液中的固体与液体，或两种密度不同且不相混溶的液体，产生大小不同的离心力，从而达到分离的目的。

1. 离心机的分类

（1）按分离因数 a 分类　a 是物料在离心力场中所受离心力 C 和重力 G 大小之比值，可用下式表示。

$$a = \frac{C}{G} = \frac{(\frac{2\pi}{60})^2 Mrn^2}{Mg} = \frac{(\frac{2\pi}{60})^2 rn^2}{g} \tag{6-9}$$

式中，M 为固体粒子的质量（kg）；r 为离心机的半径（m）；n 为离心机的转速（$r \cdot min^{-1}$）。

①常速离心机：$a < 3000$（一般为 $600 \sim 1200$），适用于易分离的混悬滤浆的分离及物料的脱水。②高速离心机：$a = 3000 \sim 50000$，主要用于细粒子、黏度大的滤浆及乳状液的分离。③超高速离心机：$a > 50000$，主要用于微生物及抗生素发酵液、动物生化制品等的固-液两相的分离。超高速离心机中常伴有冷冻装置，可使离心操作在低温下进行。

（2）按离心操作性质分类　①滤过式离心机：如三足式离心机。②沉降式离心机：如实验室用沉淀离心机。③分离式离心机：如管式高速离心机。

此外，按加料、分离、洗涤、卸渣的操作方法不同，可分为间歇式和连续式离心机；按离心机转鼓轴线在空间的位置可分为立式和卧式离心机。

2. 常用的离心机

（1）三足式离心机　适用于悬浮液中固体和液体的分离。借高速旋转产生的离心力，使滤液中固体被截留在滤布上，滤液通过滤布在外壳中收集，使固体与液体得到分离。

此机的缺点是：从上部出料费力费工；转动装置及轴承在转鼓下方，检修时不太方便。

（2）上悬式离心机　该离心机的原理和适用范围同三足式离心机，其转鼓为上置的电动机所带动，如图6-14所示。该机的转鼓必须保持垂直，进料必须均匀，且一般在转鼓缓慢旋转时才能加料。为了洗涤滤饼，多装有喷洒管，将洗涤液喷洒于滤饼上。洗涤完毕，卸料时先将离心机停止转动，由转鼓底部卸出滤饼。上悬式离心机克服了三足式离心机的缺点。其优点是：转鼓在旋转时较平稳；卸除滤饼较方便；支承和转动装置在上部不与液体相接触，故不易遭受腐蚀，较易检修。

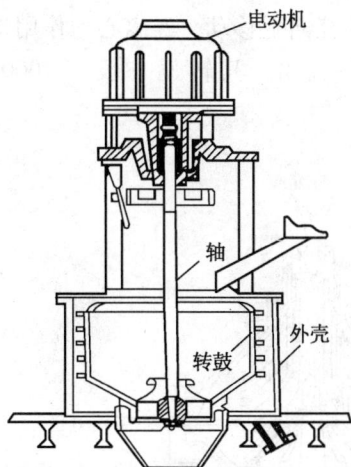

图 6 – 14　上悬式离心机示意图

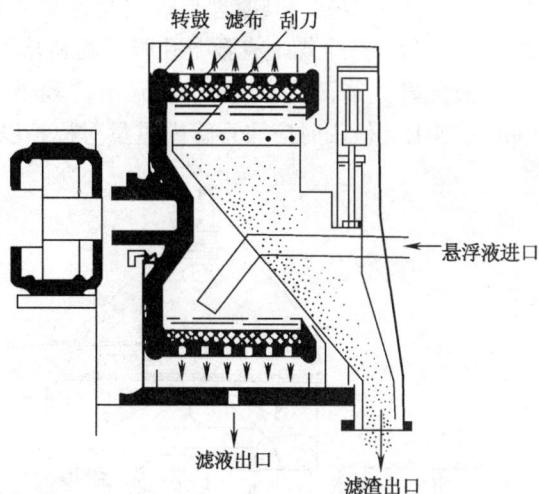

图 6 – 15　卧式自动离心机示意图

（3）卧式自动离心机　卧式离心机的种类较多，性能及外形各异。图 6 – 15 所示为其中的一种。这种类型的离心机加料和卸料都是自动进行的，无需停车或降低转鼓的转速。在转鼓内，装有刮刀，与转鼓不接触，且不随转鼓而转动，但可上下移动，而将滤渣刮除。加料、离心分离和卸除滤渣均自动地顺次进行。

（4）管式超速离心机　管式超速离心机的转速可达 8000～50000r·min^{-1}，是具有很高分离效果的离心机，a 值大于 50000，能分离一般离心机难以分离的物料，特别适用于分离乳状液、细粒子的悬浮液或分离两种不同密度的液体。其结构如图 6 – 16 所示。

该机的转鼓为一空心金属管，其直径一般不大于 200mm。这种管状的转鼓可以大大增加它的转速，但不过度增加转鼓壁的压力，故可获得很大的离心力。此外，悬浮液在管状转鼓中行程长，可改善沉降条件。由于转速很快，为保持平衡，转鼓悬在挠性轴上。使用时，将待分离的物料经入口管压入快速旋转的鼓内被甩向鼓壁。为了使料液紧密地随鼓壁转动，在鼓内装有 3 块或 4 块挡板。转鼓上方有相互隔离的用以排出轻液、重液的小孔。鼓的上面有两个为排出轻、重液体用的分开的空室。重液从重液排出口排出，轻液从轻液排出口排出，

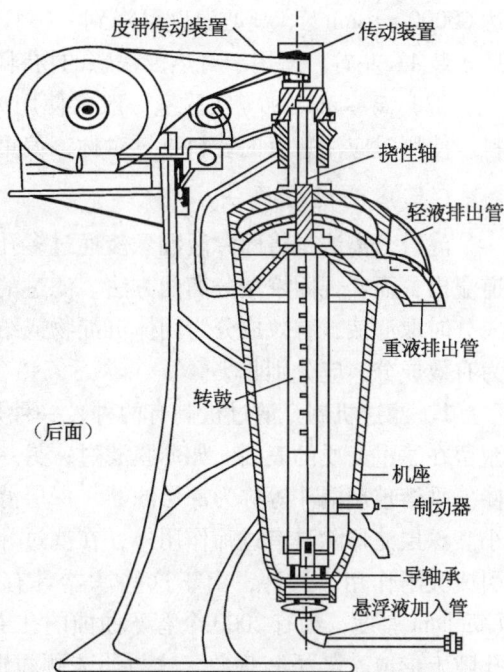

图 6 – 16　管式超速离心机示意图

沉淀物粘附于转鼓内壁上。

　　(5) 蝶式离心机　其原理与管式超速离心机相似，结构如图 6 - 17 所示。以轴带动复叠的钢制蝶盘，每个蝶上有数个孔眼，物料从下面通过蝶上的孔向上移动，经离心力作用将轻、重液分离。重液沿机壁出口流出，轻液沿内侧的出口流出。其转速一般为 10000 r·min⁻¹以上。使用时应注意管内重量对称，以免损坏设备。

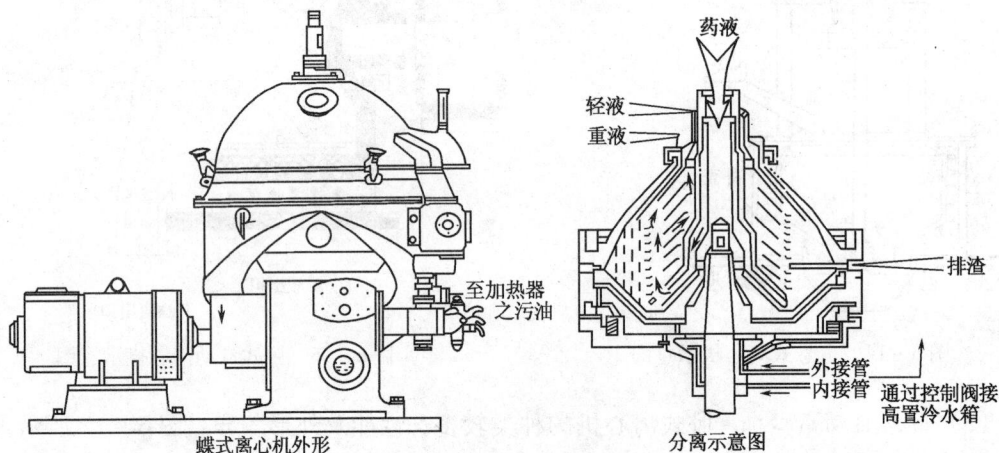

图 6 - 17　蝶式离心机分离示意图

　　(6) 真空冷冻离心机　目前，有些生化制药厂还使用一种真空冷冻离心机，其转速可达 60000 r·min⁻¹，离心温度可降到 -40℃。离心机在真空、密闭的条件下运转。管的容量最多装 1L 左右。适用于对热极敏感的物料的分离。该种类离心机结构复杂，价格昂贵。

　　(7) 离心沉淀机　实验室一般常使用离心沉淀机，由数个对称的离心管盛装待分离物料。使用时应注意管内装料重量对称，偏重则损坏设备。

　　(三) 滤过分离法

　　滤过分离法是将固 - 液混悬液通过多孔的介质，使固体粒子被介质截留，液体经介质孔道流出，而实现固 - 液分离的方法。滤过的目的视有效成分的物态而定，有效成分为可溶性成分时取滤液，有效成分为固体沉淀物或结晶时则取滤渣（或称滤饼），有时滤液和滤饼皆为有效成分，应分别收集。

　　1. 滤过机制　滤过机制有两种，一种是过筛作用，料液中大于滤器孔隙的微粒全部被截留在滤过介质的表面，如薄膜滤过；另一种是深层滤过，微粒截留在滤器的深层，如砂滤棒、垂熔玻璃漏斗等称为深层滤器。深层滤器所截留的微粒往往小于滤过介质空隙的平均大小。深层滤器除具有过筛作用外，在滤过介质固体表面存在范德华力，并且滤器上有静电吸引或吸附作用。另外，由于这些滤器具有不规则的多孔性结构，孔隙错综迂回，数量多（每 1cm 厚度，约有 2000 个弯弯曲曲的孔道）。再者，在操作过程中，滤渣可在滤过介质的孔隙上形成"架桥"现象，这与滤渣颗粒形状及压缩性有关，针状或粒状坚固颗粒可集成具有间隙的致密滤层，滤液可通过流下，大于间隙的微粒被截留以达到滤过的作用。但扁平状软的以及可压缩的颗粒，则易于发生堵塞滤孔现象，而造成滤过困难。实际操作中常在料液中加助滤剂或加入絮凝剂等以改善滤渣的性能，提高滤过速度。

由于深层滤器孔径不可能完全一致，较大的滤孔可能让部分细小粒子通过。因此，初滤液常要倒回料液中再滤，这种操作叫"回滤"。这样做药液易滤至澄清。

2. 影响滤过速度的因素　料液经一段很短的时间滤过后，由于"架桥"作用而形成致密的滤渣层，液体由间隙滤过。将滤渣层中的间隙假定为均匀的毛细管聚束，那么，液体的流动遵守 Poiseuille 公式，可用下式表示：

$$V = \frac{P\pi r^4 t}{8\eta l} \qquad\qquad (6-10)$$

式中，P 为加于滤渣层的压力，t 为滤过时间，r 为滤渣层毛细管的半径，l 为长度，η 为料液的黏度，V 为滤液的体积。若把时间 t 移到等式的左项，则左项（V/t）为滤过速度。由此式并结合滤过时的实际情况，就可以看出影响滤过速度的一些因素：

（1）滤渣层两侧的压力差（P）　两侧的压力差愈大，则滤速愈快。因此常用加压或减压滤过法。实际滤过操作中，滤过初期采用恒速滤过（恒定流量），当滤液较澄清时采用恒压滤过（滤饼已形成）。因为对絮状的、软的、可压缩的滤饼，增加压力差滤速反而减慢。

（2）滤器的面积（πr^2）　在滤过的初期，滤过速度与滤器的面积成正比。

（3）滤材和滤饼毛细管半径（r）　滤速与滤材和滤饼毛细管半径（r）成正比，毛细管半径对坚固非压缩性滤渣层有一定值，而对软的易变形的滤渣层，若孔隙变小，数目减少，则阻力增大，滤速变慢。对可压缩性滤渣，常在料液中加助滤剂，以减少滤饼的阻力。

（4）毛细管长度（l）　滤速与毛细管长度（l）成反比，故沉积的滤渣层愈厚，则滤速愈慢。因此，料液经预滤处理，可减少滤渣层的厚度。采用动态滤过的效果较静态滤过好。

（5）料液黏度（η）　滤速与料液黏度成反比，黏稠性愈大，滤速愈慢。因此，常采用趁热滤过或保温滤过。同时，应先滤清液，后滤稠液。对黏性物料或胶体物料常在料液中加助滤剂，以降低黏度。

常用的助滤剂有活性炭、滑石粉、硅藻土、滤纸浆等。使用助滤剂的方法有两种：①先在滤材上铺一层助滤剂，然后加料液滤过。②将助滤剂混入待滤液中，搅拌均匀，使部分胶体物被破坏，在滤过的过程中形成较疏松的滤饼，使滤液易于通过并滤清。选用助滤剂时必须考虑其对滤液可能带来的不利影响，如活性炭对黄酮、生物碱及挥发油等成分有吸附性，应用时要注意控制用量；滑石粉对胶质有较好的分散作用，但也能吸附挥发油等成分。常用量为 0.2% ~2%。

3. 滤过方法与设备

（1）常压滤过　常用玻璃漏斗、搪瓷漏斗、金属夹层保温漏斗。此类滤器常用滤纸或脱脂棉作滤过介质。

（2）减压滤过　常用布氏漏斗、垂熔玻璃滤器（包括漏斗、滤球、滤棒）。布氏漏斗滤过多用于非黏稠性料液和含不可压缩性滤渣的料液，在注射剂生产中，常用于滤除活性炭。垂熔玻璃滤器常用于注射剂、口服液、滴眼液的精滤。

（3）加压滤过　常用压滤器和板框压滤机。

①压滤器：其结构如图 6-18 所示。可用加压（或减压）的方法将料液压入滤器内，通过包有滤布或滤纸的多孔性空心的圆钢柱滤过。固体被截留在柱外滤材上，滤液经柱内自滤器上端压出。滤器下端进口处可接洗液管，滤过结束后即可将洗液压入，冲洗器壁，钢柱可取出刷洗。也可用陶瓷质的砂滤棒替代钢柱。实际生产中可用多根钢柱并列组成，以提高滤过速度。此种滤器使用简便，广为使用。

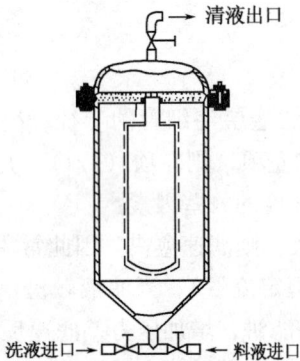

图 6-18　压滤器

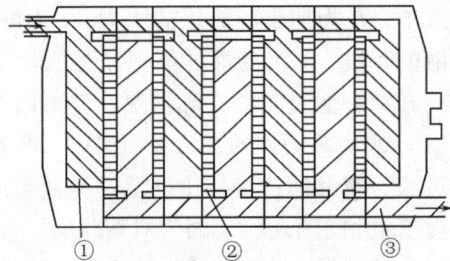

图 6-19　板框压滤机原理示意图
①未滤液　②滤过层（滤材）　③滤清液

②板框压滤机：目前，生产中应用的板框压滤机，将滤板与滤框合在一起叫滤板，由数块至数十块滤板组成一套，滤板之间夹置滤材。滤板一般为正方形，采用凹凸网式结构，进料管与通孔相连，出料管也与另一通孔相连，但进料管与出料管在滤板上位置不同，有进料管的和出料管的两种滤板间隔排列，组成间隔板进料与间隔板出料，其工作原理如图 6-19 所示。滤浆由机头（封头）进入，经滤过介质，由滤液流出口排出。封尾上的视镜除观察滤过情况外，可当作排气口使用，待机内空气排净，并有浓液流出时，拧紧旋塞。

本机应用加压密闭滤过，其效率高，滤过质量好，滤液损耗小。但应注意尽量使进液压力稳定，以免影响滤过效果。

本机适用于黏度较低，含渣较少的液体作密闭滤过，以达到澄清等预滤或半精滤的要求。如与除菌微孔滤膜滤过器串联使用，可达到滤过除菌的目的。

（4）薄膜滤过　薄膜滤过是利用对组分有选择透过性的薄膜，实现混合物组分分离的一种方法。膜分离过程的推动力，不仅利用浓度差，也有压力差、分压差和电位差。膜分离过程通常是一个高效的分离过程，例如，以重力为基础的分离技术的最小极限是微米，而膜分离技术中可做到将分子量为几千，甚至几百（nm）的物质进行分离；膜分离过程中，被分离的物质大多数不发生相的变化，且通常是在室温附近的温度下进行的，故能耗低；膜分离操作十分简便，不产生二次污染。与蒸发、萃取、离子交换等分离操作相比较，不仅可避免组分受热变质或混入杂质，通常还有显著的经济效益。

1）膜的分类方法

①根据膜的材料：从相态上可分为固体膜和液体膜；从来源上可分为天然膜和合成膜，

合成膜又分为无机材料膜和有机高分子膜。用于工业分离的膜，主要是由高分子材料制成的各种膜。②根据膜体结构：分为致密膜和多孔膜，后者又可区分为微孔膜和大孔膜。液体膜的结构与固体膜完全不同。③根据膜的功能：分为超滤膜、反渗透膜、渗析膜、气体渗透膜和离子交换膜。其中只有离子交换膜是荷电膜。④根据固体膜的形态：分为平面膜、管状膜和中空纤维膜。除中空膜外，其余的膜都必须配有刚性或柔性的多孔支撑物。⑤根据截留微粒的粒径：按薄膜所能截留的微粒最小粒径，其滤过操作可分为微孔滤过、超滤、反渗透。

2）微孔滤膜滤过

微滤（microfiltration，MF）所用微孔滤膜，孔径为 $0.03 \sim 10\mu m$，主要滤除 ≥50nm 的细菌和悬浮颗粒。生产中主要用于精滤，如水针剂及大输液的滤过；热敏性药物的除菌净化；制备高纯水。也可用于液体中微粒含量的分析和无菌空气的净化等。

①微滤的特点：微孔滤膜的孔径高度均匀，滤过精度高度准确；孔隙率高，一般占薄膜总体积70%以上，故滤速快；滤膜质地薄（$0.1 \sim 0.15mm$），对料液的滤过阻力小，滤速快，且吸附损失非常小；滤过时无介质脱落，对药液不污染；但易堵塞，故料液必须先经预滤处理。

②微孔滤膜的种类

纤维素酯类：如混合纤维素（CN－CA）酯微孔滤膜，由硝化纤维素（CN）和醋酸纤维素（CA）制成。是一种标准的常用滤膜。孔径规格分级最多，从 $0.05 \sim 8\mu m$，约有近10个孔径型号。适用于水溶液、空气、油类、酒类除去微粒和细菌。可耐稀酸。不适用于酮类、酯类、强酸和碱类等液体的滤过。2%聚山梨酯－80（吐温－80）对其有显著影响。溶于有机溶剂。可以用120℃、30分钟热压灭菌。

含氟材料类：如聚四氟乙烯膜（PTFE）。其化学稳定性极好，耐强酸、强碱和各种有机溶剂。在 －40℃～260℃ 可使用。由于具疏水性，可用于滤过蒸气及各种腐蚀性液体。

聚酰胺类：如尼龙6（PA－6）和尼龙66（PA－66）微孔膜。其具亲水性能，较耐碱而不耐酸，在酮、酚、醚及高分子量醇中不易被浸湿。

聚砜类：如聚砜（PS）和聚醚砜（PES）微孔膜。其具良好的化学稳定性和热稳定性，耐辐射，机械强度较高。

聚烯烃类：如聚丙烯（PP）拉伸式微孔膜和聚丙烯（PP）纤维式深层滤过膜。其具良好的化学稳定性，可耐酸、碱和各种有机溶剂。价格便宜。但膜孔径分布宽。目前有平板式和中空纤维式多种结构类型。

无机材料类：如陶瓷微孔膜、玻璃微孔膜、各类金属微孔膜等。这是近几年来备受重视的新一族微孔膜。其具耐高温、耐有机溶剂、耐生物降解等优点。特别在高温气体分离和膜催化反应器及食品加工等行业中，有良好的应用前景。

除上述滤膜以外，其他还有聚碳酸酯、聚酯等多种滤膜。

③微孔膜滤器：常用的有两类，一类为平板式膜滤器，另一类为筒式膜滤器。平板式膜滤器又分为单层式和多层式两种。单层平板式膜滤器如图6－20所示。上盖有料液进口管、放气阀，底盘中部有滤液出口管，微孔滤膜置于多孔筛板上。将上盖与底盘借螺丝固定，即成完整的滤器。料液用泵压入。此种滤器容纳滤渣的容积小，只适用于含少量沉淀的料液的

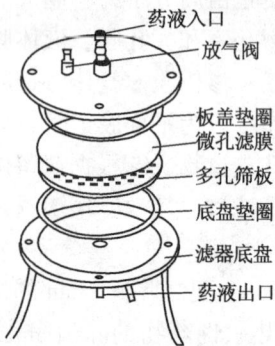

图 6-20　单层平板式膜
滤器示意图

滤过。

筒式膜滤器是将数只微孔滤筒直接装在耐压的滤过器内，滤过面积大，适于工业化生产。

选择滤过器时，必须考虑以下问题：待去除颗粒的大小、形状和硬度；颗粒的数量；待滤过流体的性质；待滤过流体的温度，是连续操作还是间歇操作；有效压差、滤过介质对流体的适应性，以及要求滤过的程度等。

3）超滤

超滤（ultrafiltration，UF）是一种能够将溶液进行净化、分离或者浓缩的膜透过法分离技术。超滤非对称结构的多孔膜孔径为 $1 \sim 20nm$，主要滤除 $5 \sim 100nm$ 的颗粒。所以超滤又是在纳米数量级（$nm = 10^{-9}m$）进行选择性滤过的技术。

①超滤膜的孔径规格：超滤膜的孔径不以尺寸大小为指标，一般是以分子量截留值为指标。某种膜的分子量截留值系指当溶液中溶质的分子量超过该数值时，使用这种膜进行超滤，该溶质可基本被阻留。例如，分子量截留值为 1 万的膜，应能将溶液中 1 万分子量以上的溶质绝大多数（>90%）截留在膜前。但是实际上溶质分子是否能够通过或通过多少，还与分子形态、溶液条件及膜孔径分布差异等有关。相同分子量的物质被截留的百分率并不完全相同，因此这个截留值只是一个名义值，实际工作中会因不同溶液而有所差异。

②超滤膜的结构：超滤膜是有机高分子聚合物制成的多孔膜，非对称结构多孔膜的正面有一层起分离作用的较为紧密的薄层，称为有效层，其厚度只占总厚度的几百分之一（$\leq 0.1\mu m$），其余部分则是孔径较大的多孔支持层（$200 \sim 250\mu m$）。理想的非均质膜是一种呈锥形的超滤膜。如图 6-21 所示。由于这种膜的孔径由小逐渐加大，能保证高的透水速率，防止内部污染和阻塞。目前多用这一类超滤膜。

③超滤过程压力来源：超滤是以压力差为推动力的膜分离过程。压力来源有如下几个方面：用泵将料液直接加压；在料液面上送入有压力的气体；料液面通大气，在滤液侧抽真空；将超滤操作在离心机中进行。其中仅有用泵加压的方法适用于工业规模的连续操作，其余各法可用于实验室分离操作。

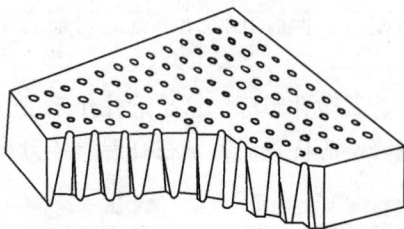

图 6-21　锥形微孔超滤膜示意图

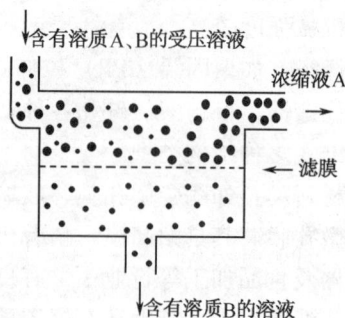

图 6-22　薄膜超滤示意图

④超滤的基本原理：超滤作用的基本原理如图 6-22 所示。通过滤膜流动的流体若含有两种溶质的溶液：一种是分子体积较小的溶质，滤膜不能截留；另一种是分子体积较大的溶质，滤膜可以截留。把流体静压施加到固定滤膜的上侧，溶剂和分子体积小的溶质就通过滤

膜，而分子体积大的溶质就被滤膜截留。在滤膜的上侧聚集的是含溶质 A、B 的加压溶液，而滤膜下侧聚集的是含分子体积小的溶质 B 的溶液。当然，只在仅有单一溶质并且这些溶质全部被截留的情况下，聚集在滤膜下侧的液体才是纯净的溶剂。

⑤超滤滤过的特点：超滤与其他滤过的显著不同点是易出现浓度极化现象。所谓浓度极化是指不以浓度差为推动力的传质过程中出现的浓度分布现象。对一般溶液来说，在超滤过程中，溶剂透过膜时所挟带的溶质，受到膜的拦阻，在膜前积累起来，形成了高浓度区，于是这些溶质以浓度差为推动力，借浓度差扩散的方式返回料液主体，结果提高了溶质通量，即降低了膜的截留性能。对于浓溶液来说，浓度极化使膜表面的溶液浓度提高，由于蛋白质、多糖等有亲水基团的大分子溶质在膜表面可形成凝胶层，起到次级膜的作用，对溶剂的流动产生阻力。这时再增加操作压力，并不能增加超滤溶剂的通量，只能使凝胶层增厚，所增加的压力差都消耗于克服增厚的凝胶层的流动阻力。为了减轻浓度极化的不利影响，可采用强化搅拌、提高流速、薄层层流等措施降低边界层和凝胶层厚度，使溶剂通量处于合理水平。

⑥超滤设备的类型：工业规模生产中超滤器通常要有很大的膜面积，且要适合不同的需要，用膜直接制成件的超滤器是很困难的。通常只是由专业制造厂提供几种规格化的部件或小型单元设备（称为膜组件），再组合成工程项目所要求的规模。按料液运动情况，超滤单元设备的类型可分为：a. 静止型，静态操作，浓度极化显著；b. 搅拌型，用搅动液体来减轻浓度极化；c. 错流湍动型，使料液高速流过膜的表面，用液流湍动来减轻浓度极化；d. 错流薄层层流型，采用结构措施限制边界层厚度以减轻浓度极化。工业设备主要用后两种类型。如图 6 - 23 所示。

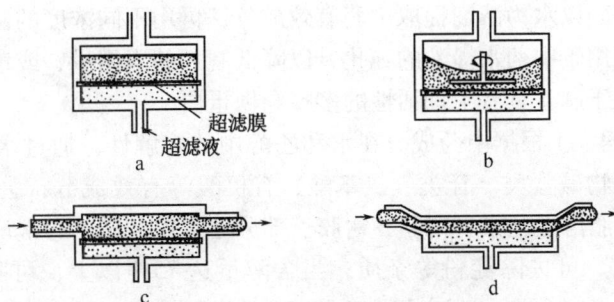

图 6 - 23　几种类型超滤器的模式图
a. 静止型　　b. 搅拌型　　c. 错流湍动型　　d. 错流薄层层流型

⑦影响超滤操作的因素：a. 浓度：浓度低的溶液较浓度高的溶液不易形成凝胶层，因此低浓度溶液超滤速度较快。中药液杂质多，常会阻塞滤孔，影响超滤，可用高速离心等方法预处理，去除药液中的杂质。若聚砜酰胺膜阻塞后可用清水冲洗，然后用一定浓度的碱性氧化剂低压运行，再用清水冲洗即可。不同种类的超滤膜耐酸碱范围不同，应选用 pH 适当的消毒剂、洗涤剂。b. 分子的形状和大小：分子量小的溶质滤速较快，相同分子量的珠状分子比链状分子容易通过滤膜。c. 搅拌程度：增强膜面液体的搅动，能使料液与膜之间的边界层中溶质加快扩散，返回料液，有利于提高超滤速度，但膜的截留性能降低。d. 工作温度与黏度：温度低时由于黏度增高，滤速较慢。在可能范围内应升高温度，以降低黏度。但对中药水提液来说，由于含有大量的多糖、蛋白质、鞣质、淀粉等物质，易吸附、沉淀在滤膜表面，当温度升高时易使该沉淀物凝胶化，因此，控制温度在 20℃ ~ 40℃ 左右为宜。e. 工作压力：超滤生产中工作压力在 0.1 ~

0.2MPa 范围内，滤液通量随压力增加而增大，而当压力增至 0.3MPa 时，由于中空纤维丝变形，以及膜面凝胶层的迅速形成反而使滤液通量减少，因此，以控制在 0.1～0.25MPa 为宜。f. pII 值：一些蛋白质溶液在其等电点附近时滤速慢，应尽可能调节 pH 使偏离等电点。g. 溶质的溶解度：溶质的溶解度低容易生成凝胶层，因而滤速慢。h. 溶质间的相互影响：溶液中同时含有几种物质时，其中大分子物质可能形成次级膜而影响小分子物质通过。当溶液中含有表面活性物质时，可能使聚集的分子囊束分散，从而可使截留率下降，滤速升高。

⑧超滤的应用：超滤广泛应用于医药、化工、食品和轻工等工业，以及机械、电子和环保工程等方面。例如，在医药工业和生物化工中用于药物、注射剂的纯化；蛋白质、酶、核酸、多糖类药物的超滤浓缩；蛋白质和酶类制剂的超滤脱盐；不同分子量的生化药物用串联式超滤装置进行分级分离和纯化；还可以与发酵、酶化学反应联用；对于不能用高压消毒灭菌的制剂用超滤除菌更为适宜。在食品工业中用于酒类和饮料的滤过，使产品清澈透明。电子工业中用于高纯水的最终处理。环保工程方面用于工业排放水的处理及回收有用物质等。

二、纯化

纯化是采用适当的方法和设备除去中药提取液中杂质的操作。常用的纯化方法有：水提醇沉淀法、醇提水沉淀法、超滤法、盐析法、酸碱法、澄清剂法、透析法、萃取法等，其中以水提醇沉淀法应用尤为广泛。超滤法、澄清剂法、大孔树脂吸附法愈来愈受到重视，已在中药提取液的纯化方面得到较多的研究和应用。

（一）水提醇沉淀法

水提醇沉淀法是先以水为溶剂提取中药有效成分，再用不同浓度的乙醇沉淀去除提取液中杂质的方法。广泛用于中药水提液的纯化，以降低制剂的服用量，或增加制剂的稳定性和澄清度。该法也可用于制备具有生理活性的多糖和糖蛋白。

1. 工艺设计依据 ①根据中药成分在水和乙醇中的溶解性：通过水和不同浓度的乙醇交替处理，可保留生物碱盐类、苷类、氨基酸、有机酸等有效成分；去除蛋白质、糊化淀粉、黏液质、油脂、脂溶性色素、树脂、树胶、部分糖类等杂质。通常认为，料液中含乙醇量达到 50%～60% 时，可去除淀粉等杂质；当含醇量达 75% 以上，可除蛋白质、多糖等，鞣质、水溶性色素不能完全除去。②根据工业生产的实际情况：因为中药体积大，若用乙醇以外的有机溶剂提取，用量多，损耗大，成本高，且有些有机溶剂如乙醚等沸点低，不利于安全生产。

2. 操作要点 该纯化方法是将中药饮片先用水提取，再将提取液浓缩至约每毫升相当于原中药 1～2g，加入适量乙醇，静置冷藏适当时间，分离去除沉淀，回收乙醇，最后制成澄清的液体。具体操作时应注意以下问题。

（1）**药液的浓缩** 水提取液应经浓缩后再加乙醇处理，这样可减少乙醇的用量，使沉淀完全。浓缩时最好采用减压低温，特别是经水醇反复数次沉淀处理后的药液，不宜用直火加热浓缩。浓缩程度，实际生产中，判断正在加热的清膏及成品膏是否达到规定的相对密度，按《中国药典》2005 年版一部附录 37 页ⅦA 方法测定较费时间，通常用波美计测量。因膏的稠度大，波美计的刻度不易看准，同时，波美计的标准温度为 20℃，所以，用波美计测浓缩液的相对密度，可用如下方法：

准确量取15℃～30℃的水400ml，置500ml量筒中，滴加正在浓缩的稠膏至500ml，搅匀后，用波美计测其相对密度数值，按下式求得稠膏的相对密度D：

$$D = (d-1) \times n + 1 \qquad (6-11)$$

$$d = \frac{144.3}{144.3-b} \qquad (6-12)$$

式中，n为稠膏稀释倍数；d为稠膏稀释至n倍的相对密度，b为稠膏稀释至n倍测得的波美度。浓缩前后可酌情调节pH，以保留更多的有效成分，尽可能去除无效物质。例如，黄酮苷类在弱碱性水溶液中溶解度增大，生物碱在酸性溶液中溶解度增大，而蛋白质在pH值接近等电点时易沉淀去除。因有些具生理活性的成分，如多种苷元、香豆精、内酯、黄酮、蒽醌、芳香酸等在水中难溶，故浓缩程度应适宜。若药液浓度太大，经醇沉回收乙醇后，如再进行滤过处理，则成分损失量大。

（2）**加醇的方式** 分次醇沉或以梯度递增方式逐步提高乙醇浓度的方法进行醇沉，有利于除去杂质，减少杂质对有效成分的包裹而被一起沉出损失。应将乙醇慢慢地加入到浓缩药液中，边加边搅拌，使含醇量逐步提高。分次醇沉，每次回收乙醇后再加乙醇调至规定含醇量，可减少乙醇的用量，但操作较麻烦；梯度递增法醇沉，操作较方便，但乙醇用量大。

（3）**醇量的计算** 调药液含醇量达某种浓度时，只能将计算量的乙醇加入到药液中，而用乙醇计直接在含醇的药液中测量的方法是不正确的。分次醇沉时，每次需达到某种含醇量，应通过计算求得。

乙醇计的标准温度为20℃，测量乙醇本身的浓度时，如果温度不是20℃，应作温度校正。根据实验证明，温度每相差1℃，所引起的百分浓度误差为0.4。因此，这个校正值就是温度差与0.4的乘积。可用式6-13求得乙醇本身的浓度。

$$C_实 = C_测 + (20-t) \times 0.4 \qquad (6-13)$$

式中，$C_实$为乙醇的实际浓度（%）；$C_测$为乙醇计测得的浓度（%）；t为测定时乙醇本身的温度。

（4）**冷藏与处理** 加乙醇时药液的温度不能太高，加至所需含醇量后，将容器口盖严，以防乙醇挥发。俟含醇药液慢慢降至室温时，再移至冷库中，于5℃～10℃下静置12～24小时，若含醇药液降温太快，微粒碰撞机会减少，沉淀颗粒较细，难于滤过。俟充分静置冷藏后，先虹吸上清液，可顺利滤过，下层稠液再慢慢抽滤。

水提醇沉淀的方法从20世纪50年代后期起至今被普遍采用，有的甚至把此种工艺视为中药提取纯化的"通则"。然而，中药采用本法纯化处理存在不少值得进一步研究的问题。例如，乙醇沉淀去除的成分是否都是无效杂质；经醇沉处理的液体制剂在保存期间容易产生沉淀或粘壁现象；经醇沉回收乙醇后的药液往往黏性较大，较难浓缩，且其浸膏黏性也大，制粒困难；经醇沉处理的制剂疗效不如未经醇沉处理的制剂疗效好；醇沉处理生产周期长，成本高。因此，在没有充分的理论和实践依据之前，不宜盲目地套用本法。

（二）醇提水沉淀法

本法在中药制药工业中应用也较为普遍。它是先以适宜浓度的乙醇提取中药成分，再用水除去提取液中杂质的方法。其基本原理及操作与水提醇沉淀法基本相同。适于提取药效物质为醇溶性或在醇水中均有较好溶解性的中药，可避免中药中大量淀粉、蛋白质、黏液质等高分子杂质的浸出；水处理又可较方便地将醇提液中的树脂、油脂、色素等杂质沉淀除去。应特别注意，如果药效成分在水中难溶或不溶，则不可采用水沉处理，如厚朴中的厚朴酚、五味子中的五味子甲素均为药效成分，易溶于乙醇而难溶于水，若采用醇提水沉淀法，其水溶液中厚朴酚、五味子甲素的含量甚微，而沉淀物中含量却很高。

（三）盐析法

盐析法是在含某些高分子物质的溶液中加入大量的无机盐，使其溶解度降低沉淀析出，而与其他成分分离的一种方法。主要适用于蛋白质的分离纯化，且不至于使其变性。此外，提取挥发油时，也常用于提高中药蒸馏液中挥发油的含量及蒸馏液中微量挥发油的分离。

1. 基本原理 高浓度的盐才能降低蛋白质的溶解度，并使之沉淀。高浓度的盐之所以能使蛋白质沉淀，其原因有两个：一是使蛋白质分子表面的电荷被中和；二是使蛋白质胶体的水化层脱水，使之易于凝聚沉淀。

2. 常用盐与浓度表示法 盐析常用中性盐有：硫酸铵、硫酸钠、氯化钠等。硫酸铵为盐析时最常用的盐，其盐析能力强，饱和溶液的浓度大，溶解度受温度影响小，不会引起蛋白质明显变性；但是缓冲能力差，浓溶液的 pH 值为 4.5～5.5，使用前有时需用氨水调整pH。

盐析时盐溶液的浓度表示法除用摩尔浓度、百分浓度外，常用"饱和度"。盐的饱和度指该盐的饱和溶液的体积占混合后溶液总体积的百分数。例如，3 体积的含蛋白质溶液，加1 体积饱和盐溶液，该盐的饱和度为 25%。

3. 影响盐析的因素 影响盐析作用的因素很多，除盐的浓度外，还有以下几个方面。

（1）离子强度 盐对蛋白质溶解度的影响，不但和盐离子在溶液中的摩尔浓度（C_i）有关，而且和离子所带电荷或价数（Z_i）有关。理论和实践皆证明，这两个因素以离子强度 $I = 1/2 \sum C_i Z_i^2$ 的关系影响蛋白质的溶解度。离子强度越大，蛋白质的溶解度越小。

（2）氢离子浓度 溶液的 pH 值距蛋白质的等电点越近，蛋白质沉淀所需的中性盐浓度越小。所以实际工作中将盐析与调节蛋白质的等电点相结合应用。

（3）蛋白质浓度 盐析蛋白质时，溶液中蛋白质的浓度对沉淀有双重影响。既影响蛋白质的沉淀极限，又影响其他蛋白质的共沉作用。例如，在沉淀血清球蛋白时，如果将其浓度从 0.5% 递增至 3.0%，则所需硫酸铵的饱和度的最低极限从29% 递减至 24%。由此可知，蛋白质的浓度愈高，所需盐的饱和度极限愈低。但是，蛋白质浓度愈高，其他蛋白质的共沉作用也愈强。所以，当溶液中蛋白质浓度太大时，应进行适当稀释（如可稀释至 2.5%～3.0%）。也就是说，宁可多消耗一些中性盐，也不希望发生严重的共沉作用。

（4）蛋白质性质 各种蛋白质结构与性质不同，盐析沉淀所需的离子强度也不同。例如，血浆中各种蛋白质用硫酸铵盐析时，纤维蛋白原、优球蛋白、拟球蛋白、白蛋白所需硫酸铵的饱和度分别依次为20%、28%～33%、33%～50%、50% 以上。所以通过调节硫酸铵溶液浓度，可达到分离各种蛋白质的目的。

（5）温度 盐析蛋白质时，对温度的要求并不严格。一般可在室温下操作。但当处理某些对温度敏感的蛋白质和酶时，最好在 4℃ 左右进行，并要求操作迅速。

盐析后，滤液或沉淀物中均混入无机离子，可用透析法或离子交换法进行脱盐处理。

盐析法用于挥发油提取时，常用氯化钠，用量一般为 20% ～25%。通常于中药的浸泡水中或蒸馏液中加入一定量的氯化钠，然后蒸馏，可加速挥发油的馏出，提高馏出液（或重蒸馏液）中挥发油的浓度；也可于重蒸馏液中直接加入一定量的氯化钠，使油水更好地分层，以便分离。

（四）酸碱法

酸碱法是针对单体成分的溶解度与酸碱度有关的性质，在溶液中加入适量酸或碱，调节 pH 值至一定范围，使单体成分溶解或析出，以达到分离目的的方法。如生物碱一般不溶于水，加酸后生成生物碱盐而溶于水，再碱化后又重新生成游离生物碱而从水溶液中析出，从而与杂质分离。有时也可用调节浸出液的酸碱度来达到去除杂质的目的，如在浓缩液中加新配制的石灰乳至呈碱性，可使大量的鞣质、蛋白质、黏液质等成分沉淀除去，但也可使酚类、极性色素、酸性树脂、酸性皂苷、某些黄酮苷和蒽醌苷，以及大部分多糖类等成分沉淀析出。因此，应根据纯化目的确定是否选用该法。例如，中药水煎浓缩液中含生物碱或黄酮类药效成分，同时含鞣质、蛋白质等无效物质，可采用该法除去鞣质、蛋白质等杂质。

在中药生产中常用"石硫法"。即在中药水煎浓缩液中加入 20% 石灰乳调至 pH12，使生物碱游离析出，黄酮类与 Ca^{2+} 生成螯合物析出，鞣质为多元酚类化合物，与 Ca^{2+} 也能形成螯合物析出，此时不滤过，继用 20% ～50% 硫酸调 pH5 ～6，使生物碱成盐而溶解，黄酮螯合消除而溶解，而鞣质螯合物不溶解，此时滤过，将鞣质等除去。硫酸调 pH5 ～6，使一部分在 pH12 不能沉淀的蛋白质也一并沉淀除去。

必须注意，"石硫法"在除杂质过程中引入的无机盐含量较高，虽然多余的钙离子可生成硫酸钙而沉淀析出滤除，但仍不宜制备注射液，因使用时易产生疼痛。

（五）其他

1. 大孔树脂 大孔树脂吸附法是利用其多孔结构和选择性吸附功能将中药提取液中的有效成分或有效部位吸附，再经洗脱回收，以除去杂质的一种纯化方法。

大孔吸附树脂（macroporous absorption resin）简称大孔树脂，是近 30 余年来发展起来的一类有机高聚物吸附剂，是吸附树脂的一种，由聚合单体和交联剂、致孔剂、分散剂等添加剂经聚合反应制备而成。聚合物形成后，致孔剂被除去，在树脂中留下了大大小小、形状各异、互相贯通的孔穴，在干燥状态下其内部具有较高的孔隙率，孔径在 100 ～1000nm 之间。国产离子交换树脂命名原则如图 6-24 所示。

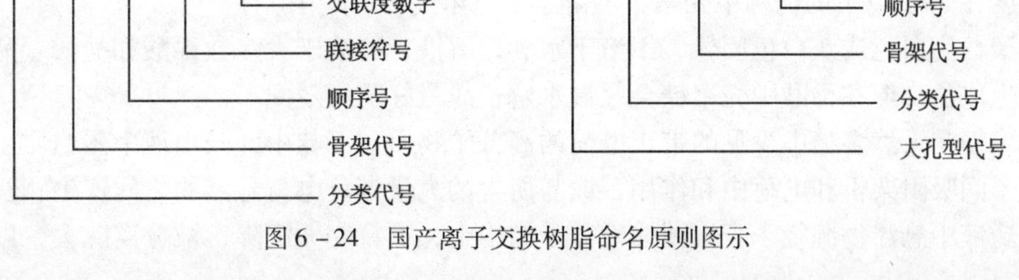

图 6-24 国产离子交换树脂命名原则图示

（1）大孔树脂的性质与吸附原理　　大孔树脂理化性质稳定，不溶于酸、碱及有机溶剂，不受无机盐类及强离子低分子化合物的影响；机械强度高，抗污染能力强，热稳定性好；表面积较大，吸附性能好，交换速度较快；在水溶液和非水溶液中都能使用。大孔树脂是吸附性和筛选性相结合的分离材料，根据有机化合物与其吸附力的不同及化合物分子量的大小，可选择适宜的溶剂将化合物从树脂上洗脱下来，收集，即得纯化品。

（2）大孔树脂纯化处理的特点

①可提高提取物中有效成分的含量。仅从固形物收率看，水煎法收率一般为原中药量的30%左右，水提醇沉法收率一般为原中药量的15%左右，而大孔树脂法仅为原中药量的2%～5%左右。可克服传统中成药"粗、大、黑"的缺点。

②减少固体制剂的吸湿性。水煎液中通常含有大量的糖类、无机盐、黏液质等强吸潮性成分，因大孔树脂不能吸附这些成分而被除去，故用大孔树脂纯化过的提取物制备固体制剂吸湿性小，易于操作和保存。

③无需静置沉淀、浓缩，缩短生产周期，节约生产成本。

④去除重金属污染，提高成品的国际竞争力。

大孔树脂能分离、富集不同母核结构的药物，可用于中药及其复方的分离与纯化。但大孔树脂型号很多，性能用途各异，而中药成分又极其复杂，尤其是中药复方。因此，必须根据其功能主治，分析可能为有效成分或有效部位的类别与性质，根据"相似相溶"的原则，经反复试验选择恰当型号的大孔树脂。

2. 澄清剂　该法是在中药浸出液中加入一定量的澄清剂，利用它们具有可降解某些高分子杂质，降低药液黏度，或能吸附、包合固体微粒等特性来加速药液中悬浮粒子的沉降，经滤过除去沉淀物而获得澄清药液的一种方法。它能较好地保留药液中的有效成分（包括多糖等高分子有效成分），除去杂质，操作简单，澄清剂用量小，能耗低。此法在中药制剂的制备中，主要用于除去药液中粒度较大及有沉淀趋势的悬浮颗粒，以获得澄清的药液。近年来，为克服醇沉法在澄清药液方面的不足，在中药口服液体制剂澄清工艺研究方面，对多种澄清剂进行了大量的研究。

（1）壳聚糖　　壳聚糖（chitosan，简称CTS）是甲壳素（chitin）N-脱乙酰基后的衍生物。对人体无毒性，可生物降解。

壳聚糖为α-氨基-D-葡萄糖通过β-1,4苷键联结而成的直链多糖，其结构式如图6-25所示。N-脱乙酰度在55%～70%是低脱乙酰度壳聚糖，70%～85%是中脱乙酰度壳聚糖，85%～95%是高脱乙酰度壳聚糖，95%～100%是超高脱乙酰度壳聚糖。N-脱乙酰度100%的壳聚糖极难制备。N-脱乙酰度在55%以上者能溶于1%乙酸或1%盐酸中；N-脱乙酰度在50%以下的仍称甲壳素，不溶于上述浓度的稀酸中。

壳聚糖为白色或灰白色固体，不溶于水和碱溶液，可溶于大多数稀酸如盐酸、醋酸、苯甲酸等生成盐，但在稀酸中壳聚糖会缓慢水解，故最好随用随配。

壳聚糖是天然多糖中少见的带正电荷的高分子物质，可与中药浸出液中蛋白质、果胶等发生分子间吸附架桥和电荷中和作用，或与所含的大量带负电荷悬浮物之间产生相互静电作用，使药液中悬浮物缠绕于壳聚糖线性分子结构中，颗粒变大沉降，被分离除去，以得到澄

(A)

(B)

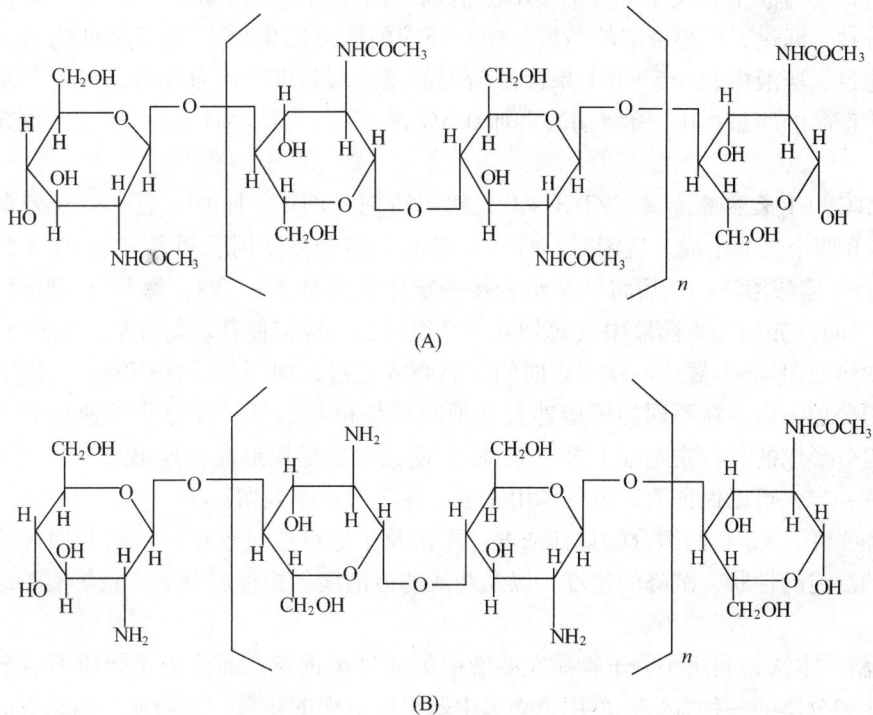

图 6-25　甲壳素与壳聚糖的结构式

（A）甲壳素　　　（B）壳聚糖

清药液。

其操作是取壳聚糖，用 1% 醋酸加热配成 1% 的溶液，备用。取经适当浓缩的中药提取液，加热至一定温度，在搅拌下加入壳聚糖溶液适量，静置一定时间，待沉淀形成后滤过，即得澄清药液。

应用壳聚糖澄清中药提取液时，需注意：①药液的浓度要适当。一般为药液 1ml 含中药 0.5~1g，澄清效果明显，制品色泽透亮，能符合质量要求。②壳聚糖加入量过多对有效成分含量有影响。一般为药液量的 0.03%~0.3%。③不宜用于脂溶性有效成分。如大青叶中的靛玉红，水溶性较小，使用壳聚糖作为絮凝澄清剂，其损失量较大。④处理温度一般为 40℃~50℃。

（2）101 果汁澄清剂　101 果汁澄清剂（主要为变性淀粉）是一种新型的食用果汁澄清剂，无味，无毒，安全，处理中亦不会引入任何杂质，并可随处理后形成的絮状沉淀物一并滤去，饮料工业用于果汁及其他饮料的澄清。近年来，101 果汁澄清剂在用于去除中药提取液中蛋白质、鞣质、色素及果胶等大分子不稳定杂质以达到澄清目的方面，亦获得满意的效果。

101 果汁澄清剂为水溶性胶状物质，因其在水中分散速度较慢，通常配制成 5% 水溶液后使用。配制 101 溶液时，取 101 果汁澄清剂，加蒸馏水至规定量，放置过夜，每间隔一定时间搅拌 1 次，直至溶解，即得。提取液中添加 5%101 溶液的量，一般为 2%~20%。

操作时，于药液中加入一定量的101澄清剂，搅拌均匀，静置一定时间，或于80℃水浴加热数分钟，滤过，即得澄清的药液。中药药液的浓度以生药1.5~2g/ml为宜，太浓不易沉淀和滤过；药液中加入5%101果汁澄清剂的量一般以8%较为合适，量少杂质去除不完全，影响产品的质量；101澄清剂法再加0.5%滑石粉，可以加快沉淀滤过，提高溶液澄清度。

（3）ZTC1+1天然澄清剂　ZTC1+1天然澄清剂（ZTC-Ⅲ型）为一种新型食品添加剂，由A、B两个组分组成。应用时，将A组分和B组分按使用说明书配成1%A的水溶液和1%B的1%醋酸溶液。然后将两个组分按一定比例（如5B∶3A，即药液100ml加1%B 5ml，1%A 3ml）先后加入药液中（每加入一个组分后，搅拌使其均匀分散，加热至60℃~80℃或不加热处理），静置或冷藏一定时间，离心或滤过，即得澄清的药液。其澄清的原理为：第一组分加入后，在不同的可溶性大分子间"架桥"连接，使分子迅速增大，第二组分在第一组分形成的复合物基础上再"架桥"，使絮状物尽快形成，且第二组分的加入量为第一组分的一半，可以保证第二组分作用完全，在溶液中不残留。

实际操作时，A、B两组分的最佳浓度、配比及用量可通过预试，根据其加入待处理药液后形成的沉淀的性状、沉降的速度，以及药液的澄清度、指标成分的含量等实验结果进行确定。

3. 透析　本法是利用小分子物质在溶液中可通过半透膜，而大分子物质不能通过的性质，借以达到分离的一种方法。可用于除去中药提取液中的鞣质、蛋白质、树脂等高分子杂质，也常用于某些具有生物活性的植物多糖的纯化。

透析时，预先对中药提取液进行预处理（如醇沉、离心等），可避免透析时药液中混悬的微粒阻塞半透膜的微孔；加温透析，可提高透析膜（袋）内药物分子的扩散（或运动）速度，从而加速透析过程；保持透析膜外一定的液面，可维持一定的透析时间，使透析达到一定的程度，避免由于液面过小使透析很快即达到动态平衡而增加透析（或换水）的次数，给操作带来麻烦；为保持膜内外有较大的浓度差，不仅要经常更换透析袋外的蒸馏水而且要经常搅拌，使透析袋周围的浓透析液能较快地扩散到袋外的水中而降低膜内的药物浓度。

第七章
中药提取液的浓缩与干燥

学习要求：

1. 掌握影响药液浓缩的因素，常用的浓缩方法、原理及其选用；影响药物干燥的因素，常用的干燥方法、原理及其选用。

2. 熟悉中药常用浓缩、干燥设备的性能及使用保养。

第一节 浓　缩

浓缩通常是在沸腾状态下，经传热过程，利用气化作用，将挥发性大小不同的物质进行分离，从液体中除去溶剂得到浓缩液的工艺操作。是中药制剂原料成型前处理的重要单元操作。中药提取液经浓缩制成一定规格的半成品，或进一步制成成品，或浓缩成过饱和溶液使析出结晶。

在实际生产中，除以水为溶剂提取中药成分外，还经常使用乙醇或其他有机溶剂，故浓缩时必须回收溶剂蒸气，以免污染环境和浪费溶剂，甚至造成危险。因此，浓缩设备与蒸馏设备常常是通用的。

二者目的不同，浓缩只能把不挥发或难挥发性物质与在该温度下具有挥发性的溶剂（如乙醇或水）分离至某种程度，得到具有一定密度的浓缩液，并不以收集挥散的蒸气为目的；而蒸馏是把挥发性不同的物质尽可能彻底分离，并以蒸气再凝结成液体为目的，即必须收集挥散的蒸气。

蒸发是浓缩药液的重要手段，此外，还可以采用反渗透法、超滤法、膜蒸馏法等，使药液浓缩。

一、影响浓缩效率的因素

生产中蒸发浓缩是在沸腾状态下进行的，故不能用自然状态下蒸发公式来解释影响浓缩效率的因素。

沸腾蒸发的效率常以蒸发器的生产强度来表示。即单位时间、单位传热面积上所蒸发的溶剂或水量。可用下式表示：

$$U = \frac{W}{A} = \frac{K \cdot \Delta t_m}{r'} \tag{7-1}$$

式中：U 为蒸发器的生产强度 [kg/（m²·h）]；W 为蒸发量（kg/h）；A 为蒸发器的传热面积（m²）；K 为蒸发器传热总系数 [kJ/（m²·h·℃）]；Δt_m 为加热蒸气的饱和温度与

溶液沸点之差（℃）；r'为二次蒸气的气化潜能（kJ/kg）。

由上式可以看出，生产强度与传热温度差及传热系数成正比，与二次蒸气的气化潜能成反比。

（一）传热温度差（Δt_m）的影响

依照分子运动学说，气化是由于获得了足够的热能，使分子振动能力超过了分子间内聚力而产生的。因此，在蒸发过程中必须不断地向料液供给热能。良好的传导传热也必须有一定的 Δt_m。

提高加热蒸气的压力可以提高 Δt_m，但是，不适当地提高 Δt_m 可能导致热敏性成分破坏，也不经济。借助减压方法适当降低冷凝器中二次蒸气的压力，可降低料液的沸点和提高 Δt_m，且可及时移去蒸发器中的二次蒸气，有利于蒸发过程顺利进行。

但是，Δt_m 的提高也应有一定的限度。因为要维持冷凝器中二次蒸气过低的压力，则真空度过高，既不经济，也易因料液沸点降低而引起黏度增加，使传热系数（K）降低。

蒸发操作过程中，随着蒸发时间的延长，料液浓度增加，其沸点逐渐升高，会使 Δt_m 逐渐变小，蒸发速率变慢。

在蒸发过程中还需要控制适宜的液层深度。因为下部料液所受的压力（液柱静压头）比液面处高，相应地下部料液的沸点就高于液面处料液的沸点，形成由于液柱静压头引起的沸点升高。沸腾蒸发可以改善液柱静压头的影响。一般不宜过度加深液层的深度。

（二）传热系数（K）的影响

提高 K 值是提高蒸发器效率的主要因素

$$K = \frac{1}{\dfrac{1}{\alpha_0} + \dfrac{1}{\alpha_i} + R_W + R_S} \tag{7-2}$$

式中：α_0 为管间蒸气冷凝传热膜系数 [kJ/（m²·h·℃）]；α_i 为管内料液沸腾传热膜系数 [kJ/（m²·h·℃）]；R_W 为管壁热阻1/[kJ/（m²·h·℃）]；R_S 为管内垢层热阻1/[kJ/（m²·h·℃）]。

由传热原理可知，增大 K 的主要途径是减少各部分的热阻。通常管壁热阻（R_W）很小，可略去不计；在一般情况下，蒸气冷凝的热阻在总热阻中占的比例不大，但操作中应注意对不凝性气体的排除，否则，其热阻也会增大。管内料液侧的垢层热阻（R_S），在许多情况下是影响的重要因素，尤其是处理易结垢或结晶的料液时，往往很快就在传热面上形成垢层，致使传热速率降低。为了减少垢层热阻（R_S），除了要加强搅拌和定期除垢外，还可以从设备结构上改进。

不易结垢或结晶的料液蒸发时，影响 K 的主要因素是管内料液沸腾传热膜系数（α_i）。实验证明，对自然循环蒸发器，在垂直管内沿管长方向各部分的传热情况也不相同，一般可分3个区域：即饱和蒸气区、沸腾区、预热区。如图7-1所示为自然循环蒸发器管内沸腾示意图。在沸腾区中膜状流动段，其传热膜系数（α_i）最大，而预热区和饱和蒸气区最小。所以，要提高 α_i，应使沸腾区，尤其是其中的膜状流动段尽可能地扩大，而相对地缩短预热区和饱和蒸气区，这就要求料液在管内的液面要有一定的高度，能形成良好的循环，具有适宜的循环速度，此时 α_i 最大。

液面过低不能造成循环，若过高则加热管下部受静压力过大，扩大了预热区而使 α_i 降低。对于单程型升膜式蒸发器，为了缩短预热区，提高 α_i 和维持操作的稳定，应将料液预热后进入蒸发器。同样，降膜式、刮板式薄膜蒸发器，也是利用料液预热至沸点后进入蒸发器，使其作膜状快速流动，而具有很大的 α_i 值，从而提高蒸发效率。

二、浓缩方法与设备

由于中药提取液有的稀，有的黏；有的对热较稳定，有的对热极敏感；有的蒸发浓缩时易产生泡沫；有的易结晶；有的需浓缩至高密度；有的浓缩时需同时回收挥散的蒸气。所以，必须根据中药提取液的性质与蒸发浓缩的要求，选择适宜的蒸发浓缩方法与设备。

（一）常压蒸发

常压蒸发是料液在一个大气压下进行蒸发的方法，又称常压浓缩。若待浓缩料液中的有效成分是耐热的，而溶剂又无燃烧性，无毒害，无经济价值，可用此法进行浓缩。

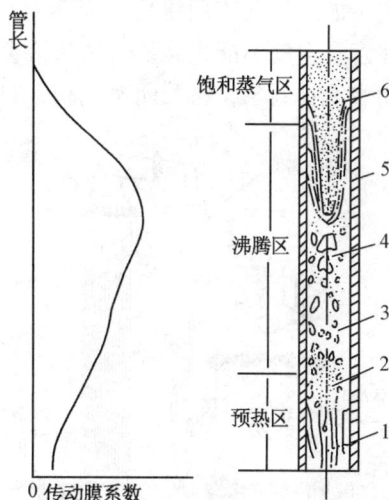

图 7-1　自然循环蒸发器管内沸腾示意图
1.自然对流段　2.壁面生成气泡段　3.乳化段
4.转变段　5.膜状流动段　6.蒸气流动段

常压浓缩，若以水为溶剂的提取液多采用敞口倾倒式夹层蒸发锅；热敏性有效成分破坏较多，故最好不采用；若是乙醇等有机溶剂的提取液，应采用蒸馏装置。可先采用外循环式蒸发器作常压浓缩，制成流浸膏后，再作减压浓缩，这样较直接用减压浓缩，乙醇的损耗量少，且可保证制品质量。

（二）减压蒸发

减压蒸发是在密闭的容器内，抽真空降低内部压力，使料液的沸点降低而进行蒸发的方法，又称减压浓缩。其能防止或减少热敏性物质的分解；增大传热温度差（Δt_m），强化蒸发操作；并能不断地排除溶剂蒸气，有利于蒸发顺利进行；同时，沸点降低，可利用低压蒸气或废气加热。但是，料液沸点降低，其气化潜热随之增大，即减压蒸发比常压蒸发消耗的加热蒸气的量要多。尽管如此，由于其优点较多，为了回收有机溶剂或其他目的，应用较普遍。

在实际生产中，减压浓缩与减压蒸馏所用设备往往是通用的，如图 7-2 所示为减压蒸馏装置，又称减压浓缩装置。料液需回收溶剂时多采用此种减压蒸馏装置。

使用时先开启真空泵，抽出蒸发锅内部分空气，将待浓缩液自进料口吸入，打开蒸气阀门，通入蒸气加热；再开启废气阀，放出夹层内冷凝水，关闭；继续通入蒸气，保持锅内料液适度沸腾状态，待浓缩液产生的蒸气（如乙醇蒸气等）经气液分离器分离后，进入冷凝器，冷凝液流入接受器中。蒸馏完毕，先关闭真空泵，打开放气阀，恢复常压后，放出浓缩液。

对于以水为溶剂提取的药液，目前许多药厂使用真空浓缩罐进行浓缩，如图 7-3 所示。使用时先将罐内各部分洗干净，然后通入蒸气进行罐内消毒，开出料阀及放气阀，使空气逸出，然后关闭两个阀门。开启水流抽气泵抽真空，真空度达 0.08MPa 左右时，抽入药液，至浸没加热管后，停止抽液，通入蒸气加热。料液受热后产生的二次蒸气进入气液分离器，其中夹带的液体又流回罐内，而蒸气经水流抽气泵抽入冷却水池中，这样就形成了减压浓缩。注意真空度不能太高，否则料液会随二次蒸气进入水流抽气泵，造成损失。浓缩完毕，先关闭水流抽气泵，再关闭蒸气阀，打开放气阀，恢复常压后，打开出料阀，放出浓缩液。

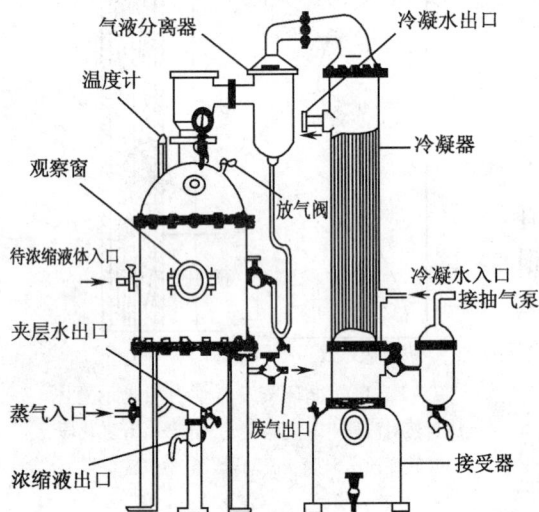

图 7-2 减压蒸馏装置

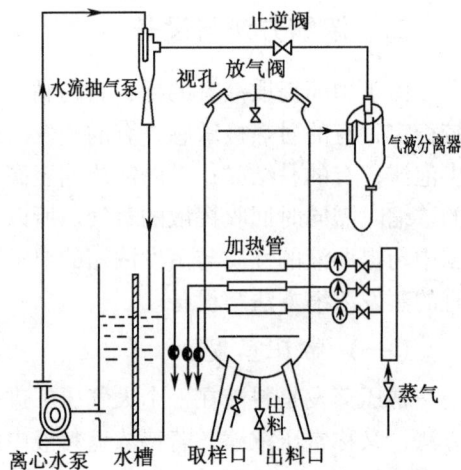

图 7-3 真空浓缩罐

（三）薄膜蒸发

薄膜蒸发是使料液在蒸发时形成薄膜，增加气化表面进行蒸发的方法，又称薄膜浓缩。其特点是蒸发速度快，受热时间短；不受料液静压和过热影响，成分不易被破坏；可在常压或减压下连续操作；能将溶剂回收重复利用。

薄膜蒸发的进行方式有两种：一是使液膜快速流过加热面进行蒸发。另一是使药液剧烈地沸腾使产生大量泡沫，以泡沫的内外表面为蒸发面进行蒸发。前者在短暂的时间内能达到最大蒸发量，但蒸发速度与热量供应间的平衡较难掌握，料液变稠后易粘附在加热面上，加大热阻，影响蒸发，故较少使用。后者目前使用较多，一般采用流量计控制液体流速，以维持液面恒定，否则也易发生前者的弊端。

薄膜浓缩常用的设备有以下几种：

1. 升膜式蒸发器 图 7-4 所示为常用的升膜式蒸发器。其加热室的管束很长，而加热室中的液面维持较低，适用于蒸发量较大、有热敏性、黏度不大于

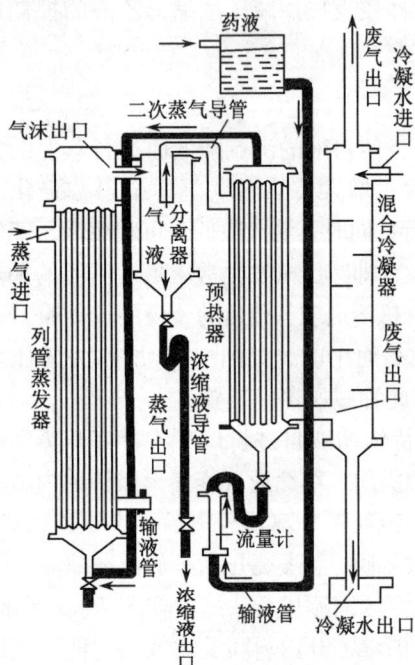

图 7-4 升膜式蒸发器

0.05 Pa·s，以及易产生泡沫的料液。高黏度、有结晶析出或易结垢的料液不宜选用。

操作时，待浓缩液经输液管，通过流量计，先进入预热器，自预热器上部流出，经列管蒸发器底部进入蒸发器，被蒸气加热后，立即沸腾气化，形成大量泡沫，生成的泡沫及二次蒸气沿加热管高速上升，一般为 20～50 m/s，减压下可达 100～160 m/s 或更高。料液在呈膜状高速上升的过程中，以泡沫的内外表面为蒸发面迅速蒸发。泡沫与二次蒸气的混合物自气沫出口进入气液分离器中，此时气沫分离为二次蒸气与浓缩液，浓缩液经连接于分离器下口的导管流入接受器中，收集。二次蒸气自导管进入预热器的夹层中供预热料液之用。多余的废气则进入混合冷凝器冷凝后，自冷凝水出口流出，未经冷凝的废气自冷凝器顶端排出。中药提取液经此种薄膜蒸发器处理，一般可浓缩至相对密度 1.05～1.10 左右。

2. 降膜式蒸发器　图 7-5 所示为降膜式蒸发器。它与升膜式蒸发器的区别是料液由蒸发器的顶部加入，被蒸发的料液在重力作用及蒸气的拉拽作用下，沿管内壁呈膜状下降，在下降过程中被蒸发浓缩，气液混合物流至底部，进入分离器，浓缩液由分离器底部放出。为保证料液呈膜状沿加热管内壁下降，在每根加热管顶部必须装设降膜分布器。降膜式蒸发器适用于蒸发浓度较高、黏度较大、蒸发量较小的料液，对热敏性料液的蒸发，降膜式较升膜式更为有利。不适用于蒸发易结晶或易结垢的料液。

3. 刮板式薄膜蒸发器　它是一种利用高速旋转的刮板转子，将料液分布成均匀的薄膜而进行蒸发的一种高效浓缩设备。

其结构主要是在一个直立的夹套圆筒加热器内安装有快速（每分钟 300 转以上）旋转的叶片（刮

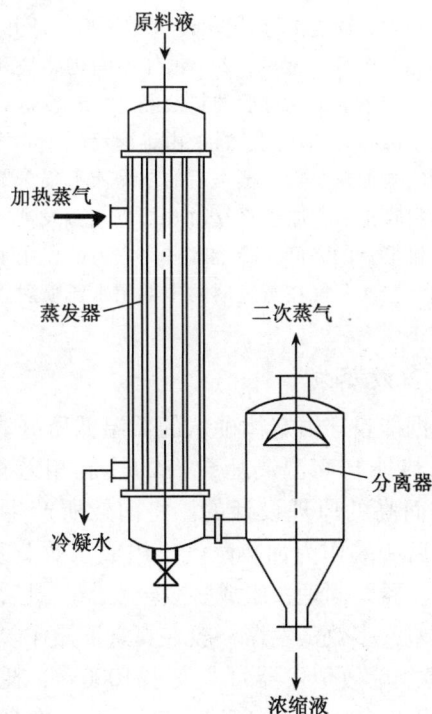

图 7-5　降膜式蒸发器

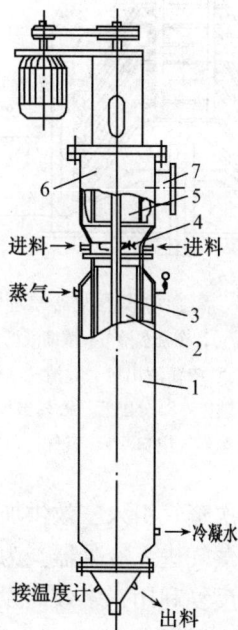

图 7-6　刮板式蒸发器
1.器体　2.刮板　3.轴　4.进料分配器
5.除沫器　6.气液分离器　7.二次蒸气出口

板）。刮板有固定式及滑动式两种。固定式刮板系将刮板固定于旋转轴上，刮板外缘与筒体内壁的间隙一般为 0.8～2.5mm；滑动式刮板靠轴旋转时产生的离心力使刮板与加热面内壁接触，液膜厚度与料液黏度及转速有关，可达 0.03mm。

图 7 – 6 所示为固定式刮板薄膜蒸发器示意图。料液由蒸发器上部经进料管、分液盘流入器内。在离心力、重力及旋转刮板刮动下，料液在筒体内壁形成旋转下降的薄膜，在布膜过程中同时被蒸发浓缩。浓缩液由底部侧面出料口，借高速转动叶片的离心力甩出。二次蒸气经上部分离器排出。

刮板式薄膜蒸发器在真空条件下操作（真空度约 90kPa），且料液在加热区停留时间短，故适于高黏度的热敏性物料蒸发浓缩。有的采用了离心式滑动沟槽转子，除了可强化传热外，操作过程不易起泡和结垢，故适用于易起泡沫、易结垢料液的浓缩。

将刮板式薄膜蒸发器串联在升膜式或降膜式蒸发器之后，可使较稀的中药提取液浓缩至 100 Pa·s 以上。其缺点是结构复杂，动力消耗较大，单位体积的传热面小。

4. 离心式薄膜蒸发器　它是一种综合了离心分离和薄膜蒸发二种原理的新型高效蒸发设备。将料液加到锥形盘的传热面中央，借高速旋转的离心力将其分散成厚度为 0.05～1mm 的薄膜进行蒸发。其特点是液膜厚度薄，传热系数高，设备体积小，蒸发强度大，浓缩比高，物料受热时间短（约 1 秒），不易起泡和结垢，蒸发室便于拆洗等。适用于高热敏性物料的蒸发浓缩。如中药提取液、维生素、抗生素、脏器生化制品及食品等。其缺点是结构复杂，价格较高。

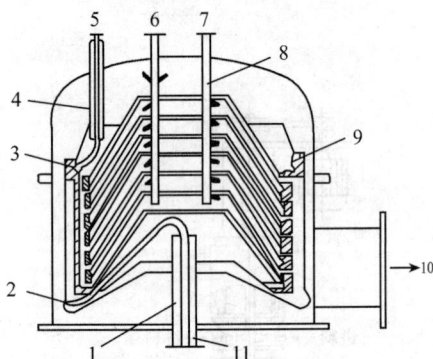

图 7 – 7　离心薄膜蒸发器原理图
1.冷凝水管　2.冷凝水槽　3.浓缩液汇集管
4.出料管　5.浓缩液出口　6.清洗水进口
7.物料进口　8.分配管　9.转鼓
10.二次蒸气出口　11.蒸气进口

图 7 – 7 所示为离心薄膜蒸发器原理图，加热面为六组固定于转鼓并随空心轴旋转的锥形盘。每组锥形盘是由上下 2 个不锈钢锥体和 1 个环组成的，2 个锥体中间走蒸气和冷凝水，外壁走料液，用泵将滤过后的料液经进料管输送到锥形盘的中央，由于离心力的作用，料液由锥形盘的中心均匀地流至外沿，同时被加热蒸发，蒸发后的浓缩液汇集于蒸发器的外侧，经出料管排出。加热蒸气由底部进入蒸发器，经边缘的小孔进入锥形盘的空间，冷凝水在离心力的作用下经边缘的小孔流出。二次蒸气在蒸发器的中部用水流喷射泵抽真空引出。

（四）多效蒸发

它是根据能量守恒定律确认的低温低压（真空）蒸气含有的热能与高温高压含有的热能相差很小，而气化热反而高的原理设计的。将前效所产生的二次蒸气引入后一效作为加热蒸气，组成双效蒸发器。将二效的二次蒸气引入三效供加热用，组成三效蒸发器。同理，组成多效蒸发器。最后一效引出的二次蒸气进入冷凝器。为了维持一定的温度差，多效蒸发器一般在真空下操作。由于二次蒸气的反复利用，多效蒸发器是节能型蒸发器。单效蒸发器每蒸发水 1000kg，耗蒸气 1053kg，耗冷凝用水 38000kg；而三效蒸发器每蒸发水 1000kg，耗蒸气 376kg，耗冷凝用水 12200kg。

多效蒸发器的类型，按加料方式可分为 4 种，如图 7 – 8 所示；按热循环方式可分为内热循环式与外热循环式 2 种。

1. 顺流式 又称并流式，料液与加热蒸气走向一致，随着浓缩液稠度逐渐增大，蒸气温度逐渐降低。适用于随温度的降低黏度增高不太大，或随浓度增大热敏性增加，温度高溶解度反而变小的料液。

2. 逆流式 料液与加热蒸气走向相反，随着加热蒸气温度逐渐升高，浓缩液稠度逐渐增大。适用于顺流式相反的情况。

3. 平流式 也有的称并流式，料液与加热蒸气走向一致，料液分别通过各效蒸发器。适用于从各效易于析出结晶的料液。

4. 错流式 兼具顺流与逆流的特点。料液走向是先进入二效，流向三效，再反向流入一效。加热蒸气由一效顺次走向三效，料液最后浓缩温度高。

5. 内热循环式 该蒸发器在制糖业和部分大化工生产中已使用多年。由于泡沫多，易跑料液，产量较小的医药、食品、化工生产中未能采用。

6. 外热循环式 采用了特殊结构，使浓缩时料液温度低于沸点 $0.5℃ \sim 1.0℃$，液体内部不蒸发，不产生气泡，故不产生泡沫。即使由于操作不善，真空度突然上升引起泡沫时，由于采用了特殊结构，使料液喷射，沿器壁将泡沫扫掉，不致引起跑料。但该设备不能制得相对密度为 1.4 的中药浸膏。为了满足生产的需要，有人研制了"组合式中药液真空浓缩锅"和"双效组合式真空浓缩锅"，并获得国家专利。

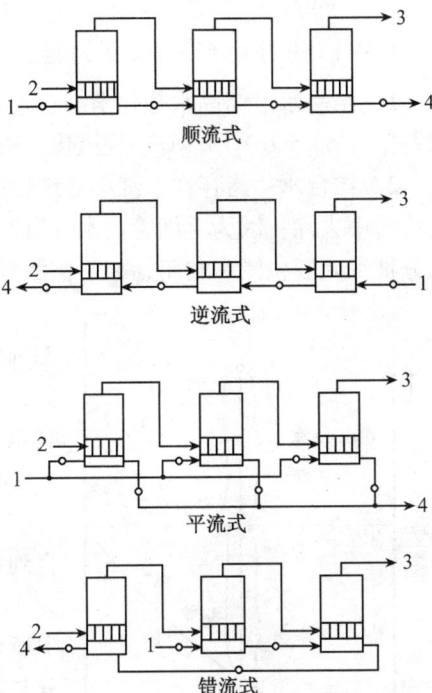

图 7－8 多效蒸发器流程示意图
1.料液 2.加热蒸气 3.蒸气 4.浓缩液

第二节 干 燥

干燥是利用热能除去含湿的固体物质或膏状物中所含的水分或其他溶剂，获得干燥物品的工艺操作。在药剂生产中，新鲜中药除水，原辅料除湿，以及水丸、片剂、颗粒剂等制备过程中均用到干燥。干燥的好坏，将直接影响到中药的内在质量。中药制剂目前采用的干燥设备有滚筒式干燥器、烘箱、喷雾干燥器、沸腾干燥器、减压干燥器及微波干燥器等。这些设备分别用于中药半成品的干燥，如药液和浸膏等的干燥；或者用于成品的干燥，如颗粒剂和片剂等的干燥。近些年来，喷雾干燥法在微胶囊、中药胶剂等新制剂方面的开发应用正受到人们的注目。喷雾通气冻干新技术以及一些国际上新型干燥设备的引入，必将能改善中药制剂生产工艺，提高中药生产的技术水平，进而提高中药制剂的内在质量。

一、干燥的基本原理

（一）物料中所含水分的性质

1. 结晶水　结晶水是化学结合水，一般用风化方法去除，在药剂学中不视为干燥过程。如芒硝（$Na_2SO_4 \cdot 10H_2O$）经风化，失去结晶水而成玄明粉（Na_2SO_4）。

2. 结合水　指存在于细小毛细管中的水分和渗透到物料细胞中的水分。此种水分难以从物料中去除。因为毛细管内水分所产生的蒸气压较同温度时水的蒸气压低；物料细胞中的水分被细胞膜包围和封闭，如不扩散到膜外，则不易蒸发去除。

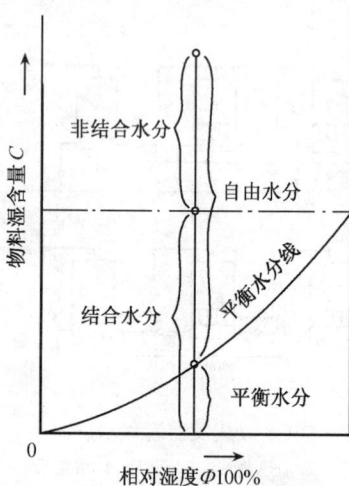

图 7 - 9　固体物料中所含水分相互关系示意图

3. 非结合水　指存在于物料表面的润湿水分；粗大毛细管中水分和物料孔隙中水分。此种水分与物料结合力弱，易于去除。因为它所产生的蒸气压等于同温度水的蒸气压。

4. 平衡水分与自由水分　某物料与一定温度、湿度的空气相接触时，将会发生排除水分或吸收水分的过程，直到物料表面所产生的蒸气压与空气中的水蒸气分压相等为止，物料中的水分与空气处于动态平衡状态，此时物料中所含的水分称为该空气状态下物料的平衡水分。平衡水分与物料的种类、空气的状态有关。物料不同，在同一空气状态下的平衡水分不同；同一种物料，在不同的空气状态下的平衡水分也不同。

物料中所含的总水分为自由水分与平衡水分之和，在干燥过程中可以除去的水分只能是自由水分（包括全部非结合水和部分结合水），不能除去平衡水分。如图 7 - 9 所示。干燥效率不仅与物料中所含水分的性质有关，而且还决定于干燥速率。

（二）干燥速率与干燥速率曲线

干燥速率是指在单位时间内，在单位干燥面积上被干燥物料中水分的气化量。可用下式微分形式表示：

$$U = \frac{dw'}{sdt} \tag{7-3}$$

式中，U 为干燥速率 [kg/($m^2 \cdot s$)]；s 为干燥面积（m^2）；w' 为气化水分量（kg）；t 为干燥时间（s）。

物料干燥过程是被气化的水分连续进行内部扩散和表面气化的过程，所以，干燥速率取决于内部扩散和表面气化速率，可以用干燥速率曲线来说明。图 7 - 10 所示，为干燥介质状态恒定时典型的干燥速率曲线，其横坐标为物料的湿含量 C，纵坐标为干燥速率 U。从干燥曲线可以看出，干燥过程明显地分成两个阶段，等速阶段和降速阶段。在等速阶段，干燥速率与物料湿含量无关。在降速阶段，干燥速率近似地与物料湿含量成正比。干燥曲线的折点所示的物料湿含量是临界湿含量 C_0，与横轴交点所示的物料湿含量是平衡水分 $C_平$。因此，当物料湿含量大于 C_0 时，干燥过程属于等速阶段；当物料湿含量小于 C_0 时，干燥过程属于降速阶段。

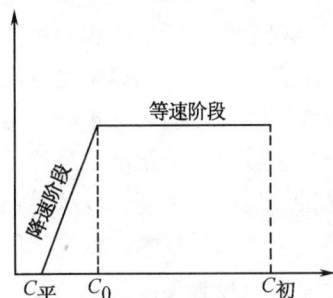

图 7 - 10　干燥速率曲线

高速阶段在干燥的初期，由于水分从物料内部扩散速率大于表面气化速率，物料表面停留有一层非结合水，此时水分的蒸气压恒定，表面气化的推动力保持不变，因而干燥速率主要取决于表面气化速率，所以出现等速阶段。此阶段又称为表面气化控制阶段。凡能影响表面气化速率的因素都可以影响等速阶段的干燥。例如：干燥介质的温度、湿度、流动情况等。实践证明，空气流速增大，则干燥速率加快。

当干燥进行到一定程度（C_0），由于物料内部水分的扩散速率小于表面气化速率，物料表面没有足够的水分满足表面气化的需要，所以干燥速率逐渐降低了，出现降速阶段。此阶段又称为内部迁移控制阶段。

干燥速率主要与内部扩散有关。因此，物料的厚度、干燥的温度等可影响降速阶段的干燥。此时热空气的流速、相对湿度等已不是主要因素。实践证明，某些物料在降速阶段，由于内部扩散速率太小，物料表面就会迅速干燥，而引起表面呈现假干现象或龟裂现象，不利于继续干燥。为了防止此种现象的发生，必须采取降低表面气化速率的措施。如利用"废气循环"，使部分潮湿空气回到干燥室中。

二、影响干燥的因素

（一）被干燥物料的性质

这是影响干燥速率的最主要因素。湿物料的形状、大小及料层的厚薄、水分的结合方式都会影响干燥速率。一般说来，物料呈结晶状、颗粒状、堆积薄者，较粉末状及膏状、堆积厚者干燥速率快。

（二）干燥介质的温度、湿度与流速

在适当范围内，提高空气的温度，可使物料表面的温度也相应提高，会加快蒸发速度，有利于干燥。但应根据物料的性质选择适宜的干燥温度，以防止某些热敏性成分被破坏。空气的相对湿度越低，干燥速率越大。降低有限空间的相对湿度可提高干燥效率。实际生产中常采用生石灰、硅胶等吸湿剂吸除空间水蒸气，或采用排风、鼓风装置等更新空间气流。

空气的流速越大，干燥速率越快。但空气的流速对降速干燥阶段几乎无影响。这是因为提高空气的流速，可以减小气膜厚度，降低表面气化的阻力，从而提高等速阶段的干燥速率。而空气流速对内部扩散无影响，故与降速阶段的干燥速率无关。

（三）干燥速度与干燥方法

在干燥过程中，首先是物料表面液体的蒸发，然后是内部液体逐渐扩散到表面继续蒸发，直至干燥完全。当干燥速度过快时，物料表面的蒸发速度大大超过内部液体扩散到物料

表面的速度，致使表面粉粒黏着，甚至熔化结壳，从而阻碍了内部水分的扩散和蒸发，形成假干燥现象。假干燥的物料不能很好地保存，也不利于继续制备操作。

干燥方式与干燥速率也有较大关系。若采用静态干燥法，则温度只能逐渐升高，以使物料内部液体慢慢向表面扩散，源源不断地蒸发。否则，物料易出现结壳，形成假干现象。动态干燥法颗粒处于跳动、悬浮状态，可大大增加其暴露面积，有利于提高干燥效率。但必须及时供给足够的热能，以满足蒸发和降低干燥空间相对湿度的需要。沸腾干燥、喷雾干燥由于采用了流态化技术，且先将气流本身进行干燥或预热，使空间相对湿度降低，温度升高，故干燥效率显著提高。

（四）压力

压力与蒸发量成反比。因而减压是改善蒸发，加快干燥的有效措施。真空干燥能降低干燥温度，加快蒸发速度，提高干燥效率，且产品疏松易碎，质量稳定。

三、干燥方法与设备

在制药工业中，由于被干燥物料的形状是多种多样的，有颗粒状、粉末状及丸状固体，也有浆状（如中药浓缩液）、膏状（如流浸膏）流体；物料的性质各不相同，如热敏性、酸碱性、黏性、易燃性等；对干燥产品的要求也各有差异，如含水量、形状、粒度、溶解性及卫生要求等；生产规模及生产能力各不相同。因此，采用的干燥方法与设备也是多种多样的。下面重点介绍制药工业中最常用的几种干燥方法与设备类型。

（一）烘干法

烘干法是将湿物料摊放在烘盘内，利用热的干燥气流使湿物料水分气化进行干燥的一种方法。由于物料处于静止状态，所以干燥速度较慢。常用的有烘箱和烘房。

1. 烘箱 又称干燥箱，适用于各类物料的干燥或干热灭菌，小批量生产。由于是间歇式操作，向箱中装料时热量损失较大，若无鼓风装置，则上下层温差较大，应经常将烘盘上下对调位置。

为了获得更好的效能，烘箱的自然气流改为强制气流——在烘箱上装备鼓风装置，如图7-11所示。待干燥的物质放在隔板上干燥，自入口进入经鼓风机送来的空气在加热器加热。干燥室用隔板隔成交叉的五层，热空气依箭头所示的路线通过，先从加热器的上部预热后，通过上层到达加热器上部被第二次预热，再从第二层流向加热器的中部被第三次预热，以后依次流过各层，经过几次的干燥及预热过程，最后自出口排出。排出的热湿空气如未饱和时，仍有部分利用的价值，可利用气流调节器使其一部分回入进气道与新鲜空气混合后再被利用。在物料干燥的最后阶段（降速阶段），如果干燥室内湿度太低，致使物料出现假干现象，可调节气流调节器的蝶形阀，使部分湿热空气返回到干燥室中，保证被干燥物料内外干燥程度一致。

2. 烘房 烘房为供大量生产用的烘箱，其结构原理与烘箱一致，但由于容量加大，在设计上更应注意温度、气流路线及流速等因素间的相互影响，以保证干燥效率。图7-12所示，为比较实用的一种烘房结构示意图。

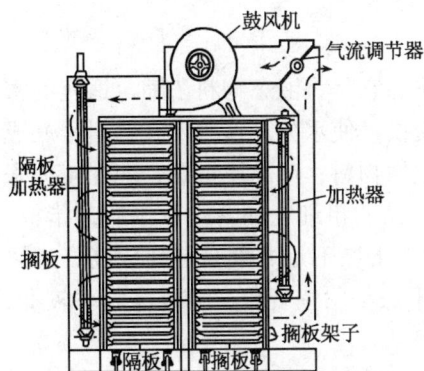

图 7 - 11　有鼓风装置的干燥箱

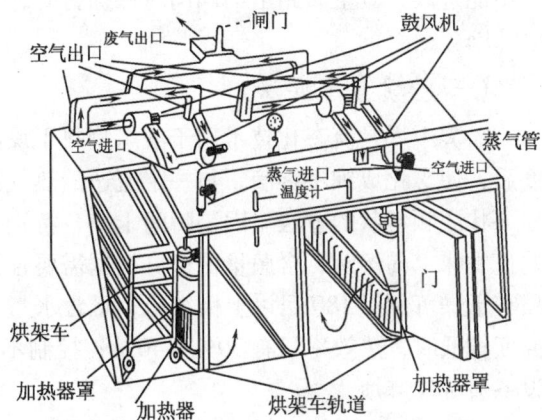

图 7 - 12　烘房示意图

操作时先将待干燥的物料置烘架车上送入烘房，打开废水排出开关和蒸气加热开关排出废水，关闭烘房门，进行加热，打开鼓风机使空气在烘房内循环加热 1.5 ~ 2 小时，停止鼓风，然后打开闸门，使烘房内湿空气自然排出。5 ~ 10 分钟后，关闭闸门，再开鼓风机继续循环加热。如此反复操作，直至物料干燥。关闭鼓风机及蒸气进口开关，取出物料。此种烘房结构占地面积小，物料上下受热均匀，温度可达 106℃ 左右，且温度高低可用蒸气开关调节。

（二）减压干燥法

减压干燥又称真空干燥。它是在密闭的容器中抽去空气减压而进行干燥的一种方法。其特点是适于热敏性物料，或高温下易氧化，或排出的气体有使用价值、有毒害、有燃烧性等物料；干燥的温度低，干燥速度快；减少了物料与空气的接触机会，避免污染或氧化变质；产品呈松脆的海绵状，易于粉碎；挥发性液体可以回收利用。但生产能力小，间歇操作，劳动强度大。

如图 7 - 13 所示为减压干燥器，由干燥柜、冷凝器与冷凝液收集器、真空泵三部分组成。将湿物料置浅盘内，放到干燥柜的搁板上，加热蒸气由蒸气入口引入，通入夹层搁板内，冷凝水自干燥箱下部出口流出。冷凝液收集器分为上下两部，上与冷凝器连接，并通过侧口与真空泵相连接，上部与下部之间用导管与阀相通。当蒸发干燥进行时，将阀门开启，冷凝液可直接流入收集器的下部，收集满后，关闭阀门使上部与下部隔离，打开放气阀门恢复常压，冷凝液经冷凝水出口放出，使操作连续进行。

浸膏等黏稠物料干燥时，装盘量不能太多，以免起泡溢出盘外，污染干燥器，浪费物料。同时应控制真空

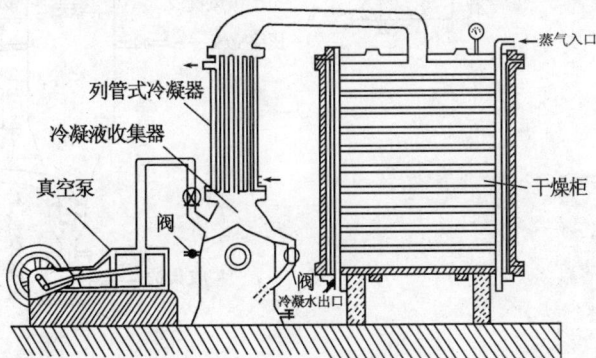

图 7 - 13　减压干燥器示意图

度不能过高，真空管路上的阀门应徐徐打开，否则也易发生起泡现象。一般真空度为 3.3 ~ 6.6kPa。

（三）喷雾干燥法

喷雾干燥是流态化技术用于液态物料干燥的较好方法。它是将液态物料浓缩至适宜的密度后，使雾化成细小雾滴，与一定流速的热气流进行热交换，使水分迅速蒸发，物料干燥成粉末状或颗粒状的方法。因是瞬间干燥，特别适用于热敏性物料；产品质量好，能保持原来的色香味，易溶解，含菌量低；可根据需要控制和调节产品的粗细度和含水量等质量指标。喷雾干燥可制得 180 目以上极细粉，且含水量≤5%。喷雾干燥不足之处是能耗较高，进风温度较低时，热效率只有 30% ~ 40%；控制不当常出现干燥物附壁现象，且成品收率较低；设备清洗较麻烦。

喷雾干燥已广泛应用于制药工业、食品工业与塑料、洗涤剂、染料和陶瓷等其他工业领域。目前有利用喷雾干燥制备微囊的报道，它是将心料混悬在衣料的溶液中，经离心喷雾器将其喷入热气流中，所得的产品系衣料包心料而成的微囊；将中药胶剂改用喷雾干燥法直接制得颗粒状胶剂，较传统块状胶工艺省去了胶汁浓缩、凝胶、切胶、晾胶等工序，大大缩短了生产周期，防止了污染，且生产不受季节限制，挥发性碱性物质的含量降低。

喷雾干燥的效果取决于所喷雾滴直径。雾滴直径与雾化器类型及操作条件有关。当雾滴直径为 $10\mu m$ 左右时，每升料液所成的液滴数可达 1.91×10^{12}，其总表面积可达 $400 ~ 600m^2$。因表面积很大，传热传质迅速，水分蒸发极快，干燥时间一般只需零点几秒至十几秒钟，故具瞬间干燥的特点。同时，在干燥过程中，雾滴表面有水饱和，雾滴温度大致等于热空气的湿球温度，一般约为 50℃ 左右，故特别适用于热敏性物料，制品质量好。此外，干燥后的制品多为松脆的颗粒或粉粒，溶解性能好，对改善某些制剂的溶出速度具有良好的作用。

图 7-14 所示为一种喷雾干燥装置示意图。药液自导管经流量计至喷头后，进入喷头的压缩空气 $[(39.23 ~ 49.04) \times 10^4 Pa$，即 $4 ~ 5kg/cm^2]$ 将药液自喷头经涡流器利用离心力增速成雾滴喷入干燥室，再与热气流混合进行热交换后很快即被干燥。当开动鼓风机后，空气经滤过器、预热器加热至 280℃ 左右

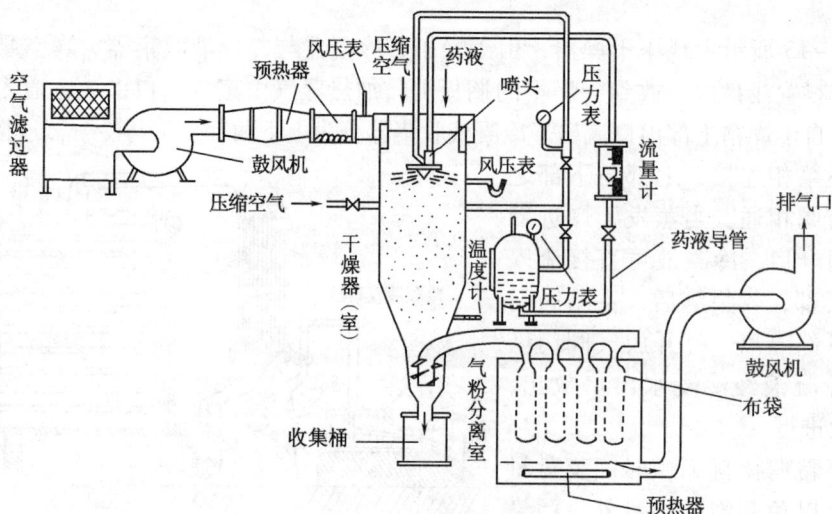

图 7-14 喷雾干燥示意图

后，自干燥室上部沿切线方向进入干燥室，干燥室内一般保持在120℃以下，已干燥的细粉落入收集桶内，部分干燥的粉末随热空气流进入分离室后捕集于布袋中，热废气自排气口排出。

喷雾器是喷雾干燥设备的关键组成部分，它影响到产品的质量和能量消耗。常用喷雾器有三种类型：①压力式喷雾器；②气流式喷雾器；③离心式喷雾器。目前我国较普遍采用的是压力式喷雾器，它适用于黏性药液，动力消耗较小，但需附有高压液泵将料液压至2020~20200kPa（20~200atm）后通入喷嘴，喷嘴内有螺旋室，料液在其中高速旋转，然后从出口的小孔处呈雾状喷出。气流式喷雾器结构简单，适用于任何黏度或稍带固体的料液，但需在151.96~607.8kPa（1.5~6atm）压缩空气流的推动下，使料液随气流通过喷嘴（由3个同心套管组成）时呈雾状喷出。离心式喷雾器适用于高黏度或带固体颗粒料液的干燥。它是利用高速旋转的离心盘（每分钟4000~20000转）将注于其上的料液从盘边缘甩出而成雾状。其动力消耗介于压力式和气流式之间，但造价较高。

热空气与料液在干燥室内流向可分为3种类型：①并流型。气液两相同方向流动，有的向下并流，有的向上并流，前者应用较多。可采用温度较高的热风，适用于热敏性物料的干燥。②逆流型。气液两相作方向相反的流动，雾滴悬浮时间长，成品水分较低，适用于水分大的料液。③混流型。气液两相先逆流后并流，混合交错流动，液滴运动轨迹较长，具并流和逆流干燥特性，适用于不易干燥的料液。

（四）沸腾干燥法

沸腾干燥又称流床干燥。它是利用热空气流使湿颗粒悬浮，呈流态化，似"沸腾状"，热空气在湿颗粒间通过，在动态下进行热交换，带走水气而达到干燥的一种方法。其特点是适于湿粒性物料，如片剂、颗粒剂制备过程中湿粒的干燥和水丸的干燥；沸腾床干燥的气流阻力较小，物料磨损较轻，热利用率较高；干燥速度快，产品质量好，一般湿颗粒流化干燥时间为20分钟左右，制品干湿度均匀，没有杂质带入；干燥时不需翻料，且能自动出料，节省劳动力；适于大规模生产和片剂生产的流水线作业。但热能消耗大，清扫设备较麻烦，尤其是有色颗粒干燥时给清洁工作带来困难。

沸腾干燥设备目前在制药工业生产中应用较多的为负压卧式沸腾干燥装置，如图7-15

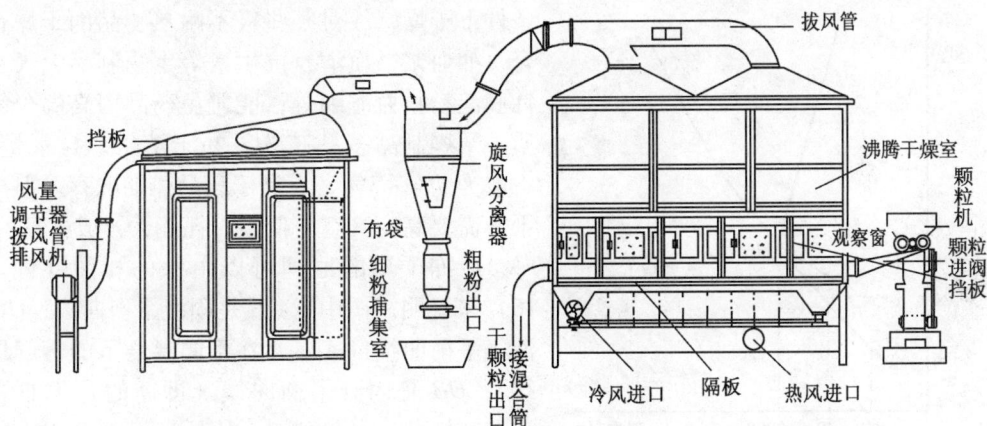

图7-15　负压卧式沸腾干燥装置图

所示。此种沸腾干燥床流体阻力较低，操作稳定可靠，产品的干燥程度均匀，且物料的破碎率低。其主要结构由空气预热器、沸腾干燥室、旋风分离器、细粉捕集室和排风机等组成。

（1）空气预热器　是用高效的蒸气散热排管，当吸入空气经过排管交换后成为热气流，热气流温度可调节在80℃以上，有时达100℃。

（2）沸腾干燥室　一般长约2m，宽25cm，高50cm，室两边各有观察窗和清洗门，底部由两块多孔板组成，上铺一层筛网，孔板下面有几个进风阀门。使用时，将清洗门、观察窗关闭，启动排风机抽真空时，热气流经多孔板高速进入，因此湿颗粒进入沸腾室后，立即在多孔板上上下翻腾，快速地与热气流进行热交换，蒸发的水蒸气经扩大层随热气流带走。由于颗粒在室内不停地翻腾，流动性很强，在沸腾室下部形成连续的沸腾层，并向出口方向移动。湿颗粒流化干燥约20分钟，当沸腾层内温度持续在40℃左右时，表示颗粒已干燥，打开出料阀门，干颗粒即由出口放出。亦有在出口处装置电磁簸动筛，使干粒过筛后收集于适宜容器中。在沸腾干燥室的上方有长方形扩大层，它比下面宽一倍，高一倍，借以降低运动速度，减低颗粒中细粉的上升速度，并使逐渐上升的细粒在扩大层中继续干燥，再进入旋风分离器中。

（3）旋风分离器　湿热空气呈切线方向进入旋风分离器，夹带的粗粉沉于分离器底部，湿热空气与细粉再进入细粉捕集室内。

（4）细粉捕集室　主要由几组布袋滤器组成，室的一端连接排风机，另一端与旋风分离器的风道相连，沸腾室中湿热空气经布袋滤器滤过排出，细粉则留在袋内，待操作结束后由布袋底部放出。

（5）排风机　动力为7kW，风量为2250m³·h⁻¹，压力为80kPa。

操作时，先开蒸气加热器，扣好布袋滤器，开动排风机，使沸腾床内部干燥，然后加湿颗粒，调节好风量，保持一定温度。可以间歇或连续操作。

（五）冷冻干燥法

冷冻干燥是将被干燥液体物料冷冻成固体，在低温减压条件下利用冰的升华性能，使物料低温脱水而达到干燥目的的一种方法，故又称升华干燥。其特点是物料在高度真空及低温条件下干燥，故对某些极不耐热物品的干燥很适合，如血浆、血清、抗生素等生物制品，天花粉针和淀粉止血海绵等；能避免药品因高温分解变质；干燥制品多孔疏松，易于溶解；含水量低，一般为1%～3%，有利于药品长期贮存。但冷冻干燥需要高度真空与低温，耗能大，成本高。

冷冻干燥的原理可以由水的相图（图7－16）来说明。图中OA线是固液平衡曲线；OC是液气平衡曲线（表示水在不同温度下的蒸气压曲线）；OB是固气平衡曲线（即冰的升华曲线）；O为三相点。由图可知，凡是三相点O以上的压力和温度下，物质可由固相变为液相，最后变为

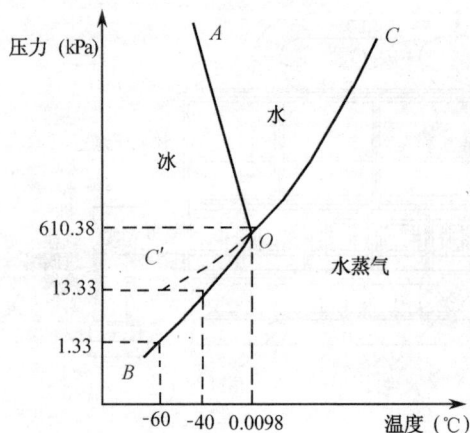

图7－16　水的三相点相图

气相；在三相点 O 以下的压力和温度下，物质可由固相不经过液相直接变成气相，气相遇冷后仍变为固相，这个过程即为升华。例如冰的蒸气压在 -40℃ 时为 13.33Pa（0.1mmHg），在 -60℃ 时变为 1.33Pa（0.01mmHg），若将 -40℃ 冰面上的压力降低至 1.33Pa（0.01mmHg），则固态的冰直接变为水蒸气，并在 -60℃ 的冷却面上复变为冰。同理，如果将 -40℃ 的冰在 13.33Pa（0.1mmHg）时加热至 -20℃，也能发生升华现象。

冷冻干燥机组主要由冷冻干燥箱、冷凝器、制冷机组、真空泵组和加热装置等组成。如图 7-17 所示。制品的冷冻干燥过程包括冻结、升华和再干燥 3 个阶段。

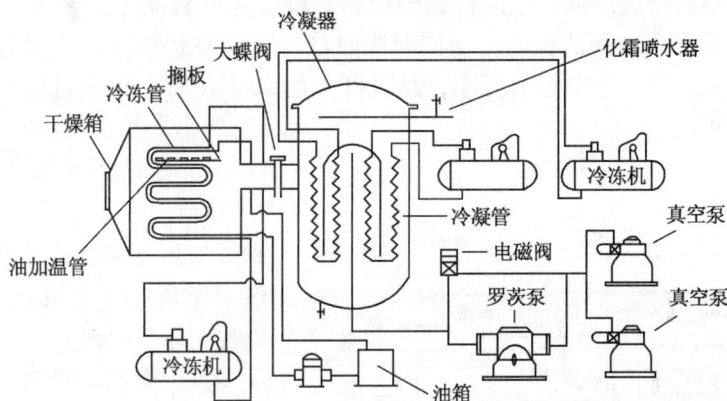

图 7-17　冷冻干燥机组示意图

（1）冻结　先将欲冻干物料用适宜冷却设备冷却至 2℃ 左右，然后置于冷至约 -40℃（13.33Pa）冻干箱内。关闭干燥箱，迅速通入制冷剂（氟里昂、氨），使物料冷冻，并保持 2～3 小时或更长时间，以克服溶液的过冷现象，使制品完全冻结，即可进行升华。

（2）升华　制品的升华是在高度真空下进行的，冻结结束后即可开动机械真空泵，并利用真空阀的控制，缓慢降低干燥箱中的压力，在压力降低的过程中，必须保持箱内物品的冰冻状态，以防溢出容器。待箱内压力降至一定程度后，再打开罗茨真空泵（或真空扩散泵），压力降到 1.33Pa，-60℃ 以下时，冰即开始升华，升华的水蒸气在冷凝器内结成冰晶。为保证冰的升华，应开启加热系统，将搁板加热，不断供给冰升华所需的热量。

（3）再干燥　在升华阶段内，冰大量升华，此时制品的温度不宜超过最低共熔点，以防产品中产生僵块或产品外观上的缺损，在此阶段内搁板温度通常控制在 ±10℃ 之间。制品的再干燥阶段所除去的水分为结合水分，此时固体表面水的蒸气压呈不同程度的降低，干燥速度明显下降。在保证产品质量的前提下，在此阶段内应适当提高搁板温度，以利于水分的蒸发，一般是将搁板加热至 30℃～35℃，实际操作应按制品的冻干曲线（事先经多次实验绘制的温度、时间、真空度曲线）进行，直至制品温度与搁板温度重合达到干燥为止。为了减少水蒸气在升华时的阻力，冷冻干燥时制品不宜过厚，一般不超过 12mm。

（六）红外线干燥法

红外线干燥是利用红外线辐射器产生的电磁波被含水物料吸收后，直接转变为热能，使物料中水分气化而干燥的一种方法。红外线干燥属于辐射加热干燥。

红外线是介于可见光与微波之间的电磁波，其波长范围为 $0.76 \sim 1000 \mu m$。在工业上一般把 $0.76 \sim 2.5 \mu m$ 波长的红外辐射称为近红外，把 $5.6 \sim 1000 \mu m$ 波长辐射称为远红外。

红外线辐射器所产生的电磁波以光的速度辐射到被干燥的物料上，由于红外线光子的能量较小，被物料吸收后，不能引起分子与原子的电离，只能增加分子热运动的动能，使物料中的分子强烈振动，温度迅速升高，将水等液体分子从物料中驱出而达到干燥。远红外线干燥速率是近红外线干燥的2倍，是热风干燥的10倍。由于干燥速率快，故适用于热敏性药物的干燥，特别适宜于熔点低、吸湿性强的药物，以及某些物体表层（如橡胶硬膏）的干燥。又由于物料表面和内部的物质分子同时吸收红外线，因此物料受热均匀，产品的外观好，质量高。此外，远红外电能消耗小，是近红外的50%左右，因此目前在制药、食品等行业中已广泛应用。

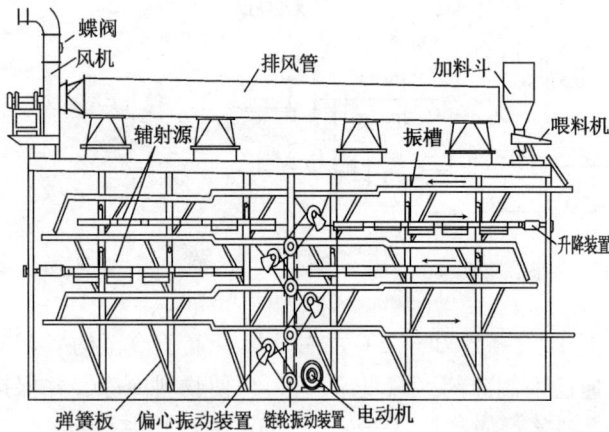

图 7 – 18　振动式远红外干燥机结构图

1. 振动式远红外干燥机　如图 7 – 18 所示，主要采用振动输送物料和电加热方式。机组由加料系统、加热干燥系统（主机）、排气系统及电气控制系统组成。

该干燥机具快速、优质、耗能低的特点。湿颗粒在机内停留 6～8 分钟，而通过远红外辐射时仅 1.5～2.5 分钟，箱内气相温度达 68℃，每小时能干燥干料 120kg；干燥时物料最高温度为 90℃，由于加热时间短，药物成分不易被破坏，也能起灭菌作用，颗粒外观色泽鲜艳、均匀，香味好，成品含水量可达到2%左右，达到优级品水平；全机总功率为 50.6kW，平均每度电能干燥药物 3.5kg。

2. 隧道式红外线烘箱　主要由干燥室、辐射能发生器、机械传动装置及辐射线的反射集光装置等组成。图 7 – 19 为隧道式红外线烘箱与红外线发生器示意图。这种烘箱为注射剂安瓿连续自动化生产提供了有利条件，但有安瓿污染及气体燃烧后产生气味等缺点。此种烘箱略加改造，在其左上方安装加料系统，右下方设有物料出口，可用于湿颗粒的干燥。

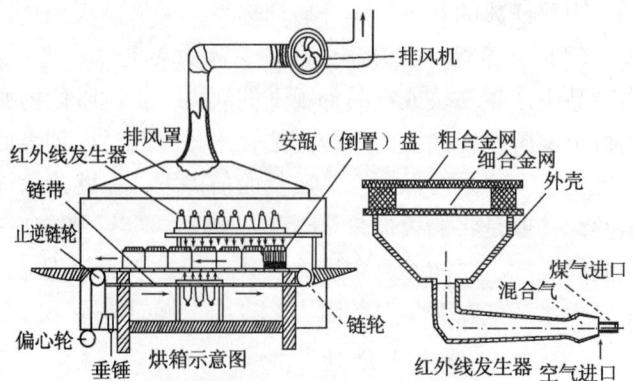

图 7 – 19　隧道式红外线烘箱与红外线发生器

（七）微波干燥法

微波干燥是把物料置于高频高变电场内，从物料内部均匀加热，迅速干燥的一种方法。

微波是一种高频波，其波长为 1mm 到 1m，频率为 300MHz 到 300kMHz。制药工业上微波加热干燥只用 915MHz 和 2450MHz 两个频率，后者在一定条件下兼有灭菌作用。

物质在外加电场的作用下分子发生极化，如果外加电场为交变电场，则无论是有机分子电介质，还是无机分子电介质均被反复极化，随着外加交变电场频率的提高，极化的分子电场方向也交互变化，不断地迅速转动而发生剧烈地碰撞和摩擦，这样就将其在电磁场中所吸收的能量转化为热能，使物体本身被加热和干燥。

物质不同，对微波的吸收程度不同。水的介电常数大，能强烈地吸收微波，因此含水的物料采用微波加热干燥更为有利。中药饮片、水丸、蜜丸、袋泡茶等用微波干燥，不仅干燥速度快，而且可提高产品质量。因为微波可穿透介质较深，热是在被加热物质内部产生的，物料的内部和表面可同时均匀加热，热效率高，故干燥时间短，不影响产品的色香味及组织结构。且兼有杀虫和灭菌的作用。

微波干燥设备主要由直流电源、微波发生器、波导、微波干燥器及冷却系统等组成。微波发生器由直流电源提供高压，并转变成微波能量，加热干燥的微波管一般使用磁控管。微波干燥器按物料和微波作用的形式可分为四种类型：①谐振腔式微波炉，干燥器的器壁可反射微波，置于干燥器的被干燥物料，其各个方向均可以受热。②波导干燥器，微波从波导的一端输入，而在另一端接有吸收微波剩余能量的水负载。微波在干燥器内无反射地从一端向被干燥物料输送。③辐射型干燥器，微波能量可通过喇叭式装置直接辐射到被干燥的物料。④慢波型干燥器，微波沿螺旋线前进，这样沿轴方向速度减慢，从而提高了电场强度。适用于不易加热或表面积较大的物料，能充分进行能量交换而达到干燥。

微波真空干燥：是微波能技术与真空技术相结合的一种新型干燥技术。微波真空干燥设备采用的是辐射传能，是介质整体加热，无需其他传热媒介，因此它兼备了微波及真空干燥的一系列优点：①高效率、能耗低。克服了真空干燥周期长、效率低的缺点，与常规干燥技术相比可提高工效 4 倍以上。②物料受热均匀。微波加热是物料里外同时加热，里外温差很小，可大大提高干燥质量。③易于即时控制。微波功率可快速调整且无惯性，易于即时控制，便于工艺参数的调整和确定；便于连续生产及实现自动化。④设备体积小，安装维修方便。内部装有监视器，可以观察干燥全过程。⑤产品质量好。所加工的产品质量有较大幅度的提高。⑥微波设备具有消毒、杀菌功效，加工的产品安全卫生、保质期长。

（八）其他

1. 鼓式干燥法　鼓式干燥是将湿物料蘸附在金属转鼓上，利用传导方式提供气化所需热量，使物料得到干燥的一种方法。又称鼓式薄膜干燥或滚筒式干燥。其特点是适于浓缩药液及黏稠液体的干燥；可连续生产，根据需要调节药液浓度、受热时间（鼓的转速）和温度（蒸气）；对热敏性药物液体可在减压情况下使用；干燥物料呈薄片状，易于粉碎。常用于中药浸膏的干燥和膜剂的制备。设备分单鼓式和双鼓式两种：单鼓式薄膜干燥器，如图 7 –20 所示，双鼓式薄膜干燥器，如图 7 – 21 所示。

2. 带式干燥法　带式干燥是将湿物料平铺在传送带上，利用干热气流或红外线、微波等使湿物料中水分气化进行干燥的一种方法。在制药生产中，某些易结块和变硬的物料，中

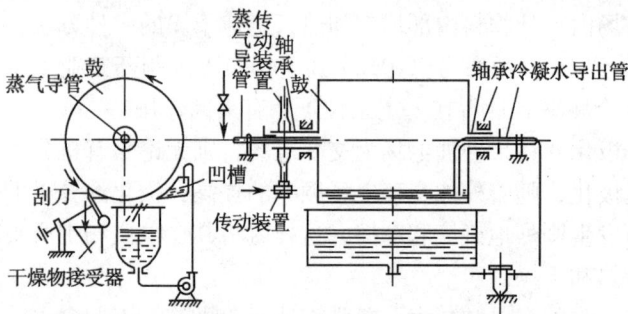

图 7 – 20　单鼓式薄膜干燥器

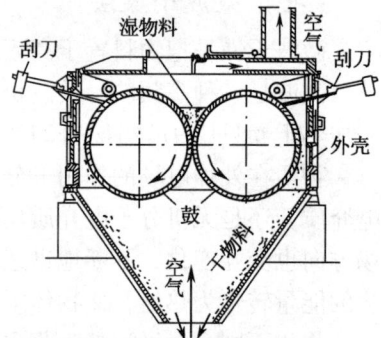

图 7 – 21　双鼓式薄膜干燥器

药饮片大量加工生产，茶剂的干燥灭菌等多采用带式干燥设备。带式干燥设备可分为单带式、复带式和翻带式等。传送带可用帆布带、橡胶带、涂胶布带或金属丝网等制成。如图7 – 22所示为翻板带式干燥器，在长方形干燥箱内装有若干无端循环金属丝网板传送带，物料由加料器从传送带的一端均匀地加在带上，运行至另一端时，金属丝板翻下，物料即落到下一层网板上，起到翻料作用，因此，干燥均匀，当物料运行至最下一层的卸料口时，即干燥完毕。

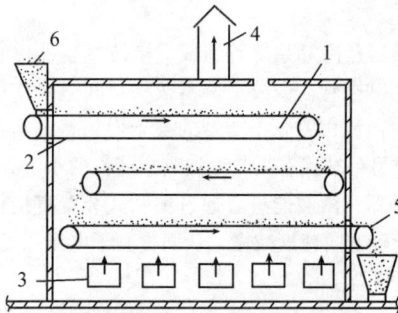

图 7 – 22　翻板带式干燥设备

1.链式输送器　2.翻板　3.热空气入口

4.废气出口　5.卸料口　6.加料口

3. 吸湿干燥法　吸湿干燥是将湿物料置干燥器中，用吸水性很强的物质作干燥剂，使物料得到干燥的一种方法。数量小，含水量较低的药品可用吸湿干燥法。干燥器可分为常压干燥器和减压干燥器，小型的多为玻璃制成。常用的干燥剂有硅胶、氧化钙、粒状无水氯化钙、五氧化二磷、浓硫酸等。

近年来，在国内外化工行业中，用流态化技术、喷射技术、惰性载体技术对膏状物料和黏稠物料干燥的研究，已引起了足够的重视。干燥装置的发展趋势是设备的多功能化，小型化，节能有效，融合先进技术于一体的新型干燥机，如一步制粒机、旋转闪蒸干燥机、热喷射气流干燥机、惰性载体干燥机等，这些新的研究结果若用于中药制剂生产，将大大改善中药加工的技术水平，提高生产率。

第八章
浸 出 药 剂

学习要求：

1. 掌握汤剂、中药合剂、糖浆剂、煎膏剂、药酒、酊剂、流浸膏剂、浸膏剂、茶剂的制备方法与注意事项。

2. 熟悉浸出药剂的含义、特点及剂型种类；各种剂型的含义、特点、质量要求及控制方法。

3. 了解汤剂研究及剂改的进展；煎膏"返砂"原因及解决途径；液体类浸出药剂的生霉发酵、浑浊、沉淀的原因及解决途径等。

第一节　概　　述

一、浸出药剂的含义与特点

浸出药剂系指采用适宜的浸出溶剂和方法浸提中药中有效成分，直接制得或再经一定的制备工艺过程而制得的一类药剂，可供内服或外用。本章介绍汤剂、中药合剂、糖浆剂、煎膏剂、药酒、酊剂、流浸膏剂与浸膏剂、茶剂等。以中药提取物为原料制备的颗粒剂、片剂、注射剂、气雾剂、滴丸、膜剂、软膏等剂型将另列专章叙述。

由于浸出药剂既保留中药传统的制备方式，又采用现代去粗存精的提取工艺，因此，浸出药剂是中药各类新剂型的基础，也是中药现代化的重要途径。浸出药剂具备以下特点：

1. 体现方药各种成分的综合疗效与特点　浸出药剂能保留原中药各种成分的综合疗效，符合中医药理论。浸出药剂与同一中药提取的单体化合物相比，有些不仅疗效较好，有时尚能呈现单体化合物所不能起到的治疗效果。例如阿片酊中含有多种生物碱，除具有镇痛作用外，还有止泻功效，但从阿片粉中提取出的吗啡虽然有很强的镇痛作用，并无明显的止泻功效。又如芒果叶浸膏有较好的镇咳作用，若用其分离出较纯的芒果苷，则镇咳作用降低，甚至完全消失，这充分显示出中药多成分体系的综合作用。对复方制剂，中药多成分的综合作用就更为突出。例如：补中益气汤具有调整小肠蠕动作用，但若从该方中抽去升麻、柴胡，则小肠蠕动明显减弱，而此两味药对肠蠕动无直接作用。同时，补中益气汤尚有"适应原"样作用，它对肠管蠕动功能亢进者有抑制作用，对肠管松弛者有促进蠕动作用，既可治疗慢性结肠炎引起的泄泻，又可治疗内脏下垂引起的便秘等。中药复方制剂，由于多种成分的相辅相成或相互制约，不仅可以增强疗效，有的还可以降低毒性。如四逆汤的强心升压效应优于方中各单味药，且能减慢窦性心率，避免单味附子所产生的异位心律失常。这也体现了"附子无干姜不热，得甘草则性缓"的传统论述。

2. 减少服用量　浸出药剂由于去除了部分无效成分和组织物质，相应地提高了有效成分的浓度，故与原方药相比，减少了服用量，便于服用。同时，某些有效成分经浸出处理可增强其稳定性及疗效。

3. 部分浸出药剂可作其他制剂的原料　浸出药剂在提取过程中，除药酒、酊剂等可直接由提取液制得外，部分提取液需经浓缩成流浸膏、浸膏等作为原料，供进一步制备其他药剂。

浸出药剂目前存在一些问题。例如汤剂等久贮后易污染细菌，甚至发霉变质；药酒、酊剂、流浸膏等具流动性药剂，包装容器盖不严密，溶剂中的乙醇挥发损失，有时产生浑浊或沉淀，若用玻璃容器包装，则运输、携带时易破损；浸膏剂若存放的环境或场所不当，可迅速吸潮、结块，作制备其他制剂的原料时，可影响粉碎、包装等工艺过程。

二、浸出药剂的种类

浸出药剂按浸提过程和成品情况大致可分为以下几类。

1. 水浸出剂型　水浸出剂型系指在一定的加热条件下，用水为溶剂浸出中药成分，制得的含水制剂。如汤剂、中药合剂等。

2. 含醇浸出剂型　含醇浸出剂型系指在一定的条件下，用适宜浓度乙醇或酒为溶剂浸出中药成分，制得的含醇制剂。如药酒、酊剂、流浸膏等。有些流浸膏虽然是用水浸出中药成分，但成品中仍加有适量乙醇。

3. 含糖浸出剂型　含糖浸出剂型一般系在水浸出剂型的基础上，将水提液进一步浓缩处理，加入适量蔗糖（或蜂蜜）或其他辅料制成。如煎膏剂、糖浆剂等。

4. 无菌浸出剂型　无菌浸出剂型系指采用适宜的浸出溶剂浸出中药成分，然后将浸提液用适当方法纯化处理，最后制成无菌制剂。如中药注射剂等。

5. 其他浸出剂型　除上述各种浸出剂型外，还有用提取物为原料制备的颗粒剂、片剂、浓缩丸剂、软膏剂、栓剂、气雾剂等。

第二节　汤　　剂

一、概述

汤剂系指将中药饮片或粗粒加水煎煮，去渣取汁服用的液体剂型。汤剂亦称"汤液"。以中药粗颗粒与水共煮，去渣取汁而制成的液体药剂又称为"煮散"。以沸水浸泡药物，服用剂量与时间不定或宜冷饮者，又称为"饮"，如香薷饮等。汤剂主要供内服，也有煮汤供洗浴、熏蒸、含漱等外用者，分别称为浴剂、熏蒸剂及含漱剂等。

汤剂是我国应用最早、最广泛的一种剂型，至今已有数千年历史。现代中医临床也以汤剂应用数量最多，汤剂处方数为整个中药处方数的50%左右，这是因为中药汤剂具有很多优点，如能适应中医辨证施治需要，随证加减处方；可充分发挥方药多种成分的综合疗效和特点；液体吸收快，奏效迅速；溶剂价廉易得；制备方法简单易行等。但汤剂也存在一定的缺点，如需临用新制，久置易发霉变质；不便携带；直接服用容积大，特别是儿童难以服用；脂溶性和难溶性成分以水煎煮，不易提取完全等。

另据研究，在汤剂制备过程中，有些成分会被药渣再吸附，挥发性成分易逸散，有些成分会分解，有些成分会沉淀损失，这些也是值得注意和深入研究的。

二、汤剂的制备与影响质量因素

汤剂系按煎煮法制备，一般先在中药饮片或粗粒中加适量的水浸泡适当时间，然后加热至沸，并维持微沸状态一定的时间，滤取煎出液，药渣再依法重复操作 1~2 次，合并各次煎液即得。

汤剂质量与中药品种、饮片炮制、中药粒径、煎药器具、煎药火候、煎煮水量、煎煮次数、煎煮时间，以及某些特殊中药的处理等因素密切相关，下面分别进行讨论。

1. 中药品种 中药同名异物，异物同名的情况依然存在，而且假冒伪劣药品时有发生，故对中药品种应认真进行鉴别。所用中药应符合《中国药典》、《局颁药品标准》的要求。

2. 饮片炮制 中药应按要求炮制，符合《中国药典》、《局颁药品标准》的要求。

3. 中药粒径 从理论上讲，中药粒径愈小，成分浸出率愈高。但是粉粒过细，会给滤过带来困难。实际制备时，对全草、花、叶及质地疏松的根及根茎类中药，可直接入煎或切段、厚片入煎；对质地坚硬、致密的根及根茎类中药，应切薄片或粉碎成粗颗粒入煎；对含黏液质、淀粉质较多的中药，亦宜切片入煎，以防煎液黏度增大，妨碍成分扩散，甚至焦化糊底。

4. 煎药器具 中药汤剂煎煮器具与药液质量有密切关系，历代医药学家对煎器均很重视。如陶弘景说："温汤忌用铁器。"李时珍说："煎药并忌用铜铁器，宜银器、瓦罐。"目前各地使用的煎器有砂锅、铁锅、铜锅、铝锅、搪瓷杯、镀锡锅、不锈钢锅等。砂锅导热均匀，热力缓和，锅周保温性强，水分蒸发量小。但砂锅的孔隙和纹理多，易吸附各种药物成分而"串味"，且易破碎。搪瓷器皿和不锈钢锅，具抗酸耐碱的性能，可以避免与中药成分发生化学变化，大量制备时多选用。铝锅不耐强酸和强碱，从 pH1~2 或 pH10 的煎液中可检出铝离子，故对酸碱性不很强的复方汤剂仍可选用，但不是理想的煎煮用具。

铁质煎器虽传热快，但其化学性质不稳定，易氧化，并能在煎煮时与中药所含多种成分发生化学反应，如与鞣质生成鞣酸铁，使汤液色泽加深，与黄酮类成分生成难溶性络合物，与有机酸生成盐类等，均可影响汤剂质量。铜器煎药虽传热效率高，但煎出液中可检出微量铜离子，某些药物尚可与铜生成碱式碳酸铜等。镀锡锅的煎出药液中亦检出有微量锡离子。这些金属离子，有些能与中药某些成分起化学变化，有些且能催化某些成分的氧化，影响制剂的稳定性和药效。故一般认为，铁、铜、镀锡器具不宜供煎药应用。前人提倡用银器煎药，其化学性质虽稳定，但价格昂贵，得之不易，且因导热性强，锅底温度甚高，不耐高温的成分易破坏，水分蒸发快，易产生中药糊底焦化现象，故也无实际应用意义。

目前医院煎药多数采用自动煎中药机。如 WF-80 型煎药器（夹层蒸气加热），TYL-A 型多孔式远红外辐射中药煎药炉（电源夹层加热），EJY-10 型自动煎中药机（电源夹层加热）等。一台机有 8~15 个孔，每孔放一只不锈钢不粘锅。可自动控制煎药温度和时间。

近年来研制生产的 DHJ－ZY3 型等多种煎药包装组合机，使煎药、滤过、煎液包装在一台机器上完成，既方便又卫生，适合医院药店煎药房选用。

5. 煎药火候　煎药热源与浸出效率及煎液质量亦有关。民间一般沿用直火煎煮法，沸前用"武火"，沸后改用"文火"，保持微沸状态，使其减慢水分的蒸发，有利于有效成分的溶出。目前采用的尚有砂浴炖法、高压蒸煮法、夹层蒸气煎煮法、远红外煎煮法等，诸法均按传统方法调节温度，煎剂质量基本相似。

6. 煎煮用水　煎煮用水最好采用经过净化和软化的饮用水，以减少杂质混入，防止水中钙、镁等离子与中药成分发生沉淀反应。煎煮用水 pH 对汤剂的质量也有一定的影响。水的用量也应适当，一般为中药量的 5～8 倍，或加水浸过药面 2～10cm。

7. 煎煮次数　实践证明，多次煎煮有效成分浸出的总量比一次煎煮的要多，中药饮片厚薄或粉碎粒径适宜，一般煎煮 2～3 次，基本上能达到浸提要求。煎煮次数太多，不仅耗费工时和燃料，而且使煎出液中杂质增多。据报道，茵陈蒿汤以栀子苷为指标，第一煎为88.43%，第二煎为 10.68%，两煎的总浸出率为 99.11%。当然对组织致密及有效成分难于浸出的中药，也可酌情增加煎煮次数，或延长煎煮时间。

8. 煎煮时间　多数中药在煎煮前应加冷水浸泡适当时间，使中药组织润湿浸透，以利于有效成分的溶解和浸出。煎煮时间应根据中药成分的性质，中药质地，投料量的多少，以及煎煮工艺与设备等适当增减。汤剂煎得后，应趁热滤过，尽量减少药渣中煎液的残留量。

9. 特殊中药的处理　在汤剂处方中有些中药不能与方中群药同时入煎，应分别情况，区别对待。

（1）先煎　①矿石类、贝壳类、角甲类中药，因质地坚硬，有效成分不易煎出。如寒水石、赤石脂、牡蛎、珍珠母、龟甲、鳖甲、水牛角等，可打碎先煎 30 分钟。②有毒的中药，如乌头、附子、雪上一枝蒿、落地金钱、商陆等，要先煎 1～2 小时，先煎、久煎能达到减毒或去毒的目的。乌头类中药，因含乌头碱而有毒，久煎可使乌头碱分解为乌头次碱，进而分解为乌头原碱，其毒性只为原来的 1/2000。附子久煎不仅能降低毒性，还能增强强心作用。因为附子酯酸钙遇热产生钙离子，有协同消旋去甲基乌头碱（higenamine）的强心作用。③有些植物药先煎才有效，如石斛、天竺黄、藏青果、火麻仁等。石斛含内酯类生物碱，只有久煎后的水解产物才能起治疗作用。

（2）后下　①气味芳香，含挥发油多的中药，如薄荷、藿香、沉香、青蒿、细辛等均应后下。一般在中药汤剂煎好前 5～10 分钟入煎即可。②不宜久煎的中药，如钩藤、杏仁、大黄、番泻叶等应后下。钩藤含钩藤碱，煎 20 分钟以上，其含量降低，降压作用减弱。杏仁含苦杏仁苷，久煎能部分水解，产生氢氰酸而随水蒸气逸散，减弱止咳作用。大黄含大黄苷，其泻下效果比苷元强，故不宜久煎，一般在煎好前 10～15 分钟入煎。

（3）包煎　①花粉类中药，如松花粉、蒲黄；细小种子果实类中药，如葶苈子、菟丝子、苏子；药物细粉，如六一散、黛蛤散等均应包煎。这些药物虽然体积小，但总表面积大，颗粒的疏水性强，浮于水面或沉于锅底，故需用纱布包好与其他药物同煎。②含淀粉、黏液质较多的中药，如秫米、浮小麦、车前子等在煎煮过程中易粘糊锅底焦化，故需包煎。③附绒毛中药，如旋覆花等，包煎可避免绒毛脱落，混入汤液中刺激咽喉，引起咳嗽。

（4）烊化　一些胶类或糖类中药，如阿胶、龟甲胶、鹿角胶、龟鹿二仙胶、鸡血藤膏、蜂蜜、饴糖等，宜加适量开水溶化后，冲入汤液中或入汤液中烊化服用。如若与方中群药合煎，不但使煎液黏度增大，影响其他成分的扩散，而且其本身亦会被其他药渣吸附损失。芒硝、玄明粉等亦可溶化后，冲入汤剂中服用。

（5）另煎　一些贵重中药，如人参、西洋参、鹿茸等，可以另煎取其汁液，兑入煎好的汤剂中服用。

（6）冲服　一些难溶于水的贵重药物，如牛黄、三七、麝香、羚羊角、朱砂等宜研极细粉加入汤剂中服用，或用汤剂冲服。

（7）榨汁　一些需取鲜汁应用的中药，如鲜生地、生藕、梨、韭菜、鲜姜、鲜白茅根等榨汁后，兑入汤剂中服用。竹沥亦不宜入煎，可兑入汤剂中服用。

三、煎煮过程对药效的影响

中药汤剂多为复方，不少实验研究证明，不同药味配伍，有时对某一化学成分的溶解度有影响，复方群药合煎液与方药单煎合并液所含的化学成分往往有差异，药效也不完全相同。群药合煎可使成分增溶而增效；成分挥发或产生沉淀而减效；消除或降低某些药物的毒副作用；产生新的化合物。

1. 成分增溶而增效　中药方药在合煎时，药物与药物之间、成分与成分之间相互影响，使有效成分溶出量增大。如测定当归承气汤煎液中不同磷脂含量对大黄总蒽醌溶出率的影响，结果表明，加大当归用量，汤液中磷脂含量随之升高，而大黄总蒽醌的溶出率亦随之增大，当磷脂浓度达 $520\mu g \cdot ml^{-1}$ 时，总蒽醌溶出率增大近 1 倍，达 197.3%。选用麻黄、银花、当归组方，通过改变当归用量以控制煎液中磷脂的含量，观察磷脂对麻黄碱、绿原酸溶出率的影响。结果亦表明，增加当归用量，麻黄碱和绿原酸的溶出率亦随之增大，比无当归组增加 80%~100%。其原因与磷脂成分中既有极性的磷酰基，又有非极性的酯酰基，是天然表面活性剂有关。1% 的葛根淀粉可使芦丁在水中溶解度增加 3.8 倍，苍术中菊糖能增大芦丁溶解度 2.5 倍，特别是二甲基七叶内酯不易溶于水，而在茵陈蒿汤中竟能溶解 75%。柴胡皂苷 d 含有醚环，在酸性溶液中不稳定，易开环转变为柴胡皂苷 b_2，但在柴胡方剂中若同时含有龙骨、牡蛎，由于它们能中和汤液中的酸性物质，抑制了柴胡皂苷 d 向 b_2 的转变，柴胡皂苷 d 的含量明显增高。

2. 成分挥发或沉淀而减效　含有挥发油或其他挥发性成分的中药，在煎煮过程中易挥发损失，煎煮浓缩时间愈长，损失量愈大。柴胡桂枝汤中桂皮醛的煎出量通常为原中药含量的 5% 以下，但若采用回流煎煮，则含量可达 54.0%，说明回流煎煮可以减少挥发性成分的损失。

煎煮过程中产生的沉淀，可能是无效成分，也可能是有效物质，若为有效物质，与药渣一起滤除，则药效降低。如甘草与黄连共煎，多半苦味消除，同时产生沉淀，这是因为 2 分子小檗碱和 1 分子甘草酸中的两个葡萄糖醛酸的羧基以离子形式结合成盐而生成沉淀。黄连、黄柏所含的小檗碱与黄芩苷都能产生沉淀反应，大黄中的鞣质也能与小檗碱生成沉淀。黄芩中的黄芩苷与麻黄生物碱结合也沉淀。

3. 消除或降低毒副作用　附子含生物碱，单用附子强心升压作用不强，且可导致异位性心律失常，甘草、干姜无强心作用，但以附子、甘草、干姜组成的四逆汤，则强心升压作用显著，且能减慢窦性心率，避免单味附子产生的异位心律失常。四逆汤的毒性较单味附子降低 3/4，而各单味药分煎合并液则不能降低其毒性。

4. 产生新的化合物　汤剂群药合煎时，某些溶出成分能相互作用，产生新的化合物。如麻黄汤中的麻黄碱能与桂皮醛、氰基苯甲醛等醛类成分作用生成新化合物，现已分离出单体，且具有各原成分类似的药理作用。

在汤剂煎煮过程中，某些成分还能发生水解转化。如生脉散群药合煎液中，原来是微量成分的人参皂苷 Rg_3、Rh_1、Rh_2 的含量明显增加，转化为主要成分，其量分别高出单味人参煎剂含量的 54.83%、52.40%、113.64%。尽管合煎液中人参总皂苷含量低于分煎液，但前者的药理作用和疗效高于后者。

总之，汤剂在煎煮过程中可能会发生酸碱中和、取代、水解、聚合、缩合、氧化、变性等化学反应，汤剂群药合煎是一个极复杂的过程，方药单煎合并使用不完全等效于方药的群煎使用，这也是汤剂剂型改进的难点之一。

四、汤剂剂型改进的研究进展

近些年来，随着中医临床实践和中西医结合救治危急重症等研究工作的发展，汤剂的剂改研究也取得了一定的成效。如将小青龙汤、小建中汤改成合剂；四逆汤改成口服液剂；养阴清肺汤改成糖浆剂；生脉饮改成注射剂等。20 世纪 50～60 年代，合剂、糖浆剂在汤剂的剂改上曾占有一定的比重。20 世纪 80 年代以来，口服液剂以其服用量小、服用方便等深受欢迎，品种发展迅速。颗粒剂（冲剂）于 20 世纪 60 年代末开始生产，70 年代以来，品种约达 500 余种。为了克服定型成药在中医辨证论治上的不足，有的还按证分型研制出系列产品，如治疗痹症的系列产品有寒湿痹颗粒剂（冲剂）、湿热痹颗粒剂（冲剂）、寒热痹颗粒剂（冲剂）、瘀血痹颗粒剂（冲剂）及尪痹颗粒剂（冲剂），方便了临床辨证选药。

由于饮片配方煎汤存在煎煮麻烦，中药利用率较低等问题，近十年来，在中药饮片改革中涌现出了许多新形式，引起了不少争论。这些争论虽然以 2001 年国家食品药品监督管理局给"中药配方颗粒"发了注册证，并颁布了"中药配方颗粒质量标准研究的技术要求"而尘埃落定，但是作为学术问题的讨论并不会因此而结束，仍有一些问题值得深思与研究。

1. 要达到中药配方颗粒质量标准应制定与之相配套的规定　例如中药品种规定，炮制工艺规定，原料饮片的质量规定，制备工艺的参数规定，成品质量控制的方法与标准规定，剂量折算方法的规定等。

2. "中药配方颗粒"名称仍需思辨　中药配方颗粒"仅供配方用，原则上按照《中国药典》和部颁标准所规定的相应剂量使用，或遵医嘱"，这一限定不一定合适，其理由有以下几点：

（1）以此种颗粒配制的汤剂，不一定与传统饮片配制的汤剂等效。因为制备此种颗粒工艺过程中多出浓缩、制粒、干燥等工序，因受热时间过长，对有效成分会有影响，从而影响药效。例如"三黄泻心汤"当经浓缩制成干膏时，其所含的番泻苷、小檗碱、黄芩苷等有效成分含量降低 23%～94%。因此，此颗粒对配制某些汤剂不一定适合，不一定与用传统饮片配制的汤剂等效。

（2）用传统饮片制备汤剂，根据有些饮片的性质，需作先煎、后下等特殊处理，以充分煎出药效物质或减少药效物质的损失。

（3）近年来还出现了另一种"颗粒饮片"，即将传统饮片由过去的切制规格，改变为粉碎成一定粒径的颗粒或粗末，经干燥灭菌，单剂量包装，供作汤剂调配的入药原料。目前国内已有数百味中药"颗粒饮片"在部分医疗单位试用。这种颗粒虽没有获得药品监督管理部门的批准，但是这种颗粒更能被中药配方所接受，它可以名符其实地命名为"中药配方颗粒"。当然这种颗粒也存在不少有待研究解决的问题。这种颗粒饮片概括说来有以下特点：利于药效成分溶出，减少中药用量；单剂量包装，有利于实现生产、包装机械化，规格化。但中药粉碎后缺乏外观鉴别特征；挥发成分易损失；含淀粉、黏液质多的中药煎煮时易糊化，或煎液浑浊，滤过困难；不同质地的中药煎出率差异较大，其剂量折算、最佳粒径、贮存期、适应范围等均有待深入研究。

(4) 中药配方颗粒实质上就是药剂的"单味药浸膏颗粒"，它应该是不仅可供配方用，也可单独使用。因此如果一定要限定为"中药配方颗粒"，那就起码应做颗粒与原饮片相应剂量主要药效学和（或）毒性的对比实验，否则怎么能说明其药效（或毒性）无差异？

鉴于上述原因，应将这种"中药配方颗粒"看成是"中药浸膏颗粒剂"。从学术上讲是科学、严谨的；从实际应用上讲，不仅供配方用，也可作为中成药原料，直接配制多种中药浸出药剂；还可以单独直接药用。总之，中药配方颗粒作为中药饮片改革的一种新形式，应该提倡。其有不少优点，如不需临用时煎煮，为急诊提供了方便快捷的中药；随服随冲，使用简单；促进了饮片行业及中药生产的规范化、标准化；利于配方电脑调控自动化；还能适应国际市场对植物药提取物的需要，其附加值比出口中药高得多。但是，对中药配方颗粒还应深入研究，不断完善。

近年来，中药袋泡剂发展很快，它是在中药煮散和饮片颗粒化的基础上发展起来的新剂型。既保持了汤剂的特色，又不需煎煮，临用时连袋加入沸水中浸泡，取液应用。目前单味药和复方袋泡剂达百余种，如将麻黄汤、桂枝汤、香薷饮、四逆汤等制成半生药型袋泡剂；将山楂、决明子、菊花等制成全生药型袋泡剂。

综上看来，汤剂的剂改研究已取得一定的成效，目前正向纵深发展，传统的"饮片煎汤"的单一形式，正在被多种变异形式部分取代。汤剂剂改研究，必须坚持中医药理论特色，加强对复方群药合煎液与方药单煎合并液的化学成分研究和药效考察，为汤剂剂改提供组方理论、制备原理及药效物质基础的现代科学依据，也有利于启迪和创制新药。

五、举例

胶艾汤

[处方]　川芎6g　阿胶（烊化）6g　甘草6g　艾叶9g　白芍12g　干地黄12g

[制法]　以上药物，取出阿胶，将其余6味置煎器内，加水300ml，煎30分钟，滤取药液。再加水250ml，煎20分钟，滤取药液。将两次煎出液合并，置煎器内，加入阿胶，文火加热烊化，即得。

[功能与主治]　补血调经，安胎止崩。治血虚寒滞所致的小腹疼痛、崩漏不止，月经过多，妊娠下血，胎动不安，产后下血，淋漓不断等症。

[用法与用量]　口服，分2次温服。

第三节　中药合剂

一、概述

合剂系指中药用水或其他溶剂，采用适宜方法提取制成的内服液体剂型。单剂量包装者又称"口服液"。

中药合剂是在汤剂的基础上改进和发展起来的中药剂型。一般是选用疗效可靠、应用广泛的方剂制备。其特点是：能综合浸出中药的多种有效成分，保证制剂的综合疗效；与汤剂一样，吸收快，奏效迅速；可大量生产，免去临用煎药的麻烦，应用方便；经浓缩工艺，服用量减少，且可加入矫味剂，口感好，易为患者接受；成品中多加入适宜的防腐剂，并经灭菌处理，密封包装，质量稳定；若单剂量包装，则携带、保存和服用更方便、准确。但中药合剂不能随症加减，制作过程中常用乙醇等纯化处理，必要时成品中亦可含有适量的乙醇，故不能代替汤剂。同时制备时生产设备、工艺条件要求高，如配制环境应清洁避菌，灌装容器应无菌洁净干燥等。成品在贮存期间只允许有微量轻摇易散的沉淀。

目前多数中药合剂尚缺乏科学的质量检测方法和标准，有待于进一步研究和积累经验，以便改进和提高。

单剂量灌装的合剂应作装量差异检查，详见《中国药典》2005 年版一部附录 I J 合剂装量检查的规定。

二、制备方法

中药合剂的制备工艺源于汤剂，但又不完全与汤剂相同。一般制备工艺流程为：浸提→净化→浓缩→分装→灭菌→成品。

1. 浸提　将中药洗净，适当加工成片、段或粗粉，一般按汤剂的制备方法进行浸提，但由于投料量较多，生产部门常用多功能提取罐制备，煎煮时间每次为 1～2 小时，通常煎2～3 次，滤过，合并滤液备用。若方中含有芳香挥发性成分的中药，可用"双提法"，收集挥发性成分另器保存，备用；煎液经滤过后收集，药渣再加水依法煎提，合并滤液，备用。此外，亦可根据中药有效成分的特性，选用不同浓度的乙醇或其他溶剂，采用渗漉法、回流法等方法浸提。

2. 净化　中药合剂质量标准中规定，在贮存期间允许有微量轻摇易散的沉淀，但是目前众多的中药合剂放置后沉淀较多，影响了产品的市场。为此中药合剂的澄清与滤过工艺研究显得特别重要。综观中药合剂的制备，绝大多数均采用水提醇沉净化处理。近年来有用酶作为澄清剂净化处理者。例如制备生脉饮口服液时用酶处理法澄清，代替原醇沉工艺，不仅节约工时，缩短生产周期，而且大幅度降低了成本。还有用明胶丹宁或甲壳素作絮凝剂净化处理者。明胶与丹宁可反应生成明胶丹宁酸盐的络合物，其沉淀时可将中药提取浓缩液中悬浮颗粒一起共沉除去，此外，浓缩液中的负电荷杂质，如树胶、果胶、纤维素等在 pH 酸性条件下与正电荷的明胶相互作用，絮凝沉淀。其一般工艺流程是将 1% 明胶液和 1% 丹宁液在不断搅拌下加入中药浓缩液中，其加入量按实际需要而定，在 8℃～12℃反应 6～10 小时，使胶体凝聚沉淀，滤过，即得。甲壳素是从节肢动物虾、蟹壳经稀酸处理后得到的物质，它是一种无毒无味的天然阳离子型絮凝剂，可生物降解，不会造成二次污染。在中药浓缩液中应用甲壳素，可明显地使带负电荷的悬浮颗粒反应后凝聚沉淀。作用温度一般为 40℃～50℃。

3. 浓缩　净化后的提取液应再进行适当浓缩。其浓缩程度，一般以每日服用量在 30～60ml 为宜。经过醇沉净化处理的合剂，应先回收乙醇，再浓缩，每日服用量控制在 20～

40ml。汤剂处方制成中药合剂，其浓缩液的计算方法，原则上为汤剂 1 日量改制成的合剂在 1 日内用完。

合剂可根据需要合理选加矫味剂和防腐剂。常用的甜味剂有蜂蜜、单糖浆、甘草甜素和甜菊苷等；防腐剂有山梨酸、苯甲酸和尼泊金类等，其用量视药液 pH 值和本身性质而定，常用量山梨酸为 0.05% ~ 0.15%，苯甲酸为 0.1% ~ 0.2%，必要时亦可加少量天然香料以改善或增强制剂的香气和香味。浓缩时应考虑到这些附加剂的加入对药液总量的影响。

合剂一般都要控制相对密度，若其中加入蜂蜜等作甜味剂，并且处方中又规定了蜂蜜的投料量，因蜂蜜的相对密度随产地和季节的不同而异，故按量加入往往导致药液相对密度不在控制范围内。为此，可按下列式 8 – 1 计算蜂蜜投料量。

$$W_m = V_1 \left(\rho_1 - \rho_s \cdot \frac{\rho_m - \rho_1}{\rho_m - \rho_s} \right) \qquad (8-1)$$

式中，W_m 为蜂蜜投料量，ρ_1 为药液应达到的相对密度（标准范围），V_1 为相对密度 ρ_1 时的药液总体积，ρ_s 为水的密度（20℃蒸馏水密度取 1），ρ_m 为蜂蜜的相对密度。

上述式 8 – 1 计算蜂蜜投料量时，忽略了其他原辅料的质量。

4. 分装 合剂在分装前，药液中加入一定量的矫味剂、防腐剂等附加剂，搅匀后，可按注射剂制备工艺要求粗滤、精滤后，灌装于无菌洁净干燥的容器中，或者按单剂量灌装于指形管或适宜容器中，密封。

5. 灭菌 中药合剂分装，一般采用煮沸灭菌法或流通蒸气灭菌法或热压灭菌法进行灭菌。亦有在严格避菌操作条件下，灌装后不经灭菌，直接包装者。

三、举例

例1 小青龙合剂

[制法] 以上 8 味，细辛、桂枝提取挥发油，蒸馏后的药液另器收集，药渣与白芍、麻黄、五味子、炙甘草加水煎煮 2 次，第一次 2 小时，第二次 1.5 小时，合并煎液，滤过，滤液和蒸馏后的药液合并，浓缩至约 1000ml，法半夏、干姜按照渗漉法，用 70% 乙醇作溶剂，浸渍 24 小时后进行渗漉，渗漉液浓缩后，与上述浓缩液合并，静置，滤过，滤液再浓缩至 1000ml，加入防腐剂适量与细辛、桂枝挥发油，搅匀，即得。

[性状] 本品为棕黑色的液体；气微香，味甜、微辛。

[功能与主治] 解表化饮，止咳平喘。用于风寒水饮，恶寒发热，无汗，喘咳痰稀。

[用法与用量] 口服，一次 10 ~ 20ml，一日 3 次。用时摇匀。

例2 玉屏风口服液

[处方] 黄芪 600g 防风 200g 白术（炒）200g

[制法] 以上 3 味，将防风酌予碎断，提取挥发油，蒸馏后的药液另器收集，药渣与其余 2 味中药混合，加水煎煮两次，第一次 1.5 小时，第二次 1 小时，合并煎液，滤过，滤液浓缩至适量，加适量乙醇使沉淀，取上清液减压回收乙醇，加水搅匀，静置，取上清液滤过，滤液浓缩。取蔗糖 400g 制成糖浆，与上述浓缩液合并，再加入挥发油及蒸馏后的药液，调整总量至 1000ml，搅匀，滤过，灌装，每支 10ml，灭菌，即得。

［性状］　本品为棕红色至棕褐色液体；味甜、微苦、涩。

［检查］　相对密度应不低于 1.16。

［功能与主治］　益气，固表，止汗。用于表虚不固，自汗恶风，面色㿠白，或体虚易感风邪者。

［用法与用量］　口服，一次 10ml，一日 3 次。

第四节　糖　浆　剂

一、概述

糖浆剂系指含有药物、中药提取物或芳香物质的浓蔗糖水溶液。中药糖浆剂一般含糖量应不低于 45%（g·ml^{-1}）。单纯的蔗糖的近饱和水溶液称为"单糖浆"，或简称为"糖浆"。糖浆剂中的糖和芳香剂（香料）主要作为矫味，能掩盖某些药物的苦、咸等不适气味，改善口感，故糖浆剂深受儿童欢迎。

中药糖浆剂因含糖等营养成分，在制备和贮藏过程中极易被微生物污染，导致糖浆霉败变质。为防止霉败现象的发生，生产中除采取防止污染措施外，常加入适宜的防腐剂以阻止或延缓微生物的增殖，使糖浆质量符合卫生学要求。

糖浆剂中如需加防腐剂，对羟基苯甲酸酯类的用量不得多于 0.05%，苯甲酸或苯甲酸钠的用量不得多于 0.2%，山梨酸用量为 0.05% ~0.15%。使用时需注意溶液的 pH 值，也可用 2 种以上防腐剂配伍使用。此外，适当浓度的乙醇、甘油也有一定的防腐效能；某些挥发油在糖浆剂中除具有矫味作用外，尚有一定的防腐作用；如 0.01% 的桂皮醛能抑制长霉，其用量为 0.1% 时可抑制发酵；橘子油和八角茴香油单独使用达 0.3%，都能抑制长霉和发酵。几种挥发油混合使用时作用更强，如在 40%（g·ml^{-1}）糖浆中仅使用橘子油 0.04%，八角茴香油 0.01% 和乙醇 5% 的混合物，可以达到抑制长霉、发酵的要求。

糖浆剂应在清洁避菌的环境中配制，及时灌装于灭菌的洁净干燥容器中，并在 25℃ 以下避光贮存。

糖浆剂根据其组成和用途的不同，可分为以下几类。

1. 单糖浆　为蔗糖的近饱和水溶液，其浓度为 85.0%（g·ml^{-1}）或 64.71%（g·g^{-1}）。不含任何药物，除供制备含药糖浆外，一般供矫味及作为不溶性成分的助悬剂，片剂、丸剂等的黏合剂应用。

2. 药用糖浆　为含药物或中药提取物的浓蔗糖水溶液，具有相应的治疗作用，如复方百部止咳糖浆，具清肺止咳作用；五味子糖浆具益气补肾、镇静安神作用。

3. 芳香糖浆　为含芳香性物质或果汁的浓蔗糖水溶液。主要用作液体药剂的矫味剂，如橙皮糖浆等。

二、制备方法

制备糖浆所用的蔗糖应符合《中国药典》规定，应是经纯化的无色或白色干燥的结晶品，极易溶于水，水溶液较稳定。但在加热时特别是在酸性条件下，易水解转化为葡萄糖和果糖，此两种单糖的等分子混合物俗称转化糖，其甜度比蔗糖高，具还原性，可以延缓某些容易氧化药物的变质。较高浓度的转化糖在糖浆中还能防止在低温中析出蔗糖结晶。但果糖易使制剂的颜色变深暗，微生物在单糖中也比在双糖中容易生长。

中药糖浆剂的制备工艺流程为：浸提→净化→浓缩→配制→滤过→分装→成品。

中药糖浆剂中药成分的浸提、提取液的净化及浓缩详见本章第三节"中药合剂"项下。配制方法根据药物性状的不同，一般有 3 种：

1. 热溶法　将蔗糖加入沸蒸馏水或中药浸提浓缩液中，加热使溶解，再加入可溶性药物，混合溶解后，滤过，从滤器上加适量蒸馏水至规定容量即得。

此法的优点是蔗糖易于溶解，糖浆易于滤过澄清，因蔗糖中所含少量蛋白质可被加热凝固而滤除，同时，可杀灭微生物，使糖浆利于保存。但加热时间不宜太长（一般沸后 5 分钟），温度不宜超过 100℃，否则，转化糖的含量过高，制品的颜色容易变深。故最好在水浴或蒸气浴上进行，溶后即趁热保温滤过。

此法适用于单糖浆、不含挥发性成分的糖浆、受热较稳定的药物糖浆和有色糖浆的制备。

2. 冷溶法　在室温下将蔗糖溶解于蒸馏水或含药物的溶液中，待完全溶解后，滤过，即得。

此法的优点是制得的糖浆色泽较浅或呈无色，转化糖较少。因糖溶解时间较长，生产过程中容易受微生物污染，故可用密闭容器或渗滤筒溶解。

此法也适用于单糖浆和不宜用热溶法制备的糖浆剂，如含挥发油或挥发性药物的糖浆。

3. 混合法　系将药物与单糖浆直接混合而制得。根据药物状态和性质有如下几种混合方式：

（1）药物为水溶性固体，可先用少量蒸馏水制成浓溶液后再与计算量单糖浆混匀。在水中溶解度较小者，可酌加适宜辅助溶剂使溶解后再与计算量单糖浆混合。

（2）药物为可溶性液体，可直接与计算量单糖浆混匀，必要时滤过。如为挥发油时，可先溶于少量乙醇等辅助溶剂或酌加适宜的增溶剂，溶解后再与单糖浆混匀。

（3）药物为含乙醇的制剂（如酊剂、流浸膏剂、醑剂等），当其与单糖浆混合时往往发生浑浊而不易澄清，可加适量甘油助溶，或加滑石粉等作助滤剂滤净。

（4）药物为水浸出制剂，因含蛋白质、黏液质等易致发酵，长霉变质，可先加热至沸后 5 分钟使其凝固滤除，滤液与单糖浆混匀。必要时浸出液的浓缩物用浓乙醇处理 1 次，回收乙醇后的母液加入单糖浆混匀。

（5）药物为干浸膏，应先粉碎成细粉后加少量甘油或其他适宜稀释剂，在无菌研钵中研匀后，再与单糖浆混匀。

中药糖浆剂一般是从原中药开始制备，经浸提、净化、浓缩至适当程度，采用上述 3 种方法中的 1 种，加入糖或单糖浆、防腐剂、矫味剂、色素（视情况决定是否加入，若加色素应先用适量水或乙醇溶解）等混匀，加水至全量，静置 24 小时后，滤过，即得。

三、质量要求与讨论

1. 糖浆剂的质量要求　糖浆剂的质量要求，除另有规定外，制剂应澄清。含有中药提取物的糖浆，允许有少量轻摇易散的沉淀。不得有酸败、异臭、产生气体或其他变质现象。所加附加剂应符合国家或卫生部的有关规定，应不影响制品的稳定性，不干扰检验。卫生学检查应符合《药品卫生标准》的规定。单剂量包装的糖浆剂，装量差异限度应符合《中国药典》2005 年版一部附录ⅠH糖浆剂装量差异检查的规定。

2. 糖浆剂的质量问题讨论　中药糖浆剂最容易出现长霉发酵和产生沉淀两个质量问题。长霉发酵的原因如前所述，故在糖浆剂生产中应注意原辅料、用具、环境及容器的清洁卫生，以免被微生物污染，必要时加适宜的防腐剂（见本章第三节中药合剂）。加防腐剂时一定要注意到糖浆 pH 值对防腐剂防腐效能的影响。

糖浆剂产生沉淀的原因可能有以下几种：①中药中的细小颗粒或杂质，净化处理不够；②提取液中所含高分子物质，在贮存过程中胶态粒子"陈化"聚集沉出；③提取液中有些成分在加热时溶于水，但冷却后则逐渐沉淀析出；④糖浆剂的 pH 值发生改变，某些物质沉淀析出。因此，对沉淀物要进行具体分析，对于杂质或中药细小颗粒，则应强化净化措施，予以去除；而对于提取液中的高分子物质和热溶冷沉类物质不能一概视为"杂质"。这也是《中国药典》2005 年版规定糖浆剂在贮藏期间"允许有少量轻摇易散的沉淀"的原因。但糖浆剂中，应尽可能减少沉淀。可采取加入乙醇沉淀、热处理冷藏滤过、加表面活性剂增溶、离心分离、超滤等方法研究改进。

四、举例

例1　单糖浆

本品含蔗糖 85.0%（g·ml^{-1}）或 64.7%（g·g^{-1}），25℃时相对密度为 1.313。

［处方］　蔗糖 850g，蒸馏水加至 1000ml。

［制法］　取蒸馏水 450ml 煮沸，加入蔗糖，搅拌溶解后，加热至 100℃，沸后趁热用脱脂棉或白布滤过，自滤器上添加适量的热蒸馏水，使成 1000ml，混匀即得。

［用途］　本品常用作液体药剂中的矫味剂，或用于制备其他含药糖浆。一般矫味用 20%，小儿用药约为 20%~40%，也可作片剂、丸剂的黏合剂。

［注］

（1）本品可用热溶法制备，也可用冷溶法制备。热溶法制得的成品因含较多的转化糖，长期贮存后，色泽易变深。制备时注意控制加热时间，以免色泽加深。

（2）盛装本品的容器，在装瓶前药瓶及瓶塞均应灭菌，以防染菌。盛满密封，置阴凉处。

（3）原料蔗糖，应选用洁净的无色或白色的干燥结晶品。

例2　橙皮糖浆

［处方］　橙皮酊 50ml　枸橼酸 5g　蔗糖 820g

［制法］　取橙皮酊、枸橼酸与滑石粉 15g，置研钵内，缓缓加蒸馏水 400ml，研匀后，反复滤过，至滤液澄清为止。将研钵与滤纸用蒸馏水洗净，洗液与滤液合并，约达 450ml，

加蔗糖于滤液中，搅拌溶解后（不能加热）用脱脂棉滤过，自滤器上添加蒸馏水适量，使成为 1000ml，摇匀即得。

［用途］　芳香矫味药。

［用法与用量］　口服，一次 2～5ml。

［注］

（1）滑石粉应使用纯化品，作分散剂兼有助滤作用。

（2）枸橼酸作矫味剂兼有防止果胶质在贮存期间析出沉淀作用。

（3）本品因含 2%～5%（ml·ml^{-1}）乙醇，故蔗糖的浓度最高只能达 82%（g·ml^{-1}）。

（4）本品的制备亦可采用橙皮酊与计算量的单糖浆直接混合的方法。

（5）本品出现松节油臭时不宜再用，因橙皮油中萜二烯易氧化成具松节油臭的双戊烯。

例 3　川贝枇杷糖浆

［处方］　川贝母流浸膏 45ml　桔梗 45g　枇杷叶 300g　薄荷脑 0.34g

［制法］　以上 4 味，川贝母流浸膏系取川贝母 45g，按照渗漉法制得。桔梗和枇杷叶加水煎煮两次，第一次 2.5 小时，第二次 2 小时，合并煎液，滤过，滤液浓缩至适量，加入蔗糖 400g 及防腐剂适量，煮沸使溶解，滤过，滤液与川贝母流浸膏混合，放冷，加入薄荷脑和含适量杏仁香精的乙醇溶液，随加随搅拌，加水至 1000ml，搅匀，即得。

［性状］　本品为棕红色的黏稠液体，气香，味甜、微苦、凉。

［检查］　相对密度应不低于 1.13。

［功能与主治］　清热宣肺，化痰止咳。用于风热犯肺、痰热内阻所致的咳嗽痰黄或咯痰不爽、咽喉肿痛、胸闷胀痛；感冒、支气管炎见上述证候者。

［用法与用量］　口服，一次 10ml，一日 3 次。

第五节　煎膏剂（膏滋）

一、概述

煎膏剂系指中药加水煎煮，去渣浓缩后，加糖或蜂蜜制成的稠厚状半流体剂型。

由于煎膏剂经浓缩并含较多的糖或蜜等辅料，故具有药物浓度高，体积小，稳定性好，便于服用等优点。煎膏剂的效用以滋补为主，兼有缓和的治疗作用，药性滋润，故又称膏滋。也有的将加糖的称糖膏，加蜂蜜的称蜜膏。煎膏剂多用于慢性疾病，如益母草膏多用于妇女活血调经；养阴清肺膏多用于阴虚肺燥，干咳少痰等症。受热易变质及以挥发性成分为主的中药不宜制成煎膏剂。

二、制备方法

（一）辅料的选择与处理

1. 蜂蜜　制备煎膏剂所用的蜂蜜须经炼制处理，蜂蜜的选择与炼制见第十五章第三节蜜丸。

2. 蔗糖　制备煎膏剂所用的糖，除另有规定外，应使用《中国药典》收载的蔗糖，由于糖的品质不同，制成的煎膏剂质量及效用也有差异。

采用的糖有冰糖、白糖、红糖、饴糖等。冰糖系结晶型的蔗糖，质量优于白砂糖；白糖又有白砂糖与白绵糖之分，后者由于含有部分的果糖，故味较甜，但有一定的吸湿性。白糖味甘，性寒，有润肺生津、和中益肺、舒缓肝气的功效。红糖又称红砂糖、黄糖，是一种未经提纯的糖，其营养价值比白糖高，每100g红糖中，含钙90mg，铁4mg，为白糖的3倍。此外，尚含有维生素 A、B$_1$、B$_2$ 等多种维生素及锰、锌、铬等微量元素。红糖具有补血、破瘀、舒肝、祛寒等功效，尤其适于产妇、儿童及贫血者食用，具有矫味、营养和辅助治疗作用，故中医常以红糖制煎膏剂。饴糖也称麦芽糖，系由淀粉或谷物经大麦芽浆作催化剂，使淀粉水解、转化，然后浓缩而制成的一种稠厚液态糖。各种糖在有水分存在时，都有不同程度的发酵变质特性，其中尤以饴糖为甚，在使用前应加以炼制。

炼糖的目的在于使糖的晶粒熔融，去除水分，净化杂质和杀死微生物。炼糖时，使糖部分转化，控制糖的适宜转化率，还可防止煎膏剂产生"返砂"现象。

炼糖的方法一般可按糖的种类及质量加适量的水炼制。如白砂糖可加水50%左右，用高压蒸气或直火加热熬炼，并不断搅拌至糖液开始显金黄色，泡发亮光及微有青烟发生时，停止加热，以免烧焦。各种糖的水分含量不相同，炼糖时应随实际情况掌握时间和温度。一般冰糖含水分较少，炼制时间宜短，且应在开始炼制时加适量水，以免烧焦；饴糖含水量较多，炼制时可不加水，且炼制时间较长。为促使糖转化，可加入适量枸橼酸或酒石酸（一般为糖量的 0.1% ~ 0.3%），至糖转化率达 40% ~ 50% 时，取出，冷至70℃时，加碳酸氢钠中和后备用。红糖含杂质较多，转化后一般加糖量2倍的水稀释，静置适当时间，除去沉淀备用。

（二）煎膏剂的制法

煎膏剂的制备，除炼糖和炼蜜外，其一般工艺流程为：煎煮→浓缩→收膏→分装→成品。

1. 煎煮　根据方中中药性质，将其切成片、段或粉碎成粗末，加水煎煮2~3次，每次2~3小时，滤取煎液，药渣压榨，压榨液与滤液合并，静置，若为新鲜果类，则宜洗净后榨取果汁，果渣加水煮，滤汁合并备用。

2. 浓缩　将上述滤液加热浓缩至规定的相对密度，或以搅拌棒趁热蘸取浓缩液滴于桑皮纸上，以液滴的周围无渗出水迹时为度，即得"清膏"。

3. 收膏　取清膏，加入规定量的炼糖或炼蜜。除另有规定外，一般加入糖或蜜的量不超过清膏量的3倍。收膏时随着稠度的增加，加热温度可相应降低，并需不断搅拌和掠去液面上的浮沫。收膏稠度视品种而定，一般相对密度在 1.4 左右。

相对密度测定，除另有规定外，取供试品适量，精密称定，加水约2倍，精密称定，混匀，作为供试液。照相对密度测定法（《中国药典》2005 年版一部附录ⅧA）测定，按下式计算，即得。

$$供试品相对密度 = \frac{W_1 - W_1 \cdot f}{W_2 - W_1 \cdot f}$$

式中，W_1 为比重瓶内供试液重（g）；W_2 为比重瓶内水重（g）；f 为 $\dfrac{\text{加入供试品中的水重量}}{\text{供试品重量}+\text{加入供试品中的水重量}}$。

实际生产中，判断正在加热的清膏及成品膏是否达到规定的相对密度，按《中国药典》2005 年版一部附录ⅦA 方法测定较费时间，通常按第六章第三节"二、纯化"项下的方法，用波美计测"收膏"的相对密度，既简便，又准确。

4. 分装　由于煎膏剂较黏稠，为便于取用，故应用大口容器盛装；容器应洗净，干燥，如有条件，可灭菌后使用，以免生霉、变质。

收膏后将煎膏装入大口容器中，待煎膏冷却后加盖，以免水蒸气冷凝回入煎膏中，久贮后易产生霉败现象。

三、质量要求与讨论

1. 质量要求　煎膏剂如需加入药粉，除另有规定外，一般应加入药物细粉；除另有规定外，加炼蜜或糖（或转化糖）的量，一般不超过清膏量的 3 倍；成品应无焦臭味、异味；无糖的结晶析出；稠度适宜；煎膏加 40 倍水稀释，在放置 3 分钟后观察，不得有焦屑等异物（微量细小纤维，颗粒不在此限），加中药细粉的煎膏剂，应在未加入药粉前检查，符合规定后，方可加入药粉，加入药粉后不再检查不溶物。

2. 返砂问题讨论　有些煎膏剂在贮藏一定的时间后，常有糖的结晶析出，俗称"返砂"。返砂的原因与煎膏剂所含总糖量和转化糖量有关。最近研究结果认为，总糖量超过单糖浆的浓度，因过饱和度大，结晶核生成的速度和结晶长大速度快，一般控制总糖含量在85% 以下为宜。糖的转化程度并非愈高愈好，在以等量的葡萄糖和果糖作为转化糖的糖液，转化率在 10% ~ 35% 范围内，有蔗糖晶体析出，转化率在 60% ~ 90% 范围内，显微镜或肉眼可见葡萄糖晶体，而转化率在 40% ~ 50% 时未检出有蔗糖和葡萄糖结晶。蔗糖在酸性或高温条件下转化时，果糖的损失较葡萄糖大，为防止在收膏时蔗糖的进一步转化和果糖的损失，应尽量缩短加热时间，降低加热温度，还可适当调高 pH 值。此外，有采用在转化糖液中加入饴糖或用高果糖浆代替转化糖液生产煎膏剂的做法。上述方法有待进一步在煎膏剂生产实践中验证。

如果煎膏剂已出现大量结晶，可将下面层析出的糖分离出来，经重新溶解后再与煎膏相混匀；如析出结晶少，则可连容器置水浴上加热，使析出的糖溶解。

四、举例

益母草膏

［处方］　益母草 2500g　红糖适量

［制法］　取益母草，切碎，加水煎煮两次，每次 2 小时，合并煎液，滤过，滤液浓缩成相对密度 1.21 ~ 1.25（80℃）的清膏。每 100g 清膏加红糖 200g，加热溶化，混匀，浓缩至规定的相对密度，即得。

［性状］　本品为棕黑色稠厚的半流体；气微，味苦、甜。

[检查]　相对密度：取本品 10g，加水 20ml 稀释后，依法测定（《中国药典》2005 年版一部附录ⅦA），应为 1.10~1.12。

其他：应符合煎膏剂项下有关的各项规定（《中国药典》2005 年版一部附录IF）。

[功能与主治]　活血调经。用于经闭、痛经及产后瘀血腹痛。

[用法与用量]　口服，一次 10g，一日 1~2 次。

[注意]　孕妇禁用。

第六节　药酒与酊剂

一、概述

药酒又名酒剂，系指中药用蒸馏酒浸提成分而制得的澄清液体剂型。药酒多供内服，并加糖或蜂蜜矫味和着色。

我国最早的医药典籍《黄帝内经》中有《汤液醪醴论篇》，专论汤液醪醴的制法和作用等内容。"醪醴"就是指治病的药酒。由此可见，药酒历史悠久，是一种传统的中药剂型。

酒甘辛大热，能通血脉，行药势，散寒，含微量酯类、酸类、醛类等成分，气味醇香特异，是一种良好的提取溶剂，中药的多种成分皆易溶解于白酒中，酒剂适用于治疗风寒湿痹，有祛风活血、散瘀止痛的功效，但儿童、孕妇、心脏病及高血压患者不宜服用。

药酒应密封，置阴凉处贮藏。在贮藏期间允许有少量轻摇易散的沉淀。

酊剂系指药品用规定浓度的乙醇浸出或溶解而制得的澄清液体剂型，亦可用流浸膏稀释制成。酊剂多数供内服，少数供外用。酊剂不加糖或蜂蜜矫味和着色。除另有规定外，含有毒性药品的酊剂，每 100ml 应相当于原药物 10g，并应根据其半成品的有效成分含量加以调整，使符合该酊剂的规定标准；其他药物的酊剂，一般每 100ml 相当于原药物 20g。

酊剂应置遮光容器内密封，在阴凉处贮藏，久置产生沉淀时，在乙醇和有效成分含量符合该药品有关质量标准规定的情况下，可滤过除去沉淀。

二、制备方法

（一）药酒的制备方法

药酒可用浸渍法、渗漉法或回流法等提取方法制备，所用蒸馏酒的浓度和用量，浸渍温度和时间，渗漉速度，以及成品含醇量等，均因品种而异，目前尚无统一规定。

1. 冷浸法　将中药加工炮制后，置瓷坛或其他适宜容器中，加规定量白酒，密闭浸渍，每日搅拌 1~2 次，1 周后，每周搅拌 1 次；共浸渍 30 日，取上清液，压榨药渣，榨出液与上清液合并，加适量糖或蜂蜜，搅拌溶解，密封，静置至少 14 日以上，滤清，灌装即得。如人参天麻药酒。

2. 热浸法　是一种传统的药酒制备方法。系将中药切碎或粉碎后，置于有盖容器中，加入处方规定量的白酒，用水浴或蒸气加热，待酒微沸后，立即取下，倾入另一有盖容器中，浸泡 30 日以上，每日搅拌 1~2 次，滤过，压榨药渣，榨出液与滤液合并，加入糖或炼蜜，搅拌溶解，静置数天，滤过，即得。如枸杞药酒。

3. 渗滤法　以白酒为溶剂，按第六章第二节中"渗滤法"操作，收集渗滤液。若处方中需加糖或炼蜜矫味者，可加至渗滤完毕后的药液中，搅匀密闭，静置适当时间，滤过，即得，如蕲蛇药酒等。

4. 回流热浸法　以白酒为溶剂，按第六章第二节"回流热浸法"操作，连续操作多次，至白酒无色。合并回流液，加入蔗糖或炼蜜，搅拌溶解后，密闭静置一定时间，滤过，分装，即得。如参茸多鞭酒等。

（二）酊剂的制备方法

酊剂除可用浸渍法、渗滤法、回流法等浸提方法制备外，还可用溶解法和稀释法。

1. 溶解法　将处方中药物直接加入规定浓度的乙醇溶解至需要量，即得。此法适用于化学药物及中药有效部位或提纯品酊剂的制备。如复方樟脑酊等。

2. 稀释法　以药物的流浸膏或浸膏为原料，加入规定浓度的乙醇稀释至需要量，混合后，静置至澄清，虹吸上清液，残渣滤过，合并上清液及滤液，即得。如远志酊等。

3. 浸渍法　以规定浓度的乙醇为溶剂，按第六章第二节中"冷浸渍法"操作，收集浸渍液，静置24小时，滤过，自滤器上添加浸渍时所用乙醇至规定量，即得。如十滴水等。

4. 渗滤法　此法是制备酊剂较常用的方法。在多数情况下，收集渗滤液达到酊剂全量的3/4时，应停止渗滤，压榨药渣，压榨液与渗滤液合并，添加适量溶剂至所需量，静置一定时间，分取上清液，下层液滤过，即得。若原料为毒性药物时，收集渗滤液后应测定其有效成分的含量，再加适量溶剂使符合规定的含量标准。如颠茄酊等。

三、质量要求与讨论

（一）药酒的质量要求

药酒生产所用的白酒应符合卫生部关于蒸馏酒质量标准的规定；内服药酒应以谷类酒为原料；药酒应澄清，但在贮藏期间允许有少量轻摇易散的沉淀；药酒含醇量依照乙醇量测定法（《中国药典》2005年版一部附录ⅨM）测定，应符合该品种项下的规定。今后要进一步研究提高药酒的质量标准，如增加测定总固体含量，有条件时可测已知有效成分，对方药作定性鉴别、色香味检查、pH检查等。

药酒的总固体含量测定有二种方法：

（1）测定含糖、蜂蜜的药酒　精密量取澄清的药酒50ml，置蒸发皿中，水浴上蒸干，除另有规定外，加无水乙醇搅拌提取4次，每次10ml，滤过，合并滤液置称定重量的蒸发皿中，水浴上蒸干，105℃干燥3小时，置干燥器中，冷却30分钟，迅速精密称定重量，遗留残渣应符合该品种项下的规定。

（2）测定不含糖、蜂蜜的药酒　精密量取澄清的药酒50ml，置称定重量的蒸发皿中，水浴上蒸干，105℃干燥3小时，置干燥器中，冷却30分钟，迅速精密称定重量，遗留残渣应符合该品种项下的规定。

（二）酊剂的质量要求

酊剂应有含量标准和测定方法，以确保其质量。对于已知中药有效成分的和毒性药品的酊剂，应按《中国药典》或有关标准规定进行含量测定；但对中药有效成分尚不清楚，《中国药典》或有关标准未作含量规定的酊剂，应按规定的原料质量要求及用量、溶剂、制法、含醇量、含药物浓度等严格控制。此外，生产上尚可拟定一些物理性的数据，如不挥发残渣、相对密度等，借以控制产品的质量。

酊剂应为澄清液体。久贮后如产生沉淀，先测定乙醇含量，并调整至规定浓度，若仍有沉淀，可将沉淀滤除，再测定有效成分，并调整至规定标准。

药典对各种酊剂含乙醇量均有规定，应照乙醇量测定法（《中国药典》2005 年版一部附录ⅨM）测定。

（三）药酒与酊剂的质量问题讨论

药酒与酊剂在贮存过程中易发生溶剂浓度变化，成品色泽和效价变化，产生沉淀、气味改变等问题，其原因和预防解决的措施将在本章第九节"浸出药剂的质量控制"中讨论。

四、举例

例1　三两半药酒

［处方］　当归 100g　炙黄芪 100g　牛膝 100g　防风 50g

［制法］　以上 4 味，粉碎成粗粉，照渗漉法，用白酒 2400ml 与黄酒 8000ml 的混合液作溶剂，浸渍 48 小时后，缓缓渗流，在漉液中加入蔗糖 840g 搅拌溶解后，静置，滤过，即得。

［性状］　本品为黄棕色的澄清液体。气香，味微甜、微辛。

［检查］　乙醇量：应为 20%～25%。

其他：应符合酒剂项下有关的各项规定（《中国药典》2005 年版一部附录ⅠM）。

［功能与主治］　益气活血，祛风通络。用于气血不和、感受风湿所致的痹病，症见四肢疼痛、筋脉拘挛。

［用法与用量］　口服，一次 30～60ml，一日 3 次。

［注意］　高血压患者慎服；孕妇忌服。

例2　远志酊

［处方］　远志流浸膏 200ml，用 60% 乙醇加至 1000ml。

［制法］　取远志流浸膏 200ml，加 60% 乙醇稀释，使成 1000ml，混匀后，静置，滤过，即得。

［性状］　本品为棕色的液体。

［检查］　乙醇量：应为 50%～58%。

其他：应符合酊剂项下有关的各项规定（《中国药典》2005 年版一部附录ⅠM）。

［功能与主治］　祛痰。用于咳痰不爽。

［用法与用量］　口服，一次 2～5ml，一日 3 次。

例3 十滴水

[处方] 樟脑25g 干姜25g 大黄25g 小茴香10g 肉桂10g 辣椒5g 桉油12.5ml

[制法] 以上7味,除樟脑和桉油外,其余干姜等5味粉碎成粗粉,混匀,照渗漉法,用70%乙醇作溶剂,浸渍24小时后,进行渗漉,收集渗漉液约750ml,加入樟脑及桉油。搅拌,使完全溶解,再继续收集渗漉液,使成1000ml,搅匀,即得。

[性状] 本品为棕红色至棕褐色的澄清液体,气芳香,味辛辣。

[检查] 乙醇量:应为60%~70%。

总固体:精密量取本品10ml,置已干燥至恒重的蒸发皿中,水浴上蒸干,105℃干燥3小时,置干燥器中冷却30分钟,迅速称定重量。遗留残渣不得少于0.12g。

相对密度:应为0.87~0.92(《中国药典》2005年版一部附录ⅦA)。

其他:应符合酊剂项下有关的各项规定(《中国药典》2005年版一部附录ⅠN)。

[功能与主治] 健胃,驱风。用于因中暑而引起的头晕,恶心,腹痛,胃肠不适。

[用法与用量] 口服,一次2~5ml,儿童酌减。

[注意] 孕妇忌服;驾驶员、高空作业者慎用。

第七节 流浸膏剂与浸膏剂

一、概述

流浸膏剂或浸膏剂系指中药用适宜的溶剂浸出有效成分,蒸去部分或全部溶剂,并调整浓度至规定标准而制成的两种剂型。蒸去部分溶剂呈液状者为流浸膏剂;蒸去全部溶剂呈粉状或膏状者为浸膏剂。浸膏剂又分干浸膏剂与稠浸膏剂,干浸膏含水量约为5%;稠浸膏一般含水量约为15%~20%。

流浸膏剂与浸膏剂除另有规定外,流浸膏剂每1ml相当于原中药1g;浸膏剂每1g相当于原中药2~5g。含有生物碱或有效成分明确的流浸膏剂、浸膏剂,皆需经过含量测定后,用溶剂、稀释剂调整至规定的规格标准。稠浸膏可用甘油、液状葡萄糖调整含量;干浸膏可用淀粉、乳糖、蔗糖、氧化镁、磷酸钙、药渣细粉等调整含量。

流浸膏至少含20%以上的乙醇,若水为溶剂的流浸膏,其成品中亦需加20%~25%的乙醇作防腐剂,以利贮存。浸膏剂不含或含极少量溶剂,有效成分较稳定,可久贮。

流浸膏剂与浸膏剂除少数品种可直接供临床应用外,大多作为配制其他制剂的原料。流浸膏剂一般多用于配制酊剂、合剂、糖浆剂等;浸膏剂一般多用于配制片剂、散剂、胶囊剂、颗粒剂、丸剂等。

二、制备方法

(一)流浸膏剂的制备方法

流浸膏剂,除另有规定外,多用渗漉法制备,其制备工艺流程为:浸渍→渗漉→浓缩→调整含量→成品。

渗漉时应先收集中药量85%的初漉液，另器保存；续漉液低温浓缩成稠膏状与初漉液合并，搅匀。若有效成分已明确者，需作含量测定及含乙醇量测定；有效成分不明确者只做含乙醇量测定，然后按测定结果将浸出浓缩液加适量溶剂稀释，或低温浓缩使其符合规定标准，静置24小时以上，滤过，即得。

制备流浸膏时所用溶剂的数量，一般为中药量的4～8倍。若原料中含有油脂者应先脱脂，再进行浸提。

若渗漉溶剂为水，且有效成分又耐热者，可不必收集初漉液，将全部漉液常压或减压浓缩后，加适量乙醇作防腐剂。

此外，某些以水为溶剂的中药流浸膏，也可用煎煮法制备，如益母草流浸膏、贝母花流浸膏等；也有的是用浸膏按溶解法制成的，如甘草流浸膏等。

（二）浸膏剂的制备方法

浸膏剂的制备方法，一般多采用渗漉法、煎煮法，有的也采用回流法或浸渍法。在实际生产时，应根据具体设备条件和品种，选用浸出率高、耗能少、成本低、质量佳的方法。

干浸膏制备过程中，干燥操作往往比较费时麻烦，可将浸膏摊铺在涂油或撒布一层药粉的烘盘内，在80℃以下干燥，制成薄片状物，也可在浸膏中掺入适量原药细粉或药渣粉、淀粉稀释后再干燥。如要直接制得干浸膏粉，既能缩短时间，又能防止药物的分解或失效，最好采用喷雾干燥法。

三、质量要求

（一）流浸膏剂的质量要求

流浸膏剂应符合该制剂含药量规定；成品中至少含20%以上的乙醇；应装于棕色避光容器内，贮存过程中，若产生沉淀分层现象，可按下列方法处理：

（1）可以滤过或倾泻除去沉淀，测定含量，适当调整后，使符合规定标准，仍可使用。

（2）乙醇含量应符合规定限度。如果发生沉淀的原因是由于乙醇含量降低所引起的，应先调整乙醇含量，然后再按上述处理沉淀方法处理。

（二）浸膏剂的质量要求

浸膏剂应符合该制剂含药量规定；应在遮光容器中密闭贮藏。特别是干浸膏剂极易吸湿，更应密封，置阴凉处保存。

四、举例

例1　当归流浸膏

［处方］　当归（粗粉）1000g　70%乙醇适量

［制法］　取当归按渗漉法，用70%乙醇作溶剂，浸渍48小时后，缓缓渗漉，收集初漉液850ml，另器保存；继续渗漉，至渗漉液无色或微黄色为止。收集续漉液，在60℃以下浓缩至稠膏状，加入初漉液850ml，混合后，用70%乙醇稀释至1000ml，静置数天，滤过，即得。

［性状］　本品为棕褐色的液体；气特异，味先微甜后转苦麻。

［检查］　乙醇量：应为 45%～50%。

总固体：精密量取本品 10ml，置称定重量的蒸发皿中，水浴蒸干后，在 100℃干燥 3 小时，置干燥器中冷却 30 分钟，迅速称定重量。遗留残渣不得少于 3.6g。

其他：应符合流浸膏剂与浸膏剂项下有关的各项规定（《中国药典》2005 年版一部附录 ⅠO）。

［功能与主治］　活血调经。用于月经不调，痛经。

［用法与用量］　口服，一次 3～5ml，一日 3 次。

例 2　刺五加浸膏

本品为刺五加经加工制成的浸膏。用水提取者为水浸膏，用醇提取者为醇浸膏。

［处方］　刺五加（粗粉）1000g

［制法］　取刺五加粗粉，加水煎煮两次，每次 3 小时，合并煎液，滤过，滤液浓缩成浸膏 50g。或加 75%乙醇，回流提取 12 小时，滤过，滤液回收乙醇，浓缩成浸膏 40g，即得。

［性状］　本品为黑褐色的稠膏状物；气香，味略苦、涩。

［检查］　水分：照水分测定法（《中国药典》2005 年版一部附录ⅨH 第一法）测定，水浸膏不得过 30.0%；醇浸膏不得过 20.0%。

浸出物：照水溶性浸出物测定法项下的热浸法（《中国药典》2005 年版一部附录ⅩA）测定，水浸膏不得少于 45.0%；照醇溶性浸出物测定法项下的热浸法测定，用甲醇作溶剂，醇浸膏不得少于 60.0%。

［功能与主治］　益气健脾，补肾安神。用于脾肾阳虚，体虚乏力，食欲不振，腰膝酸痛，失眠多梦。

［用法与用量］　口服，一次 0.3～0.45g，一日 3 次。

第八节　茶　　剂

一、概述

茶剂系指含茶叶或不含茶叶的中药或中药提取物用沸水泡服或煎服的制剂总称。可分为茶块、袋装茶、煎煮茶。

茶剂是一种传统的剂型，近代在制备方法和包装材料上有所改进和提高。早在唐代王焘的《外台秘要》中即有"代茶饮方"；宋代《太平圣惠方》卷九十七载录"药茶诸方"，列有药茶 10 余种，至此，"药茶"一词首次载于医书并作为正规剂型编入国家级重要医学文献中。宋代以后，药茶的应用日益增多，元代太医忽思慧在《饮膳正要》中记载了各地多种药茶的制作、功效及主治。从近年编撰出版的《慈禧光绪医方选议》中可知药茶已成为清代宫廷医学的组成部分，如安神代茶饮、清热代茶饮、利咽代茶饮、平胃代茶饮等。

传统的茶剂多应用于治疗食积停滞、感冒咳嗽等症，如午时茶、神曲茶、六和茶、消滞茶、利胆茶等。近年来茶剂的种类逐渐增多，除以治疗作用为主的茶剂外，还有不少作为保健用的茶剂，如三花减肥茶、轻盈茶、人参茶、金银花茶等。近年来新研制的茶剂多为袋装茶（袋泡茶），药茶装入耐温的滤纸袋中，其外再加塑料袋封严。用时以沸水冲泡，可避免药茶漂浮，故习称"袋泡茶"。

袋泡茶是以中药煮散为基础发展起来的。其体积小，利于贮藏，便于携带，使用方便。多供内服，亦有外用者。袋泡茶适用于体质较轻，质地疏松，有效成分易于浸出的中药，特别对于含挥发性成分的中药，能较多地保留药效。

茶剂质量优劣的关键在于药物的溶出率和溶出速率。因此，中药颗粒粒径，烘烤温度、时间及成品含水量等因素的选择至关重要。不同的中药及不同的处方性质各异，制成茶剂的工艺亦各不相同，并非所有方剂皆可制成茶剂。

二、制备方法

茶剂根据其外观形态和使用方法的不同可分为茶块、袋装茶（袋泡茶）、煎煮茶 3 种类型。其制备方法大同小异。

1. 茶块 系指将处方中的药物粉碎成粗末、碎片，以面粉糊作黏合剂；也可将部分中药提取制成稠膏作黏合剂，与其余药物粗末混匀，制成适宜的软材或颗粒，以模具或压茶机压制成一定形状，低温干燥，即得。

2. 袋装茶 一般可分为全生药型和半生药型两种袋装茶。全生药型系将方中中药（或含茶叶）粉碎成粗末，经干燥、灭菌后，分装入滤袋中即得。半生药型系将部分中药粉碎成粗末，部分中药（或含茶叶）煎汁，浓缩成浸膏后吸收到中药粗末中，经干燥、灭菌后，分装入滤袋中即得。

3. 煎煮茶 一般系将方中中药加工制成片、块、段、丝或粗末，分装入袋（包），供煎煮后取汁当茶饮。

茶剂生产中，以部分中药吸取药液的茶剂，药液喷洒要均匀；混合中药粗末、片、块、段、丝等的茶剂要混合均匀。除另有规定外，茶剂应在 80℃ 以下进行干燥，含挥发性成分较多的应在 60℃ 以下干燥，不宜加温干燥的应阴干或用其他适宜方法干燥。茶剂应密闭贮藏；含挥发性成分、易吸潮药物的茶剂应密封贮藏，防止发霉变质。

三、质量要求

茶剂除了茶叶和茶袋应符合饮用茶有关标准的要求外，还有以下几个方面的质量要求。

1. 外观性状 应洁净，色泽一致，气清香，味纯正。袋装茶颗粒粒径可确定为过一号~四号筛（14~60 目筛）之间。

2. 水分 除另有规定外，含糖茶剂不得超过 3.0%，其他茶剂的含水量不得超过 12.0%。

3. 定性与定量 应有制剂组分的定性检查。可用显微镜检查、薄层色谱检查、化学鉴别检查等。

含挥发性成分的茶剂，应对中药中挥发油的含量和水浸液中挥发性成分的浸出量作含量测定或定性检查。若测定含挥发性成分茶剂水溶性浸出物量时，最好采用"减量法"。所谓

"减量法"即是在浸出前样品不经恒重处理，浸出后将样品与未经浸出的（空白对照）样品，置于同一恒温箱中，以 105℃ 干燥 3 小时，称重，用样品失重率减去空白失重率，即得该茶剂的浸出率。

4. 装量差异 取茶剂 10 份，除去包装，分别称定重量，每块（袋、包）内容物重量与标示量比较，装量差异限度应符合《中国药典》2005 年版一部附录ⅠT项下的规定。超出装量差异限度的不得多于 2 块（袋、包），并不得有 1 块超出装量差异限度 1 倍。

四、举例

例 1 板蓝根茶
［处方］ 板蓝根 1400g
［制法］ 取板蓝根加水煎煮两次，第一次 2 小时，第二次 1 小时，合并煎液，滤过，滤液浓缩至相对密度为 1.20（50℃），加乙醇使含醇量为 60%，静置使沉淀，取上清液，回收乙醇并浓缩至适量，加入适量的蔗糖和糊精，压制成 100 块，干燥，即得。
［性状］ 本品为棕色至棕褐色的块状物；味甜、微苦。
［功能与主治］ 清热解毒，凉血利咽。用于肺胃热盛所致的咽喉肿痛、口咽干燥、腮部肿胀，急性扁桃体炎、腮腺炎见上述证候者。
［用法与用量］ 开水冲服，一次 1 块，一日 3 次。

例 2 清热明目茶
［处方］ 决明子（炒）270g 菊花 10g 甜叶菊 20g
［性状］ 本品为黄褐色的粗粉；气香，味甜。
［制法］ 以上 3 味，粉碎成粗末，过筛，混匀，装袋，每袋重 3g，灭菌，即得。
［功能与主治］ 清热祛风，平肝明目。用于高血压，头眩，头痛，目赤目糊等症。
［用法与用量］ 连袋用开水泡服，一次 1 袋。

第九节 浸出药剂的质量控制

浸出药剂所含成分复杂，能体现方药各种成分的综合疗效和特点，尤其适用于有效成分不清楚或不易分离提纯的中药。浸出药剂在贮存过程中往往会产生各种物理和化学变化，这不仅关系到浸出药剂本身的质量，同时也影响到以浸出药剂为原料的制剂质量。例如，固体浸出制剂易引湿、结块，甚至液化，崩解时限、溶解时限延长；液体浸出制剂易长霉发酵，产生沉淀或浑浊，甚至水解等。因此，浸出药剂的质量控制比纯化学药品为原料的药剂复杂。

一、浸出药剂的质量控制

（一）防止长霉发酵

糖浆剂、合剂、口服液等液体药剂中含有糖、蛋白质等微生物的营养物质，在适宜的温湿度、pH 条件下，微生物易生长繁殖；制药设备、工具、环境污染也是长霉发酵的主要原因。为防止微生物的污染和滋生，应严格操作规程，视情添加适宜的防腐剂。

配药器具应消毒处理，洗净后消毒，或 150℃烘干，或以 0.1%苯扎溴铵浸泡 30 分钟，处理后的器具不再接触常水。装药瓶洗净后应倒立，以 160℃烘干。随烘随用。瓶塞（软木塞）以水煮沸 30 分钟，沥干，浸入 75%乙醇或 1/2000 苯扎溴铵中，临用时取出，其上可再套 1 层火棉胶套。为防止软木塞漏气，可用石蜡 5 份，液状石蜡 2 份，加热熔化后，将软木塞加入蜡液中煮 2~3 分钟，取出冷却备用。有条件时，亦可用聚乙烯螺旋盖（或塞），在旋盖内衬 1 张橡皮薄片或软木圆片，再衬 1 张塑料薄膜，旋紧后十分严密，可防止微生物的侵入。

浸出液一般凉至 40℃以下灌装，也可趁热灌装，迅速封口后将瓶倒置约 30 分钟，放冷后再恢复直立状态。灌装时瓶颈内应少留空间，灌后瓶口用乙醇纱布擦净。尽量缩短生产周期，特别是在加入防腐剂前不宜在空气中久放，高温季节更应注意。

加防腐剂时应考虑影响防腐剂作用的各种因素。例如，不同防腐剂的防腐力受液体药剂 pH 值的影响，药剂所含药物是否防腐作用，溶剂本身是否具抑菌作用，药剂渗透压大小，污染微生物的种类和数量，几种防腐剂合用等。

（二）防止浑浊沉淀

液体浸出药剂成分复杂，往往含有许多高分子杂质，因此，它具有胶体溶液的性质，贮存日久或受外界温度、光线、pH 等因素影响时，胶粒可逐渐"陈化"，凝聚成大颗粒沉淀析出；口服液、注射剂有时灭菌前就会出现浑浊；药酒、酊剂等含醇的药剂，常因乙醇的挥发损失而析出沉淀；酊剂、流浸膏与其他液体配合时，由于乙醇浓度的改变，亦易析出沉淀；含生物碱成分的酊剂、流浸膏剂，若加入碱类使 pH 值升高，则生物碱也可析出沉淀；劣质玻璃容器作包装材料，贮存期间易析出游离碱，使成品 pH 值升高，产生沉淀或降低有效成分的含量。为防止浑浊或沉淀的发生，在制备过程中，应尽可能地除去提取液中的杂质，采用热处理冷藏法除去沉淀，如含黄酮、蒽醌类成分的水提取液可用改良的明胶法去除鞣质，也可用两次灭菌法沉淀除去浸出液中鞣质；乙醇提取液中若要去除树脂、叶绿素，可将提取液浓缩后加水稀释，低温静置，沉淀滤除；生物材料制备的液体浸出药剂，制作过程中一定要有低温冷藏处理，以除去沉淀；在贮存过程中，应防止乙醇浓度的改变和药液 pH 值的改变。药酒、酊剂在贮存过程中如有沉淀析出，可滤除或用 3%热木炭吸附去除，调整浓度使符合规定标准后仍可应用；对水中溶解度小的物质可制成 β-CD 包合物，如大黄素等可与 β-CD 制成包合物，增加溶解度；包装容器、玻璃容器洗涤时多应用 0.1% HCl 处理，可中和部分游离碱。

综上所述，当发现某一浸出药剂有浑浊或沉淀时，应进行研究分析，找出原因，采取针对性措施克服。浑浊沉淀物若为有效成分，可通过调 pH 值、增加溶解度的方法等促使其溶解。若为非有效成分，则可以滤过除去。

（三）延缓水解作用

有些药物成分水解后疗效降低或失效。浸出药剂中成分的水解多是由于制剂的 pH 值变化或植物酶的作用而引起的。含酯键结构成分的浸出制剂易水解，尤其在碱性条件下更易水解。利用加热、冷冻、添加乙醇或其他有机溶剂，均可抑制或破坏植物酶，延缓成分的水解；一般含醇量达40%以上的液体药剂有防止水解的作用。

二、浸出药剂的质量检查

浸出药剂目前可从以下几个主要方面进行检查评价。

（一）中药质量

利用生药分类学、性状形态学知识对方中药物的来源、品种、规格进行检查，这是浸出药剂质量的基础。中药除药用部位、产地、采收、加工与其质量优劣有关外，还要特别注意中药的真伪。因此，处方原料应有质量标准。中药标准包括其基原名称及科、属、种拉丁学名，产地，药用部位，饮片规格，并说明属何级法定标准（国家药典、部颁标准）。若各级法定标准中均未收载，则应制定该中药质量标准。

（二）制备方法

制备方法与制剂的质量密切相关。根据临床防治疾病的需要、药物成分和本身的性质确定剂型以后，应进行工艺条件的研究，优选出最佳工艺条件，确定制剂操作规程。对质量有影响的关键工序，应确定其技术控制条件（如方法、时间、温度、压力等）。对中间体的质量应检测，如相对密度、指标成分含量等对保证制剂质量至关重要。

（三）外观检查

包括各种制剂的形状、色泽、光泽、稠度（相对密度）、澄清、混悬、沉淀、气味等；包装材料是否合格，包装是否封严密，标签内容是否完全和有无错误等。

（四）鉴别与检查

1. 鉴别 根据处方组成选择鉴别药味和专属、灵敏、快速、简便的鉴别方法，以判断制剂的真实性。

复方制剂原则上处方各药味均应进行鉴别。若鉴别特性不明显，或难以排除干扰成分，应首选君药与臣药、贵重药、毒性药进行鉴别。

根据方中中药特点、剂型种类、主含成分等选择鉴别方法，一般包括理化鉴别、色谱鉴别，少数制剂可用紫外或红外光谱等鉴别。各种理化鉴别均应做空白试验（即阴性对照）；对泡沫反应、生物碱试剂沉淀反应、三氯化铁试液显色反应等，必须注意假阳性结果。

色谱鉴别包括薄层色谱、气相色谱和液相色谱鉴别。色谱鉴别应选定适宜的对照品或对照中药做实验。

薄层色谱（TLC）鉴别法目前普遍使用，它具有分离和鉴定双重作用，只要一些特征斑点（不一定是已知成分）具有再现性，就可作为确认依据。此法可以鉴别中药的真伪、区别异构体、区别同一中药的不同药用部位、控制微量成分的限量（如毒性中药），并能对某些不同检测要求（如鉴别、检查）项一次完成。薄层色谱鉴别时必须在同一薄层板上设检测中药的阴性对照和阳性对照，阳性对照可用对照品或对照中药或两者同时对照。薄层色谱法应以彩色照片记录其真实性。

气相色谱（GC）又称气相层析，适用于含挥发性成分的鉴别，也可结合含量测定进行。液相色谱即高效液相层析（HPLC），很少单独用于鉴别试验，多结合含量测定进行。

2. 检查　主要用于控制中药或制剂中可能引入的杂质或与药品质量有关的项目。《中国药典》附录对各剂型分别要求检查不同的项目。液体浸出药剂常作澄清度、pH、含醇量、相对密度、总固体等检查；固体浸出药剂常作水分、溶化或溶散性、崩解时限等检查；有的浸出药剂还要作异物检查、不挥发性残渣及灰分等检查。各种浸出药剂均需作卫生学检查。

（五）含量测定

（1）中药比量法　本法系指浸出药剂若干容量或重量相当于原中药多少重量的表示方法。这是比较原始的方法，在中药成分尚不明确，且无其他适宜表示方法时，可作为参考指标。必须注意，只有中药质量规格和制备工艺固定，并且严格执行操作规程时，此法才能体现制剂的质量。部分酊剂、流浸膏、浸膏、药酒等目前仍以此法控制质量。

（2）化学测定法　是指采用化学手段测定有效成分含量的方法。一般应首选方中君药（主药）、贵重药、毒性药进行含量测定，如果这些中药的基础研究薄弱或在测定时干扰成分较多，也可选处方中其他药味的已知成分或指标成分进行测定。如果成品确实难以建立含量测定项目，也可选其君药之一的中药原料进行含量测定，以间接控制成品质量。具体制剂所采用含量测定方法，可参考《中国药典》或有关文献收载的与其相同成分的测定方法，也可以自行研究后建立，但均应作方法学的考察试验。

（3）生物测定法　本法系指利用中药浸出成分对动物机体或离体组织所发生的反应，确定浸出药剂含量（效价）标准的方法。其与特殊成分的化学分析相比较，具有能利用制剂全成分的优点。此法适用于尚无适当化学测定方法的制剂，特别是毒性中药制剂。测定时，要求有标准品，作为测定的对照依据，对可能影响测定结果的因素，如动物种系、个体情况、试验模型和条件等应有严格的要求，且常需进行多次试验才能得到结果，此结果的差异往往也较大。因此，生物测定法较化学测定法复杂。但此法仍是目前衡量药剂效价的检测手段之一。

第九章
液体药剂

学习要求：

1. 掌握液体药剂的含义、分类与特点；表面活性剂的基本性质与选用；药剂中增加药物溶解度的方法；真溶液型、胶体溶液型、乳状液型及混悬液型液体药剂的特点与制法。

2. 熟悉溶解、增溶、助溶、乳化、混悬的概念；增溶原理；胶体溶液稳定性及其影响因素；乳剂稳定性及乳化剂的选用；混悬剂的稳定性；真溶液型、胶体溶液型、乳状液型及混悬液型液体药剂的质量评定。

3. 了解乳剂形成的理论；灌肠剂、洗剂、搽剂、滴鼻剂、滴耳剂等液体剂型的概念与特点。

4. 了解液体药剂的色、香、味及包装贮藏。

第一节　概　　述

一、液体药剂的含义与特点

液体药剂系指药物分散在液体分散介质中制成的液态剂型，可供内服或外用。其中由浸出法、灭菌法制备的液体药剂分别在浸出制剂、注射剂或眼用溶液剂中论述。

液体药剂中被分散的药物称为分散相，分散药物的介质统称为分散介质。其中溶液型和胶体溶液型的高分子溶液因药物以分子或离子状态分散于介质中，分散介质亦称为溶剂；乳状液型液体药剂的分散介质又称为外相或连续相。

液体药剂是临床上广泛应用的一类剂型。具有吸收快，作用较迅速；给药途径广泛，服用方便，易于分剂量，尤其适用于婴幼儿和老年患者；能减少某些药物的刺激性；固体药物制成液体制剂后，能提高生物利用度等优点。液体药剂也存在一些不足，例如药物分散度较大，受分散介质的影响，易引起药物的化学降解，使药效降低甚至失效；体积较大，携带、运输、贮存不方便；易霉变等。

二、液体药剂的分类

（一）按分散系统分类

液体药剂中的药物可以是固体、液体或气体，在一定条件下分别以分子或离子、胶体、微粒、液滴状态分散于液体分散介质中组成分散体系。根据分散相粒子大小及分散情况的不同，分为溶液型、胶体溶液型、混悬液型、乳状液型四类。如分散相以分子或离子状态分散于液体分散介质中称为溶液（真溶液），其中溶质分子量小呈低分子状态称为溶液，溶质分子量大呈高分子状态属于胶体溶液，分散相质点为多分子聚集体的胶体溶液又称为溶胶。以固体或液滴分散于分散介质中，与分散介质之间有相界面的，前者称为混悬液，后者称为乳状液。分散体系的分类见表9-1。

表9-1　　　　　　　　　　　　　　　分散体系的分类

类　型		分散相大小	特　征
真溶液型		<1nm	真溶液；无界面，热力学稳定体系；扩散快，能透过滤纸和某些半透膜
胶体溶液型	高分子溶液	1~100nm	真溶液；热力学稳定体系；扩散慢，能透过滤纸，不能透过半透膜
	溶　胶		胶体溶液；有界面，热力学不稳定体系；扩散慢，能透过滤纸而不能透过半透膜
混悬液型		>500nm	动力学和热力学不稳定体系；有界面，扩散很慢或不扩散，显微镜下可见
乳状液型		>100nm	热力学不稳定体系；有界面，扩散很慢或不扩散，显微镜下可见

（二）按给药途径分类

按照给药途径，液体药剂可分为以下几类：

1. 内服液体药剂　如合剂、糖浆剂、口服乳剂、口服混悬剂等。

2. 外用液体药剂　①皮肤用液体药剂：如洗剂、搽剂等；②五官科用液体药剂：如洗耳剂与滴耳剂、洗鼻剂与滴鼻剂、含漱剂、滴牙剂等；③直肠、阴道、尿道用液体药剂：如灌肠剂、灌洗剂等。

三、液体药剂常用的溶剂

液体药剂的溶剂对药物起溶解和分散作用，其本身质量直接影响制剂的制备和稳定性。液体药剂的溶剂应符合化学性质稳定、毒性小、成本低、无臭味、不影响主药的作用和含量测定等条件。但完全具备以上条件的溶剂很少，故应根据药物性质、制剂要求和临床用途合理选择溶剂。

1. 水　水是最常用的溶剂，本身无药理作用。能与乙醇、甘油、丙二醇等溶剂任意比例混合。水能溶解绝大多数的无机盐类和有机药物，能溶解中药中的生物碱盐、苷类、糖类、树胶、黏液质、鞣质、蛋白质、酸类及色素等，但水性液体制剂中的药物不易稳定，容易产生霉变，故不宜长久贮存。配制水性液体制剂时应使用蒸馏水或纯化水等药剂用水。

2. 乙醇　乙醇是常用溶剂，可与水、甘油、丙二醇等溶剂任意比例混合，能溶解大部分有机药物和中药中的有效成分，如生物碱及其盐类、苷类、挥发油、树脂、鞣质、有机酸和色素等。20%以上的乙醇即有防腐作用。但乙醇有一定的生理作用，有易挥发、易燃烧等缺点。为防止乙醇挥发，制剂应密闭贮存。

3. 甘油　本品为黏稠性液体，味甜，毒性小，能与水、乙醇、丙二醇混溶。甘油的吸水性很强，多在外用制剂中用作保湿剂。甘油黏度较大，且有防腐性，故常将一些外用药制成甘油剂。

4. 丙二醇 丙二醇兼有甘油的优点，刺激性与毒性均较小，能溶解很多有机药物，如磺胺类药、局部麻醉药、维生素 A、维生素 D 及性激素等，液体药剂中常用来代替甘油。

5. 聚乙二醇 低聚合度的聚乙二醇，如 PEG300～600，为透明液体，能与水以任何比例混溶，并能溶解许多水溶性无机盐和水不溶性有机药物。本品对易水解的药物具有一定的稳定作用，并具有与甘油类似的保湿作用。

6. 脂肪油 是指一些药典收载的植物油，如棉籽油、花生油、麻油、橄榄油、豆油等。多用于外用制剂，如洗剂、搽剂等。脂肪油能溶解游离生物碱、挥发油及许多芳香族化合物。

7. 液状石蜡 本品为饱和烷烃化合物，化学性质稳定。分轻质和重质两种，前者密度 $0.818～0.880g \cdot ml^{-1}$，多用于外用液体药剂，后者密度 $0.845～0.905g \cdot ml^{-1}$，可用于软膏剂。

8. 油酸乙酯 属脂肪油的代用品。本品为淡黄色或几乎无色、易流动、有似橄榄油香味的油状液体，是甾族化合物及其他油溶性药物的常用溶剂，但在空气中暴露易氧化、变色，故使用时常加入抗氧剂。

9. 肉豆蔻酸异丙酯 本品为透明、无色、几乎无臭的流动液体，由异丙醇和肉豆蔻酸酯化而得。化学性质稳定，不易酸败，不易氧化和水解，本品常用作外用药物的溶剂，特别对需要药物与患部直接接触或渗透时更为理想。

此外，因制备各种类型液体药剂的需要，需选择各类附加剂，起到增溶、助溶、乳化、助悬、润湿，以及矫味（臭）、着色等作用。其中表面活性剂可作为液体药剂的增溶剂、乳化剂、润湿剂等。

四、液体药剂的质量要求

溶液型液体药剂应澄明，乳状液型和混悬液型液体药剂应保证分散相小而均匀，且在振摇时易均匀分散；有效成分的浓度准确、稳定；口服液体药剂口感好，外用液体药剂应无刺激性；分散介质最好用水，其次是稀乙醇或乙醇，最后再考虑其他毒性较小的有机分散介质；制剂应具有一定的防腐能力；包装容器适宜，方便患者携带和使用。

第二节 表面活性剂

一、表面活性剂的含义、组成与特点

微粒间、液滴间与空气三者的各相间互相存在着复杂的表面或界面关系，常见的如液－气、液－液、液－固、气－固之间的接触面上会产生一定的表面张力或界面张力。凡能显著降低两相间表面张力（或界面张力）的物质，称为表面活性剂。

表面活性剂之所以能降低表面（界面）张力，主要是由于其分子结构上的特点。它们大都是长链的有机化合物，分子结构中都同时含有亲水基团和疏水基团。亲水基团易溶于水

或易被水湿润；疏水基团具有亲油性，亦可称亲油基。见图9-1。

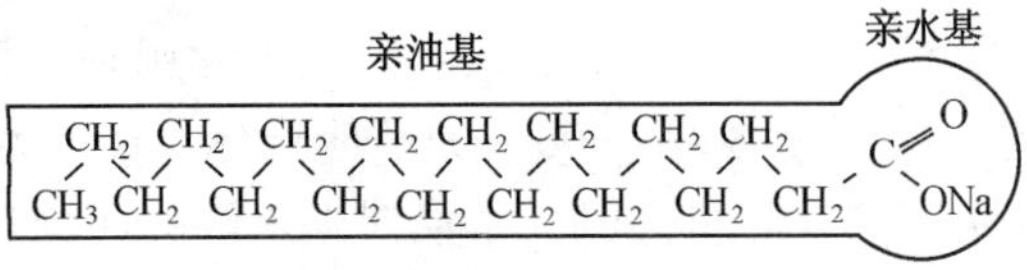

图9-1　表面活性剂的化学结构示意图 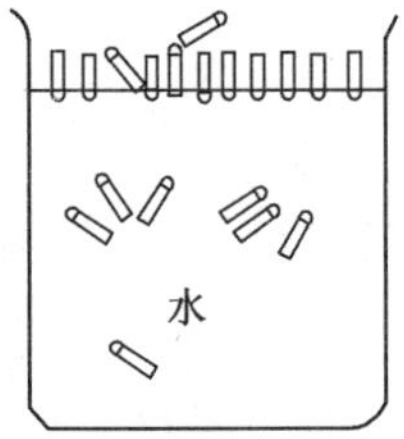　　图9-2　表面活性剂分子在水-空气界面的吸附作用

将表面活性剂加入水中，低浓度时可被吸附在溶液的表面，亲水基团朝向水中，亲油基团朝向空气（或疏水相）中，在表面（或界面）上定向排列，从而改变了液体的表面性质，使表面张力降低。表面活性剂在溶液表面层的浓度大大高于溶液中的浓度，如图9-2所示。

二、常用的表面活性剂

表面活性剂通常按其解离情况分为离子型和非离子型两大类，离子型表面活性剂又可按离子所带电荷的性质分为阳离子型、阴离子型和两性离子型表面活性剂。常用表面活性剂的结构、特征和性质介绍如下：

（一）阴离子型表面活性剂

阴离子型表面活性剂的特征是其阴离子部分起表面活性作用，即带负电荷，如肥皂、长链烃基的硫酸盐等。

1. 肥皂类　系高级脂肪酸的盐，通式为 $(RCOO)_n^- M^{n+}$。其脂肪酸烃链一般在 $C_{11} \sim C_{18}$ 之间，以硬脂酸、油酸、月桂酸等较常用。根据 M 的不同，有碱金属皂、碱土金属皂和有机胺皂（如三乙醇胺皂）等。它们都具有良好的乳化能力，但易被酸所破坏。碱金属皂还可被钙盐、镁盐等破坏，电解质可使之盐析。有一定的刺激性，一般只用于皮肤用的药剂。

2. 硫酸化物　系硫酸化油和高级脂肪醇硫酸酯类，通式为 $R \cdot O \cdot SO_3^- M^+$，其中高级醇烃链 R 在 $C_{12} \sim C_{18}$ 之间。硫酸化油的代表是硫酸化蓖麻油，通称为土耳其红油，为黄色或橘黄色黏稠液，有微臭，可与水混合，为无刺激性的去污剂和润湿剂，可代替肥皂洗涤皮肤，亦可作载体使挥发油或水不溶性杀菌剂混于水中。高级脂肪醇硫酸酯类中常用的是十二烷基硫酸钠（月桂醇硫酸钠）、十六烷基硫酸钠（鲸蜡醇硫酸钠）、十八烷基硫酸钠（硬脂醇硫酸钠）等。乳化性较强，且较肥皂类稳定，主要用作外用软膏的乳化剂。

3. 磺酸化物　系指脂肪族磺酸化物、烷基芳基磺酸化物和烷基萘磺酸化物等，通式为 $R \cdot SO_3^- M^+$。脂肪族磺酸化物如二辛基琥珀酸磺酸钠（商品名阿洛索-OT）、二己基琥珀酸磺酸钠（商品名阿洛索-18），烷基芳基磺酸化物如十二烷基苯磺酸钠，均为目前广泛应用的洗涤剂。

（二）阳离子型表面活性剂

与上述阴离子型表面活性剂相反，阳离子型表面活性剂起表面活性作用的是阳离子部分。其分子结构的主要部分是一个五价氮原子，也称为季铵化合物，其特点是水溶性大，在酸性与碱性溶液中均较稳定。除具有良好的表面活性作用外，都具有很强的杀菌作用，因此主要用于杀菌与防腐。常用品种有氯苄烷铵、溴苄烷铵及氯化（溴化）十六烷基吡啶等。

（三）两性离子型表面活性剂

两性离子型表面活性剂系指分子中同时具有正、负电荷基团的表面活性剂。这类表面活性剂具有阴、阳离子结合一起的特性，并随着介质的 pH 值不同可成为阳离子型，也可以成为阴离子型。有天然制品，也有人工合成制品。

1. 卵磷脂　卵磷脂是天然的两性离子型表面活性剂，是由磷酸型的阴离子部分和季铵盐型的阳离子部分所组成，其结构式如下：

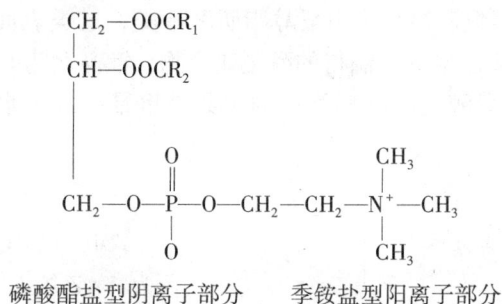

$$CH_2-OOCR_1$$
$$CH-OOCR_2$$
$$CH_2-O-P-O-CH_2-CH_2-N^+-CH_3$$

磷酸酯盐型阴离子部分　　　季铵盐型阳离子部分

由于卵磷脂有 R_1 和 R_2 两个疏水基团，故不溶于水，但对油脂的乳化作用很强，可制成油滴很小、不易破坏的乳剂。目前是制备注射用乳剂的主要附加剂。

2. 合成的两性离子型表面活性剂　两性离子型表面活性剂构成阳离子部分的是胺盐或季铵盐，阴离子部分主要有羧酸盐，还有硫酸酯、磷酸酯、磺酸盐等。羧酸盐型又分为氨基酸型和甜菜碱型两类。

氨基酸型两性离子型表面活性剂在等电点（一般为微酸性）时亲水性减弱，可能产生沉淀；甜菜碱型的最大优点是无论在酸性、中性或碱性水溶液中均易溶，在等电点时也无沉淀，适用于任何 pH 环境。

两性离子型表面活性剂在碱性水溶液中呈阴离子型表面活性剂性质，起泡性良好，去污力亦强；在酸性水溶液中则呈阳离子型表面活性剂特性，杀菌力很强。

（四）非离子型表面活性剂

非离子型表面活性剂系指在水溶液中不解离的一类表面活性剂，其分子中构成亲水基团的是甘油、聚乙二醇和山梨醇等多元醇，构成亲油基团的是长链脂肪酸或长链脂肪醇及烷基或芳基等，亲水基团和亲油基团以酯键或醚键相结合，因而有许多不同品种。由于化学上的不解离性，具有不受电解质和溶液 pH 值影响，毒性和溶血性小，以及能与大多数药物配伍等优点，所以在药剂上应用较广，常用作增溶剂、分散剂、乳化剂等。可供外用，也可供内服，个别品种还可用于注射剂。

1. 脂肪酸山梨坦类　为脱水山梨醇脂肪酸酯类，由山梨醇与各种不同的脂肪酸所组成的酯类化合物，商品名为司盘类（spans）。由于山梨醇羟基脱水位置不同，脱水山梨醇实际上是一次脱水物和二次脱水物的混合物，所生成的酯也是混合物，一般可用以下通式表示：

$$O \quad CH_2OOCR$$

$$HO \quad OH$$
$$OH$$

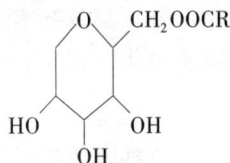

RCOO⁻ 为脂肪酸根，山梨醇为
六元醇，因脱水而环合

脱水山梨醇的酯类因脂肪酸种类和数量的不同而有不同产品，如 span 20、span 40、span 60、span 80 等。其 *HLB* 值在 4.3～8.6 之间，亲油性较强，故一般用作 W/O 型乳剂的乳化剂，或 O/W 型乳剂的辅助乳化剂。

2. 聚山梨酯类 系聚氧乙烯脱水山梨醇脂肪酸酯类，这类表面活性剂是在司盘类的剩余—OH 基上，再结合聚氧乙烯基而制得的醚类化合物，商品名为吐温类（tweens）。和司盘类一样，聚氧乙烯脱水山梨醇脂肪酸酯类中的山梨醇也是一次脱水物和二次脱水物的混合物。可用以下通式表示：

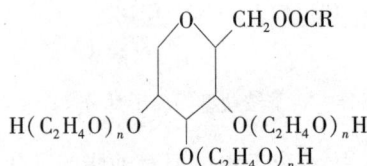

$$O \quad CH_2OOCR$$

$$H(C_2H_4O)_nO \quad O(C_2H_4O)_nH$$
$$O(C_2H_4O)_nH$$

式中—$(C_2H_4O)_n O^-$
为聚氧乙烯基

聚氧乙烯脱水山梨醇脂肪酸酯类根据脂肪酸种类和数量的不同而有不同产品。如 tween 20、tween 40、tween 60、tween 80 等。由于分子中增加了亲水性的聚氧乙烯基，大大增加了亲水性，故为水溶性的表面活性剂，广泛用作增溶剂或 O/W 型乳化剂。

3. 聚氧乙烯脂肪酸酯类 系由聚乙二醇与长链脂肪酸缩合而成，商品名为卖泽（myrij）类。可用通式：R·COO·CH₂·(CH₂OCH₂)ₙ·CH₂OH 表示，其中，—(CH₂OCH₂)ₙ—是聚乙二醇形成的聚氧乙烯基，n 是聚合度，根据聚乙二醇的平均分子量而定，乳化能力很强，为 O/W 型乳化剂。

4. 聚氧乙烯脂肪醇醚类 系由聚乙二醇与脂肪醇缩合而成的醚类，通式为 R·O(CH₂OCH₂)ₙH，商品名为苄泽（brij）类。亦因聚氧乙烯基聚合度和脂肪醇的不同而有不同的品种。如西土马哥（cetomacrogol）、平平加 O（peregol O）、埃莫尔弗（Emolphor）等。药剂上常用作乳化剂或增溶剂。

5. 聚氧乙烯－聚氧丙烯共聚物 系由聚氧乙烯和聚氧丙烯聚合而成。由于聚氧乙烯基是亲水性的，聚氧丙烯基则随分子量的增大而逐渐变得亲油，而构成这类表面活性剂的亲油基团。最常用的有普流罗尼克（pluronic），通式为：HO(C₂H₄O)ₐ·(C₃H₆O)ᵦ·(C₂H₄O)ᵪ·H，其中 a、b、c 表示各自的聚合度。该类产品随分子量增大，可由液体逐渐变为固体。pluronic F-68 是其中分子量较大的（分子量约为 7500），呈片状固体，熔点 50℃。该类表面活性剂对皮肤无刺激性和过敏性，对黏膜刺激性极小，毒性也比其他非离子型表面活性剂为小，故可作为静脉注射用的乳化剂。

三、表面活性剂的基本性质

（一）胶束与临界胶束浓度

表面活性剂水溶液达到一定浓度后，浓度再增大，对表面张力的降低作用不大。因表面层表面活性剂已基本饱和，当浓度继续增加时，主要是溶液内部浓度增加。表面活性剂分子的疏水部分与水的亲和力较小，当浓度较大时疏水部分相互吸引、缔合在一起，形成缔合体，这种缔合体称为胶团或胶束（micelle）。开始形成胶束时溶液的浓度称为临界胶束浓度（critical micelle concentration，CMC）。它和表面活性剂的结构与组成有关，每一种表面活性剂都有其自己的临界胶束浓度。如十二烷基硫酸钠的 CMC 为 0.232%（$g \cdot ml^{-1}$），每个胶束的分子数约为 125 个，总分子量约为 36000。

在表面活性剂达到 CMC 浓度的水溶液中，胶束有相近的缔合度，并呈球形或板状等，分子中亲水基排列在球壳外部形成栅状层结构，而碳氢链在中心形成内核。如图 9-3 所示。

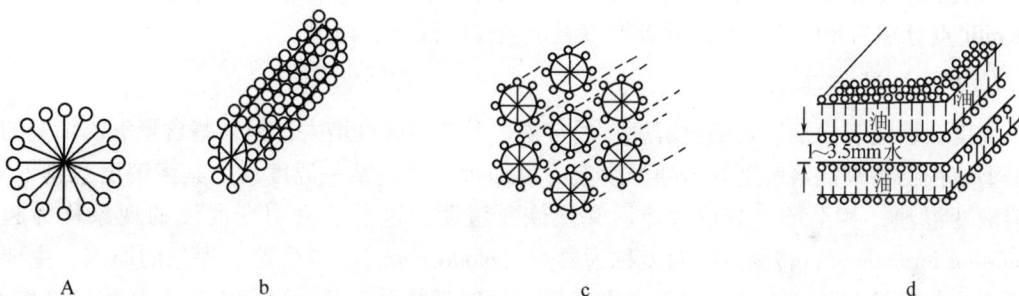

图 9-3 胶束的形态
a. 环状胶束　b. 棒状胶束　c. 束状胶束　d. 层状胶束

（二）亲水亲油平衡值

由于表面活性剂分子由亲水基团和亲油基团组成，能在水-油界面上定向排列。表面活性剂亲水亲油性的强弱取决于其分子结构中亲水基团和亲油基团的多少。

表面活性剂亲水亲油的强弱，可以用亲水亲油平衡值（hydrophile-lipophile balance value，HLB 值）表示。表面活性剂的 HLB 值愈高，其亲水性愈强；HLB 值越低，其亲油性愈强。不同 HLB 值的表面活性剂有不同的用途，如增溶剂 HLB 值的最适范围为 15~18 以上；去污剂 HLB 为 13~16；O/W 乳化剂 HLB 为 8~16；润湿剂与铺展剂 HLB 为 7~9；W/O 乳化剂 HLB 为 3~8；大部分消泡剂 HLB 为 0.8~3 等，如图 9-4 所示。

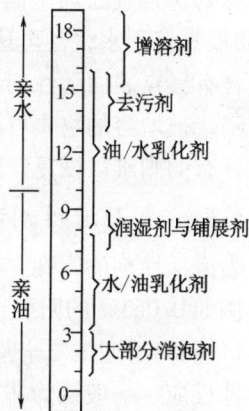

图 9-4 不同 HLB 值表面活性剂的适用范围

（三）Krafft 点

对于离子型表面活性剂，温度对胶束的形成影响不显著，

主要是增加表面活性剂的溶解度及增加增溶质在胶束中的溶解度。图 9 - 5 为十二烷基硫酸

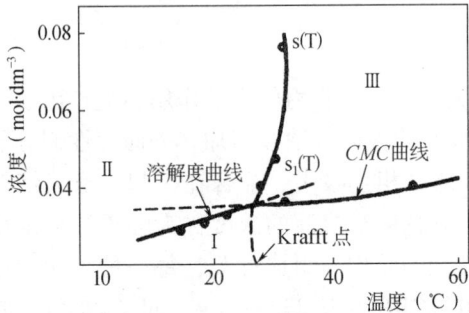

图 9 - 5　十二烷基硫酸钠的溶解度曲线

钠在水中的溶解度随温度变化曲线。从图可知，随温度升高至某一温度，其溶解度急剧升高，该温度称为 Krafft 点，相对应的溶解度即为该离子表面活性剂的 *CMC* （图中虚线）。当溶液中表面活性剂的浓度未超过溶解度（区域Ⅰ）时，溶液为真溶液；当继续加入表面活性剂时，则有过量表面活性剂析出（区域Ⅱ）；而此时再升高温度，体系又成为澄明溶液（区域 Ⅲ），但与Ⅰ相不同，Ⅲ 相是表面活性剂的胶束溶液。

　　Krafft 点是离子型表面活性剂的特征值，Krafft 点越高，*CMC* 越小。Krafft 点是表面活性剂使用温度的下限，或者说，只有在温度高于 Krafft 点时表面活性剂才能更大程度地发挥效能。例如十二烷基硫酸钠与十二烷基磺酸钠的 Krafft 点分别为 8℃ 和 70℃，后者在室温下表面活性不够理想。

（四）起昙与昙点

　　温度会影响表面活性剂的溶解度。通常温度升高溶解度增大，但某些含聚氧乙烯基的非离子型表面活性剂的溶解度开始随温度上升而加大，达到某一温度后，其溶解度急剧下降，使溶液变混浊，甚至产生分层，冷后又能恢复澄清。这种由澄明变混浊的现象称为起昙（clouding formation），转变点的温度称为昙点（cloud point）。产生这一现象的原因，主要是由于含聚氧乙烯基的表面活性剂其亲水基与水呈氢键结合，开始可随温度升高溶解度增大，而温度升高达到昙点后，氢键受到破坏，分子水化力降低，溶解度急剧下降，故而出现混浊或沉淀。聚山梨酯 - 20、聚山梨酯 - 60、聚山梨酯 - 80 的昙点分别是 95℃、76℃、93℃。盐类或碱性物质的加入能降低昙点。

　　有的含聚氧乙烯基的表面活性剂没有昙点，如聚氧乙烯聚氧丙烯的共聚合物 pluronic F - 68 极易溶于水，甚至达沸点时也没有起昙现象。

　　含有昙点表面活性剂的制剂，由于在达到昙点时析出表面活性剂，其增溶性及乳化性能亦下降，被增溶的物质可能析出，或相应的乳剂可能遭到破坏。有的可能在温度下降后恢复原状，有的则难以恢复。因此需加热灭菌的这类制剂应格外注意。

（五）表面活性剂的毒性

　　表面活性剂的毒性，一般以阳离子型的毒性最大，其次是阴离子型，非离子型毒性最小。例如 0.063% 的阳离子型表面活性剂氯化烷基二甲胺，小鼠口服就显示出慢性毒性作用，1% 阴离子型的二辛基琥珀酸磺酸钠仅有轻微的毒性，而同浓度的十二烷基硫酸钠则没有毒性反应。一般认为非离子型表面活性剂口服没有毒性。

　　表面活性剂用于静脉给药的毒性大于口服。仍以非离子型的毒性最小，其中尤以静脉注射 pluronic 类毒性更小。麻醉小鼠可耐受静脉注射 10% 的 pluronic F - 68 溶液 10ml。阳离子型和阴离子型表面活性剂不仅毒性较大，而且还具有较强的溶血作用。例如 0.001% 的十二

烷基硫酸钠溶液就有强烈的溶血作用。非离子型表面活性剂也有溶血作用，但一般较轻微。聚山梨酯类的溶血作用通常比其他含聚氧乙烯基的表面活性剂为小。溶血作用的顺序为：聚氧乙烯烷基醚 > 聚氧乙烯烷芳基醚 > 聚氧乙烯脂肪酸酯 > 聚山梨酯类。聚山梨酯类溶血作用的顺序为：聚山梨酯 –20 > 聚山梨酯 –60 > 聚山梨酯 –40 > 聚山梨酯 –80。

外用时表面活性剂呈现较小的毒性。仍以非离子型对皮肤和黏膜的刺激性为最小。季铵盐化合物浓度高于 1% 就可对皮肤产生损害作用，而阴离子型的十二烷基硫酸钠则在 20% 以上才产生损害作用；非离子型表面活性剂如某些吐温，以 100% 浓度滴眼也无刺激性，而聚氧乙烯醚类产品浓度高于 5% 时即可产生损害作用。

表面活性剂有时因结构的极小差别，而呈现的作用有很大的差异，因此对于同系列表面活性剂的毒性不能完全类推，应通过动物实验来确定。

四、表面活性剂在药剂中的应用

（一）增溶剂

药物在水中因加入表面活性剂而溶解度增加的现象称为增溶。具有增溶作用的表面活性剂称为增溶剂。

1. 增溶的原理　如前所述，表面活性剂水溶液当达到临界胶束浓度后，表面活性剂分子的疏水部分相互吸引、缔合在一起，形成胶束。被增溶的物质，以不同方式与胶束结合。如图 9 –6 所示：a. 饱和的碳氢化合物，例如苯和甲苯，可完全进入胶束的碳氢链内核中被增溶；b. 两亲性的物质，例如正丁醇，则结合在胶束的栅状层间，分子与胶束分子有相同的排列方向，近似于形成混合胶团；c. 含有弱极性或易于极化基团的化合物，例如水杨酸，其非极性基则插入胶束的内核中，极性基则伸入球形胶束外的聚氧乙烯链中而增溶；d. 水溶性的和分子两端都有极性基团的物质，例如对羟基苯甲酸，可完全被球形胶束外聚氧乙烯链的偶极吸引而增溶；e. 具有较强电负性原子的物质，例如芳香羧酸类和酚类化合物，可与增溶剂的聚乙二醇基形成氢键而增溶。

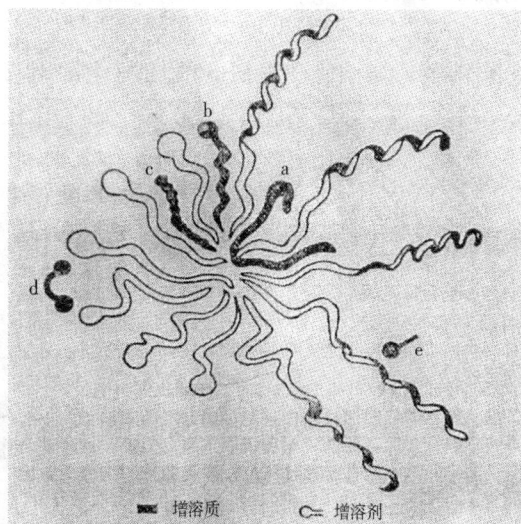

图左侧表示离子型胶束；右侧表示非离子型胶束

图 9 –6　表面活性剂的增溶机理示意图（在水溶液中）

增溶作用可以使被溶物的化学势降低，使整个体系趋向稳定；增溶作用与真正的溶解作用并不相同，真正溶解过程会使溶剂的依数性质有很大改变。但增溶后对依数性影响很小，这说明在增溶过程中溶质没有分解成分子或离子，而以胶束分子分散在增溶溶液中，所以质点的数目不会增多。

2. 影响增溶的因素

（1）增溶剂的性质　不同种类的增溶剂可以影响增溶量，即使是同一系列的增溶剂，也可由于分子量大小的不同而产生不同的增溶效果。同系物的增溶剂碳链愈长，其增溶量也愈大。

增溶剂 HLB 值和增溶效果的关系还没有统一的规律，一般 HLB 值应在 15～18 之间选择。目前认为，对极性或半极性药物而言，非离子型增溶剂的 HLB 值愈大，其增溶效果也愈好。但对极性低的药物，则结果恰好相反。

（2）药物的性质　被增溶药物的同系物，分子量愈大被增溶量通常愈小。因增溶剂所形成的胶团体积大体是一定的，而药物的分子量愈大，则摩尔体积也愈大，在增溶剂浓度一定时，能增溶药物的量必然愈少。

（3）加入顺序　例如以聚山梨酯类作增溶剂，对冰片的增溶实验证明，如将增溶剂先溶于水，再加冰片几乎不溶；如先将冰片与增溶剂混合，最好使完全溶解，然后再加水稀释，则能很好溶解。

3. 增溶在中药药剂中的应用

（1）增加难溶性成分的溶解度　一些难溶性成分，如乌头中提取的乌头碱、蟾酥中提取的脂溶性甾体，以及丹参酮、大黄素及挥发油成分，制成液体药剂有一定难度，加入聚山梨酯-80后可制成澄明的液体药剂。

增溶剂、增溶质和溶剂的最佳配比常通过实验制作三元相图来确定。图9-7为薄荷油-聚山梨酯-20-水的三元相图，两曲线上的各点均为出现浑浊或由混浊变澄清的比例点，以曲线为分界线，Ⅱ、Ⅳ两相区是多相区，表明在Ⅱ、Ⅳ两相区内的任一比例，均不能制得澄明溶液；在单相区Ⅰ、Ⅲ内任一比例均可制得澄明溶液。但这并不保证所有这些澄明溶液在稀释中不发生混浊。只有在沿曲线的切线上方区域内的任一点，如 A 点（代表薄荷油为7.5%，聚山梨酯-20 为 42.5%，水为 50%），在加水稀释时才不会出现浑浊。

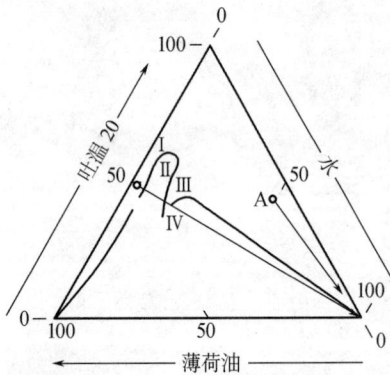

图 9-7　薄荷油-聚山梨酯-20-水的三元相图（20℃）

（2）用于中药提取的辅助剂　表面活性剂具有降低表面张力的作用，可增加对细胞的润湿、渗透性，溶解或增溶有效成分，尤其是非离子型表面活性剂不与成分起作用，毒性低，适用于作各种成分提取的辅助剂，如聚山梨酯-80可使熏衣草油提取得率增加20%，而油的性质不变。

（二）乳化剂

在两种不相混溶的液体体系中，由于第三种物质的加入，使其中一种液体以小液滴的形式均匀分散在另一种液体中的过程称为乳化，具有乳化作用的物质称为乳化剂。许多表面活性剂可以用作乳化剂。其乳化的机制主要有形成界面膜、降低界面张力以及形成扩散双电层等。乳化剂的选择往往结合乳剂的类型、乳剂给药途径、HLB 值要求等因素综合考虑。

（三）润湿剂

促进液体在固体表面铺展或渗透的表面活性剂称为润湿剂。在混悬剂的制备中，用疏水性药物配制混悬液时，必须加入润湿剂，使药物能被水润湿。润湿剂作用原理是降低固－液二相界面张力，减小接触角。因此一些表面活性剂如聚山梨酯类、脂肪酸山梨坦类以及长链烃基或烷烃芳基的硫酸盐和磺酸盐均可用作润湿剂。

（四）起泡剂与消泡剂

泡沫是气体分散在液体中的分散体系。中药的提取液常因含有皂苷、蛋白质、树胶或其他高分子化合物在提取罐或浓缩罐中产生大量稳定的泡沫。这些具有表面活性的高分子物质通常有较强的亲水性和较高的 HLB 值，在溶液中可降低液体的界面张力而使泡沫稳定，这些物质即称为"起泡剂"。在体系中加入一些 HLB 值为 1~3 的亲油性较强的表面活性剂时，后者可与泡沫液层的发泡物质争夺液膜上空间，降低表面黏度，促使液膜液体流失而消泡，这些表面活性剂称为"消泡剂"。消泡剂在抗生素生产过程中用以消除因发酵产生的泡沫。

（五）杀菌剂

大多数阳离子表面活性剂和两性离子表面活性剂及少数阴离子表面活性剂都可用作杀菌剂，如苯扎溴铵、甲酚皂等。

（六）去污剂

去污剂也称洗涤剂，是用于去除污垢的表面活性剂。去污作用是表面活性剂润湿、渗透分散、乳化或增溶等各种作用的综合结果。常用洗涤剂是钠皂、十二烷基磺酸钠等，HLB 值为 13~18。

第三节　溶解度与增加药物溶解度的方法

一、溶解度及其影响因素

（一）溶解度的概念

药物的溶解度系指在一定温度（气体在一定压力）下，在一定量溶剂中溶解药物的最大量。《中国药典》2005 年版关于溶解度有 7 种提法：极易溶解、易溶、溶解、略溶、微溶、极微溶解、几乎不溶或不溶。这些概念仅表示药物大致的溶解性能，至于准确的溶解度，一般以一份溶质（1g 或 1ml）溶于若干毫升溶剂中表示。如苦杏仁苷在水中的溶解度为 1:12，即 1g 苦杏仁苷溶于水 12ml 中。

了解中药有效成分的溶解性质，对于中药制剂是十分必要的。有效成分的溶解度太小，就意味着吸收很困难。中药提取物一般是多种物质的复合体。目前在大多数中药有效成分及其理化性质的数据不全的情况下，可以先根据已知有效成分或指标成分的溶解性质，选择适宜的溶剂和方法进行提取。

（二）影响溶解度的因素

1. 温度　温度对溶解度影响很大，溶解度与温度的关系如下：

$$\ln X = \frac{\Delta H_f}{R}\left(\frac{1}{T_f}-\frac{1}{T}\right) \tag{9-1}$$

式中，X 为溶解度（摩尔分数），T_f 为药物熔点，T 为溶解时温度，ΔH_f 为摩尔溶解热，R 为气体常数。由上式可见，$\ln X$ 与 $1/T$ 成正比。ΔH_f 为正值，溶解度随温度升高而增加，ΔH_f 为负值，溶解度随温度升高而降低。$T_f > T$ 时，ΔH_f 越小、T_f 越低，溶解度 X 越大。

2. 溶剂　溶剂的极性对药物的溶解影响很大。药物的极性与溶剂的极性相似则溶解性好，即所谓的"相似者相溶"规律。

3. 药物的性质　不同的药物在同一溶剂中具有不同的溶解度。主要由于极性的差异，也与晶型和晶格引力的大小有关。结晶型药物由于晶格能的存在，与无定型药物溶解度差别很大。

4. 粒子大小　一般情况下溶解度与药物粒子大小无关，但当药物粒径处于微粉状态时，根据 Ostwald – Freundlich 公式，药物溶解度随粒径减小而增加。

二、增加药物溶解度的方法

（一）增溶
见前述。

（二）助溶
一些难溶于水的药物由于加入第二种物质而增加其在水中的溶解度的现象，称为助溶，该第二种物质称为助溶剂。

助溶的机理一般有 3 种：①助溶剂与难溶性药物形成可溶性络合物；②形成有机分子复合物；③通过复分解而形成可溶性盐类。例如难溶的碘在 10% 碘化钾水溶液中制成含碘达 5% 的水溶液，这是利用形成可溶性络合物（KI_3）增大了碘在水中的溶解度；咖啡因在水中的溶解度为 1∶50，用苯甲酸钠助溶，形成分子复合物苯甲酸钠咖啡因，溶解度增大到 1∶1.2；芦丁在水中的溶解度为 1∶10000，可加入硼砂而增大其溶解度。

常用助溶剂可分为两类：一类是某些有机酸及其钠盐，如苯甲酸钠、水杨酸钠、对氨基苯甲酸钠等；另一类是酰胺化合物，如乌拉坦、尿素、烟酰胺、乙酰胺等。

（三）制成盐类
一些难溶性弱酸、弱碱，可制成盐而增加其溶解度。

含羟基等酸性基团的药物均可用碱（氢氧化钠、碳酸氢钠、氢氧化钾、氨水、乙二胺、三乙醇胺等）与其作用生成溶解度较大的盐。天然的及合成的有机碱，一般用盐酸、硫酸、硝酸、磷酸、氢溴酸、枸橼酸、水杨酸、马来酸、酒石酸或醋酸等制成盐类。

选用盐类时除考虑溶解度因素、满足临床要求外，还需考虑溶液的 pH 值、稳定性、吸湿性、毒性及刺激性等因素。例如黄芩苷元因脂溶性强影响溶解度、吸收与活性，因此常制成苷、钠盐、铝盐、有机胺盐及磷酸酯钠盐等使用。

（四）使用潜溶剂
有时溶质在混合溶剂中的溶解度要比其在各单一溶剂中的溶解度大，这种现象称为潜溶性，具有这种性质的混合溶剂称为潜溶剂。常用作潜溶剂的有：乙醇、丙二醇、甘油、聚乙二醇 300 或 400 等，均可与水组成混合溶剂。如洋地黄毒苷可溶于水和乙醇的混合溶剂中。苯巴比妥难溶于水，制成钠盐虽能溶于水，但因水解而沉淀和变色，若用聚乙二醇与水的混合溶剂，溶解度增大而且稳定，可供制成注射剂。药物在混合溶剂中的溶解度，与混合溶剂的种类、混合溶剂中各溶剂的比例有关。药物在混合溶剂中的溶解度通常是各单一溶剂溶解度的相加平均值，但也有高于相加平均值的。

此外，提高温度可促进药物的溶解；应用微粉化技术可减小粒径，促进和提高药物的溶解度；包合技术等新技术的应用也可促进药物的溶解。

第四节　真溶液型液体药剂

真溶液型液体药剂系指药物以分子或离子状态分散在溶剂中形成的供内服或外用的真溶液。主要有溶液剂、芳香水剂、甘油剂、醑剂等剂型。

一、溶液剂

溶液剂系指药物溶解于溶剂中所形成的澄明液体药剂，供内服或外用。

溶液剂的制备方法分为：溶解法、稀释法与化学反应法。

1. 溶解法　一般配制程序为溶解，滤过，再加溶剂使成足量，搅匀，即得。

2. 稀释法　将某些药物预先配制成浓溶液，临用前稀释至所需浓度。

3. 化学反应法　配制时除有特殊规定者外，应先将相互反应的药物分别溶解在适量的溶剂中，然后将其中之一慢慢地加入到另一种药物溶液中，随加随搅拌，待化学反应完成，滤过，自滤器上添加适量的溶剂使成足量，搅匀，即得。

例1　复方碘溶液

［处方］　碘 50g　碘化钾 100g　蒸馏水适量

［制法］　取碘与碘化钾，加蒸馏水 100ml 溶解后，再加适量的蒸馏水，使全量成 1000ml，即得。

［作用与用途］　调节甲状腺功能，用于甲状腺功能亢进的辅助治疗。外用作黏膜消毒剂。

［用法与用量］　口服，一次 1.0～0.5ml，一日 0.3～0.8ml。极量，一次 1ml，一日 3ml。

［注］　本品中，碘化钾为助溶剂，溶解碘化钾时尽量少用水，以使其浓度大，碘才容易形成络合物而溶解。

本品内服时可用水稀释 5～10 倍，以减少其对黏膜的刺激性。

例2　风油精

［处方］　薄荷脑 320g　桉叶油 30g　丁香酚 30g　樟脑 30g　香油精 100ml　氯仿 30g 叶绿素适量　冬绿油 360g　液状石蜡加至 1000ml。

［制法］　取薄荷脑和樟脑，加适量液状石蜡溶解，再加入桉叶油、丁香酚、香油精、冬绿油和叶绿素的氯仿溶液，添加液状石蜡至 1000ml，混匀，静置 24 小时，取澄清液，分装，即得。

[功能与主治]　消炎、镇痛、清凉、止痒和驱虫。用于伤风感冒引起的头痛、头晕、牙痛和蚊虫叮咬。

[用法与用量]　口服，一次 4~6 滴；外用，涂于患处。

二、芳香水剂与露剂

芳香水剂系指挥发油或其他挥发性芳香药物的饱和或近饱和的澄明水溶液。个别芳香水剂可用水和乙醇的混合液作溶剂。

含挥发性成分的中药用水蒸气蒸馏法制成的芳香水剂称露剂或药露。

芳香水剂的制备方法因原料的不同而异。纯净的挥发油或化学药物多用溶解法或稀释法，含挥发性成分的植物中药多用蒸馏法。通常制成浓芳香水剂，临用时再稀释。

1. 溶解法

A 法：一般取挥发油 2ml 置大玻璃瓶中，加蒸馏水 1000ml，用力振摇约 15 分钟使成饱和溶液后放置，用蒸馏水润湿的滤纸滤过，自滤纸上添加适量蒸馏水至 1000ml，即得。

B 法：取挥发油 2ml，加纯化滑石粉 15g（或适量滤纸浆），混匀，移至大玻璃瓶中，加蒸馏水 1000ml，振摇约 10 分钟；用润湿的滤纸滤过。初滤液如显浑浊，应重滤至澄明，再自滤器上添加蒸馏水至 1000ml，即得。

滑石粉为分散剂，可增加挥发油或挥发性物质的分散度，以加速其溶解，并可吸附剩余的挥发油或挥发性物质及杂质，以利于溶液的澄明。但所用的滑石粉不宜过细，以免滤液浑浊。

2. 稀释法　取浓芳香水剂 1 份，加蒸馏水若干份稀释而成。

3. 水蒸气蒸馏法　取含挥发性成分的中药适量，洗净，适当粉碎，置蒸馏器中，加适量蒸馏水浸泡一定时间，进行蒸馏或通入蒸气蒸馏，一般约收集中药重量的 6~10 倍馏液，除去过量的挥发性物质或重蒸馏一次。必要时以润湿的滤纸滤过，使成澄明溶液，即得。

例1　薄荷水

[处方]　薄荷油 2ml　滑石粉 15g　蒸馏水适量

[制法]　取薄荷油，加滑石粉，置研钵中研匀，移至细口瓶中，加入蒸馏水，加盖，振摇 10 分钟后，滤过至澄明，再由滤器上添加适量蒸馏水，使成 1000ml，即得。

[作用与用途]　芳香矫味与驱风药。用于胃肠胀气，亦可用作药剂的溶剂。

[用法与用量]　口服，一次 10~15ml，一日 3 次。

[注]　本品为薄荷油的饱和水溶液，处方用量为溶解量的 4 倍，配制时不能完全溶解，滑石粉起分散作用，应与薄荷油充分研匀，以发挥其作用，加速溶解过程。

例2　地骨皮露

[处方]　地骨皮 125g

[制法]　取地骨皮，加水蒸馏，收集蒸馏液 1000ml，加防腐剂适量，混匀，灌封，灭菌，即得。

[性状]　本品为无色的澄清溶液，气香。

[功能与主治]　凉营血，解肌热。用于体虚骨蒸，虚热口渴。

[用法与用量]　口服，一次 60~120ml，一日 2 次。

三、甘油剂

甘油剂系指药物的甘油溶液，专供外用。

甘油具有黏稠性、防腐性和吸湿性，对皮肤黏膜有柔润和保护作用，附着于皮肤黏膜能使药物滞留患处而起延效作用，且具有一定的防腐作用。常用于口腔、鼻腔、耳腔与咽喉患处。甘油对一些药物如碘、酚、硼酸、鞣酸等有较好的溶解能力，制成的溶液也较稳定。例如鱼石脂（10%）、干燥硫酸镁（45%）也常制成甘油剂外用于脓毒性疮疖等疾患。

甘油剂的引湿性较大，故应密闭保存。

制备甘油剂常用溶解法与化学反应法。甘油剂的百分浓度一般都用重量表示。

例　硼酸甘油

本品一般以硼酸与甘油为原料制成，含硼酸甘油酯为 47.5% ~ 52.5%（$g \cdot g^{-1}$）。

［处方］　硼酸 310g　甘油适量

［制法］　取甘油 460g，置已知重量的蒸发皿中，在砂浴上加热至 140℃ ~ 150℃。将硼酸分次加入，随加随搅拌，使硼酸溶解，待重量减至 520g，再加甘油至 1000g，趁热倾入干燥容器中。

［作用与用途］　消炎，杀菌。用于慢性中耳炎等。

［用法与用量］　滴耳、鼻、喉部，一日 2 ~ 3 次。

［注］

（1）本品按化学反应法制备，反应中产生的水应加热除去，在较高温度下搅拌除水，能使反应顺利进行。

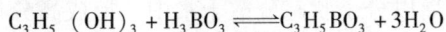

$$C_3H_5(OH)_3 + H_3BO_3 \rightleftharpoons C_3H_5BO_3 + 3H_2O$$

但加热超过 150℃，甘油则分解成丙烯醛，使产品呈黄色或黄棕色，并具刺激性。

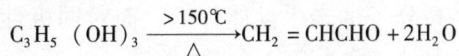

$$C_3H_5(OH)_3 \xrightarrow[\triangle]{>150℃} CH_2=CHCHO + 2H_2O$$

（2）本品吸潮或用水稀释后能析出硼酸，必要时需用甘油稀释。

四、醑剂

醑剂系指挥发性药物的浓乙醇溶液。凡用于制备芳香水剂的药物一般都可以制成醑剂，供外用或内服。挥发性药物在乙醇中的溶解度比在水中大，所以醑剂中挥发性成分浓度可以比芳香水剂大得多。醑剂含乙醇量一般为 60% ~ 90%。当醑剂与以水为溶剂的制剂混合时，往往会发生浑浊。

醑剂有的用于治疗药，如亚硝酸乙酯醑、樟脑醑等，有的仅作为芳香剂，如复方橙皮醑、薄荷醑等。

醑剂应贮藏于密闭容器中，置冷暗处保存。由于醑剂中的挥发油易氧化、酯化或聚合，久贮易变色，甚至出现黏性树脂物沉淀，故不宜长期贮藏。

醑剂常用溶解法及蒸馏法制备。由于醑剂是高浓度醇溶液，所用器械应干燥，滤器与滤纸宜先用乙醇润湿，以防挥发性成分析出而使滤液浑浊。成品应规定含醇量。

例　樟脑醑

［处方］　樟脑 100g　乙醇适量　共制成 1000ml。

［制法］　取樟脑溶于800ml乙醇中，再加乙醇制成全量，即得。必要时可滤过，且先应用乙醇冲洗滤器与滤材后再行滤过。

［注］　本品为无色液体，有樟脑的特臭，含醇量应为80%～87%。

第五节　胶体溶液型液体药剂

一、概述

胶体溶液型液体药剂系指质点大小在1～100nm范围的分散相分散在分散介质中所形成的溶液。分散介质大多为水，少数为非水溶剂。分散相质点以多分子聚集体（胶体微粒）分散于溶剂中则称为溶胶，又称疏水胶体。高分子化合物以单分子形式分散于溶剂中构成的溶液称高分子溶液，又称亲水胶体溶液。

二、胶体溶液的种类

（一）高分子溶液

高分子化合物溶液如蛋白质、酶、纤维素类溶液及淀粉浆、胶浆、右旋糖酐、聚维酮溶液等，常因其与水的亲和力强称为亲水胶体。

高分子化合物分子结构中含有许多亲水基团（极性基团），如—OH、—COOH、—NH$_2$等，能发生水化作用，水化后以分子状态分散于水中，形成高分子溶液。

高分子化合物分子结构中还有非极性基团，如—CH$_3$、—C$_6$H$_5$及—(CH$_2$CH$_2$O)$_2$等，随着非极性基团数目的增加，高分子的亲水性能降低，而对弱极性或非极性溶剂的亲和力增加。高分子分散在这些溶剂中时，称为高分子非水溶液，如玉米朊乙醇溶液。

有的高分子溶液如明胶水溶液、琼脂水溶液等，在温热条件下为黏稠性流动液体，但在温度降低时，呈链状分散的高分子形成网状结构，分散介质水可被全部包含在网状结构中，形成不流动的半固体状物，称为凝胶。形成凝胶的过程称为胶凝。凝胶可分脆性与弹性两种，前者失去网状结构内部的水分后就变脆，易研磨成粉末，如硅胶；而弹性凝胶脱水后，不变脆，体积缩小而变得有弹性，如琼脂和明胶。

有些胶体溶液，如硬脂酸铝分散于植物油中形成的胶体溶液，在一定温度下静置时，逐渐变为半固体状溶液，当振摇时，又恢复成可流动的胶体溶液。胶体溶液的这种性质称为触变性（thixotropy），这种胶体称为触变胶。触变胶在混悬型滴眼液或注射液中可遇到。

（二）溶胶

溶胶是由多分子聚集体作为分散相的质点，分散在液体分散介质中组成的胶体分散体系。其外观可以与溶液一样是透明的，但具有乳光，即Tyndall现象，是一种高度分散的热力学不稳定体系。由于其质点小，分散度大，存在强烈的布朗运动，能克服重力作用而不下沉，因而具有动力学稳定性。但由于界面能大，质点易聚集变大，以降低界面能。聚集质点的大小超出了胶体分散体系的范围，质点本身的布朗运动不足以克服重力作用，而从分散介质中析出沉淀，这个现象称为聚沉。溶胶聚沉后往往不能恢复原态。

溶胶在制剂中目前直接应用较少，通常是使用经亲水胶体保护的溶胶制剂，如氧化银溶胶就是被蛋白质保护而制成的制剂，用作眼、鼻收敛杀菌药。

三、胶体溶液的稳定性

(一) 高分子溶液的稳定性

亲水胶体溶液的稳定性主要与水化作用有关。例如高分子水溶液的质点周围形成较坚固的水化膜，水化膜可阻碍质点的相互聚集。如向高分子溶液中加入少量电解质，不会由于反离子的作用（ζ电位降低）而聚集。但若破坏其水化膜，则会发生聚集而引起沉淀。破坏水化膜的方法之一是加入脱水剂，如乙醇、丙酮等。在药剂学中制备高分子物质如右旋糖酐、羧甲基淀粉钠等，都是利用加入大量乙醇的方法，使它们失去水化膜而沉淀。控制加入乙醇的浓度，可将不同分子量的产品分离。另一方法是加入大量的电解质，由于电解质强烈的水化作用，夺去了高分子质点水化膜的水分而使其沉淀，这一过程称为盐析，在制备生化制品时经常使用。引起盐析作用的主要是电解质的阴离子。不同电解质的阴离子盐析能力是不同的。按对亲水胶体的凝结能力由强到弱，将电解质的阴离子排列成顺序称为感胶离子序（lyotropic series）：枸橼酸离子 > 酒石酸离子 > SO_4^{2-} > $CHCOO^-$ > Cl^- > Br^- > I^- > CNS^-。

高分子溶液在放置过程中也会自发地聚集而沉淀，称为陈化现象。陈化速度受许多因素影响，如光线、空气、电解质、pH 值、絮凝剂等。可使高分子的质点聚集成大粒子而产生沉淀，称为絮凝现象，含中药提取物的制剂在放置过程中经常发生。带相反电荷的两种高分子的溶液混合时，可因电荷中和而发生絮凝。这时两种高分子均失去它们原有的一些性质，如表面活性、水化性等。

(二) 溶胶的稳定性

1. 溶胶的稳定性 溶胶胶粒上既有使其带电的离子，也含有一部分反离子，形成的带电层称为吸附层。另一部分反离子散布在吸附层的外围，形成与吸附层电荷相反的扩散层。这种由吸附层和扩散层构成的电性相反的电层称双电层，又称扩散双电层。由于双电层的存在，在电场中胶粒与扩散层之间发生相对移动，表现出电位差，在滑动面上的电位称 ζ 电位。溶胶 ζ 电位的高低可以表示胶粒与胶粒之间的斥力，阻止胶粒因碰撞而发生聚集，所以大多数情况下可用 ζ 电位作为估计溶胶稳定性的指标。溶胶质点还因具有双电层而水化，溶胶的质点是疏水的，但表面形成双电层，由于双电层中离子的水化作用，使胶粒外形成水化膜。胶粒的电荷愈多，扩散层就愈厚，水化膜也就愈厚，溶胶愈稳定。

2. 影响溶胶稳定性的因素

（1）电解质的作用 电解质的加入对 ζ 电位的影响很大，如使扩散层变薄，较多的离子进入吸附层，使吸附层有较多的电荷被中和，胶粒的电荷变少，使水化膜也变薄，胶粒易合并聚集。

（2）高分子化合物对溶胶的保护作用 溶胶中加入高分子溶液到一定浓度时，能显著地提高溶胶的稳定性，使其不易发生聚集，这种现象称为保护作用，形成的溶液称为保护胶体。保护作用的原因是由于足够数量的高分子物质被吸附在溶胶粒子的表面上，形成类似高分子粒子的表面结构，因而稳定性增高。此外，被保护了的溶胶聚集后再加入介质，能重新变成溶胶。但如加入溶胶的高分子化合物的量太少，则反而降低了溶胶的稳定性，甚至引起聚集，这种现象称为敏化作用。

（3）溶胶的相互作用　胶粒带有相反电荷的溶胶互相混合，也会发生沉淀。与电解质作用的不同之处在于，两种溶胶的用量应恰使电荷相反的胶粒所带的总电荷相等时，才会完全沉淀，否则可能不完全沉淀，甚至不沉淀。

四、胶体溶液的制备与举例

（一）高分子溶液的制备

高分子溶液制备多采用溶解法。

高分子溶液溶解首先要经过溶胀过程。溶胀是指水分子渗入到高分子化合物分子间的空隙中，与高分子中的亲水基团发生水化作用而使体积膨胀，结果使高分子空隙间充满了水分子。这一过程称为有限溶胀。由于高分子空隙间存在水分子，降低了高分子分子间的作用力（范德华力），溶胀过程继续进行，最后高分子化合物完全分散在水中而形成高分子溶液，这一过程称为无限溶胀过程。无限溶胀过程常需加以搅拌或加热等步骤才能完成。例如将明胶碎成小块，放于水中浸泡 3～4 小时，使其吸水膨胀，这是有限溶胀过程，然后加热并搅拌使其形成明胶溶液，这是无限溶胀过程。琼脂、阿拉伯胶、西黄蓍胶、羧甲基纤维素钠等在水中的溶化均属于这一过程。甲基纤维素则可直接溶于冷水中。淀粉遇水立即膨胀，但无限溶胀过程必须加热至 60℃～70℃才能制成淀粉浆。胃蛋白酶、蛋白银等高分子药物，其有限溶胀和无限溶胀过程都很快，需将其撒于水面，待其自然溶胀后再搅拌可形成溶液，如果将它们撒于水面后立即搅拌则形成团块，这时在团块周围形成了水化层，使溶胀过程变得相当缓慢，给制备过程带来困难。

（二）溶胶的制备

溶胶的制备可采用分散法和凝聚法。

1. 分散法

（1）研磨法　即机械粉碎的方法，适用于脆而易碎的药物，对于柔韧性的药物必须使其硬化后才能研磨。

（2）胶溶法　是使刚刚聚集起来的分散相重新分散的方法，而不是使脆的粗粒分散成溶胶。将制得的沉淀，经洗涤除去过多的电解质，加入少量的稳定剂（种类要视胶核表面所能吸附的离子而定），则可制得溶胶。例如：$Fe(OH)_3$ 新鲜沉淀加入稳定剂 $FeCl_3$（起作用的是其中的 FeO^+ 离子），经搅拌可得 $Fe(OH)_3$ 溶胶。

（3）超声波分散法　利用超声波（频率大于 16000Hz）所产生的能量来进行分散的方法。当超声波直接送入粗分散系后，可产生相同频率的振动波，而使粗分散相粒子分散成胶体粒子。

2. 凝聚法　药物在真溶液中可因物理条件（如溶剂组成）的改变或化学反应而形成沉

淀，若条件控制适度，使该溶液有一个合适的过饱和度，就可以使形成的质点大小恰好符合溶胶分散相质点的要求。

例1 聚维酮碘溶液

［处方］ 聚维酮碘100% 蒸馏水适量 共制成1000ml。

［制法］ 称取聚维酮碘，撒布于蒸馏水面上徐徐溶解，加蒸馏水至足量，即得。

［注］ 聚维酮碘（PVP-I）含有效碘9.0%~12.0%，系无定形粉末，在水或乙醇中均溶解，无碘的挥发性，对皮肤黏膜无刺激性，不引起过敏反应，局部应用时不与蛋白结合。

本品为胶体溶液，属消毒防腐药，对细菌、病毒、真菌均有较强的杀灭作用，可用于黏膜或体腔。凡对碘过敏者、甲状腺患者及肾损害的患者禁用。

例2 硫溶胶

［处方］ ①硫代硫酸钠400g 碳酸氢钠7g 蒸馏水适量 共制成1000ml。

②稀盐酸10ml 蒸馏水适量 共制成1000ml。

［制法］ ①取硫代硫酸钠和碳酸氢钠溶于新鲜煮沸冷却的蒸馏水中，滤过，自滤器上添加蒸馏水至全量，搅匀，即得。②取稀盐酸，加蒸馏水至全量，搅匀，即得。

［注］

（1）硫代硫酸钠溶液不稳定，加热及水中二氧化碳可促其分解，所以配制时应使用新鲜煮沸冷却的蒸馏水。碳酸氢钠用于调节pH至8~9.5，以增加溶液的稳定性。

（2）在治疗疥疮、汗斑等皮肤病时，先将处方①涂于患处，待稍干后再涂处方②，使稀盐酸与硫代硫酸钠反应，产生新生态硫溶胶，渗透性和疗效都较好。

第六节 乳状液型液体药剂

一、概述

乳状液型液体药剂也称乳剂。是两种互不相溶的液体经乳化制成的非均相的液体药剂。其中一种液体往往是水或水溶液，另一种则是与水不相溶的有机液体，又称为"油"。一种液体以细小液滴的形式分散在另一种液体中，分散的液滴称为分散相、内相或不连续相，包在液滴外面的另一种液体称为分散介质、外相或连续相。一般分散相液滴的直径在0.1~100μm之间。

乳剂的基本类型有两种：①油为分散相，分散在水中，称为水包油（O/W）型乳剂；②水为分散相，分散在油中，称为油包水（W/O）型乳剂。

二、乳状液形成的理论

（一）界面张力学说

当水相与油相混合时，用力搅拌即可形成液滴大小不同的乳剂，但很快会合并分层。这是因为形成乳剂的两种液体之间存在界面张力，两相间的界面张力愈大，界面自由能也愈大，形成乳剂的能力就愈小。两种液体形成乳剂的过程，也是两相液体间新界面形成的过程，乳滴愈细新增加的界面就愈大。乳剂的分散度越大，新界面增加就越多，而乳剂粒子的界面自由能也就越大。这时乳剂就有很大的降低界面自由能的趋势，促使乳滴变大甚至分层。为保持乳剂的分散状态和稳定性，必须降低界面张力，用界面活性较强的肥皂进行实验，证实降低油水两相界面张力时，可将油相分散为液滴形成较稳定的 O/W 型乳剂。

（二）乳化膜学说

乳化剂的重要作用之一是降低油、水之间的界面张力，与此同时乳化剂被吸附于乳滴的

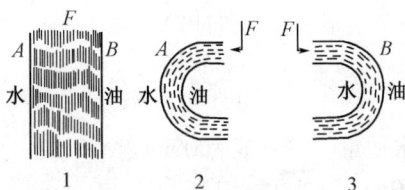

图 9-8　界面吸附膜示意图

表面上，在降低油、水之间的界面张力和表面自由能的同时，也使乳化剂在乳滴周围有规律地定向排列成膜，从而阻止乳滴的合并。在乳滴周围形成的乳化剂膜称为乳化膜（emulsifying layer）。乳化剂在乳滴表面上排列越整齐，乳化膜就越牢固，乳剂也就越稳定。而乳剂的类型取决于膜两侧界面张力的大小，如图 9-8 所示。

乳化剂 F 与水相之间存在着界面张力 A，乳化剂与油相之间存在着界面张力 B，形成一层吸附膜。若乳化剂的亲水性大于亲油性，在界面上能更多地伸向水层，能更多地降低水侧的界面张力，即 $B>A$，膜层向油的一面弯曲，油就形成小油滴分散在水中，即形成 O/W 型乳剂。例如用钠肥皂作乳化剂时，因其亲水性大于亲油性，降低水侧的界面张力多，形成 O/W 型乳剂。若用钙肥皂作乳化剂，因其亲油性大于亲水性，更多地降低油侧的界面张力，膜层向水的一面弯曲，形成 W/O 型乳剂。

常见的乳化膜有以下 3 种类型：

（1）单分子乳化膜　表面活性剂类乳化剂被吸附于乳滴表面，有规律地定向排列成单分子乳化剂层，称为单分子乳化膜，增加了乳剂的稳定性。若乳化剂是离子型表面活性剂，形成的单分子乳化膜是离子化的，乳化膜本身带有电荷，由于电荷互相排斥，阻止乳滴的合并，使乳剂更加稳定。

（2）多分子乳化膜　亲水性高分子化合物类乳化剂，在乳剂形成时被吸咐于乳滴的表面，形成多分子乳化剂层，称为多分子乳化膜。强亲水性多分子乳化膜不仅阻止乳滴的合并，也增加分散介质的黏度，使乳剂更稳定。如阿拉伯胶作乳化剂就能形成多分子乳化膜。

（3）固体微粒乳化膜　作为乳化剂使用的固体微粒对水相和油相有不同的亲和力，因而对油、水两相界面张力有不同程度的降低，在乳化过程中固体微粒被吸附于乳滴表面，在乳滴表面上排列成固体微粒膜，起阻止乳滴合并的作用，增加乳剂的稳定性。这样的固体微粒层称为固体微粒乳化膜。如硅藻土、氢氧化镁等都可作固体微粒乳化剂使用。

三、常用的乳化剂与选用

（一）乳化剂的种类

常用乳化剂根据其性质不同可分为 3 类，即表面活性剂、高分子溶液及固体粉末。

1. 表面活性剂

（1）阴离子型表面活性剂 如肥皂、十二烷基硫酸钠或十六烷基硫酸钠等，后两者常与鲸蜡醇合用作乳化剂。

（2）阳离子型表面活性剂 许多含有高分子烃链或稠合环的胺和季铵化合物，有不少还具有抗菌活性，与鲸蜡醇合用形成阳离子型混合乳化剂，同时还有防腐作用。

（3）非离子型表面活性剂 如聚山梨酯类、脂肪酸山梨坦类等，这类物质在水溶液中不解离，不易受电解质和溶液 pH 的影响，能与大多数药物配伍。由于品种不同，可得到不同的 HLB 值。HLB 值可决定乳剂的类型：HLB 值为 8～16 者，形成 O/W 型乳剂，HLB 值为 3～8 者，形成 W/O 型乳剂。

2. 天然或合成乳化剂 这类乳化剂种类较多，如来自植物、动物及纤维素衍生物等。由于分子量大，扩散到界面较慢，需先用高浓度乳化剂制备初乳，再用分散相稀释。

（1）阿拉伯胶 主要含阿拉伯酸的钾、钙、镁盐。因阿拉伯胶羧基离解，膜带负电，可形成物理障碍和静电斥力而阻止分散相聚集。阿拉伯胶所含阿拉伯酸本身极易溶于水，可作为有效的乳化剂。含阿拉伯胶的乳剂在 pH2～10 较稳定。

（2）明胶 系蛋白质，形成的界面膜可随 pH 值不同而带正电或负电，在等电点时所得的乳剂最不稳定。用量为油的 1%～2% 时，可形成 O/W 型乳剂。若与阿拉伯胶合用，pH 值在明胶的等电点下可产生聚集而影响乳化作用。

（3）磷脂 由卵黄提取的卵磷脂或大豆提取的豆磷脂，乳化作用较强，可形成 O/W 型乳剂，一般用量为 1%～3%，可供内服或外用，纯品可注射用。

（4）胆固醇 系用羊毛脂皂化分离而得。主要含有羊毛醇，具有吸水性，能形成 W/O 型乳剂。

（5）西黄蓍胶：该品水溶液的黏度较高，乳化能力较差，通常与阿拉伯胶合用以增加乳剂的黏度。

其他还有白及胶、酪蛋白、果胶、琼脂、海藻酸盐及甲基纤维素等。

3. 固体粉末 不溶性的固体粉末可用作水油两相的乳剂。由于这类固体粉末能被油水两相润湿到一定程度，因而聚集在两相间形成膜，防止分散相液滴彼此接触合并，且不受电解质的影响。常用的有：氢氧化镁、氢氧化铝、二氧化硅、硅藻土、白陶土等亲水性固体粉末，乳化时可形成 O/W 型乳剂；而氢氧化钙、氢氧化锌、硬脂酸镁、炭黑等为亲油性固体粉末，乳化时可形成 W/O 型乳剂。

（二）乳化剂的选用

选择适宜的乳化剂是配制稳定乳剂的重要环节。在选择时应根据药物的性质、油的类型、电解质是否存在、欲制备的乳剂类型、乳剂的黏度以及乳化方法等综合考虑。

1. 根据乳剂类型选择 O/W 型乳剂应选择 O/W 型乳化剂，W/O 型乳剂应选择 W/O 型乳化剂。

2. 根据乳剂给药途径选择 口服乳剂应选择无毒的天然乳化剂或某些亲水胶类乳化剂；外用乳剂应选择对局部无刺激性、无过敏性、无毒的乳化剂；注射用乳剂应选择无毒、无溶血性的乳化剂。

3. 混合乳化剂的使用　为了使乳化剂发挥较好的效果，如增加界面膜的强度；调节 HLB 值；增加乳剂的黏度及稳定性等，通常可将几种乳化剂混合使用。在混合使用时应注意相互间的配伍禁忌。混合使用两种或两种以上的乳化剂，其 HLB 值具有加合性，可按各个乳化剂重量计算得混合乳化剂的 HLB 值，其公式如下：

$$HLB_{混合乳化剂} = \frac{W_A \cdot HLB_A + W_B \cdot HLB_B}{W_A + W_B} \tag{9-2}$$

式 9-2 中，HLB_A、HLB_B 分别是 A、B 两种乳化剂原有的 HLB 值，W_A 和 W_B 分别是 A 和 B 的重量（或百分重量）。乳化剂混合使用必须符合油相对 HLB 值的要求，乳化油相所需的 HLB 值见表 9-2。若油的 HLB 值为未知，可通过实验加以确定。

表 9-2　　　　　　　　　　　　　乳化油相所需 HLB 值

名　称	所需 HLB 值		名　称	所需 HLB 值	
	W/O	O/W 型		W/O 型	O/W 型
液状石蜡（轻）	4	10.5	鲸蜡醇	—	15
液状石蜡（重）	4	10～12	硬脂醇	—	14
棉籽油	5	10	硬脂酸	—	15
植物油	—	7～12	纯化羊毛脂	8	15
挥发油	—	9～16	蜂蜡	5	10～16

四、乳状液的稳定性

（一）影响乳剂稳定性的因素

1. 乳化剂的性质与用量　制备乳状液型药剂的过程有分散过程与稳定过程。分散过程主要是借助机械力将分散相分割成微小液滴，使均匀地分散于连续相中；稳定过程是使乳化剂在被分散了的液滴周围形成薄膜，以防止液滴聚集合并。应使用能显著降低界面张力的乳化剂或形成较牢固的界面膜的乳化剂，以利于乳剂的稳定。

一般乳化剂用量越多，则乳状液越易于形成，且稳定。但用量过多，往往造成外相过于黏稠，不易倾倒，且造成浪费。一般用量为所制备乳剂量的 0.5%～10%。

2. 分散相的浓度与乳滴大小　乳状液的类型虽然与乳化剂的性质有关，但当分散相的浓度达到 74% 以上时，则容易转相或破裂。根据经验，一般最稳定的乳状液分散相浓度为 50% 左右，25% 以下和 74% 以上时均易发生不稳定现象。乳剂的稳定性还与乳滴的大小有关，乳滴越小乳剂就越稳定，乳剂中乳滴大小是不均一的，小乳滴通常填充于大乳滴之间，使乳滴聚集性增加，因而容易引起乳滴的合并。为了保持乳剂稳定，在制备乳剂时应尽可能保持乳滴大小均匀。

3. 黏度与温度　乳状液的黏度越大越稳定，但所需乳化的功亦越大。黏度与界面张力均随温度的提高而降低，故提高温度有利于乳化，但过热、过冷均可使乳状液稳定性降低，甚至破裂。实验证明，最适宜的乳化温度为50℃~70℃。但贮存的温度以室温为最佳，温度升高可促进分层。

（二）乳剂不稳定的现象

乳剂属于热力学不稳定的非均相体系，它的不稳定性有分层、絮凝、转相、破裂及酸败等现象。

1. 分层 乳剂在放置过程中，体系中分散相会逐渐集中在顶部或底部，这个现象称为分层，又称乳析。分层的主要原因是由于分散相与分散介质间的密度差造成的。经过振摇后，分层的良好乳剂应能很快再均匀分散。乳剂的分层速度符合 Stokes 定律，如减少乳滴的直径，增加连续相的黏度，均可降低分散相与连续相之间的密度差，从而降低分层速度。其中最常用的方法是适当增加连续相的黏度。

2. 絮凝 由于 ζ 电位的降低会促使液滴聚集，出现乳滴聚集成团的现象，称为絮凝。乳剂中电解质和离子型乳化剂的存在是产生絮凝的主要原因。絮凝时乳滴的聚集和分散是可逆的。但絮凝的出现说明乳剂的稳定性已降低，通常是乳剂破裂的前奏。

3. 转相 O/W 型转成 W/O 型乳剂或者相反的变化称为转相。这种转相通常是由于外加物质使乳化剂的性质改变而引起的。例如钠肥皂可以形成 O/W 型乳剂，但加入足量的氯化钙溶液后，生成的钙肥皂可使其转变成 W/O 型。

4. 破裂 乳剂絮凝后分散相乳滴合并且与连续相分离成不相混溶的两层液体的现象称为破裂。破裂后的乳剂再加以振摇，也不能恢复原来状态，所以破裂是不可逆的。

5. 酸败 乳剂受外界因素（光、热、空气等）及微生物作用，使体系中油或乳化剂发生变质的现象称为酸败。通常可以通过加抗氧剂、防腐剂等方法加以阻止。

五、乳状液的制备

（一）干胶法

本法的特点是先将乳化剂（胶）分散于油相中，研匀后加水相制成初乳，再加水稀释至全量。在初乳中油、水、胶有一定的比例，若用植物油，其比例为4:2:1；若用挥发油比例为2:2:1；而用液状石蜡比例为3:2:1。本法适用于阿拉伯胶或阿拉伯胶与西黄蓍胶的混合胶。

（二）湿胶法

本法也需制备初乳，初乳中油：水：胶的比例与上法相同。先将乳化剂分散于水中，再将油加入，用力搅拌使成初乳，加水将初乳稀释至全量，混匀，即得。

（三）新生皂法

油水两相混合时，两相界面生成新生态皂类乳化剂，再搅拌制成乳剂。植物油中含有硬脂酸、油酸等有机酸，加入氢氧化钠、氢氧化钙、三乙醇胺等，在高温下（70℃以上）或振摇，以生成的新生皂为乳化剂，可形成乳剂。若以生成的钙盐为乳化剂，则可形成 W/O 型乳化剂。

（四）两相交替加入法

向乳化剂中每次少量交替地加入水或油，边加边搅拌，也可形成乳剂。天然胶类、固体微粒乳化剂等可用本法制备乳剂。当乳化剂用量较多时本法是一个很好的方法。本法应注意每次须少量加入油相和水相。

（五）机械法

将油相、水相、乳化剂混合后用乳化机械制成乳剂。机械法制备乳剂可不考虑混合顺序，借助于机械提供的强大能量，很容易制成乳剂。乳化机械主要有以下几种：

（1）搅拌乳化装置　小量制备可用乳钵，大量制备可用搅拌机，分为低速搅拌乳化装置和高速搅拌乳化装置。

（2）乳匀机　借强大推动力将两相液体通过乳匀机的细孔而形成乳剂。制备时可先用其他方法初步乳化，再用乳匀机乳化，效果较好。

（3）胶体磨　利用高速旋转的转子和定子之间的缝隙产生强大剪切力使液体乳化。对要求不高的乳剂可用本法制备。

（4）超声波乳化装置　利用 10～50kHz 高频振动来制备乳剂。可制备 O/W 和 W/O 型乳剂，但黏度大的乳剂不宜用本法制备。

（六）乳剂中添加其他药物的方法

如药物能溶于内相，可先加于内相液体中，然后制成乳剂；若药物溶于外相，则将药物先溶于外相液体中再制成乳剂；若需制成初乳，可将溶于外相的药物溶解后再用以稀释初乳；若药物不溶于内相也不溶于外相时，可用亲和性大的液相研磨，再制成乳剂；也可以在制成的乳剂中研磨药物，使药物混悬均匀。有的成分（如浓醇或大量电解质）可使胶类脱水，影响乳剂的形成，应先将这些成分稀释，然后逐渐加入。

六、乳剂的质量评定

1. 乳滴大小的测定　乳滴大小是衡量乳剂质量的重要指标。不同给药途径的乳剂对液滴大小要求不同，如静脉注射乳剂的液滴应在 0.5μm 以下。乳滴大小测定可采用显微镜测定法、库尔特计数器测定法、激光散射光谱法及透射电镜法等方法。

2. 乳滴合并速度的测定　乳滴合并速度符合一级动力学规律，其直线方程为：

$$\lg N = \lg N_0 - Kt/2.303 \tag{9-3}$$

式中，N、N_0 分别为 t 和 t_0 时间的乳滴数；K 为合并速度常数；t 为时间。测定随时间 t 变化的乳滴数 N，求出合并速度常数 K，估计乳滴合并速度，用以评价乳剂稳定性。

七、举例

例1　香砂养胃乳剂

［处方］　木香70g　砂仁70g　白术100g　陈皮100g　茯苓100g　半夏（制）100g　香附（醋制）70g　枳实（炒）70g　豆蔻（去壳）70g　厚朴（姜制）70g　广藿香70g　甘草30g

［制法］ 以上十二味，并另取生姜 30g、大枣 50g 提取挥发油，药液备用；药渣加水煎煮两次，每次 1 小时，合并煎液，静置滤过，滤液减压浓缩成相对密度 1.14～1.18（75℃）的清膏，加乙醇使含醇量为 80%，静置 48 小时，取上清液回收乙醇，药液加水适量，调 pH 为 4，静置 48 小时，滤过，滤液加 0.3% 苯甲酸钠及甜味剂、阿拉伯胶适量，在强力搅拌下加入挥发油和聚山梨酯－80 适量，加水至 1000ml，继续搅拌 10 分钟，分装，即得。

［功能与主治］ 温中和胃，理气燥湿。用于脾胃寒湿气滞，症见不思饮食，呕吐酸水，胃脘满闷，四肢倦怠。

［用法与用量］ 口服，一次 10ml，一日 2 次。

例 2 石灰搽剂

［处方］ 氢氧化钙溶液 500ml 花生油 500ml

［制法］ 将氢氧化钙溶液与花生油（先加热至 160℃ 灭菌，冷却）混合，经振摇后制成 W/O 型乳剂。

［功能与主治］ 收敛、消炎。用于治疗烫伤。

［用法与用量］ 外用。以消毒棉蘸取，涂布于患处。

［注］ 花生油中含有游离脂肪酸，与氢氧化钙生成脂肪酸钙，为 W/O 型乳化剂。本法也称"新生皂法"。也可加无水羊毛脂作乳化剂，以克服分层现象。

第七节 混悬液型液体药剂

一、概述

混悬液型液体药剂系指难溶性固体药物以微粒状态分散于分散介质中形成的非均相的液体制剂，也称混悬剂。混悬剂中药物微粒一般在 0.5～10μm 之间，小者可为 0.1μm，大者可达 50μm 或更大。所用分散介质大多为水，也可用植物油。

制成混悬剂的条件是：难溶性药物需制成液体制剂供临床应用；药物的剂量超过了溶解度而不能制成溶液剂；两种溶液混合时药物的溶解度降低而析出固体药物；欲使药物达到长效，可以考虑制成混悬剂。但为了安全起见，毒剧药或剂量小的药物不应制成混悬剂使用。

混悬剂的质量要求应严格，药物本身的化学性质应稳定，在使用或贮存期间含量应符合要求；混悬剂中微粒大小根据用途不同而有不同要求；粒子的沉降速度应很慢，沉降后不应有结块现象，轻摇后应迅速均匀分散。

二、影响混悬液稳定性的因素

在此主要讨论混悬液的物理稳定性。混悬液的分散相微粒大于胶粒，微粒的布朗运动不显著，易受重力作用而沉降，因而属于动力学不稳定体系。因微粒有较大的界面能，容易聚集，又属于热力学不稳定体系。混悬剂的处方设计应考虑微粒的聚集与沉降，其影响因素如下：

（一）微粒荷电与水化

混悬剂中微粒可因本身解离或吸附等原因而带电，具有双电层结构，即 ζ 电势。由于微粒表面荷电而与水分子发生水化作用，形成水化膜，且水化作用的强弱随双电层厚度而变化。表面荷电使微粒间产生排斥作用，加之水化膜的存在，阻止了微粒的聚结，使混悬剂稳定。电解质可以改变双电层的构造与厚度而影响混悬剂的稳定性。疏水性药物混悬剂的微粒水化作用很弱，对电解质更敏感。亲水性药物混悬剂微粒除荷电外，本身具有水化作用，受电解质的影响较小。

（二）混悬微粒的沉降

混悬液中药物微粒与液体介质之间存在密度差，如药物微粒密度较大，由于重力作用，静置时会发生沉降。在一定条件下，沉降速度符合 Stokes 定律：

$$V = \frac{2r^2 \ (\rho_1 - \rho_2) \ g}{9\eta} \qquad (9-4)$$

式中 V 为微粒沉降速度（$cm \cdot s^{-1}$），r 为微粒半径（cm），ρ_1、ρ_2 分别为微粒和分散介质的密度（$g \cdot ml^{-1}$），η 为分散介质的黏度$[g \cdot (cm \cdot s)^{-1}]$，g 为重力加速度常数$[cm \cdot (s^2)^{-1}]$。

由 Stokes 定律可以看出，沉降速度 V 与 r^2、$(\rho_1 - \rho_2)$ 成正比，与 η 成反比。V 愈大动力稳定性愈小。为了增加混悬液的动力稳定性，在药剂学中可以采取的措施有：减小粒径（r 减至 1/2，V 降至 1/4）；增加介质黏度 η；调节介质密度以降低 $(\rho_1 - \rho_2)$。

（三）微粒成长与晶型的转变

难溶性药物制成混悬剂时，微粒的大小并不完全相同。当大小微粒共存时，小的微粒具有较大的溶解度。在体系中微粒的半径相差愈多，溶解度相差愈大。混悬剂中的小微粒逐渐溶解变得愈来愈小，大微粒变得愈来愈大，沉降速度加快，致使混悬剂的稳定性降低。所以在制备混悬剂时，不仅要考虑微粒的粒度，而且还要考虑其大小的一致性。

许多有机药物结晶内部结构具有不同的晶型，称为多晶型。同一药物的多晶型中，只有一种晶型最稳定，其他亚稳定型都会在一定时间内转化为稳定型。但亚稳定型比稳定型的溶出速度与溶解度都大，且体内吸收也好。混悬剂中如具有多晶型药物，就可通过液体分散介质转型，使亚稳定型不断向稳定型转变产生结块、沉降，不仅破坏了混悬剂的稳定性，还可能降低药效。可以增加分散介质黏度和加入抑制剂等方法克服之。

（四）絮凝与反絮凝

混悬剂中的微粒由于分散度大而具有很大的总表面积，因而微粒具有很高的表面自由能，这种状态的微粒就有降低表面自由能的趋势，微粒会趋向于聚集。但由于微粒荷电，电荷的排斥力阻碍了微粒产生聚集。因此只有加入适当的电解质，使 ζ - 电势降低，以减小微粒间的电荷的排斥力。ζ - 电势降低到一定程度后，粒子间吸引力稍稍大于排斥力，形成疏松的絮状聚集体，使混悬剂处于稳定状态。混悬微粒形成絮状聚集体的过程称为絮凝，加入的电解质称为絮凝剂。为了得到稳定的混悬剂，一般应控制 ζ - 电势在 $20 \sim 25mV$ 范围内，使其恰好能产生絮凝作用。反之，向絮凝状态的混悬剂中加入电解质，使絮凝状态变为非絮凝状态的这一过程称为反絮凝。

（五）分散相的浓度与温度

在同一分散介质中分散相的浓度增加，混悬剂的稳定性降低。温度对混悬剂的影响更大，温度变化不仅改变药物的溶解度和溶解速度，还能改变微粒的沉降速度、絮凝速度、沉降容积，从而改变混悬剂的稳定性。

三、混悬液的稳定剂

混悬液中的稳定剂主要起润湿、助悬、絮凝或反絮凝的作用，以保持混悬液的稳定。

（一）润湿剂

用疏水性药物配制混悬液时，必须加入润湿剂，使药物能被水润湿。润湿剂作用原理是降低固－液二相界面张力，因此一些表面活性剂如聚山梨酯类、脂肪酸山梨坦类以及长链烃基或烷烃芳基的硫酸盐和磺酸盐均可用作润湿剂。

（二）助悬剂

助悬剂的作用是增加混悬液中分散介质的黏度，从而降低药物微粒的沉降速度，它又能被药物微粒表面吸附形成机械性或电性的保护膜，防止微粒间互相聚集或结晶的转型，或者使混悬剂具有触变性，从而使混悬剂稳定性增加。

通常可根据混悬液中药物微粒的性质与含量，选择不同的助悬剂。目前常用的助悬剂有：

1. 低分子物质 如甘油、糖浆等。内服混悬剂使用糖浆时兼有矫味作用，在使用甘油时，对疏水性药物应酌情多加。这类助悬剂目前少用。

2. 高分子物质 分天然的与合成的两类。天然高分子助悬剂常用的有：阿拉伯胶，用量5%～15%；西黄蓍胶，用量0.5%～1%；琼脂，用量0.35%～0.5%；海藻酸钠、白及胶或果胶亦可使用。在使用天然高分子助悬剂时应加入防腐剂（如苯甲酸类、尼泊金类或酚类）。

合成类高分子助悬剂常用的有：甲基纤维素、羧甲基纤维素钠、羟乙基纤维素、羟丙基甲基纤维素、聚维酮、聚乙烯醇等。一般用量为0.1%～1%，性质稳定，受pH影响小，但与某些药物有配伍变化。如甲基纤维素与鞣质或盐酸有配伍变化，羧甲基纤维素钠与三氯化铁或硫酸铝也有配伍变化。

3. 硅酸类 如胶体二氧化硅、硅酸铝、硅藻土等。硅藻土是硅胶状的含水硅酸铝，无臭，有泥味，在水中带负电荷，吸附大量的水形成高黏度的糊状物，能阻碍微粒聚集。它的配伍禁忌少，不需加防腐剂，但遇酸或酸式盐能降低其水化性，通常配成的混悬剂在pH7以上更稳定。

4. 触变胶 2%硬脂酸铝在植物油中形成触变胶，常作混悬型注射液、滴眼剂的助悬剂。

（三）絮凝剂与反絮凝剂

混悬剂中如果加入适量的电解质，可使ζ电位降低到一定程度，即微粒间的排斥力稍低于吸引力，此时微粒成疏松的絮状聚集体，经振摇又可恢复成均匀的混悬剂，这个现象叫絮凝，所加入的电解质称为絮凝剂。为了保证混悬剂的稳定性，一般可控制ζ电位在20～25mV，使其恰能发生絮凝。

如加入电解质后使ζ电位升高，阻碍微粒之间的碰撞聚集，这个过程称为反絮凝，能起反絮凝作用的电解质称为反絮凝剂，适宜的反絮凝体系也有利于混悬剂的稳定。

同一电解质可因用量不同，在混悬剂中可以起絮凝作用（降低 ζ 电位）或起反絮凝剂作用（升高 ζ 电位）。如枸橼酸盐、枸橼酸氢盐、酒石酸盐、酒石酸氢盐、磷酸盐和一些氯化物（如三氯化铝）等，既可作絮凝剂亦可作反絮凝剂。

四、混悬液的制备

制备混悬剂时，应使混悬微粒有适当的分散度，并应尽可能分散均匀，以减少微粒的沉降速度，使混悬剂处于稳定状态。混悬剂的制备分为分散法和凝聚法。

（一）分散法

是将粗颗粒的药物粉碎成符合混悬剂微粒要求的分散程度，再分散于分散介质中制成混悬剂。分散法制备混悬剂与药物的亲水性有密切关系，氧化锌、炉甘石、碱式硝酸铋、碱式碳酸铋、碳酸钙、碳酸镁、磺胺类等亲水性药物，一般应先将药物粉碎至一定细度，再加处方中的液体适量，研磨到适宜的分散度，最后加入处方中的剩余液体使成全量。疏水性药物制备混悬剂时，药物细粉遇水后，不能被水润湿，很难均匀分散，这时必须加一定量的润湿剂，与药物研匀，再加液体混匀。小量制备可用乳钵，大量生产可用乳匀机、胶体磨等机械。处方中的液体可以是水，也可是其他液体成分。药物粉碎时可采用加液研磨法，微粒可达 $0.1 \sim 0.5 \mu m$，通常 1 份药物可加 $0.4 \sim 0.6$ 份液体。对于质重、硬度大的药物，采用"水飞法"，可使药物粉碎至极细的程度。

（二）凝聚法

1. 物理凝聚法　物理凝聚法是将分子和离子分散状态的药物溶液，用物理方法使其在另一分散介质中凝聚成混悬液的方法。一般将药物制成热饱和溶液，在搅拌下加至另一种不同性质的液体中，使药物快速结晶。可制成 $10 \mu m$ 以下（占 $80\% \sim 90\%$）的微粒，再将微粒分散于适宜介质中制成混悬剂。醋酸可的松滴眼剂就是用凝聚法制备的，将醋酸可的松溶于氯仿中，滤过，将氯仿溶液在搅拌下加至汽油中，加完后再搅拌 30 分钟，滤出结晶，120℃真空干燥，$10 \mu m$ 以下微晶占 75%，$20 \mu m$ 以下的占 5%，个别的粒径为 $40 \mu m$ 以下。将微晶分散于水中可制成滴眼液。

2. 化学凝聚法　是用化学反应法使两种或两种以上的药物生成难溶性的药物微粒，再混悬于分散介质中制成混悬剂。为使微粒细小均匀，化学反应应在稀溶液中进行，并应急速搅拌。胃肠道透视用 $BaSO_4$ 混悬剂就是用本法制成的。化学凝聚法现已少用。

五、混悬剂的质量评定

1. 微粒大小的测定　混悬剂中微粒大小及其分布影响制剂的质量与稳定性，是评定混悬剂质量的重要指标。可以用显微镜法、库尔特计数法、浊度法、光散射法等方法测定混悬剂粒子大小。

2. 沉降容积比的测定　沉降容积比是指沉降物的容积与沉降前混悬剂的容积之比。其测定方法系将一定量的混悬剂置于直径相同量筒中充分搅拌均匀，记下混悬剂中分散相的原始高度（H_0），然后静置，隔一定时间后观察澄清液与沉降物间的界限，记下沉降物面不再改变时的沉降物的高度（H_u）。则 H_u/H_0 比值称为沉降容积比。沉降容积比越大，则表示混悬剂越稳定。

3. 重新分散试验 优良的混悬剂在贮存后再振摇，沉降物应能很快地重新分散。其试验方法：将混悬剂置于 100ml 量筒内，在 20r/min 的转速下旋转，经一定的时间，量筒底部的沉降物应消失。

4. 絮凝度的测定 絮凝度（β）是比较混悬剂絮凝程度的重要参数。$\beta = F/F_\infty$。为絮凝混悬剂的沉降容积比，F_∞ 为去絮凝混悬剂的沉降容积比。β 值越大，絮凝效果越好。

5. 其他 如 ζ 电位的测定、黏度与流变学参数的测定等。

六、举例

例1 炉甘石洗剂

［处方］ 炉甘石 150g　氧化锌 50g　甘油 50ml　羧甲基纤维素钠 2.5g　蒸馏水适量

［制法］ 取炉甘石、氧化锌，加甘油和适量蒸馏水共研成糊状，另取羧甲基纤维素钠加蒸馏水溶胀后，分次加入上述糊状液中，随加随搅拌，再加蒸馏水使成 1000ml，搅匀，即得。

［注］ 《中国药典》现行版规定，炉甘石按干燥品计算，含氧化锌不得少于 40%。因此，洗剂中含锌化合物量以 ZnO 计应不少于 11%（15%×40%+5%）。

炉甘石与氧化锌均为水中不溶的亲水性药物，能被水润湿。故先加甘油研成细糊状，再与羧甲基纤维素钠水溶液混合，使粉末周围形成水的保护膜，以阻碍颗粒的聚合，振摇时易悬浮。

本品具有保护皮肤、收敛、消炎等作用，主要用于皮肤丘疹、亚急性皮炎，湿疹，荨麻疹等。

例2 复方硫黄洗剂

［处方］ 沉降硫黄 30g　硫酸锌 30g　樟脑醑 250ml　甘油 50ml　5%新洁尔灭溶液 4ml　蒸馏水适量　共制成 1000ml。

［制法］ 取沉降硫黄置于研钵中，加甘油研磨，再加新洁尔灭溶液研成糊状后，缓缓加入硫酸锌水溶液（硫酸锌溶于水 250ml 中），研磨均匀，然后用细流慢慢加入樟脑醑，并急速研磨（或搅拌）至均匀混悬，添加蒸馏水至全量，摇匀，即得。

［注］ 沉降硫黄为质地轻的疏水性物质，加甘油可使硫黄表面亲水，且又可增加洗剂的稠度，以利于硫黄在混悬液中均匀分散。

新洁尔灭为阳离子型表面活性剂，可降低硫黄与水的界面张力，起润湿剂的作用，使硫黄能均匀分散，且增强本品的药效。

樟脑醑是樟脑的 10% 醇溶液，加入时应急速搅拌或研磨，以免樟脑因改变溶剂而析出大颗粒。

本品具有制止皮脂溢出、杀菌、收敛等作用，适用于脂溢性皮炎、痤疮及酒渣鼻等。

第八节　混合分散体系的液体药剂

一、含义与特点

混合分散体系指溶质或分散相在分散介质中形成包括真溶液、胶体溶液、混悬液和乳状液两种以上体系共存的分散系统。中药复方液体药剂，例如汤剂、合剂、口服液、药酒等，多为混合分散体系的液体药剂。其特点是药物以分子、离子、胶粒、微粒或微滴分散。由于中药的药效物质基础在于中药组合成分，即2种以上的中药组方，产生一种或几种原单味药所不具备的效能，这是混合分散体系的液体药剂的最大特点。但由于成分的多样性和复杂性，其不稳定性也同时存在。

本节围绕具有混合分散体系的液体药剂特点、形成原理及其稳定性进行讨论。对于该类制剂的制备、贮藏和使用也作必要的提示。

二、形成原理

中药复方经适宜的提取和纯化工艺制得的粗提物（稠浸膏或浸膏）、有效部位（如总生物碱、总黄酮、总蒽醌或总氨基酸等）、有效部位群（即两个或两个以上有效部位的和）或有效成分，当以溶质或分散相在分散介质中成为液体药剂存在时，则有可能出现多种分散体系共存的情况。混合分散体系的液体药剂其形成原理实际是复方多成分、多系统在提取、纯化等制备过程或贮存、使用时发生的变化或反应。

当用水或其他溶剂提取时，由于受提取时温度、压力、pH等影响，体系中形成复杂的化学环境，在有效成分溶出的同时，还溶出了其他无效成分，其间还可能发生络合、水解、氧化、还原等反应，新生成某些物质，从而使分散质在分散介质中形成包括胶体溶液、混悬液和（或）乳状液等在内的复杂分散系统，也称为复合流体（complex fluids），或称为具有混合分散体系的液体药剂。

药物以分子形式分散于溶剂中，构成单相均匀分散体系（真溶液、亲液胶）。但当分散相的质点大于100nm，成为胶粒时，则形成胶体溶液；当药物微粒以多分子聚集体分散于溶剂中时，形成混悬液；当药物为挥发油或脂肪油，同时有表面活性物质存在时，则呈微滴分散，形成乳状液。按中药普遍存在的成分，其组成大致可分为以下三类：①小分子物质，包括生物碱、黄酮、蒽醌类或氨基酸等有效成分，以及溶于水和稀醇的单糖类、低聚糖等无效成分；②高分子物质，包括黏多糖、鞣质和蛋白质、肽类等，以及植物体存在的淀粉、菊糖、树胶、黏液质、纤维素等；③油类物质，包括挥发油或脂肪油等。

混合分散体系的液体药剂其药物或杂质的分散状态和形成过程如下：

1. 小分子或低分子物质呈分子或离子状态分散　生物碱、黄酮、蒽醌类或氨基酸等有效成分在适宜的环境中，例如生物碱成盐，黄酮、蒽醌类以苷类溶于水，单糖类〔如五碳糖（L-阿拉伯糖、D-木糖等）、六碳糖（D-葡萄糖、D-果糖、D-甘露糖等）、七碳糖（景天庚糖）〕、低聚糖类〔如二糖（蔗糖、麦芽糖）、三糖（甘露三糖、龙胆三糖）、四糖（水苏糖）〕等溶于水和稀醇，因此均可以呈分子或离子状态分散于介质中。

2. 高分子物质呈胶粒或微粒分散　植物体存在的淀粉、菊糖、树胶、黏液质、纤维素、鞣质和蛋白质是中药中最常见的高分子物质。由于分子量较大，难溶于冷水，但加热可形成糊状或胶体溶液。多糖类水解后可生成单糖或低聚糖，蛋白质的分解产物为氨基酸和多肽，多肽是形成悬浮物和沉淀物的前驱物质。这些固体颗粒以多分子聚集体分散于介质中时，则可构成高分子溶液或多相不均匀分散体系。胶体按胶粒与分散介质之间的亲和力强弱，可分为亲液胶和疏液胶，当分散介质为水时，则称为亲水胶体和疏水胶体。

①亲水胶体溶液的形成原理：蛋白质及其他高分子化合物由于分子结构中含有亲水基团，能与水分子发生作用，质点水化后以分子状态分散于水中，形成亲水胶体溶液。如动物胶汁（阿胶、鹿角胶、明胶及骨胶等）、酶的水溶液（胃蛋白酶、胰蛋白酶等）及其他含蛋白质的生化制剂、植物中纤维素衍生物、天然多糖类、黏液质及树胶等，遇水后所形成的胶体溶液均属此类。

②疏水胶体溶液或混悬液的形成原理：当固体微粒与水之间水化作用很弱，与水之间形成较明显界面时，则形成溶胶或混悬液。溶胶微粒表面有很薄的双电层结构，这种双电层结构有助于溶胶的稳定性。如胶剂制备时，往胶汁中加入少量明矾，以除去胶汁中微细的固体颗粒（粒径为 $1\sim100nm$）杂质。但是向疏水胶体溶液中加入一定量亲水胶体溶液时，胶粒表面吸附一层亲水胶体，阻碍胶粒间的相互接触，增加了疏水胶体的稳定性，例如熬胶过程中固体微粒混杂在胶汁中就是因为固体微粒吸附了一些胶液，产生了保护胶体的作用。以固体微粒状态存在的胶体溶液，是同时包容了溶液、胶体溶液和混悬液的混合分散体系。

除少数黏液质、鞣质和蛋白质具有医疗作用外，大多数固体微粒均应作为杂质除去。但是中药汤剂中凡含有胶剂者，当将胶剂烊化于汤液中后，便可形成产生保护胶体的作用，使水溶性较差的成分分散于汤液中。固体微粒可能是有效成分，也可能为无效成分，或可能为新生成物质在体内分解而产生药效。因此具有复杂性。

3. 油类物质呈微滴分散　当体系中存在挥发油、脂肪油和水，以及具有表面活性物质时，则可产生乳化作用，形成乳状液型非均相分散系统。例如植物体存在的阿拉伯胶、西黄蓍胶，油中存在的磷脂等，均可在油水两相界面降低油与水之间的界面张力。如磷脂从油脂中分离出来后，尤其在 pH>8 呈微碱性的热水中，易吸水膨胀，产生乳化剂的特性，从而使油类成分呈微滴分散于体系中。

含乳状液的分散体系其形成原理大致如下：①具有表面活性的单种物质在油水界面形成单层膜，明显降低界面张力或界面能，而形成乳状液型非均相分散体系。②天然或合成的高分子化合物在油水界面形成多分子膜，阻止了乳滴的聚集合并。③两种或两种以上的表面活性物质（液体或固体）组成密集的复合凝聚膜，以此界面膜阻止乳滴的聚集合并。

例如含甘草的中药复方同煎时，由于甘草中含有皂苷类成分，则可与同处方中油类物质起到乳化作用；人参白虎汤含粳米，汤液中淀粉粒可吸附于 O/W 界面，起到界面活性和增加稳定性的作用；加之汤剂中的树胶如阿拉伯胶、果胶、桃胶等，均有可能在 O/W 界面形成单分子膜、多分子膜或复合凝聚膜，起到界面活性或乳化作用，阻止乳滴的聚集合并。

三、纯化工艺

当制剂过程形成了混合分散体系的液体，非预想结果，不符合所选用剂型的要求时，则需纯化除去杂质，可选用以下方法：

1. 重力沉降法　重力沉降法系利用水中悬浮固体本身的重力，自然沉降，使上清液净化的方法。但该法费时。

2. 机械滤过法   机械滤过属于粗滤，是中药制剂大生产常用的方法。例如用板框压滤机、砂滤器和微孔滤器等，选用滤布、尼龙网等滤过，以进一步除去杂质。

3. 离心分离法   选用立式或卧式的各种固 – 液分离机、液 – 液分离机等离心分离。目前大生产中选用澄清法，药液中的悬浮物多用离心法使其分离除去。

4. 絮凝沉淀法   加入絮凝剂，可破坏胶体的稳定性，使细小微粒凝聚、吸附、架桥而形成较大的沉淀。常用的絮凝剂可分为两大类：一类是无机絮凝剂，如镁盐类、铁盐类、铝盐类等；另一类是有机絮凝剂，如聚丙烯酰胺、甲壳素等。

原来均匀的溶胶，当与絮凝剂混合后，经过短暂的诱导期，溶胶中可开始出现絮团，随着絮状体的不断长大，在重力作用下，开始沉降，上层清液层和下层絮状体之间具有明显的分界面，可用虹吸法先分出上清液滤过处理，下层带絮状体的药液再慢慢滤过处理。

5. 吸附法   用硅藻土、活性炭、大孔吸附树脂等，可吸附除去杂质。其中活性炭的吸附对象比较广泛，许多物质都能被其吸附，故使用时应注意有效成分的吸附损失；各种类型的大孔吸附树脂具有不同的吸附性，可根据有效成分的性质，选用各种吸附剂。大孔吸附树脂一般还可经过再生处理，反复使用。已有不少单味中药提取液用大孔树脂分离纯化的研究报道，但对中药复方的分离纯化报道很少。目前对其吸附纯化效果、评价标准、安全性等问题尚存在争议，有待深入研究。

6. 膜分离法   用特殊材料制成具有一定孔隙的膜，可将水液中某种溶质与水分离的技术，统称为膜分离技术，例如微滤膜、超滤膜分离技术。可选用不同规格的分离膜进行分离，以除去或保留所需分子段的物质。在进行微滤或超滤前，首先要进行一般机械滤过，以除去较大的颗粒。近年来，无机陶瓷膜分离技术因能很好地解决膜通量和再生问题，已受到制药行业的关注。

四、制剂稳定性

由于中药成分复杂，受不同炮制、制剂工艺的影响，形成混合分散体系的液体药剂后，热力学和动力学方面均存在着产生聚集、沉降、转相等不稳定因素。如前所述，胶体溶液、混悬液或乳状液中质点的沉降均符合 Stokes 定律。其稳定性与温度、光线、电解质、重力等因素有关。

1. 受光、热、空气影响   混合分散体系的液体药剂在温度、光线、振动条件下形成悬浮物或沉淀物。当受到光、热、空气等影响时发生化学变化，其变化产物又具有较小的溶解度时，即会出现凝结现象。如胶体溶液在运输过程中受到震动，或贮存过程受到温度变化影响，包装材料泄漏等，均可能产生部分胶粒的凝结。此外，受紫外线辐射亦能使包括溶胶在内的胶液产生变化。又如药酒生产过程中，需要放置一段时间，使之出现悬浮物和沉淀物，称为"陈化"作用，一般在加热处理、冷却贮藏后即可明显出现沉淀物。

2. 受电解质作用影响   混合分散体系的液体药剂易受电解质作用影响，例如观察温度对木质素溶液絮凝沉降的影响，当均匀的溶胶与酸或絮凝剂混合后，经过短暂的诱导期，溶胶中开始出现絮团，随着絮状体的不断长大并开始沉降，上层清液和下层絮状体之间逐渐出现明显的界面，且随温度的增高，诱导时间的缩短，沉降速度加快。又如阿拉伯胶、琼脂等胶液如加入大量电解质，使微粒的 ζ 电位降低到一定程度，会引起絮凝沉降；若添加乙醇、丙酮、糖浆等脱水剂，使胶粒失去水化层，也会引起絮凝沉降。

总之，由于混合分散体系的液体药剂存在着热力学的聚集不稳定性和动力学的沉降不稳定性，因此在制剂的制备、包装、运输和贮藏等环节，必须尽量减少或避免不稳定因素对制剂质量的影响。

第九节 其他液体药剂

一、灌肠剂

灌肠剂系指经肛门灌入直肠使用的液体药剂。按用药目的分为泻下灌肠剂、含药灌肠剂与营养灌肠剂。灌肠剂为直肠给药剂型，具有直肠给药的特点。可避免肝脏首过效应；避免消化液与消化酶对药物的影响和破坏；也可避免口服药物对胃的刺激性。灌肠剂尤其适合于昏迷患者、婴幼儿及不能服药或服药困难者。由于灌肠剂制备简便，一般医院制剂室都可以制备，因而越来越受到临床各科的重视和推广应用。

中药微型灌肠剂是近年来出现的新剂型，它是将中药复方经提取纯化制成一定浓度的供灌入、滴入直肠内的水性液体药剂。

二、灌洗剂

灌洗剂系指灌洗阴道、尿道、膀胱等用的液体药剂，主要用于上述部分的清洗和洗除某些病理异物等。灌洗剂具有防腐、收敛、清洁等作用。一般以水为溶剂，多在临用前配制，使用时应加热至体温。

三、洗剂

洗剂系指专供涂抹、敷于皮肤的外用液体药剂。洗剂一般轻轻涂于皮肤或用纱布蘸取敷于皮肤上应用。洗剂的分散介质为水和乙醇。洗剂有消毒、消炎、止痒、收敛、保护等局部作用。洗剂可为溶液型、混悬型、乳剂型，以及它们的混合型液体药剂，其中以混悬型为多。混悬型洗剂中的水分或乙醇在皮肤上蒸发，有冷却和收缩血管的作用，能减轻急性炎症。混悬型洗剂中常加入甘油和助悬剂，当分散剂蒸发后可形成保护膜，保护皮肤免受刺激，如复方水杨酸洗剂，复方硫黄洗剂等。

四、搽剂

搽剂系指专供揉搽皮肤表面的液体药剂。搽剂一般用于无破损的皮肤，涂后揉搽或涂于敷料上贴于患处。有镇痛、保护和对抗刺激的作用。

搽剂的分散剂随其作用不同而有所区别。用于镇痛和对抗刺激的搽剂多用乙醇或二甲基亚砜稀释液为溶剂，有利于药物的穿透。保护性搽剂多用油为分散介质，具有润滑作用，不使皮肤干燥，并有清除鳞屑痂皮的作用。乳状液型搽剂多用肥皂作乳化剂，有润滑作用，并能软化皮肤而有利于药物穿透。

五、滴耳剂

滴耳剂系指供滴入耳腔内的外用液体药剂。一般具有消毒、止痒、收敛、消炎或润滑局部作用。常用溶剂为水、稀乙醇、甘油、丙二醇、聚乙二醇等。水溶液作用缓和，穿透力差；乙醇溶液穿透力和杀菌作用强，但对内耳有刺激；甘油溶液无刺激作用，局部保留时间较长，穿透力较差。几种溶剂混合使用能取长补短。

外耳道用药剂的 pH 宜呈弱酸性，因其发炎时的 pH 值多在 7.1~7.8。若皮肤表面抗菌性的酸性外膜变成碱性，就增加了细菌感染的可能性。

六、滴鼻剂

滴鼻剂系指供滴入鼻腔内的液体药剂。

滴鼻剂用于消毒、消炎、收缩血管和麻醉。近年来研究表明，通过鼻腔给药也能起全身作用。溶剂有水、丙二醇、液状石蜡、植物油等。药物的水溶液易与鼻黏液混合，易分散于黏膜表面，但作用时间短。油溶液刺激性小，作用持久，但不与鼻腔黏液混合，滴鼻剂用量过多易进入气管而引起"类脂性肺炎"。

鼻腔发炎或过敏时呈碱性，pH 值可高达 9，易使细菌增殖，并影响正常纤毛运动。所以，滴鼻剂 pH 值应为 5.5~7.5，且应有一定的缓冲能力；应呈等渗或略高渗；不改变鼻黏液的正常黏度，不影响纤毛活动及分泌液的离子成分；应该有效，安全，稳定。

七、漱口剂

漱口剂系指清洁口腔用的液体药剂。具有清洗、防腐、杀菌、消毒及收敛等作用。多为药物水溶液，亦有含少量乙醇、甘油者。漱口剂中常加适量染料着色，表示外用。

漱口剂的 pH 应呈微碱性，利于除去微酸性分泌物和溶解黏液蛋白。为了方便，有时配成浓溶液，临用时稀释。也可是固体粉末，临用时加水溶解。杀菌用漱口剂，其浓度应在杀菌浓度范围内，含漱时间应适当，以保持杀菌效果。

第十节　液体药剂的矫臭、矫味与着色

一、液体药剂的色、香、味

许多药物有不良臭味，如氯霉素和生物碱类有苦味，鱼肝油有腥味，溴化钾、碘化钾等盐类有咸味，蓖麻油难以咽下，慢性患者长期服用某一药物亦易引起厌恶。所以矫正药物的臭味，提高药剂质量，使患者愿意接受与服用，是关系到医疗效果的重要措施。但在采取这一措施时，也要考虑添加物质与药物是否有配伍禁忌，是否影响制剂的稳定性。

二、矫味剂与矫臭剂

矫味剂系指能改善味觉的物质。有的矫味剂同时兼具矫臭的作用，有的在使用中需另加芳香剂矫味。

（一）甜味剂

具有甜味的物质有天然品与合成品（包括半合成品）两大类，天然甜味剂有糖类、糖醇类、苷类，其中糖类最常用；蜂蜜在中药制剂中除作黏合剂外，也是甜味剂；甘草甜素是甘草中的主要甜味成分；天然甜菊苷，是从甜叶菊中提取纯化而得。目前蛋白糖也得到广泛应用；人工甜味剂常用糖精钠，用量已受到限制，口服量每日每公斤体重不可超过 5mg。

（二）芳香剂

在药品生产中有时需要添加少量香料或香精以改善药品的气味。这些香料与香精称为芳香剂。常用芳香剂为天然挥发性芳香油（如薄荷油、橙皮油等）及其制剂（如桂皮水、枸橼酸等），人工合成香精（如香蕉香精、菠萝香精等，通常由很多成分配合而成）。

（三）胶浆剂

由于黏稠，可以干扰味蕾的味觉而矫味，对刺激性药物可以降低刺激性，对涩酸味亦可以矫正。在胶浆剂中加入 0.02% 糖精钠或 0.025% 甜菊苷可增加胶浆剂的矫味能力。常用的有淀粉、羧甲基纤维素钠、甲基纤维素、海藻酸钠、琼脂、明胶、阿拉伯胶及西黄蓍胶等的胶浆。

（四）泡腾剂

酸式碳酸盐与有机酸（如枸橼酸、赖氨酸）混合后，产生二氧化碳，溶于水呈酸性，能麻痹味蕾而矫味，常用于苦味药剂。

（五）化学调味剂

麸氨酸钠能矫正鱼肝油的腥味，消除铁盐制剂的铁金属味。

三、着色剂

着色剂，可分为天然品与人工合成品两大类。

第十一节　液体药剂的包装与贮藏

一、液体药剂的包装

包装是保证药物制剂有效、安全及稳定的措施之一，是药品生产的一个重要环节。

《药品管理法》明确规定："药品包装必须适合药品质量的要求，方便贮存、运输和医疗使用。"规定每个包装必须注明品名、产地、日期、有效期及合格标志。1988 年国家颁发了《药品包装管理办法》，要求"选用直接接触药品的包装材料、容器（包括油墨、黏合剂、衬垫、填充物等）必须无毒，与药品不发生化学作用，不发生组分脱落或迁移到药品当中，必须保证和方便安全用药"。"直接接触药品（中药除外）的包装材料、容器不准采用污染药品和药厂卫生的草包、麻袋、柳筐等包装，标签、说明书、盒、袋等物的装潢设计，应体现药品特点，品名醒目，文字清晰，图案简洁，色调鲜明。"还明确规定，包装必须封严，附件齐备，无破损；运输包装必须牢固、防潮、防震动，凡怕冻、怕热药品在不同时节运到不同地区，须采取相应的防寒或防热措施等。

在发展医药工业的同时，必须研制更多的符合要求的包装材料，以确保制剂的质量。

液体药剂的包装材料包括：容器（玻璃瓶、塑料瓶等）、瓶塞（如软木塞、橡胶塞、塑料塞等）、瓶盖（如金属盖、电木盖、塑料盖等）、标签、硬纸盒、塑料盒、说明书、纸箱、木箱等。

医院药房投药瓶子上所粘贴的瓶签（标签）有不同颜色。习惯上内服液体药剂的标签，一般为白底蓝字或黑字。外用液体药剂的标签，为白底红字或黄字。也可将不同的剂型或制剂，用不同颜色的色纸印制专用标签。

二、液体药剂的贮藏

液体药剂特别是以水为分散介质者，在贮存中容易水解、氧化或污染微生物，而产生沉淀、变色或腐败，一般都是临时调配。大量生产必须采取防微生物污染措施，而且需添加防腐剂；一般应密闭贮藏于阴凉、干燥的地方，贮藏期照各种制剂项下的规定来实施。

第十章

注 射 剂

学习要求：

1. 掌握中药注射剂、输液剂的含义、特点、分类和质量要求；中药注射用原液的制备；中药注射剂制备的工艺过程与技术关键；热原的性质、污染途径及除去方法，热原的检查方法。

2. 熟悉注射剂常用溶剂的种类；注射用水的质量要求及蒸馏法制备注射用水；注射用油的质量要求及纯化法；注射剂常用附加剂的种类、性质、选用和质量要求及处理；中药注射剂的质量控制与存在的问题及解决途径；中药注射剂指纹图谱。

3. 了解中药注射剂的发展概况；注射剂容器的种类；血浆代用液、粉针剂、注射用混悬液及乳状液的质量要求和制备要点；容器处理及分装等。

第一节 概 述

一、注射剂的含义与特点

中药注射剂系指药物经提取、纯化制成的专供注入机体内的一种无菌制剂。其中包括灭菌或无菌溶液、乳状液、混悬液，以及供临用前配成溶液的无菌粉末或浓缩液等类型。

注射剂的应用迄今已有一百多年的历史，由于它可在皮内、皮下、肌内、静脉、脊椎腔及穴位等部位给药，为药物作用的发挥和疾病的诊疗提供了可靠的有效途径，因而品种和使用数量都有很大发展，成为当前临床尤其是急救诊疗应用最广泛的剂型。其主要特点是：

1. 药效迅速，作用可靠 注射给药可直接以液体形式进入人体血管组织或器官内，药物吸收快，作用迅速。尤其是静脉注射，药液直接进入血液循环，不存在吸收过程，更适用于抢救危重病人。同时注射给药不经胃肠道，也可免受消化道众多因素对药物作用的影响，因此剂量准确，作用可靠。

2. 适用于不宜口服给药的药物 对于胃肠道不易吸收，易被消化液所破坏或对胃肠道有刺激性的药物，制成注射剂可避免上述问题。

3. 适用于不能口服给药的病人 昏迷、抽搐、惊厥状态或者由于消化系统疾患，吞咽功能丧失或者障碍的患者，选择注射给药是有效的方式和途径。

4. 可使药物发挥定位定向的局部作用 注射剂可通过关节腔、穴位等部位的注射给药，使药物产生局部作用，达到预期的治疗目的。

此外，某些药物制成注射剂能产生延长药效的作用，有些注射剂还可用于临床疾病的诊断。

但是注射剂也存在不足之处。其质量要求高，制备过程需要特定的条件与设备，生产费用较大，价格较高；使用不便，注射时疼痛；一旦注入机体，其对机体的作用难以逆转，若使用不当易发生危险。

二、注射剂的分类

注射剂按分散体系可分为4类：

1. 溶液型注射剂　包括水溶液和油溶液（非水溶剂）二类。对于在水中易溶且稳定的药物，或本身在水中溶解度不大但用增溶或助溶方法能增加溶解度的药物，均可配制成水溶液，水溶液型注射剂最为常用。有些在水中难溶或注射后希望延长药效的药物可制成油溶液，油溶液型注射剂一般仅供肌内注射用。

2. 混悬液型注射剂　某些难溶于水的药物，在水溶液中不稳定的药物或注射后要求延长药效作用的药物，可制成水或油的混悬液。混悬液型注射剂一般供肌内注射用，若要供静脉注射，必须注意控制混悬微粒的粒度。

3. 乳状液型注射剂　水不溶性的液体药物，可根据临床医疗的需要制成乳状液型注射剂，其分散相粒径大小一般应在 $1 \sim 10 \mu m$ 范围内。供静脉注射用的乳状液型注射剂，分散相球径的粒度90%应控制在 $1 \mu m$ 以下，不得有大于 $5 \mu m$ 者。

4. 固体粉末型注射剂　通常也称为粉针剂，将无菌粉末状药物分装在安瓿或其他适宜的容器中，临用前以适当的溶剂使之溶解或混悬，供注射应用。凡在液体状态下不稳定的药物均可制成此类注射剂。

三、注射剂的给药途径

根据医疗的需要，注射剂有不同的给药途径。给药途径不同，注射剂作用特点和质量要求也有差异。

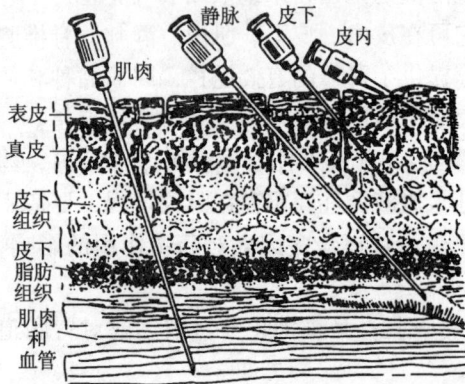

图10-1　主要注射部位示意图

1. 皮内注射　注射于表皮与真皮之间。一次注射剂量在 0.2ml 以下，该部位药物吸收少而缓慢，故常用于药物的过敏性试验或者临床疾病的诊断。

2. 皮下注射　注射于真皮与肌肉之间。一次注射量为 $1 \sim 2ml$，该部位的药物吸收较皮内注射稍快，可产生局部作用或全身作用，但由于人的皮下感觉比较敏感，一般皮下注射采用药物的水溶液，具有刺激性的药物或混悬液型注射剂不宜作皮下注射。

3. 肌内注射　注射于肌肉组织，一次注射量在 5ml 以下，该部位药物的吸收比皮下注射更快，刺激性也相对较小，药物的水溶液、油溶液、混悬液、乳状液型注射剂均可作肌内注射。

4. 静脉注射　注射于静脉内，有静脉推注和静脉滴注两种方式。静脉推注一次注射量一般在 50ml 以下，静脉滴注用量大，一次注射量可达数千毫升。静脉注射药物直接进入血液中，产生药效最快，常作急救、补充体液和提供营养之用，多为水溶液和油/水型乳状液，油溶液和一般混悬液型注射剂以及凡能导致溶血和蛋白质沉淀的药物，均不能作静脉注射。大剂量静脉注射时应严格控制药液的 pH 值及渗透压，静脉注射剂一般不加抑菌剂。

5. 脊椎腔注射 注射于脊椎四周蛛网膜下腔内，一次注射量在 10ml 以下。该部位神经组织比较敏感，脊椎液的循环又十分缓慢，因此脊椎腔注射剂必须严格控制质量，使用渗透压与脊椎液相等的不含有任何微粒的纯净水溶液，pH 值控制在 5.0~8.0 之间。且不得添加抑菌剂。

此外，还有动脉注射、脑池内注射、心内注射、关节腔注射、滑膜腔注射、鞘内注射及穴位注射等给药途径。

四、注射剂的质量要求

由于注射剂直接注入机体，所以必须严格控制注射剂的质量，要求药效确切，使用安全，质量稳定。产品在生产、贮藏及使用过程中，除制剂中主药含量应合格外，还应符合下列质量要求：

1. 无菌 注射剂成品中不应含有任何活的微生物，必须符合《中国药典》无菌检查的要求。

2. 热原与细菌内毒素 供静脉注射或脊椎腔注射的注射剂按各品种项下的规定，照《中国药典》附录中的细菌内毒素检查法或热原检查法检查应符合规定。

3. 澄明度 注射剂需按照卫生部关于澄明度检查的规定进行澄明度检查，不得含有肉眼可见的混浊或异物，鉴于微粒进入机体所造成的危害，目前对澄明度的要求更为严格，检查方法也在不断改进。澄明度检查不仅是注射剂质量控制的重要内容，而且也是注射剂生产中质量保障系统的一个经常性的检验指标。

4. pH 值 注射剂的 pH 值要求与血液相等或接近，人体血液的 pH 值为 7.4 左右，故注射剂的 pH 值一般应控制在 4~9 的范围内。

5. 渗透压 注射剂要求有一定的渗透压，特别是供静脉注射、脊椎腔注射的注射剂，其渗透压应当尽量与血液等渗。对于有些药物注射液虽已达到等渗，但仍有溶血现象，应考虑配成与血液等张的溶液。

6. 安全性 注射剂的使用不应对机体组织产生不良的刺激，也不能发生毒性反应。为确保临床用药安全，必须对注射剂产品进行相关的安全性评价，如异常毒性、溶血与凝聚试验、过敏试验等。

7. 稳定性 注射剂大多以水为溶剂，在制备、贮藏、使用的过程中，稳定性问题比固体剂型更为突出，为确保产品有效、安全，要求注射剂必须具有较好的化学稳定性、物理稳定性及生物稳定性。

8. 其他 有些注射剂的制备，由于原料、附加剂或制备方法的特殊，还应根据实际情况，规定特殊的质量要求。如复方氨基酸注射液，其降压物质必须符合规定；对中药注射液中蛋白质、鞣质等杂质的限量等应符合要求，以保证用药安全。

为保证注射剂的质量，在具体产品制备时，应根据药物的物理性质、化学性质、药理作用及临床用药要求，合理地进行处方设计并确定适宜的制备工艺。

五、中药注射剂的发展概况

中药传统剂型中没有注射剂，中药注射剂的研制与发展是传统中药给药途径的重大突破，是对中药剂型的补充与完善，扩大了中药应用的范围。在中医药理论指导下，以中药为原料，经提取纯化而成的中药注射剂，融合了注射剂独特的剂型优点，适应了中医临床危急重症治疗用药的要求，为更好地发挥中药疗效提供了有效手段，受到了医药学界广泛的关注。目前中药注射剂有溶液型、乳状液型、混悬液型及固体粉末等多种形式，给药途径以肌内注射、静脉注射和穴位注射为主。

中药注射剂最早出现在 20 世纪 30 年代末，由医务人员首创试制成功的柴胡注射剂，对流行性感冒治疗效果良好，受到患者的欢迎。该制剂首先由武汉制药厂批量生产，成为国内工业化生产的第一个中药注射剂品种。

中华人民共和国成立后，各级政府和卫生管理部门，十分注重中药注射剂的研究与开发，20 世纪 50 年代中期至 60 年代初期，先后有 "板蓝根注射液" 等 20 多个品种研制成功，并用于临床治疗，开拓了中药注射剂发展的新局面。70 年代，全国各地试制并用于临床的中药注射剂品种数量骤增，仅《中国药典》1977 年版一部就收载 23 个品种。80 年代，中药注射剂在急症治疗方面发挥了较大作用，适用于急症治疗的中药制剂，注射剂占有很大比例，如抗休克的生脉注射液、参麦注射液、参附注射液；治疗冠心病、心绞痛的丹参注射液、冠宁注射液、万年青注射液、脉络宁注射液；镇惊、开窍的牛黄醒脑静脉注射液、清开灵注射液；具止痛作用的颅痛宁注射液；有抗菌消炎作用的茵栀黄注射液等逐步被广大医务人员与患者所接受。《中国药典》2005 年版一部收载的注射剂品种有止喘灵注射液、清开灵注射液、灯盏细辛注射液、注射用双黄连（冻干）4 种。

但由于中药及其复方原料的成分比较复杂，大多数中药注射剂采用水醇法或醇水法制备，其药液中往往多种成分并存，杂质难以除尽，缺乏严格的质量控制标准和可靠的质量控制方法，对注射液的澄明度、稳定性和临床疗效均有很大影响。改进中药注射剂的制备工艺，提高中药注射剂的质量及其标准，确保中药注射剂的有效、安全稳定，成为 20 世纪 90 年代以来中药注射剂研究开发的重点。

为了完善中药注射剂的质量保证体系，根据国家药品监督管理部门的有关要求，采用先进的制剂工艺技术、洁净技术，以及先进的测试分析方法以控制其质量，例如：①以中药有效成分和有效部位为物质基础研究制备中药注射剂，使注射剂中所含药物成分同其疗效的相关性进一步明确，从而显著提高了中药注射剂的有效性。②以应用新工艺新技术为手段生产中药注射剂（如将罐组式逆流提取工艺、超临界流体萃取工艺、大孔树脂吸附技术、超滤技术、喷雾干燥与冷冻干燥技术等用于中药注射剂的提取、纯化、干燥过程），有效地改善了注射液的澄明度，减少了刺激性，提高了稳定性。同时研制成供静脉注射的中药脂质体、乳剂、毫微球和粉针剂等新剂型，不仅提高了中药注射剂的疗效，扩大了适用范围，而且为制备缓释、控释制剂和靶向给药系统奠定了基础。③以现代分析技术和方法（如紫外分光光度法、薄层扫描法、气相色谱法、高效液相色谱法、高效毛细管电泳法，以及气相色谱–质谱联用和高效液相色谱–质谱联用等现代分析技术）控制中药注射剂的质量，显著提高了中药注射剂质量控制的水平，还尝试采用指纹图谱进行中药注射剂质量控制检测的研究。

临床治疗用药水平的提高给中药注射剂的发展提出了更高更迫切的要求，中药注射剂的研究与开发，作为中药实现现代化的重要内容之一，发展潜力巨大，应当给予充分的重视。

依靠现代科学技术手段，从整体上推动中药注射剂的进步，使之提高到一个新的水平已成为当务之急。

第二节 热 原

一、热原的含义与组成

热原（pyrogens）是指能引起恒温动物体温异常升高的致热物质，广义的热原包括细菌性热原、内源性高分子热原、内源性低分子热原及化学性热源等，药剂学上的"热原"通常是指细菌性热原，是微生物的代谢产物或尸体，注射后能引起特殊的致热反应。大多数细菌和许多霉菌甚至病毒都能产生热原，致热能力最强的是革兰阴性杆菌的代谢产物。

微生物代谢产物中内毒素是产生热原反应的最主要致热物质。内毒素是由磷脂、脂多糖和蛋白质所组成的复合物，存在于细菌的细胞膜与固体膜之间，其中脂多糖是内毒素的主要成分，具有特别强的致热活性。不同的菌种脂多糖的化学组成也有差异，一般脂多糖的分子量越大其致热作用也越强。

含有热原的注射剂，特别是输液剂注入人体时，有 30 分钟至 90 分钟的潜伏期，然后，就会出现发冷、寒颤、体温升高、身痛、发汗、恶心呕吐等不良反应，有时体温可升至 40℃ 左右，严重者还会出现昏迷、虚脱，甚至危及生命，临床上称上述现象为"热原反应"。

热原反应的强弱同恒温动物的体温变化有关。热原反应的温度变化曲线，因热原种类不同而有差异，一般先经过一个短暂的潜伏期，温度略微上升，然后略微下降，接着又很快上升，并出现一个高峰。热原的致热量又同菌种的类别有关，注射剂注射的方式不同，引起热原反应的程度也有差异。

二、热原的基本性质

热原具有下列基本性质：

1. 水溶性 热原含有磷脂、脂多糖和蛋白质，能溶于水，其浓缩的水溶液往往带有乳光。

2. 耐热性 热原的耐热性较强，一般经 60℃ 加热 1 小时不受影响，100℃ 也不会发生热解，但在 180℃ 3～4 小时，250℃ 30～45 分钟或 650℃ 1 分钟可使热原彻底破坏。虽然现已发现某些热原也具有热不稳定性，但必须注意，在通常采用的注射剂灭菌条件下，热原不能被破坏。

3. 滤过性 热原体积较小，约在 1～5nm 之间，一般滤器均可通过，不能截留去除，但活性炭可吸附热原，纸浆滤饼对热原也有一定的吸附作用。有报道，采用膜分离技术，选择适宜的超滤膜对溶液进行超滤处理，可有效去除溶液中的热原。

4. 不挥发性 热原本身不挥发，但因溶于水，在蒸馏时，可随水蒸气雾滴进入蒸馏水中，故蒸馏水器均应有完好的隔沫装置，以防止热原污染。

5. 其他性质 热原能被强酸、强碱、强氧化剂如高锰酸钾、过氧化氢以及超声波破坏。热原在水溶液中带有电荷，也可被某些离子交换树脂所吸附。

三、注射剂污染热原的途径

热原是微生物的代谢产物，注射剂中污染热原的途径与微生物的污染直接相关。

1. 由溶剂带入 这是注射剂出现热原的主要原因。注射剂的溶剂主要是注射用水及注射用油。如注射用水制备时操作不当或蒸馏水器结构不合理，都有可能使蒸馏水中带有热原。即使原有的注射用水或注射用油不带有热原，但如果贮存时间较长或存放容器不洁，也有可能由于污染微生物而产生大量热原。因此，注射剂的配制，要注意溶剂的质量，最好是新鲜制备的溶剂。

2. 由原辅料带入 原辅料本身质量不佳、贮藏时间过长或包装不符合要求甚至破损，均能受到微生物污染而导致热原产生。有些以中药为原料的制剂，原料中带有大量微生物，提取处理的条件不当以及用微生物方法制造的药品如右旋糖酐、水解蛋白、抗生素等，都容易产生热原，应用时更应当加以注意。

3. 由容器或用具带入 注射剂制备时所用的用具、管道、装置、灌装注射剂的容器，在使用前如没有按规定严格清洗和灭菌，均易使药液污染而导致热原产生。因此，注射剂制备时，在相关工艺过程中涉及的用具、器皿、管道以及容器，均应按规定的操作规程作清洁或灭菌处理，符合要求后方能使用。

4. 由制备过程带入 注射剂制备过程中由于生产环境达不到规定要求，工作人员未能严格执行操作规程，产品原料投入到成品产出的时间过长，产品灌封后没有及时灭菌或灭菌不彻底，这些原因都会增加微生物的污染机会而产生热原。因此，在注射剂制备的各个环节，都必须注意避菌操作，并尽可能缩短生产周期。

5. 由使用过程带入 有时注射剂本身不含热原，但使用后仍出现有热原反应，这往往是由于注射器具的污染造成的不良后果。注射剂尤其是输液剂在临床使用时所用的相关器具，必须做到无菌无热原，这也是防止热原反应不能忽视的措施。

四、除去注射剂中热原的方法

根据热原的基本性质和注射剂制备过程中可能被热原污染的途径，除去注射剂中的热原可从以下两个方面着手。

（一）除去药液或溶剂中热原的方法

1. 吸附法 活性炭是常用的吸附剂，用量一般为溶液体积的 0.1% ~ 0.5% 。使用时，将一定量的针用活性炭加入溶液中，煮沸，搅拌 15 分钟即能除去液体中大部分热原。活性炭的吸附作用强，除了吸附热原外，还有脱色、助滤作用。但由于用活性炭处理吸附热原，也会吸附溶液中的药物成分，如生物碱、黄酮等，故应注意控制使用量。此外也有活性炭与硅藻土配合应用者，吸附除去热原的效果良好。

2. 离子交换法 热原分子上含有磷酸根与羧酸根，带有负电荷，因而可以被碱性阴离子交换树脂吸附。用离子交换树脂吸附除去注射剂中热原，已有成功应用的报道，并在大生产中采用。

3. 凝胶滤过法 也称分子筛滤过法，是利用凝胶物质作为滤过介质，当溶液通过凝胶柱时，分子量较小的成分渗入到凝胶颗粒内部而被阻滞，分子量较大的成分则沿凝胶颗粒间隙随溶剂流出。制备的注射剂，其药物分子量明显大于热原分子时，可用此法除去热原。国内有用二乙氨基乙基葡聚糖凝胶 A－25（分子筛）制备无热原去离子水的报道。

4. 超滤法 本法利用高分子薄膜的选择性与渗透性，在常温条件下，依靠一定的压力和流速，达到除去溶液中热原的目的。用于超滤的高分子薄膜孔径可控制在 50nm 以下，其滤过速度快，除热原效果明显。国内报道，采用醋酸纤维素超滤膜处理含有热原的溶液，结果显示，除去热原的效果可靠。

5. 反渗透法 本法通过三醋酸纤维素膜或聚酰胺膜除去热原，效果好，具有较高的实用价值。

（二）除去容器或用具上热原的方法

1. 高温法 对于耐高温的容器或用具，如注射用针筒及其他玻璃器皿，在洗涤干燥后，经 180℃ 加热 2 小时或 250℃ 加热 30 分钟，可以破坏热原。

2. 酸碱法 对于耐酸碱的玻璃容器、瓷器或塑料制品，用强酸强碱溶液处理，可有效地破坏热原，常用的酸碱液为重铬酸钾硫酸洗液、硝酸硫酸洗液或稀氢氧化钠溶液。

上述方法可分别除去注射剂溶液、溶剂中或容器、用具上的热原，应根据实际情况合理选用。尤其应当在注射剂制备过程中，采取有效的综合措施，从预防热原的污染着手，以真正确保临床用药的安全。

五、热原与细菌内毒素的检查方法

静脉注射剂等应按各品种项下的规定，照《中国药典》附录中规定的的热原检查法或细菌内毒素检查法检查。

（一）热原检查法

本法系将一定剂量的供试品，静脉注入家兔体内，在规定的时间内，观察家兔体温升高的情况，以判定供试品中所含热原限度是否符合规定。具体实验方法和结果判断标准见《中国药典》2005 年版一部附录 XIII A。

为使实验结果正确，避免其他因素的影响或干扰，对供试验用家兔的筛选、实验操作室的环境条件以及试验操作方法均应有严格要求。试验所用的注射器具和与供试品溶液接触的器皿，应在 250℃ 加热 30 分钟，也可采用其他适宜的方法除去热原。

为了提高家兔热原测定法的精确度和效率，国产 RY 型热原测试仪，采用直肠热电偶代替直肠温度计，同时测量 16 只动物，在实验中将热电偶固定于家兔肛门内，其温度可在仪表中显示，具有分辨率高，数据准确的特点，可提高检测效率。

（二）细菌内毒素检查法

本法系利用鲎试剂来检测或量化由革兰阴性菌产生的细菌内毒素，以判断供试品中热原的限度是否符合规定的一种方法。由于某些药物品种如放射性药剂、肿瘤抑制剂不宜用家兔进行热原检测，因而，细菌内毒素检查法，也在制剂成品检验或制剂生产过程中用来检查细菌内毒素。

细菌内毒素是药物所含热原的主要来源，细菌内毒素检查法利用鲎试剂与细菌内毒素产生凝集反应的原理，来判断供试品细菌内毒素的限量是否符合规定。鲎试剂为鲎科动物东方鲎的血液变形细胞溶解物的无菌冷冻干燥品。鲎试剂中含有能被微量细菌内毒素激活的凝固酶原和凝固蛋白原。凝固酶原经内毒素激活转化成具有活性的凝固酶，进一步促使凝固蛋白原转变为凝固蛋白而形成凝胶。

细菌内毒素检查包括两种方法，即凝胶测定法和光度测定法。供试品检测时可使用其中任何一种方法进行试验。当测定结果有争议时，除另有规定外，以凝胶法结果为准。具体实验方法和结果判断见《中国药典》2005 年版一部附录 XIII D。

细菌内毒素检查法灵敏度高，操作简单，试验费用少，尤其适用于生产过程中热原的检测控制，可迅速获得结果。但容易出现"假阳性"，且对革兰阴性菌产生的细菌内毒素不够灵敏，故不能取代家兔的热原试验法。

第三节　注射剂的溶剂

一、注射用水

（一）注射用水的质量要求

注射用水是注射剂溶剂中应用最广泛的一种，具有良好的生理适应性与对化学物质的溶解性，其质量要求在《中国药典》2005 年版中有严格规定。除一般蒸馏水的检查项目如 pH 值、氨、氯化物、硫酸盐、钙盐、硝酸盐、亚硝酸盐、二氧化碳、易氧化物、不挥发物、重金属等应符合规定外，还需进行细菌内毒素检查、微生物限度检查。

注射用水可采用重蒸馏法制备，为了提高水的质量，现也广泛应用综合法制备。配制注射剂时，应使用新鲜制备的注射用水作为溶剂，以减少微生物污染。

（二）原水的预处理与净化

为保证注射用水的质量，制备时水源的选择十分重要。应根据不同水源的实际情况，采取有效的方法和措施，有针对性地进行预处理。

一般原水中含有悬浮物、无机盐、有机物、细菌及热原等杂质，首先应将这些原水预处理，使之成为具有一定澄清度的常水，然后再进行净化处理，进一步成为具有相当洁净度的纯水。原水只有经过预处理与净化处理后，方可用来制备注射用水。

1. 原水的预处理　根据原水的质量，选择适宜的方法进行预处理。

（1）滤过吸附法　原水中含有悬浮物较多时可采用本法。一般直接将原水通过砂滤桶、砂滤缸或砂滤池，滤层通常由碎石、粗砂、细砂、活性炭（粒状活性炭或质地较好的木炭）等组成，经过滤过吸附，可有效除去原水中悬浮的粒子，得到澄清的水。当原水的处理量较少或原水中只含少量有机物、细菌及其他杂质时，预处理也可直接用砂滤棒滤过吸附。

（2）凝聚澄清法　原水中加入凝聚剂，使水中的悬浮物等杂质，加速凝聚成絮状沉淀而被除去。常用的凝聚剂有明矾，用量一般为 0.1～2.0g/10L；硫酸铝，用量一般为 0.075～1.5g/10L；碱式氯化铝，用量一般为 0.5～1.0g/10L。

（3）石灰高锰酸钾法　当原水质量差、污染严重，采用滤过吸附法、凝聚澄清法处理不能满足要求时，可采用本法处理。具体操作是首先在原水中加入少量石灰水至 pH8（对酚酞指示剂显粉红色），然后加入1%高锰酸钾溶液（一般用量1～5ml/10L），使水呈淡紫色，以15分钟内不褪色为度，再加入1%～2%硫酸锰溶液适量，使高锰酸钾紫色褪去，滤过澄清即可。本法可除去原水中存在的 Ca^{2+}、Mg^{2+}、HCO_3^- 等离子，有效降低水的硬度，在处理过程中产生的新生态氧，对微生物和热原也有破坏作用。

经过预处理的原水应进行检查，检查内容包括色度、浊度、臭气、pH 值、氨、易氧化物、比电阻、细菌总数、大肠杆菌指数等。具体标准和检查方法可参照有关文献。

2. 净化处理　预处理后经检查符合要求的原水，可采用离子交换法或电渗析法进一步进行净化处理。离子交换法制得的离子交换水主要供蒸馏法制备注射用水使用，也可用来洗涤制备注射剂所用的器皿及容器，但不能用来配制注射液。电渗析法处理所得的净化水，常供离子交换法使用，以减轻离子交换树脂的负担，延长其使用周期。

（1）离子交换法　本法是原水净化处理的基本方法之一，主要特点是制得的水化学纯度高，设备简单，节约燃料和冷却水，成本低。

离子交换法净化处理原水是通过离子交换树脂完成的。目前，常用的离子交换树脂有两种，一种是732型苯乙烯强酸性阳离子交换树脂，其极性基团是磺酸基，解离度大，酸性强，在酸性或碱性溶液中均能起交换反应，除去水中的阳离子，这类树脂可用简化式 $RSO_3^-H^+$ 和 $RSO_3^-Na^+$ 表示，前者称为氢型，后者称为钠型，钠型树脂比较稳定，因而树脂出厂或保存时均为钠型，临用时需转化为氢型。另一种是717型或711型苯乙烯强碱性阴离子交换树脂，其极性基团是季铵基，解离度大，碱性强，在酸性或碱性溶液中均能起交换反应，除去水中的阴离子（强酸根与弱酸根），这类树脂可用简化式 $R-N^+(CH_3)_3OH^-$ 和 $R-N^+(CH_3)_3Cl^-$ 表示，前者称为 OH 型，后者称为氯型，氯型树脂比较稳定，因而树脂出厂和保存时均为氯型，临用时需转化为 OH 型。

离子交换法净化处理原水制备离子交换水的基本原理是，当原水通过阳离子交换树脂时，水中阳离子被树脂所吸附，树脂上的阳离子 H^+ 被置换到水中，并和水中的阴离子组成相应的无机酸。

含无机酸的水通过阴离子交换树脂时，水中阴离子被树脂所吸附，树脂上的阴离子 OH^- 被置换到水中，并和水中的 H^+ 结合成水。

离子交换法净化处理原水的工艺，一般可采用阳床、阴床、混合床的串联组合形式，即通过阳离子交换树脂柱→阴离子交换树脂柱→阳、阴离子交换树脂混合柱的联合床系统，如图 10-2 所示。

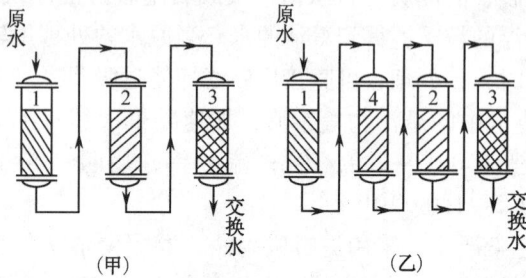

图 10 - 2 离子交换树脂联合床系统示意图
1.强酸性阳树脂交换柱 2.强碱性阴树脂交换柱
3.强酸强碱混合树脂交换柱 4.弱碱性阴树脂交换柱

混合床为阳树脂和阴树脂以一定比例混合而成。

上述联合床系统在实际生产中普遍应用。当原水中碱度较高（$\geqslant 50mg \cdot L^{-1}$）时，可在阳床后加一脱气塔，将经过阳树脂的酸性水中所含的 CO_2 除去，以减轻阴离子交换树脂的负担；当原水中 SO_4^{2-}、Cl^- 等强酸根含量较高（$\geqslant 100mg \cdot L^{-1}$）时，可在阴床前加用弱碱性阴离子交换树脂柱，以除去大部分强酸根离子，延长强碱性阴离子交换树脂的使用时间。

一般常水（如自来水）通过上述离子交换树脂联合床系统的处理，可除去水中绝大部分的阳离子与阴离子，对于热原与细菌也有一定的清除作用。目前生产过程中，通常通过测定比电阻来控制去离子水的质量，一般要求比电阻值在 100 万 $\Omega \cdot cm$ 以上，测定比电阻的仪器常用 DDS - II 型电导仪。

（2）电渗析法 电渗析净化处理原水是一种制备初级纯水的技术。电渗析法对原水的净化处理较离子交换法经济，节约酸碱，特别是当原水中含盐量较高（$\geqslant 300mg \cdot L^{-1}$）时，离子交换法已不适用，而电渗析法仍然有效。但本法制得的水比电阻较低，一般在 5 万 ~ 10 万 $\Omega \cdot cm$，因此常与离子交换法联用，以提高净化处理原水的效率。

电渗析技术净化处理原水的基本原理，是依靠外加电场的作用，使原水中含有的离子发生定向迁移，并通过具有选择透过性阴、阳离子交换膜，使原水得到净化，如图 10 - 3 所示。

当电渗析器的电极接通直流电源后，原水中的离子在电场作用下发生迁移，阳离子膜显示强烈的负电场，排斥阴离子，而允许阳离子通过，并使阳离子向负极运动；阴离子膜则显示强烈的正电场，排斥阳离子，只允许阴离子通过，并使阴离子向正极运动。在电渗析装置内的两极间，多组交替排列的阳离子膜与阴离子膜，形成了除去离子区间的"淡水室"和浓聚离子区间的"浓水室"，以及在电极两端区域的"极水室"。原水通过

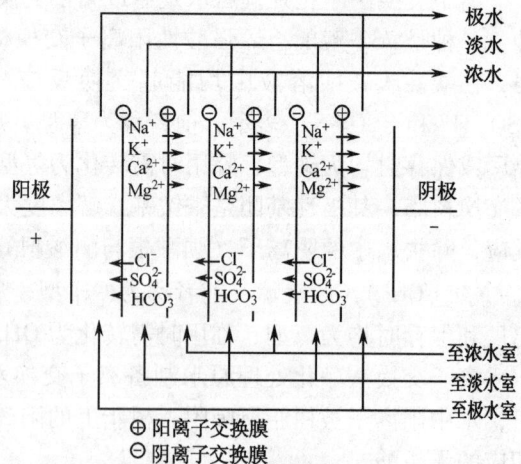

图 10 - 3 电渗析原理示意图

电渗析设备就可以合并收集从各"淡水室"流出的纯水。

电渗析法净化处理原水，主要是除去原水中带电荷的某些离子或杂质，对于不带电荷的物质除去能力极差，故原水在用电渗析法净化处理前，必须通过适当方式除去水中含有的不带电荷的杂质。关于电渗析法的设备和净化处理原水的具体工艺流程可参考有关文献资料。

（三）注射用水的制备

1. 蒸馏法制备注射用水　本法是《中国药典》规定的制备注射用水的经典方法。制得
的注射用水质量可靠，但制备过程耗能较多。蒸
馏法制备注射用水是将净化处理的水先加热至沸
腾，使之气化为蒸气，然后将蒸气冷凝成液体。
气化过程中，水中含有的易挥发性物质挥发逸
出。而含有的不挥发杂质及热原，仍然留在残液
中，因而经冷凝得到的液体为纯净的蒸馏水。经
两次蒸馏的重蒸馏水不含有热原，可作为注射用
水。

蒸馏法制备注射用水的蒸馏设备，主要有下
列几种：

（1）塔式蒸馏水器　主要由蒸发锅、隔沫器
（也称挡板）和冷凝器3部分组成。其基本结构
如图10-4所示。塔式蒸馏水器的生产能力大，
并有多种不同规格，其生产能力 $50 \sim 200 L \cdot h^{-1}$，
可根据需要选用。

（2）多效蒸馏水器　多效蒸馏水器的最大特
点是节能效果显著，热效率高，能耗仅为单蒸馏
水器的三分之一，并且出水快、纯度高、水质稳定，配有自动控制系统，成为目前药品生产
企业制备注射用水的重要设备。其基本结构如图10-5所示。

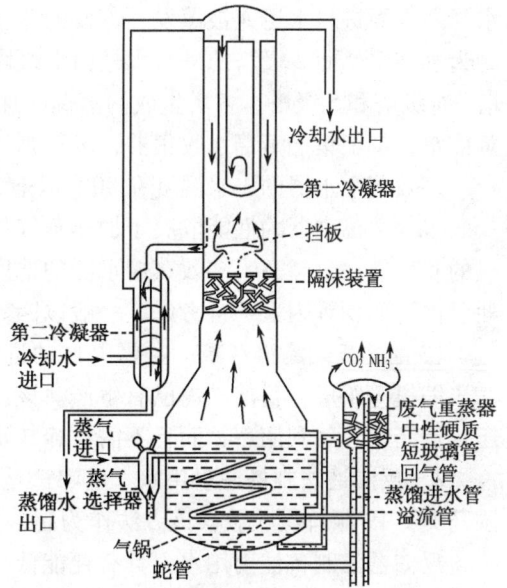

图 10-4　塔式蒸馏水器结构示意图

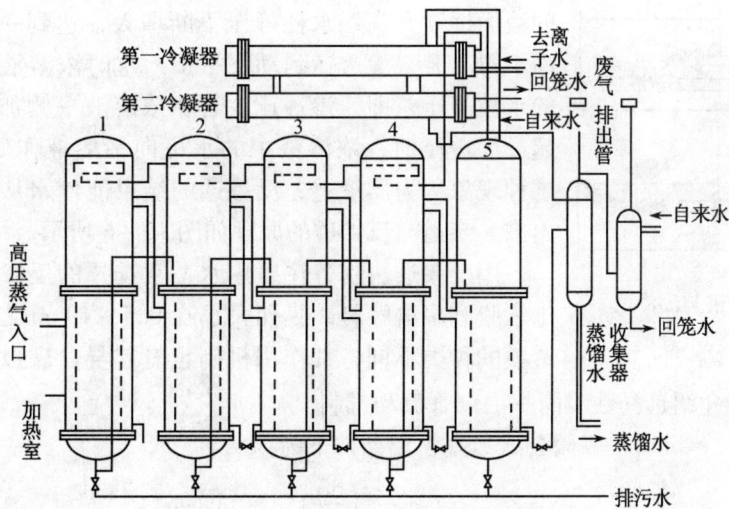

图 10-5　多效蒸馏水机结构示意图

多效蒸馏水器由5只圆柱形蒸馏塔和冷凝器及一些控制元件组成。在前四级塔内装有盘

管，并互相串联起来，蒸馏时，进料水（一般为去离子水）先进入冷凝器，由塔 5 进来的蒸气预热，然后依次进入 4 级塔、3 级塔、2 级塔、1 级塔，此时进料水温度达到 130℃ 或更高，在 1 级塔内，进料水在加热时再次受到高压蒸气加热，一方面蒸气本身被冷凝为回笼水，一方面进料水迅速被蒸发，蒸发的蒸气进入 2 级塔加热室供 2 级塔热源，并在其底部冷凝为蒸馏水，而 2 级塔的进料水是由 1 级塔底部在压力作用下进入。同样的方法供给了 3 级塔、4 级塔和 5 级塔，各塔生成的蒸馏水加上 5 级塔蒸气被第一、第二冷凝器冷凝后生成的蒸馏水，都汇集于蒸馏水收集器，废气则从废气排出管排出。

多效蒸馏水器的出水温度在 80℃ 以上，有利于蒸馏水的保存。

多效蒸馏水器的性能取决于加热蒸气的压力和级数，压力越大，产量越高，效数越多，热的利用效率也越高。多效蒸馏水器的选用，应根据实际生产需要，结合出水质量、能源消耗、占地面积等因素综合考虑，一般以四效以上较为合理。

（3）气压式蒸馏水器　主要由自动进水器、热交换器、加热室、蒸发室、冷凝器及蒸气压缩机等组成，目前国内已有生产。该设备具有多效蒸馏器的优点，利用离心泵将蒸气加压，提高了蒸气利用率，而且不需要冷却水，但使用过程中电能消耗较大。

2. 反渗透法制备注射用水　反渗透是 20 世纪 60 年代发展起来的新技术。1975 年《美国药典》19 版首次收载，该方法作为制备注射用水的法定方法之一。

反渗透法制备注射用水，具有耗能低、水质好、设备使用与保养方便等优点，它为注射用水的制备开辟了新途径，目前国内也有进行相关研究的报道。

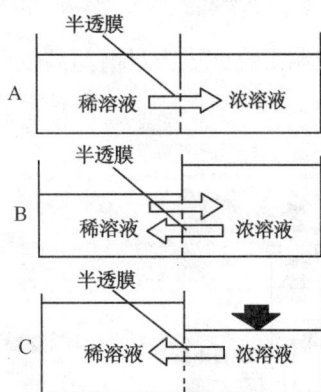

图 10 - 6　渗透与反渗透原理示意图

当两种不同浓度的水溶液（如纯水和盐溶液）用半透膜隔开时，稀溶液中的水分子通过半透膜向浓溶液一侧自发流动，这种现象叫渗透。由于半透膜只允许水通过，而不允许溶解性固体通过，因而渗透作用的结果，必然使浓溶液一侧的液面逐渐升高，水柱静压不断增大，达到一定程度时，液面不再上升，渗透达到动态平衡，这时浓溶液与稀溶液之间的水柱静压差即为渗透压。若在浓溶液一侧加压，当此压力超过渗透压时，浓溶液中的水可向稀溶液作反向渗透流动，这种现象称为反渗透，反渗透的结果能使水从浓溶液中分离出来。渗透与反渗透的原理如图 10 - 6 所示。

用反渗透法制备注射用水，常选择的反渗透膜有醋酸纤维素膜和聚酰胺膜，膜孔大小在 0.5 ~ 10nm 之间。由于反渗透膜的种类不同，其作用机制也有差异。现以醋酸纤维素膜处理盐水为例，介绍选择性吸附 - 毛细管流动机制。

根据吉布斯（Gibbs）吸附公式，在恒温条件下为：

$$\Gamma = \frac{-c}{RT}\left(\frac{d\sigma}{d\alpha}\right) \qquad (10-1)$$

式 10 - 1 中，Γ 为溶质在界面上的吸附量，σ 为溶液的表面张力，c 为溶质的浓度。水有一定的表面张力，而且随溶质浓度的不同而有显著的变化。若溶质能提高水的表面张力，使 $d\sigma/d\alpha > 0$，则 $\Gamma < 0$，就为负吸附，这表明表面层溶质的浓度比溶液内部小。据此，氯化钠和其他盐类能增加水的表面张力，则在氯化钠溶液接触空气的界面上就能形成一层纯水层。

根据上述概念，若多孔性膜的化学结构适宜，使得它能在与盐水溶液接触时，于膜表面选择性吸附水分子而排斥溶质，这样在膜与溶液界面上就将形成一层纯水层，其厚度视界面性质而异，或为单分子层或为多分子层。在施加压力的情况下，界面上纯水便不断通过毛细管而渗出，这就是从盐水中分离出纯水的过程，如图 10-7 所示。

由此可见，用反渗透法制备注射用水，其机理完全不同于蒸馏法。一般一级反渗透装置能除去水中一价离子 90%~95%，二价离子 98%~99%，同时还能除去微生物和病毒，但其除去氯离子的能力，不能达到《中国药典》的要求，只有二级反渗透装置才能比较彻底地除去氯离子。二级反渗透系统，一般由进水→膜滤过（5μm）→一级泵→第一级反渗透装置→二级泵→第二级反渗透装置→出水等过程组成。可供选择的反渗透装置有板框式、管式、螺旋卷式和中空纤维式等。

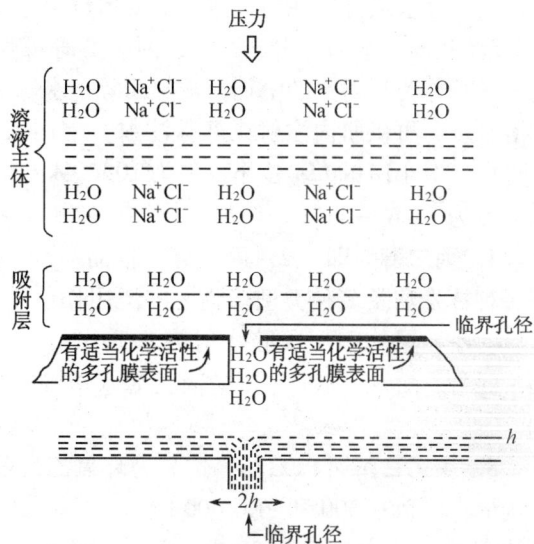

图 10-7 选择性吸附-毛细管流动机制图解

3. 综合法制备注射用水 为了提高注射用水的质量，现普遍采用综合法制备注射用水。综合法的具体工艺组合有多种，常见的工艺流程如下：

常水→电渗析装置→离子交换树脂系统→多效蒸馏水器→注射用水。

（四）注射用水的贮存

用蒸馏法制备注射用水时，应弃去初馏液，检查合格后，方能正式收集。收集过程中，应采用密闭收集系统，防止空气中灰尘或其他杂质污染。

注射用水的贮存采用不锈钢密闭容器，容器的排气口应装有无菌滤过器。

配制注射剂，应采用新鲜制备的注射用水，一般在无菌条件下保存，并在 12 小时内使用。

二、注射用非水溶剂

对于不溶或难溶于水，或在水溶液中不稳定或有特殊用途（如水溶性药物制备混悬型注射液等）的药物，可选用非水溶剂制备注射剂，常用的有以下几种。

1. 油 常用的注射用油为麻油。《中国药典》2005 年版对注射用油的质量要求有明确规定：应无异臭、无酸败味；色泽不得深于黄色 6 号标准比色液；在 10℃ 时应保持澄明。皂化值为 185~200，碘值为 79~128，酸值不大于 0.56，并不得检出矿油。此外，过氧化物、重金属和脂肪酸组成也是评定注射用油质量的重要指标。

2. 乙醇 本品与水、甘油、挥发油等可任意混合，毒性较小，对小白鼠的 LD_{50} 静脉注射为 $1.973g \cdot kg^{-1}$，皮下注射为 $8.285g \cdot kg^{-1}$。采用乙醇为注射溶剂时，浓度可高达 50%，可供肌内注射或静脉注射，但当浓度超过 10% 时，肌内注射就有疼痛感。

3. 甘油 本品与水、乙醇、丙二醇等可任意混合。由于甘油的黏度、刺激性等原因，不能单独作为注射剂的溶剂，常与乙醇、水等组成复合溶剂应用。甘油对许多药物具有较大的溶解度，可供肌内注射或静脉注射，常用浓度为 15% ~ 20%，某些注射剂可高达 55%。其毒性，对小白鼠 LD_{50} 皮下注射为 $10ml \cdot kg^{-1}$，肌内注射为 $6ml \cdot kg^{-1}$，对大白鼠的 LD_{50} 静脉注射为 $5 \sim 6g \cdot kg^{-1}$。

4. 丙二醇 即 1,2 - 丙二醇，本品与水、乙醇、甘油相混溶。丙二醇性质稳定，能溶解多种挥发油及多种类型药物，广泛用作注射剂的溶剂，可供肌内注射或静脉注射。其毒性，对小白鼠的 LD_{50} 腹腔注射为 $9.7g \cdot kg^{-1}$，皮下注射为 $18.5g \cdot kg^{-1}$，静脉注射为 $5 \sim 8g \cdot kg^{-1}$。此外，不同浓度的丙二醇水溶液有冰点下降的特点，可用以制备各种防冻注射剂。

5. 聚乙二醇（PEG） 本品为环氧乙烷的聚合物，分子量 200 ~ 700 为液体，1000 以上为固体。PEG 300 和 PEG 400 能与水、乙醇、甘油、丙二醇混溶，可用作注射剂的溶剂，在注射液中最大浓度为 30%，超过 40% 则产生溶血作用。其毒性，PEG 300 对大白鼠的 LD_{50} 腹腔注射为 $19.125g \cdot kg^{-1}$，静脉注射为 $7.979g \cdot kg^{-1}$，PEG 400 对小白鼠的 LD_{50} 腹腔注射为 $4.2 g \cdot kg^{-1}$。

此外，还有油酸乙酯、苯甲酸苄酯、二甲基乙酰胺、肉豆蔻异丙基酯、乳酸乙酯等可选作注射剂的混合溶剂。

第四节 注射剂的附加剂

为了确保注射剂的有效、安全与稳定，注射剂中除主药以外，根据药品的性质还可以加入其他适宜的物质，这些物质统称为"附加剂"。

一、增加主药溶解度的附加剂

这类附加剂包括增溶剂与助溶剂，添加的目的是为了增加主药在溶剂中的溶解度，以达到治疗所需的目的。常用的品种有：

1. 聚山梨酯 - 80（吐温 - 80） 本品为中药注射剂常用的增溶剂，肌内注射液中应用较多，因有降压作用与轻微的溶血作用，在静脉注射液中应慎用。常用量为 0.5% ~ 1%。

含鞣质或酚性成分的注射液，若溶液偏酸性，加入聚山梨酯 - 80 后可致使溶液变浊；含酚性成分的注射剂，加入聚山梨酯 - 80，可降低杀菌效果；聚山梨酯 - 80 也能使注射剂中苯甲醇、三氯叔丁醇等抑菌剂的作用减弱。此外，含有聚山梨酯 - 80 的注射液，在灭菌过程中会出现起浊现象，必须趁热振摇才能保持注射剂的澄明。上述情况，应在制备中药注射剂时充分注意，要合理拟定配方和确定配制工艺流程。

使用聚山梨酯－80 时，一般先将其与被增溶物混匀，然后加入其他溶剂或药液稀释，这样可提高增溶效果。聚山梨酯类的其他品种在注射剂中也有作为增溶剂使用的报道。

2. 胆汁 动物胆汁所含主要成分是胆酸类的钠盐，具有较强的界面活性，常用量为 0.5%～1.0%。

常用的胆汁有牛胆汁、猪胆汁、羊胆汁等。胆汁除含胆酸盐类外，还含有胆色素、胆固醇及其他杂质成分，故不能直接用来作为注射剂的增溶剂，通常要经过加工处理成胆汁浸膏后才能应用。

应用胆汁为增溶剂，要注意药液的 pH 值。一般溶液 pH 值在 6.9 以上时，性质稳定；而溶液 pH 值在 6.0 以下时，胆酸易析出，不仅降低增溶效果，同时也影响注射剂的澄明度。

3. 甘油 甘油是鞣质和酚性物质良好的溶剂，一些以鞣质为主要成分的中药注射剂，用适当浓度的甘油作溶剂，可有效提高溶解度，保持药液的澄明度，用量一般为 15%～20%。

4. 其他 一些"助溶剂"也可用于中药注射剂的配制，以提高药物的溶解度，如有机酸及其钠盐、酰胺与胺类。也有通过复合溶剂系统的应用，达到提高药物的浓度、确保注射剂澄明度的目的。

二、帮助主药混悬或乳化的附加剂

这类附加剂主要是指助悬剂和乳化剂，添加的目的是为了使注射用混悬剂和注射用乳状液具有足够的稳定性，保证临床用药的安全有效。

用于注射剂的助悬剂或乳化剂，应具备的基本条件包括：①无抗原性、无热原、无毒性、无刺激性、不溶血；②有高度的分散性和稳定性，使用剂量小；③能耐热，在灭菌条件下不改变助悬和乳化功能；④粒径小，不妨碍正常注射给药。常用于注射剂的助悬剂有明胶、聚维酮、羧甲基纤维素钠及甲基纤维素等。常用于注射剂的乳化剂有聚山梨酯－80、油酸山梨坦（司盘－80）、普流罗尼克（pluronic）F－68、卵磷脂、豆磷脂等，后 3 种还可用于静脉注射用乳状液的制备。

三、防止主药氧化的附加剂

这类附加剂包括抗氧剂、惰性气体和金属络合剂，添加的目的是为了防止注射剂中由于主药的氧化产生的不稳定现象。

1. 抗氧剂 抗氧剂为一类易氧化的还原剂。当抗氧剂与药物同时存在时，抗氧剂首先与氧发生反应，从而保护药物免遭氧化，保证药品的稳定。

注射剂中抗氧剂的选用，应综合考虑主药的理化性质和药液的 pH 值等因素，注射剂中常用抗氧剂的性质、用量及其适用范围见表 10－1。

表 10 - 1　　　　　　　　　　　注射剂中常用的抗氧剂

名　称	溶解性	常用量	适用范围
亚硫酸钠	水溶性	0.1% ~ 0.2%	水溶液偏碱性，常用于偏碱性药液
亚硫酸氢钠	水溶性	0.1% ~ 0.2%	水溶液微酸性，常用于偏酸性药液
焦亚硫酸钠	水溶性	0.1% ~ 0.2%	水溶液偏酸性，常用于偏酸性药液
硫代硫酸钠	水溶性	0.1%	水溶液呈中性或微碱性，常用于偏碱性药液
硫脲	水溶性	0.05% ~ 0.2%	水溶液呈中性，常用于中性或偏酸性药液
维生素 C	水溶性	0.1% ~ 0.2%	水溶液呈中性，常用于偏酸性或微碱性药液
二丁基苯酚（BHT）	油溶性	0.005% ~ 0.02%	油性药液
叔丁基对羟基茴香醚（BHA）	油溶性	0.005% ~ 0.02%	油性药液
维生素 E（α - 生育酚）	油溶性	0.05% ~ 0.075%	油性药液，对热和碱稳定

2. 惰性气体　高纯度的 N_2 或 CO_2 置换药液和容器中的空气，可避免主药的氧化，一般统称为惰性气体。惰性气体可在配液时直接通入药液，或在灌注时通入容器中。

供注射剂用的 N_2 或 CO_2，必须经过预处理。一般 N_2 的含量在 99.9% 以上时，通过蒸馏水洗涤即可；N_2 的含量低于 99.5% 时，需通过浓硫酸、碱式焦性没食子酸、1% 高锰酸钾和注射用水洗涤后方可使用。而 CO_2 使用前应通过浓硫酸、硫酸铜、高锰酸钾溶液的洗涤处理，以除去其中含有的硫化物、水分、氧及细菌、热原等杂质。同时，还应注意 CO_2 对药液 pH 值的改变可能产生的影响。

3. 金属络合剂　药液中由于微量金属离子的存在，往往会加速其中某些化学成分的氧化分解，导致制剂变质。加入金属络合剂，使之与金属离子生成稳定的络合物，避免金属离子对药物成分氧化的催化作用，从而产生抗氧化的效果。注射剂中常用的金属络合剂有乙二胺四乙酸（EDTA）、乙二胺四乙酸二钠（EDTA - Na_2）等，常用量为 0.03% ~ 0.05%。

当然，控制注射剂中金属离子的存在，首先应注意杜绝生产过程中金属离子的带入。

四、抑制微生物增殖的附加剂

这类附加剂也称为抑菌剂，添加的目的是防止注射剂制备或多次使用过程中微生物的污染和生长繁殖。一般多剂量注射剂、滤过除菌或无菌操作法制备的单剂量注射剂，均可加入一定量的抑菌剂，以确保用药安全。而用于静脉注射或脊椎腔注射的注射剂一律不得添加抑菌剂，剂量超过 5mL 的注射液在选用添加抑菌剂时，应当特别审慎。添加抑菌剂的注射剂一般都为肌内注射或皮下注射。

注射剂常用的抑菌剂见表 10 - 2。

表 10 - 2   注射剂常用的抑菌剂

名　　称	溶解性	常用量	适用范围
苯酚	室温时稍溶于水，65℃以上能与水混溶	0.5%	偏酸性药液
甲酚	难溶于水，易溶于脂肪油	0.25% ~ 0.3%	与一般生物碱有配伍禁忌
氯甲酚	极微溶于水	0.05% ~ 0.2%	与少数生物碱以及甲基纤维素有配伍禁忌
三氯叔丁醇	微溶于水	0.25% ~ 0.5%	微酸性药液
苯甲醇	溶于水	1% ~ 3%	偏碱性药液，对热稳定
苯乙醇	溶于水	0.25% ~ 0.5%	偏酸性药液

五、调整 pH 值的附加剂

这类附加剂包括酸、碱和缓冲剂，添加的目的是为了减少注射剂由于 pH 值不当而对机体造成局部刺激，增加药液的稳定性以及加快药液的吸收。

调整注射剂的 pH 值，应根据药物的性质和临床用药的要求，结合药物的溶解度、稳定性、人体生理的耐受性以及局部刺激性等多方面因素综合考虑，原则上尽可能使药液接近中性，一般应控制在 pH4.0 ~ 9.0 之间。

注射剂中常用的 pH 值调整剂有盐酸、枸橼酸、氢氧化钾（钠）、枸橼酸钠及缓冲剂磷酸二氢钠和磷酸氢二钠等。

六、减轻疼痛的附加剂

这类附加剂也称为止痛剂，添加的目的是为了减轻使用注射剂时由于药物本身对机体产生的刺激或其他原因引起的疼痛。

注射剂使用时产生的刺激性疼痛，是由多种因素造成的，添加减轻疼痛的附加剂不能从根本上解决问题，因而要针对产生问题的原因，采取针对性的有效措施，才能真正消除或减轻药物注射带来的疼痛或刺激。

目前，注射剂中常用的减轻疼痛的附加剂有：

1. 苯甲醇　常用量为 1% ~ 2%，注射时吸收差，连续注射可使局部产生硬块。同时也会影响药物的吸收。

2. 盐酸普鲁卡因　常用量为 0.2% ~ 1%，使用时作用时间较短，一般可维持 1 ~ 2 小时，在碱性溶液中易析出沉淀。个别患者注射时可出现过敏反应，应予以注意。

3. 三氯叔丁醇　常用量为 0.3% ~ 1%，既有止痛作用，又有抑菌作用。

4. 盐酸利多卡因　常用量为 0.2% ~ 0.5%，止痛作用比普鲁卡因强，作用也较持久，而且过敏反应的发生率低。

七、调整渗透压的附加剂

正常人的血浆有一定的渗透压，平均值约为 750kPa。渗透压与血浆渗透压相等的溶液称为等渗溶液，如 0.9% 的氯化钠溶液和 0.5% 的葡萄糖溶液即为等渗溶液。高于或低于血浆渗透压的溶液相应地称为高渗溶液或低渗溶液。无论是高渗溶液还是低渗溶液注入人体时，均会对机体产生影响。肌内注射时人体可耐受的渗透压的范围相当于 0.45%~2.7% 氯化钠溶液所产生的渗透压，即相当于 0.5~3 个等渗浓度。在静脉注射时当大量低渗溶液注入血液后，水分子穿过细胞膜进入红细胞内，使红细胞胀破，造成溶血现象，这将使人感到头胀、胸闷，严重的可发生麻木、寒颤、高烧、尿中出现血红蛋白。一般正常人的红细胞在 0.45% 氯化钠溶液中就会发生溶血，在 0.35% 氯化钠溶液中可完全溶血。而当静脉注入高渗溶液时，红细胞内水分因渗出而发生细胞萎缩，尽管只要注射速度缓慢，机体血液可自行调节使渗透压恢复正常，但在一定时间内也会影响正常的红细胞功能。因而静脉注射也必须注意渗透压的调整。至于脊椎腔内注射，由于脊椎液量少，循环缓慢，渗透压的紊乱很快就会引起头痛、呕吐等不良反应，所以必须使用等渗溶液。

常用的渗透压调整剂有氯化钠、葡萄糖等。渗透压的调整方法有冰点降低数据法和氯化钠等渗当量法。

（一）冰点降低数据法

血浆的冰点为 -0.52℃，因此任何溶液，只要其冰点降低为 -0.52℃，即与血浆等渗。一些药物 1% 水溶液的冰点降低数据见表 10-3。根据这些数据可以计算并配制药物的等渗溶液。

例1　用氯化钠配制等渗溶液 100ml，需用氯化钠多少？

从表 10-3 查得，氯化钠溶液的冰点降低为 0.58℃，设氯化钠等渗溶液的浓度为 $x\%$，则

$$1\% : x\% = 0.58 : 0.52$$
$$x\% = (0.52 \times 1\%) / 0.58 = 0.9\% \ (g \cdot ml^{-1})$$

即配制氯化钠等渗溶液 100ml，需氯化钠 0.9g。

例2　配制 2% 盐酸普鲁卡因溶液 100ml，需加氯化钠多少，才能使之成为等渗溶液？

$$W = (0.52 - a) / b \tag{10-2}$$

式 10-2 中：W 为配制成等渗溶液所需加入等渗调整剂的量（%，$g \cdot ml^{-1}$）；a 为未经调整的药物溶液的冰点下降度；b 为用以调整等渗的调节剂 1%（$g \cdot ml^{-1}$）溶液的冰点下降度。

从表 10-3 查得，本例 $a = 0.12 \times 2 = 0.24℃$，$b = 0.58℃$

代入式 10-2 得：　$W = (0.52 - 0.24) / 0.58 = 0.48\% \ (g \cdot ml^{-1})$

即需要添加氯化钠 0.48g，才能使 2% 的盐酸普鲁卡因溶液 100ml 成为等渗溶液。

例3　配制 50% 金银花注射液 100ml，需加氯化钠多少，才能使之成为等渗溶液？

对于成分不明或无冰点降低数据的药物配制注射液，可通过实验测定该药物溶液的冰点降低数据，然后再代入相关公式进行计算。

经试验测定，50%金银花注射液的冰点下降度为0.05℃，代入式10-2得：

$$W = (0.52 - 0.05) / 0.58 = 0.81\%$$

即需加入氯化钠0.81%（g·ml^{-1}），才能使50%的金银花注射液成为等渗溶液。

表10-3　　　　　　　　一些药物水溶液的冰点降低数据与氯化钠等渗当量

名　称	1%（g·ml^{-1}）水溶液冰点降低（℃）	每1g药物氯化钠等渗当量 E 值（g）	等渗浓度溶液的溶血情况		
			浓度%	溶血%	pH
硼酸	0.28	0.47	1.9	100	4.6
盐酸乙基吗啡	0.19	0.15	38	38	4.7
硫酸阿托品	0.08	0.13	8.85	0	5.0
盐酸可卡因	0.09	0.14	6.33	47	4.4
氯霉素	0.06				
依地酸钙钠	0.12	0.21	4.50	0	6.1
盐酸麻黄碱	0.16	0.28	3.2	96	5.9
无水葡萄糖	0.10	0.18	5.05	0	6.0
葡萄糖(含水)	0.091	0.16	5.51	0	5.9
氢溴酸后马托品	0.097	0.17	5.67	97	5.0
盐酸吗啡	0.086	0.15			
碳酸氢钠	0.381	0.65	1.39	0	8.3
氯化钠	0.58		0.9	0	6.7
青霉素G钾		0.16	5.48		6.2
硝酸毛果芸香碱	0.133	0.22			
聚山梨酯-80	0.01	0.02			
盐酸普鲁卡因	0.12	0.18	5.05	91	5.6
盐酸狄卡因	0.109	0.18			

（二）氯化钠等渗当量法

氯化钠等渗当量是指1g药物呈现的等渗效应相当于氯化钠的克数，用 E 表示。一些药物的 E 值见表10-3。如硫酸阿托品的 E 值为0.13，即1g硫酸阿托品于溶液中，能产生与0.13g氯化钠相同的渗透压效应。通过查阅文献，了解药物的 E 值，也能计算出配制该药物等渗溶液所需添加的氯化钠克数。

例　取硫酸阿托品2.0g，盐酸吗啡4.0g，配制成注射液200ml，需加氯化钠多少，才能使之成为等渗溶液。

从表10-3查知，硫酸阿托品的 E 值为0.13，盐酸吗啡的 E 值为0.15。

处方中硫酸阿托品与盐酸吗啡相当于氯化钠的量为0.13×2 + 0.15×4 = 0.86g，使上述注射液200ml成为等渗溶液时所需添加氯化钠的克数为1.8g - 0.86g = 0.94g。

上述计算可归纳成下列公式：

$$X = 0.009V - G_1E_1 - G_2E_2 - \cdots \cdots \qquad (10-3)$$

式 10 – 3 中：X 为药液 Vml 中应加氯化钠克数；G_1、G_2 为药液中溶质的克数；E_1、E_2 分别是 G_1、G_2 的 E 值。

（三）等渗溶液与等张溶液

等渗溶液是指渗透压与血浆渗透压相等的溶液，因为渗透压是溶液的依数性之一，可用物理化学实验方法求得，因而等渗是一个物理化学概念。但是按这个概念计算出某些药物的等渗浓度，如表 10 – 3 所示的硼酸、盐酸麻黄碱、盐酸可卡因、盐酸乙基吗啡等，配制成等渗溶液，依然会出现不同程度的溶血现象。这就说明，不同物质的等渗溶液不一定都能使红细胞的体积和形态保持正常。因此需要提出等张溶液的概念。

所谓等张溶液是指与红细胞膜张力相等的溶液，在等张溶液中红细胞能保持正常的体积和形态，更不会发生溶血，因而等张溶液是一个生物学的概念。

红细胞膜对于很多药物的水溶液来说可以看作是理想的半透膜，即它只能让溶剂分子出入，而不让溶质分子通过，因此，这些药物的等渗浓度与等张浓度相同或接近。但红细胞并非典型的半透膜，对有些药物的水溶液来说，不仅溶剂分子能出入，而且溶质分子也能自由通过细胞膜，这样即使是等渗浓度，也不能避免出现溶血现象。调整注射液的渗透压时引入等张浓度的概念，更接近红细胞正常的生理状态。

一个药物的等张浓度，可用溶血法进行测试。将人的红细胞放在各种不同浓度（0.36% ~ 0.45%）的氯化钠溶液中，则出现不同程度的溶血；同样，将人的红细胞放入某种待测药物的不同浓度溶液中，也将出现不同程度的溶血。把两种溶液的溶血情况进行比较，凡溶血情况相同的则认为其渗透压也相同，根据渗透压的大小与摩尔浓度成正比的原理，可列出下式：

$$P_{NaCl} = i_{NaCl} \cdot C_{NaCl}; \qquad P_D = i_D \cdot C_D \qquad (10-4)$$

式 10 – 4 中：P 为渗透压；C 为摩尔浓度；i 为渗透系数；D 为被测药物。

如果待测药物的渗透压与氯化钠的渗透压相等，即 $P_{NaCl} = P_D$，则

$$i_{NaCl} \times A/NaCl \text{ 的分子量} = i_D \times B/\text{被测药物的分子量} \qquad (10-5)$$

式 10 – 5 中：A 为溶液 100ml 中氯化钠的克数；B 为溶液 100ml 中被测药物的克数；i_{NaCl} 为 1.86。

根据式 10 – 5，可以计算出药物的 i 值。已知药物的 i 值，则可推算出药物的等张浓度。

例 求相当于 0.9% 氯化钠的无水葡萄糖的等张浓度。

已知葡萄糖的 i 值为 0.55，氯化钠的 i 值为 1.86，氯化钠分子量以 58 计算，葡萄糖分子量以 180 计算，代入式 10 – 5 得：

$$1.86 \times 0.9\%/58 = 0.55 \times B/180$$

$$B = 1.86 \times 0.9\% \times 180/(58 \times 0.55) = 9.4\%$$

计算结果表明，相当于 0.9% 氯化钠的无水葡萄糖的等张浓度为 9.4%。

一些药物的溶血法 i 值见表 10 – 4。

表 10 – 4　　　　　　　　　　一些药物的溶血法 i 值

药物品称	溶血法 i 值	相当于 0.9% 氯化钠的百分浓度（无水药物）
硫酸阿托品	1.91	10.16
氯化钙	2.76	1.15
葡萄糖酸钙	2.77	4.45
葡萄糖	0.55	9.39
盐酸麻黄碱	0.58	9.98
乳糖	1.20	8.16
氯化镁	2.90	0.94
硫酸镁	1.99	1.73
甘露醇	1.37	3.83
氯化钾	1.77	1.20
苯甲酸钠	1.85	2.24
枸橼酸钠	4.02	1.84
硫酸钠	3.19	1.27
山梨醇	1.36	3.83
蔗糖	1.37	7.16
溴化钠	1.95	1.51

同一药物的溶血 i 值与物化 i 值（即用物理化学方法求得的系数）相等或接近时，该药物的等张浓度与等渗浓度相等或接近；溶血 i 值大于物化 i 值时，药物的等张浓度低于等渗浓度；溶血 i 值小于物化 i 值时，药物的等张浓度高于等渗浓度。

第五节　注射剂的制备

一、注射剂制备的工艺流程

注射剂的生产过程包括原辅料的准备与处理、配制、灌封、灭菌、质量检查和包装等步骤。制备不同类型的注射剂，其具体操作方法和生产条件有区别，但一般工艺流程如下：

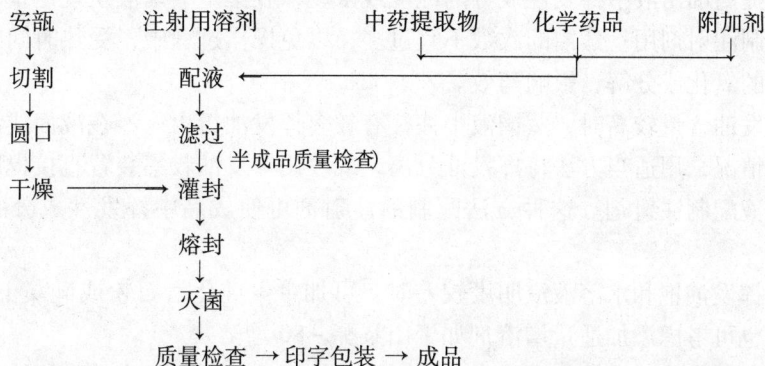

安瓿　　　注射用溶剂　　　中药提取物　化学药品　　　附加剂
↓　　　　　↓
切割　　　配液 ←
↓　　　　　↓
圆口　　　滤过
↓　　　　　↓（半成品质量检查）
干燥 ——→ 灌封
↓
熔封
↓
灭菌
↓
质量检查 → 印字包装 → 成品

注射剂的制备，要设计合理的工艺流程，也要具备与各生产工序相适应的环境和设施，这是提高注射剂产品质量的基本保证。注射剂生产厂房设计时，应根据实际生产流程，对生产车间布局、上下工序衔接、设备及材料性能进行综合考虑，总体设计要符合国家食品药品监督管理局制定的《药品生产质量管理规范》的规定。具体要求可参考有关专业著作。

二、中药注射剂原料的准备

中药注射剂无论是单方还是复方，其配制原料可有 3 种形式：①以中药中提取的单体有效成分为原料；②以中药中提取的有效部位为原料；③以中药中提取的总提取物为原料。

以中药中单体有效成分或有效部位为配制原料的注射剂，澄明度好，质量稳定，是中药注射剂研究开发的重点，其原料的制备按中药化学中介绍的方法进行提取分离。

目前中药注射剂的配制原料仍以总提取物为主。现重点介绍此类中药注射剂原料的制备。

（一）中药的预处理

选用的中药原料必须首先确定品种与来源，经鉴定符合要求后，还要进行预处理，预处理过程包括挑选、洗涤、切制、干燥等操作，必要时还需进行粉碎或灭菌。

（二）中药注射用原液的制备

对于处方中药物有效成分尚不清楚，或某一有效部位并不能代表和概括原方药效的组方，应根据处方组成中药物所含成分的基本理化性质，结合中医药理论确定的功能主治，并考虑该处方的传统用法、剂量，以及制成注射剂后注射的部位和作用时间等因素，选择合适的溶剂，确定提取与纯化方法，以最大限度地除去杂质，保留有效成分，制成可供配制注射剂成品用的原液（或相应的干燥品），通常也称为半成品或提取物。目前常用的制备方法如下：

1. 蒸馏法　本法是提取挥发性成分的常用方法，适用于处方组成中有含挥发油或其他挥发性成分的药物。

通常将中药加工成薄片或粗粉，加入蒸馏容器内，加适量的水使其充分湿润膨胀，然后直接加热蒸馏或通水蒸气蒸馏，经冷凝收集馏出液即得。必要时可以将收集得到的蒸馏液再蒸馏一次，以提高馏出液中挥发性成分的纯度或浓度，收集重蒸馏液至规定量，即可作为注射用原液供配制注射剂用。蒸馏的次数不宜过多，以免操作过程中，受热时间过长，导致某些挥发性成分的氧化或分解，影响药效。

中药中挥发油含量较高时，蒸馏液中往往有较多挥发油析出，浮在液面或沉于底部，此时可根据实际情况，用适当方法将挥发油分离，或改用挥发油收集装置直接提取挥发油，并以挥发油为原液配制注射剂。这种方法配制的注射剂可使成品中挥发性成分的含量差异减小。

若制得的挥发油饱和水溶液澄明度较差时，可加少量纯化滑石粉或硅藻土吸附并滤过，使溶液澄清，也可考虑添加适量增溶剂如聚山梨酯 -80 增溶。

蒸馏法制得的原液，一般不含或少含电解质，渗透压偏低，如直接配制注射剂，需加入适量的氯化钠调整渗透压。

2. 水醇法 中药中大部分成分既溶于水又溶于醇，利用相关成分在水中或乙醇中不同溶解度的特性，先以水为溶剂提取中药中有效成分，然后再用不同浓度的乙醇除去杂质，纯化制成注射用原液。

水醇法较普遍地用于中药注射用原液的制备。在水煎液中加入一定量的乙醇，调整至适当的浓度，即可部分或绝大部分除去水溶性杂质。一般含醇量达 50% ~ 60% 时，可沉淀除去淀粉、无机盐等；含醇量达 75% 时，可除去蛋白质和多糖。但有些杂质成分如鞣质、水溶性色素、树脂等，用此法不易完全除去。

水醇法制备中药注射用原液，乙醇沉淀处理可以一次完成，也可以反复处理2~3次，每次处理时药液的含醇量应逐渐提高。通过 3 次乙醇沉淀处理，若原液还不能达到配制注射剂的要求，应考虑改用其他方法制备。

3. 醇水法 本法依据的原理与水醇法相同，先以乙醇为溶剂提取，可显著减少某些醇中溶解度小的杂质如黏液质、淀粉、蛋白质等成分的提出，有利于提取液中相关成分的进一步纯化与精制。

醇水法通常采用渗漉或回流操作，工序简单，药液受热时间较短。所用乙醇浓度的选择，主要根据药物所含有效成分的性质，如苷类成分可用 60% ~ 70% 乙醇，生物碱类成分可用 70% ~ 80% 乙醇，挥发油则可用 90% 以上乙醇。

醇水法也不能除尽鞣质，往往影响注射剂成品的澄明度。同时，醇水法提取时，由于中药中脂溶性色素溶解较多，常使得制成的原液色泽较深。

4. 双提法 本法是蒸馏法和水醇法的结合。中药复方中所含药物成分的性质各异，要同时保留药物的挥发性成分和非挥发性成分，选用双提法较为适宜。

双提法的一般工艺流程如下：

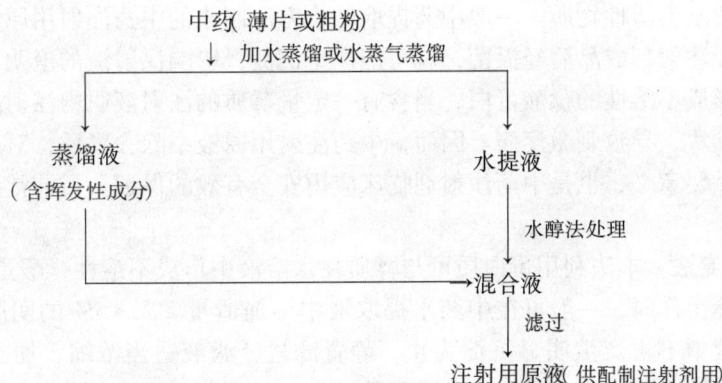

5. 超滤法 本法利用特殊的高分子膜为滤过介质，在常温、加压的条件下，将中药提取液中不同分子量的物质加以分离，达到纯化药液的目的。用此法制备中药注射用原液，具有工艺流程简单、生产周期短、可在常温下操作、有效成分损失少、杂质去除效果好的特点，特别是中药提取纯化过程，不接触有机溶剂，有利于保证有效成分的稳定和注射剂的临床疗效。

应用超滤法，能否有效除去杂质、保留有效成分的关键在于超滤膜的选择，包括选择适宜的制膜材料与超滤膜孔径。目前国内应用较多的滤膜是醋酸纤维膜和聚砜膜，截留蛋白质分子量 10000 ~ 30000 的滤膜孔径范围，用于中药注射液的制备较适宜。

超滤法的一般工艺流程如下：

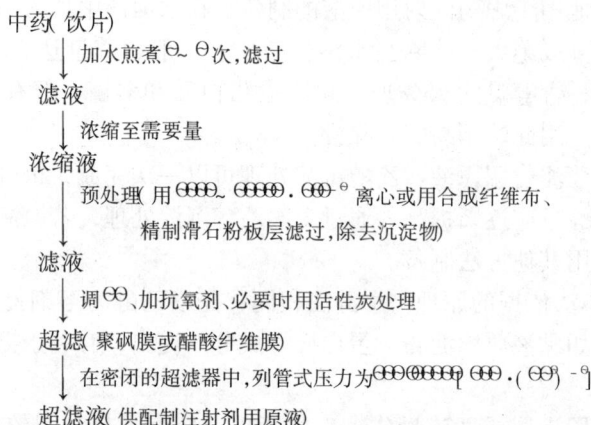

中药（饮片）
┃ 加水煎煮 2~3 次，滤过
滤液
┃ 浓缩至需要量
浓缩液
┃ 预处理　用 3000 ~ 4000 r·min⁻¹ 离心或用合成纤维布、
┃ 精制滑石粉板层滤过，除去沉淀物
滤液
┃ 调 pH、加抗氧剂、必要时用活性炭处理
超滤（聚砜膜或醋酸纤维膜）
┃ 在密闭的超滤器中，列管式压力为 0.15 ~ 0.25 MPa·(cm)⁻²
超滤液（供配制注射剂用原液）

为确保注射剂成品的质量，超滤前药液的预处理必须按规定操作，同时也可采用多级超滤的方法进行处理。

除上述方法外，中药注射用原液的制备，也可采用透析法、离子交换法、有机溶剂萃取法、大孔树脂吸附法、酸碱沉淀法、反渗透法等。

（三）除去注射剂原液中鞣质的方法

鞣质是多元酚的衍生物，广泛存在于植物的茎、皮、根、叶及果实中，既溶解于水又溶解于乙醇，有较强的还原性，在酸、酶、强氧化剂存在或加热条件下，可发生水解、氧化、缩合反应，生成水不溶性物质。一般中药提取纯化方法制成的中药注射用原液，都不易将鞣质除尽，配制成注射剂成品后经灭菌，就可能产生沉淀，影响注射液的澄明度。同时，鞣质又能与蛋白质形成不溶性的鞣酸蛋白，当含有一定量鞣质的注射液肌内注射后，肌体的局部组织就会形成硬块，导致刺激疼痛。因而，中药注射用原液中除去鞣质，对于提高中药注射剂的质量具有重要意义，也是中药注射剂临床应用安全有效的保证。目前常用的除鞣质方法有：

1. 明胶沉淀法　本法利用蛋白质可与鞣质在水溶液中形成不溶性鞣酸蛋白沉淀的性质，除去鞣质。具体操作时，一般可在中药水提取液中，加适量 2% ~ 5% 的明胶溶液，边加边搅拌，直至溶液中不再产生明显沉淀为止，静置滤过，滤液适当浓缩，加乙醇使含醇量达75% 以上，以沉淀滤除溶液中存在的过量明胶。

研究表明，鞣质与蛋白质反应在 pH 值 4 ~ 5 时最完全，所以最好选择在此 pH 值条件下进行处理。操作中也可加明胶后不滤过直接加乙醇处理，称之为改良明胶法，该法可降低明胶对中药中黄酮类成分和蒽醌类成分的吸附作用，使相关成分的损失量减少。

2. 醇溶液调 pH 法　本法也称碱性醇沉法，利用鞣质可与碱成盐，在高浓度乙醇中难溶而析出的原理，沉淀除去鞣质。具体操作时，一般在中药水提浓缩液中加入适量乙醇，使溶液的含醇量达 80% 以上，放置冷藏，滤除沉淀，再用 40% 氢氧化钠溶液调节滤液 pH 值至 8.0，滤液中的鞣质因生成钠盐不溶于醇而析出，再次放置滤除沉淀即可。此法除鞣质较完全，醇浓度与 pH 值越高，鞣质除去越多。但也应注意，中药中其他有效成分若也能与氢氧化钠反应成盐，则同样产生沉淀而被除去。故醇溶液调 pH 值不宜超过 8。

3. 聚酰胺吸附法　聚酰胺是由酰胺聚合而成的一类高分子物质。本法利用聚酰胺分子内存在的酰胺键对酚类化合物具有较强的吸附作用而吸附除去鞣质。具体操作时，一般在中药水提浓缩液中，加适量乙醇除去蛋白质、多糖，然后将此醇溶液通过聚酰胺柱，醇溶液中的鞣质因其分子中的羟基与酰胺键形成氢键而被吸附。

应当注意，聚酰胺分子内存在的酰胺键与硝基化合物、酸类成分、醌类成分也都能形成氢键，而同样产生吸附作用。因此，必须考虑应用聚酰胺吸附法可能对中药注射用原液中其他有效成分产生的影响。

4. 其他方法　根据实际情况，除去鞣质还可采用酸性水溶液沉淀法、超滤法、铅盐沉淀法等。

三、注射剂的容器与处理

注射剂的容器直接同药物接触，为保证注射剂的质量与稳定性，注射剂生产时必须重视容器的选择与处理。

（一）注射剂容器的种类

注射剂容器的材料以玻璃为主，由于塑料工业的发展，也有采用塑料容器者。一般可分为单剂量装容器、多剂量装容器、大剂量装容器 3 种。

1. 单剂量装容器　也称安瓿，通常以硬质中性玻璃材料制成，式样有粉末安瓿、有颈安瓿、曲颈安瓿等，规格分为 1、2、5、10、20ml 等数种。安瓿一般为无色，盛装避光药物可用琥珀色安瓿，琥珀色玻璃中含有氧化铁，如药物成分遇铁易变质的注射剂不宜选用。

粉末安瓿供分装注射用粉末或结晶性药物，安瓿的口径粗或带喇叭口，便于药物分装。这种安瓿瓶的瓶身与瓶颈连接处吹有沟槽，临用时锯开，灌入溶剂溶解后注射。为方便临床使用，近年来开发出一种同时盛装药物粉末与注射溶剂的注射剂容器，该容器分为两个隔室，上面隔室装溶剂，下面隔室装无菌药物粉末，中间则用特别的隔膜分开，使用时通过容器顶上的塞子，打开隔膜，溶剂流入下面隔室，使粉末溶解后注射。这种容器特别适用于分装在溶液中药物具有不稳定性的注射剂。

目前国内规定使用易折安瓿，又叫刻痕色点曲颈易折安瓿，安瓿瓶上有一环或刻痕，使用时不用锉刀就很易折断，损坏率低，使用方便。

塑料安瓿也有使用，通常可盛装一些稳定性较好的药物注射液。但由于塑料材料具有一定的通透性，能透气透湿，故使用受到一定的限制。

2. 多剂量装容器　通常是玻璃小瓶，规格有 5、10、20、30、40、50ml 等数种，瓶口用胶塞加上铝盖密封。此类容器，可装注射液，也可分装注射用粉末或疫苗、血清等生物制品。

3. 大剂量装容器　通常是指输液瓶，一般有 500ml 和 1000ml 等规格，主要由玻璃材料制成。也有采用聚丙烯和聚乙烯制成的输液瓶（袋）。

（二）注射剂容器的质量要求

注射剂的容器不仅要盛装各种不同性质的注射剂，而且还要经受高温灭菌和在各种不同环境条件下的长期贮藏。常用的注射剂玻璃容器应符合下列要求：①安瓿玻璃应无色透明，以便于检查注射剂的澄明度、杂质以及变质情况；②应具有低的膨胀系数和优良的耐热性，能耐受洗涤和灭菌过程中产生的冲击，在生产过程中不易冷爆破裂；③要有足够的物理强度，能耐受热压灭菌时所产生的压力差，生产、运输、贮藏过程中不易破损；④应具有较高的化学稳定性，不易被药液侵蚀，也不改变溶液的 pH 值；⑤熔点较低，易于熔封；⑥不得有气泡、麻点与砂粒。

玻璃容器要符合上述要求，关键在于决定其理化性质的玻璃结构，包括玻璃的化学组成及熔合情况。目前，常用于安瓿制备的有中性玻璃、含钡玻璃和含锆玻璃三种。中性玻璃是低硅酸盐玻璃，化学稳定性较好，可作为 pH 值接近中性或弱酸性注射液的容器；含钡玻璃耐碱性能好，可作为碱性较强的注射液的容器；含锆玻璃是含少量锆的中性玻璃，耐酸耐碱性能均较好，不易受药液侵蚀。

塑料容器的主要成分是热塑性聚合物，附加成分含量较低，但有些仍含有不等量的增塑剂、填充剂、抗静电剂、抗氧剂等。因此，选择塑料容器时，有必要进行相应的稳定性试验，依据试验结果才能决定能否应用。

（三）安瓿的质量检查

为了保证注射剂的质量，安瓿使用前要经过一系列的检查，检查项目与方法，均可按《中国药典》的规定，生产过程中还可根据实际需要确定具体内容，但一般必须通过物理和化学检查。

1. 物理检查　主要检查外观，包括尺寸、色泽、表面质量、清洁度及耐热耐压性能等。

2. 化学检查　主要检查安瓿的耐酸性能、耐碱性能及中性检查等。

3. 装药试验　当安瓿用料变化或盛装新研制的注射剂时，经一般理化性能检查后，仍需作必要的装药试验，以进一步考察容器与药物有无相互作用。

（四）安瓿的切割与圆口

空安瓿需经切割，使安瓿颈的长度基本一致，便于灌封与包装。

安瓿切割要求瓶口整齐，无缺口，无裂口，无双线，长短适宜。安瓿割口后，颈口截面粗糙，留有细小玻璃屑，相互碰撞或洗涤时容易落入安瓿内，所以需用强烈火焰喷射灼烧颈口截面，使颈口快速熔融光滑，此操作即称为"圆口"。

小批量生产时，切割与圆口操作，由手工分步完成，切割时常采用安瓿切割板；大批量生产时，一般采用安瓿自动割圆机，割口与圆口在一台机器上同时进行，生产效率大大提高。安瓿自动割圆机有多种规格，分别适用于不同容量的安瓿。

目前国内使用的易折安瓿，生产时安瓿瓶口已做处理，故不需要再进行切割与圆口。

（五）安瓿的洗涤

安瓿洗涤的质量对注射剂成品的合格率有较大影响。

安瓿洗涤前，先灌水蒸煮进行热处理。一般使用去离子水，清洁度差的安瓿可用稀酸溶液（如0.1%～0.5%的盐酸或0.5%醋酸水溶液），安瓿灌满水或稀酸溶液后，以100℃蒸煮30分钟，其目的是使瓶内灰尘和附着的砂粒等杂质经加热浸泡后落入水中，便于洗涤。同时也可使玻璃表面的硅酸盐水解，微量的游离碱和金属离子溶于水中，提高安瓿的化学稳定性。

安瓿的洗涤方法一般有甩水洗涤法和加压喷射气水洗涤法两种。

1. 甩水洗涤法　操作时，安瓿先经灌水机灌满滤净的水，再用甩水机将水甩出，如此反复3次左右，即可达到清洗目的。甩水洗涤法一般适用于5ml以下安瓿的清洗。

2. 加压喷射气水洗涤法　本法常用于大安瓿的洗涤，是目前生产过程中采用的洗涤质量较高的洗瓶方法。操作时，利用已滤净的蒸馏水与已滤净的压缩空气通过针头喷入安瓿内交替喷射洗涤。压缩空气的压力一般为294.2～392.3kPa〔3～4kg·(cm^2)$^{-1}$〕，按气－水－气－水－气顺序，冲洗4～8次，即可达到洗涤目的。

加压喷射气水洗涤法的洗涤用水一般用蒸馏水，最后一次洗涤，应采用通过微孔滤膜滤过的注射用水。压缩空气要经过特殊处理，先经冷却，再经过焦炭（或木炭）、泡沫塑料、瓷圈、砂棒等滤过，也可采用微孔滤膜滤过，空气净化后才能应用。

药厂一般将加压喷射气水洗涤装置安装在安瓿灌封机上，组成洗、灌、封联动机，使洗涤、灌注、封口等操作过程一步完成，提高了注射剂的生产效率。也有采用加压喷射气水洗涤与超声波洗涤相结合的洗涤设备。

（六）安瓿的干燥与灭菌

未经干燥的安瓿只能在洗涤后立即使用，否则洗涤后均应干燥（灌装与水不相混溶的药物，安瓿也应干燥）。

安瓿一般可在烘箱中120℃～140℃干燥2小时以上。供无菌操作药物或低温灭菌药物的安瓿，则需150℃～170℃干热灭菌2小时。

工厂大生产中，现在多采用隧道式烘箱进行安瓿的干燥，此设备主要由红外线发射装置与安瓿自动传递装置两部分组成，隧道内平均温度在200℃左右，一般小容量的安瓿约10分钟即可烘干，可连续化生产。还有一种电热红外线隧道式自动干燥灭菌机，附有局部层流装置，安瓿在连续的层流洁净空气保护下，经过350℃的高温，很快达到干热灭菌的目的，洁净程度高。

由于电热红外线耗电量大，近年来具有节能特点的远红外线加热技术，已经广泛用于安瓿的干燥与灭菌。一般在碳化硅电热板的辐射源表面涂上远红外涂料，如氧化钛、氧化锆等氧化物，便可辐射远红外线，温度可达250℃～350℃，一般350℃经5分钟，就能达到安瓿干燥灭菌的目的，效率高，质量好。

经灭菌处理的空安瓿应妥善保管，存放空间应有洁净空气保护，存放时间不应超过24小时。

四、注射剂的配液与滤过

中药注射剂的处方组成可以是单方或复方。处方中的药经适当方法提取纯化后，所得的中药有效成分、有效部位或总提取物作为原料配制注射剂，可按一般注射剂的制备工艺与方法进行操作。

（一）注射液的配制

以中药有效成分或有效部位为原料配制注射剂时，所用原料的含量、溶解性能、杂质检查等质量指标应符合相应的要求；以中药总提取物为原料配制注射液时，除严格规定原中药的品种、产地、规格和提取纯化方法以外，还应严格规定总提取物中相关指标成分的含量，一般总固体中相关可测成分的量不能低于 20%（供静脉注射用的不得低于 25%）。其他所有采用的溶剂或附加剂也均应符合有关标准的要求。

1. 原料投料量的计算　以中药的有效成分或有效部位投料时，可按规定浓度或限（幅）度计算投料量；以总提取物投料时，可按提取物中指标成分含量限（幅）度计算投料量。在注射剂配制后，因受灭菌条件的影响，其中可测成分的含量若下降，则应根据实际需要，适当增加投料量。

以往当原料中有效成分不明确或无指标成分可测定时，可用中药比量法表示注射液浓度，即以每毫升相当于原中药多少克表示，但这种表示方法不能用于新开发的注射剂品种。

2. 配液用具的选择与处理　配液用具必须采用化学稳定性好的材料制成，如玻璃、搪瓷、不锈钢、耐酸耐碱陶瓷及无毒聚氯乙烯、聚乙烯塑料等。一般塑料不能耐热，高温易变形软化，铝质容器稳定性差，均不宜使用。

配液用具在使用前要用洗涤剂或清洁液处理，洗净并沥干。临用时，再用新鲜注射用水荡洗或灭菌后备用。每次用具使用后，均应及时清洗，玻璃容器中也可加入少量硫酸清洁液或 75% 乙醇放置，以免长菌，临用前再按规定方法洗净。

3. 配液方法　小量配制注射液时，一般可在中性硬质玻璃容器或搪瓷桶中进行。大量生产时，常以带有蒸气夹层装置的配液锅为容器配制注射液。

配液方式有两种。一种是稀配法，即将原料加入所需的溶剂中一次配成注射剂所需浓度，本法适用于原料质量好，小剂量注射剂的配制；另一种是浓配法，即将原料先加入部分溶剂配成浓溶液，加热溶解滤过后，再将全部溶剂加入滤液中，使其达到注射剂规定浓度，本法适用于原料质量一般，大剂量注射剂的配制。为保证质量，浓配法配成的药物浓溶液也可用热处理冷藏法处理（即先加热至 100℃，再冷却至 0℃ ~ 4℃，静置），经处理后的浓溶液滤过后，再加入全部溶剂量。

若处方中几种原料的性质不同，溶解要求有差异，配液时也可分别溶解后再混合，最后加溶剂至规定量。

有些注射液由于色泽或澄明度的原因，配制时需加活性炭处理，活性炭有较好的吸附、脱色、助滤及除杂质作用，能提高药液澄明度和改善色泽。应用时，常把注射用规格的活性炭，加入药液中加热煮沸一定时间，并适当搅拌，稍冷后即滤过。但必须注意，针用活性炭使用前应在 150℃ 干燥 3 ~ 4 小时，进行活化处理，一般用量为 0.1% ~ 1%，同时也不能忽视活性炭可能对有效成分的吸附，从而影响药物含量的问题，要经过实验比较研究，才能评价其使用效果。

配液所用注射用水，贮存时间不得超过 12 小时。配液所用注射用油，应在使用前经

150℃～160℃灭菌1～2小时，待冷却后即刻进行配制。

药液配制后，应进行半成品质量检查，检查项目主要包括pH值、相关成分含量等，检验合格后才能进一步滤过和灌封。

(二) 注射液的滤过

注射液的滤过一般分两步完成，即先初滤再精滤。操作时应根据不同的滤过要求，结合药液中沉淀物的多少，选择合适的滤器与滤过装置。

注射液的初滤常以滤纸或绸布等为滤材，用布氏滤器减压滤过，大生产时则常采用板框压滤器或砂滤棒。精滤通常用G4垂熔玻璃滤器和微孔滤膜滤器。

注射液的滤过通常有高位静压滤过、减压滤过及加压滤过等方法，其具体装置有以下几种：

1. 高位静压滤过装置 此种装置如图10-8所示，在生产量不大，缺乏加压或减压设备的情况下应用。特别是在楼房里生产更为合适，配制药液在楼上，灌封在楼下，利用药液本身的静压差在管道中进行滤过，该法压力稳定，滤过质量好，但滤速较慢。

2. 减压滤过装置 此种装置适用于各种滤器，设备要求简单，但压力不够稳定，操作不当，易引起滤层松动，直接影响滤过质量。一般可采用减压连续滤过装置，如图10-9所示。

该装置的整个系统都处于密闭状态，滤过的药液不易被污染，但必须注意进入滤过系统中的空气也应当经过滤过。处理

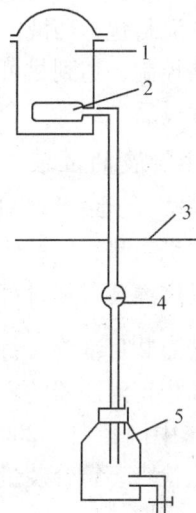

图10-8 高位静压滤过装置示意图
1.配液缸 2.滤过棒 3.楼板
4.垂熔滤球 G3 5.贮液瓶

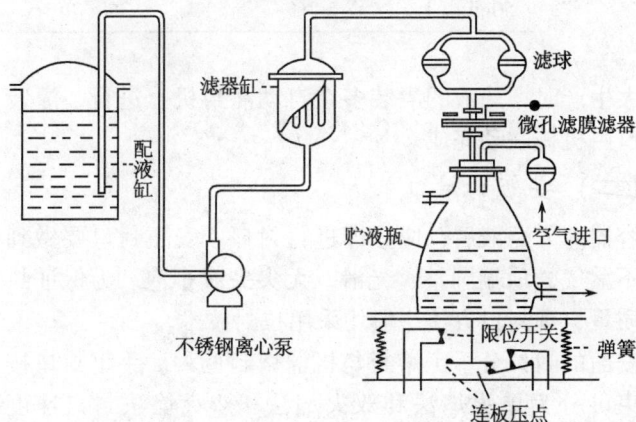

图10-9 减压连续滤过装置

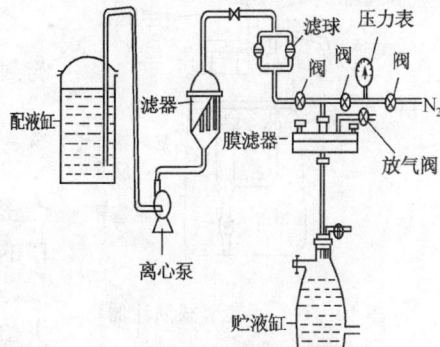

图10-10 加压滤过装置

3. 加压滤过装置　此种装置在药厂大生产时普遍采用，其特点是压力稳定，滤速快，由于全部装置保持正压，操作过程对滤层的影响较小，外界空气不易漏入滤过系统，滤过质量好而且稳定。加压滤过装置如图 10 - 10 所示。装置中采用离心泵和压滤器等耐压设备，适合于配液、滤过及灌封等工序在同一平面使用。操作时，注射液经砂滤棒或垂熔玻璃球预滤后，再经微孔滤膜滤器精滤。工作压一般为 98.1 ~ 147.15kPa ［1 ~ 1.5kg · （cm²）⁻¹］。

五、注射剂的灌封

注射剂的灌封包括药液的灌注与容器的封口，这两部分操作应在同一室内进行，操作室的环境要严格控制，达到尽可能高的洁净度（例如 100 级）。

注射液滤过后，经检查合格应立即灌装和封口，以避免污染。

（一）注射液的灌装

药液的灌装，力求做到剂量准确，药液不沾瓶颈口，不受污染。灌入容器的药液量可按规定适当多于标示量，以补偿注射剂使用时药液在容器壁粘附和注射器及针头吸留而造成的药量损失。具体灌装增加量可见表 10 - 5。

为使药液灌装量准确，每次灌注前，必须用精确的量筒校正灌注器的容量，并试灌若干次，然后按《中国药典》2005 年版附录注射液装量检查法检查，符合装量规定后再正式灌装。

药液的灌装分手工灌装与机器灌装两种。手工灌装使用竖式或横式单针灌注器，也有双针或多针灌注器，其结构原理基本相同。竖式灌注器如图 10 - 11 所示。

表 10 - 5　注射液灌装时应增加的灌装量

标示量	增 加 量	
	易流动的液体	黏稠的液体
0.5ml	0.10ml	0.12ml
1.0ml	0.10ml	0.15ml
2.0ml	0.15ml	0.25ml
5.0ml	0.30ml	0.50ml
10.0ml	0.50ml	0.70ml
20.0ml	0.60ml	0.90ml
50ml 以上	2%	3%

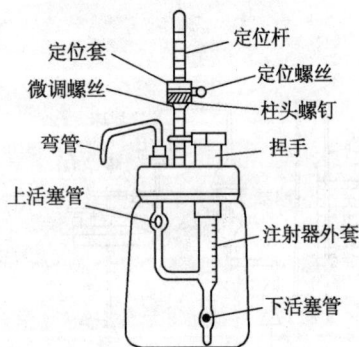

图 10 - 11　手工竖式灌注器

大生产时，药液的灌装多在自动灌封机上进行，灌装与封口由机械联动完成。

（二）安瓿的封口

容器灌入药液后，应立即进行封口。安瓿封口要做到严密不漏气，顶端圆整、光滑，无尖头或小泡。为保证封口的质量，现封口方法一般均采用拉封技术。

安瓿的封口分手工熔封与机器熔封两种。手工封口按火焰束可分为单火焰法和双火焰法。双火焰法封口速度快，封口后安瓿的长短一致，顶端也圆整，现常用。封口火焰可用煤气、汽油气化产生，同时吹以压缩空气或氧气助燃。

机器熔封由安瓿自动灌封机完成，操作方便，生产效率高，其结构如图 10 - 12 所示。

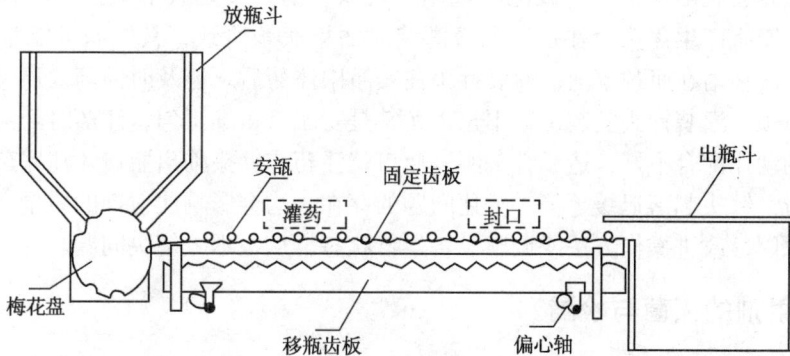

图 10 - 12　安瓿自动灌封机结构示意图

为了进一步提高注射剂生产的质量与效率，我国已设计制成多种规格的洗、灌、封联动机和割、洗、灌、封联动机，该机器将多个生产工序在一台机器上联动完成。常见的洗灌封联动机的结构如图 10 - 13 所示。

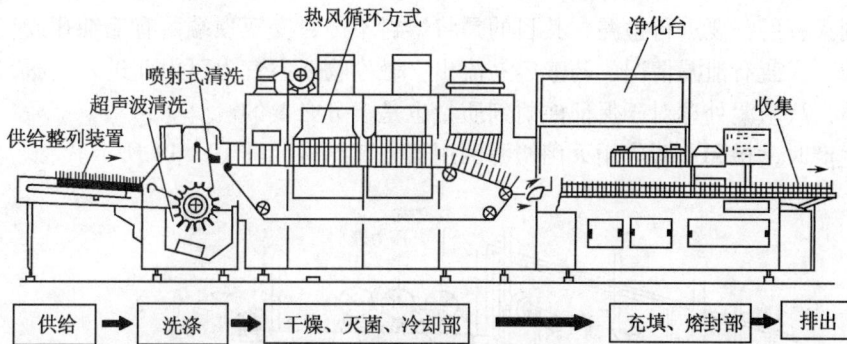

图 10 - 13　洗灌封联动机示意图

洗灌封联动机在实际生产中的应用，不仅可以提高产品质量和生产效率，同时也可使生产车间的布局更为合理，生产环境与生产过程的控制更加方便。

注射剂灌装与封口过程中，对于一些主药遇空气易氧化的产品，还要通入惰性气体以置换安瓿中的空气。常用的惰性气体有氮气和二氧化碳。高纯度的氮气可不经处理直接应用，纯度差的氮气以及二氧化碳必须经过处理纯化后才能应用。通气时，1 ~ 2ml 的安瓿可先灌装药液后通气；5 ~ 10ml 安瓿应先通气，后灌装药液，最后再通气。若多台灌封机同时运行时，为保证产品通气均匀一致，应先将气体通入缓冲缸，使压力均匀稳定，再分别通入各台灌封机，各台机器上也应有气体压力测定装置，用以控制调节气体压力。惰性气体的选择，要根据药物品种而确定，一般以氮气为好，二氧化碳易使安瓿爆裂，同时有些碱性药液或钙制剂，也会与二氧化碳发生反应，选用时应注意。

灌装与封口过程中，因操作方法或生产设备的原因，常可能出现如下问题：①灌装剂量不准确，可能是剂量调节装置的螺丝松动。②安瓿封口不严密出现毛细孔，通常是熔封火焰的强度不够。③安瓿出现大头（鼓泡）或瘪头现象，前者多是火焰太强，后者则是安瓿受热不均匀。④安瓿产生焦头，往往是药液灌装时沾染瓶颈所致，其原因可能是药液灌装太急，溅起的药液粘附在瓶颈壁上；灌装针头往安瓿中注药后未能及时回药，顶端还带有药液水珠，粘于瓶颈；灌装针头安装位置不正，尤其是安瓿口粗细不匀，注药时药液沾壁；压药与针头打药的动作配合不好，造成针头刚进瓶口就注药或针头临出瓶口才注完药液；针头升降轴不够润滑，针头起落迟缓等等。上述问题的存在，均会影响注射剂的质量，应根据具体情况，分析原因，改进操作方法或调整设备运行状态，从根本上解决问题。

六、注射剂的灭菌与检漏

灌封后的注射剂应及时灭菌。一般注射剂从配制到灭菌，应在 12 小时内完成。灭菌方法和条件主要根据药物的性质选择确定，其原则是既要保持注射剂中相关药物的稳定，又必须保证成品达到完全灭菌的要求，必要时可采取几种灭菌方法联用。在避菌条件较好的情况下生产的注射剂，一般 1～5ml 的安瓿可用流通蒸汽 100℃ 灭菌 30 分钟，10～20ml 的安瓿 100℃ 灭菌 45 分钟，灭菌温度和时间还可根据药品的具体情况作适当调整。凡对热稳定的产品，也可采用热压灭菌方法进行灭菌处理。灭菌效果的 F_0 值应大于 8。

注射剂灭菌后，要进行检漏，其目的是将熔封不严，安瓿顶端留有毛细孔或裂缝的注射剂检出剔除。安瓿有泄漏情况，药液容易流出，微生物或空气也可由此进入安瓿，将直接导致药液变质，故检漏处理对于保证注射剂质量也是十分必要的。

大量生产时，检漏一般应用灭菌检漏两用器，其结构如图 10 - 14 所示。

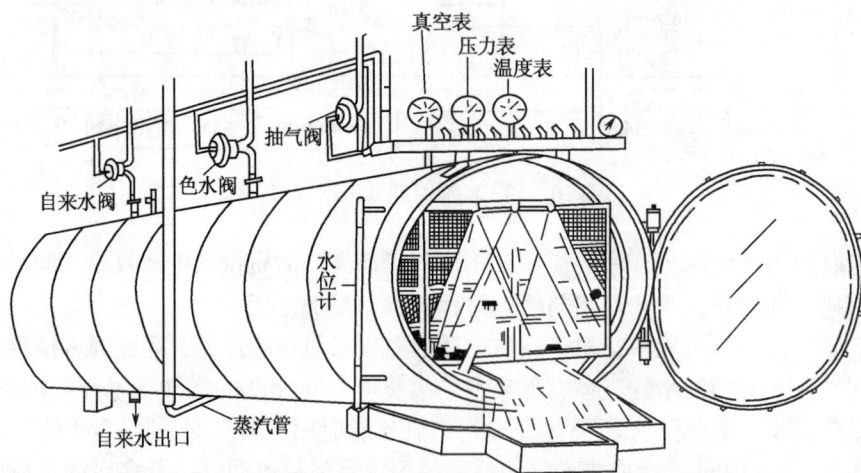

图 10 - 14　灭菌检漏两用器

使用灭菌检漏两用器，在灭菌过程完成后，可稍开锅门，从进水管放进冷水淋洗安瓿使温度降低，然后密闭锅门并抽气使灭菌器内压力逐渐降低。此时安瓿如有漏气，安瓿内的空气也会随之被抽出，当真空度达到 85.12～90.44kPa 时，停止抽气，将有色溶液（如

0.05%曙红或酸性大红 G 溶液）吸入灭菌锅中，待有色溶液浸没安瓿后，关闭色水阀，开放气阀，并把有色溶液抽回贮液器中，开启锅门，将锅内注射剂取出，淋洗后检查，即可剔除带色的漏气安瓿。

小量生产时，也可在灭菌过程完成后，立即将注射剂取出，放置于适当的容器中，趁热将冷的有色溶液加到容器内，安瓿遇冷而降低内部压力，有色溶液即可从毛细孔或裂缝中进入安瓿而使漏气安瓿检出。

此外也可将安瓿倒置或横放于灭菌器内，在升温灭菌时，安瓿内部空气受热膨胀形成正压，药液则从漏气安瓿顶端的毛细孔或裂缝中压出，灭菌结束后变成空安瓿而被检出剔除。该方法操作简便，灭菌与检漏同时完成，可酌情选择。

七、注射剂的质量检查

注射剂的制备工艺比较复杂，质量不易稳定，应当重视注射剂的质量控制。

注射剂的质量控制包括杂质或异物检查、安全性检查、所含成分的检测等项目，应根据具体品种的要求，制订相应的质量控制标准。详见本章第六节中药注射剂的质量控制。而一般注射剂成品，则应进行下列项目检查：

1. 装量检查 按《中国药典》2005 年版一部附录规定的方法进行。

注射剂的标示装量为 2ml 或 2ml 以下者，取样 5 支；2ml 以上至 50ml 者，取样 3 支。开启时注意避免损失，将内容物分别用相应体积的干燥注射器（预经标化）抽尽，在室温下检视；测定油溶液或混悬液，应先加温摇匀，再用干燥注射器抽尽，放冷至室温检视。每支注射液的装量均不得少于其标示量。

标示装量为 50ml 以上至 500ml 的注射液及注射用浓溶液，按照《中国药典》2005 年版一部附录 XII C 最低装量检查法检查。

2. 澄明度检查 澄明度检查不仅可以确保注射剂的质量和用药安全，而且还可以通过发现异物，寻找原因，改进生产操作过程。

除特殊规定外，注射液必须完全澄明，不得含有任何肉眼可见的不溶性微粒异物。我国目前多采用人工灯检，检查时取供试品，在黑色背景、20W 照明荧光灯光源下，用肉眼检视，检品应符合卫生部关于澄明度检查判断标准的规定。

为减轻人工视力检查澄明度的劳动强度，提高检查效率，国内外都在进行相关仪器设备的研制，试图用机器自动检查代替人工检查。如库尔特计数器、光电自动异物检查机等在生产中已有具体应用。关于油溶液注射剂、注射用灭菌粉针剂和灭菌混悬液的澄明度检查，应按照《中国药典》的规定执行。

3. 热原检查 供静脉注射用的注射液，都应作热原检查，除品种有特殊规定外，一般按《中国药典》规定方法进行。注射剂量一般按家兔体重 1～2ml/kg 计算，静脉滴注液可按人体剂量（ml/kg）的 3～10 倍计算。

4. 无菌检查 任何注射剂灭菌后都必须抽取一定数量的样品进行无菌检查，以确保成品的灭菌质量。通过无菌操作制备的注射剂更应注意灭菌检查的结果，以保证临床用药安全。检查方法和结果判断标准按《中国药典》2005 年版规定执行。

八、注射剂的印字与包装

注射剂经质量检查合格后即可进行印字与包装。每支注射剂上应标明品名、规格、批号等。印字可用手工或印字机。手工印字，可用刻好字的蜡纸反放在涂有油墨的橡胶板或其他适宜的材料上，将安瓿在蜡纸上轻轻滚过即可。用印字机可使印刷质量提高，也加快了印字速度。目前，药厂大批量生产时，广泛采用印字、装盒、贴签及包装等联成一体的印包联动机，大大提高了印包工序效率。包装对保证注射剂在贮存器的质量稳定具有重要作用，既要避光又要防止破损，一般用纸盒，内衬瓦楞纸分割成行包装。塑料包装是近年来发展起来的一种新型包装形式，安瓿塑料包装一般有热塑包装和发泡包装。

注射剂包装盒外应贴标签，标明品名、规格、生产批号、生产厂名及药品生产批准文号等。包装盒内应放注射剂详细使用说明书，说明药物的含量或处方、应用范围、用法用量、禁忌、贮藏、有效期及药厂名称等。

九、注射剂举例

输液剂、粉针剂、混悬液型及乳状液型注射剂，将分别在后面章节中作专门讨论，此处仅以溶液型注射剂为例。

例1　三尖杉酯碱注射液

本品为三尖杉酯碱的灭菌水溶液，含三尖杉酯碱（$C_{28}H_{37}O_9N$）应为标示量的90.0%~110.0%。

[处方]　三尖杉酯碱1000mg，丙二醇20ml，酒石酸500mg，4%氢氧化钠适量，注射用水加至1000ml。

[制法]　将酒石酸溶于少量热注射用水中，取三尖杉酯碱溶于丙二醇，倒入酒石酸溶液中，搅拌溶解后，加注射用水至近总量时，用4%氢氧化钠调pH3.6~4.2，加入注射用水至1000ml。药液经酸洗石棉板预滤，滤液再经4号垂熔玻璃漏斗滤至澄明，通氮气灌封于1ml安瓿中，100℃灭菌30分钟即得。

[性状]　本品为无色的澄明液体。

[功能与主治]　抗肿瘤药。用于急性粒细胞性白血病、急性单核细胞性白血病及恶性淋巴瘤。也可用于真性红细胞增多症、慢性粒细胞性白血病及早幼粒细胞性白血病等。

[用法与用量]　静脉滴注，成人一日1~4mg，加于10%葡萄糖注射液250~500ml中，缓慢滴注。本品慎与碱性药物配伍。

[注]

（1）三尖杉酯碱为粗榧科植物三尖杉枝、叶中提取的生物碱，为控制其纯度，必须检查混杂其中的其他生物碱及杂质。方法为：取三尖杉酯碱的0.5%与0.01%甲醇溶液各20μl，分别点于经水蒸气饱和的硅胶G薄层板上，以氯仿甲醇（85:15）为展开剂展开，取出晾干，喷以碘化铋钾试液显色。0.5%供试液除主要斑点外，其他显色斑点不得多于2点，并均不得较0.01%供试液所显的斑点更深。

（2）本品为生物碱，难溶于水，用丙二醇助溶，加一定量酒石酸，使注射液澄明度趋于稳定。

（3）制备过程中，所用酸洗石棉板预先用注射用水加热煮沸，再用注射用水反复抽洗，直至滤出的注射用水澄明度合格为止。

（4）药液不可用活性炭处理。实验研究表明，药液经活性炭脱色后，成品中三尖杉酯碱的含量下降15%左右。

例2　维生素C注射液（抗坏血酸注射液）

本品为维生素C的灭菌水溶液，含维生素C应为标示量的90.0%~110.0%。

［处方］ 维生素C 104g 碳酸氢钠49g 亚硫酸氢钠2g 依地酸二钠0.05g 注射用水加至1000ml。

［制法］ 在配制容器中，加配制量80%的注射用水，通二氧化碳饱和，加维生素C溶解后，分次缓缓加入碳酸氢钠，搅拌使完全溶解，加入预先配制好的依地酸二钠溶液和亚硫酸氢钠溶液，搅拌均匀，调节药液pH值至6.0~6.2，添加二氧化碳饱和注射用水足量，用垂熔玻璃漏斗与薄膜滤器滤过，溶液中通二氧化碳，并在二氧化碳或氮气流下灌装，封口，最后用100℃流通蒸气灭菌15分钟即得。

［性状］ 本品为无色的澄明液体。

［作用与用途］ 本品参与体内氧化还原及糖代谢过程，增加毛细血管致密性，减少通透性和脆性，加速血液凝固，刺激造血功能；促进铁在肠内的吸收；增加机体对感染的抵抗力，并有解毒等作用。用于防治坏血病，各种急慢性传染病、紫癜、高铁血红蛋白症、肝胆疾病及各种过敏性疾患，亦可用于冠心病的预防等。

［用法与用量］ 静脉注射或肌内注射，成人每次0.5~1.0g。

［注］

（1）维生素C分子中有烯二醇结构，显强酸性，注射时刺激性大，产生疼痛，故加入碳酸氢钠，使维生素C部分地中和成钠盐，以避免疼痛。同时碳酸氢钠也有调节pH值的作用，能提高本品的稳定性。

（2）维生素C在水溶液中极易氧化、水解生成2,3-二酮-L-古罗糖酸而失去治疗作用。若氧化水解成5-羟甲基糠醛（或从原料中带入），继而在空气中能形成黄色聚合物。故本品质量好坏与原辅料的质量密切相关。同时本品的稳定性还与空气中的氧、溶液的pH值和金属离子等因素有关，在生产中采取调节药液pH值、充惰性气体、加抗氧剂及金属络合剂等综合措施，以防止维生素C的氧化。

（3）实验研究还表明，本品的稳定性还与温度有关，100℃灭菌30分钟，含量减少3%，而100℃灭菌15分钟，含量减少2%，故一般采用流通蒸气100℃灭菌15分钟，但操作过程应尽量在避菌条件下进行，以防污染。

例3 当归注射液

本品为当归提取物的灭菌水溶液，每2ml相当于中药0.1g。

［处方］ 当归50g 苯甲醇10ml 氯化钠8g 注射用水加至1000ml。

［制法］ 取当归粗粉，加蒸馏水约1000ml，浸渍30分钟，按蒸馏法收集蒸馏液800ml，备用。药渣按煎煮法水煎二次，每次30分钟，合并水煎液，浓缩至50ml，加二倍量乙醇，搅拌，冷藏，沉淀，滤过，滤液回收乙醇，浓缩至20~25ml，再加乙醇至含醇量达80%，冷藏滤过，滤液回收乙醇至无醇味，与上述蒸馏液合并，滤过，加苯甲醇、氯化钠，搅拌溶解，加注射用水至1000ml，用G_3垂熔玻璃漏斗滤过，灌封于2ml的安瓿中，100℃灭菌30分钟即得。

［性状］ 本品为淡黄色或黄色的澄明液体。

［功能与主治］ 活血止痛。用于各种疼痛，如头痛、坐骨神经痛、面神经麻痹、痛经及妇科疾病。

［用法与用量］ 穴位注射，每穴0.3~0.5ml，一日或隔日1次。

［注］

（1）当归含挥发油0.2%~0.4%，其主成分为藁本内酯、正丁烯酞内酯等。故本品采用双提法提取，以保留其有效成分。

（2）方中苯甲醇为止痛剂，氯化钠为等渗调节剂。

（3）本品也可以70%乙醇为溶剂，采用渗漉法提取制备。

例4 参麦注射液

本品为红参、麦冬等提取物的灭菌水溶液，每毫升含总皂苷以人参皂苷Re（$C_{48}H_{82}O_{18}$）计，不得少于0.80mg。

［处方］ 红参100g 麦冬200g 注射用水加至1000ml。

　　[制法]　取红参、麦冬，用80%乙醇600ml，置水浴上回流提取二次，每次2小时，滤过，药渣用80%乙醇200ml分次洗涤，合并上述滤液和洗涤液，冷藏，静置12小时，滤过，于滤液中按体积加入1%活性炭，搅拌1小时，滤过，滤液减压回收乙醇至无醇味，添加注射用水至约1000ml，于100℃灭菌30分钟，加10%氢氧化钠溶液调节pH至7.5，冷藏48小时以上，滤过，滤液加聚山梨酯-80适量，并调pH至7.5，加注射用水至1000ml，滤过，灌封，100℃流通蒸气灭菌即得。

　　[性状]　本品为微黄色至淡棕色的澄明液体。

　　[功能与主治]　益气固脱，养阴生津，生脉。用于治疗气阴两虚型休克，冠心病，病毒性心肌炎，慢性肺心病，粒细胞减少症。

　　[用法与用量]　肌内注射，每次2~4ml，一日1次。静脉滴注，一次20~100ml，用5%葡萄糖注射液稀释后应用，或遵医嘱。

　　[注]

　　(1) 本品以醇提水沉法制备。在制备过程中，若采用大孔树脂吸附处理，则可有效提高提取物中人参皂苷的含量。

　　(2) 制备过程中，用活性炭吸附杂质和脱色，所用活性炭应选用针用规格，为保证吸附完全，也可用水浴适当加热。

　　(3) 药液中含有聚山梨酯-80，灭菌后应注意及时振摇，防止产生起浊现象而影响注射剂澄明度。

第六节　中药注射剂的质量控制

一、中药注射剂的质量控制项目与方法

　　中药注射剂的质量应符合一般注射剂的质量标准，但由于中药的来源、产地、采收季节、炮制加工、贮存条件等方面的差异，加上中药本身成分的多样性和提取制备方法的不同，均给中药注射剂有效成分含量的确定、杂质的控制、质量稳定性的保证等工作增加了复杂性和难度。因此，中药注射剂的质量控制，除了应进行一般注射剂的质量检查外，还要根据制剂本身的特点，制订有关控制质量的检查项目和检查方法。

　　1993年卫生部制定发布的《中药注射剂研制指导原则》试行本，1999年国家食品药品监督管理局制定的《中药注射剂研究的技术要求》，2000年国家食品药品监督管理局颁布的《中药注射剂指纹图谱研究的技术要求》(暂行)及《中国药典》2005年版制剂通则注射剂项下对中药注射剂的质量控制提出了具体要求。具体检查项目可归纳为：

(一) 杂质或异物检查

　　注射剂的澄明度检查是考察注射液中是否存在杂质或异物的一种方法。除此以外，还可进行下列项目的检查。

　　1. 可见异物　除另有规定外，照《中国药典》2005年版规定的可见异物检查法(一部附录ⅩⅠC)检查，应符合规定。

　　2. 不溶性微粒　除另有规定外，溶液型静脉用注射液，溶液型静脉用无菌粉末及注射用浓溶液，照《中国药典》2005年版规定的不溶性微粒检查法(一部附录ⅨR)检查，应符合规定。

3. 有关物质 注射剂有关物质系指中药经提取、纯化制成注射剂后，残留在注射剂中可能含有并需要控制的物质。除另有规定外，一般应检查蛋白质、鞣质、树脂等，静脉注射液还应检查草酸盐、钾离子等，按《中国药典》2005 年版注射剂规定的有关物质检查法（一部附录ⅨS）检查，应符合规定。

4. 重金属 重金属系指在规定的实验条件下能与硫代乙酰胺或硫化钠作用显色的金属杂质。中药注射剂制备过程中，由于多种原因，可能成品中会存在某些重金属离子，为防止它对人体健康的危害，重金属离子的浓度应控制在一定范围内。

重金属检查按《中国药典》2005 年版规定的重金属检查法（一部附录ⅨE）检查，含重金属不得过百万分之十。

5. 砷盐 对于中药注射剂中微量砷（以 As 计算）应限量控制。按《中国药典》2005年版规定的砷盐检查法（一部附录ⅨF）检查，其含量不得过百万分之五。

6. pH 值 中药注射剂的 pH 值照《中国药典》2005 年版规定的 pH 值测定法（一部附录ⅦG）测定。应符合各有关品种项下的规定。

中药注射剂的 pH 值规定范围，一般应在 4~9 之间，也可根据具体品种确定，但同一品种的 pH 值允许差异范围不超过 ±1.0。

（二）安全性检查

为了确保临床用药的安全，中药注射剂除应按要求进行无菌检查和热原检查外，还应进行相关的安全性检查。

安全性检查的项目较多，中药注射剂质量检查项目一般有异常毒性、热原或细菌内毒素、溶血与凝聚等。

1. 异常毒性 注射剂的异常毒性检查法系将一定剂量的注射液注入小鼠体内，在规定时间内观察小鼠出现的死亡情况，以判定供试品是否符合规定的一种方法。

中药注射剂的异常毒性检查照《中国药典》2005 年版规定的异常毒性检查法（二部附录ⅪC）检查，应符合规定。

2. 热原或细菌内毒素 除另有规定外，静脉用注射剂按各品种项下的规定，照《中国药典》2005 年版规定的热原检查法（一部附录ⅩⅢ A）或细菌内毒素检查法（一部附录ⅩⅢ D）检查应符合规定。

3. 溶血与凝聚 有些中药注射剂由于含有的成分或由于物理化学与生物学方面的原因，在注入血管后可产生溶血或红细胞凝聚，给机体带来严重危害。因此，中药注射剂尤其是供静脉注射用者应做溶血与凝聚试验。方法如下：

（1）2% 红细胞混悬液的制备 取兔血数毫升，放入盛有玻璃珠的锥形瓶中，振摇 10分钟，除去纤维蛋白原，使成脱纤血，加 10 倍量的生理氯化钠溶液，摇匀，离心，除去上清液，沉淀的红细胞再用生理氯化钠溶液洗涤 2~3 次，至上清液不显红色为止。将所得红细胞用生理氯化钠溶液配成 2% 的混悬液，即得。

（2）试验方法 取试管 6 支，按表 10-6 所示依次加入 2% 红细胞混悬液和生理氯化钠溶液，混匀后，于 37℃恒温箱中，开始每隔 15 分钟观察一次，1 小时后，每隔 1 小时观察一次，共观察 2 小时。以第 3 试管为准，在 2 小时内不得出现溶血和红细胞凝聚。

表 10 – 6　　　　　　　　　　　　　溶血试液各成分配比表

试管编号	1	2	3	4	5	6
2%红细胞混悬液（ml）	2.5	2.5	2.5	2.5	2.5	2.5
生理盐水（ml）	2.0	2.1	2.2	2.3	2.4	2.5
药液（ml）	0.5	0.4	0.3	0.2	0.1	

4. 无菌　照《中国药典》2005 年版规定的无菌检查法（一部附录ⅩⅢ B）检查，应符合规定。

5. 过敏试验　过敏反应是机体对药物的变态反应，严重者可引起死亡，一般含有异性蛋白质及某些有机化合物的注射剂容易发生过敏反应，因此，中药注射剂进行过敏试验，对于保证临床用药安全有重要意义。过敏试验的方法是，取体重 250～350g 的健康豚鼠 6 只，连续 3 次，隔日腹腔注射供试液 0.5ml，然后分为二组，分别在第一次注射后的第 14 天及第 21 天，再由颈静脉或股静脉注射供试液 1～2ml，均不得出现过敏反应。动物出现竖毛、呼吸困难、喷嚏、干呕或咳嗽等现象中的两种或两种以上者，或出现啰音、抽搐、虚脱或死亡现象之一者，均应认为有过敏反应。

（三）所含成分的检测

中药注射剂中有效成分的含量高低直接影响疗效和用药安全。只有建立严格的质量标准和采用科学的测定方法，才能切实保证中药注射剂的质量。国家食品药品监督管理局于1999 年颁布的《中药注射剂研究的技术要求》对中药注射剂的含量测定作了具体规定。根据各种不同品种的特点，含量测定方法可采用理化方法，也可采用生物测定法或其他方法。目前常用的理化方法有比色法、荧光法、重量法、中和法、紫外分光光度法、薄层扫描法、气相色谱法、高效液相色谱法等。

1. 总固体含量测定　精密量取注射液 10ml，置于恒重的蒸发皿中，于水浴上蒸干后，在 105℃干燥 3 小时，移至干燥器中冷却 30 分钟，迅速称定重量，计算出注射剂中含总固体的量（mg·ml^{-1}），应符合限度范围的要求。

2. 有效成分或有效部位含量测定　以有效成分或有效部位为组分配制的注射剂，应根据被测成分的理化性质，选择重现性好的含量测定方法进行测定。扣除注射剂中附加剂的加入量，所测有效成分或有效部位的量应不低于总固体量的 70%（静脉注射剂不低于80%）。

3. 指标成分含量测定　以净中药或总提取物为组分配制的注射剂，根据所含成分的性质，应选择适宜的方法，测定其代表性的有效成分、指标成分或一类成分（如总多糖等）的含量。扣除注射剂中附加剂的加入量，所测成分的总含量应不低于总固体量的 20%（静脉注射剂不低于 25%）。

4. 含量表示方法　以有效成分或有效部位为组分的注射剂含量均以标示量的上下限范围表示；以净中药为组分的注射剂含量以限量表示；含有毒性药味时，必须确定有毒成分的限量范围；注射剂的组分中含有化学药品的，应单独测定该化学药品的含量，并从总固体内扣除，不计算在含量测定的比例数内。

目前中药注射剂含量测定的方法，还不能全面地反映中药注射剂中所含相关成分的种类与数量，为了更好地进行质量控制，确保中药注射剂质量和疗效的相对稳定，2000年国家食品药品监督管理局又下发了《中药注射剂指纹图谱研究的技术要求》，率先要求中药注射剂推行指纹图谱的质检方法。有关这方面的内容将在本节第三部分讨论。

二、中药注射剂的质量问题讨论

中药注射剂是中医临床治疗危急重症的一种较好的速效剂型。近年来，随着中医事业的发展，中药注射剂的制备技术和成品质量有了新的提高。临床对中药注射剂的应用也提出了更加迫切的要求和更高的标准。但由于中药注射剂原料成分的复杂性，中药品种、产地、所含成分的不确定性，处方组分和剂量的特殊性，以及制备工艺和分析技术的不规范性等原因，目前，在生产和应用中还存在一些问题。这些问题在一定程度上限制了中药注射剂应用范围的扩大和临床疗效的提高，主要表现为：

（一）澄明度问题

澄明度是中药注射剂稳定性考核项目之一，也是评价其质量的重要指标。中药注射剂因制备工艺条件的问题在灭菌后或在贮藏过程中产生浑浊或沉淀，出现澄明度不合格。一般解决的方法如下。

1. 去除杂质　中药注射剂制备时，凡按有效成分或有效部位组方、投料配制的成品，澄明度较好，而以净中药组方，以总提取物投料配制的成品，由于原料本身是多种成分的混合物，其中含有的一些高分子化合物，如鞣质、淀粉、树胶、果胶、黏液质、树脂、色素等杂质，在前处理过程中未能除尽，当温度、pH等因素变化时，这些成分就会进一步聚合变性，使溶液呈现浑浊或出现沉淀；同时，有些注射剂中含有的成分，本身不够稳定，在制备或贮藏过程中发生水解、氧化等反应，也会使注射剂澄明度受到影响。因此制备时，应当根据中药所含成分的性质，采取合适的提取工艺，尽可能除尽杂质，并在操作过程中注意保持相关成分的稳定。

2. 调节药液的 pH 值　药液的 pH 值与注射剂的澄明度关系较大，因为中药中某些成分的溶解性能与溶液的 pH 值相关，若 pH 调节不当，则容易产生沉淀。一般碱性的有效成分（如生物碱类），药液宜调整至偏酸性；酸性的、弱酸性的有效成分（如有机酸等），药液宜调整至偏碱性。这样在适宜的 pH 值条件下药液中的成分可保持较好的溶解性能。

3. 采取热处理冷藏措施　中药注射剂中所含的有关的高分子物质，一般呈胶体分散状态，具有热力学不稳定性及动力学不稳定性，在注射剂灭菌处理时，受温度影响，或在放置时胶体粒子的运动碰撞，导致胶粒聚结而使药液浑浊或沉淀。因此，在注射剂灌封前，先对药液进行热处理冷藏，即采用流通蒸气100℃或热压处理30分钟，再冷藏放置一段时间，以加速药液中胶体杂质的凝结，然后滤过，除去沉淀后再灌封，采取这种措施可明显提高注射剂的澄明度及稳定性。

4. 合理选用注射剂的附加剂　有些中药注射剂本身含有的成分溶解度小，经灭菌和放置后，可能有部分成分析出，加入合适的增溶剂、助溶剂，或使用复合溶剂则可使澄明度得到改善。制备过程中，使用助滤剂也对保证注射剂澄明度有利。

5. 应用超滤技术　超滤技术能够选择性地去除药液中的大分子杂质，保留小分子有效成分。一般中药提取液，采用1万~3万分子量的超滤膜（CA-3型）进行超滤处理，其注射剂成品的澄明度可显著提高，而且有效成分的损失也较其他纯化方法少。

（二）刺激性问题

中药注射剂使用过程中产生的刺激性问题，也是限制中药注射剂应用范围扩大的重要原因。引起中药注射剂刺激性的原因很多，一般解决的方法如下。

1. 消除有效成分本身的刺激性　注射剂中的某些成分，注射时本身就有较强的刺激性，在不影响疗效的情况下，可通过降低药物浓度、调整pH值或酌情添加止痛剂的方式来减少刺激性。而对于某些有刺激性的临床又需要高浓度使用的或刺激反应严重的有效成分，则可通过改变剂型或改变注射方式消除刺激性。

2. 去除杂质　中药注射剂中存在杂质，特别是鞣质含量较高时，可使注射局部产生肿痛或硬结；药液中钾离子浓度较高，也会产生刺激性。应通过适当工艺措施除去杂质。

3. 调整药液pH值　注射剂的pH值过高过低，均可刺激局部，引起疼痛，应在配制药液时注意调节。

4. 调整药液渗透压　药液的渗透压不当，也会产生刺激性。应注意药液渗透压的调节，尽可能使之成为等渗溶液。

（三）疗效问题

中药注射剂的疗效不稳定，往往使临床治疗效果受到影响。影响中药注射剂疗效的因素，除原中药的质量差异外，组方的配伍、用药剂量、特别是提取与纯化方法的合理与否都与之相关。一般解决的方法如下。

1. 控制原料质量　由于中药来源、产地、采收、加工炮制等方面的差异，使中药注射剂的原料存在差异，直接导致成品中药效成分的含量不同，应从控制原料入手，保证每批注射剂的质量稳定。

2. 调整剂量优化工艺　一般注射剂的用药量都较小，应当从提取纯化工艺入手，采用新技术、新方法提高中药注射剂中有效成分的含量，保证临床疗效的发挥。

3. 提高有效成分溶解度　有些中药的有效成分水溶性较小，不能保证注射剂中有足够的浓度，可通过增溶、助溶或其他增加溶解度的方法，提高相关成分的溶解度，以满足临床治疗的需要。

总之，中药注射剂存在的问题，可以通过分析原因，进行相关的实验研究，从原料质量的控制，处方组成的调整，工艺条件的改进等方面入手，寻找合理的途径与方式解决。

三、中药注射剂的指纹图谱

（一）概述

中药指纹图谱是中药化学成分指纹图谱的简称，一般是指中药（包括中药原料、中药提取物和中药制剂等）经适当处理后，采用一定的分析手段，得到的能够包含该中药特征信息、标示该中药特性，并反映其内在质量的稳定的图谱，可以是光谱图或色谱图。从广义上来说，按规范要求对中药进行的各类测试所得到的图谱，都具有中药指纹图谱的特征。中药注射剂的指纹图谱则是中药指纹图谱技术在中药注射剂质量控制中的具体应用。

国家食品药品监督管理局在2000年8月颁布了《中药注射剂指纹图谱研究的技术要求》，率先要求中药注射剂推行指纹图谱的质控办法，这一举措推动了中药指纹图谱技术的研究更加扎实地开展，并促进该技术在中药质量控制过程中的推广与应用，从整体上提高中药质量控制的水平。

（二）建立中药指纹图谱的意义

目前，中药质量评价的现行模式，一般是利用光谱或色谱手段鉴别和测定某一种或几种有效成分、活性成分或指标成分，以及药品标准规定的常规检查项目。这种质量评价模式基本上是化学药品质量控制模式的模仿，不能完全符合中药的实际情况，存在着很大的局限性。其主要缺陷表现为：

1. 不能全面地反映复杂的中药成分体系　中药的来源，决定了其成分的复杂性、多样性，按现有模式进行相关成分检测，仅是以其中一个或几个特征成分为指标，显然不能全面反映中药所含化学成分的全貌，包括其中含有的化学成分的种类、数量以及组成比例，同样也难以体现中药的整体质量。

2. 不能准确地表达中药的整体功能　中医临床有其自身的理论体系和独立的组方用药思想，辨证施治复方用药具有明显的特点，中药通过多成分、多途径、多层次、多靶点在机体内发挥整体作用。中药的功效并非某味药的某一种或几种化学成分的独立作用，而是中药中所含成分的整体作用结果，按现有模式进行检测，不能准确地表达中药所含成分同其整体功能所具有的内在联系，同样也难以控制中药的临床疗效。

3. 不能有效地说明中药加工制备过程中所含成分可能产生的相互作用　中药在加工或制备过程中，由于工艺条件的影响，药物中的化学成分常因发生相互作用而出现动态变化，按现有模式进行质量控制，上述化学成分变化的信息难以捕捉，难以说明中药中化学成分的相互作用对其质量与疗效的影响。

而中药指纹图谱的建立，可以从一定程度上弥补现有中药质量控制模式存在的缺陷，通过对中药所含化学成分的整体宏观的感知和认识，对反映中药内在质量特征的综合性观察、评价与分析，鉴别中药的真伪优劣并判断其质量的一致性与稳定性。这对于中药质量控制标准与中医药理论的吻合，体现中医临床用药的特点，提高中药内在质量，从而被世界上更多的人理解和使用是有积极的意义。

（三）中药指纹图谱的特性

中药指纹图谱能基本反映中药化学成分及其含量的分布，是一种实现对中药多组分、多指标分析的有效方法。理想的中药指纹图谱应具有以下特性：

1. 整体性　中药指纹图谱提供的信息应该是比较全面的，它所代表或反映的化学成分应包括该中药所含的主要成分类型。大多数中药所含成分类型较多，各型成分之间的性质差异较大，在建立标准图谱时，应注意分析和检测方法的选择。同时，在利用指纹图谱进行中药鉴别时，也必须考虑其完整性，要完整地比较指纹图谱的特征面貌，而不能将图谱随意肢解后过多地注意局部和枝节。

2. 特征性　中药指纹图谱所反映或标示的化学成分种类和数量的信息应具有高度的选择性。每味中药所含化学成分种类或数量不同，建立的中药指纹图谱应有差异。可将指纹图谱中各色谱峰所包含的信息提取出来，加以综合分析比较，建立相应中药的特征性的"化学条码"，这有利于准确、快速、方便地评价中药的真伪优劣。

3. 模糊性　中药指纹图谱反映的是中药所含化学成分的整体概貌，供试品与对照品的指纹图谱的直观比较，一般可以准确地鉴别待测样品的真实性，比较指纹图谱的整体特征的相似性，一般可明确地判断待测样品的一致性，然而这种相似程度是一个模糊范围，有一个难以精确计算但可以辨认的宽容度。即中药指纹图谱的应用，要做到"能准确地辨认"，而不是"精密地测量"，强调的是相似性，而不是完全相同。

4. 稳定性　中药指纹图谱应在规定的实验方法与检测条件下建立，并在不同的操作者和不同实验室具有良好的重现性，其误差控制在允许的范围内，以确保标准图谱的通用性和实用性。

（四）中药指纹图谱的辨认与判断

中药指纹图谱的基本属性决定了不能用线性思维的方式和精确计算的方法进行图谱的辨认与判断，只能通过图谱概貌的准确辨认解决待测样品与标准品的相似性问题。

中药指纹图谱的建立，首先要准确选择样品的检测方法，从理论上讲，色谱方法、光谱方法及波谱方法均可用于制定中药指纹图谱，但在实际操作中应优先考虑采用色谱方法。一般对挥发性成分可采用气相色谱检测；对非挥发性成分可采用高效液相色谱检测；对于一些成分简单、在薄层色谱上分离较好的供试品，则可采用薄层扫描检测。选择的方法必须注意样品所含化学成分的特性，并应进行相应的方法学考察，要有良好的重现性、专属性以及可行性，这样在中药质量控制中才具有推广应用的价值。

目前，中药指纹图谱的辨认与判断尚无统一的指标体系，人们正在努力探索，试图建立相应的标准，以规范指纹图谱的应用。针对图谱所具有的基本属性，在实验条件确定后，应根据图谱所提供的各种信息，如峰的位置、面积、指纹区面貌等特征，综合归纳对照分析，从而进行准确辨认与判断。最常用的方法是直观比较对照，也可引入相对保留指数及共有峰、重叠峰、N强峰等量化参数，以提高辨认与判断的准确性。

为了更全面地体现中药指纹图谱的整体性，把图谱之间的相似性作为辨认和判断指标具有重要意义。指纹图谱的相似性从整体出发，既考虑图谱的整体面貌，即考虑图谱中具有指纹意义峰的数目、位置和顺序、各峰之间的大致比例，并注意各峰之间相互存在的依存关系，又把图谱中具有指纹意义峰的总积分值作量化比较。这种评价方式更贴近指纹图谱在中药质量控制中应用的要求。实际应用时，相似性一般用"相似度"表达，通过相应的计算机软件，处理指纹图谱中提供的所需信息，可计算出图谱间"相似度"，作为辨认与判断的依据。具体操作可参考相关文献。

（五）中药注射剂指纹图谱的技术要求

中药注射剂指纹图谱是指中药注射剂经适当处理后，采用一定的分析手段，得到的能够标示该注射剂特性的共有峰的图谱。以有效部位或中间体投料的中药注射剂，还需制定有效部位或中间体的指纹图谱。

1. 指纹图谱的检测标准　包括供试品和参照物的制备、检测方法、指纹图谱及技术参数。有关项目的技术要求如下：

（1）供试品的制备　根据注射剂、有效部位或中间体中所含有效成分的理化性质和检测方法的需要，选择适宜的方法进行供试品制备。制备方法必须确保该注射剂、有效部位或中间体主要化学成分在指纹图谱中的再现。

（2）参照物的制备　制备指纹图谱必须设立参照物。应根据供试品中所含化学成分的性质，选择适宜的对照品作为参照物；如果没有适宜的对照品，可选择适宜的内标物作为参照物。参照物的制备应根据检测方法的需要，选择适宜的方法。

（3）测定方法　包括测定方法、仪器、试剂、测定条件等。应根据注射剂、有效部位或中间体所含化学成分的理化性质，选择适宜的检测方法。建议优先考虑色谱方法。对于成分复杂的注射剂、有效部位和中间体，特别是复方中药注射剂，必要时可以考虑采用多种检测方法，建立多张指纹图谱。制定指纹图谱所采用的色谱柱、薄层板、试剂、测定条件等必须固定。采用光谱方法制定指纹图谱，相应的测定条件也必须固定。

（4）指纹图谱及技术参数

①指纹图谱：根据供试品的检测结果，建立指纹图谱。采用高效液相色谱法和气相色谱法制定指纹图谱，其指纹图谱的记录时间一般为1小时；采用薄层扫描法制定指纹图谱，必须提供从原点至溶剂前沿的图谱；采用光谱方法制定指纹图谱，必须按各种光谱的相应规定提供全谱。对于化学成分类型复杂的中药注射剂、有效部位和中间体，特别是中药复方注射剂，必要时建立多张指纹图谱。指纹图谱的建立应根据

10 批次以上供试品的检测结果所给出的相关参数，制定指纹图谱。

②共有指纹峰的标定：根据 10 批次以上供试品的检测结果，标定共有指纹峰。色谱法采用相对保留时间标定指纹峰，光谱法采用波长或波数标定指纹峰。色谱峰的相对保留时间根据参照物的保留时间计算。

③共有指纹峰面积的比值：以对照品作为参照峰的指纹图谱，以参照物峰面积作为 1，计算各共有峰面积与参照物峰面积的比值；以内标物作为参照物的指纹图谱，则以共有指纹峰中其中一个峰（要求峰面积相对较大、较稳定的共有峰）的峰面积作为 1，计算其他各共有指纹峰面积的比值。各共有指纹峰的面积必须相对固定。供试品图谱中各共有峰面积的比值与指纹图谱中各共有峰面积的比值比较，保留时间小于或等于 30 分钟的共有峰，单峰面积占总峰面积大于或等于 20% 的共有峰，其差值不得大于 ±20%；单峰面积占总峰面积大于或等于 10%，而小于 20% 的共有峰，其差值不得大于 ±25%；单峰面积占总峰面积大于或等于 5%，而小于 10% 的共有峰，其差值不得大于 ±30%；单峰面积占总峰面积小于 5% 的共有峰，峰面积比值不作要求，但必须标定相对保留时间。保留时间超过 30 分钟的共有峰，单峰面积占总峰面积大于或等于 10% 的共有峰，按上述规定执行；单峰面积占总峰面积小于 10% 的共有峰，峰面积比值不作要求，但必须标定相对保留时间。未达基线分离的共有峰，应计算该组峰的总峰面积，以其作为峰面积，同时标定该组各峰的相对保留时间。以光谱方法制定指纹图谱，参照色谱方法的相应要求执行。

④非共有峰面积：供试品图谱与指纹图谱比较，非共有峰总面积不得大于总峰面积的 5%。

⑤中药、有效部位、中间体和注射剂指纹图谱之间的相关性：为了确保制备工艺的科学性和稳定性，应根据中药、有效部位、中间体和注射剂的指纹图谱，标定各图谱之间的相关性。

2. 起草说明　目的在于说明制定指纹图谱检测标准中各个项目的理由，规定各项目指标的依据、技术条件和注意事项等，既要有理论解释，又要有实践工作的总结及实验数据。具体要求如下：

（1）供试品的制备　应说明选用方法的依据。如供试品需要提取、纯化，应考察提取溶剂、提取方法、纯化方法等，提取、纯化方法应力求最大限度地保留供试品种的化学成分。

（2）参照物的制备　应说明参照物的选择和试验样品制备的依据。应根据供试品中所含成分的性质，选择适宜的对照品或内标物作为参照物。参照物的制备应根据检测方法的需要，选择适宜的方法进行，并说明制备理由。

（3）检测方法　根据供试品的特点和所含化学成分的理化性质选择相应的检测方法。应说明选择检测方法的方法学考察资料和相关图谱（包括稳定性、精密度和重现性）。对于所含成分类型较多的中药注射剂，一种检测方法或一张图谱不能反映该注射剂、有效部位和中间体的固有特性，必要时可以考虑采用多种检测方法或一种检测方法的多种测定条件，制备多张指纹图谱。制定指纹图谱所采用的色谱柱、薄层板等必须固定厂家和型号、规格，试剂、测定条件等也必须相应固定。采用光谱法建立指纹图谱，其相应的检测条件也必须固定。检测方法也要进行精密度、重现性的考察，采用的方法和得到的结果均应符合有关规定的要求。

（4）指纹图谱及技术参数

①指纹图谱：根据供试品图谱所给出的相关参数，制定指纹图谱，采用阿拉伯数字标示共有峰，用 "S" 标示参照物的峰。采用高效液相色谱法和气相色谱法制定指纹图谱，应提供 2 小时的记录图，以考察 1 小时以后的色谱峰情况。提供建立指纹图谱的有关数据，包括各共有峰的相对保留时间，各共有峰面积的比值。采用光谱方法建立的指纹图谱，也必须提供相应的数据。

②共有指纹峰的标定：应根据 10 批次以上供试品图谱的检测结果，标定中药注射剂、有效部位和中间体的共有指纹峰。说明标定共有指纹峰的理由，并附各批供试品的图谱。

③共有指纹峰面积的比值：应根据 10 批次以上供试品图谱中共有指纹峰面积的比值，计算平均比值，列出各批供试品的检测数据。

④非共有峰面积：计算 10 批次以上供试品图谱中非共有峰面积及占总峰面积的百分比，列出各批供试

品的检测数据。

⑤中药、有效部位、中间体和注射剂指纹图谱之间的相关性：应根据中药、有效部位、中间体和注射剂的指纹图谱，标定各指纹图谱之间的相关性。必要时可采用加入某一中药、有效部位或中间体的供试品或制备某一中药、有效部位或中间体阴性供试品的方法标定各指纹图谱之间的相关性。提供相关性研究的指纹图谱。

⑥中试产品的指纹图谱：申报临床的中药注射剂必须提供 3 批以上中试产品的指纹图谱，申报生产的中药注射剂必须提供 10 批以上中试产品的指纹图谱。

（5）中药注射剂指纹图谱检测标准（草案）书写格式　本项内容包括：①供试品的制备；②对照品溶液和内标物溶液的制备；③测定方法（包括仪器、试剂、测定条件和测定方法）；④指纹图谱及各项技术参数；⑤起草说明；⑥有效部位或中间体的指纹图谱检测标准及起草说明。

第七节　输液剂与血浆代用液

一、输液剂的特点与种类

输液剂是指由静脉滴注输入体内的大剂量注射液，俗称大输液。

输液剂的使用剂量大，可直接进入血循环，故能快速产生药效，是临床救治危重和急症病人的主要用药方式。其作用多样，适用范围广，临床主要用于纠正体内水和电解质的紊乱，调节体液的酸碱平衡，补充必要的营养、热能和水分，维持血容量。也常把输液剂作为一种载体，将多种注射液如抗生素、强心药、升压药等加入其中供静脉滴注，以使药物迅速起效，并维持稳定的血药浓度，确保临床疗效的发挥。

目前临床上常用的输液剂可分为：

1. 电解质输液　用于补充体内水分、电解质，纠正体内酸碱平衡等。如氯化钠注射液、复方氯化钠注射液、乳酸钠注射液等。

2. 营养输液　用于补充供给体内热量、蛋白质和人体必需的脂肪酸和水分等。如葡萄糖注射液、氨基酸输液、脂肪乳剂输液等。

3. 胶体输液　这是一类与血液等渗的胶体溶液，由于胶体溶液中的高分子不易通过血管壁，可使水分较长时间在血液循环系统内保持，产生增加血容量和维持血压的效果。胶体输液有多糖类、明胶类、高分子聚合物等。如右旋糖酐、淀粉衍生物、明胶、聚维酮等。

二、输液剂的质量要求

输液剂的质量要求基本上与注射剂是一致的。但由于输液剂的注射量大，又是直接注入静脉，因而质量要求更为严格。

1. 应调节适宜的 pH　输液剂的 pH 值应力求接近人体血液的 pH 值，避免 pH 值过低过高引起机体酸碱中毒。

2. 应具有适宜的渗透压　输液剂的渗透压应调节成等渗或略偏高渗，一般不能配成低渗溶液。低渗溶液的大量输入可产生溶血现象。

3. 澄明度应符合有关规定　输液剂中不得含有可见的异物，同时也要控制微粒数。

4. 应无菌、无热原、无毒性 输液剂输入体内不应引起血象异常变化，不得有溶血、过敏和损害肝、肾功能等毒副反应。

5. 输液剂中不得添加任何抑菌剂。

三、输液剂的制备

（一）输液剂制备的工艺流程

输液剂制备的一般工艺流程如下：

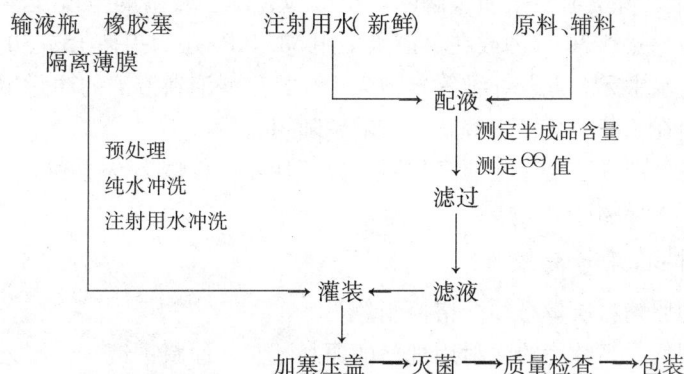

```
   输液瓶  橡胶塞        注射用水(新鲜)        原料、辅料
      隔离薄膜                    │                │
                                  └──────┬─────────┘
                                      配液
         预处理                        │测定半成品含量
         纯水冲洗                      ↓测定 pH 值
         注射用水冲洗                 滤过
                                       │
              └──────────→ 灌装 ←── 滤液
                            │
                   加塞压盖 ──→ 灭菌 ──→ 质量检查 ──→ 包装
```

（二）输液容器与包装材料处理

输液剂的容器有输液瓶、无毒软性聚氯乙烯塑料袋和聚丙烯塑料瓶。我国目前仍以输液瓶为主。

1. 输液瓶 该容器以硬质中性玻璃为材料，应无色透明，并具耐酸、耐碱、耐水和耐药液侵蚀的性能，经高压灭菌及长时间贮藏不应产生脱片，运输过程不易破碎，外观应光滑均匀、端正、无条纹、无气泡、无毛口。

（1）新瓶的处理 先用常水冲洗除去表面的灰尘和内壁的污垢，倒置沥干。用清洁液处理荡遍容器内壁，放置，临用前先用常水冲去清洁液，再用注射用水冲洗，灌注药液前用滤过的注射用水倒冲，即用。清洗时也可用碱溶液处理，但由于碱对玻璃的腐蚀作用较大，故与玻璃容器接触时间不宜过长，荡洗后应立即冲洗。

（2）回收旧瓶的处理 先将容器浸泡，用合成洗涤剂或肥皂水刷洗表面和内壁，自来水冲洗干净，以后再按新瓶处理方法洗涤。

药厂大量生产时，多用冲瓶机洗刷输液瓶，一般顺序是：70℃左右2%氢氧化钠或3%碳酸钠溶液冲洗→自来水冲洗→注射用水冲洗→滤过的注射用水冲洗→备用。

塑料袋和塑料瓶的处理，一般是先灌入已滤过的注射用水，热压灭菌，临用时再用滤过的注射用水荡洗3次，即可灌装药液。

2. 橡胶塞 橡胶塞对输液剂的澄明度影响很大。应具有较高的化学稳定性和较小的吸附性，富有弹性和柔曲性，表面光滑，不易老化，并能耐高温高压灭菌。

输液剂包装应使用新的橡胶塞，其处理方法是：先用0.2%氢氧化钠溶液浸泡2小时，除去表面的硫化物及硬脂酸，用水搓洗后，再用 10% 盐酸煮沸 1 小时左右，除去表面的氧化锌、碳酸钙等，再用水反复搓洗干净，并用蒸馏水冲洗，最后用注射用水煮沸 30 分钟，加塞前用滤过的注射用水随冲随塞。

3. 隔离薄膜 为防止药液同橡胶塞直接接触，在橡胶塞下还要衬垫隔离薄膜。目前，常用的隔离薄膜有聚酯（涤纶）薄膜和聚丙烯薄膜，前者适用于微酸性药液，后者适用于微酸或微碱性药液。

聚酯薄膜的处理：将薄膜刷去细屑，捻开，置于含 0.9% 氯化钠的 85% 乙醇的滤清溶液中浸泡 12 小时以上，除去有机杂质及解除静电效应，洗去吸附的尘埃，漂洗干净，然后放入滤过的蒸馏水中，煮沸 30 分钟或在蒸馏水中用 68.7kPa 压力灭菌 15～30 分钟，并用滤过的注射用水漂洗至水中无白点、纤维等异物为止，最后浸泡在澄清的注射用水中备用。因聚酯薄膜长时间浸泡在乙醇中会发生酵解，应随洗随用。

聚丙烯薄膜的处理方法与聚酯薄膜相同，但不加热，仅以 10% 盐酸浸泡 12 小时，然后用注射用水漂洗至无异物即可。

（三）原辅料的质量要求

输液剂所用的原辅料质量必须严格控制。

输液剂应选用优质高纯度的注射用规格的原料配制。原料不纯，含有杂质，均有可能影响成品的质量，有的还会在注射后产生副作用。若有时不易获得专供注射用规格的原料，医疗上又急需而只能采用高纯度化学试剂时，应按《中国药典》规定项目，进行质量检验，特别是应严格控制水溶性钡、砷、汞、铅等有毒物质的含量，必要时要作相应的安全试验，证明符合要求后方可选择应用。

每批原料使用前应检查包装是否严密，有否受潮、发霉、变质等现象。如发现有包装破损、原料受潮、霉变等问题，该批原料则不能使用。否则会因原料污染热原而影响输液质量。有些利用微生物发酵方法制得的原料（如右旋糖酐），还应根据实际情况进行异性蛋白测定和安全试验，以确保临床使用安全。

输液剂配制所用的溶剂必须是符合要求的新鲜注射用水。

输液剂配制过程中，涉及的其他辅料，也应按注射用规格的要求进行选择。如用以除去溶液中的热原、色素、胶体微粒等杂质并兼有助滤作用的活性炭，要选择针用规格（767 型针用炭）。市售药用炭因含硫化物及重金属较多，需纯化处理，符合针用规格要求后才能使用。

（四）配液与滤过

输液剂的配制多采用带有夹层的不锈钢或搪瓷玻璃罐，可以加热，还带有搅拌装置。使用前，配制用具和容器要认真洗涤，防止热原污染；使用后，相关的器具也要及时洗净。

输液剂的配制方法一般有两种。

1. 浓配法 凡原料质量虽符合规定标准，但溶解后澄明度较差者可用此法。配制时，先将药物配成浓溶液，如葡萄糖配成 50%～70% 浓度，氯化钠配成 20%～30% 浓度，加活性炭煮沸吸附后，滤过，再用滤清的注射用水稀释至所需浓度。本法可除去部分在高浓度溶液中不溶解的杂质。

2. 稀配法 凡原料质量较好，溶解后成品澄明度合格率较高的可用此法。配制时，将原料直接溶解于注射用水配成所需浓度，加活性炭吸附处理后，药液再经粗滤、精滤，即可供灌装。

配制输液剂时用活性炭处理药液，可有效吸附热原、色素和其他杂质，活性炭必须选用纯度高的针用规格，同时还要考虑温度、pH、用量等操作条件，一般采用加热煮沸，再冷却至40℃～50℃时滤过的方法。活性炭在酸性溶液中吸附力最强，在碱性溶液中有时会出现"胶溶"或脱吸附作用。活性炭的用量一般为溶液总量的0.02%～0.5%，吸附时间20～30分钟，效果良好，分次吸附法比一次吸附法效果更好。

输液剂的滤过是除去药液中的杂质，保证输液质量的重要操作步骤之一，必须选择适当的滤材、滤器和滤过方法。

输液的滤过方法、滤过装置与一般注射剂相同，多采用加压滤过法，效果较好。滤过时可分预滤与精滤两步进行。用陶质砂滤棒、垂熔玻璃滤器、板框式压滤机或微孔钛滤棒等作为滤过材料进行预滤，操作时，可在滤棒上先吸附一层活性炭，并在滤过开始后，反复进行回滤直到滤液澄明合格为止，滤过过程中，不要随便中断操作，以免冲动滤层，影响滤过质量。精滤多采用微孔滤膜作为滤过材料，常用滤膜的孔径为0.65μm或0.8μm，也可采用双层微孔滤膜，上层为3μm微孔膜，下层为0.8μm微孔膜。经精滤处理后的药液，即可进行灌装。目前，输液剂生产时也有将预滤与精滤同步进行的，采用加压三级滤过装置，即砂滤棒-垂熔玻璃滤球-微孔滤膜。三级滤过装置通过密闭管道连接，既提高了滤过效率，也保证了滤液的质量。

（五）灌封与灭菌

药液滤过后，澄明度合格即可灌装于容器中。常用输液瓶灌封的工序由灌注、加隔离薄膜、盖橡胶塞和轧铝盖四步组成。四步工序必须按规程操作，连续完成。

目前，工厂生产输液剂多采用自动灌封机灌封，此设备集冲洗输液瓶、灌装、加塞、轧口等多种操作工序于一体，整个灌封过程实行了联动化，提高了工作效率和产品质量。

灌封完成后，应进行封口检查，对于轧口不紧松动的输液瓶，应剔出处理，以免灭菌时冒塞或贮存时成品变质。

输液剂灌封后，应及时进行灭菌处理，一般灭菌过程应在4小时内完成。灭菌时，采用热压灭菌法，即115℃、68.7kPa〔0.7kg·（cm²）$^{-1}$〕维持30分钟，也可根据成品容量的大小，酌情确定灭菌条件，以保证灭菌质量。对于塑料袋装输液剂的灭菌条件通常为109℃45分钟或111℃30分钟。

（六）质量检查与包装

按《中国药典》规定，输液剂的质量检查项目有澄明度及微粒检查、热原检查、无菌检查、含量测定、pH值测定及检漏等。检查方法应按《中国药典》或有关规定执行。

输液剂的成品应澄明，不得含有可见的异物，如白点、浑浊、纤维、玻璃屑、色点及其他异物。目前常采用人工目力检查。但由于人的肉眼无法检出输液中小于50μm的微粒，因而国内外普遍采用光电仪检查，如微孔滤膜－显微镜法、电阻计数法（库尔特计数仪）、光阻计数法和激光计数法，以检查并限量控制输液剂中微粒的数量。

澄明度检查时，若发现有崩盖、歪盖、松盖、漏气、隔离薄膜脱落的成品，也应及时挑出剔除。

输液剂的热原检查、无菌检查、含量测定、pH 值测定均应按具体的规定进行。经检查确认成品质量合格后，应及时贴上印有品名、规格、批号、生产单位的标签，然后装箱入库。

（七）举例

例1　5%（10%）葡萄糖注射液

［处方］　注射用葡萄糖 50g（100g），1% 盐酸适量，注射用水加至 1000ml。

［制法］　取处方量葡萄糖，加入煮沸的注射用水中，使成 50%～70% 浓溶液，加盐酸适量调节 pH 至 3.8～4.0，加活性炭 0.1%～0.2%（g·ml^{-1}）混匀，煮沸 20～30 分钟，趁热滤除活性炭，滤液中加入注射用水至 1000ml，测定 pH 值、含量，合格后，经预滤及精滤处理，灌装，封口，115℃、68.7kPa 热压灭菌 30 分钟即得。

［性状］　本品为无色的澄明液体。

［作用与用途］　具有补充体液、营养、强心、利尿、解毒作用。用于大量失水、血糖过低等。

［用法与用量］　静脉注射，每日 500～1000ml，或遵医嘱。

［注］

（1）葡萄糖注射液有时会产生絮凝状沉淀或小白点，一般是由于原料不纯或滤过时漏炭等原因所致。通常采用浓配法，并加入适量盐酸，中和蛋白质、脂肪等胶粒上的电荷，使之凝聚后滤除，同时在酸性条件下加热煮沸，可使糊精水解、蛋白质凝集，通过加适量活性炭吸附除去。上述措施可提高成品的澄明度。

（2）葡萄糖注射液不稳定的主要表现为溶液颜色变黄和 pH 值下降。成品的灭菌温度愈高、时间愈长，变色的可能性愈大，尤其在 pH 值不适合的条件下，加热灭菌可引起显著变色。葡萄糖溶液的变色原因，一般认为是葡萄糖在弱碱性溶液中能脱水形成 5－羟甲基呋喃甲醛（5－HMF），5－HMF 再分解为乙酰丙酸和甲酸。同时形成一种有色物质。其反应过程如下：

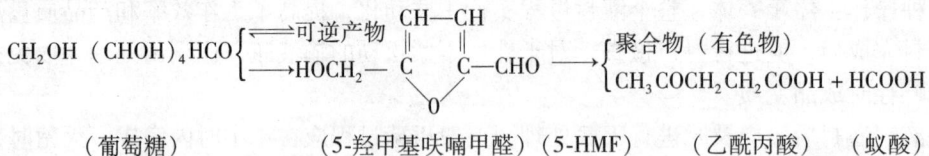

（葡萄糖）　　　（5-羟甲基呋喃甲醛）(5-HMF)　　（乙酰丙酸）　　（蚁酸）

颜色的深浅与 5－HMF 产生的量成正比。pH3.0 时葡萄糖分解最少，故配液时用盐酸调节 pH 值至 3.8～4.0，同时严格控制灭菌温度和受热时间，使成品稳定。

例2　0.9%氯化钠注射液

［处方］　注射用氯化钠 9g，注射用水加至 1000ml。

［制法］　取处方量氯化钠，加注射用水至 1000ml，搅匀，滤过，灌装，封口，115℃、68.7kPa 热压灭菌 30 分钟即得。如氯化钠质量差，可先配成 20%～30% 的浓溶液，加适量活性炭，煮沸 20～30 分钟，粗滤除去活性炭，加注射用水至全量，精滤，灌装，灭菌，即可。

［性状］　本品为无色的澄明液体。

［作用与用途］　　为电解质补充剂。用于治疗因大量出汗、剧泻、呕吐等所致的脱水，或用于大量出血与手术后补充体液。

［用法与用量］　　静脉滴注，常用量为 500～1000ml。

［注］

（1）本品 pH 值应为 4.5～7.5。

（2）本品久贮后对玻璃有浸蚀作用，产生具有闪光的硅酸盐脱片或其他不溶性的偏硅酸盐沉淀。一旦出现则不能使用。

（3）本品对水肿与心力衰竭患者慎用。

四、输液剂质量问题讨论

输液剂的质量要求比较高，目前质量方面存在的主要问题是澄明度问题和热原问题，应引起充分的注意。

（一）澄明度及微粒问题

输液剂中除了应当注意肉眼可见的异物以外，还应重视粒径在 50μm 以下细小微粒的存在。近年来，越来越多的报告发现，输液剂中存在的异物和细小微粒，在临床上会对人体造成严重的危害。由于异物微粒是一种不能代谢的物质，较大的微粒，可造成局部循环障碍，引起血管栓塞；微粒过多，可造成局部堵塞和供血不足，组织缺氧而产生水肿和静脉炎；异物侵入组织，由于巨噬细胞的包围和增殖引起肉芽肿。此外，微粒还可引起过敏反应或热原样反应。因此，为保证用药安全，必须从生产、贮存和使用三个方面考虑除去异物，减少微粒的数量，提高输液剂的澄明度。

在输液剂生产过程中，由于操作环境洁净度差、容器和管道不净、原辅料不纯、注射用水的质量不佳以及包装材料不洁和脱落等问题，都会导致成品的澄明度不合格。要分析问题产生的原因，采取针对性的措施予以解决。一般通过采用层流净化空气技术，提高配液室空气的洁净程度，选择符合要求的原料、辅料和包装材料以及使用微孔滤膜滤过药液等综合措施，可明显提高输液剂的澄明度。

输液剂在贮存过程中也会出现异物，主要原因是容器的封口不严，玻璃瓶质量不佳，药液长期浸蚀玻璃等原因所致。可通过改进输液剂的封口工艺，提高玻璃容器的质量加以解决。另外，输液剂应贮存在冷暗处，并避免横卧或倒置，否则药液易透过隔离薄膜与橡胶塞接触，造成澄明度与微粒数不合格。

输液剂在使用过程中，由于注射装置不净，无菌操作不严，或者药液配伍不当也容易产生澄明度与微粒数不合格问题。目前，在临床使用的一次性全套输液器，包括插管、导管、调速装置、加药装置、末端滤过、针头等，在输液器出厂前还进行了灭菌处理，这为使用过程中解决澄明度与微粒数不合格问题创造了有利条件。

（二）热原问题

输液剂的热原反应，在临床上时有发生。引起反应的原因主要是药液中污染了热原，或因药物本身（如含异性蛋白的药液）的因素。解决热原问题，一方面要加强生产过程的控制，另一方面也要杜绝使用过程中的污染。有关热原的污染途径及防止污染的方法，详见本章第二节。

五、血浆代用液

血浆代用液或称血浆扩张剂，是指与血浆等渗而无毒的胶体溶液。静脉注射代血浆能暂时维持血压或增加血容量，可用于因出血、烫伤、外伤所引起的休克或失血之症，但不能代替全血。

（一）血浆代用液的质量要求

（1）溶液的渗透压应与血浆相近。

（2）无毒性，无蓄积作用，不发生发热、抗原性、过敏性或其他反应。

（3）在血液循环系统中，能保留较长的时间，半衰期在 5～7 小时，无利尿作用。

（4）在血液中停留期间，不影响人体组织与血液正常的生理功能。

（5）溶液 pH 值应在 6～8 之间，其中所含的电解质不得超过下列浓度：钾 $6mmol \cdot L^{-1}$，钠 $156mmol \cdot L^{-1}$，钙 $3mmol \cdot L^{-1}$，镁 $1.5mmol \cdot L^{-1}$，无机磷 $1.4mmol \cdot L^{-1}$，氯离子 $110mmol \cdot L^{-1}$。

（6）无菌，无热原反应。

（7）性质稳定，能经受较高温度的灭菌。

（二）血浆代用液的种类

血浆代用液由高分子聚合物制成。目前，在临床上常用的有以下几类：

（1）多糖类　包括右旋糖酐、淀粉衍生物、缩合葡萄糖等。

（2）蛋白质类　包括变性明胶、氧化明胶、聚明胶等。

（3）合成高分子聚合物类　包括聚维酮、氧乙烯-聚丙烯二醇缩合物等。

（三）举例

例　右旋糖酐注射液

[处方]　右旋糖酐60g，氯化钠9g，注射用水加至1000ml。

[制法]　取右旋糖酐配成15%的浓溶液，加1.5%活性炭，煮沸约30分钟，用砂滤棒压滤脱炭，加注射用水至1000ml，加入氯化钠溶解，调整pH4.4～4.9，再加0.05%活性炭搅拌，加热至70℃～80℃，用活性炭打底的砂滤棒滤过至澄明，分装，用112℃热压灭菌30分钟，即可。

[作用与用途]　本品为血管扩张药。能提高血浆胶体渗透压，增加血浆容量，维持血压。常用于治疗外科性休克、大出血、烫伤及手术休克等，用以代替血浆。

[用法与用量]　本品专供静脉注射，注入人体后，血容量增加的程度超过注射同体积的血浆。每次注射用量不超过1500ml，一般是500ml，每分钟注入20～40ml，在15～30分钟左右注毕全量。

[注]

（1）右旋糖酐是蔗糖发酵后生成的葡萄糖聚合物，其通式为 $(C_6H_{10}O_5)_n$，按分子量不同分为高分子量（10万～20万）、中分子量（4.5万～7万）、低分子量（2.5万～4.5万）和小分子量（1万～2.5万）4种。分子量愈大，体内排泄愈慢。目前，临床上主要用中分子量和低分子量的。

（2）右旋糖酐经生物合成法制得，易夹带热原，故制备时活性炭的用量较大。

（3）本品溶液黏度高，需在较高温度时加压滤过。

（4）本品灭菌一次，其分子量下降 3000～5000，灭菌后应尽早移出灭菌锅，以免色泽变黄，应严格控制灭菌温度和灭菌时间。

（5）本品在贮存过程中，易析出片状结晶，主要与贮存温度和分子量有关，在同一温度条件下，分子量越低越容易析出结晶。

第八节 粉针剂与其他注射剂

一、粉针剂

粉针剂为注射用无菌粉末的简称。凡对热不稳定或在水溶液中易分解失效的药物，如一些抗生素、医用酶制剂及生化制品，由于不能制成水溶性注射液或不适宜加热灭菌，均需用无菌操作法制成粉针剂，临用前加适当溶剂溶解、分散供注射用。近年来，为提高中药注射剂的稳定性，将某些中药注射剂制成粉针剂供临床应用，收到满意的效果，如双黄连粉针剂、茵栀黄粉针剂等。

粉针剂的生产必须在无菌室内进行。其质量要求与溶液型注射剂基本一致，其质量检查应符合《中国药典》2005 年版的各项检查。

（一）粉针剂的制备

粉针剂的制备方法有 2 种，即无菌粉末直接分装法和无菌水溶液冷冻干燥法。

1. 无菌粉末直接分装法

（1）原材料准备 对直接无菌分装的原料，应了解药物粉末的理化性质，测定物料的热稳定性，临界相对湿度，粉末的晶形和松密度，以便确定适宜的分装工艺条件。

无菌原料可用灭菌溶剂结晶法、喷雾干燥法或冷冻干燥法制得，必要时进行粉碎和过筛。

（2）容器的处理 安瓿或小瓶、橡胶塞处理及相应的质量要求同注射剂和输液剂。各种分装容器洗净后，需经干热灭菌或红外线灭菌后备用。已灭菌好的空瓶应存放在有净化空气保护的贮存柜中，存放时间不超过 24 小时。

（3）分装 分装必须在高度洁净的灭菌室中按照灭菌操作法进行。根据分装药物的性质控制分装条件。分装后，小瓶立即加塞并用铝盖密封，安瓿也应立即熔封。

（4）灭菌 对能耐热品种，可选用适宜灭菌方法进行补充灭菌，以保证用药安全。对不耐热品种，应严格无菌操作，控制无菌分装过程中的污染，成品不再灭菌处理。

2. 灭菌水溶液冷冻干燥法 冷冻干燥法是先将药物配制成注射溶液，再按规定方法进行除菌滤过，滤液在无菌条件下立即灌入相应的容器中，经冷冻干燥，除去容器中药液的水分，得干燥粉末，最后在无菌条件下封口即得。

本法制得的粉针剂，常会出现含水量过高、喷瓶、产品外观萎缩或成团等问题。这些问题可通过改进冷冻干燥的工艺条件或添加适量的填充剂得到解决。目前，粉针剂中常用的填充剂（也称为支架剂）主要有葡萄糖、甘露醇、氯化钠等。

（二）举例

例　注射用双黄连（冻干）

本品为金银花、连翘、黄芩提取物的无菌粉末。

［处方］　金银花 2500g，连翘 5000g，黄芩 2500g，制成 1000 瓶。

［制法］　取金银花提取物和连翘提取物，用注射用水约 8000ml 加热溶解，并添加注射用水至 10000ml，冷藏 24 小时，上清液滤过，超滤，超滤液中加入黄芩苷粉末，调至 pH6.5～7.0，加热煮沸 15 分钟，冷藏 48 小时，上清液滤过，滤液浓缩至密度为 1.35（热测），分装成 1000 瓶，冷冻干燥，压盖密封即得。

［性状］　本品为黄棕色无定形粉末或疏松固体状物；味苦、涩；有引湿性。

［功能与主治］　清热解毒，辛凉解表。用于治疗急性上呼吸道感染、急性支气管炎、急性扁桃体炎、轻型肺炎等症。

［用法与用量］　静脉滴注。临用前，先以适量注射用水充分溶解，再用生理盐水或 15% 葡萄糖注射液 500ml 稀释。每次每公斤体重 60mg，每日一次，或遵医嘱。

［注］

(1) 配制注射剂所用金银花提取物、连翘提取物均以水煎醇沉法制得。

(2) 配制注射剂所用黄芩苷粉末，用水煎法提取，并经酸碱法纯化处理制得。

(3) 用高效液相色谱法测定成品中绿原酸和黄芩苷的含量，作为质量控制指标。

二、混悬液型注射剂

将不溶性固体药物分散于液体分散介质中制成的，可供肌内注射或静脉注射的药剂称为混悬液型注射剂。对于无适当溶剂可溶解的不溶性固体药物，或在水溶液中不稳定而制成的水不溶性衍生物，或希望固体微粒在机体内定向分布及需要长效的药物均可采用适当的方法制成混悬液型注射剂。

（一）混悬液型注射剂的质量要求

混悬液属固液分散的不稳定体系，混悬液型注射剂的质量要求除了应符合一般注射剂的规定以外，必须注意分散微粒的大小及微粒在分散介质中的分散程度，以确保体系的稳定。一般注射剂，混悬颗粒应小于 15μm，15～20μm 的颗粒应不超过 10%。供静脉注射用的注射剂，其混悬颗粒应更小，2μm 以下的颗粒应占 99%，否则易引起静脉栓塞。混悬颗粒应具有良好的分散性和通针性，在分散介质中不能沉降太快。贮存期间一旦下沉，经振摇即可重新分散而无结块现象。

（二）混悬液型注射剂的制备

混悬液型注射剂的制备与一般混悬剂的制法相似。首先应根据药物的性质及注射剂给药的要求，选择合适的溶剂、润湿剂与助悬剂。溶剂一般选用注射用水或注射用油；制备水性混悬剂所需的润湿剂，一般选用聚山梨酯－80，常用量为 0.1%～0.2%（g·ml^{-1}）；助悬剂一般选用羧甲基纤维素钠、甲基纤维素、低聚海藻酸钠等，用量为 0.5%～1%。

混悬液型注射剂中固体药物的分散方法有微粒结晶法、机械粉碎法、溶剂化合物法。制备时将药物微晶混悬于含有稳定剂（润滑剂及助悬剂）的溶液中，用超声波处理使其分散均匀，滤过，调 pH，灌封，灭菌即得。

（三）举例

例 喜树碱混悬注射液

本品为喜树碱的灭菌混悬液。

[处方] 喜树碱 2.5g，聚山梨酯 – 80 10ml，注射用水加至 1000ml。

[制法] 称取喜树碱置容器中，加蒸馏水 250ml，在搅拌下缓缓加入 1mol·L^{-1} 氢氧化钠溶液 15ml，置水浴加热至 60℃~80℃，待全部溶解后，经 4 号垂熔玻璃漏斗滤过，滤液中加聚山梨酯 – 80，控制溶液的温度在 25℃，搅拌下滴加 1mol·L^{-1} 盐酸溶液 15ml，使喜树碱全部析出，此时药液的 pH 值在 2 左右，用布氏漏斗滤过，以蒸馏水洗去沉淀中过量的酸，至洗液 pH 值达 5.5 左右为止，静置，收集沉淀物，在沉淀物中加注射用水 500ml，搅拌使沉淀物分散均匀，然后经超声波处理 5~10 分钟。取样进行含量测定及颗粒检查，根据含量测定结果，用注射用水稀释至每 1ml 含喜树碱 2.5mg，搅拌后用 3 号垂熔玻璃漏斗滤过，通氮气条件下，灌封，80℃灭菌 40 分钟即可。

[性状] 本品为微粒分散均匀的混悬型液体。

[作用与用途] 本品采用微粒结晶，使微粒能通过静脉进入体内，作为异物被潴留于网状内皮组织丰富的部位。静脉注射本品后，2μm 以下的喜树碱微粒经肝脏吞噬，即贮存于肝组织内，然后缓慢释放，故药物作用时间较长。主要用于原发性肝癌的治疗。

[用法与用量] 一次 5mg，以生理盐水稀释后作静脉注射，一周 2 次，100mg 为一疗程。

[注]

（1）喜树碱为珙桐科喜树（*Camptotheca acuminata* Decne.）提取的生物碱，具有抗癌活性，对白血病、胃癌、肠癌、肝癌均有一定疗效，但毒性大，安全范围小。

（2）喜树碱不溶于水，因具内酯结构，可被碱化开环，转为钠盐而溶于水，遇酸仍可环合析出。

（3）为降低喜树碱毒性，延长疗效，配制成混悬液型注射剂。用于肝癌时，不溶性固体微粒能富集于肝脏病变部位，增强疗效。机体其他部位分布相应减少，可降低毒性。

三、乳状液型注射剂

乳状液型注射剂是以难溶于水的挥发油、植物油或溶于脂肪油中的脂溶性药物为原料，加入乳化剂和注射用水经乳化制成的供注射给药的乳状液。有油/水（O/W）型与水/油（W/O）型或水/油/水（W/O/W）型复乳。

乳状液型注射剂应无菌，无毒，无热原，具有适宜的 pH 值，分散相微粒大小在 1~10μm 范围内，W/O 型及 O/W 型注射剂可供肌内或组织注射用。外相为水的乳状液可作静脉注射，但微粒大小必须严格控制，一般应≤1μm，而且大小均匀，能耐高压灭菌，化学和生物学稳定性好。此类供静脉注射用乳状液，近年来在临床应用中有所增加，除作为补充能量外，还具有对某些脏器的定向分布作用和淋巴系统的指向性，因此，将抗癌药物制成乳状液型注射剂供静脉注射应用，可提高药物的抗癌疗效。

（一）静脉乳剂原辅料的质量要求与选用

乳状液型注射剂的原辅料，包括溶剂、脂肪油、乳化剂、等渗调整剂等。静脉乳剂所选用的原辅料均应符合注射要求，尤其是乳化剂的选择，以天然品纯化的豆磷脂、卵磷脂及合成品普流罗尼克 F-68 为好。

（二）静脉乳剂的制备

乳状液为热不稳定体系，在高温下易聚合成大油滴。为保证体系的稳定性，乳状液型注射剂的制备方法应使分散相微粒的大小适当，粒度应均匀。制备过程中常采用乳化器械帮助乳化，在实验室中一般可用高速组织捣碎机，大生产时一般应用二步高压乳匀机。

（三）举例

例　鸦胆子油静脉乳剂

本品为鸦胆子油的灭菌乳状液。

[处方]　鸦胆子油（纯化）100ml，豆磷脂（纯化）10g，甘油（注射用）25ml，注射用水加至1000ml。

[制法]　将豆磷脂与预热的（80℃）注射用水及甘油混合，于高速组织捣碎机内，以每分钟8000转的速度搅拌3分钟，反复3次，制成均匀的磷脂分散液。加入鸦胆子油（预热至80℃），于上述同样条件下进行3次高速搅拌，使成初乳。加预热的注射用水达1000ml后，转入高压乳匀机，在 $3.089 \times 10^4 kPa$ [315kg·$(cm^2)^{-1}$] 压力下，匀化至油滴为 $1\mu m$ 左右，经4号垂熔玻璃漏斗滤过后灌封于10ml安瓿内，充氮气，100℃灭菌30分钟即得。

[性状]　本品为乳白色的均匀乳状液体。

[功能与主治]　抗癌药。用于肺癌、肺癌脑转移及消化道肿瘤。

[用法与用量]　静脉滴注。一次 10～30ml，一日 1 次（本品须加灭菌生理盐水250ml，稀释后立即使用）。

[注]

（1）鸦胆子油是苦木科植物鸦胆子〔*Brucea javanica*（L.）Merr.〕果实中的脂肪油。

（2）本品为鸦胆子油与适量乳化剂制成的 O/W 型乳状液型注射剂。处方中的豆磷脂为乳化剂，甘油为等渗调整剂。

第九节　眼用溶液剂

一、概述

眼用溶液剂是直接用于眼部的外用液体药剂，以澄明的水溶液为主，也有少数为胶体溶液或水性混悬液。

眼用溶液剂有滴眼剂和洗眼剂。

滴眼剂用于眼黏膜，每次用量 1～2 滴，常在眼部起杀菌、消炎、收敛、缩瞳、麻醉等作用。有的在眼球外部发挥作用，有的则要求主药透入眼球内才能产生治疗作用。近年来，为了增加药物在作用部位的接触时间，减少用药次数，除了适当增加滴眼剂的黏度外，还发展了一些新型的眼用剂型，如眼用膜剂等。

洗眼剂是药物配成一定浓度的灭菌水溶液，供眼部冲洗和清洁用，如生理氯化钠溶液、2%硼酸溶液等。

二、眼用溶液剂的作用机理

（一）眼的药物吸收途径

眼是视觉器官，由眼球、眼内容物、眼的附属器三部分组成，其结构如图10-15所示。

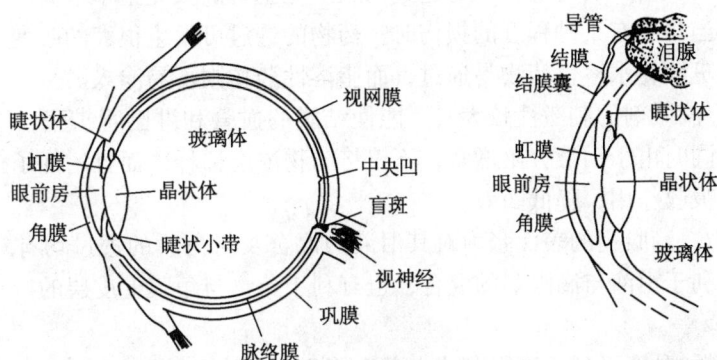

图 10-15 眼的结构图

眼的药物吸收途径主要有两条，即药物溶液滴入结膜囊内通过角膜和结膜吸收。一般认为滴入眼中药物首先进入角膜内，药物透过角膜至前房，进而到达虹膜。药物经结膜吸收途径是通过巩膜，到达眼球后部。

眼用溶液剂滴入给药时，大部分药物集中在结膜的下穹隆中，借助于毛细管力、扩散力和眨目反射等，使药物进入角膜前的薄膜层中，并由此渗入到角膜中，角膜前薄膜由脂质外层、水性中层和黏蛋白层组成，它与水性或脂性药物均能相容。

药物采用滴入方式给药不能透入或透入太慢时，可将药物直接注射进入结膜下，此时药物可借助于简单扩散，通过巩膜进入眼内，对睫状体、脉络膜和视网膜发挥作用。若将药物作眼球后注射，药物则以简单扩散方式进入眼后段，可对眼球后的神经及其他结构发挥作用。

此外，药物尚可通过眼以外部位给药后经分布到达眼睛，但要达到有效治疗浓度，必须加大药物剂量。因此，作用于眼部的药物，一般情况下以局部给药为宜。

（二）影响药物眼部吸收的因素

药物在眼的吸收，同其疗效有直接的关系。影响药物眼部吸收的主要因素如下：

1. 药物从眼睑缝隙的流失 人正常泪液的容量约为7μl，若不眨眼最多只能容纳药液30μl，若眨眼则药液的损失将达90%左右。溢出的药液大部分沿面颊淌下，或从排出器官进入鼻腔或口腔中，然后进入胃肠道。因此滴眼剂应用时，若每次增加药液的用量，将使药液有较多的流失；同时由于泪液每分钟能补充总体的16%，角膜或结膜囊内存在的泪液和药液的容量越小，泪液稀释药液的比例就越大。基于上述原因，若增加滴药的次数，则有利于提高主药的利用率。

2. 药物经外周血管消除　滴眼剂中药物进入眼睑和结膜囊的同时，也通过外周血管迅速从眼组织消除。结膜含有许多血管和淋巴管，当由外来物引起刺激时，血管处于扩张状态，透入结膜的药物有很大比例进入血液中。

3. 药物的脂溶性与解离度　药物的脂溶性与解离度同药物透过角膜和结膜的吸收有关。角膜的外层为脂性上皮层，中间为水性基质层，最内为脂性内皮层，因而脂溶性物质（分子型药物）较易渗入角膜的上皮层和内皮层，水溶性物质（或离子型药物）则比较容易渗入基质层。具有两相溶解的药物，容易透过角膜。完全解离或完全不解离的药物则不能透过完整的角膜。而当角膜有某种程度的损伤时，药物的透过可发生很大的改变，通透性将大大增加。结膜下是巩膜，水溶性药物易通过，而脂溶性药物则不易渗入。

4. 刺激性　滴眼剂的刺激性较大时，能使结膜的血管和淋巴管扩张，增加了药物从外周血管的消除；同时由于泪液分泌增多，不仅将药物浓度稀释，而且增加了药物的流失，从而影响了药物的吸收作用，降低药效。

5. 表面张力　滴眼剂的表面张力对其泪液的混合及对角膜的透过均有较大影响。表面张力愈小，愈有利于泪液与滴眼剂的混合，也有利于药物与角膜上皮层的接触，使药物容易渗入。

6. 黏度　增加黏度可延长滴眼剂中药物与角膜的接触时间，例如0.5%甲基纤维素溶液对角膜接触时间可延长约3倍，从而有利于药物的透过吸收，能减少药物的刺激。

三、眼用溶液剂的质量要求

眼用溶液剂的质量要求类似于注射剂，在pH值、渗透压、无菌、澄明度等方面都有相应的要求。

1. pH值　人体正常泪液的pH值为7.4，正常眼可耐受的pH值为5.0~9.0，pH值为6.0~8.0时无不舒适的感觉，pH值小于5.0或大于11.4则有明显的刺激，眼用溶液剂的pH值应控制在适当范围。

2. 渗透压值　眼用溶液剂的渗透压应与泪液渗透压近似。眼球能适应的渗透压范围相当于浓度为0.6%~1.5%的氯化钠溶液，超过2%就有明显的不适。

3. 无菌　正常人的泪液中含有溶菌酶，故有杀菌作用，同时不断地冲刷眼部，使眼部保持清洁无菌。角膜、巩膜等也能阻止细菌侵入眼球，但当眼睛损伤或眼部手术后，这些保护条件就消失了。因此，对眼部损伤或眼手术后作用的眼用制剂，必须要求绝对无菌，成品要经过严格的灭菌。这类制剂不允许加入抑菌剂，常用单剂量包装，一经打开使用后，不能放置再用。对于一般用于无眼外伤的眼用溶液剂要求没有致病菌，不得含有绿脓杆菌和金黄色葡萄球菌。滴眼剂是一种多剂量剂型，为了避免在多次使用后染菌，应添加适当的抑菌剂。

4. 澄明度　眼用溶液剂应澄明无异物，特别是不得有碎玻璃屑，混悬液型眼用溶液其混悬颗粒要求小于50μm，其中含15μm以下的颗粒不得少于90%，并且颗粒不得结块，易摇匀。

5. 其他　除上述要求外，眼用溶液剂应有适当的黏度，有较好的稳定性。

四、眼用溶液剂的附加剂

为了保证眼用溶液剂的安全、有效、稳定，满足临床用药的需要，除了主药以外，还可加入适当的附加剂。主要有以下几种：

（一）调整 pH 值的附加剂

确定眼用溶液剂的 pH 值，要结合药物的溶解度、稳定性、刺激性等多方面因素考虑，为了避免刺激性和使药物稳定，常选用适当的缓冲液作溶剂，使眼用溶液剂的 pH 值稳定在一定的范围内。

常用的缓冲液有：

1. 磷酸盐缓冲液　以无水磷酸二氢钠和无水磷酸氢二钠各配成一定浓度的溶液，临用时二液按不同比例混合后得 pH 5.9 ~ 8.0 的缓冲液，具体比例见表 10 - 7。其中二液等量配合成的 pH6.8 缓冲液，最为常用。

表 10 - 7　　　　　　　　　　　　　　磷酸盐缓冲溶液

pH 值	0.8%(g·ml⁻¹) 磷酸二氢钠(ml)	0.947% (g·ml⁻¹)磷酸氢二钠(ml)	使100ml 溶液等渗应加氯化钠克数	pH 值	0.8%(g·ml⁻¹) 磷酸二氢钠(ml)	0.947% (g·ml⁻¹)磷酸氢二钠(ml)	使100ml 溶液等渗应加氯化钠克数
5.91	90	10	0.48	6.98	40	60	0.45
6.24	80	20	0.47	7.17	30	70	0.44
6.47	70	30	0.47	7.38	20	80	0.43
6.64	60	40	0.46	7.73	10	90	0.43
6.81	50	50	0.45	8.04	5	95	0.42

2. 硼酸缓冲液　将硼酸配成浓度为 1.9%（g·ml⁻¹）的溶液，其 pH 值为 5，可直接作眼用溶液剂的溶剂。

3. 硼酸盐缓冲液　以硼酸和硼砂各配成一定浓度的溶液，临用时二液按以下比例混合得 pH 6.7 ~ 9.1 的缓冲液，具体比例见表 10 - 8。

表 10 - 8　　　　　　　　　　　　　　硼酸盐缓冲液

pH 值	1.24% (g·ml⁻¹) 硼酸(ml)	1.91% (g·ml⁻¹) 硼砂(ml)	使100ml 溶液等渗应加氯化钠克数	pH 值	1.24% (g·ml⁻¹) 硼酸(ml)	1.91% (g·ml⁻¹) 硼砂(ml)	使100ml 溶液等渗应加氯化钠克数
6.77	97	3	0.22	8.20	65	35	0.25
7.09	94	6	0.22	8.41	55	45	0.26
7.36	90	10	0.22	8.60	45	55	0.27
7.60	85	15	0.23	8.69	40	60	0.27
7.87	80	20	0.24	8.84	30	70	0.28
7.94	75	25	0.24	8.98	20	80	0.29
8.08	70	30	0.25	9.11	10	90	0.30

缓冲溶液贮备液，应灭菌贮藏，并添加适量抑菌剂，以防微生物生长。

（二）调整渗透压的附加剂

一般眼用溶液剂将渗透压调整在相当于0.8%~1.2%氯化钠浓度的范围即可。滴眼剂是低渗溶液时应调整成等渗溶液，但因治疗需要也可采用高渗溶液，而洗眼剂则应力求等渗。

调整渗透压的附加剂常用的有氯化钠、硼酸、葡萄糖、硼砂等，渗透压调节的计算方法与注射剂相同，即用冰点降低数据法或氯化钠等渗当量法。

（三）抑菌剂

眼用溶液剂属多剂量剂型，要保证在使用过程中始终保持无菌，必须添加适当的抑菌剂。常用的抑菌剂见表10-9。

单一的抑菌剂，不能达到理想效果，可采用复合抑菌剂使抑菌效果明显增强，如少量的依地酸钠能使其他抑菌剂对绿脓杆菌的抑制作用增强，对眼用溶液剂较为适宜。

表10-9　　　　　　　　　常用抑菌剂及其使用浓度

抑菌剂	浓度	抑菌剂	浓度
氯化苯甲羟胺	0.01%~0.02%	三氯叔丁醇	0.35%~0.5%
硝酸苯汞	0.002%~0.004%	对羟基苯甲酸甲酯与丙	甲酯0.03%~0.1%，
硫柳汞	0.005%~0.01%	酯混合物	丙酯0.01%
苯乙醇	0.5%		

（四）调整黏度的附加剂

适当增加滴眼剂的黏度，既可延长药物与作用部位的接触时间，又能降低药物对眼的刺激性，有利于发挥药物的作用。常用的有甲基纤维素、聚乙烯醇、聚维酮、聚乙二醇等。

（五）其他附加剂

根据眼用溶液剂中主药的性质，也可酌情加入增溶剂、助溶剂、抗氧剂等，其用法用量参见有关章节。

五、眼用溶液剂的制备

（一）制备工艺流程

1. 药品性质稳定的眼用溶液剂　常用如下工艺制备此类眼用溶液剂：

主药　附加剂 → 溶解 → 灭菌 → 无菌操作分装 → 质量检查 → 印字包装
容器 → 洗涤 → 灭菌

2. 药品不耐热的眼用溶液剂　药品溶解，垂熔玻璃滤器或微孔薄膜滤器滤过，分装，全部制备过程均采用无菌操作法。

3. 用于眼外伤或眼部手术的眼用溶液剂　制成单剂量包装制剂，灌装后用适当的灭菌

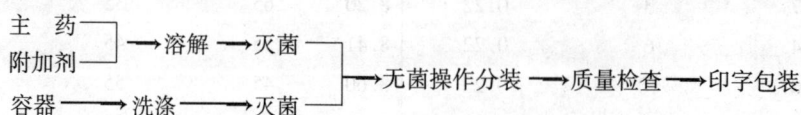

方法进行灭菌处理。

（二）容器处理

眼用溶液剂的容器有玻璃制或塑料制两种，其洗涤方法与注射剂容器相同，洗涤后应选用适当灭菌方法进行灭菌，备用。

（三）配液

配制眼用溶液剂一般采用溶解法，将药物加适量灭菌溶剂溶解后，滤过至澄明，并从滤器上添加灭菌溶剂至全量，检验合格后分装。中药眼用溶液剂，先将中药按注射剂的提取和纯化方法处理，制得浓缩液后再进行配液。

配制混悬型眼用制剂，一般先将主药在无菌乳钵中粉碎成极细粉末，另取助悬剂加灭菌蒸馏水先配成黏稠液，与主药一起研磨成均匀细腻的糊状，再添加灭菌蒸馏水至全量，研匀即可，大量配制时常用乳匀机处理。

（四）灌装

眼用溶液剂配成药液后，应抽样进行定性鉴别和含量测定，符合要求方可分装于无菌容器中。普通滴眼剂每支分装 5～10ml 即可，供手术用的眼用溶液剂可装于 1～2ml 的小瓶中，再用适当的灭菌方法灭菌。

小量生产时常用简易真空灌装器分装。大生产常用减压真空灌装法分装。分装后，经澄明度检查，并抽样作菌检，合格后即可供临床应用。

六、举例

例 千里光眼药水

本品为千里光提取物配制而成的眼用溶液剂。

[处方] 千里光 500g，对羟基苯甲酸乙酯 0.5g，氯化钠 8.5g，蒸馏水加至 1000ml。

[制法] 取千里光（拣净杂草，洗净，切成约 1cm 小段）500g，加入 75% 乙醇 4000ml 左右，加盖密闭浸渍 52 小时，取出上清液，然后将残渣压榨至干，将榨出液与上清液合并，滤过回收乙醇，并浓缩至 350ml 左右，趁热滤过，滤液放冷置冰箱中过夜。取出浓缩液，加蒸馏水适量使成 500ml，再加入纯净白蜡 15g，同法再处理 1 次。将所得已除去白蜡的母液，置冰箱中冷却过夜后，取出滤过，得澄明千里光提取液约 500ml，测定其 pH 值并调整至 7 左右，备用。

取蒸馏水适量溶解氯化钠、对羟基苯甲酸乙酯，再与千里光提取液混合，加蒸馏水至 1000ml，加入活性炭 5g，水浴加温脱色，滤过，滤液热压灭菌（105℃，30 分钟），冰箱放置 24 小时以上，滤过，用无菌操作法将滤液分装于经灭菌的 5ml 眼药水瓶中，即得。

[性状] 本品为棕黄色的澄明溶液。

[功能与主治] 清肝明目，凉血消肿，清热解毒，抑菌消炎。用于急性目赤肿痛，急慢性结膜炎，角膜溃疡，角膜炎，急性期沙眼等。

[用法与用量] 滴眼。一次 2～3 滴，一日 3～4 次。

［注］

（1）千里光眼药水采用醇提取，同时用白蜡处理提取液去油脂，不仅可解决刺激性问题，而且提高了纯度。白蜡去油脂的处理，一般是在提取液中加入适量（均为提取液体积的3%）的纯净白蜡，水浴加热搅拌至白蜡全部液化，继续搅拌混匀后，静置放冷，待白蜡完全凝结，将已凝结含有杂质的白蜡除去即可。本品也可采用水提法制备，但制得的成品刺激性较大。

（2）本品灭菌前可调 pH 值至 7.2~7.4，灭菌后 pH 值略有下降，对溶液澄明度影响较小，而且容易保存。

（3）本处方中的氯化钠也可以用硼砂 0.3g、硼酸 1.5g 所组成的缓冲溶液，或单用硼砂 3g 代替。硼砂除可调节渗透压外，尚可增加制品的稳定性。

第十一章

外用膏剂

学习要求：

1. 掌握软膏剂、膏药、橡胶膏剂的含义、特点与制法。

2. 熟悉外用膏剂的透皮吸收机理及影响药物释放、穿透、吸收的因素；巴布剂、贴剂、凝胶剂、糊剂及涂膜剂的含义、特点与制法；软膏剂与膏药基质种类和性质。

3. 了解外用膏剂的质量要求，巴布剂、贴剂、凝胶剂、糊剂及涂膜剂基质的种类。

第一节 概　　述

一、外用膏剂的含义、特点与分类

外用膏剂系指采用适宜的基质将药物制成专供外用的半固体或近似固体的一类剂型。此类制剂广泛应用于皮肤科与外科，易涂布或粘贴于皮肤、黏膜或创面上，起保护创面、润滑皮肤和局部治疗作用，有的还可以透过皮肤或黏膜起全身治疗作用。

中药外用膏剂按基质及形态分为两大类：

1. 软膏剂（ointments） 这一类半固体剂型对皮肤有保护、润滑及局部治疗作用。根据基质组成不同，可分为油脂性基质、乳剂型基质和水溶性基质软膏。根据分散系统可分为溶液型、混悬型和乳剂型软膏。类似软膏的糊剂、凝胶剂，与软膏应用类似的涂膜剂也在本章介绍。

2. 硬膏剂（plasters） 系将药物溶解或混合于黏性基质中制成的一类近似固体的外用剂型。有局部治疗作用和全身治疗作用。按基质组成可分为以下几种：

（1）膏药 以高级脂肪酸铅盐为基质的外用膏剂，如黑膏药、白膏药等。

（2）贴膏剂 系以适宜的基质和基材制成的供皮肤贴敷的一类片状外用制剂。又分为：①橡胶硬膏（以橡胶为主要基质）；②巴布膏剂（以亲水性高分子材料为基质）；③贴剂（以高分子材料为基质）。

软膏和铅硬膏在我国应用甚早，橡胶膏剂则源于国外。近年来贴剂［也称经皮给药系统（transdermal delivery systems，TDS）或称经皮治疗系统（transdermal therapeutic systems，TTS）］有了很大的发展。贴剂中药物以一定速率透过皮肤毛细血管进入体循环产生疗效，能避免肝脏"首过作用"，避免药物在胃肠道的破坏，减少血药浓度峰谷变化，已成为克服药物副作用的有效用药途径之一。自 1981 年美国研制的东莨菪碱贴剂上市以来，经皮给药系统在品种、数量上发展十分迅速，受到医药学家的关注及病人的欢迎。我国已有东莨菪碱贴剂及可乐定贴剂上市。巴布膏剂也能经皮吸收，且能容纳多量的中药提取物，正越来越受到人们的重视。我国传统的铅硬膏也具有经皮吸收作用，通过穴位经络发挥药物通经走络、行滞祛瘀、开窍透骨、驱风散寒的作用。近年，随着石油化工、高分子材料的迅速发展，出现了许多新基质、新辅料，药物经皮吸收机制的研究也逐步深入，外用膏剂的质量与应用不断提高与扩大。

二、外用膏剂的经皮吸收

（一）外用膏剂的经皮吸收机理

外用膏剂的经皮吸收早已被人们认识，清代名医徐洄溪曾说："今所用之膏药，古人谓之薄贴，其用大端有二：一以治表，一以治里。治表者，如呼脓去腐，止痛生肌，并遮风护肉之类，其膏宜轻薄而日换，此理人所易知；治里者，或驱风寒，或消痰癖，或壮筋骨，其方甚多，药亦随病加减，其膏宜厚而久贴，此理人所难知，何也？"他解释说："用膏贴之，闭塞其气，使药性从毛孔而入其腠理，通经贯络，或提而出之，或攻而散之，较之服药尤有力，此至妙之法也。"

外用膏剂的经皮吸收系指其中的药物通过皮肤进入血液的过程，包括释放、穿透及吸收进入血液循环三个阶段。释放系指药物从基质中脱离出来并扩散到皮肤或黏膜表面。穿透系指药物通过表皮进入真皮、皮下组织，对局部组织起治疗作用。吸收系指药物通过皮肤微循环或与黏膜接触后通过血管或淋巴管进入体循环而产生全身作用。

1. 皮肤的构造 　正常人皮肤的构造如图 11-1 所示，由表皮、真皮及皮下脂肪组织三部分组成。表皮在皮肤的最外层，由形状不同的上皮细胞构成，由外到里可分为角质层、透明层、颗粒层、棘层及基底层等，棘层与基底层又称为生发层。角质层的最外层细胞不断脱落，生发层细胞不断分裂增殖，向表皮推移，逐渐角化成新的角质层细胞。充满了角蛋白或纤维状蛋白的角质层细胞致密交联，成为防止水分蒸发及抵御外来物质进入的屏障。表皮内无血管，药物在表皮内不能吸收。真皮内有丰富的毛细血管、淋巴管、神经、皮脂腺、毛囊及汗腺等。皮脂腺多与毛发并存，开口于毛囊上部。汗腺导管贯穿于真皮中，开口至表皮。皮下脂肪组织在真皮之下，其中有许多血管、淋巴管及汗腺。真皮与皮下组织对药物穿透的阻力小，药物进入真皮及皮下组织后易为血管及淋巴管所吸收。

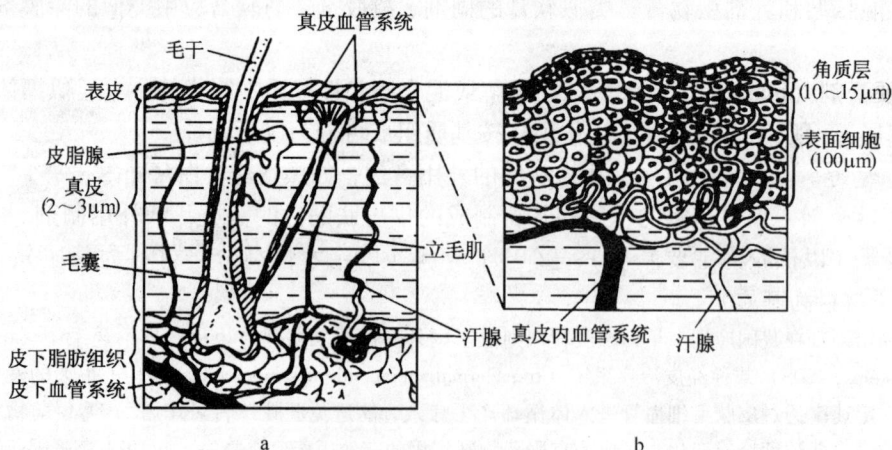

图 11-1　皮肤的构造

a. 皮肤的断面图　　b. 表皮扩大图

2. 经皮吸收途径 　药物的经皮吸收，主要有 3 条途径：

（1）完整的表皮　一般认为药物的主要吸收途径为角质层细胞及其细胞间隙。表皮具有类脂膜性质，脂溶性药物以非解离型透过皮肤，解离型药物较难透过。

（2）毛囊、皮脂腺　毛囊、皮脂腺开口于表皮，进入毛囊口及皮脂腺的药物能通过毛囊壁及皮脂腺到达真皮或皮下组织。皮脂腺分泌物是油性的，有利于脂溶性药物的穿透。

（3）汗腺　大分子药物和离子型药物可通过汗腺及毛囊、皮脂腺途径转运，当药物达到平衡后，这种旁路通道的作用就显得很微弱。

（二）影响经皮吸收的因素

经皮吸收是一个复杂过程，一般认为药物的理化性质、基质的组成、给药部位的特性等为影响药物经皮吸收的主要因素。公式 11-1 可说明这些因素与经皮吸收的关系：

$$dQ/dt = KCDA/T \qquad (11-1)$$

式中：dQ/dt 为达到稳定时的药物透皮速率；K 为药物皮肤/基质分配系数；C 为溶于基质中的药物浓度；D 为药物在皮肤屏障中的扩散系数；A 为给药面积；T 为有效屏障厚度。

分配系数 K 是药物在皮肤与基质中相对溶解度的指数。当 A、D、T 不变时，C 是透皮药物最重要的理化性质。K、C 的乘积可代表药物的热力学活性，即药物与基质亲和力越弱，在基质中浓度越高，透皮速率越大。影响药物经皮吸收的因素如下：

1. 皮肤条件

（1）皮肤的部位　各部位皮肤角质层的厚度、毛孔的多少均与药物的穿透吸收有较大关系。一般角质层厚的部位药物不易透入，毛孔多的部位则较易。不同部位的皮肤通透性大小顺序为：耳廓后部>腹股沟>颅顶盖>脚背>前下臂>足底。选择角质层薄，施药方便的皮肤部位，对全身作用的经皮吸收制剂的有效性尤为重要。某些经皮吸收制剂根据其功能主治选用适当的经络穴位，对发挥药效有促进作用。此外，人的年龄、性别、种族不同，其皮肤的差异与药物的穿透吸收也有较大关系。

（2）皮肤的状况　若皮肤屏障功能受损（如皮肤患湿疹、溃疡或烧伤），药物吸收速度大大增加，但引起疼痛、过敏等的副作用也增加。某些皮肤病使角质层致密硬化，则药物的渗透性降低，如硬皮病、牛皮癣及老年角化病等。

（3）皮肤的温度与湿度　皮肤温度增加，由于血管扩张，血流量增加，吸收也增加。因此，应使膏药受热软化后贴敷。皮肤湿度大，有利于角质层的水合作用，有利于吸收。

2. 药物性质　皮肤细胞膜具有类脂质特性，非极性强，一般脂溶性药物比水溶性药物易穿透皮肤，而组织液是极性的，因此既有一定脂溶性又有一定水溶性的药物（分子具有极性基团和非极性基团）更易穿透。药物分子的大小对药物经皮吸收也有影响，小分子药物易在皮肤中扩散，分子量大于600的药物已较难透过角质层。因此，经皮给药宜选用分子量小、药理作用强的小剂量药物。

3. 基质性质

（1）基质的种类　可直接影响药物在基质中的理化性质与贴敷处皮肤的生理功能。一般认为不同软膏基质中药物吸收速度：O/W 型乳剂基质>W/O 型乳剂基质>吸水性软膏基质>动物油脂>植物油>烃类基质。基质的组成若与皮脂分泌物类似，则有利于某些药物的吸收。水溶性基质如聚乙二醇对药物释放虽快，制成的软膏却很难吸收。

（2）基质的 pH 值　基质的 pH 值影响酸性和碱性药物的吸收。离子型药物一般不易透过角质层，非解离型药物有较高的渗透性。表皮内为弱酸性环境（pH 值为 4.2~5.6），而真皮内的 pH 值为 7.4 左右，故可根据药物的 pK_a 值来调节 TDS 介质的 pH 值，使其离子型和非离子型的比例发生改变，提高渗透性。

（3）基质对药物的亲和力　若亲和力大，药物的皮肤/基质分配系数小，药物难以从基质向皮肤转移，不利于吸收。

（4）基质对皮肤水合作用　角质层细胞有一定的吸水能力，基质对皮肤的水合作用大，角质层细胞膨胀，致密程度降低，有利于药物的穿透吸收。角质层含水量达 50% 时，药物的渗透性可增加 5~10 倍。油脂性强的基质封闭性强，有利于皮肤的水合作用。

4. 附加剂

（1）表面活性剂　表面活性剂可增加药物的溶解度及皮肤的润湿性，在软膏中加入表面活性剂，可增加药物的吸水性、可洗性，帮助药物分散，促进药物穿透。如凡士林中加入胆甾醇可改善药物的吸收。通常非离子表面活性剂的作用大于阴离子表面活性剂，用量以 1%~2% 为宜。用量高，药物被增溶在胶团中，不易释放。

（2）渗透促进剂（penetration enhancers）　系指能加速药物穿透皮肤的一类物质。能增加局部用药的渗透性，增加药物的经皮吸收。

二甲基亚砜（dimethylsulfoxide，DMSO）：是应用较早的渗透促进剂，促渗透作用较强，促渗机理主要是对药物的增溶作用及对角质层脂质的溶解性。DMSO 的缺点是有异臭及对皮肤的刺激性，可引起皮肤发红、瘙痒、脱屑、过敏，长时间及大量使用甚至可引起肝损坏和神经毒性。目前主要用于新促渗剂的对照品，其同系物二甲基甲酰胺、二甲基乙酰胺等刺激性较小，但促渗作用也较小。

月桂氮䓬酮（laurocapram）：简称氮酮（azone）：是国内批准应用的一种新型透皮促进剂，化学名为 1-十二烷基氮杂环庚烷-2-酮。为无色澄明液体，不溶于水，能与多数有机溶剂混溶，对皮肤、黏膜的刺激性小，毒性小。本品对亲水性药物的渗透作用强于亲脂性药物。某些辅料能影响氮酮的作用，如少量凡士林能使其促渗作用降低。氮酮的透皮作用具有浓度依赖性，有效浓度常在 1%~6%，浓度升高，则作用减弱，最佳浓度应根据实验确定。氮酮起效较慢，但一旦发生作用则能持续多日。氮酮与其他促进剂合用效果更佳，如丙二醇、油酸等。

其他促进剂：丙二醇、甘油、聚乙二醇等多元醇也有透皮促进作用，单独应用效果较差，常与其他促进剂配伍使用。挥发油在中药外用制剂中早已有应用，其主要成分是萜烯类化合物，如薄荷油、桉叶油、松节油等，可刺激皮下毛细血管的血液循环，具有较强的透皮促进能力。

5. 其他因素　除上述因素外，药物浓度、用药面积、应用次数及应用时间等一般与药物的吸收量成正比。其他如气温、相对湿度、局部摩擦、脱脂及离子透入应用等均有助于药物的透皮吸收。

第二节 软膏剂

一、概述

软膏剂（ointments）系指药物、中药细粉、中药提取物与适宜基质混合制成的半固体外用剂型。目前常用的基质可分为油脂性基质、乳剂型基质和水溶性基质 3 类。油脂性软膏常称为油膏，乳剂型软膏也称为乳膏（creams）。

软膏剂主要用于保护皮肤、润滑皮肤和局部治疗，多用于慢性皮肤病，禁用于急性皮肤疾患。少数软膏中的药物能经皮吸收，产生全身治疗作用。

软膏剂的质量要求为：应均匀细腻，具有适当黏稠性，易涂布于皮肤或黏膜，无刺激性；无酸败、异臭、变色、变硬、油水分离等变质现象，必要时可加适量防腐剂或抗氧剂。用于创面的软膏应无菌。

二、软膏剂常用的基质

软膏剂由药物和基质组成。基质作为软膏剂的赋形剂和药物的载体，对软膏剂的质量及药物的释放、吸收有重要影响。软膏剂的基质应具备下列质量要求：①具有适当稠度，润滑，无刺激性；②性质稳定，能与多种药物配伍，不发生配伍禁忌；③不妨碍皮肤的正常功能，有利于药物的释放吸收；④有吸水性，能吸收伤口分泌物；⑤易清洗，不污染衣物。

实际应用中，没有一种基质能完全符合上述要求，应根据医疗用途及皮肤的生理病理状况，使用混合基质或添加附加剂，以保证制剂的质量。

（一）油脂性基质

油脂性基质包括油脂类、类脂类及烃类等。共同的特点是润滑、油腻、无刺激性，涂于皮肤能形成封闭性油膜，促进皮肤水合作用，对皮肤的保护及软化作用强，能与大多数药物配伍，不易霉变。但吸水性较差，与分泌液不易混合，对药物的释放穿透作用较差，不宜用于急性且有多量渗出液的皮肤疾病。

1. 油脂类 系从动物或植物得到的高级脂肪酸甘油酯及其混合物。因含有不饱和双键结构，易氧化酸败，可加抗氧剂和防腐剂改善。

（1）动物油 常用豚脂，熔点 36℃~42℃，由于含有少量胆固醇，可吸收 15% 水分及适量甘油和乙醇，释放药物也较快。羊脂（45℃~50℃）、牛脂（47℃~54℃）亦可作为软膏基质。但动物油脂容易酸败，可加入 1%~2% 苯甲酸或 0.1% 没食子酸丙酯防止酸败。

（2）植物油 常用麻油、花生油、菜子油等。植物油在常温下多为液体，常与熔点较高的蜡类调制成稠度适宜的基质，如单软膏就是以花生油 670g 与蜂蜡 330g 加热熔合制成。中药油膏常以麻油与蜂蜡熔合为基质。植物油也可用作乳剂基质的油相。

（3）氢化植物油 为植物油与氢起加成反应而成的饱和或部分饱和的脂肪酸甘油酯。完全氢化的植物油呈蜡状固体，不易酸败，熔点较高。不完全氢化的植物油呈半固体状，较植物油稳定，但仍能被氧化而酸败。

2. 类脂类　系高级脂肪酸与高级醇化合而成的酯类，其物理性质与油脂类似，化学性质较油脂稳定，由于具有一定的表面活性而有一定的吸水性能，常与油脂类基质合用。

（1）羊毛脂（wool fat anhydrous）　又称无水羊毛脂。为淡棕黄色黏稠状半固体，熔点36℃~42℃，主要成分是胆固醇类的棕榈酸酯及游离的胆固醇类，有良好的吸水性，可吸水150%、甘油140%及70%的乙醇40%。羊毛脂与皮脂的组成接近，故有利于药物的渗透。羊毛脂因过于黏稠而不宜单用，常与凡士林合用，以改善凡士林的吸水性和渗透性。

（2）蜂蜡（beeswax）　又称黄蜡。白（蜂）蜡由黄蜡纯化而成。主要成分为棕榈酸蜂蜡醇酯，熔点62℃~67℃，因含少量游离的高级脂肪醇而有表面活性作用，为较弱的 W/O 型乳化剂，常用于调节软膏的稠度，不易酸败。

（3）鲸蜡（spermaceti）　主要为棕榈酸鲸蜡醇酯，并含少量高级脂肪酸酯，有表面活性作用，熔点42℃~50℃，为较弱的 W/O 乳化剂，不易酸败，能与脂肪、蜡、凡士林等熔合，有较好的润滑性。主要用于调节基质的稠度。

（4）虫白蜡（cera chinensis）　为介壳虫科昆虫白蜡虫分泌的蜡纯化而成，呈白色或类白色块状，质硬而稍脆，熔点81℃~85℃，用于调节软膏的熔点，亦可作为 W/O 型乳剂软膏基质的组成成分。

3. 烃类　系石油分馏得到的各种烃的混合物，大部分为饱和烃类，化学性质稳定，脂溶性强，能与多数植物油、挥发油混合，不易被皮肤吸收，适用于保护性软膏。

（1）凡士林（vaselin）　为液体烃类与固体烃类形成的半固体混合物，有黄、白两种，白凡士林由黄凡士林漂白而得。熔点38℃~60℃，化学性质稳定，能与大多数药物配伍，具有适宜的稠度和涂展性，无刺激性，能与蜂蜡、脂肪、植物油（除蓖麻油外）熔合。本品油腻性大，吸水能力差，仅能吸收其重量5%的水，故不适用于有多量渗出液的患处。凡士林中加入适量羊毛脂、胆固醇、某些高级醇类可增加其吸水性，加入适量的表面活性剂，可增加其吸水性和释药性。

（2）固体石蜡（paraffin）　为各种固体烃的混合物。石蜡熔点50℃~65℃，用于调节软膏剂的稠度。石蜡的优点是结构均匀，与其他基质熔合后不会析出，故优于蜂蜡。

（3）液状石蜡（liquid paraffin）　为液体烃的混合物，能与多数的脂肪油或挥发油混合。主要用于调节软膏的稠度，或用其研磨药粉使成糊状，有利于药物与基质混匀。

4. 硅酮类（silicones）　为一系列不同分子量的聚二甲基硅氧烷的总称，简称硅油。其通式为 $CH_3[si(CH_3)_2 \cdot O]_n \cdot Si(CH_3)_3$，常用二甲聚硅与甲苯聚硅，均为无色或淡黄色、无臭的油状液体，黏度随分子量增大而增加，受温度的影响小。本品润滑作用好，易于涂布，无刺激性，疏水性强，与羊毛脂、硬脂酸、鲸蜡醇、单硬脂酸甘油酯、聚山梨酯、脂肪酸山梨坦均能混合，故常用于乳膏，用量可达10%~30%。本品也常与油脂性基质合用制成防护性软膏，用于防止水性物质及酸、碱液等的刺激或腐蚀。本品对眼有刺激性，不宜用作眼膏基质。

（二）乳剂型基质

乳剂型基质是由水相、油相借乳化剂的作用在一定温度下乳化而成的半固体基质，可分为水包油型（O/W）和油包水型（W/O）两类。乳剂型基质由于乳化剂的表面活性作用，对油、水均有一定亲和力，软膏中药物的释放穿透性较好，能吸收创面渗出液，较油脂性基质易涂布、清洗，对皮肤有保护作用。可用于亚急性、慢性、无渗出的皮肤疾病和皮肤瘙痒症，忌用于糜烂、溃疡、水泡及化脓性创面。遇水不稳定的药物不宜制成乳剂型软膏。

W/O 型基质能吸收部分水分，水分从皮肤表面蒸发时有缓和冷却的作用，习称冷霜，油腻性小。O/W 型乳剂能与大量水混合，色白如雪，习称雪花膏，无油腻性，易洗除。但易干燥、发霉，常需加入防腐剂和甘油、丙二醇或山梨醇等保湿剂。需注意的是，当 O/W 型乳剂基质用于分泌物较多的病变部位时，可与分泌物一同进入皮肤而使炎症恶化（反向吸收），故必须注意适应症的选择。

乳剂型基质形成的原理与乳剂相似。所不同的是常用的油相多数为固体，如硬脂酸、蜂蜡、石蜡、高级醇等，为调节稠度加入液状石蜡、凡士林、植物油等。水相为蒸馏水或药物的水溶液及水溶性的附加剂。

乳剂型基质常用下列乳化剂及稳定剂：

1. O/W 型乳化剂

（1）一价皂　在配制软膏中用钠、钾、铵的氢氧化物或三乙醇胺等有机碱与脂肪酸（如硬脂酸）作用生成的新生皂，*HLB* 值为 15 ~ 18，为 O/W 型乳化剂。硬脂酸用量中仅一部分与碱反应生成肥皂，未皂化的硬脂酸被乳化形成分散相，并可增加基质的稠度。用硬脂酸制成的 O/W 型乳剂基质光滑美观，水分蒸发后留有一层硬脂酸薄膜而具保护作用，但单用硬脂酸为油相制成的乳剂基质润滑作用小，故常加入适量的油脂性基质如凡士林、液状石蜡等调节其稠度和涂展性。

此类基质的缺点是易被酸、碱、钙、镁离子或电解质等破坏。制备用水宜用蒸馏水或离子交换水，制成的软膏在 pH5 ~ 6 以下时不稳定。

［处方］　硬脂酸 120g，单硬脂酸甘油酯 35g，液状石蜡 60g，凡士林 10g，羊毛脂 50g，三乙醇胺 4g，尼泊金乙酯 1g，蒸馏水加至 1000g。

［制法］　取硬脂酸、单硬脂酸甘油酯、液状石蜡、凡士林、羊毛脂置容器内，水浴加热至熔化，继续加热至 70℃ ~ 80℃；另取三乙醇胺、尼泊金乙酯及蒸馏水，加热至 70℃ ~ 80℃，缓缓倒入硬脂酸等油相中，边加边搅拌，至乳化完全，放冷即得。

处方中三乙醇胺与部分硬脂酸形成硬脂酸胺皂，为 O/W 型乳化剂。硬脂酸胺皂的碱性较弱，适于药用制剂。单硬脂酸甘油酯（glyceryl monostearate）能增加油相的吸水能力，在 O/W 型乳剂基质中作为稳定剂并有增稠作用。

（2）脂肪醇硫酸（酯）钠类　常用十二烷基硫酸（酯）钠［月桂醇硫酸钠 sodium lauryl sulfate］，为 O/W 型乳化剂，常用量 0.5% ~ 2%。其水溶液呈中性，对皮肤刺激性小，pH4 ~ 8 之内较稳定，不受硬水影响，与阳离子表面活性剂可形成沉淀而失效。常与 W/O 型辅助乳化剂合用以调整至适当的 *HLB* 值，达到油相所需范围。常用的辅助乳化剂有鲸蜡醇（十六醇）或硬脂醇（十八醇）、硬脂酸甘油酯、脂肪酸山梨坦类（商品名为司盘类，spans）等。

［处方］　硬脂醇 220g，白凡士林 250g，十二烷基硫酸钠 15g，丙二醇 120g，尼泊金乙酯 1g，尼泊金丙酯 0.15g，蒸馏水加至 1000g。

［制法］　取硬脂醇、白凡士林在水浴中熔化，加热至 70℃ ~ 80℃，将十二烷基硫酸钠、丙二醇、尼泊金乙酯、尼泊金丙酯、蒸馏水，加热至 70℃ ~ 80℃，将水相加至同温度

的油相中，搅拌至冷凝。

本处方中十二烷基硫酸钠为主要乳化剂，能形成 O/W 型乳剂基质。硬脂醇、白凡士林为油相，硬脂醇还起辅助乳化及稳定作用，并可增加基质的稠度，后者可防止基质水分蒸发并留下油膜，有利于角质层水合并有润滑作用。丙二醇为保湿剂，能使软膏保持湿润、细腻状态，并有助于防腐剂的溶解。尼泊金乙酯及丙酯为防腐剂。

（3）聚山梨酯（polysorbate）类　商品名为吐温（tweens）类，系 O/W 非离子型表面活性剂，对黏膜和皮肤刺激性小，并能与电解质配伍。各种非离子型表面活性剂均能单独做乳化剂，但为调节制品适宜的 *HLB* 值常与其他乳化剂合用。聚山梨酯类能与某些防腐剂如尼泊金类、苯甲酸类络合而使之部分失活，可适当增加防腐剂用量予以克服。

［处方］　硬脂酸 60g，白凡士林 60g，硬脂醇 60g，液状石蜡 90g，聚山梨酯 -80 44g，硬脂山梨坦 -60 16g，甘油 100g，山梨酸 2g，蒸馏水加至 1000g。

［制法］　取硬脂酸、白凡士林、硬脂醇、液状石蜡、硬脂山梨坦 -60 置容器中水浴上加热熔融，另将聚山梨酯 -80、甘油、山梨酸、水溶解混匀，两相分别加热至 80℃左右，将油相加入水相中，边加边搅拌，直至冷凝。

处方中聚山梨酯 -80 为主要乳化剂，硬脂山梨坦 -60 为 W/O 型乳化剂，以调节适宜的 *HLB* 值而形成稳定的 O/W 型乳剂型基质。硬脂醇为增稠剂，并使制得的基质细腻光亮，用单硬脂酸甘油酯代替可取得同样的效果。

（4）聚氧乙烯醚的衍生物类

①平平加 O（peregol O）：为脂肪醇聚氧乙烯醚类，分子式为 R—O—$(CH_2—CH_2O)_nH$，为非离子型 O/W 型乳化剂。本品在冷水中溶解度比在热水中大，溶液 pH 值 6~7，对皮肤无刺激性，*HLB* 值为 16.5，有良好的乳化、分散性能。本品性质稳定，耐酸、碱、硬水，耐热，耐金属盐，其用量一般为油相重量的 5%~10%（一般搅拌）或 2%~5%（高速搅拌）。本品与羟基或羧基化合物可形成络合物，使形成的乳剂破坏，故不宜与苯酚、水杨酸等配伍。

［处方］　平平加 O 25~40g，十六醇 50~120g，凡士林 125g，液状石蜡 125g，甘油 50g，尼泊金乙酯 1g，蒸馏水加至 1000g。

［制法］　将油相十六醇、液状石蜡和凡士林与水相平平加 O、甘油、尼泊金乙酯分别加热至 80℃熔融或溶解，将油相加入水相中，边加边搅拌至冷凝即得。

②柔软剂 SG：为硬脂酸聚氧乙烯酯，属非离子型 O/W 型乳化剂，可溶于水，因 *HLB* 值为 10，pH 近中性，渗透性较大，常与平平加 O 等混合应用。

③乳化剂 OP：为烷基酚聚氧乙烯醚类，为 O/W 型乳化剂，*HLB* 值为 14.5，可溶于水，用量一般为油相总量的 5%~10%。本品耐酸、碱、还原剂及氧化剂，对盐类亦甚稳定，但水溶液中如有大量金属离子时，将降低其表面活性。本品与酚羟基类化合物如苯酚、间苯二酚、麝香草酚、水杨酸等可形成络合物，不宜配伍使用。

［处方］　硬脂酸 114g，蓖麻油 100g，液状石蜡 114g，三乙醇胺 8ml，乳化剂 OP 3ml，尼泊金乙酯 1g，甘油 160ml，蒸馏水 500ml。

［制法］　将油相硬脂酸、蓖麻油、液状石蜡与水相甘油、乳化剂 OP、三乙醇胺、蒸馏水分别加热至 80℃，将油水两相混合，搅拌至冷凝即得 O/W 型乳剂。

2. W/O 型基质 此类基质能吸收少量水分，但不能与水混合，在软膏中用得较少。

（1）多价皂 由二、三价金属如钙、镁、锌、铝的氧化物与脂肪酸作用形成的多价皂。由于此类多价皂在水中溶解度小，*HLB* 值低于 6，为 W/O 型乳化剂。多价皂形成的基质较一价皂形成的 O/W 型基质更稳定。

［处方］ 硬脂酸 12.5g，单硬脂酸甘油酯 17.0g，蜂蜡 5.0g，地蜡 75g，液状石蜡 410.0g，白凡士林 67.7g，双硬脂酸铝 10.0g，氢氧化钙（化学纯）1.0g，尼泊金乙酯 1.0g，蒸馏水加至 1000ml。

［制法］ 取单硬脂酸甘油酯、蜂蜡、地蜡在水浴上加热熔化，再加入液状石蜡、白凡士林、双硬脂酸铝，加热至 85℃。另取氢氧化钙、尼泊金乙酯溶于蒸馏水中，加热至 85℃，逐渐加入油相中，边加边搅拌，直至冷凝。

处方中的双硬脂酸铝及氢氧化钙与硬脂酸作用形成的钙皂为 W/O 型乳化剂，水相中的氢氧化钙呈过饱和态，应取上清液加至油相中。

（2）脂肪酸山梨坦类（spans） 为脱水山梨醇脂肪酸酯类，W/O 型非离子表面活性剂，*HLB* 值在 4.3~8.6 之间。

［处方］ 白凡士林 400g，硬脂醇 180g，倍半油酸山梨醇酯 5g，尼泊金乙酯 1g，尼泊金丙酯 1g，蒸馏水加至 1000g。

［制法］ 取白凡士林、硬脂醇、倍半油酸山梨醇酯及尼泊金丙酯置蒸发皿中，在水浴上加热至 75℃熔化，保温备用。另取尼泊金乙酯置烧杯中，加入适量蒸馏水（与其他各药共制基质 1000g），加热至 80℃，待尼泊金乙酯溶解后，趁热加至上述油相中，不断搅拌至冷凝。

本品为 W/O 型乳剂基质，透皮性良好，涂展性亦佳，可吸收少量分泌液。

（3）蜂蜡、胆甾醇、硬脂醇等弱 W/O 乳化剂

［处方］ 蜂蜡 30g，硬脂醇 30g，胆甾醇 30g，白凡士林加至 1000g。

［制法］ 将以上 4 种基质在水浴上加热熔化混匀，搅拌至冷凝。本品为吸水性软膏"亲水凡士林"，加等量水后仍稠度适中。与药物水溶液配伍，成为 W/O 型软膏，可吸收分泌液。遇水不稳定的药物制软膏时，可用此基质。

（三）水溶性基质

水溶性基质由天然或合成的高分子水溶性物质组成。高分子物质溶解后形成凝胶，则属凝胶剂，如羧甲基纤维素钠、明胶等，目前常用的水溶性基质主要是聚乙二醇类。水溶性基质易涂展，能吸收组织渗出液，一般释放药物较快，无油腻性，易洗除。对皮肤、黏膜无刺激性，可用于糜烂创面及腔道黏膜。其缺点是润滑作用较差。

聚乙二醇（polyethylene glycol，PEG） 为乙二醇的高分子聚合物，药剂中常用平均分子量在 300~6000 者。PEG-700 以下是液体，PEG-1000、PEG-1500 及 PEG-1540 是半固体，PEG-2000 以上是固体。若取不同平均分子量的聚乙二醇以适当比例相混合，可制成稠度适宜的基质。PEG 化学性质稳定，可与多数药物配伍，耐高温，不易霉败。易溶于水，能与乙醇、丙酮、氯仿混溶。吸湿性强，可吸收分泌液，对皮肤有一定刺激性，长期使用可致皮肤脱水干燥。

［处方 1］ 聚乙二醇-3350 400g 聚乙二醇-400 600g

〔处方2〕　　聚乙二醇 – 3350 500g　聚乙二醇 – 400 500g

〔制法〕　　称取两种聚乙二醇，在水浴上加热至65℃熔化，搅拌均匀至冷凝。

处方2所制得的软膏较稠。若药物为水煎液或药物水溶液（6% ~25%的量），可用30 ~50g硬脂酸代替等量的聚乙二醇30 ~50g，以调节稠度。

三、软膏剂的制备

软膏剂的基本要求是药物在基质中分布均匀，细腻，以保证药物剂量准确及药效，这与制备方法和药物加入方法正确与否有直接的关系。软膏剂的制备方法有研和法、熔合法或乳化法，可根据药物和基质的性质、制备量及设备条件选用。

（一）软膏基质的净化与灭菌

油脂性基质应先加热熔融，趁热滤过，除去杂质，再于150℃灭菌1小时并除去水分。忌用直火加热。蒸气加热，加热器夹层中压力应达到490.35kPa左右。

（二）软膏制备的方法与设备

1. 研和法　　基质为油脂性半固体，可与药物直接研匀；药物不宜加热者可采用研和法；药物为不溶性及少量制备时常用研和法。一般在常温下将药物细粉用等量基质研匀或用适宜液体研磨成细糊状，再递加其余基质研匀。少量制备时用软膏刀在陶瓷或玻璃软膏板上将药物与基质研匀，也可在乳钵中研匀。大量生产可用电动研钵。

2. 熔合法　　基质为油脂性且熔点不同，常温下不能混合均匀者；主药可溶于基质或中药需用植物油加热浸提时可用熔合法。制备时将熔点高的固体基质先加热熔化，再加入熔点低的基质熔合，然后分次加入药物，不断搅拌，直至冷凝。大量制备可用电动搅拌机混合，通过齿轮泵循环数次混匀。不溶性固体药物细粉加入熔化的基质，应搅拌至冷凝，防止药粉下沉。若不够细腻，可通过三滚筒软膏研磨机进一步研磨，使均匀无颗粒感。三滚筒软膏研磨机主要构造是由三个平行的滚筒和传动装置组成，如图11 – 2所示。三个滚筒间的距离能够调节，在第一、第二滚筒上装有

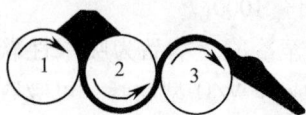

图11 – 2　滚筒旋转方向示意图

加料斗，转动较慢的滚筒1上的软膏能传到速度较快的中间滚筒，并传到速度更快的滚筒3上，经刮板器转入接受器中，同时第三滚筒还可沿轴线方向往返移动，使软膏受到滚辗与研磨，更细腻均匀。

3. 乳化法　　基质为乳剂型时用乳化法。将处方中的油溶性组分一起加热至80℃左右，另将水溶性组分溶于水中，加热至80℃左右，两相混合，搅拌至乳化完全并冷凝。乳化法中油、水两相有3种混合方法：①两相同时混合，适用于连续的或大批量的操作，需要一定的设备，如输送泵、连续混合装置等；②分散相加到连续相中，适用于含小体积分散相的乳剂系统；③连续相加到分散相中，适用于多数乳剂系统，在混合过程中引起乳剂的转型，能产生更为细小的分散相粒子。

（三）药物加入的方法

为了减少对用药部位的刺激性，软膏必须均匀细腻。制备时药物通常按以下方法处理：

（1）不溶性药物或不经提取的中药，必须用适宜方法制成最细粉（过六号筛）。制备时取药粉先与少量基质或液体成分如液状石蜡、甘油、植物油等研匀成糊状，再与其余基质混匀；或将药物细粉在不断搅拌下加到熔融的基质中，继续搅拌至冷凝。

（2）可溶于基质的药物，用基质组分溶解。油溶性药物，一般溶于油相或用少量有机溶剂溶解，再与油脂性基质混合。中药可用植物油加热提取，再与油脂性基质混合。水溶性药物，一般先用少量水溶解，以羊毛脂吸收，再与油脂性基质混匀，或直接溶解于水相，再与水溶性基质混合。

（3）中药煎剂、流浸膏等可先浓缩至糖浆状，再与基质混合。固体浸膏可加少量溶剂如水、稀醇等使之软化或研成糊状，再与基质混匀。

（4）共熔组分应先共熔，再与基质混合，如樟脑、薄荷脑、麝香草酚等共熔成分并存时，可先研磨至共熔后，再与冷至40℃左右的基质混匀。

（5）挥发性、易升华的药物、遇热易结块的树脂类药物，应使基质降温至40℃左右，再与药物混合均匀。

（四）举例

例1　生肌玉红膏

［处方］　当归30g，白芷30g，甘草30g，血竭12g，轻粉1.2g，紫草30g，麻油480g，白蜡90～120g。

［制法］

（1）药料处理　将血竭研为最细粉（过六号筛），轻粉研为极细粉（过八号筛）。当归、甘草、白芷3味分别切碎。紫草清水微润。

（2）炸料　取麻油480g，加热，将甘草、白芷、当归3味炸至白芷变黄色，去渣，再将紫草加入，用微火炸枯至油呈紫红色时，捞除残渣，滤过，油液备用。

（3）制膏　取白蜡90～120g（夏多冬少），加至上述药油内熔化，倾入容器中，待温度降至40℃～50℃时，将血竭及轻粉的细粉兑入，搅匀至冷凝。

［性状］　本品为紫红色软膏。

［功能与主治］　解毒消肿，止痛生肌。用于痈疽发背，疮疡溃烂及水火烫伤，久不收口。

［用法与用量］　外用，涂敷于患处。

例2　徐长卿软膏

［处方］　丹皮酚1g，硬脂酸15g，三乙醇胺2g，甘油4g，羊毛脂2g，液状石蜡25ml，蒸馏水50ml。

［制法］　取硬脂酸、羊毛脂、液状石蜡置容器中，水浴上加热熔化，得油相，80℃保温备用。另取三乙醇胺溶于蒸馏水，加热至80℃，得水相。将水相缓缓加入油相中，按同一方向不断搅拌至白色细腻膏状。丹皮酚用少量液状石蜡研匀后与基质混匀。

［性状］　本品为乳白色软膏。

［功能与主治］　抗菌消炎。用于湿疹、荨麻疹、神经性皮炎等。

［用法与用量］　外用，涂敷于患处。

［注］　丹皮酚是从中药徐长卿中提取的有效成分，其熔点为49.5℃～50.5℃，难溶于水。

丹皮酚的提取方法：取徐长卿，加约8倍量乙醇，分两次热回流提取，每次2～3小时，滤取提取液，回收乙醇，将残液进行蒸馏，至馏出液加三氯化铁试液不再显紫色为止。收集蒸馏液，静置过夜，有无色针状结晶析出。滤取结晶，于50℃以下干燥即得丹皮酚粗品（也可用乙醇进一步纯化）。

例3   老鹳草软膏

［处方］   老鹳草 1000g，对羟基苯甲酸乙酯 0.3g，羊毛脂 50g，凡士林加至 1000g。

［制法］   取老鹳草，加水煎煮两次，每次 1 小时，合并煎液，滤过，滤液浓缩后加一倍量乙醇使沉淀，静置 12~24 小时，滤取上清液，浓缩至相对密度为 1.20，加对羟基苯甲酸乙酯、羊毛脂与凡士林，混匀即得。

［性状］   本品为褐紫色软膏。

［功能与主治］   除湿解毒，收敛生肌。用于湿毒蕴结所致的湿疹、痈、疔、疮及小面积水、火烫伤。

［用法与用量］   外用，涂敷患处。

四、凝胶剂

（一）概述

凝胶剂系指中药提取物与适宜基质制成的、具凝胶特性的半固体或稠厚液体剂型。主要供外用。

按基质不同，凝胶剂可分为水性凝胶和油性凝胶。水性凝胶基质常用西黄蓍胶、明胶、淀粉、纤维素衍生物、聚羧乙烯和海藻酸钠等加水、甘油、丙二醇等制成。油性凝胶的基质常用液状石蜡与聚氧乙烯或脂肪油与胶体硅或铝皂、锌皂制成。临床上应用较多的是水性凝胶剂。水性凝胶剂无油腻感，易涂展，易洗除，不妨碍皮肤正常功能，能吸收组织渗出液。由于其黏度小，有利于药物尤其是水溶性药物的释放。缺点是润滑作用较差，易失水和霉变，须添加保湿剂和防腐剂，且用量较大。

（二）凝胶剂的制备与举例

1. 凝胶剂的基质   常用的水性凝胶基质有：

（1）卡波姆（carbomer，Cb）   其又称卡波沫，系丙烯酸与丙烯基蔗糖交联的高分子聚合物，商品名为卡波普（carbopol），按分子量不同有 Cb930、Cb934、Cb940 等规格。本品含约 60% 的羧酸基。

本品为白色松散粉末，堆密度为 $5g \cdot cm^{-3}$，吸湿性强，可溶于水、稀乙醇和甘油，其 1% 水溶液 pH3.0，为低黏度的酸性溶液。当加入适量碱性溶液中和后，迅速溶胀成高黏度半透明凝胶或溶解成高黏度溶液，在 pH6~11 有最大的黏度和稠度。中和使用的碱及卡波普的浓度不同，溶液的黏度也有所不同。一般中和卡波普 1g 约消耗三乙醇胺 1.35g 或氢氧化钠 400mg。本品制成的基质无油腻感，涂用润滑舒适，特别适用于脂溢性皮肤病。盐类电解质使卡波普凝胶黏性下降，碱土金属离子及阳离子聚合物等可与之结合成不溶性盐，应避免配伍使用。

例   卡波普基质处方

［处方］   卡波普 940 10g，乙醇 50g，甘油 50g，聚山梨酯-80 2g，尼泊金乙酯 1g，氢氧化钠 4g，蒸馏水加至 1000ml。

［制法］   将卡波普与聚山梨酯-80 及蒸馏水 300ml 混合；氢氧化钠用水适量溶解后加入上液，搅匀；再将尼泊金乙酯溶于乙醇后逐渐加入搅匀，即得透明凝胶。

（2）纤维素衍生物   纤维素经衍生化后成为在水中可溶胀或溶解的胶性物，根据不同规格取用一定量，调节适宜的稠度可形成水溶性软膏基质。常用的品种有甲基纤维素

（MC）和羧甲基纤维素钠（CMC－Na），两者常用浓度为2%～6%，1%溶液均为pH6～8，pH2～12时均稳定。甲基纤维素溶于冷水，不溶于热水及有机溶剂。羧甲基纤维素钠在任何温度下均溶于水，但pH低于5或高于10时黏度显著降低，与阳离子药物有配伍禁忌，遇强酸及重金属离子能生成不溶物。本类基质涂布于皮肤有较强黏附性，易失水干燥而有不适感，需加保湿剂甘油，用量为10%～15%，并需加防腐剂，常用尼泊金乙酯，用量为0.2%～0.5%。

例　纤维素衍生物基质处方

［处方］　羧甲基纤维素钠60g，甘油150g，三氯叔丁醇1g，蒸馏水加至1000ml。

［制法］　取甘油与羧甲基纤维素钠研匀，加入热蒸馏水中，放置数小时后，加三氯叔丁醇水溶液，再加水至1000ml，搅匀，即得。

（3）甘油明胶　由甘油与明胶溶液混合制成，甘油10%～20%，明胶1%～3%，水70%～80%。制备时取明胶置已称重的蒸发皿中，加适量的水浸渍1小时后，沥去过剩的水，加入甘油，置水浴上加热至明胶溶解，滤过，放冷至成凝胶，即得。本品遇热后易涂布，涂后能形成一层保护膜。

2. 制备　水凝胶剂的制备，一般先按基质配制方法配成水凝胶基质，药物溶于水者，先溶于部分水或甘油中，必要时加热，加于基质中，再加足量水搅匀，即得。药物不溶于水者，可先用少量水或甘油研细，分散后，再与基质混匀，即得。

例　吲哚美辛软膏

［处方］　吲哚美辛10.0g，交联型聚丙烯酸钠（SDB－L－400）10.0g，PEG－4000 80.0g，甘油100.0ml，苯扎溴铵10.0g 蒸馏水加至1000g。

［制法］　①称取PEG－4000与甘油，置烧杯中微热至完全溶解，加入吲哚美辛混匀；②取SDB－L－400加入水800ml（60℃）于研钵中研匀；将①与②混匀，加水至1000g，即得。

注：SDB－L－400是一种高吸水性树脂材料，粒径在38～200μm的SDB－L－400 90秒内吸水量为自重的200～300倍，膨胀成胶状半固体。具有保湿、增稠、皮肤浸润等作用，用量为14%。PEG为透皮吸收促进剂，可将经皮渗透作用提高2.5倍。

本品有消炎止痛作用，用于风湿性关节炎、类风湿性关节炎。

五、眼膏剂

（一）概述

眼膏剂系指药物与适宜基质制成供眼用的灭菌软膏剂。眼膏剂应均匀、细腻，易涂布于眼部，对眼部无刺激性，无细菌污染，不得检出金黄色葡萄球菌和绿脓杆菌。药物制成眼膏剂，较一般滴眼剂的疗效持久且能减轻对眼球的摩擦。

眼膏剂常用的基质为凡士林8份、液状石蜡1份、羊毛脂1份混合而成，液状石蜡的量可根据气温适当增减。羊毛脂具有较强的吸水性和黏附性，使眼膏与药液及泪液容易混合，并易附着在眼黏膜上，在眼部作用时间持久，促进药物向眼黏膜渗透。根据需要眼膏剂中可加防腐剂等附加剂。剂量较小且性质不稳定的药物宜用此类基质制成眼膏剂。

（二）眼膏剂的制备与举例

眼膏剂为灭菌制剂，应在无菌条件下制备，一般在无菌操作室或无菌操作台上进行。所用基质、药物、配制器械及包装容器等应严格灭菌，避免细菌污染。

基质加热熔合后用细布保温滤过，于150℃干热灭菌1~2小时，备用。配制眼膏所用的器具以70%乙醇擦洗，或洗净后再以150℃干热灭菌1小时。软膏管应先刷洗净，用70%乙醇或1%~2%苯酚浸泡，用时以灭菌蒸馏水冲洗，干燥即可。也可用紫外线照射灭菌。

眼膏剂制备与一般软膏剂基本相同，对药物的处理应注意如下问题：

（1）在水、液状石蜡或其他溶剂中溶解并稳定的药物，可先将药物溶于最少量溶剂中，再逐渐加入其余基质混匀。

（2）不溶性药物应先粉碎成极细粉，用少量液状石蜡或眼膏基质研成糊状，再分次加入基质研匀。

例 拨云眼膏

［处方］ 炉甘石（煅）60g 冰片60g 龙胆浸膏60g 没药（制）3g 麝香6g 硼砂（煅）15g 芒硝3g 玄明粉3g 乳香（制）3g 明矾（煅）10g 凡士林1370g 羊毛脂123g

［制法］ 以上10味药，龙胆浸膏与炉甘石混合干燥粉碎成极细粉；其余8味药分别研成极细粉与上述粉末配研，过筛，混匀，加入到已干热灭菌、滤过并冷至约50℃的凡士林和羊毛脂中，搅匀即得。

［性状］ 本品为浅棕色的软膏；气芳香。

［功能与主治］ 明目退翳，解毒散结，消肿止痛。用于暴发火眼，目赤肿痛，目痒流泪，翼状胬肉；无名肿痛，红肿疮痒。

［用法与用量］ 外用，点入眼睑内，或涂于患处，一日2~3次。

［注］ 龙胆浸膏的制备：取龙胆加水浸渍1~2小时，煎煮3次，每次45分钟，合并，滤过，滤液浓缩至稠膏状，即得。

六、软膏剂的质量检查

（一）软膏剂的质量检查

1. 外观性状 软膏剂应均匀、细腻，具有适当的黏稠性、易涂布于皮肤或黏膜上并无刺激性。应无酸败、变色、变硬、融化、油水分离等变质现象。

2. 药物含量测定 主药有效成分明确的软膏应采用适宜方法测定有效成分的含量，用适宜溶剂提取药物成分，再进行含量测定。成分尚不明确的软膏，应严格控制工艺过程，以专属性鉴别试验控制质量。

3. 稠度 软膏剂多属非牛顿流体，通常用插度计测定稠度以控制其流变性，插度计如图11-3所示。测定方法：在一定温度下，将重150g的金属锥体的锥尖放在供试品的表面上，使锥体在5秒钟内自由垂直落入试品中，以插入的深度评定供试品的稠度，以0.1mm的深度为1单位，称为1插入度。稠度大的样品插入度小，反之则大。一般软膏常温下插入度在100~300之间，乳膏为200~300。

4. 水值 软膏基质的吸水能力用水值表示。水值系指在规定温度下（20℃）100g基质能容纳的最大水量（以克表示）。测定方法：在一定量基质中逐渐加入少量水，研磨至不能吸收水而又无水滴渗出即为终点。

图11-3 插度计

5. 酸碱度 某些软膏的基质在纯化过程中用酸、碱处理，故《中国

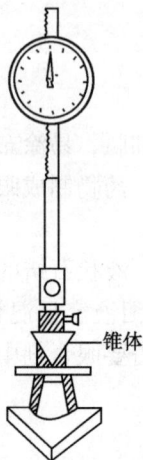

药典》规定应检查酸碱度，以免产生刺激。检查方法：取样品加适当的溶剂（水或乙醇）振摇，所得溶液遇酚酞或甲基橙均不得变色。乳剂基质的 pH 值要求：W/O 型乳剂基质 pH 不大于 8.5，O/W 型乳剂基质 pH 不大于 8.3。

6. 粒度　除另有规定外，含中药细粉的软膏剂取适量供试品，置于载玻片上，涂成薄层，履以盖玻片，共涂 3 片，照粒度测定法（2005 版《中国药典》附录Ⅺ B 第一法）测定，均不得检出大于 180μm 的粒子。

7. 稳定性　软膏剂稳定性检查项目有性状检查（酸败、异臭、变色分层、涂展性）、鉴别、含量测定、卫生学检查及皮肤刺激性试验，在贮藏期内应符合有关规定。

软膏剂的加速试验方法：将软膏装入密闭容器中填满，分别置恒温箱（39℃ ±1℃）、室温（25℃ ±1℃）及冰箱（0℃ ±1℃）中 1～3 个月，检查上述项目，应符合有关规定。

乳膏剂易受温度影响，需做耐热、耐寒试验。试验方法：将装好的软膏分别于 55℃ 恒温放置 6 小时与 –15℃ 恒温放置 24 小时，观察有无油水分离现象。也可采用离心法测定，将软膏 10g 置于离心管中，以 2500r/min 离心 30 分钟，不应有分层现象。

8. 刺激性　软膏剂用于皮肤或黏膜后，不得引起疼痛、红肿等不良反应。测定方法：

（1）**皮肤测定法**　剃去兔背上的毛约 2.5cm²，休息 24 小时，俟剃毛产生的刺激痊愈后，取软膏 0.5g，均匀涂布于剃毛部位。24 小时后观察有无发红、起疹、水泡等。每次试验在三个不同部位同时进行，同时用空白基质作对照。或可做人体刺激性试验，将软膏涂敷于手臂及大腿内侧等柔软的皮肤上，24 小时后观察涂敷部位皮肤的反应。

（2）**黏膜测定法**　在家兔眼黏膜上涂敷 0.25g 软膏，初始两小时每半小时观察一次，24 小时后再观察一次。若无黏膜充血、流泪、羞明及骚动不安等现象，说明无刺激性或刺激性很小。

（二）药物释放、穿透与吸收

1. 体外实验法

（1）**凝胶扩散法**　以含有指示剂的琼脂凝胶为扩散介质，置于 10ml 试管内，在上端 1cm 空隙处装入软膏，使与凝胶表面密切接触，隔一定时间测定呈色区高度（即扩散距离）。以呈色区高度的平方为纵坐标，时间为横坐标作图，拟合一直线，求直线的斜率即为扩散系数。扩散系数越大，释药越快，借此比较不同软膏基质的释药能力。

（2）**离体皮肤法**　将动物的皮肤固定在扩散池中，药物置于皮肤的角质层面，于一定的时间间隔测定皮肤另一侧接收液中药物浓度，分析药物的释药性质或透皮吸收性质，选择促进剂及筛选处方。常用的扩散池有直立式和卧式两种。如图 11 –4 所示。

（3）**半透膜扩散法**　取软膏装于内径及管长均为约 2cm 的短玻璃管，管的一端有玻璃纸封贴并扎紧，将软膏紧贴于一端的玻璃纸上，应无气泡。放入装有 100ml 37℃ 的水中，在一定时间间隔内取出 5ml，并补充 5ml 蒸馏水，测定药物量。

2. 体内试验法　将软膏涂于人体或动物的皮肤上，经一定时间进行测定。测定方法可根据药物性质采用：①体液与组织器官中药物含量的分析法；②利用应用软膏后产生的药理作用为测定指标的生理反应法；③测定组织与体液中药物放射性同位素的放射性示踪原子法等。

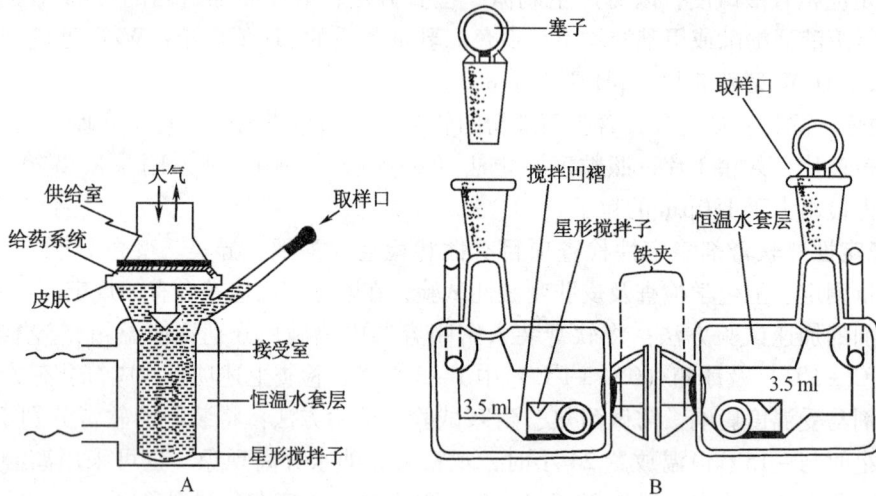

图 11-4 扩散池示意图
A. 直立式扩散池 B. 卧式扩散池

七、软膏剂的包装与贮藏

油脂性基质制成的软膏在贮存过程中可能发生酸败，水溶性基质或乳剂型基质易失水和霉变。生产中多采用密封性好的锡制、铝制或塑料软膏管包装，医院制剂多采用塑料盒包装。软膏剂的容器应不与药物或基质发生理化作用。若药物易与金属软管发生化学反应，可在管内涂一薄层蜂蜡与凡士林（6:4）的熔合物或环氧酚醛树脂隔离。

软膏剂易受温度影响，温度过高或过低，基质可能分层或影响软膏的均匀性。软膏应密封包装，贮存于阴凉干燥处。

第三节 膏 药

一、概述

膏药系指中药、食用植物油与红丹（铅丹）或宫粉（铅粉）炼制成膏料，摊涂于裱背材料上制成的供皮肤贴敷的外用制剂。前者称为黑膏药，后者称为白膏药。

膏药的膏体应油润细腻，光亮，老嫩适度，摊涂均匀，无飞边缺口，加温后能粘贴于皮肤上且不易移动。黑膏药应乌黑、无红斑；白膏药应无白点。

黑膏药属于硬膏剂，为传统膏药中的一种。清代吴师机的《理瀹骈文》为膏药专著，全面论述了膏药的应用和制备。中药膏药外治可消肿、拔毒、生肌，主治肌肤红肿、痈疽、疮疡等症。内治可以活血通络、驱风寒、壮筋骨、止痛、消痞，主治跌打损伤、风湿痹痛等，以弥补内服药力之不足，其作用比软膏剂持久。传统膏药可分为黑膏药（以植物油、红丹为基质）、白膏药（以植物油、宫粉为基质）及松香膏药（以松香等为基质），发挥局部或全身治疗作用。近年以黑膏药用者居多。

二、黑膏药的制备与举例

(一) 基质的原料与处理

1. 植物油 应选用质地纯净、沸点低、熬炼时泡沫少、制成品软化点及黏着力适当的植物油。以麻油最好，棉籽油、豆油、菜油、花生油等亦可应用，但炼制时易产生泡沫。

2. 红丹 又称樟丹、黄丹、铅丹、陶丹，为橘红色粉末，质重，主要成分为四氧化三铅（Pb_3O_4），含量应在95%以上。红丹含水分易聚成颗粒，下丹时沉于锅底，不易与油充分反应。为保证干燥，使用前应炒除水分，过五号筛。

3. 药料的处理 膏药中所用中药应依法加工，按中药不同性质处理。一般中药适当粉碎，为提取做准备；基质中可溶的、不溶的细料药或挥发性药物如乳香、没药、朱砂、雄黄、冰片、樟脑等可先研成细粉，摊涂前与膏药料混匀；贵重药如麝香等研成细粉，撒于膏药表面。

(二) 黑膏药的制备与举例

黑膏药的制备流程一般为：提取药料→炼油→下丹成膏→去火毒→摊涂。

1. 提取药料 药料的提取按其质地有先炸后下之分，少量制备可用铁锅，工厂生产用炼油器，如图11-5所示。将药料中质地坚硬的中药、含水量高的肉质类、鲜药类中药置铁丝笼内移置炼油器中，加盖，植物油由离心泵输入，加热先炸，油温控制在200℃~220℃；质地疏松的花、草、叶、皮类等中药宜在上述药料炸至枯黄后入锅，炸至药料表面呈深褐

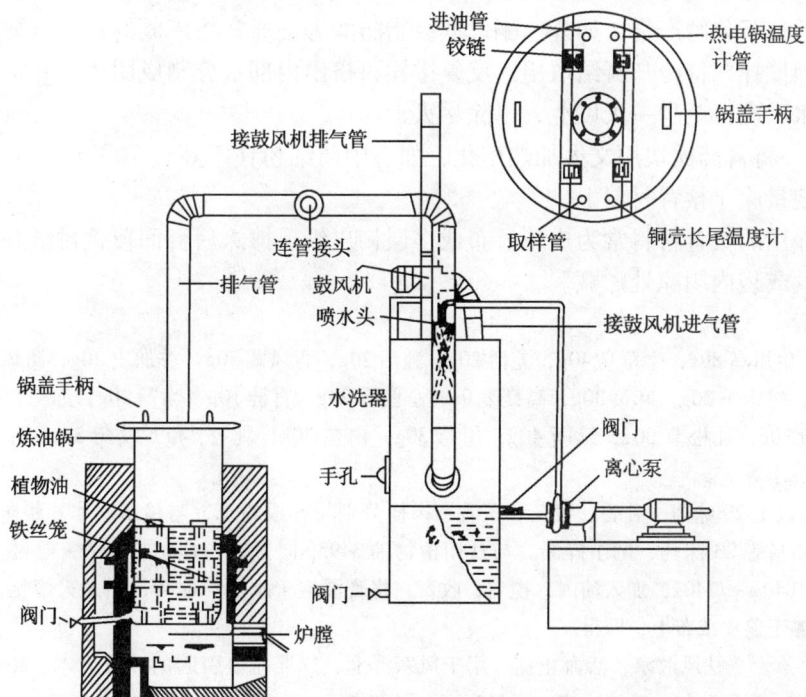

图 11-5 膏药提取与炼油器

色，内部焦黄色。炸好后将药渣连笼移出，得到药油。提取中，应用水洗器喷淋逸出的油烟，残余烟气由排气管排出室外。提取时需防止泡沫溢出。

药料与油经高温处理，有效成分可能破坏较多。现也有采用适宜的溶剂和方法提取有效成分，例如将部分中药用乙醇提取，浓缩成浸膏后再加入膏药中，可减少成分的损失。

2. 炼油　将药油于270℃～320℃继续加热熬炼，使油脂在高温下氧化聚合、增稠，炼至滴水成珠。炼油程度的检查方法：取油少许滴于水中，若药油聚集成珠不散，则药油炼好。炼油为制备膏药的关键，炼油过嫩则膏药质软，贴于皮肤易移动，炼油过老则膏药质脆，黏着力小，易脱落。

3. 下丹成膏　是指在炼成的油中加入红丹反应生成脂肪酸铅盐，脂肪酸铅盐促进油脂进一步氧化、聚合、增稠而成膏状。每500g油用红丹150～210g。当油温达到约300℃时，在不断搅拌下，缓缓加入红丹，使油与红丹在高温下充分反应，直至成为黑褐色稠厚状液体。为检查熬炼程度，可取反应物少许滴入水中数秒钟后取出，若膏粘手，拉之有丝则过嫩，应继续熬炼。若拉之有脆感则过老。膏不粘手，稠度适中，则表示合格。膏药亦可用软化点测定仪测定以判断其老嫩程度。

炼油及下丹成膏过程中有大量刺激性浓烟产生，应注意通风、防火。生产中产生的刺激性气体需通过废气排出管进入洗水池中，经水洗后排出。

4. 去火毒　油丹炼合而成的膏药若直接应用，常对皮肤局部产生刺激性，轻者出现红斑、瘙痒，重者出现发泡、溃疡，这种刺激俗称火毒。传统认为，火毒是油在高温下熬炼产生的"燥性"所致，在水中浸泡或久置阴凉处可除去。现代认为是油在高温下氧化聚合反应中生成的低分子分解产物，如醛、酮、低级脂肪酸等。通常将炼成的膏药以细流倒入冷水中，不断强烈搅拌，待冷却凝结取出。反复搓揉，挤出内部水分制成团块，并将团块置冷水中，每日换水一次，至少一天以上，以除尽火毒。

5. 摊涂　将膏药团块用文火加热熔化，如有中药细粉在不超过70℃温度下加入，混合均匀。按规定量涂于裱背材料上。

膏药摊涂用的裱背材料常为皮革、布或多层韧皮纸。摊涂后膏面覆盖衬纸并折叠。密闭包装，置纸盒或袋内阴凉处贮藏。

例　狗皮膏

［处方］　生川乌80g，生草乌40g，羌活20g，独活20g，青风藤30g，香加皮30g，防风30g，威灵仙30g，苍术20g，蛇床子20g，麻黄30g，高良姜9g，小茴香20g，官桂10g，当归20g，赤芍30g，木瓜30g，苏木30g，大黄30g，油松节30g，续断40g，川芎30g，白芷30g，乳香34g，没药34g，冰片17g，樟脑34g，肉桂11g，丁香15g。

［制法］　以上29味药，乳香、没药、丁香、肉桂分别粉碎成粉末，与樟脑、冰片粉末配研，过筛，混匀；其余生川乌等23味药，酌予碎断，与食用植物油3495g同置锅内炸枯，去渣，滤过，炼至滴水成珠。另取红丹1040g～1140g，加入油内，搅匀，收膏，将膏浸泡于水中。取膏，用文火熔化，加入上述粉末，搅匀，分摊于兽皮或布上，即得。

［功能与主治］　祛风散寒，活血止痛。用于风寒湿邪，气滞血瘀引起的四肢麻木，腰腿疼痛，筋脉拘挛，跌打损伤，闪腰岔气，脘腹冷痛，行经腹痛，湿寒带下，积聚痞块。

［用法与用量］　外用，用生姜擦净患处皮肤，将膏药加温软化，贴于患处或穴位。

三、黑膏药制备中有关问题讨论

1. 提取问题 用植物油高温提取药料,目的是使药料中有效成分充分提出。研究表明,油温在200℃以下提取或用冷油浸渍数日,不能或很少浸出有效成分。油温在200℃以上时(药料炸枯,外焦内黄),可提取出有效成分。这提示传统工艺将中药炸至"外枯内焦黄"有一定道理。但油温在300℃~350℃,中药中主要有机成分发生变化或产生新的成分,如树脂及挥发性成分遇高温易分解挥发。气相色谱检测表明,挥发性成分经300℃、20分钟处理后已无反应,大黄蒽醌的提取残留量仅达原药含量的0.023%。因此近年来有将"粗料"药用水煎浓缩成膏,再与膏药基质混匀;或将处方中部分主要中药研为细粉直接与膏药基质混合摊涂;也有根据中药成分特性,综合应用适宜的提取方法提取。这些方法能减少或避免中药在高温熬炼时的分解损失。但是这样的处方,其中药量是否需要作适当调整值得进一步研究。

2. 炼油问题 炼油的实质是油经高温炼制,发生了复杂的氧化、聚合反应,黏度逐渐增大,从而达到制膏的要求。油温宜控制在320℃左右,油脂在高温下增稠,最后变成凝胶状,失去原有溶解于有机溶剂的特性。倘若继续加热则变成脆性固体,这是由于油脂的氧化聚合过度所致。现有用压缩空气炼油,只需45分钟可达到滴水成珠的程度,且安全不易着火。也有用强化器装置炼油,使油的增稠反应加速,炼油只需6~16分钟,成品中的丙烯醛也大为减少。

3. 油与红丹的化合 油与金属氧化物(如红丹等)共同熬炼,能使不溶于油的金属氧化物转变成为可溶状态,实质上是脂肪酸甘油酯和Pb_3O_4及少量的PbO作用生成脂肪酸铅盐的过程。油、丹化合必须在高温条件下进行,且该反应是放热反应,反应中生成的脂肪酸铅盐同时是植物油氧化分解、聚合的催化剂。随着反应的进行,反应液不断增稠,并有树脂状物质生成,从而达到具有适宜的黏度和稠度。若反应过度,反应液老化焦枯,最终成品硬脆而不合要求。油丹反应温度以320℃左右为宜。

4. 去"火毒"问题 "火毒"曾解释为膏药经高温熬炼后的"燥性",在水中浸泡或置阴凉处可去除。现代研究认为,"火毒"的一部分很可能是油在高温时氧化分解产生的刺激性低分子产物,如醛、酮、低级脂肪酸等,其中的一部分能溶于水,或有挥发性,故水洗、水浸或长期放置于阴凉处可以除去。实验证明,未去火毒的黑膏药显微酸性,醛酮反应呈阳性。去除火毒以后的膏药则为中性,无醛、酮等反应,刺激性较小。这说明未去火毒的膏药确实含醛酮成分。所谓"火毒",似不能单纯认为是油类等分解产物。在膏药熬成及摊涂后添加的部分药物对皮肤往往亦有刺激性。此外,膏药贴敷较久,对皮肤也有激惹作用。因此膏药的火毒及其形成原因,尚需深入研究。

5. 基质代用品的研究 黑膏药基质的主要成分是脂肪酸铅盐及植物油氧化聚合的增稠产物。脂肪酸铅盐有表面活性作用,可增加皮肤的通透性及药物的吸收。黑膏药基质可刺激神经末梢增强体循环,加速药物的传递和活血作用。但黑膏药易污染衣物,揭扯性差及铅离子的存在,阻碍了黑膏药的发展。在研究改进黑膏药基质的过程中,吸收了橡胶硬膏基质的组成特点,将聚氯乙烯和苯二甲酸二丁酯(增塑剂)制成类似橡胶的弹性体,再加入松香(黏性体)、樟脑(软化剂)、氧化锌(填料)等制成新基质。从粘贴性能、防止污染及稳定性等看,这种基质有一定的应用价值,但基质中药物释放与吸收利用情况,局部刺激反应等尚待进一步试验与临床验证。

6. 熬膏设备与安全防护 膏药熬炼过程中,温度高至300℃以上,操作不当,油易溢锅,容易起火,同时由于油的分解、聚合等产生大量的浓烟及刺激性气体,因此炼制膏药最好在密闭容器内进行,挥发逸出的气体应经水洗涤后通过管道排出。熬膏药最好选择在郊区空旷场所,并配备防火设备,操作人员应戴防护用具,注意劳动保护。

四、膏药的质量检查

(1)外观检查。油润细腻,光亮,老嫩适宜,摊涂均匀,无飞边缺口。黑膏药应乌黑、无红斑；白膏药应无白点。

（2）对皮肤无刺激性，加温后能粘贴于皮肤上，不脱落也不移动。

（3）检查重量差异。取供试品5张，分别称定总重量。剪取单位面积（cm²）的裱背，折算出裱背重量。膏药总重量减去裱背重量即为药膏重量，与标示量相比较不得超出表11-1中的规定。

表11-1　膏药重量差异限度

标示重量	量差异限度
3g 或 3g 以下	±10%
3g 以上至 12g	±7%
12g 以上至 30g	±6%
30g 以上	±5%

（4）软化点检查。膏药软化点的测定采用软化点测定仪，测定膏药因受热下坠达25mm时的温度，用于检测膏药的老嫩程度，可间接反映膏药的黏性。按《中国药典》2005年版一部附录 XII D 测定。

第四节　贴膏剂

贴膏剂系指中药提取物、中药或化学药物与适宜的基质和基材制成的供皮肤贴敷，可产生局部或全身性作用的一类片状外用制剂。包括橡胶膏剂、巴布膏剂和贴剂等。

一、橡胶膏剂

橡胶膏剂系指中药提取物或（和）化学药物与橡胶等基质混匀后，涂布于背衬材料上制成的贴膏剂。橡胶膏剂有两种类型：不含药的如橡皮膏（胶布），含药的如伤湿止痛膏等。橡胶膏剂黏着力强，用时无需加热软化，使用携带方便，不污染衣物。可保护伤口、防止皮肤皲裂，治疗风湿痛等疾病。橡胶膏剂膏层薄，容纳药物量少，维持时间较短。

（一）橡胶膏剂的组成

1. 膏料层　由药物和基质组成，为橡胶膏剂的主要部分。基质主要由以下成分组成：

（1）生橡胶　为基质的主要原料，具有良好的黏性、弹性，不透气，不透水。

（2）增黏剂　常用松香，因松香中含有的松香酸可加速橡胶膏剂的老化，选择软化点70℃~75℃（最高不超过77℃）、酸价170~175者。

国外普遍采用甘油松香酯、氢化松香、β-蒎烯等新型材料取代天然松香作增黏剂。它们具有抗氧化、耐光、耐老化和抗过敏等性能。

（3）软化剂　可使生胶软化，增加可塑性，增加成品柔软性、耐寒性及黏性。常用的软化剂有凡士林、羊毛脂、液状石蜡、植物油等。

软化剂的用量应适当。挥发油及挥发性药物，如樟脑、冰片、薄荷脑、薄荷油等对橡胶也有一定的软化作用。此类药物在处方中较多时，软化剂的用量应酌情减少。由于挥发性药物在贮存中易逸散，使膏面干燥而失黏，除治疗需要外，不宜过分增加。

（4）填充剂　常用氧化锌。其有缓和的收敛作用，并能增加膏料与裱背材料间的黏着性。氧化锌与松香酸生成的松香酸锌盐，能降低松香酸对皮肤的刺激性。锌钡白（俗称立德粉）常用作热压法制备橡胶膏剂的填充剂，其特点是遮盖力强，胶料硬度大。

2. 背衬材料 一般采用漂白细布。

3. 膏面覆盖物 多用硬质纱布、塑料薄膜及玻璃纸等，以避免膏片互相黏着及防止挥发性成分的挥散。

（二）橡胶膏剂的制备与举例

橡胶膏剂溶剂法的制备流程为：提取药料→制备胶浆→涂布膏料→回收溶剂→切割、加衬及包装。

1. 提取药料 常用有机溶剂以浸渍、回流、渗漉等方法提取，提取液回收溶剂后备用。能溶于橡胶基质中的药物直接加入基质中，如薄荷脑、冰片、樟脑等。

2. 制备胶浆 胶浆由药物和基质混合制成，一般制法如下：

（1）压胶 取生橡胶洗净，于50℃～60℃加热干燥或晾干，切成大小适宜的条块，在炼胶机中压成网状胶片，摊在铁丝网上去静电。

（2）浸胶 将网状胶片浸入适量汽油中，浸泡18～24小时（冬季浸泡时间宜长，夏季宜短），至完全溶胀成凝胶状。浸泡时需密闭，以防汽油挥发引起火灾。

（3）打膏 将胶浆移入打膏机中搅匀，依次加入凡士林、羊毛脂、液状石蜡、松香、氧化锌等制成基质，再加入药物浸膏等，继续搅拌成均匀胶浆，在滤胶机上压过筛网，即得膏药料。

3. 涂布膏料 将膏料置于装好细白布的涂料机上，如图11-6所示，利用上下滚筒将膏料均匀涂布在缓慢移动的布面上，通过调节两滚筒间的距离来控制涂膏量。

4. 回收溶剂 涂了膏料的胶布，以一定速度进入封闭的溶剂回收装置，如图11-7所示，经蒸气加热管加热，汽油蒸发，由鼓风机送入冷凝系统，回收。

5. 切割加衬与包装 将干燥的橡胶膏置切割机上切成规定的宽度，再移至纱布卷筒装置上，如图11-8所示，使膏面覆上脱脂硬纱布或塑料薄膜等以避免黏合。最后用切割机切成一定大小后包装。

橡胶膏剂还可用热压法制备，方法是将胶片用处方中的油脂性药物等浸泡，待溶胀后再加入其他药物和立德粉或氧化锌、松香等，炼压均匀，涂膏盖衬。此法不用汽油，无需回收装置，但成品欠光滑。

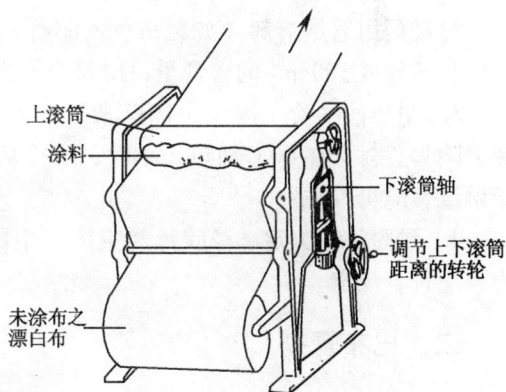

图11-6 橡胶膏涂料机的涂布部分

例 复方牵正膏

[处方] 白附子 地龙 全蝎 僵蚕丝 川芎 白芷 当归 赤芍 防风 生姜 樟脑 冰片 薄荷脑 麝香草酚

[制备] 以上十四味，除樟脑、冰片、薄荷脑和麝香草酚外，其余白附子等十味粉碎成粗粉，用85%乙醇作溶剂，浸渍，渗漉，收集渗漉液，漉液回收乙醇并浓缩至相对密度约为1.05，与樟脑、冰片、

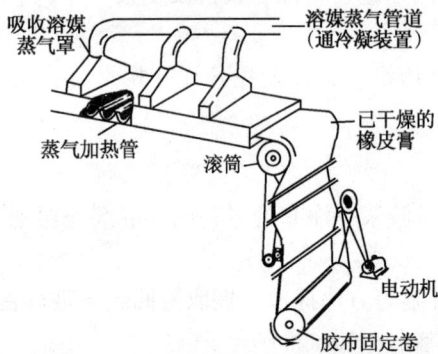

图 11-7　橡胶膏涂料机的溶剂回收装置与拉布部分　　图 11-8　橡胶膏纱布卷筒装置示意图

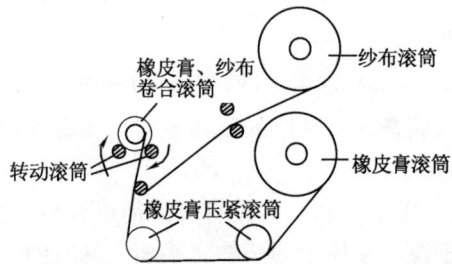

薄荷脑和麝香草酚混匀，加入约 4 倍量重的由橡胶、松香、氧化锌、凡士林和羊毛脂制成的基质，制成涂料，进行涂膏，切段，盖衬，切成小块，即得。

[性状]　本品为浅棕色或浅绿棕色的片状橡胶膏；气芳香。

[功能与主治]　舒筋活络，调和气血。用于风邪中络，口眼歪斜，肌肉麻木，筋骨疼痛。

[用法与用量]　外用，贴敷于患侧相关穴位。贴敷前，将相关穴位用温水洗净或酒精消毒。

（三）橡胶膏剂的质量检查

1. 外观　应膏面光洁，厚薄均匀，色泽一致，无脱膏、失黏现象。布面应平整、洁净、无漏膏现象。

2. 含膏量检查　按《中国药典》2005 年版一部附录Ⅱ含膏量检查方法，将一定面积除去盖衬膏药用适量溶剂（如氯仿、乙醚等）浸渍膏料后，根据减失重量计算含膏量，按标示面积换算成 $100cm^2$ 的含膏量，应符合该品种项下的有关规定。

3. 耐热性试验　按《中国药典》2005 年版一部附录Ⅱ耐热性检查方法，取供试品 2 片，除去盖衬，在 60℃加热 2 小时，放冷后，膏背面应无渗油现象，膏面应有光泽，用手指触试，应仍有黏性。

4. 黏附性的测定　橡胶膏剂应按《中国药典》2005 年版一部附录Ⅻ E 二法测定持黏力，应符合规定。

二、巴布膏剂

巴布膏剂简称巴布剂，系指中药提取物、中药或化学药物与适宜的亲水性基质混匀后，涂布于裱背材料上制得的外用制剂。巴布剂早期称为泥罨剂，一般是将麦片等谷物与水、乳、蜡等混合成泥状，使用时涂布在纱布上，贴于患处，也称为泥状巴布剂。随着医药化学工业的发展，新型高分子材料的出现，巴布剂的基质组成更科学合理，给药剂量准确，已发展成为定型巴布剂，这种剂型正在受到人们的重视。

巴布剂与橡胶膏剂、膏药均属硬膏剂，应用相似，具有以下特点：①载药量大，尤其适于中药浸膏；②与皮肤生物相容性好，透气，耐汗，无致敏、刺激性；③药物释放性能好，能提高皮肤的水化作用，有利于药物透皮吸收，④使用方便，不污染衣物，反复贴敷，仍能保持原有黏性。是一种具有广阔发展前景的外用制剂。

（一）巴布剂的组成

1. 背衬层 为基质的载体，一般选用无纺布、人造棉布等。

2. 防黏层 起保护膏体的作用，一般选用聚丙烯及聚乙烯薄膜、聚酯及玻璃纸等。

3. 膏体 为巴布剂的主要部分，由基质和药物构成，应有适当的黏性，能与皮肤紧密接触以发挥治疗作用。基质的性能决定了巴布剂的黏着性、舒适性、物理稳定性等特征。基质的原料主要有以下几个部分：

（1）黏合剂 黏合剂包括天然、半合成或合成的高分子材料，如海藻酸钠、西黄蓍胶、明胶；甲（乙）基纤维素、羧甲基纤维素及其钠盐、聚丙烯酸及其钠盐、聚乙烯醇、聚维酮及马来酸酐－乙烯基甲醚共聚物的交联产物等。

（2）保湿剂 巴布剂的基质为亲水性且含水量大，选择合适的保湿剂很重要。常用聚乙二醇、山梨醇、丙二醇、丙三醇及它们的混合物。

（3）填充剂 填充剂影响巴布剂的成型性，常用微粉硅胶、二氧化钛、碳酸钙、高岭土及氧化锌等。

（4）渗透促进剂 可用氮酮、二甲基亚砜、尿素等，近年多选用氮酮。氮酮与丙二醇合用能提高氮酮的促渗透作用。芳香挥发性物质如薄荷脑、冰片、桉叶油等也有渗透促进作用。

另外，根据药物的性质，还可加入表面活性剂等其他附加剂。

（二）巴布剂的制备与举例

巴布剂的制备工艺因主药的性质、基质原料类型的不同而有差异。不同基质类型及其不同规格，基质与药物的比例，配制程序等均影响巴布剂的成型。因此应根据基质与药物性质，选择合理的制备工艺。一般先将高分子物质胶溶，按一定顺序加入黏合剂等其他附加剂，制成均匀基质，与药物混匀，涂布，压合防黏层，分割，包装即得。一般工艺流程为：

$$制备基质 \xrightarrow{\text{搅匀}} 膏料 \rightarrow 涂布 \rightarrow 压合防黏层 \rightarrow 巴布膏剂$$
$$\uparrow$$
$$药物$$

例 芳香巴布剂

聚丙烯酸钠 5 淀粉丙酸酯 5 二氧化钛 0.25 甘油 40 薰衣草油 0.6 柠檬油 0.2 二氧化硅 3 尼泊金甲酯 0.1 尼泊金丙酯 0.05 乙醇 1 聚山梨酯－80 0.05 酒石酸 0.5 乙酸乙烯酯 3 氢氧化铝干凝胶 0.05 水适量（用量为比例量）

[制备] 将上述物质加水适量混匀，涂布于无纺纤维织物上。盖上防黏层即得。

[作用与用途] 具有芳香治疗作用。贴于体表后产生轻松和兴奋作用。

（三）巴布剂的质量检查

1. 外观 膏面应光洁、厚薄均匀、色泽一致，无脱膏、失黏现象。布面应平整、洁净、无漏膏现象。

2. 含膏量 按《中国药典》2005 年版一部附录ⅠⅠ含膏量第二法检查，取巴布膏 1 片，除去盖衬，精密称定，用水浸渍膏料后，根据减失重量计算含膏量，按标示面积换算成 $100cm^2$ 的含膏量，应符合该品种项下的有关规定。

3. 赋形性　巴布膏剂应做赋形性试验。取供试品 1 片，置 37℃、相对湿度 64% 的恒温恒湿箱中 30 分钟，取出，用夹子将供试品固定在一平整钢板上，钢板与水平面的倾斜角为 60°，放置 24 小时，膏面应无流淌现象。

4. 黏附性　除去巴布膏的包装材料，使互不重叠在室温放置 2 小时以上，然后按《中国药典》2005 年版一部附录 XII E 黏附力测定第一法，测定巴布膏剂的初黏力，应符合该品种的规定。

三、贴剂

贴剂系指中药提取物或和化学药物与适宜的高分子材料制成的一种薄片状贴膏剂。主要由背衬层、药物贮库层、黏胶层以及防黏层组成。这类制剂为一些需长期用药的疾病和慢性病提供了简单有效的给药方法，与常规制剂比较具有以下优点：

（1）延长作用时间，减少用药次数。贴剂中药物在贮库内缓慢长时间释放进入血液，作用时间长，如东莨菪碱贴剂可 3 天用药一次。

（2）维持恒定的血药浓度，减少胃肠道副作用。贴剂可使药物以体内消除速率进入体内，避免了其他给药方法产生的血药浓度峰谷现象，降低了治疗指数小的药物的不良反应。如东莨菪碱较低的血药浓度就可达到抗晕、止吐作用。一般口服给药常因血药浓度过高产生口干、嗜睡、心悸等不良反应，而其贴剂可将血药浓度保持抗晕止吐的坪值，避免不良反应。

（3）避免口服给药发生的肝脏首过作用及胃肠灭活，减少个体差异，提高药物疗效。如硝酸甘油舌下用药维持时间很短，硝酸甘油贴剂可维持 24 小时的有效治疗。

（4）用药方便，患者可随时撤销或中断治疗。贴剂更适合于婴儿、老人及因呕吐不宜口服药物的病人及长期用药的病人。

贴剂虽有许多优点，但由于皮肤的屏障性能，在应用上有一定局限性。大多数药物透过皮肤屏障的速度都很小，且不能达到有效治疗浓度。因此，贴剂适合于药理作用强及剂量小、分子量低于 1000、在水和油中有适宜溶解度的药物（$>1mg \cdot ml^{-1}$）。对皮肤有刺激性、过敏性的药物不宜制成贴剂。另外，贴剂的制备也比较复杂。

近 20 年来，贴剂是世界医药领域重点研究开发的剂型，自 1981 年美国上市第一个东莨菪碱贴剂以来，已推出 9 种药物数十个品种及剂量规格的贴剂，如硝酸甘油、雌二醇、烟碱等。国内于 20 世纪 80 年代初对贴剂进行研究开发，已有硝酸甘油、东莨菪碱、可乐定贴剂获准生产，并对多种药物进行了研究。同时进行了压敏胶、氮酮、贴剂成型机、微孔控释膜等的研制工作，对渗透促进剂透皮促进机理作了大量的研究。但由于我国目前贴剂的成膜材料、压敏胶及背衬材料和防黏材料的匮乏，无配套生产设备，制约了贴剂的研究开发。发展我国的贴剂，还需各相关行业的通力合作。

（一）贴剂的常用材料

贴剂是一类新型制剂，它与常规制剂在用药方式及外观等方面有很大的不同。贴剂一般由背衬层、有（或无）控释膜的药物贮库层、黏合剂及临用前需除去的保护层组成。除药物、穿透促进剂外，贴剂中大多数材料为高分子聚合物，它们的选择、应用直接影响贴剂的释药速度、药物相容性、稳定性和外观，也影响制品的安全性和毒性。

1. 膜聚合物和骨架材料

（1）乙烯－醋酸乙烯共聚物（ethylene vinylacetate copolymer，EVA）　无毒、无刺激性、柔韧性好，与人体组织及黏膜有良好的相容性，性质稳定，但耐油性较差。EVA 可用热熔法或溶剂法制备膜材。共聚物中醋酸乙烯成分越多，溶解性能越强，常用溶剂有氯仿、二氯甲烷等。醋酸乙烯含量低则溶解性差，只能用热熔法加工膜材，且柔软性、渗透性降低。

（2）聚氯乙烯（polyvinyl chloride，PVC）　系热塑性材料，在一般有机溶剂中不溶，化学稳定性高，机械性能好。用于制备薄膜的聚氯乙烯中常加入 30% ~70% 的增塑剂，称为软聚氯乙烯，耐热性较差，软化点为 80℃，130℃开始分解，析出氯化氢，一般推荐使用的温度在 -15℃ ~60℃。聚氯乙烯渗透性较低，加入增塑剂如苯二甲酸酯可促进渗透。

聚氯乙烯对油性液体相容性强。膜中液体成分达到 50% 仍能保持稳定分散状态。若药物亲水性强且含量高时，长期贮存后可能析出，释药速度加快，加入适宜的增塑剂可减轻析出，如二（2－乙基己基）－苯二甲酸酯被认为是较好的品种。

3. 聚丙烯（polypropylene，PP）　系结晶度和熔点均较高的热塑性材料，吸水性很低，透气性和透湿性较聚乙烯小，抗拉强度较聚乙烯高，有很高的耐化学品性能，仅在某些氯化烃和高沸点的脂肪烃中发生溶胀和表面溶蚀。聚丙烯薄膜具有优良的透明性、强度和耐热性，可耐受 100℃以上的煮沸灭菌。

4. 聚乙烯（polyethylene，PE）　这种热塑性高聚物具有优良的耐低温和耐化学腐蚀性能，较厚薄膜可耐受 90℃以下热水，在烃类溶剂中需较高温度才能溶解。聚丙烯安全无毒，防水性能好，气密性较差。由于生产压力的不同可分为高压聚乙烯（低密度 PE）和低压聚乙烯（高密度 PE），后者的结晶性、熔点、密度和硬度较高，渗透性较低。PE 的性能也与分子量有关，高分子量的 PE 薄膜强度高，透明度低，低分子量的 PE 薄膜则更柔软透明。

5. 聚对苯二甲酸乙二酯（polydiethyl phthalate，PET）　室温下机械性能优良，耐酸碱和多种有机溶剂，吸水性能差，有较高的熔点和玻璃化温度，采用双向拉伸工艺能得到具有适宜结晶度、透气性很小和高拉伸性能的薄膜。PET 性能稳定，加工中加入的其他辅助剂很少，故安全性高。

2. 压敏胶　压敏胶系指在轻微压力下即可实现粘贴同时又容易剥离的一类胶黏材料。贴剂中的压敏胶起着保证释药面与皮肤紧密接触、药库及控释作用。对贴剂用压敏胶的要求：应适合皮肤应用，无刺激，不致敏，与药物相容性好，具防水性能。

（1）聚异丁烯类压敏胶　聚异丁烯为无定型线性聚合物，在烃类介媒中溶解，一般以溶剂型压敏胶使用。外观色浅而透明，性能稳定，耐热，耐水，用时可不加入另外的增黏树脂及防老化剂。因其非极性强，对极性膜材的黏性较弱，可加入树脂或其他增黏剂予以克服。通常高低分子量的聚异丁烯混合使用，低分子量的聚异丙烯是黏性半流体，起增黏、改善柔韧性和润湿性的作用，高分子量聚异丁烯则有较高的剥离强度和内聚强度。

（2）丙烯酸类压敏胶　贴剂中应用的这类压敏胶有溶液型和乳剂型两类，常用的聚合单体有丙烯酸、醋酸乙烯及丙烯酸酯等。溶液型压敏胶一般由 30% ~50% 的丙烯酸酯共聚物及有机溶剂组成，胶层无色透明，对各种膜材有较好的涂布性、剥离强度及初黏性，但黏合力和耐溶剂性较差，在高温时更差，交联及共聚的丙烯酸类压敏胶的黏合力和耐溶剂性有较大改善。

乳剂型压敏胶是各种丙烯酸酯单体以水为分散介质经聚合后加入增稠剂等得到的产品。对热、紫外线稳定，无有机溶剂污染，但耐水耐湿性差。这类压敏胶对极性的高能表面基材亲和性较好，对聚乙烯和聚酯等低能表面基材不能很好地湿润，加入丙二醇、丙二醇单丁醚可得到改善。

（3）硅橡胶压敏胶　系低分子量硅树脂与线型聚二甲基硅氧烷流体经缩合而成的聚合物。硅树脂与硅氧烷在缩合中形成的硅氧烷键，既是黏性调节成分又是内聚强度调节成分。提高硅氧烷的含量，则压敏胶柔软性和黏性增加，增加树脂用量则产品黏性低且易于干燥。硅橡胶压敏胶玻璃化温度低，透气透湿，耐高温及低温，化学稳定性好，常用其烃类溶液，为一种较好的压敏胶材料，但价格相对较高。由于本品的黏基力小，生产贴剂的关键是基材的表面处理及防黏纸的选择。

3. 背衬材料　背衬材料是用于支持药库或压敏胶等的薄膜，应对药物、胶液、溶剂、湿气和光线等有较好的阻隔性能，同时应柔软舒适，并有一定的强度。常用多层复合铝箔、聚乙烯或聚丙烯等膜材复合而成的双层或三层复合膜，提高了机械强度与封闭性，也便于与骨架膜与控释膜热合。其他可供使用的背衬材料有聚对苯二甲酸二乙酯、高密度 PE、聚苯乙烯等。

4. 防黏材料　这类材料主要用于 TTS 黏胶层的保护，为防止黏胶层的破坏（压敏胶从药库或控释膜上转移到防黏材料上），所选材料的表面自由能应低于压敏胶的表面自由能，与压敏胶的亲和性小于压敏胶与控释膜的亲和性。常用的防黏材料有聚乙烯、聚苯乙烯、聚碳酸酯、聚四氟乙烯等，也可使用表面用石蜡或甲基硅油处理过的光滑厚纸。

5. 药库材料　药库材料可以用单一材料，也可以用多种材料配成制的软膏、水凝胶、溶液等，如卡波普尔、HPLC、PVA 等较为常用，各种压敏胶与骨架膜材也可以同时是药库材料。

（二）贴剂的分类与制备

根据目前生产及应用的贴剂结构主要可分为以下 4 类：

1. 膜控释型　膜控释型贴剂的基本结构如图 11-9 所示，由背衬层、药物贮库、控释膜、黏胶层及防黏层组成。背衬层常为软铝塑材料或不透性塑料薄膜如聚乙烯、聚苯乙烯、聚脂等，要求封闭性强，对药物、辅料、水分和空气均无渗透性，易与控释膜复合，背面易方便印刷商标及文字。药物贮库可用单一材料或多种材料调配成的油膏、乳剂、水凝胶、油液等，药物溶解或混悬其中。控释膜是由聚合物材料（如 EVA、PP）加工成的微孔膜或无孔膜（对药物有一定渗透性）。黏胶层可用各种压敏胶。

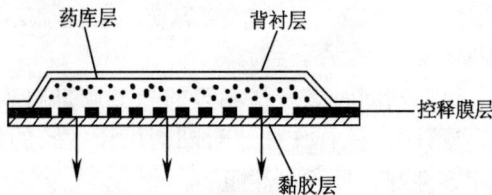
图 11-9　膜控释型贴片剂示意图

这类贴剂的一般生产流程如下：

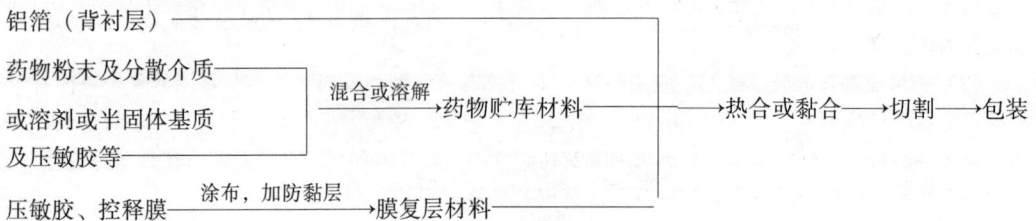

2. 黏胶分散型　黏胶分散型是将药物直接分散于压敏胶中形成的药物贮库，上面覆盖

不含药的、有控释作用的黏合材料形成的主体结构及背衬层、防黏层。如图 11 – 10 所示。

通常先将空白压敏胶涂布在背衬层上以增强压敏胶与背衬层之间的粘结强度，然后覆以含药胶，再覆以有控释能力的空白压敏胶层。随释药时间延长，药物通过含药胶层的厚度不断增加，释药速度随之下降。为了保证恒定的释药速度，可将黏胶分散型药库按照适宜浓度梯度制成多层含不同药量及致孔剂的压敏胶层。随着浓度梯度及孔隙率的增加，因厚度变化引起的速度减低可得到补偿，多层黏胶层贴剂的制备工艺如下：

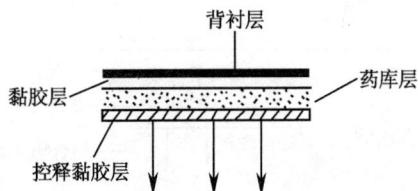

图 11 – 10　黏胶控释型贴片剂示意图

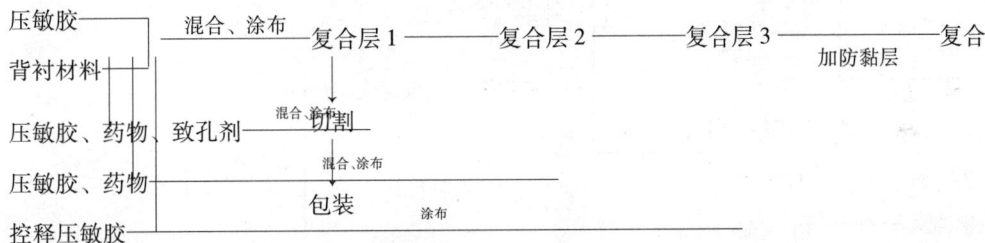

3. 骨架扩散型　骨架扩散型是将药物均匀分散或溶解在聚合物骨架中，制成有一定面积与厚度的药物贮库，由压敏胶层、背衬层及防黏层所构成。如图 11 – 11 所示。含药物的亲水性或疏水性聚合物骨架起控释作用，用得较多的多聚物有 PVA、PVP、聚甲基丙烯酸羟乙酯、聚丙烯酸盐、海藻酸钠和琼脂等。压敏胶可直接涂布在药膜表面，也可涂布在与药膜复合的背衬层。如 "Nitro - Dur" 硝酸甘油贴剂属骨架分散型，其含药骨架由聚乙烯醇、聚维酮和乳糖形成的亲水性凝胶制成圆形膜片，与涂布压敏胶的背衬层黏合，加防黏层即得。以 "Nitro - Dur" 硝酸甘油贴剂为例，骨架扩散型贴剂制备的基本流程如下：

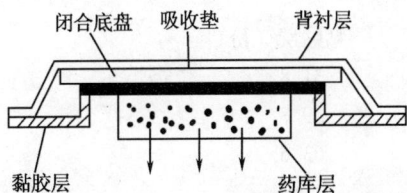

图 11 – 11　骨架扩散型贴剂示意图

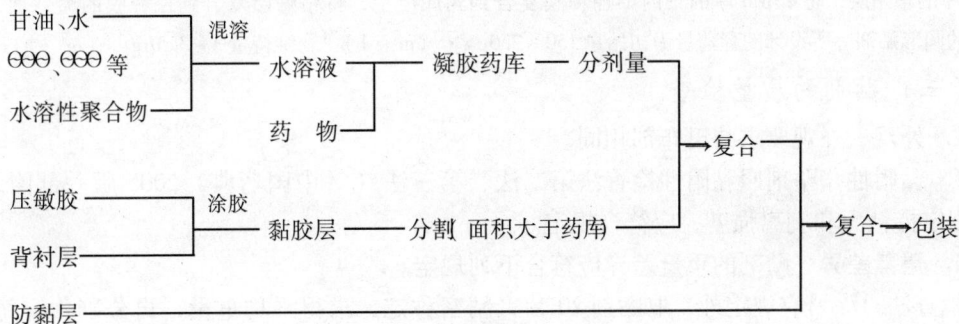

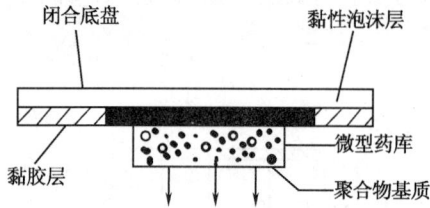

图 11-12 微贮库型贴剂示意图

4. 微贮库型 微贮库型为膜控释型和骨架控释型的结合体。一般制备方法是将药物分散在亲水性聚合物（如聚乙二醇）的水溶液中，再将此混悬液均匀分散在疏水性聚合物（如有机硅聚合物）中，然后迅速交联疏水聚合物使之成为稳定的含有球形液滴的分散系统。将此系统药膜置于黏胶层中心，加背衬材料及防黏层即得，如图11-12所示。微贮库型制备工艺复杂，除少数品种外很少应用。一般制备流程如下：

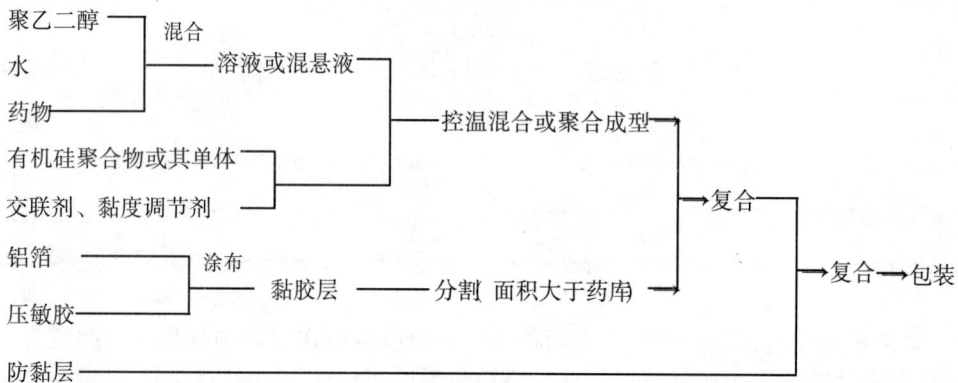

例　东莨菪碱贴剂

[处方]

组成	药库层（份）	粘贴层（份）
聚异丁烯 MML-100	29.2	31.8
聚异丁烯 LM-MS	36.5	39.8
矿物油	58.4	63.6
东莨菪碱	15.7	4.6
氯仿	860.2	360.2

[制备]　按药库层处方和粘贴层处方量称取各成分，分别溶解，将药库层溶液涂布在 $65\mu m$ 厚的铝塑膜上，烘干或自然干燥，形成约 $50\mu m$ 厚的药库层；将粘贴层溶液涂布在 $200\mu m$ 厚的硅纸上，干燥，制成约 $50\mu m$ 厚的粘贴层；将 $25\mu m$ 厚的聚丙烯控释膜复合到药库层上，将粘贴层复合到控释膜的另一面，切成 $1cm^2$ 的圆形贴剂。所设计的释药量为初始量 $150\sim250\mu g\cdot(m^2\cdot h)^{-1}$，维持量 $3\sim3.5\mu g\cdot(m^2\cdot h)^{-1}$。

（三）贴剂的质量检查

1. 外观 外观要求与巴布剂相同。

2. 黏附性 贴剂照黏附性检查法第二法、第三法（《中国药典》2005 版一部附录ⅫE）测定持粘力和剥离强度，应符合规定。

3. 重量差异 贴剂的重量差异应符合下列规定。

检查法　除另有规定外，取贴剂 20 片，精密称定，求得平均重量，再分别称定每片的重量，每片与平均重量相比较，超过 ±5% 的不得多于 2 片，不得有 1 片超出限度 1 倍。

4. 微生物限度 除另有规定外，贴剂照微生物检查法（《中国药典》2005 版一部附录

XIII）检查，应符合规定。

第五节 糊剂、涂膜剂与搽剂

一、糊剂

（一）概述

糊剂系指多量药物细粉与适宜赋形剂制成的糊状制剂。糊剂的外观与软膏剂类似。由于含固体粉末一般在25%以上，吸水能力大，不妨碍皮肤的正常排泄，具有收敛、消毒、吸收分泌物作用。适用于多量渗出的皮肤，慢性皮肤病如亚急性皮炎、湿疹及结痂成疮等轻度渗出性病变也适用。中医外科及民间常用。

根据赋形剂的不同，糊剂可分为两类：

（1）水性糊剂　系以药汁、酒、醋、蜂蜜、饴糖、淀粉及水溶性高分子物质为基质调制而成。这类糊剂无油腻性，易洗除，赋形剂本身具有辅助治疗作用，适于渗出液较多的创面。

（2）油性糊剂　系以凡士林、羊毛脂或其混合物为基质制成。粉末含量较高，常用淀粉、氧化锌、白陶土、滑石粉、碳酸钙等。

（二）糊剂的制备与举例

糊剂的制备通常是将药物粉碎成细粉，粉状药物应过六号筛。也有将药物按所含有效成分采用适当方法提取制得干浸膏，再粉碎成细粉，与基质搅拌均匀，调成糊状。基质需加热时，温度不应过高，一般控制在70℃以下，以免淀粉糊化。

例1 皮炎糊

［处方］　白屈菜500g　白鲜皮根500g　淀粉100g　冰片1g。

［制法］　将白屈菜和白鲜皮根分别粉碎成粗末，用pH4的醋酸水与70%的乙醇渗漉，制成流浸膏，加入淀粉，加热搅拌成糊状。然后将冰片溶于少量乙醇中，加入搅匀，即得。

［功能与主治］　消炎，祛湿，止痒。用于稻田皮炎、脚气等。

［用法与用量］　涂患处，一日数次。

例2 复方锌糊

［处方］　氧化锌250g　淀粉250g　凡士林500g

［制法］　取凡士林加热熔化，加入氧化锌，搅拌均匀，待温度降至50℃以下时加入淀粉，搅拌均匀，冷凝，即得。

［性状］　本品为白色糊状物。

［功能与主治］　防腐、收敛。用于湿疹、皮炎，或作其他糊剂的基质。

［用法与用量］　局部涂敷。

二、涂膜剂

（一）概述

涂膜剂系指中药或药物经适宜溶剂和方法提取或溶解，与成膜材料制成的供外用涂抹，能形成薄膜的液体制剂。涂膜剂用后形成的薄膜，可以保护创面，同时逐渐释放所含药物而起治疗作用。成膜材料常用聚乙烯醇缩甲乙醛、聚乙烯醇缩丁醛、聚乙烯吡咯烷酮、丙烯酸树脂、火棉胶、聚乙烯醇 – 124 等。增塑剂有甘油、丙二醇、邻苯二甲酸二丁酯等。溶剂为有机溶剂，常以丙酮、乙醇单独应用或以一定比例混合使用。涂膜剂制备工艺简单，不用裱背材料，无需特殊设备，使用方便。对某些皮肤病有较好的防治作用，如过敏性皮炎、神经性皮炎、牛皮癣等。

（二）涂膜剂的制备与举例

涂膜剂的一般制备方法：先将成膜材料溶解，如药物溶于溶剂，则将药物及附加剂直接加入成膜材料液中溶解，混匀即得。如为中药，应先以适宜的方法提取，制成乙醇提取液或提取物的乙醇、丙酮溶液，再加入成膜材料液中，混匀。涂膜剂因含有大量有机溶剂，应密封贮藏，并注意避热、防火。

例　伤湿涂膜剂

［处方］　雪上一枝蒿 60g，白芷 90g，生莪术 60g，金果榄 60g，桂枝 40g，徐长卿 90g，薄荷脑 50g，合成樟脑 50g，颠茄浸膏 0.6g，邻苯二甲酸二丁酯 30g，聚乙烯醇缩甲乙醛 13g，丙酮 100ml，70% 乙醇加至 1000g。

［制备］　将雪上一枝蒿等前 6 味药粉碎成粗粉，用 85～90% 乙醇浸渍 36～48 小时后渗漉，收集渗漉液。减压浓缩至总量约为 500g，加入薄荷脑、樟脑、颠茄浸膏、邻苯二甲酸二丁酯及丙酮，待溶解后，再加入聚乙烯醇缩甲乙醛，边加边搅拌，至全部溶解，再加 70% 乙醇至 1000g，即得。分装于小瓶，密封即得。每瓶约 5～20g。

［作用与用途］　主治风湿疼痛、扭伤、挫伤。用时涂于患处。

三、搽剂

（一）概述

搽剂（liniments）系指中药用乙醇、油或其他适宜溶剂制成的供无破损患处揉擦用的液体制剂。其中以油为溶剂的又称油剂。搽剂常起镇痛、收敛、保护、消炎、杀菌等作用。起镇痛、抗刺激作用的搽剂，常用乙醇为分散剂，使用时用力揉搽，可增加药物的渗透性。起保护作用的搽剂常用油、液体石蜡为分散剂，搽用时有润滑作用，无刺激性。搽剂也可涂于敷料上贴于患处，但不能用于破损皮肤。搽剂按分散系统分类有溶液型、混悬型、乳剂型。乳剂型搽剂用肥皂为乳化剂，有润滑、促渗透作用。

（二）搽剂的制备与举例

搽剂常用的溶剂有水、乙醇、甘油、植物油、液状石蜡等，搽剂的制备一般先以合适的溶剂提取中药或溶解药物，再按其所属的分散系统类型制备。

例　麝香祛痛搽剂

［处方］　麝香 3.3g　红花 10g　樟脑 300g　独活 10g　冰片 200g　龙血竭 3.3g　薄荷脑 100g　地黄 200g　三七 3.3g

［制法］　以上九味，取麝香、三七、红花，分别用 50% 乙醇 100ml 分三次浸渍，每次 7 天，合并浸渍液，滤过，滤液备用；地黄用 50% 乙醇 1000ml 分三次浸渍，每次 7 天，合并浸渍液，滤过，滤液备用；

血竭、独活分别用乙醇 100ml 分三次浸渍，每次 7 天，合并浸渍液，滤过，滤液备用；冰片、樟脑加乙醇 1000ml 搅拌使溶解，再加入 50% 乙醇 7000ml，混匀，加入上述各浸渍液，混匀；将薄荷脑用适量 50% 乙醇溶解，加入上述药液中，加 50% 乙醇至总量为 10000ml，混匀，静置，滤过，即得。

〔性状〕 本品为橙色的澄清液体；气芳香。

〔功能与主治〕 活血化瘀，消肿止痛。用于急性软组织扭挫伤，症见皮肤青紫瘀斑、血肿疼痛。

第十二章

栓　剂

学习要求：

1. 掌握栓剂的含义和特点；药物吸收的途径与影响吸收的因素；热熔法制备栓剂的工艺要求；置换价的含义及其计算方法。

2. 熟悉栓剂常用基质的种类、特点以及栓剂的质量要求。

3. 了解栓剂的发展概况以及包装贮藏要求。

第一节　概　述

一、栓剂的含义

栓剂（suppository）系指中药提取物或药粉与适宜基质制成供腔道给药的固体剂型。

栓剂在常温下为固体，纳入人体腔道后，在体温下能迅速软化熔融或溶解于分泌液，逐渐释放药物而产生局部或全身作用。

中药栓剂是我国传统剂型之一，古代称坐药或塞药，为局部用药。《伤寒杂病论》、《千金方》、《证治准绳》、《肘后备急方》等医籍中均有类似栓剂制备与应用的记载。《本草纲目》中也有耳用栓、鼻用栓、阴道栓、尿道栓、肛门栓的记述。近几十年来，具有全身治疗作用的栓剂的研究有了新进展，为适应临床治疗疾病的需要或不同性质药物的要求，出现了双层栓、中空栓、泡腾栓、微囊栓、骨架控释栓、渗透泵栓、凝胶缓释栓等新型栓剂。

二、栓剂的种类

（一）按给药途径分类

栓剂按给药途径分，主要有肛门栓和阴道栓。

1. 肛门栓　肛门栓的形状有圆锥形、圆柱形、鱼雷形等。每颗重约2g，长约3~4cm，以鱼雷形较为常用，塞入肛门后，由于括约肌的收缩易引入直肠。

2. 阴道栓　阴道栓的形状有球形、卵形、圆锥形、鸭嘴形等，每颗重2~5g，直径约1.5~2.5cm，以鸭嘴型较常用。栓剂形状如图12-1所示。

此外，还有鼻用栓、耳用栓等。

（二）按制备工艺与释药特点分类

除用传统制备工艺制成的普通栓剂外，近年来，为适应临床治疗疾病的需要或药物释放速度的要求，按特殊制备工艺可制成双层栓、中空栓或其他控释、缓释栓。

1. 双层栓 双层栓一般有两种：一种是内外层含不同药物的栓剂，另一种是上下两层，分别使用水溶性基质或脂溶性基质，将不同药物分隔在不同层内，控制各层的溶化，使药物具有不同的释放速度；或上半部为空白基质，可阻止药物向上扩散，减少药物经直肠上静脉的吸收，提高药物的生物利用度。

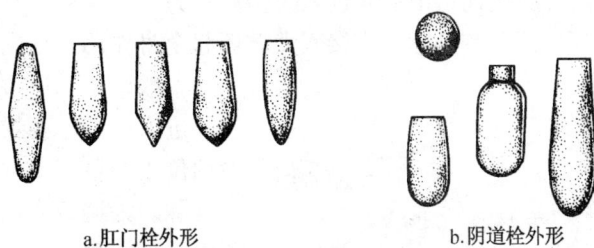

a. 肛门栓外形   b. 阴道栓外形

图 12 – 1 常用栓剂的形状

2. 中空栓 中空栓可达到快速释药的目的，中空部分填充各种不同的固体或液体药物，溶出速度比普通栓剂要快。通过对栓壳的调整也可制成控释中空栓剂。各种中空栓外形，如图 12 – 2 所示。

3. 其他控释、缓释栓

①微囊栓：将药物微囊化后制成的栓剂，具有缓释作用；或同时含药物细粉和微囊的复合微囊栓，兼具速释和缓释两种功能。

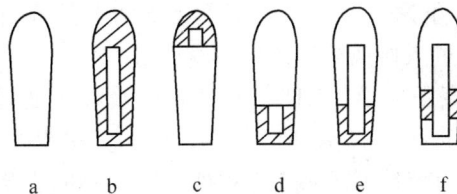

图 12 – 2 中空栓剂示意图
a. 普通栓剂   b. 中空栓剂
c、d、e、f. 控释型中空栓剂

②骨架控释栓：利用高分子物质为骨架材料，与药物混合制成的栓剂，具有控释作用。

③渗透泵栓：采用渗透泵原理制成的控释型长效栓剂。最外层为一层不溶性微孔膜，药物从微孔中慢慢渗出，而维持药效。

④凝胶缓释栓：利用凝胶为载体的栓剂，在体内不溶解不崩解，能吸收水分而逐渐膨胀，达到缓释的目的。

此外，还有泡腾栓：其基质中加入有机酸（如枸橼酸等）和弱碱（如碳酸氢钠等），遇体液后产生泡腾作用，有利于药物的分散。多为阴道用栓。

三、栓剂的特点

栓剂在腔道可起到润滑、抗菌、消炎、杀虫、收敛、止痛、止痒等局部治疗作用，也可通过吸收入血发挥镇痛、镇静、兴奋、扩张支气管和血管等全身治疗作用。

栓剂在直肠吸收比口服吸收干扰因素少，药物不受胃肠道 pH 或酶的破坏而失去活性；可避免刺激性药物对胃肠道的刺激；减少药物受肝脏首过作用的破坏，同时可减少药物对肝脏的毒副作用；便于不能或不愿吞服药物的患者使用。栓剂的不足之处在于使用不如口服方便。

四、栓剂中药物的吸收途径及其影响因素

（一）栓剂中药物吸收途径

以直肠给药发挥全身作用，通常通过以下两条途径：一条是通过直肠上静脉，经门静脉

进入肝脏代谢后由肝胆进入大循环；另一条是通过直肠下静脉和肛门静脉，经髂内静脉绕过肝脏进入下腔静脉，直接入大循环起全身作用。如图 12-3 所示。

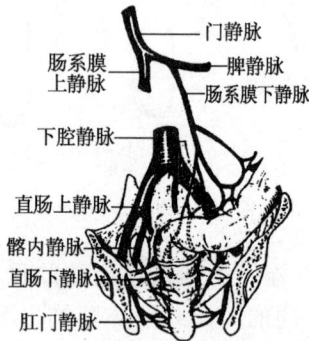

图 12-3　直肠给药的吸收途径

一般说来，通过直肠吸收的药物 50%~70% 可不经门静脉进入肝脏。药物吸收量与栓剂纳入肛门的位置有关，当栓剂位于距肛门 6cm 处时，大部分药物经直肠上静脉进入门静脉。为避免或减少肝脏的首过作用，栓剂纳入肛门的位置以距肛门 2cm 处为宜。

（二）栓剂中药物吸收的影响因素

研究显示，直肠淋巴系统也是栓剂中药物（尤其是大分子药物）吸收的一条途径。由于阴道附近血管与体循环相连，药物直接吸收进入血液循环，而不经肝脏。

1. 生理因素　直肠黏膜的 pH 值对药物的吸收速度起着重要的作用。一般直肠液的 pH 值为 7.4，且无缓冲能力。药物进入直肠后的 pH 值取决于溶解的药物，其吸收的难易视环境 pH 对被溶解药物的影响而定。栓剂在直肠保留的时间越长，吸收越趋于完全。此外直肠环境如粪便存在，也会影响药物的扩散及药物与吸收表面的接触。一般充有粪便的直肠比空直肠吸收要少，因此使用栓剂前应排便。

2. 基质因素　栓剂纳入腔道后，首先要使药物从融化的基质中释放出来并溶解于分泌液，或药物从基质中很快释放直接到达肠黏膜而被吸收。因此，对于欲发挥全身作用的栓剂，要求药物能从基质中迅速释放，由于基质种类和性质的不同，使药物释放的速度也不同。在油脂性基质中，水溶性药物释放较快，而在水溶性基质或在油水分配系数小的油脂性基质中，脂溶性药物更易释放。栓剂基质中加入表面活性剂可以增加药物的亲水性，加速药物向分泌液转移，有助于药物的释放吸收，但表面活性剂浓度较大时，产生的胶团可将药物包裹，阻碍药物的释放，反而不利于吸收。

3. 药物因素　药物的影响因素主要有以下几个方面：①溶解度：药物水溶性较大时，易溶解于分泌液，有利于吸收；溶解度小的药物则吸收也少。对难溶性药物而言，应设法制成溶解度大的盐类或衍生物，选择适宜的基质，以利于吸收。②粒度：以混悬、分散状态存在于栓剂中的药物，其粒度越小，越易溶解吸收。③脂溶性与解离度：脂溶性药物较易吸收，非解离型的药物比解离型的药物容易吸收。

五、栓剂的质量要求

栓剂中药物与基质应混合均匀，栓剂外形应完整光滑，无刺激性；塞入腔道后，应能融化、软化或溶化，并与分泌液混合，逐渐释放出药物，产生局部或全身作用；并应有适宜的硬度，在包装或贮藏时保持不变形，无发霉变质现象。

第二节 栓剂的基质与附加剂

一、栓剂的基质

栓剂的基质不仅能使药物成型，而且对剂型特性和药物的释放具有重要影响。

优良的栓剂基质应符合下列要求：①室温时具有适宜的硬度，当塞入腔道时不变形、不碎裂。遇体温易软化、融化或溶解。②对黏膜无刺激性、无毒性、无过敏性。释药速度必须符合治疗要求。③性质稳定，与主药混合后不起反应，不影响主药的作用和含量测定。④具有润湿或乳化的能力，能混入较多的水分。

选择基质时，应结合用药目的和药物性质等因素来决定。油脂性基质的酸价应在 0.2 以下，皂化价应在 200~245 之间，碘价低于 7，熔点与凝固点之差要小。

栓剂的基质主要分为油脂性和水溶性两种。

（一）油脂性基质

1. 天然油脂 由某些天然植物的种仁提取纯化而得。

①可可豆脂：由梧桐科植物可可树的种仁，经烘烤、压榨而得的固体脂肪。常温下为黄白色固体，可塑性好，无刺激性，能与多种药物配伍使用。熔点为 31℃~34℃，加热至 25℃开始软化，遇体温即能迅速融化。10℃~20℃时易粉碎成粉末。

本品的化学组成是多种脂肪酸如硬脂酸、棕榈酸和油酸的三酸甘油酯。由于所含各酸的比例不同，组成甘油酯混合物的熔点也不同，为同质多晶型。具有 α、β 及 γ 三种晶型。其中 α、γ 两种晶型不稳定，熔点分别为 22℃、18℃；β 晶型较稳定，熔点为 34℃。当油脂加热超过其熔点时，β 稳定型部分转变为不稳定的异构晶体，而使熔点下降，导致制备困难，但一般于室温下放置两周后可逐渐复原。因此通常应缓缓加热升温，待基质熔化至 2/3 时停止加热，使其逐步熔化，以避免晶体转型而影响栓剂成型。

可可豆脂与药物水溶液不能混合时，可加入适量乳化剂，如加入 2% 胆甾醇或 5%~10% 羊毛脂制成 W/O 型乳剂基质，可乳化 10%~20% 的水性溶液；与亲水性乳化剂卵磷脂、月桂醇硫酸钠、硬脂酸钠、聚山梨酯、泊洛沙姆等制成 O/W 型乳剂基质，可吸收大约 25% 的水性溶液。可可豆脂于 10℃ 以下与羊毛脂混合能增加其可塑性。此外有些药物如樟脑、薄荷脑、冰片等能使本品的熔点降低，可加入 3%~6% 的蜂蜡、鲸蜡等提高其熔点。

可可豆脂的代用品有香果脂、乌桕脂等天然油脂。

②香果脂：由樟科植物香果树的成熟种仁脂肪油纯化而成。为白色结晶性粉末或淡黄色固体块状物，微臭，味淡。熔点 30℃~34℃，25℃ 以上时开始软化，酸值小于 3，皂化值 260~280，碘值 1~5。与乌桕脂配合使用可克服易于软化的缺点。

③乌桕脂：由乌桕科植物乌桕树的种子外层固体脂肪纯化而成。为白色或黄白色固体，味特臭而无刺激性。熔点 38℃~42℃，软化点 31.5℃~34℃。释药速度较可可豆脂缓慢。

2. 半合成或全合成脂肪酸甘油酯 半合成脂肪酸甘油酯系由天然植物油（如椰子油或

棕榈油等）水解、分馏所得 $C_{12} \sim C_{18}$ 游离脂肪酸，经部分氢化再与甘油酯化而得的甘油三酯、二酯、一酯的混合酯。具有适宜的熔点，不易酸败，为目前取代天然油脂较理想的栓剂基质。国内已投产的有半合成椰油酯、半合成山苍子油酯、半合成棕榈油酯等。现已广泛应用。全合成脂肪酸甘油酯有硬脂酸丙二醇酯等。

①半合成椰油酯：由椰油、硬脂酸与甘油酯化而成。为乳白色或黄白色蜡状固体。制品分为四种规格，即 34 型（熔点 33℃ ~35℃）、36 型（熔点 35℃ ~37℃）、38 型（熔点 37℃ ~39℃）、40 型（熔点 39℃ ~41℃）。最常用的为 36 型。酸值小于 2，皂化值 215 ~235，碘值小于 4，羟值小于 60，无毒性，无刺激性。

②半合成山苍子油酯：由山苍子油水解、分离得月桂酸，加硬脂酸与甘油经酯化而成。为黄色或乳白色块状物，具油脂光泽。三种单酯混合比例不同，成品的熔点也不同，有 34 型（33℃ ~35℃）、36 型（35℃ ~37℃）、38 型（37℃ ~39℃）、40 型（39℃ ~41℃）等不同规格。其中 38 型为最常用。

③半合成棕榈油酯：由棕榈油经碱化、酸化加入硬脂酸与甘油经酯化而得。为乳白色固体，熔点分别为 33.2℃ ~33.6℃、38.1℃ ~38.3℃ 和 39℃ ~39.8℃。刺激性小，抗热能力强，化学性质稳定。

④硬脂酸丙二醇酯：由硬脂酸与 1,2 - 丙二醇经酯化而得，是硬脂酸丙二醇单酯与双酯的混合物，为乳白色或微黄色蜡状固体，略有脂肪臭。遇热水可膨胀，熔点 36℃ ~38℃，酸值小于 2，皂化值 175，碘值小于 1，羟值 116 ~126，对腔道黏膜无明显刺激性。

3. 氢化油类 由植物油部分或全部氢化而得的白色固体脂肪。如氢化棉籽油（熔点 40.5℃ ~41℃）、部分氢化棉籽油（熔点 35℃ ~39℃）、氢化椰子油（熔点 34℃ ~37℃）、氢化花生油等。性质稳定，无毒，无刺激性，不易酸败，价廉，但释药能力较差，加入适量表面活性剂可以改善。

（二）水溶性基质

1. 甘油明胶 系用明胶、甘油与水以适当比例加热融合，滤过，放冷，凝固而成。制品有弹性，在体温下能软化并缓慢地溶于分泌液中，故作用缓和而持久。多用作阴道栓剂基质。

明胶是胶原水解产物，凡与蛋白质能产生配伍变化的药物如鞣酸、重金属盐等均不能用甘油明胶作基质。此外甘油明胶易滋长霉菌等微生物，使用时需加适量防腐剂。

2. 聚乙二醇类（polyethylene glycols，PEG） 为乙二醇高分子聚合物的总称，具有不同的聚合度、分子量和物理性状。分子量 200、400 及 600 者为透明无色液体，随分子量增加逐渐呈半固体到固体，4000 以上为固体，熔点也随之升高。常用的如 PEG - 1000、PEG - 1540、PEG - 4000、PEG - 6000 等，熔点分别为 38℃ ~40℃、42℃ ~46℃、53℃ ~56℃、55℃ ~63℃。通常用不同分子量的 PEG 以一定比例加热融合，可制成适当硬度的栓剂基质。

本品无生理作用，遇体温不熔化，能缓缓溶于体液而释放药物，吸湿性较强，对黏膜有一定刺激性。通常加入约 20% 的水，可减轻其刺激性，也可在纳入腔道前先用水湿润，或在栓剂表面涂一层鲸蜡醇或硬脂醇薄膜以减轻刺激。PEG 基质栓应贮存于干燥处。

常用的基质处方如：

（1）聚乙二醇 4000 33%　聚乙二醇 6000 47%　水 20%

（2）聚乙二醇 1540 33%　聚乙二醇 6000 47%　水 20%

3. 聚氧乙烯（40）单硬脂酸酯类（polyoxyl 40 stearate）　商品代号为"S-40"，为白色或淡黄色蜡状固体，熔点 39℃~45℃，皂化值 25~35，酸值≤2。

4. 泊洛沙姆（poloxamer）　系乙烯氧化物和丙烯氧化物的嵌段聚合物，随聚合度增大，物态呈液体、半固体至蜡状固体，易溶于水。较常用型号为 poloxamer-188，熔点为52℃。能起到缓释与延效作用。

此外，还可根据药物的性质，加入乳化剂后制成乳剂型基质的栓剂。

二、栓剂的附加剂

除基质外，附加剂对栓剂剂型的成型和药物释放也具有重要影响。应在确定基质的种类和用量的同时，选择适宜的附加剂，以外观色泽、光洁度、硬度和稳定性，或体外释放度实验等为指标，筛选出适宜的基质配方。

常用附加剂如下：

1. 吸收促进剂　①非离子型表面活性剂：如用聚山梨酯-80 等非离子表面活性剂，能促进药物细粉与基质的混合，改善药物的吸收。②泡腾剂：如用碳酸氢钠和己二酸制备成泡腾栓，可加快栓剂中药物的分散速度，利于药物渗入黏膜皱襞。③氮酮类：氮酮为一种高效无毒的透皮吸收促进剂，也已用于栓剂。④其他：如胆酸类等也具有促进吸收的作用。

2. 吸收阻滞剂　如海藻酸、羟丙基甲基纤维素（HPMC）、硬脂酸和蜂蜡、磷脂等，可用于缓释栓剂。

3. 增塑剂　如聚山梨酯-80、脂肪酸甘油酯、蓖麻油、甘油或丙二醇等，可使脂肪性基质具有弹性，降低脆性。

4. 抗氧剂　如没食子酸、鞣酸、抗坏血酸等，具有抗氧化作用的药物，可提高栓剂的稳定性。基质和附加剂对药物的释放起着重要作用。一般而言，水溶性基质在腔道中液化时间较长，释药缓慢。欲发挥局部作用的栓剂液化时间不宜过长，否则会使药物不能全部释放，同时使患者感到不适。一些基质进入人体腔道后的液化时间见表 12-1。

表 12-1　　　　　　　　　一些基质进入人体腔道后的液化时间

基质名称	可可豆脂	半合成椰油酯	一般脂肪性基质	甘油明胶	PEG
液化时间（min）	4~5	4~5	10	30~50	30~50

第三节　栓剂的制备

一、一般性栓剂的制备

（一）热熔法工艺流程

熔融基质→加入药物（混匀）→注模→冷却→刮削→取出→成品→包装。

热熔法（fusion method）的制备过程如下：

小量加工用手工灌模的方法。栓剂模型如图 12－4 所示。

将计算量的基质锉末加热熔化，加入药物混合均匀后，倾入冷却并涂有润滑剂的栓模中（稍微溢出模口为度）。放冷，待完全凝固后，削去溢出部分，开模取出，即得栓剂。

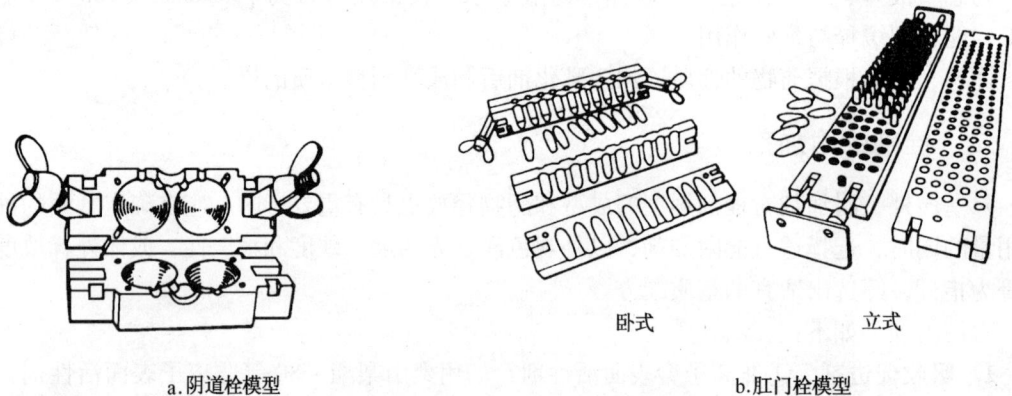

卧式　　　　立式

a.阴道栓模型　　　　b.肛门栓模型

图 12－4　栓剂模型

工业生产已实现机械自动化操作。其工艺流程为：熔融基质→加入药物（混匀）→塑膜热压成模→注模→封口→包装。自动旋转式制栓机如图 12－5 所示，产量为 3500～6000 粒·小时$^{-1}$。

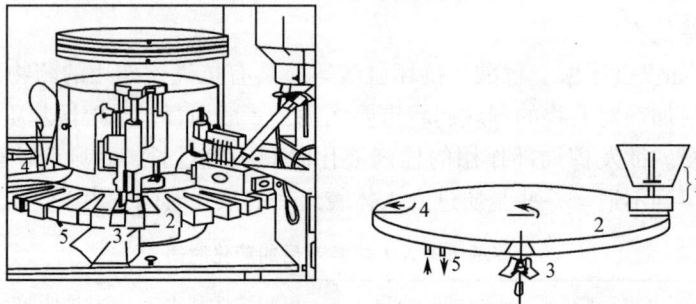

图 12－5　自动旋转式制栓机

1.饲料装置及加料斗　2.旋转式冷却台　3.栓剂抛出台
4.刮削设备　5.冷冻剂入口及出口

（二）置换价

置换价（displacement value，DV）系指药物的重量与同体积基质的重量之比值。即置换价 $f = \dfrac{W_d}{W_j}$（W_d 为药物的重量，W_j 为同体积基质的重量）。用同一模型所制得的栓剂容积是相同的，但其质量则随基质与药物密度的不同而有差别，根据置换价可以对药物置换基质的重量进行计算。置换价在栓剂生产中对保证投料的准确性有重要意义。

置换价（f）的计算公式为： $$f = \frac{W}{G - (M - W)} \qquad (12-1)$$

式中，G 为纯基质栓平均重，W 为含药栓中平均含药量，M 为含药栓平均重，$M-W$ 为含药栓中基质的重量，$G-(M-W)$ 为两种栓中基质的重量之差，即与药物同容积基质的重量。

例如：制备鞣酸栓 50 粒，每粒含鞣酸 0.2g，用可可豆油为基质，模孔重量为 2.0g，鞣酸对可可豆油的置换价为 1.6（药物对可可豆油的置换价可以从文献中查到）。求需基质多少克？每栓的实际重量是多少克？

解：已知，$G = 2.0g$　$W = 0.2g$　$f = 1.6$

（1）先求含药栓每粒的实际重量

因为，$f = \dfrac{W}{G - (M - W)}$

所以，$M = (G + W) - W/f = (2 + 0.2) - 0.2 \div 1.6 = 2.075g$

即，每粒栓的实际重量为 2.075g。

（2）再求 50 粒鞣酸栓所需基质重量

$$2.075 \times 50 - 0.2 \times 50 = 93.75g$$

实际生产中还应考虑到操作过程中的损耗。

（三）药物的处理与混合

1. 油溶性药物　如樟脑、中药醇提物等，可直接混入已熔化的油脂性基质中，使之溶解。如加入的药物量大降低基质的熔点或使栓剂过软时，可加适量石蜡或蜂蜡调节硬度。

2. 水溶性药物　如水溶性稠浸膏、生物碱盐等，可以直接加入已熔化的水溶性基质中，或用少量水制成浓溶液，用适量羊毛脂吸收后与油脂性基质混合。

3. 难溶性药物　如中药细粉、某些浸膏粉、矿物药等，应制成最细粉，通过七号筛，再与基质混合。混合时可采用等量递增法。

4. 含挥发油的中药　量大时可考虑加入适宜的乳化剂与水溶性基质混合，制成乳剂型栓。

（四）润滑剂

栓剂模孔所用的润滑剂通常有两类。

1. 用于油脂性基质的润滑剂　软肥皂、甘油各 1 份与 90% 乙醇 5 份混合制成的醇溶液。

2. 用于水溶性基质的润滑剂　液状石蜡或植物油等油类物质。

二、特殊栓剂的制备

（一）双层栓剂

实验室小量制备内外层含不同药物的双层栓剂，栓模由圆锥形内模和外套组成，如图 12-6 所示。先将内模插入模型外套中固定好，将外层的基质和药物熔融混合，注入内模与外套之间，待凝固后，取出内模，再将已熔融的基质和药物注入内层，熔封而成。

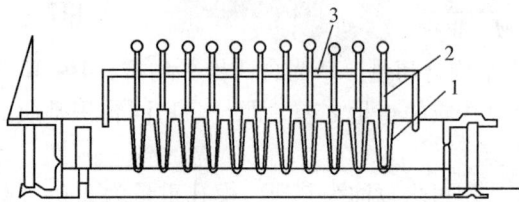

图 12 - 6　双层栓模型
1. 外套　2. 内模　3. 升降杆

（二）中空栓剂

中空栓剂的空心部分可填充药物。先将基质制成栓壳，再将药物封固在栓壳内。实验室小量制备时，可在普通栓模上方插入一个不锈钢管，固定，沿边缘注入熔融的基质，俟基质凝固后，拔出钢管，在栓壳的中空部分注入药物，最后用相应的基质封好尾部即成。

三、举例

例 1　双黄连栓（小儿消炎栓）

[处方]　金银花 2500g　黄芩 2500g　连翘 5000g　半合成脂肪酸酯 780g

[制法]　以上 3 味，黄芩加水煎煮 3 次，第一次 2 小时，第二、三次各 1 小时，合并煎液，滤过，滤液浓缩至适量，浓缩液在 80℃时加 2mol·L⁻¹盐酸溶液，调节 pH 至 1.0 ~ 2.0，保温 1 小时后，静置 24 小时，滤过，沉淀物加 6 ~ 8 倍量水，用 40% 氢氧化钠调节 pH 至 7.0 ~ 7.5，加等量乙醇，搅拌使溶解，滤过。滤液用 2mol·L⁻¹盐酸溶液调 pH 至 2.0，60℃保温 30 分钟，静置 12 小时，滤过，沉淀用水洗至 pH5.0，继用 70% 乙醇洗至 pH7.0。沉淀物加水适量，用 40% 氢氧化钠溶液调至 pH7.0 ~ 7.5，搅拌使溶解。金银花、连翘加水煎煮 2 次，每次 1.5 小时，合并煎液，滤过，滤液浓缩至相对密度为 1.20 ~ 1.25（70℃ ~ 80℃）的清膏，冷至 40℃时搅拌下缓慢加入乙醇，使含醇量达 75%，静置 12 小时，滤取上清液，回收乙醇至无醇味。加上述黄芩提取物水溶液，搅匀，并调 pH 至 7.0 ~ 7.5，减压浓缩成稠膏，低温干燥，粉碎。另取半合成脂肪酸酯加热熔化，保温在 40℃±2℃，加入上述干膏粉，混匀，注模，制成 1000 粒。每粒重 1.5g。

[功能与主治]　清热解毒，轻宣风热。用于外感风热，发热咳嗽，咽痛；上呼吸道感染，肺炎。

[用法与用量]　直肠给药，小儿一次 1 粒，一日 2 ~ 3 次。

例 2. 雷公藤双层栓

[处方]　空白层处方：PEG10000 356.66g　PEG4000 356.66g　甘油 170ml
含药层处方：PEG10000 356.66g　PEG4000 356.66g　甘油 170ml　雷公藤提取物 80g

[制法]　先将空白层基质熔化，按每孔 0.5g 注模，待冷凝后再将含药层基质预热至 90℃注模，冷凝后取出。共制成栓剂 1000 粒。每粒栓重 1.5g，每粒栓剂含药 0.08g，相当于生药 2.79g。

[功能与主治]　具有抗类风湿关节炎作用。

[用法与用量]　塞于肛门内。一次 1 粒，一日 2 次。

[注]　雷公藤属卫茅科植物，具有激素样作用，口服给药副作用较大，制成栓剂可减少该药对胃肠道的部分副作用。

第四节 栓剂的质量评定、包装与贮藏

一、栓剂的质量评定

（一）外观检查

栓剂外形应完整光滑，无裂缝，不起霜或变色，从纵切面观察栓剂中药物与基质应混合均匀。有适宜的硬度，塞入腔道后能熔化、软化或溶化，贮藏期间能保持不变形，无发霉变质。

（二）重量差异

栓剂的重量差异限度应符合表 12－2 所示规定。

检查法：取供试品 10 粒，精密称定总重量，求得平均粒重后，再分别精密称定各粒的重量，每粒重量与标示粒重相比较（凡无标示粒重者应与平均粒重相比较）。超出重量差异限度的栓剂不得多于 1 粒，并不得超出限度一倍。

表 12 – 2　栓剂的重量差异限度

平均重量	重量差异限度
1.0g 及 1.0g 以下	±10%
1.0 以上至 3.0g	±7.5%
3.0g 以上	±5%

（三）融变时限

取栓剂 3 粒，在室温放置 1 小时后，照《中国药典》融变时限检查法（附录ⅫB）规定的装置和方法（各加挡板）进行。除另有规定外，油脂性基质的栓剂应在 30 分钟内全部融化或软化变形，水溶性基质的栓剂应在 60 分钟内全部溶解。

（四）微生物限度

照《中国药典》微生物限度检查法（附录 ⅩⅢ C）检查，应符合规定。

（五）稳定性实验

将栓剂置于室温 25℃和 4℃贮存，定期检查外观变化和软化点，以及主药的含量等。

（六）刺激性实验

一般采取动物实验。将检品粉末施于家兔眼黏膜，或纳入动物的直肠、阴道，观察有无异常反应。

二、栓剂的包装与贮藏

栓剂所用包装材料或容器应无毒性，并不得与药物或基质发生理化作用。小量包装系将栓剂分别用蜡纸或锡纸包裹后，置于小硬纸盒或塑料盒内，应避免互相粘连和受压。应用栓剂自动化机械包装设备，可直接将栓剂密封于塑料壳中。

除另有规定外，栓剂应置于干燥阴凉处 30℃以下密闭贮存，防止受热、受潮而变形、发霉、变质。甘油明胶栓及聚乙二醇栓应置于密闭容器中，以免吸湿，于室温阴凉处贮存。

第十三章

胶　剂

学习要求：

1. 掌握胶剂的含义、特点与制备。
2. 熟悉胶剂原辅料的选择与处理。

第一节　概　述

胶剂系指用动物皮、骨、甲、角等为原料，以水煎取胶质，浓缩成稠胶状，经干燥后制成的固体块状内服剂型。其主要成分为动物胶原蛋白及其水解产物，尚含多种微量元素。制备时加入一定量的糖、油、黄酒等辅料。一般都切制成长方块或小方块。

我国应用胶剂治疗疾病已有悠久的历史，早在《五十二病方》中就有以葵种汁煮胶治疗瘕病之记载。先秦有"鹿胶青白、马胶赤白、牛胶火赤、鼠胶黑、鱼胶饵、犀胶黄"之说，表明早期药用胶的多样化。汉代《神农本草经》中载有"白胶"（即鹿角胶）和"阿胶"（即傅致胶）。

常用的胶剂，按其原料来源不同，大致可分为以下几类。

1. 皮胶类　系以动物皮为原料经提取浓缩制成。现今将用驴皮制成的胶称为阿胶，牛皮制成的胶称黄明胶，猪皮制成的胶称新阿胶。新阿胶是 20 世纪 70 年代因驴皮紧缺，阿胶供不应求的情况下研制投产的。

2. 角胶类　主要是指鹿角胶。其原料为雄鹿骨化的角。鹿角胶应呈黄棕色或红棕色，半透明，有的上部有黄白色泡沫层。若制备鹿角胶时掺入部分阿胶，则成品颜色加深。

3. 骨胶类　系用动物的骨骼提取浓缩制成。有豹骨胶、狗骨胶及鱼骨胶等。

4. 甲胶类　系用龟科动物乌龟的背甲及腹甲或鳖科动物鳖的背甲为原料，经提取浓缩制成。前者称为龟甲胶，后者称鳖甲胶。

5. 其他胶类　凡含有蛋白质的动物中药，经水煎提取浓缩，一般均可制成胶剂。例如，霞天胶是以牛肉制成；龟鹿二仙胶是以龟甲和鹿角为原料，经提取浓缩制成的混合胶剂，也可用龟甲胶和鹿角胶混合制作。

第二节　胶剂的原辅料选择

一、原料的选择

胶剂原料的优劣直接影响产品的质量和出胶率，故应严格选择。各种原料均应取自健康强壮的动物，一般可按下述经验选用。

1. 皮类 驴皮以张大，毛色黑，质地肥厚，伤少无病者良。冬季宰杀剥取的驴皮称"冬板"，质量最好；春秋季剥取的驴皮称"春秋板"，质量次之；夏季剥取的驴皮称"伏板"，质量最差。黄明胶所用的黄牛皮以毛色黄，皮张厚大，无病的北方黄牛的皮为佳。制新阿胶的猪皮，以质地肥厚、新鲜者为佳。

2. 角类 鹿角分砍角与脱角两种。"砍角"质重，表面呈灰黄色或灰褐色，质地坚硬，有光泽，角中含有血质，角尖对光照视呈粉红色者为佳。春季鹿自脱之角称"脱角"，质轻，表面灰色，无光泽。砍角质优，脱角质次。野外自然脱落之角，经受风霜侵蚀，质白有裂纹者称"霜脱角"，其质最差，不堪采用。

3. 龟甲与鳖甲 龟甲为乌龟的背甲及腹甲，其腹甲习称"龟板"，板大质厚，颜色鲜明者称"血板"，其质佳；而以产于洞庭湖一带者最为著名，俗称"汉板"，对光照之微呈透明，色粉红，又称"血片"。鳖甲也以个大、质厚、未经水煮者为佳。

4. 豹骨与狗骨 以骨骼粗大，质地坚实者为优；从外观看，一般以质润色黄之新品为佳，陈久者产胶量低。

二、辅料的选择

胶剂制备过程中常加入糖、油、酒、明矾等辅料。其目的主要为矫味矫臭、沉淀杂质、辅助成型。辅料质量的优劣，也直接关系到胶剂的质量。

1. 冰糖 以色白洁净无杂质者为佳。加入冰糖可使胶剂的透明度和硬度增加，并有矫味作用。如无冰糖，也可用白糖代替。

2. 油类 制胶剂用油的品种有花生油、豆油、麻油3种。质量以纯净无杂质的新制油为佳。酸败者禁用。加油的目的是降低胶的黏度，便于切胶；且在浓缩收胶时，锅内气泡也容易逸散。

3. 酒类 制胶用酒以黄酒为主，又以绍兴酒为佳。无黄酒时，也可用白酒代替。加酒的目的主要是为了矫味矫臭。同时，胶液经浓缩至出胶前，在搅拌下喷入黄酒，有利于气泡逸散，成品胶不会有气泡，影响外观质量，也能改善胶剂的气味。

4. 明矾 以色白洁净者为佳。加用明矾的目的主要是沉淀胶液中的泥沙杂质，以保证成品胶洁净，提高透明度。

5. 阿胶 某些胶剂在浓缩收胶时，常加入少量阿胶，使之黏度增加，易于凝固成型，在药理上也可发挥相加作用。

第三节 胶剂的制备

一、工艺流程

胶剂的制备工艺流程为：原料的处理→煎取胶汁→滤过澄清→浓缩收胶→凝胶与切胶→干燥与包装。

（一）原料的处理

胶剂的原料，如动物的皮、骨、甲、角等，常附着一些毛、脂肪、筋、膜、血及其他不洁之物，必须处理去除，才能用于煎胶。下面主要介绍皮类及骨角类原料的处理方法：

1. 动物皮类　首先须用水浸泡数日（夏季 3 日，冬季 6 日，春秋季 4~5 日），每日换水 1 次。待皮质柔软后，用刀刮去腐肉、脂肪、筋膜及毛。工厂大量生产可用蛋白分解酶除毛。将皮切成 20cm 左右的小方块，置滚筒式洗皮机中，加水旋转洗涤适当时间，用清水冲洗去泥沙，再置蒸球中，加 2% 碳酸钠水溶液或 2% 皂角水，用量约为投皮量的 3 倍，加热至皮膨胀卷缩，用水冲洗至中性，以除去脂肪及可能存在的腐烂产物，如三甲胺、尸胺、酪胺、色胺、甲基吲哚、吲哚等小分子碱性含氮物质，降低挥发性盐基氮的含量，消除腥臭气味。

2. 骨角类原料　可用水浸洗，除去腐肉筋膜（夏季 20 日，冬季 45 日，春秋季 30 日），每日换水 1 次，取出后亦可用皂角水或碱水洗除油脂，再以水反复冲洗干净。对豹骨等，因附筋肉较多，可先将其放入沸水中稍煮捞出，用刀刮净筋肉。角中常有血质，应用水反复冲洗干净。

（二）煎取胶汁

煎取胶汁有两种方法，一种是传统的直火煎煮法，另一种是蒸球加压煎煮法。前者生产工具简单，劳动强度大，卫生条件差，生产周期长，目前很少应用。蒸球加压煎煮，可提高工效约 30 倍，降低煤耗 40%，提高出胶率 15%。下面主要叙述蒸球加压提取工艺。

蒸球加压提取工艺操作关键是控制适宜的压力、时间和水量。压力一般以 0.08MPa 蒸气压力（表压）为佳。若压力过大，温度过高，胶原蛋白的水解产物氨基酸可部分发生分解反应，使臭味增加，挥发性碱性物质（又称挥发性盐基氮、挥发性碱性总氮）的含量增高。挥发性碱性物质是动物蛋白由于细菌及酶的作用，使其腐败分解，产生游离氨和挥发性低链烃胺、芳香胺类，如三甲胺、尸胺、酪胺、色胺、甲基吲哚、吲哚等碱性含氮物质。这些物质大多具有特殊异臭味和毒性，特别是芳香胺类毒性更大。临床使用时常易出现恶心、呕吐、头痛、头晕，甚至血压不稳定等。

另外，若温度过高，水解时间短，胶原蛋白水解程度受到影响，平均分子量偏高，特性黏数大，凝胶切块时发生粘刀现象；同时，由于胶液中混有较多的大质点颗粒，使胶的网状结构失去均衡性，干燥后易碎裂成不规则的小胶块。煎提时间和加水量随胶剂原料的种类而定，一般加水量应浸没原料，煎提 8~48 小时，反复 3~7 次，至煎出液中胶质甚少为止，最后一次可将原料残渣进行压榨，收集全部煎液。

为了降低挥发性盐基氮的含量，生产中除了应严格控制原料的质量、煎提蒸气压力和加水量外，还应定期减压排气。例如，用蒸球加压煎煮驴皮，以 0.08MPa 蒸气压力（表压），每隔 60 分钟排气 1 次。

（三）滤过澄清

每次煎出的胶汁，应趁热用六号筛滤过，否则冷却后因凝胶黏度增大而滤过困难。粗滤后的胶汁还含有不少杂质，应进一步沉淀处理。由于胶汁黏度较大，杂质不易沉降，一般在胶汁中加 0.05%~0.1% 的明矾（先用水将其溶解后加入），搅拌后静置数小时，待细小杂质沉降后，分取上层澄清胶汁，再用板框压滤机滤过，滤液即可进行浓缩。

明矾为硫酸钾铝复盐，化学式为 $[KAl(SO_4)_2]\cdot 12H_2O$，在水溶液中水解生成 $Al(OH)_3$ 溶液，能吸附沉淀胶汁中的杂质，但用量不宜过大，否则胶汁变涩，变苦。另外，胶汁为高分子溶液，对 $Al(OH)_3$ 具有保护作用，使其难以产生预想的沉淀效果，故目前有些生产厂家已将明矾助沉改为自然沉降。

（四）浓缩收胶

取所得澄清胶汁，先用薄膜蒸发去除大部分水分，再移至蒸气夹层锅中，继续浓缩。浓缩时应不断搅拌，随时除去上层浮沫。随着水分不断蒸发，胶液黏度愈来愈大，应防止胶液粘锅，直至胶液不透纸（将胶液滴于滤纸上，四周不见水迹），使含水量约 26% ~ 30%，相对密度为 1.25 左右时，加入豆油，搅匀，再加入糖，搅拌使全部溶解，继续浓缩至"挂旗"时，在强力搅拌下加入黄酒，此时锅底产生大气泡，俗称"发锅"，俟胶液无水蒸气逸出时即可出锅。

各种胶剂的浓缩程度不同，如鹿角胶应防止"过老"，否则成品色泽不够光亮，且易碎裂；龟甲胶浓缩稠度应大于驴皮胶、鹿角胶等，否则不易凝成胶块。还应注意，浓缩程度不够，含水分过多，成品胶块在干燥后常出现四周高，中间低的"塌顶"现象。

浓缩是使胶原蛋白继续水解、进一步除去杂质及水分的过程。随着胶原蛋白的逐渐水解，颗粒质点变小，分子量变小，疏水性成分与亲水性成分也逐步分离，且混悬于胶液中。由于浓缩时水分不断蒸发，胶液中金属离子浓度增大，离子的电性可中和疏水胶体粒子的电性，使其聚合成疏松的粒子团，相对密度较小而上浮。浓缩过程中不断打沫，就是除去此类水不溶性杂质，以提高胶剂的质量。

（五）凝胶与切胶

胶液浓缩至适宜的程度后，趁热倾入已涂有少量麻油的凝胶盘内，置空调室内，调至室温 8℃ ~ 12℃ 左右，约经 12 ~ 24 小时，胶液即凝固成胶块，此过程称为胶凝，所得到的固体胶称凝胶，俗称胶坨。大批量生产时用自动切胶机切胶，将凝胶切成一定规格的小片，此过程俗称"开片"。若用手工切胶，要求刀口平，一刀切过，以防出现刀口痕迹。

（六）干燥与包装

胶片切成后，置于有空调防尘设备的晾胶室内，摊放在晾胶床上，也可分层摊放在竹帘上，使其在微风阴凉的条件下干燥。一般每隔 48 小时或 3 ~ 5 日将胶片翻动 1 次，使两面水分均匀散发，以免成品发生弯曲现象。数日之后，俟胶片干燥至一定程度，装入木箱内，密闭闷之，使内部水分向胶片表面扩散，此操作称为"闷胶"，亦称"伏胶"。约 2 ~ 3 日后，将胶片取出，然后再放到竹帘上晾之。数日后，又将胶片置木箱中闷胶 2 ~ 3 日，如此反复操作 2 ~ 3 次，即可达到干燥的目的。晾胶车间采用空调制冷技术，不仅可改变高温季节不能正常生产的状况，而且使胶片的干燥时间缩短 1/2 左右，且胶剂的外形和洁净度也有很大改善。将胶片用纸包好，置于石灰干燥箱中，也可以适当缩短干燥时间。此外，也有的用烘房设备通风晾胶。

胶片充分干燥后，在紫外线灭菌车间包装。包装前，用酒精微湿的布或新沸过 60℃ 左右水微湿的布拭胶片表面，使之光泽。然后再晾至表面干燥，用紫外线消毒，再用朱砂或金箔印上品名，装盒。胶剂应贮存于密闭容器内，置阴凉干燥处，防止受潮、受热、发霉、软化、粘结及变质等；但也不可过分干燥，以免胶片碎裂。

二、举例

例1　阿胶（驴皮胶）

[处方]　驴皮50.0kg　冰糖3.3kg　豆油1.7kg　黄酒1.0kg

[制法]　将驴皮漂泡，去毛，切成小块，再漂泡洗净，分次水煎，滤过，合并煎液，用文火浓缩（可分别加入适量的黄酒、冰糖和豆油）至稠膏状，冷凝，切块，阴干。

[性状]　本品为长方形或方形块，黑褐色，有光泽。质硬而脆，断面光亮，碎片对光照视呈棕色半透明。气微，味微甘。

[功能与主治]　补血滋阴，润燥，止血。用于血虚萎黄，眩晕心悸，肌痿无力，心烦不眠，虚风内动，肺燥咳嗽，劳嗽咯血，吐血尿血，便血崩漏，妊娠胎漏。

[用法与用量]　烊化兑服，3～9g。

例2　鹿角胶

[处方]　鹿角50.0kg　冰糖2.5kg　花生油0.75kg　黄酒1.5kg

[制法]

（1）原料处理　将鹿角置水池中，浸泡3～5日，每日换水1次。将浸泡之角，用刀刮去茸毛，锯成5～10cm的短段，竖起装入筐中，喷水淋洗，除去血质及其他附着物，否则收胶时由于血质凝固易产生沉淀。

（2）煎取胶汁　将处理洁净的鹿角段，置蒸球中，加入适量的水，以0.08MPa蒸气压力（表压），煎提18～24小时，每隔1小时排气1次，放出煎液。再如法煎提5～7次，每次煎提时间可逐渐缩短，直至鹿角汁充分煎出，鹿角已成酥枯状态为度。将角渣取出晒干，即为鹿角霜。

（3）滤过澄清　将每次所得胶汁，趁热用六号筛滤过。胶液加明矾沉淀处理，明矾用量为胶液量的0.1%左右，将明矾用水溶解后加入，搅拌均匀，静置沉淀除去杂质。

（4）浓缩收胶　将澄清的胶汁，先用薄膜蒸发除去部分水分，再移至蒸气夹层锅中，继续浓缩，不断搅拌，随时打去浮沫，至胶液滴于桑皮纸上，四周不见水迹时，加入花生油、冰糖，使混和均匀，继续浓缩至"挂旗"，加入黄酒，搅拌，发锅，倾入凝胶盘内，自然冷凝成胶坨。

（5）切块与晾干　取出已凝固之胶坨，用切胶机切成扁方块，长3～4cm，厚约0.6cm，晾干，包装。

[性状]　成品呈黄棕色或红棕色，半透明，有的上部有黄白色泡沫层。质脆，易碎，断面光亮。

[功能与主治]　温补肝肾，益精养血。用于阳痿滑精，腰膝酸冷，虚劳羸瘦，崩漏下血，便血尿血，阴疽肿痛。

[用法与用量]　3～6g，烊化兑服。

第四节 胶剂的质量要求

胶剂的种类很多，目前各类胶的质量仍以外观、性状评定为主，同时作水分、总灰分、重金属、砷盐、挥发性碱性物质等检查。尚缺乏含量测定标准。

1. 外观 胶剂应为色泽均匀、无异常臭味的半透明固体。无显著气泡、油泡及其他杂质，质地脆而坚实，平整，拍之即碎裂，碎裂面有光泽，不呈黯浊现象。

2. 溶化性 能溶于热水，水溶液几乎近澄清，无不溶物，不应有明显浑浊现象。

3. 水分 应符合各该胶剂项下的规定。如阿胶、福字阿胶、喜字阿胶、海龙胶，依法测定（《中国药典》2005 年版一部附录ⅨH 第一法），不得超过 15.0%。

4. 总灰分 应符合各该胶剂项下的规定。如阿胶、福字阿胶、海龙胶，依法测定（《中国药典》2005 年版一部附录ⅨK），不得超过 1.0%。

5. 重金属 应符合各该胶剂项下的规定。如阿胶、福字阿胶、喜字阿胶、海龙胶，依法检查（《中国药典》2005 年版一部附录ⅨE 第二法），不得超过百万分之三十。

6. 砷盐 应符合各该胶剂项下的规定。如阿胶、福字阿胶、喜字阿胶、海龙胶，依法检查（《中国药典》2005 年版一部附录ⅨF），不得超过百万分之三。

7. 挥发性碱性物质 目前只有阿胶有明确要求。精密称取阿胶 5g，置 100ml 量瓶中，加水使溶解并稀释至刻度，摇匀，精密量取 5ml 置凯氏蒸馏瓶中，立刻加 1% 氧化镁混悬溶液 5ml，迅速密塞，通入水蒸气进行蒸馏，以 2% 硼酸溶液 5ml 为接收液，加甲基红 – 溴甲酚绿混合指示液 5 滴，从滴出第一滴凝结水珠时起，蒸馏 7 分钟，停止，馏出液照氮测定法（《中国药典》2005 年版一部附录ⅨL 二法）滴定，即得。样品 100g 中挥发性碱性物质的含量以氮（N）计，不得超过 0.10g。

第十四章

胶　囊　剂

学习要求：

1. 掌握硬胶囊剂、软胶囊剂的含义、特点与制法。
2. 熟悉硬胶囊剂、软胶囊剂的质量评定；肠溶胶囊剂的特点与制法。

第一节　概　　述

一、胶囊剂的含义与分类

胶囊剂（capsules）系指将中药用适宜方法加工后，加入适宜辅料填充于空胶囊或密封于软质胶囊中制成的固体制剂。空胶囊一般均以明胶为原料制成。近年来也有应用甲基纤维素、海藻酸钙（或钠盐）、聚乙烯醇、变性明胶及其他高分子材料，以改变胶囊剂的溶解度或产生肠溶性。

胶囊剂可分为硬胶囊剂（hard capsules）、软胶囊剂（soft capsules）和肠溶胶囊剂（enteri capsules）。

1. 硬胶囊剂　系指将中药提取物、中药提取物加中药细粉或中药细粉或与适宜辅料制成的均匀的粉末、细小颗粒、小丸、半固体或液体，充填于空心胶囊中的胶囊剂。空心胶囊一般呈圆筒形，质地坚硬而具弹性，由上下配套的两节紧密套合而成。

2. 软胶囊剂　系指将中药提取物、液体药物或与适宜的辅料混匀后用滴制法或压制法密封于软质囊材中的胶囊剂。

3. 肠溶胶囊　系指不溶于胃液，但能在肠液中崩解、溶化、释放的胶囊剂。

胶囊剂是由改善服药方法而发展起来的。我国很早就用食物包裹药物，类似于胶囊的应用。19 世纪中叶，法国和英国的药师先后发明使用软胶囊剂和硬胶囊剂，并申请了专利。随着电子及机械工业的发展，特别是自动胶囊填充机等一些先进设备的问世，胶囊剂从理论到生产均有了较大的发展，已成为世界上使用最广泛的口服剂型之一，在许多国家和地区其产量仅次于片剂和注射剂而居第三位。

二、胶囊剂的特点

胶囊剂不仅整洁、美观、容易吞服，而且还有以下特点：

1. 可掩盖药物的不良气味　如穿心莲味苦，制成硬胶囊后利于吞服。

2. 药物的生物利用度高　与片剂、丸剂等相比，制备时不需加黏合剂和压力，所以在胃肠道中崩解快，一般服后 3～10 分钟即可崩解释放药物，较丸剂、片剂显效快，吸收好。如消炎痛胶囊剂与片剂分别一次口服 100mg，6 例服胶囊剂后，平均在 1.5 小时血中浓度达到高峰，为 6μg·ml^{-1}；另 6 例服片剂后，平均在 2.5 小时血中浓度才达到高峰，而且只有 3.5μg·ml^{-1}。还有人对毛冬青的浸膏片和胶囊剂进行释放度及累计释放量的对比试验，结果片剂 30 分钟的释放量与胶囊剂 2 分钟的释放量相近，胶囊剂 50 分钟的释放量为片剂的 2.2 倍。

3. 可提高药物的稳定性　对光和热等敏感的药物，如维生素、抗生素等可装入不透光的胶囊中，以保护药物免受湿气和空气中氧、光线的作用，从而提高其稳定性。

4. 可定时定位释放药物　如可先将药物制成颗粒，然后用不同释放速度的高分子材料包衣（或制成微囊），按需要的比例混匀后装入空胶囊中，可制成缓释、肠溶等多种类型的胶囊剂。例如将酮基布洛芬先制成小丸，再包上一层能缓慢扩散的高分子薄膜后，装入空胶囊中，当水分扩散至小丸膜内后，使酮基布洛芬溶解成饱和溶液，并通过连续的高分子膜向胃肠道内扩散和渗透吸收起效。稳定血药浓度可达 24 小时。另外还可根据需要将药物制成直肠给药或阴道等给药的胶囊剂。

5. 可弥补其他剂型的不足　如含油量高或液态的药物难以制成丸、片剂时，可制成软胶囊剂。又如对服用剂量小、难溶于水、胃肠道内不易吸收的药物，可使其溶于适当的油中，再制成软胶囊剂，不仅增加了消化道的吸收，提高了疗效，并且稳定性也较好。目前，液体胶囊（充液胶囊）已经问世，可弥补其他剂型的不足。

6. 可使胶囊剂着色，外壁印字，利于识别。

但下列情况不宜制成胶囊剂：①药物的水溶液或乙醇溶液，因能使胶囊壁溶解；②易溶性药物如氯化钠、溴化物、碘化物等，以及小剂量的刺激性药物，因在胃中溶解后局部浓度过高而刺激胃黏膜；③易风化药物，因可使胶囊壁变软；④吸湿性药物，因可使胶囊壁过分干燥而变脆。

三、胶囊剂的质量要求

1. 胶囊剂应整洁，不得有粘结、变形或破裂现象，并应无异臭。
2. 小剂量药物，应先用适宜的稀释剂稀释，并混合均匀。
3. 硬胶囊剂的内容物应干燥、疏松、混合均匀。
4. 胶囊剂的装量差异、崩解时间及硬胶囊剂的水分含量必须符合《中国药典》有关规定。

第二节　胶囊剂的制备

一、硬胶囊剂的制备

（一）空胶囊的制备

1. 原材料的要求　制备空胶囊的主要原料是明胶。除了应该符合《中国药典》规定以外，还应具有一定的黏度、胶冻力和 pH 值等。黏度能影响胶囊壁的厚度，胶冻力则决定空胶囊的强度。明胶的来源不同其物理性质有较大的差异，如骨明胶，质地坚硬，性脆，透明度较差；皮明胶，则富有可塑性，透明度也好，两者混合使用较为理想。因水解的方法不同，明胶的类型有 A 型和 B 型两种，A 型明胶系用酸法处理制得，等电点为 pH8.0 ~ 9.0；B 型明胶系用碱法处理制得，等电点为 pH4.7 ~ 5.0。两种类型的明胶对空胶囊的性质无明显影响，都可应用。在生产中多用 A 型明胶和 B 型明胶的混合胶投料。

除了明胶以外，制备空胶囊时还应添加适当的辅料，以保证其质量。明胶易吸湿又易脱水，为了增加空胶囊的坚韧性与可塑性，可以适当加入一定量的甘油、羧甲基纤维素钠、羟丙基纤维素、油酸酰胺磺酸钠或山梨醇等；为了使蘸模后明胶的流动性减小，可以加入适量的琼脂增加胶液的凝结力；为了增加空胶囊的美观和使成品易于识别，可以加入各种食用染料着色；对光敏感的药物，加入 2% ~ 3% 的二氧化钛，可制成不透光的空胶囊；为了防止空胶囊在贮存中发生霉变，可加入对羟基苯甲酸酯类作防腐剂；为了增加空胶囊的光泽，可加入少量的十二烷基磺酸钠。必要时也可加入芳香性矫味剂如 0.1% 乙基香草醛，或者不超过 2% 的香精油。

2. 空胶囊的制备 空胶囊一般由专门的工厂生产，目前普遍采用的方法是将不锈钢制的栓模浸入明胶溶液形成囊壳的栓模法。可分为溶胶、蘸胶制坯、干燥、拔壳、截割及整理等六个工序，亦可由自动化生产线来完成。操作环境的温度应为 10℃ ~ 25℃，相对湿度为 35% ~ 45%，空气净化应达到 10000 级。

硬胶囊剂除用各种颜色区别外，为便于识别胶囊品种，也可在每个空胶囊上印字，国内外均有专门的胶囊印字机，一般每小时可印胶囊 45000 ~ 60000 粒。在印字用的食用油墨中添加 8% ~ 12% 聚乙二醇 - 400 或类似的高分子材料，能防止所印字迹磨损。

3. 空胶囊的规格和质量要求 空胶囊的规格由大到小分为 000、00、0、1、2、3、4、5 号共 8 种，其容积（ml ± 10%）分别为 1.42、0.95、0.67、0.48、0.37、0.27、0.20、0.13。一般常用 0 ~ 3 号。空胶囊的规格标准如表 14 - 1。

表 14 - 1   空胶囊长度和囊壁厚度的标准（单位：mm）

胶囊号	口径外部		长度		全囊长度	囊壁厚度
	帽	体	帽	体		
0	7.65 ± 0.03	7.33 ± 0.03	11.05 ± 0.30	18.69 ± 0.30	21.50 ± 0.50	0.12 ~ 0.14
1	6.90 ± 0.03	6.55 ± 0.03	9.82 ± 0.30	16.75 ± 0.30	19.60 ± 0.50	0.12 ~ 0.14
2	6.35 ± 0.03	6.01 ± 0.03	9.04 ± 0.30	15.75 ± 0.30	18.50 ± 0.50	0.11 ~ 0.13
3	5.84 ± 0.03	5.54 ± 0.03	8.01 ± 0.30	14.01 ± 0.30	16.10 ± 0.50	0.11 ~ 0.13

空胶囊的成品，应作必要的检查，以保证其质量。

合格后将上下两节套合，装于密闭容器中，置 40℃ 以下、相对湿度 30% ~ 40% 处，避光贮藏，备用。也有专门的空胶囊预选机，用于装药前对囊壁不平、长度不合格的空胶囊进行剔除。国家标准将空心胶囊划分为 3 个等级：即优等品（指机制空胶囊）、一等品（指适用于机装的空胶囊）、合格品（指仅适用于手工填充的空胶囊）。

（二）药物的填充

1. 空胶囊的选择 由于药物填充多用容积控制，而药物的密度、晶态、颗粒大小不同，所占的容积亦不同，故应按药物剂量所占容积来选用最小的空胶囊。常用各号空胶囊与几种药物填充重量见表 14 – 2。

表 14 – 2　　　　　　　　　　　空胶囊与几种药物的填充重量

空胶囊号码	硫酸奎宁（g）	碳酸氢钠（g）	乙酰水杨酸（g）	碱式硝酸铋（g）
0	0.33	0.68	0.55	0.80
1	0.23	0.55	0.33	0.65
2	0.20	0.40	0.25	0.55
3	0.12	0.33	0.20	0.40
4	0.10	0.25	0.15	0.25
5	0.07	0.12	0.10	0.21

　　一般多凭经验或试装来决定选择适当号码的空胶囊。也可从图 14 – 1 中找到所需的空胶囊号码。例如某固体药粉 700mg，密度 1.8g·$(cm^3)^{-1}$，以此数据在图上密度与重量间作虚线，与图中实线得到的交叉点即为可选用的空胶囊号码，该固体药物应选用 2 号空胶囊。又如，硫酸奎宁 330mg，密度 0.44g·$(cm^3)^{-1}$，从图上可知，应选用 0 号空胶囊。

　　2. 药物的处理　硬胶囊中填充的药物，除特殊规定外，一般均要求是混合均匀的粉末、细小颗粒、小丸、半固体或液体。

　　以中药为原料的处方中剂量小的或细料药等，可直接粉碎成细粉，过六号筛，混匀后填充；剂量较大者可先将部分中药粉碎成细粉，其余中药经提取浓缩成稠膏后与细粉混匀，干燥，研细，过筛，混匀后填充，也可将全部中药经提取浓缩成稠膏后加适当辅料，制成微小颗粒，经干燥混匀后填充；如处方组成中尚含有结晶性或提取的纯品药物时，亦应先研成细粉再与群药细粉混匀后填充。对于经处理后性质稳定的半固体或液体也可直接填充。

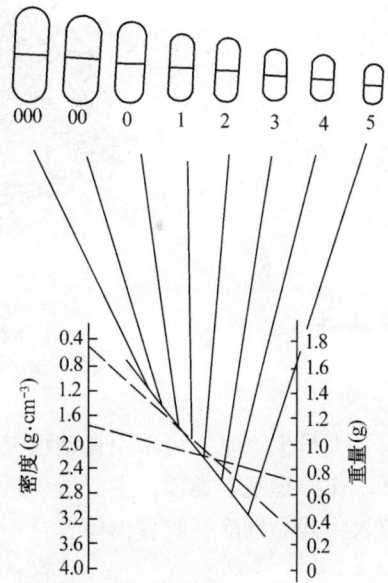

图 14 – 1　空胶囊号码与装量的关系

　　3. 药物填充方法　一般小量制备时，可用手工填充法。如图 14 – 2 所示。为提高填充效率，也可采用硬胶囊分装器填充。如图 14 – 3 所示。

　　硬胶囊分装器的面板上具有比下节囊身直径稍大一些的无数圆孔。使用时可将底板两侧活动槽向里移，盖上面板（使插板插入底板的插孔里）。将下节囊身插入面板的模孔中，其囊口与面板模孔保持平齐。然后将药粉分布于所有囊口上，并手

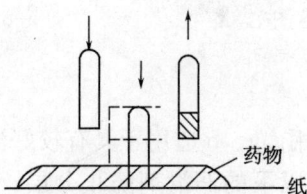

图 14 – 2　手工填充示意图

持分装器左右摇摆振荡，待药粉填满囊身后，扫出多余药粉，将两侧的活动槽向外移，使面板落在底板上，底板将囊身顶出，套上囊帽。将装好的硬胶囊倒在筛里，筛去多余药粉，拭净即得。

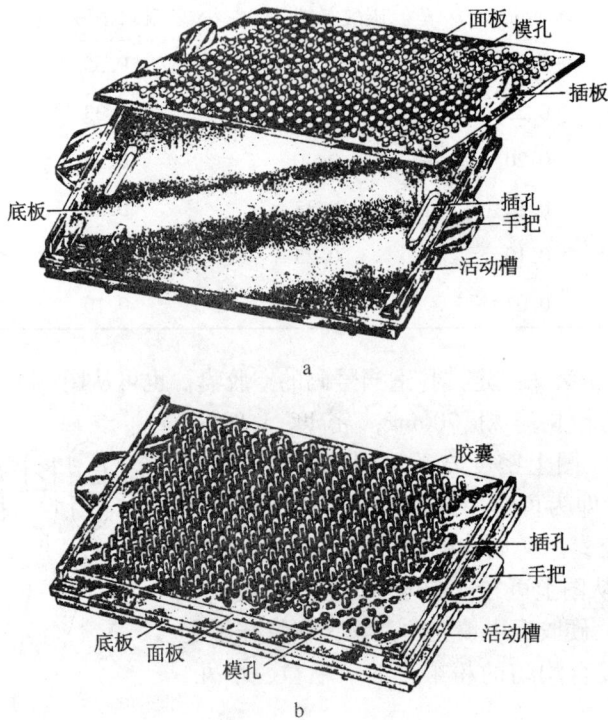

图 14 - 3　硬胶囊分装器示意图

a. 胶囊分装器的面板与底板　b. 胶囊分装器示意图

大量生产时，可采用自动填充机。目前高速胶囊填充机的型号很多，国内外均有生产，其工作原理基本类似，主要流程是：空胶囊供给→排列→校正方向→空胶囊帽体分开→药物填入→残品剔除→胶囊帽体套合→成品排出。如图 14 - 4 所示。

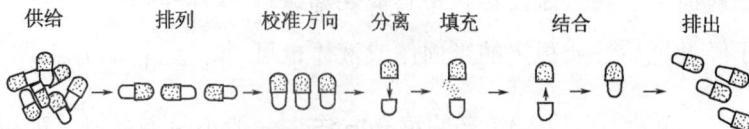

图 14 - 4　全自动胶囊填充和填充操作流程示意图

若按药物填充的方式则可分为四种类型，如图 14 - 5 所示。

4 种类型的填充机，主要根据药物的物理性质，在制备时选用。a、b 适用于具有较好流动性的药物；c 适用于自由流动性好的药粉，药粉中可添加 2% 以下的润滑剂防止分层；d 适用于聚集性较强的药粉（如针状结晶类药物）和易吸湿的药物（如中药浸膏），先加适量黏合剂（如微晶纤维素或食用油）压成小圆柱。

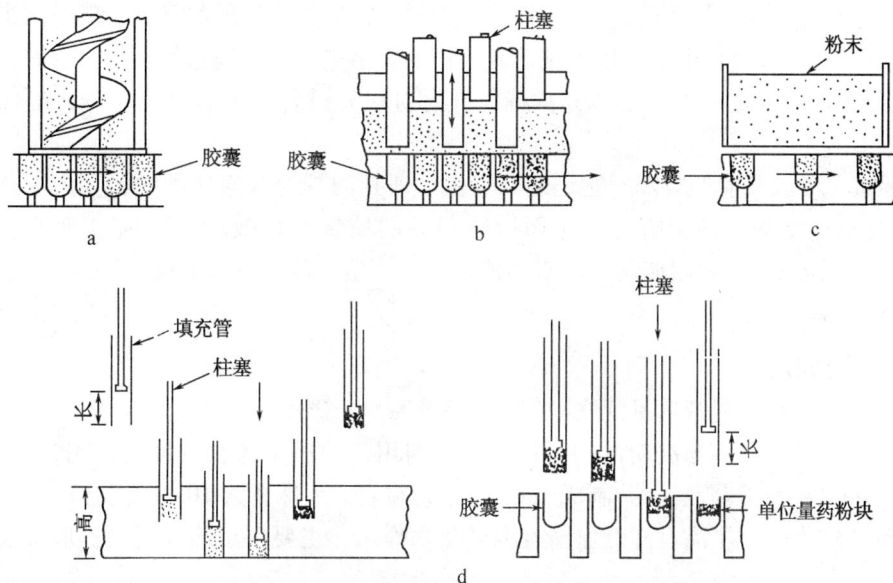

图 14 − 5　硬胶囊药物填充机的类型

a. 螺钻推进药物进入囊体　b. 柱塞上下往复将药物压进囊体　c. 药物粉末或颗粒自由流入囊体
d. 在填充管内先将药物压成单剂量的小圆柱，再进入囊体

硬胶囊剂的药物填充时还应当注意以下问题：

（1）定量药粉在填充时常发生小量的损失而使最后的含量不足，故在配方时应按实际需要量多准备几粒的分量。全部填充后将多余的药粉弃去。但麻醉、毒性药物不按此法处理。

（2）填充小剂量的药粉，尤其麻醉、毒性药物，应先用适当的稀释剂（如乳糖、淀粉）稀释一定的倍数，混匀后填充。

（3）易引湿或混合后发生共熔的药物，可根据情况分别加入适量的稀释剂（如氧化镁、碳酸镁等），混合后填充。

（4）疏松性药物小量填充时，可加适量乙醇或液状石蜡混匀后填充。

（5）中药浸膏粉，应保持干燥，添加适当辅料混匀后填充。

（三）胶囊的封口

空胶囊的套合方式有平口与锁口两种。生产中一般使用平口胶囊，药物填充后，为防止漏泄，封口是一道重要工序。封口的材料常用与制备空胶囊时相同浓度的明胶，保持胶液温度在 50℃，于囊帽与囊身套合处封上一条胶液，烘干即可。也有采用 PVP（平均分子量40000）2.5 份、聚乙烯聚丙二醇共聚物 0.1 份、乙醇 97.4 份，或苯乙烯 − 马来酸共聚物2.5 份、乙醇 97.5 份的混合液作封口材料，封口质量均比明胶好。若采用锁口型空胶囊，药物填充后，囊身囊帽套上即咬合锁口，药粉不易泄漏，空气也不易在缝间流通，有利于药物的保存。硬胶囊剂封口后，必要时应进行除粉和打光处理。

（四）胶囊剂制备过程中容易出现的质量问题

1. 装量差异超限　导致胶囊剂装量差异超限的原因主要有囊壳因素、药物因素、填充设备因素等。在制备过程中要选用正规厂家生产的合格空胶囊，通过加入适宜辅料或者制颗粒等方法改善药物的流动性，使填充准确，同时对填充设备要及时维修保养，确保正常运转。

2. 吸潮　中药胶囊的吸潮问题是制药工作中遇到的较为普遍的难题，因为中药胶囊吸潮后往往变软、结块，甚至霉变，从而影响药品的质量和疗效。可以通过改进制备工艺（如制粒、防潮包衣），利用玻璃瓶、双铝箔包装、铝塑包装等方法解决。

（五）举例

例　五仁醇胶囊

［处方］　五仁醇浸膏适量（含总五味子素 10g）　碳酸钙 210g　淀粉 21g

［制法］　将碳酸钙与淀粉混匀，过筛，再与用乙醇适量稀释的浸膏混匀，过七号筛，于 60℃~70℃烘干，装胶囊，共制成 1000 粒，每粒含总五味子素 10mg 即可。

［作用与用途］　本品有降低血清谷丙转氨酶作用，主要用于治疗迁延性肝炎及慢性肝炎。

［用法与用量］　口服，一次 3~4 粒，一日 3 次。4 周为一疗程，肝功能正常后再服两个疗程，药量可酌减。

［注］　五仁醇浸膏的制备：取五味子粉碎后，用 75% 乙醇回流提取，第一次加入相当中药 4 倍量乙醇回流 3 小时，第二次加入 3 倍量乙醇回流 1 小时。合并乙醇提取液，静置 48 小时，弃去沉淀，上清液减压回收乙醇得稠膏，再用 90% 乙醇倍量、半倍量回流 2 次，收集回流液，减压回收乙醇后即得五仁醇浸膏。测定浸膏中总五味子素含量后投料。

二、肠溶胶囊剂的制备

不溶于胃液而可溶于肠液的药物，某些具有辛臭味、刺激性的药物可制成肠溶胶囊剂。早期制备肠溶空胶囊的方法是采用甲醛浸渍法，即用甲醛处理囊壳，使与明胶起胺缩醛反应，形成在胃液中不溶性的甲醛明胶。在甲醛明胶中已无氨基，失去与酸结合的能力，故不溶于胃液，但由于仍含有羧基，故能在肠液的碱性介质中溶解并释放药物。此种肠溶胶囊剂的肠溶性与甲醛的浓度、甲醛与胶囊接触的时间等因素有关，且贮存后往往会进一步发生聚合作用，改变溶解性能，甚至在肠液中也不崩解或溶化。因此现已不用。

现在有用明胶（或海藻酸钠）先制成空胶囊，再用包衣法涂上 CAP 等肠溶材料，然后填充药物，并用肠溶性胶液封口者。还可用肠溶材料与明胶混合，制成肠溶性空胶囊，填充药物后，再用肠溶性胶液封口制得。

三、软胶囊剂的制备

（一）软胶囊的囊材

软胶囊囊材的组成主要是胶料、增塑剂、附加剂和水。软胶囊剂的主要特点是可塑性强，弹性大。其弹性与明胶、增塑剂和水的应用比例有关。如增塑剂与干明胶之间的重量比为 0.3：1.0 时，得到硬度过大的软胶囊；若为 1.8：1.0 时，得到硬度不足的软胶囊。通常较适宜的重量比是，增塑剂与干明胶为 0.4~0.6：1.0，而水与干明胶之比 1.0~1.6：1.0。在选择软胶囊的硬度时，应考虑到所填充药物的性质，以及药物与软胶囊之间的相互影响，在选择增塑剂时亦应考虑药物的性质。

胶料一般为明胶、阿拉伯胶。明胶的质量除应符合《中国药典》规定的要求外，还应符合胶冻力、黏度及含铁量的标准。铁含量不能超过 15×10^{-6}，以免与对铁敏感的药物发生配伍变化。

增塑剂常用甘油、山梨醇，单独或混合使用均可。附加剂包括：防腐剂常用对羟基苯甲酸甲酯 4 份，对羟基苯甲酸丙酯 1 份的混合物，为明胶量的 0.2%~0.3%；色素常用食用规格的水溶性染料；香料常用 0.1% 的乙基香兰醛或 2% 的香精；遮光剂常用二氧化钛，每公斤明胶原料常加 2~12g；此外，还可加 1% 的富马酸以增加胶囊的溶解性。

（二）软胶囊大小的选择

软胶囊的形状有球形（亦称胶丸）、椭圆形等多种。在保证填充药物达到治疗量的前提下，软胶囊的容积要求尽可能减小。混悬液作软胶囊内填充物时，所需软胶囊的大小，可用"基质吸附率"来决定。基质吸附率系指 1g 固体药物制成填充胶囊的混悬液时所需液体基质的克数。影响固体药物基质吸附率的因素有：固体颗粒的大小、形状、物理状态、密度、含湿量，以及亲油性或亲水性等。

（三）软胶囊内填充物的要求

软胶囊可以填充各种油类或对明胶无溶解作用的液体药物或混悬液，也可以填充固体药物。油一般作为药物的溶剂或混悬液的介质，如药物是亲水的，可在药物中保留 3%~5% 的水分。药物的含水量超过 5%，或含低分子量水溶性或挥发性有机物如乙醇、丙酮、羧酸、胺类或酯类等，均能使软胶囊软化或溶解，因而此类物质不宜作软胶囊的填充物。O/W 型乳剂填充于软胶囊中可使乳剂失水破坏，醛类可使明胶变性，也不能制成软胶囊剂。

软胶囊中填充固体药物时，药物粉末应通过五号筛，并要混合均匀。软胶囊剂中填充混悬液时，混悬液的分散介质常用植物油或 PEG-400。混悬液中还应含有助悬剂。对于油状基质，通常使用的助悬剂是 10%~30% 的油蜡混合物，其组成为：氢化大豆油 1 份，黄蜡 1 份，短链植物油（熔点 33℃~38℃）4 份；对于非油状基质，则常用 1%~15% PEG-4000 或 PEG-6000。有时还可加入抗氧剂、表面活性剂来提高软胶囊剂的稳定性与生物利用度。

在填充液体药物时，pH 应控制在 4.5~7.5 之间，因强酸性可引起明胶的水解而漏泄，强碱性可引起明胶变性而影响溶解释放。

（四）软胶囊剂的制法

软胶囊剂生产时，填药物与成型是同时进行的。制备方法可分为压制法（模压法）和滴制法两种。

1. 压制法

（1）配制囊材胶液　根据囊材处方，取明胶加蒸馏水浸泡使膨胀，胶溶后将其他物料加入，搅拌混匀即可。囊材处方举例见表 14-3。

表14 - 3　　　　　　　　　　　　　　囊材处方举例

物　料	中国某厂	美国某厂	英国某厂	实验室处方
明　胶	1.00kg	10份	13.6kg	2.75kg
阿拉伯胶	0.25kg(胶浆)	1份	2.6kg	0.5kg
甘　油	0.75kg	10.4份	6.8L	1.25L
糖　浆	0.15kg		5.9L	1.35L
蒸馏水	1.50kg	16.1份	2.27L	适量

（2）制胶片　取配好的囊材胶液，涂于平坦的钢板表面上，使厚薄均匀，然后以90℃左右的温度加热，使表面水分蒸发，成为韧性适宜的具有一定弹性的软胶片。

（3）压制软胶囊　小量生产时，用压丸模手工压制。压丸模由两块大小、形状相同的可以复合的钢板组成，两块板上均有一定数目的圆形穿孔，此穿孔部分有的可卸下，穿孔的大小根据软胶囊剂的容积而定。如图14 - 6所示。

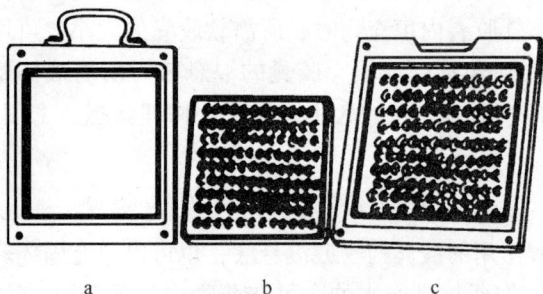

图14 - 6　压丸模示意图
a、b两部分可以卸下

制备时，首先将压丸模钢板的两面适当加温，然后取软胶片一张，表面均匀涂布润滑油，将涂油面朝向下板铺平，取计算量的药液（或药粉）放于软胶片上摊匀。另取软胶片一张铺在药液（或药粉）上面，在胶片上面涂一层润滑油，然后将上板对准盖于上面的软胶片上，置于油压机（或水压机）中加压，这样每一模囊的锐利边缘互相接触，将胶片切断，药液（或药粉）被包裹密封在囊模内，接缝处略有突出，启板后将软胶囊及时取出，拣去废品后干燥，再用适宜溶剂（乙醇或乙醇与丙酮的混合液）除去表面油污，再置石灰箱中干燥，分装前在胶丸表面再涂一层液状石蜡，以防粘连。装入洁净容器中加盖封好即得。药物压入胶片而成软胶囊的过程如图14 - 7所示。

大量生产时，常采用自动旋转轧囊机进行生产，在电动机带动下各部均自动运转，连续操作。其工作原理如图14 - 8所示。

药液由贮液槽经导管流入楔形注入器，由相反方向向两侧送料轴传送过来的软胶片，相对地进入两个轮状模的夹缝处，此时，药液借填充泵的推动，定量地落入两胶片之间，由于旋转的轮状模连续转动，将胶片与药液压入两模的凹槽中，使胶片呈两个半球形将药液包裹，形成一个球形囊状物，剩余的胶片被切断分离。填充的药液量由填充泵准确控制。

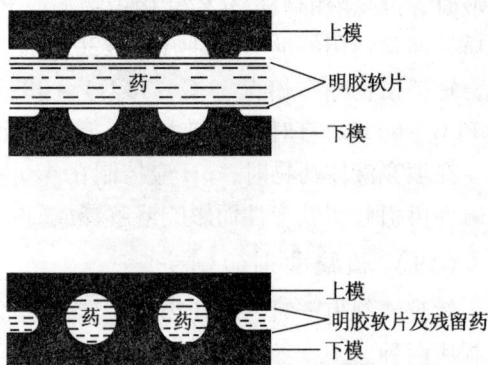

图14 - 7　药物压入胶片过程示意图

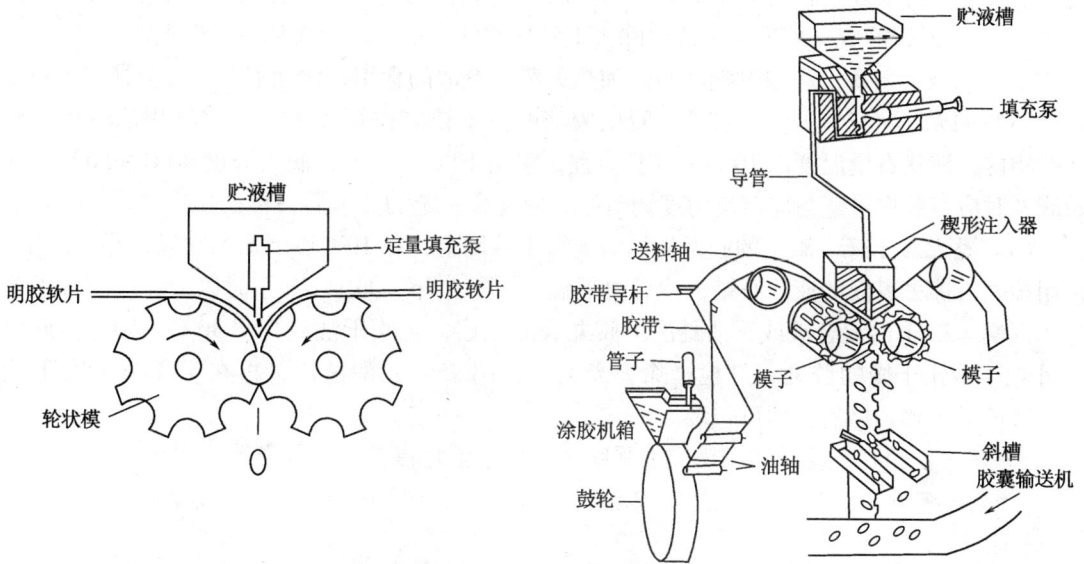

图 14-8 自动旋转轧囊机示意图

2. 滴制法 滴制法系指通过滴制机制备软胶囊剂的方法。即利用明胶液与油状药物为两相，由滴制机喷头使两相按不同速度喷出，一定量的明胶液将定量的油状液包裹后，滴入另一种不相混溶的液体冷却剂中，胶液接触冷却液后，由于表面张力作用而使之形成球形，并逐渐凝固成软胶囊剂。如图 14-9 所示。

在采用滴制法制备软胶囊剂时，应当注意影响其质量的因素，主要包括：①明胶液的处方组成比例；②胶液的黏度；③药液、胶液及冷却液三者的密度；④胶液、药液及冷却液的温度；⑤软胶囊剂的干燥温度。在实际生产过程中，根据不同的品种，必须经过试验，才能确定最佳的工艺条件。

（五）举例

例 牡荆油胶丸

[处方] 牡荆油（95%）1000g 食用植物油 3000g

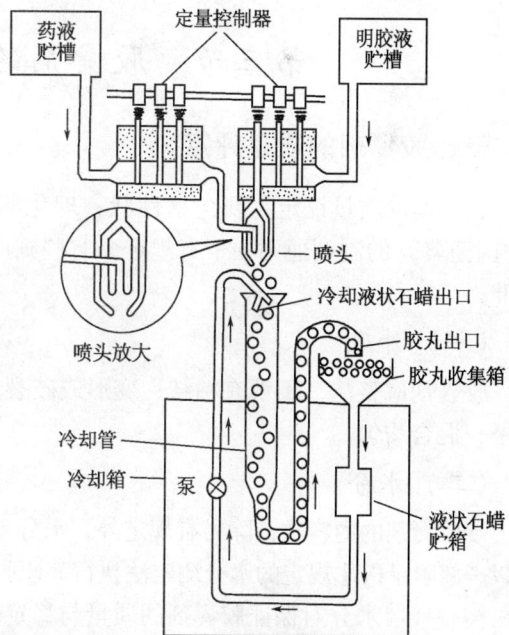

图 14-9 滴制法制备软胶囊剂示意图

[制法]

（1）明胶液的制备 明胶 100g，甘油 30g，水 130g。取明胶加入适量水使其膨胀；另将甘油及余下的水置煮胶锅中加热至 70℃ ~ 80℃，混合均匀，加入膨胀的明胶搅拌，熔化，保温 1 ~ 2 小时，静置，使泡沫上浮，除去上浮的泡沫，以洁净白布滤过，保温待用。

（2）油液的制备　称取牡荆油与经加热灭菌、澄清的食用植物油混合，充分搅匀即得。

（3）制丸　将已制好的明胶液，置明胶液贮槽中控制在 60℃ 左右；将牡荆油液放入药液贮槽内；液状石蜡温度以 10℃ ~ 17℃ 为宜，室温 10℃ ~ 20℃，滴头温度 40℃ ~ 50℃；开始滴丸时应将胶皮重量与厚薄均匀度调节好，使符合一定的要求后，再正式生产。

（4）整丸与干燥　滴出的胶丸先均匀地摊于纱网上，在 10℃ 以下低温吹风 4 小时以上，再用擦丸机擦去表面的液状石蜡，然后再低温（10℃ 以下）吹风 20 小时以上，取出。用乙醇：丙酮 = 5：1 的混合液或石油醚洗去胶丸表面油层，再吹干洗液，于 40℃ ~ 50℃ 干燥约 24 小时。取出干燥的胶丸，灯检，除去废丸后，用 95% 乙醇洗涤，再在 40℃ ~ 50℃ 下吹干，经质量检查合格后，即可包装。

　　［作用与用途］　为祛痰、镇咳、平喘药。用于治疗慢性支气管炎等。

　　［用法与用量］　口服。一次 1 ~ 2 粒，一日 3 次，或遵医嘱。

　　［注］

（1）本品每丸重 80mg，内含牡荆油 20mg。

（2）牡荆油的提取：取新鲜牡荆叶置提取器中，用水蒸气蒸馏法提取挥发油，再用油水分离器分出牡荆油，脱水，滤过，即得。

第三节　胶囊剂的质量评定与包装

一、胶囊剂的质量评定

胶囊剂的质量评定主要包括性状、理化鉴别、含量测定和卫生学检查等项目。有些在《中国药典》的制剂通则项下有规定，有些则应通过实验和研究，根据具体品种制订相应的标准。

（一）外观

胶囊剂应整洁，不得有粘结、变形或破裂现象，并应无异臭，硬胶囊剂内容物应干燥、疏松、混合均匀。

（二）水分

硬胶囊剂的内容物，除另有规定外，水分不得超过 9.0%。测定方法按《中国药典》2005 年版一部附录ⅨH 规定的水分测定法执行。硬胶囊内容物为液体或半固体者不检查水分。

控制残留水分对保证胶囊剂的质量与稳定性有直接的关系。水分过高将引起胶囊膨胀、变形，有助于微生物的滋长，对吸湿性强的药物（如中药浸膏）还会产生溶化现象。

（三）装量差异

《中国药典》2005 年版一部附录Ⅰ L 规定的检查方法及标准是：取供试品 10 粒，分别精密称定重量，倾出内容物（不得损失囊壳），硬胶囊剂用小刷或其他适宜的用具拭净，软胶囊剂用乙醚等溶剂洗净，置通风处使溶剂挥尽，分别精密称定囊壳重量，求出每粒内容物的装量。每粒装量与标示装量相比较（规定含量测定的或无标示装量的胶囊剂，则与平均装量相比较），应当在规定范围以内，超出装量差异限度的胶囊不得多于2粒，并不得有1粒超出限度的1倍。

药物颗粒的均匀性和流动性是影响胶囊剂装量差异的主要因素。当药物颗粒大小相差悬殊时，过多的大颗粒会影响颗粒间隙的空间，大颗粒与小颗粒之间比例的变化会使胶囊剂填充量产生波动，这时可将颗粒过筛，以除去过多的大颗粒；颗粒或粉末流动性差，药物输送时会时断时续，使填充不完全，加入适量的助流剂有利于情况的改善；药物与助流剂混合不匀，会使流动性变小，使颗粒难以有效地进入囊体，将药物与助流剂重新搅拌混合，会对颗粒流动性的增加产生明显的效果。

（四）崩解时限

对胶囊剂的崩解时限，《中国药典》2005年版一部附录ⅫA也规定了检查方法和标准。硬胶囊剂或软胶囊剂，除另有规定外，取供试品6粒，按照崩解时限项下的方法（软胶囊剂或漂浮在液面的硬胶囊剂可加挡板）检查，硬胶囊剂各粒均应在30分钟内、软胶囊剂各粒均应在1小时内全部崩解并通过筛网（囊壳碎片除外）。如有1粒不能全部通过筛网，应另取6粒复试，均应符合规定。肠溶胶囊剂除另有规定外，取供试品6粒，按照崩解时限项下的方法（浮在液面的胶囊剂可加挡板）检查。先在盐酸溶液（9→1000ml）中检查2小时，每粒囊壳均不得有裂缝或崩解现象；继将吊篮取出，用少量水洗涤后，每粒各加挡板一块，再按上述方法在磷酸盐缓冲液（pH6.8）中进行检查，1小时内应全部崩解并通过筛网（囊壳碎片除外）。如有1粒不能崩解通过筛网，应另取6粒复试，均应符合规定。

胶囊剂的崩解时限与其含助流剂（或润滑剂）的性质、制粒的方法、填充的类型、贮存的条件与时间有关，对于疏水性及亲水性小的药物，崩解时间将明显延长，为此可酌情加入崩解剂。一般情况下，体外崩解时限不能全部反映体内的吸收和药效的情况，因此，溶出度试验也应列为胶囊剂质量评定的重要内容。胶囊剂中药物的溶出度受pH、粒径等多种因素的影响。不同药物的胶囊剂应有不同的溶出度指标。

凡规定检查溶出度的胶囊剂可不再检查崩解时限。

（五）药物的定性与定量

胶囊剂制成后，根据所含药物的性质，应按《中国药典》或其他规定的标准和方法进行药物的定性鉴别和主药的含量测定，合格后才能应用。定性鉴别和含量测定的方法，必须排除胶囊剂中除药物以外的其他成分的干扰。

（六）微生物限度

照《中国药典》微生物限度检查法检查应符合规定。

二、胶囊剂的包装

胶囊剂经质量检查合格后，要妥善包装，使胶囊剂在贮运中免于受潮、破碎、变质。包装时也要注意便于分发和便于使用。

　　胶囊剂易受温度与湿度的影响，因此包装材料必须具有良好的密封性能。现常用的有玻璃瓶、塑料瓶和铝塑泡罩式包装。用玻璃瓶和塑料瓶包装时，应先将容器洗净、干燥，装入一定数量的胶囊剂后，容器内间隙处塞入干燥的软纸、脱脂棉或塑料盖内带弹性丝，防止震动。瓶口密封，可用铁螺盖内衬橡皮垫圈或加塑料内盖或以木塞封蜡，再加胶木盖旋紧。易吸湿变质的胶囊剂，还可在瓶内加放一小袋烘干的硅胶作吸湿剂。铝塑泡罩式包装，卫生美观，便于携带（见片剂的包装与贮藏）。

　　胶囊剂的贮藏宜在阴凉干燥处。高湿度（≥60％相对湿度，室温）易使包装不良的胶囊剂变软、变黏、膨胀，并有利于微生物的滋长。若超过室温，相对湿度＞45％时会产生更快更明显的影响，直至发生熔化。

第十五章

丸 剂

学习要求：

1. 掌握泛制法、塑制法制备丸剂的方法、基本理论和技能；水丸、蜜丸、浓缩丸、滴丸的含义与应用。

2. 熟悉滴制法制备丸剂的基本原理与过程；糊丸、蜡丸的含义、特点与制法；丸剂的包衣与质量检查方法。

3. 了解丸剂包衣种类与方法；丸剂的染菌与防腐；包装与贮藏。

第一节　概　　述

丸剂（pills）系指中药细粉或中药提取物加适宜的黏合剂或其他辅料制成的球形或类球形剂型，主要供内服。

丸剂是中药传统剂型之一。早在《五十二病方》中对丸剂的名称、处方、规格、剂量，以及服用方法就有记述。宋代《太平惠民和剂局方》记载方剂 788 个，其中有丸剂 284 个，占 36%。《伤寒杂病论》、《金匮要略》中已有用蜂蜜、糖、淀粉糊、动物药汁作丸剂黏合剂的记载。金元时代始有丸剂包衣。明代有朱砂包衣，一直沿用至今，如七珍丸、梅花点舌丸、妇科通经丸等。清代有用川蜡为衣料，这是肠溶衣丸的原始。

20 世纪 80 年代以来，由于科技的进步，中药制药机械有了较大的发展，使中药制药逐步摆脱了手工作坊式制作，发展成为工业化批量生产。目前，丸剂品种在中成药中所占比例最大，《中国药典》1990 年版一部丸剂占制剂总数 54.5%，《中国药典》1995 年版一部丸剂占制剂总数 50%，《中国药典》2000 年版一部收载丸剂 208 个，占制剂总数 43.2%，《中国药典》2005 年版一部收载丸剂 221 个，占制剂总数 39%。浓缩丸、滴丸等新型丸剂，由于制法简便，剂量小，疗效好，受到重视，在中药新药研制开发中已成为首选剂型之一。

一、丸剂的特点

1. 传统的丸剂作用迟缓，多用于慢性病的治疗　与汤剂、散剂等比较，传统的水丸、蜜丸、糊丸、蜡丸内服后在胃肠道中溶散缓慢，发挥药效迟缓，但作用持久，故多用于慢性病的治疗。正如李东垣所说，"丸者缓也，不能速去病，舒缓而治之也"。

2. 某些新型丸剂可用于急救　例如苏冰滴丸、复方丹参滴丸、麝香保心丸等，由于系药物提取的有效成分或化学物质与水溶性基质制成的丸剂，故溶化快，奏效迅速。

3. 可缓和某些药物的毒副作用　有些毒性、刺激性药物，可通过选用赋形剂，如制成糊丸、蜡丸，以延缓其吸收，减弱毒性和不良反应。

4. 可减缓某些药物成分的挥散　有些芳香性药物或有特殊不良气味的药物，可通过制丸工艺，使其在丸剂中心层，减缓其挥散。

5. 丸剂的缺点　服用剂量大，小儿服用困难，尤其是水丸溶散时限难以控制，原料多以原粉入药，微生物易超标。

二、丸剂的分类

1. 根据赋形剂分类　可分为水丸、蜜丸、水蜜丸、浓缩丸、糊丸、蜡丸。

2. 根据制法分类　可分为泛制丸、塑制丸、滴制丸。

三、丸剂的制备

（一）泛制法

系指在转动的适宜的容器或机械中，将中药细粉与赋形剂交替润湿、撒布，不断翻滚，逐渐增大的一种制丸方法。主要用于水丸、水蜜丸、糊丸、浓缩丸的制备。

（二）塑制法

系指中药细粉加适宜的黏合剂，混合均匀，制成软硬适宜、可塑性较大的丸块，再依次制丸条、分粒、搓圆而成丸粒的一种制丸方法。多用制丸机，用于蜜丸、糊丸、蜡丸、浓缩丸、水蜜丸的制备。

（三）滴制法

系指中药或中药中提取的有效成分或化学物质与水溶性基质、非水溶性基质制成溶液或混悬液，滴入一种与之不相混溶的液体冷凝剂中，冷凝而成丸粒的一种制丸方法。用于滴丸剂的制备。

第二节　水　　丸

一、水丸的特点与规格

水丸系指中药细粉以水或根据制法用黄酒、醋、稀药汁、糖液等为黏合剂，制成的丸剂。临床上主要用于解表剂、清热剂及消导剂制丸。

水丸的特点：以水或水性液体为赋形剂，服用后在体内易溶散、吸收，显效较蜜丸、糊丸、蜡丸要快。且不含其他固体赋形剂，实际含药量高。

由于在制备时可分层泛入，可将一些易挥发、有刺激气味、性质不稳定的药物泛入内层，也可将速释药物泛入外层，缓释药物泛入内层，或将药物分别包衣，使之在不同部位释放。

水丸丸粒小，表面致密光滑，既便于吞服又不易吸潮，利于保管贮存。生产设备简单，可大量生产。但制备时间长，易污染，对主药含量及溶散时限较难控制。

水丸的规格：历代均以实物比拟，如芥子大、梧桐子大、赤小豆大……现代统一以重量为标准。如灵宝护心丹每 10 丸重 0.08g，竹沥达痰丸每 50 丸重 3g，麝香保心丸每丸重 22.5mg。

二、水丸的赋形剂

制备水丸时可采用不同的赋形剂，以润湿药物细粉，诱导其黏性，使之利于成型。有的赋形剂如酒、醋、药汁等，还利用其本身的性质以起到协同和改变药物性能的作用。水丸常用以下几种赋形剂：

1. 水 为水丸中最常用赋形剂，一般采用蒸馏水、冷沸水或离子交换水。其本身无黏性，但可诱导中药某些成分，如黏液质、胶质、糖、淀粉，使之产生黏性，利于泛制成丸。

水泛丸的特点是成品丸经干燥工序又可将水除去，不增加处方成分和制剂体积，且利于药物溶散。但需注意，成丸后应立即干燥，以防生霉、变质。

2. 酒 酒性大热，味甘、辛。常用白酒和黄酒。借"酒力"发挥引药上行、祛风散寒、活血通络、矫腥除臭等作用。由于酒中含有不同浓度的乙醇，能溶解中药的树脂、油脂，而增加中药细粉的黏性，但其诱导中药黏性的能力总体上看是较水小。应根据中药质地和成分酌情选用，如在制备六神丸时，以水为润湿剂，其黏合力太强不利于制丸，可用酒代之。另外，酒本身还具有防腐能力，使药物在泛丸过程中不易霉败。酒易挥发，利于成品的干燥。

3. 醋 醋味酸苦性温。常用米醋，含乙酸为 3% ~ 5%。醋具有引药入肝、理气止痛、行水消肿、解毒杀虫、矫味矫臭等作用。另外，醋可使中药中生物碱变成盐，增加中药中碱性成分的溶解度，利于吸收，提高药效。

4. 药汁 如果处方中含有一些不易制粉的中药，可根据其性质制成药汁，既可以利用药汁诱导其他中药的黏性，利于制丸，又可以减少服用体积，保存药性。处方中富含纤维的药物、质地坚硬的药物、黏性大难以制粉的药物、树脂类、浸膏类，以及可溶性盐类、液体药物（如乳汁、牛胆汁），可煎汁或加水溶化后泛丸。另外，新鲜中药可捣碎压榨取汁或煎汁，用以泛丸。

三、水丸对药粉的要求

在制备水丸工艺中，各环节对药粉的要求不尽相同，对药粉的黏性也应适当选择。用于起模的药粉，通常过五号筛，黏性应适中。供加大成型的药粉，除另有规定外，应用细粉（过五号筛）或最细粉（过六号筛）。盖面时，应用最细粉，或根据处方规定选用方中特定中药的最细粉。药粉过细影响溶散时限，过粗则丸粒表面粗糙，有花斑和纤维毛，甚至会导致其外观质量不合格。

四、水丸的制备

水丸用泛制法制备，其工艺流程为：原料的准备→起模→成型→盖面→干燥→选丸→质量检查→包装。

1. 原料的准备 除另有规定外，通常将药物粉碎，过六号筛，备用。若处方中有中药需制药汁等，应按规定制备。

2. 起模　系指制备丸粒基本母核的操作。模子亦称母子，是利用水的润湿作用诱导出药粉的黏性，使药粉之间相互黏着成细小的颗粒，并在此基础上层层增大而成的丸模。

起模是泛制法制备丸剂的一个关键操作，也是泛丸成型的基础，因为模子的形状直接影响着成品的圆整度（外观），模子的粒径和数目影响成型过程中筛选的次数、丸粒规格及药物含量均匀度。制备的关键在于选择黏性适宜的药粉起模，如黏性过大，加水后易黏成团块；黏性过小或无黏性，药粉松散不易成模。

起模的方法有两种：

（1）粉末直接起模　在泛丸锅（即生剂包衣锅）中喷少量水使之润湿，撒布少量药粉，转动泛丸锅，刷下锅壁附着的粉粒，再喷水、撒粉，如此反复循环多次，使粉粒逐渐增大，至泛成直径约 1mm 左右的球形颗粒时，筛取一号筛与二号筛之间的颗粒，即为丸模。

（2）湿颗粒起模　将药粉用水混匀，以手握之成团，抖之即散为度，制成适宜的软材，再将其过二号筛，取颗粒置泛丸锅中，经旋转、滚撞、摩擦，即成圆形，取出过筛分等，即得丸模。

起模用药粉量应控制，才能保证各批次及每批丸模数量、大小符合要求，进而控制成品丸剂的规格标准。大生产起模用粉量可根据经验公式计算：

$$C : 0.625 = D : X$$

$$X = \frac{0.625 \times D}{C}$$

式中，C 为成品水丸 100 粒干重（g）；D 为药粉总量（kg）；X 为一般起模用粉量（kg）；0.625 为标准模子 100 粒重量（g）。

另有报道，用湿法混浆起模，成型率高，丸模均匀，比传统法提高均匀度 21.4%。

3. 成型　系指将已经筛选均匀的丸模，逐渐加大至接近成品的操作。其具体方法和起模一样，即在丸模上反复加水润湿，撒粉，滚圆，筛选。如有必要，可根据中药性质不同，采用分层泛入的方法。在成型过程中，应控制丸粒的粒度和圆整度。每次加水、加粉量要适宜，分布要均匀。

有些药厂采用混浆泛丸，以开胸顺气丸为例，研究结果表明，可使丸粒均匀度达到 94.7%，较传统法提高 17.6%，有效地控制水丸的重量和装量差异，保证丸药的质量。其方法是将药粉与水搅拌混匀，制成相对密度为 1.32～1.33 的混浆（用时搅拌均匀），另将筛选均匀的丸模置泛丸锅中转动片刻，至丸模沿锅壁滚动滑利时，喷浆枪口对着逆转的方向喷浆泛丸，按"少→多→少"的原则不断循环加料。若在泛丸过程中发生粘锅、粘丸时可加少许干粉并搅拌予以克服。泛丸锅的转速一般应控制在每分钟 45 转左右，若低于每分钟 35 转时易出现上述粘连现象。

4. 盖面　是指将已经加大、合格、筛选均匀的丸粒，用中药细粉或清水继续在泛丸锅内滚动操作，使达到成品规定的大小标准，丸粒表面致密、光洁、色泽一致。

5. 干燥　泛制丸含水量大，易发霉，应及时干燥。《中国药典》规定水丸的含水量不得超过 9%。干燥温度一般应在 80℃以下，含挥发性中药的水丸，应控制在 50℃～60℃。多采用烘房、烘箱干燥。若采用沸腾干燥，床内温度控制在 75℃～80℃，其优点是干燥速度快，水分可达 2.5% 以下，节约能源。一般烘房干燥需 15 小时，而改用 FG－230 型沸腾干燥床仅需 1.5 小时。水丸也可采用微波干燥，其特点是干燥速度快，内外干湿度均匀，产生膨化作用利于溶散，且有低温灭菌的效果，节约能源。

6. 选丸 为保证丸粒圆整、大小均匀、剂量准确，丸粒干燥后，可用手摇筛、振动筛、滚筒筛、检丸器及连续成丸机组等筛选分离。

（1）滚筒筛 筛子为薄铁皮卷成的圆筒，筒上布满筛孔，分三段，筛孔由小到大，目的是使丸粒在随筛筒滚动时按不同大小分档，如图 15-1 所示。

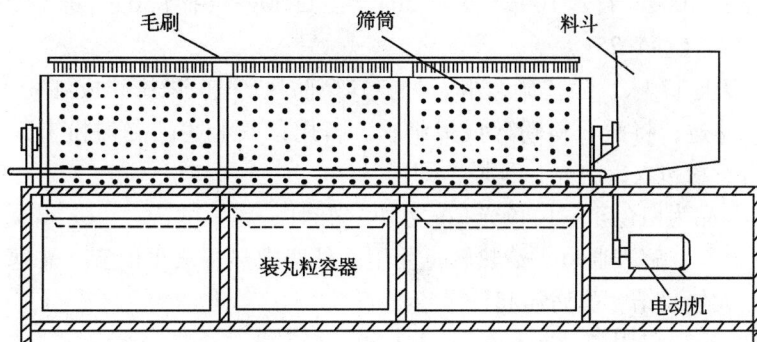

图 15-1 滚 筒 筛

（2）检丸器 分上下两层，每层装 3 块斜置玻璃板，且相隔一定距离。如图 15-2 所示。利用丸粒圆整度不同、滚动速度不同筛选，丸粒愈圆，滚动愈快，能越过全部间隙到达好粒容器，而畸形丸粒与之相反，不能越过间隙漏于坏粒容器。该检丸器仅适用于体积小、质硬的丸剂。

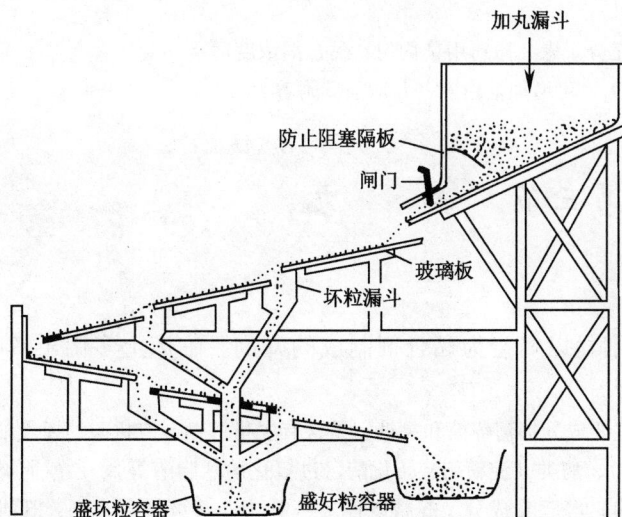

图 15-2 检丸器

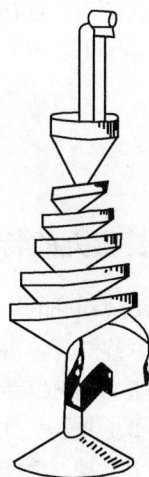

图 15-3 立式检丸器

（3）立式检丸器 由薄的金属铁板制成，如图 15-3 所示，丸粒沿一螺旋形的斜面滚下，利用滚动时产生的离心力不同，将合格与畸形的丸粒分开。从螺旋板的外侧收集合格的丸粒，从螺旋板的内侧收集畸形的丸粒。

五、举例

例　防风通圣丸

［处方］　防风 50g　荆芥穗 25g　薄荷 50g　麻黄 50g　大黄 50g　芒硝 50g　栀子 25g　滑石 300g　桔梗 100g　石膏 100g　川芎 50g　当归 50g　白芍 50g　黄芩 100g　连翘 50g　甘草 200g　白术（炒）25g

［制法］　以上 17 味，除芒硝、滑石外，其余防风等 15 味粉碎成细粉，过筛，混匀。芒硝加水溶解，滤过；将滑石粉粉碎成极细粉，备用；取上述已混匀粉末，用芒硝滤液泛丸，干燥，用滑石粉包衣，打光，干燥，即得。

［性状］　本品为白色至灰白色光亮的水丸；味甘、咸、微苦。

［功能与主治］　解表通里，清热解毒。用于外寒内热，表里俱实，恶寒壮热，头痛咽干，小便短赤，大便秘结，瘰疬初起，风疹湿疮。

［用法与用量］　口服，一次 6g，一日 2 次。

［注意］　孕妇慎用。

［规格］　每 20 丸重 1g。

［贮藏］　密闭，防潮。

［注］

（1）本方源于金代刘完素《宣明论方》防风通圣散。

（2）方中芒硝主要含 $Na_2SO_4 \cdot 10H_2O$，极易溶于水。以芒硝水溶液泛丸，既能赋之成型，又能起治疗作用。

（3）用滑石粉包衣应注意：丸粒充分干燥、撒粉用量均匀、黏合剂浓度适量。

（4）在滑石粉中加入 10% 的 $MgCO_3$，可增加洁白度，并增强其附着力。

第三节　蜜　丸

一、蜜丸的特点与规格

蜜丸（sweetpills）系指中药细粉以蜂蜜为黏合剂制成的丸剂。临床上多用于镇咳祛痰药、补中益气药。在北方用量较大。

蜂蜜是蜜丸剂的主要赋形剂，其主要成分是葡萄糖和果糖，另含有少量蔗糖、有机酸、挥发油、维生素（B_1、B_2、B_6、A、D、E、K、H 等）、酶类（淀粉酶、转化酶、过氧化酶、脂酶等）、乙酰胆碱、无机盐（钙、磷、铁、镁、硫、钾、钠、碘）等营养成分。蜂蜜既能益气补中，又可缓急止痛；既能滋润补虚，又能止咳润肠；还能起解毒、缓和药性、矫味矫臭等作用。

蜜丸的规格：传统上蜜丸分为大蜜丸与小蜜丸，其中每丸重量在 0.5g（含 0.5g）以上的称大蜜丸，每丸重量在 0.5g 以下的称小蜜丸。近代有将中药细粉以蜂蜜和水为黏合剂制成的丸剂，称为水蜜丸。

二、蜂蜜的选择与炼制

（一）蜂蜜的选择

选择蜂蜜的目的是为了保证蜜丸的质量，使制成的蜜丸柔软、丸粒光滑、滋润，且贮存期内不变质。蜂蜜由于蜜源不同，其外观形态和各种成分含量也不相同，应选用半透明，带光泽，浓稠，呈乳白色或淡黄色，25℃时相对密度在 1. 349 以上，还原糖不少于64.0%者。用碘试液检查，应无淀粉、糊精。有香气，味道甜而不酸、不涩，清洁而无杂质。

但需特别注意，用曼陀罗花、雪上一枝蒿等有毒花为蜜源，所酿之蜜汁色深，味苦而涩，有毒，切勿药用及食用。

目前社会上对蜂蜜的需要量与日俱增，同时由于各种原因致使蜂蜜质量极不稳定，有用果葡糖浆代替蜂蜜生产蜜丸、糖浆剂、煎膏剂的研究报道。

（二）蜂蜜的炼制

蜂蜜的炼制是指蜂蜜加热熬炼至一定程度的操作。炼制蜂蜜的目的是为了除去杂质、降低水分含量、破坏酶类、杀死微生物、增加黏合性等。

根据处方中中药性质，选用不同炼制程度的蜂蜜。其分为 3 种规格：嫩蜜、中蜜、老蜜。

1. 嫩蜜 将蜂蜜加热至105℃～115℃，使含水量为17%～20%，相对密度为 1. 35 左右，色泽无明显变化，稍有黏性。嫩蜜适合于含较多油脂、黏液质、胶质、糖、淀粉、动物组织等黏性较强的中药制丸。

2. 中蜜 又称炼蜜。是将嫩蜜继续加热，温度达到116℃～118℃，使含水量为14%～16%，相对密度为 1. 37 左右，出现浅黄色有光泽的翻腾的均匀细气泡，用手捻有黏性，当两手指分开时无白丝出现。中蜜适合于黏性中等的中药制丸，大部分蜜丸采用中蜜制丸。《中国药典》2005 年版中，蜜丸几乎都采用炼蜜。

3. 老蜜 将中蜜继续加热，温度达到119℃～122℃，含水量在10%以下，相对密度为 1. 40 左右，出现红棕色光泽较大气泡，手捻之甚黏，当两手指分开出现长白丝，滴入水中成珠状（滴水成珠）。老蜜黏合力很强，适合于黏性差的矿物性和纤维性中药制丸，否则丸剂表面粗糙，不滋润。

确定蜂蜜炼制的程度，不仅与丸剂中中药性质有关，而且与其药粉含水量、制丸季节、气温亦有关系，在其他条件相同情况下，一般冬季多用稍嫩蜜，夏季多用稍老蜜。

对含有大量茎、叶、全草或矿物类中药处方，由于纤维成分多，无油性，制备蜜丸时需加大量老蜜。但实践中效果不佳，会出现合坨困难，黏性反而小，成品粗糙等现象。有报道，若加入 2.5% 淀粉或 0.2% 羧甲基淀粉钠与 1% 淀粉，再加入炼蜜制丸，则成品蜜丸滋润，且可改善其溶散时限。

三、蜜丸的制备

（一）蜜丸的常规制法

传统上制备蜜丸皆用塑制法，其工艺流程为：物料准备→制丸块→制丸条→分粒→搓圆→干燥→整丸→质量检查→包装。

1. 物料的准备 根据处方中中药的性质，需炮制的依法炮制，选择适宜的方法粉碎，

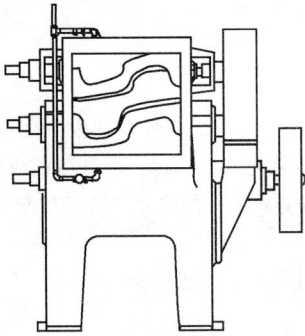

图 15 – 4　混合机

过筛，得细粉或最细粉，备用。并按处方中中药性质，将蜂蜜加水稀释，滤过，炼制成适宜规格。所涉及到的制丸工具，应清洁干净，用70%乙醇擦拭，起润滑、消毒作用。

2. 制丸块　制丸块又称和药、合坨。这是塑制法的关键工序，丸块的软硬程度及黏稠度，直接影响丸粒成型和在贮存中是否变形。优良的丸块应能随意塑形而不开裂，手搓捏而不粘手，不粘附器壁。将已混合均匀的中药细粉加入适量的炼蜜，用带有S形桨的混合机（单桨或双桨），如图15 – 4所示，充分混匀，制成软硬适宜，具有一定可塑性的丸块。

影响丸块质量的因素有以下几个方面：

（1）炼蜜程度　应根据处方中中药的性质、粉末的粗细、含水量的高低、当时的气温及湿度，决定所需黏合剂的黏性强度来炼制蜂蜜。否则，蜜过嫩则粉末黏合不好，丸粒搓不光滑；蜜过老则丸块发硬，难以搓丸。

（2）和药蜜温　一般处方用热蜜和药。如处方中含有多量树脂、胶质、糖、油脂类的中药，黏性较强且遇热易熔化，加入热蜜后熔化，使丸块黏软，不易成型，待冷后又变硬，不利制丸，服用后丸粒不易溶散，故此类药粉和药蜜温应以60℃～80℃为宜。若处方中含有冰片、麝香等芳香挥发性药物，也应采用温蜜。若处方中含有大量的叶、茎、全草或矿物性中药，粉末黏性很小，则须用老蜜，趁热加入。

（3）用蜜量　药粉与炼蜜的比例也是影响丸块质量的重要因素。一般是1∶1～1∶1.5，但也有低于1∶1或高于1∶1.5的，这主要决定于下列3方面的因素：①中药的性质，含糖类、胶质等黏性强的药粉用蜜量宜少；含纤维较多、质地轻松、黏性极差的药粉，用蜜量宜多，可高达1∶2以上。②夏季用蜜量应少，冬季用蜜量宜多。③手工和药，用蜜量较多，机械和药，用蜜量较少。

3. 制丸条、分粒与搓圆　大生产中多采用机器制丸，随着自动化程度提高，制药机械亦不断地改革进步。

（1）光电自控制丸机　生产上采用HZY – 14C型制丸机、PW – 1型蜜丸机，基本结构如图15 – 5，采用光电讯号系统控制出条、切丸等工序。

将已混合、搅拌均匀的蜜丸药坨，间断投入到机器的进料口中，在螺旋推进器的连续推进下，挤出药条，通过跟随切药刀的滚轮，经过渡传送带到达翻转传送带，当药条碰到第一个光电讯号，切刀立即切断药条。被切断药条继续向前碰上第二个光电讯号时，翻转传送带翻转，将药条送入碾辊滚压，输出成品。

特点：由光电讯号限位控制，各部动作协调。

（2）中药自动制丸机　佳木斯中药机械厂生产的全自动制丸机ZW – 20型、ZW – 80型，可制备蜜丸、水蜜丸、浓缩丸、水丸，实现一机多用，如图15 – 6所示，其主要部件由加料斗、推进器、出条嘴、导轮及一对刀具组成。药料在加料斗内经推进器的挤压作用通过出条嘴制成丸条，丸条经导轮被直接递至刀具切、搓，制成丸粒。其制丸速度可通过旋转调节钮调节，在使用中积累了许多经验，应在制丸工艺及生产中注意。

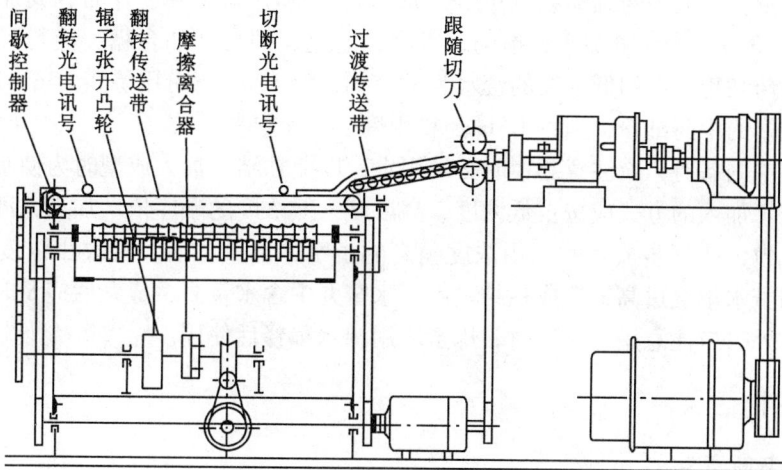

图 15－5　HZY－14C 型制丸机

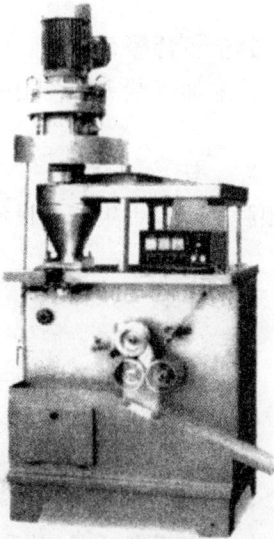

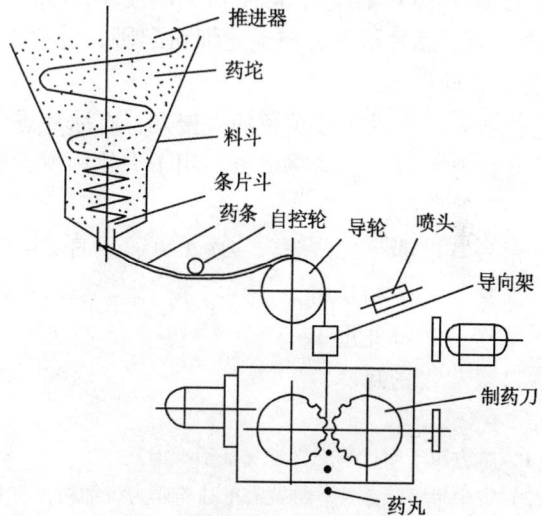

图 15－6　ZW－80A 型中药自动制丸机及工作原理示意图

4. 干燥　蜜丸一般成丸后应立即分装，以保证丸药的滋润状态。为防止蜜丸霉变，成丸也常进行干燥，采用微波干燥、远红外辐射干燥（见第七章第二节干燥），可达到干燥和灭菌的双重效果。

（二）水蜜丸的制法

水蜜丸系指中药细粉以蜂蜜和水为黏合剂制成的丸剂。在南方应用较普遍。水蜜丸的特点：丸粒小，光滑圆整，易于吞服。以炼蜜用开水稀释后为黏合剂，同蜜丸相比，可节省蜂蜜，降低成本，并利于贮存。

水蜜丸可采用塑制法和泛制法制备。采用塑制法制备时，同样需要注意药粉的性质与蜜水的比例、用量。一般中药细粉黏性中等，每100g细粉用炼蜜40g左右，其加水量按炼蜜：水 = 1∶2.5～3.0，将炼蜜加水，搅匀，煮沸，滤过，即可。如含糖、淀粉、黏液质、胶质类较多的中药细粉，需用低浓度的蜜水为黏合剂，每100g药粉用炼蜜10g～15g；如含纤维和矿物质较多的中药细粉，则每100g药粉用炼蜜50g左右。

采用泛制法制备时，应注意起模时必须用水，以免粘结。加大成型时为使水蜜丸的丸粒光滑圆整，蜜水加入的方式应按：低浓度、高浓度、低浓度的顺序依次加入，即先用浓度低的蜜水加大丸粒，待逐步成型时，用浓度稍高的蜜水，已成型后，再改用浓度低的蜜水撞光。否则，因蜜水浓度过高，造成粘结。由于水蜜丸中含水量高，成丸后应及时干燥，防止发霉变质。另外，应注意用泛制法时，炼蜜应用沸水稀释后使用。

四、举例

例1 牛黄解毒丸

[处方]   牛黄5g   雄黄50g   石膏200g   大黄200g   黄芩150g   桔梗100g   冰片25g   甘草5g

[制法]   以上8味，除牛黄、冰片外，雄黄水飞成极细粉；其余石膏等5味粉碎成细粉；将牛黄、冰片研细，与上述细粉配研，过筛，混匀。每100g粉末加炼蜜100～110g制成大蜜丸，即得。

[性状]   本品为棕黄色的大蜜丸；有冰片香气，味微甜而后苦、辛。

[功能与主治]   清热解毒。用于火热内盛，咽喉肿痛，牙龈肿痛，口舌生疮，目赤肿痛。

[用法与用量]   口服，一次1丸，一日2～3次。

[注意]   孕妇禁用。

[规格]   每丸重3g

[贮藏]   密封。

[注]

(1) 本方源于明代·王肯堂《证治准绳》。

(2) 方中牛黄、冰片、雄黄需单独粉碎为极细粉，与其他细粉配研，混匀，药粉黏性适中，故采用炼蜜制丸，即得。

(3) 采用高效液相色谱法测定黄芩含量，每丸含黄芩以黄芩苷（$C_{21}H_{18}O_{11}$）计，不得少于20.0mg。

例2 六味地黄丸

[处方]   熟地黄160g   山茱萸（制）80g   牡丹皮60g   山药80g   茯苓60g   泽泻60g

[制法]   以上6味，粉碎成细粉，过筛，混匀。每100g粉末加炼蜜30～35g与适量的水，泛丸，干燥，制成水蜜丸，即得。

[性状]   本品为棕黑色的水蜜丸，味甜而酸。

[功能与主治]   滋阴补肾。用于肾阴亏损，头晕耳鸣，腰膝酸软，骨蒸潮热，盗汗遗精，消渴。

[用法与用量]   口服，水蜜丸一次6g，一日2次。

［贮藏］ 密封。

［注］

（1）本方源于宋代·钱乙《小儿药证直诀》。

（2）牡丹皮以生品入药，丹皮酚含量高于炮制品。以蜜水为黏合剂，可协助主药滋阴润肠。

（3）采用分光光度法测定牡丹皮含量，含牡丹皮以丹皮酚（$C_9H_{10}O_3$）计，水蜜丸每1g不得少于1.0mg。采用薄层色谱扫描法测定山茱萸含量，含山茱萸以熊果酸（$C_{30}H_{48}O_3$）计，水蜜丸每1g不得少于0.20mg。

第四节 浓 缩 丸

一、浓缩丸的特点

浓缩丸系指中药或部分中药提取的清膏或浸膏，与适宜的辅料或其余中药细粉或以水、蜂蜜或蜂蜜和水为黏合剂制成的丸剂。根据所用黏合剂的不同，分为浓缩水丸、浓缩蜜丸和浓缩水蜜丸。

浓缩丸又称药膏丸、浸膏丸。早在晋代·葛洪所著的《肘后方》中就有记载。浓缩丸是目前丸剂中较好的一种剂型，其特点是药物全部或部分经过提取浓缩，体积缩小，易于服用和吸收，发挥药效好；同时利于保存，不易霉变。如六味地黄丸，《中国药典》规定，大、小蜜丸一次口服9g，其中含中药4～5g，制成浓缩丸后仅服2.6g，服用量为蜜丸的1/4。《中国药典》2005年版收载的木瓜丸、安神补心丸皆为浓缩丸。

但是，浓缩丸的中药在煎煮，特别是在浓缩过程中由于受热时间较长，有些成分可能会受到影响，使药效降低。

二、中药处理的原则

应根据处方的功能主治和方药的性质，确定提取制膏的中药和粉碎制细粉的中药。通常情况是质地坚硬、黏性大、体积大、富含纤维的中药，宜提取制膏。贵重中药，体积小、淀粉质多的中药，宜粉碎制成细粉。提取中药与制粉中药的比例，必须通过实验，对提取中药的出膏率和制粉中药的出粉率等情况，综合分析确定，使服用剂量控制在一个合理可行的范围内。

三、浓缩丸的制备

浓缩丸的制备方法有泛制法和塑制法两种：

1. 泛制法 水丸型浓缩丸采用泛制法制备。取处方中部分中药提取浓缩成膏，做黏合剂，其余中药粉碎成细粉用于泛丸。或用稠膏与细粉混合成块状物，干燥后粉碎成细粉，再以水或不同浓度的乙醇为润湿剂泛制成丸。具体操作同水丸（见本章第二节）。处方中膏少粉多时，宜用前法；膏多粉少时，宜用后法。

2. 塑制法 蜜丸型浓缩丸采用塑制法制备。取处方中部分中药提取浓缩成膏，做黏合剂，其余中药粉碎成细粉，再加入适量的炼蜜，混合均匀，再制丸条，分粒，搓圆，即得。具体操作同蜜丸（见本章第三节）。

四、举例

例 安神补心丸

[处方] 丹参 300g 五味子（蒸）150g 石菖蒲 100g 安神膏 560g

[制法] 以上 4 味，安神膏系取合欢皮、菟丝子、墨旱莲各 3 份及女贞子（蒸）4 份、首乌藤 5 份、地黄 2 份、珍珠母 20 份，混合，加水煎煮两次，第一次 3 小时，第二次 1 小时，合并煎液，滤过，滤液浓缩至相对密度为 1.21（80℃～85℃）。将丹参、五味子、石菖蒲粉碎成细粉，按处方量与安神膏混合制丸，干燥，打光或包糖衣，即得。

[性状] 本品为棕褐色的浓缩丸或糖衣丸；味涩、微酸。

[功能与主治] 养心安神。用于阴血不足引起的心悸失眠、头晕耳鸣。

[用法与用量] 口服，一次 15 丸，一日 3 次。

[规格] 每 15 丸重 2g。

[贮藏] 密封。

[注]

(1) 本品为浓缩丸，取部分药粉与部分中药提取成膏做黏合剂制丸，减少服用量，同时适合大生产。

(2) 药理实验研究表明：安神膏水煎煮液对实验动物有镇静、降低或调节血压的作用，利于药物吸收，起效快。

第五节 糊丸与蜡丸

一、糊丸与蜡丸的含义及特点

（一）糊丸

1. 含义 糊丸系指中药细粉以米粉糊或面糊等为黏合剂制成的丸剂。

2. 特点 糊丸以米糊、面糊为黏合剂，干燥后较坚硬，在胃内溶散迟缓，释药缓慢，故可延长药效。同时能减少药物对胃肠道的刺激，故适宜于含有毒性或刺激性较强的药物制丸。现代研究与古人论述"稠面糊为丸，取其迟化"相一致。必须注意，如果黏合剂稠度太大，会出现丸剂溶散时间超限，且易发生霉败现象。

（二）蜡丸

1. 含义 蜡丸系指中药细粉以蜂蜡为黏合剂制成的丸剂。

2. 特点 蜂蜡含软脂酸蜂酯约 80%，游离的二十七酸约 15%。另外还含有一种芳香性有色物质虫蜡素约 4%。主要成分极性小，不溶于水，制成丸剂后在体内释放药物极慢，可延长药效，并能防止药物中毒或防止对胃肠道的强烈刺激，这与古人所说"蜡丸取其难化而旋旋取效或毒药不伤脾胃"相吻合。现代许多药物以蜂蜡为骨架制成各种缓释、控释制剂，是在古代用药经验基础上的一次质的飞跃和发展。目前蜡丸品种不多，主要原因是无法控制其释放药物的速率。

二、糊丸与蜡丸的制备

(一) 糊丸的制备与举例

糊丸可用泛制法与塑制法制备。因用泛制法制备的糊丸较用塑制法制备的糊丸溶散快，故泛制法为常用制法。糯米粉、黍米粉、面粉和神曲粉皆可用来制糊，但以糯米粉糊黏合力最强，面粉糊使用较广泛，黏合力也较好。

1. 制糊方法

(1) 冲糊法 将糊粉加少量温水调匀成浆，冲入沸水，不断搅拌成半透明糊状。

(2) 煮糊法 将糊粉加适量水混合均匀制成块状，置沸水中煮熟，呈半透明状。

(3) 蒸糊法 将糊粉加适量水混合均匀制成块状，置蒸笼中蒸熟后使用。

这3种方法以冲糊法应用最多，方便快捷。以冲糊法制得的稀糊为黏合剂，采用泛制法制备丸剂。

2. 糊丸的制备

(1) 泛制法 需注意以下几点：①起模时必须以水起模，因为面糊、米糊黏性大，在加大成型过程中，再逐渐将稀糊泛入。②糊中若有块状物必须滤过除去，以防泛丸时粘连。另外，要使糊分布均匀。③必须控制糊粉的用量，因为糊丸中糊粉的多少及糊的稀稠直接影响糊丸的质量。多数处方中已明确规定糊粉的用量。泛制糊丸时，糊粉只需药粉总量的5%～10%冲糊，若有多余，则可炒熟或生的直接掺入药粉中泛丸。若糊粉用量过少、糊稀，则达不到迟缓溶化的目的；反之，则丸粒过于坚实，难以溶散。

(2) 塑制法 制法与蜜丸相似，以糊代替炼蜜。制备时先制好需用的糊，稍凉倾入中药细粉中，充分搅拌，揉搓成丸块，再制成丸条，分粒，搓圆即成。需注意以下几点。①保持丸块润湿状态，糊丸的丸块极易变硬，致使丸粒表面粗糙，甚至出现裂缝。因此，在制备过程中常以湿布覆盖丸块，或补充适量水搓揉以保持润湿状态。同时尽量缩短制丸时间。②糊粉的用量，塑制法一般以糊粉为药粉总量的30%～35%较适宜。可以根据处方中糊粉量确定制糊法，或以药粉量的30%制糊为黏合剂，若有多余的糊粉则炒熟后掺入药粉中制丸。

例 小金丸

[处方] 麝香30g 木鳖子（去壳去油）150g 制草乌150g 枫香脂150g 乳香（制）75g 没药（制）75g 五灵脂（醋炒）150g 当归（酒炒）75g 地龙150g 香墨12g

[制法] 以上10味，除麝香外，其余木鳖子等9味粉碎成细粉，将麝香研细，与上述粉末配研，过筛，每100g粉末加淀粉25g，混匀，另用淀粉5g制稀糊，泛丸，低温干燥，即得。

[性状] 本品为黑褐色的糊丸；气香，味微苦。

[功能与主治] 散结消肿，化瘀止痛。用于阴疽初起，皮色不变，肿硬作痛，多发性脓肿，瘰疬，痰核，乳岩，乳癖。

[用法与用量] 打碎后口服，一次1.2～3g，一日2次；小儿酌减。

[注意] 孕妇禁用。

[规格] ①每10丸重6g；②每100丸重6g；③每100丸重3g。

[贮藏] 密封。

［注］

（1）本方源于清·王洪绪《外科全生集》小金丹。

（2）方中草乌有毒，对胃有刺激性，故选用淀粉制糊泛丸，使药物缓慢释放。

（3）现代药理研究表明：小金丸能抑制小鼠梭形细胞肉瘤和肉瘤－180的生长。

（二）蜡丸的制备与举例

1. 蜡丸的制备　蜡丸常采用塑制法制备。将纯化的蜂蜡，加热熔化，冷却至60℃左右，待蜡液开始凝固，表面有结膜时，加入药粉，迅速搅拌至混合均匀，趁热制丸条，分粒，搓圆。需注意下列问题：

（1）蜂蜡要纯化　蜂蜡呈浅黄色块状，又称黄蜡。熔点62℃～67℃，相对密度为0.965～0.969。常用煮法纯化，即将蜂蜡加适量水加热熔化，搅拌使杂质下沉，静置，冷后取出上层蜡块，刮去底面杂质，反复几次，即可。

（2）制备时应控制温度　因为蜂蜡本身黏性小，主要利用它熔化后能与药粉混合均匀，当接近凝固时具有可塑性而制丸。温度过高、过低，药粉与蜡易分层，无法混匀。整个制丸操作需保温60℃。

（3）应控制蜂蜡用量　通常情况，药粉与蜂蜡比例为1∶0.5～1。若植物性中药多，药粉黏性小，用蜡量可适当增加；含结晶水的矿物药多（如白矾、硼砂等），用蜡量应适当减少。

2. 蜡丸举例

例　三黄宝蜡丸

［处方］　藤黄120g　雄黄90g　天竺黄90g　大戟90g　血竭90g　刘寄奴90g　儿茶90g　朴硝30g　当归45g　麝香9g　水银9g　黑铅9g　琥珀6g　乳香9g

［制法］　以上14味，藤黄用豆腐制，或将藤黄用荷叶包好，用麻线扎紧，放入罐或铜锅内，加水并加豆腐煮2小时，取出，去豆腐、荷叶，干燥，研细，过筛。黑铅置锅中炒热，熔化，加入水银不断搅拌，至不见银白色水银粒子成砂状，取出，研细。朴硝风化脱水。雄黄水飞或研成极细粉。麝香与琥珀共研细粉。其余各药混匀研成极细粉，再与以上各细粉陆续配研，混合均匀。另取纯化黄蜡720g加热熔化，和药粉，制蜡丸，每丸重3g，蜡壳封固。

［性状］　为黄棕色蜡丸。气芳香，味苦，具雄黄味。

［功能与主治］　活血化瘀，解毒消疔。用于跌打损伤，恶疮疔疮，破伤风，瘀血阻滞。外敷治蛇虫咬伤。

［用法与用量］　口服，一次1粒，一日2次，早晚用黄酒送服。外用加麻油少许，炖化敷患处。

［注］

（1）本品含水银、黑铅、藤黄、雄黄等毒性中药，制成蜡丸是适宜的。

（2）水银为一种毒性大的液态金属，表面张力大，难于分散，为此，需先将水银与加热熔化后的黑铅混合，制成铅汞剂，冷后易于粉碎。

（3）本品水银、黑铅、雄黄等含重金属药物，质地重，且都有毒，为使均匀混合，操作时应严格按等量递增法混匀，过筛。

（4）本品为有毒药物，为使用安全，应按照规定作可溶性汞盐、铅盐和砷盐的限量检查。

三、蜡丸的现代研究

蜡丸照《中国药典》附录ⅫA项下的肠溶衣片崩解时限检查法检查，应符合规定。蜂蜡不溶于水，所制成的蜡丸，能否保证药物缓慢释放，药学工作者进行了研究，结果表明，蜡丸有类似现代骨架药物的性质。

1. 体外溶出试验　以白矾为主药制成矾蜡丸、矾蜡片，测定铝离子的溶出率，12小时累积溶出率丸剂为40.25%，片剂为93.12%，说明蜡丸虽不溶散，但所含有效成分可通过蜡丸内部的细孔溶解、释放，而蜂蜡呈蜂窝状结构残存，这种特殊的释药方式，类似于现代的骨架缓释系统。

2. 体内实验　以磺胺为模型药（代替中药），制成水丸、蜜丸、糊丸、蜡丸，以散剂为对比标准，测定各种丸剂的生物利用度，排除植物组织对释放的干扰。在人体内实验，测定尿中药量，结果如图15-7，这种化学药品的水丸、蜜丸、糊丸与散剂的药物排出累积量差别不显著，但蜡丸与散剂之间的差异较显著，说明蜡丸具有缓释作用，但生物利用度低。另外，采用X线追踪硫酸钡矾蜡丸、硫酸钡矾蜡片在体内运行情况，实验结果表明：蜡丸在胃内停留4~6小时，经回肠、结肠，在18~20小时到达直肠，20~24小时完整地排出体外。以粪便回收的蜡丸作白矾残留率测定为64.10%，体内溶出率为35.90%。蜡片有的在胃内、有的在肠内崩解成小块、颗粒。

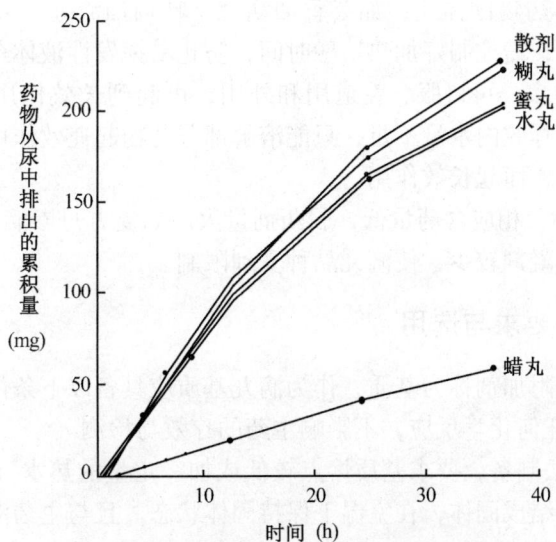

图15-7　模拟中药丸剂尿排药量累积曲线图

蜡丸在体内外均不溶散，而药物成分能缓慢持久地释放，与现代的骨架缓释系统类似。实践证明：蜂蜡在消化液中稳定，并保持固态，且无毒、廉价，是一种较好的水溶性药物的骨架材料。

<h2 style="text-align:center">第六节　滴　丸</h2>

一、滴丸的含义与特点

滴丸系指中药提取物与基质用适宜方法混匀后，滴入不相混溶的冷凝液中，收缩冷凝制成的丸剂。

滴制法制丸早在1933年就已提出，1956年有用聚乙二醇-4000为基质，用植物油为冷却剂制备苯巴比妥钠滴丸的报道，1958年我国有人用滴制法制备酒石酸锑钾滴丸。中药滴丸的研制始于20世纪70年代末，上海医药工业研究院等单位对苏合香丸进行研究，最后改制成苏冰滴丸。此后复方丹参滴丸、香连滴丸、鱼腥草滴丸、咽立爽滴丸等相继研制成功。

中药滴丸剂主要有两类，一类是将油性成分分散在基质中，用滴制法制备；另一类是将不溶于水，溶出速度慢，吸收不好的中药成分或有效部位采用固体分散技术制备滴丸，这一类一直是研究的热点。

滴丸的主要特点：

（1）起效迅速，生物利用度高。这是因为药物在基质中的分散呈分子状态、胶体状态或微粉状结晶，为高度分散状态，而基质为水溶性的（如聚乙二醇类），则可增加或改善药物的溶解性能，加快药物的溶出速度和吸收速度，故能提高药物的生物利用度。

（2）生产车间无粉尘，有利于劳动保护，设备简单，生产工序少，生产周期短，自动化程度高，生产效率高，成本相对较低。

（3）滴丸可使液体药物固体化，如芸香油滴丸、牡荆油滴丸、大蒜油滴丸等，但是易挥发性药物制备滴丸时，需控制好加热熔融时间，防止易挥发性液体药物挥发。

（4）滴丸用药部位多，可口服、腔道用和外用，可起到长效作用。如耳用滴丸，虽然其本身为速效制剂，但耳腔内水量不足，只能溶解部分药物起速效作用，未溶解药物仍为固体，可连续不断地溶解，而起长效作用。

（5）滴丸载药量小，相应含药量低，服药剂量大。如复方丹参滴丸每次服用10粒。另外，供选用的基质和冷凝剂较少，使滴丸品种受到限制。

二、滴丸基质的要求与选用

滴丸中主药以外的附加剂称为基质，作为滴丸基质应具备以下条件：

1. 与主药不发生任何化学反应，不影响主药的疗效与检测。

2. 滴丸采用滴制法制备，要求基质熔点较低或加一定量的热水（60℃以上）能熔化成液体，而遇骤冷又能凝结成固体，在室温下保持固体状态。且与主药混合后仍能保持以上物理状态。

基质包括水溶性基质和非水溶性基质，其中水溶性基质有聚乙二醇、硬脂酸钠、甘油明胶等。非水溶性基质有硬脂酸、单硬脂酸甘油酯、蜂蜡、虫蜡、氢化植物油等。

选用时应根据主药性质，相应选择适宜基质。

三、滴丸冷凝液的要求与选用

用于冷却滴出的液滴，使之冷凝成固体丸剂的液体称为冷凝液。在实际应用中，可根据基质的性质选择冷凝液，其要求如下：

（1）冷凝液必须安全无害，不溶解主药和基质，也不与主药和基质发生化学反应。

（2）冷凝液密度与液滴密度相近，不能相等，使滴丸在冷凝液中，缓缓下沉或上浮，充分凝固，丸形圆整。

常用的冷凝液：水溶性基质可用液状石蜡、植物油、甲基硅油、煤油等。非水溶性基质可用水或不同浓度乙醇等。

四、滴丸的制法与设备

采用滴制法制备，是将主药溶解、混悬或乳化在适宜的已熔融的基质中，保持恒定的温度（80℃~100℃），经过一定大小管径的滴头等速滴入冷凝液中，凝固形成的丸粒徐徐沉于器底，或浮于冷凝液的表面，取出，拭去冷凝液，干燥，即成滴丸。

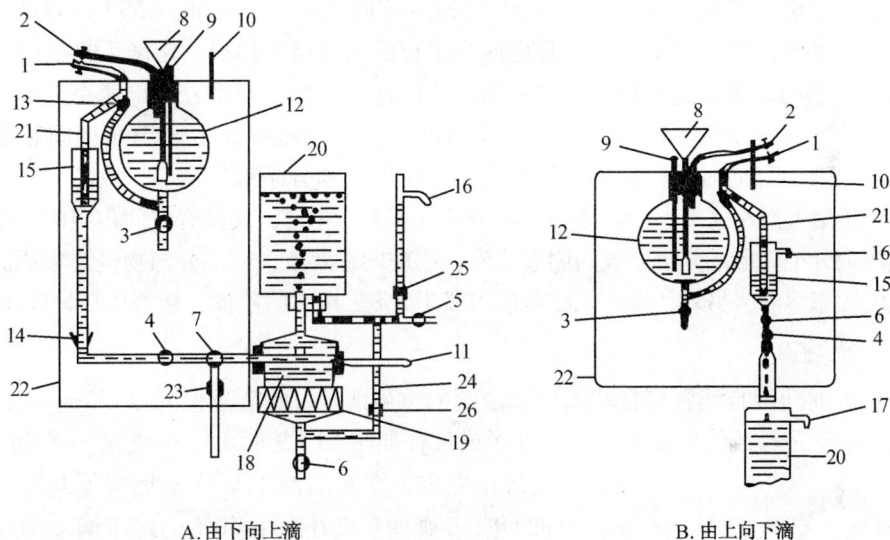

A.由下向上滴　　　　　　　　　　　　B.由上向下滴

图 15 - 8　滴制法装置示意图

1、2、3、4、5、6、7.玻璃旋塞　8.加料斗　9、10.温度计　11.导电温度计　12.贮液瓶
13、14.启口连接　15.滴瓶　16、17.溢出口　18.保温瓶　19.环形电炉　20.冷却柱
21.虹吸管　22.恒温箱　23、24、25.橡皮管连接　26.橡皮管夹

制备滴丸的设备主要由滴瓶、冷却柱、恒温箱 3 个部分组成。实验室用的设备如图15-8所示。滴瓶有调节滴出速度的活塞，有保持液面一定高度的溢出口、虹吸管或浮球，它可在不断滴制与补充药液的情况下保持滴速不变。恒温箱包围滴瓶及贮液瓶等，使药液在滴出前保持一定温度不凝固，箱底开孔，药液由滴瓶口（滴头）滴出。冷却柱其高度和外围是否用水、冰冷凝，应根据各品种的具体情况而定。冷却柱的一般高度为 40~140cm，温度维持在 10℃~15℃，药液的密度如小于冷凝液，选用装置 A，反之选用装置 B。据报道，中药滴丸制备工艺及设备改进后可采用室温冷却，模具定型方式，能降低能耗，提高成品收率。目前已开发出机械设备 MZW 型模具定型自动滴丸机，适用于批量生产。该机主要由带自动恒温夹套的不锈钢滴制罐和能做节拍式周期旋转的不锈钢群模圆盘组成，模盘转速和滴制罐温度能调节控制。小型机的产量约每小时 7200 粒，中型机每小时数万粒。

目前，全自动滴丸生产线主要由药物调制供应系统、冷却收集系统、循环制冷系统和集丸离心筛选系统组成，采用触摸屏计算机控制技术，人机界面动态显示，自动化程度高。

五、影响滴丸成型的因素

目前，固体分散体按分散状态主要分为：低共熔混合物（eutectic mixture）、固态溶液（solid solutions）、玻璃溶液（glass solutions）或玻璃混悬液（glass suspensions）和共沉淀物（具体内容见第二十章药物制剂新技术第四节）。其中滴丸是利用熔融法制备固体分散体的制剂，主要应用水溶性基质（强亲水性载体），具有速效作用。

（一）药物在基质中的分散状态

药物在基质中或基质在药物中以分子状态分散时，称为固态溶液。如以聚乙二醇为基质，由于聚乙二醇分子量大（PEG－4000、PEG－6000 等），熔点低（55℃～60℃），毒性低，具有良好的水溶性，且本身分子是由两列平行的螺旋链所组成，熔融后再凝固时，螺旋的空间造成晶格的缺损，这种缺损可改变结晶体的性质，如溶解度、溶出速率、吸附能力及吸湿性等。当药物分子量≤1000 时，可在熔融时插入螺旋链中，形成填充型固态溶液，药物以分子状态分散，同时载体固化时黏度大，能阻滞药物分子聚集结晶，成为无定形的亚稳态，同样利于增大溶出速率。当药物分子与载体分子大小相近，又没有空间位阻时，则溶质分子可取代溶剂分子，形成分子分散的固态溶液，或玻璃态溶液，或部分药物呈聚集成胶体微晶状态分散的固态溶液。另外，聚乙二醇基质可吸附 5%～10% 的液体，使液体药物固体化。

（二）丸重

制备滴丸时药液自滴管口自然滴出，液滴的重量即是丸重。理论丸重 $=2\pi r\gamma$，式中 r 是滴管口半径，γ 是药液的界面张力。滴丸形成过程如图 15－9 所示，在位置 5 管端所支撑的重量仍是理论丸重，在 6 的滴下部分才是实际丸重，约为理论丸重的 60%，在滴口处还余下 40%，这未滴下的存留量与滴速有关，滴速快，存留量小，丸重大，反之，丸重小。影响丸重的因素很多，如滴管口的半径应大小适宜；操作时应保持恒温；自上向下滴时滴管口与冷凝液的液面距离应控制在 5cm 以下，以防滴丸下降速度太快。

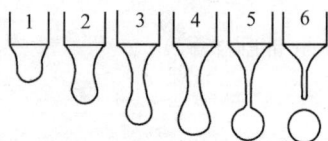

图 15－9　滴丸的形成过程

（三）成丸

在滴制过程中能否成丸形，取决于丸滴内聚力（Wc）是否大于药液与冷凝液的黏附力（Wa），即成形力 $= Wc － Wa$，故当 $Wc > Wa$，成形力为正值时，液滴才能成丸形。丸滴内聚力与药液的界面张力有关，加入界面活性剂，可使滴丸易于成型。因为液滴内聚力是分离药液成两部分所需的功，为药液表面张力 γ_A 的 2 倍，即 $Wc = 2\gamma_A$，药液与冷凝液的黏附力为分离此两种液体所需的功，即 $Wa = \gamma_A + \gamma_B - \gamma_{AB}$，式中 γ_B 为冷凝液表面张力，γ_{AB} 为所消失的药液与冷凝液的界面张力。所以成形力 $= Wc - Wa = 2\gamma_A - (\gamma_A + \gamma_B - \gamma_{AB}) = \gamma_A + \gamma_{AB} - \gamma_B$。在实际生产中滴丸成形与否，多取决于经验，必须经过试验确定成形处方和工艺，而不是靠计算成形力。

（四）圆整度

液滴在冷凝液中由于界面张力的作用，使两液间的界面缩小，因而一般滴丸呈球形。影响圆整度的因素：①液滴的重力或浮力，液滴在冷凝液中移动的速度越快，受的影响越大，易成扁形。液滴与冷凝液的相对密度差较大或冷凝液的黏度小，都能增加移动速度而影响滴丸的圆整度。②冷凝液应梯度冷却，因为滴出的液滴经空气到达冷凝液的液面时，可被碰成扁形，并带着空气进入冷凝液，此时如冷凝液上部温度太低，未收缩成丸前就凝固，导致滴丸不圆整、有空洞（气泡来不及逸出所产生）、带尾巴（逸出气泡时带出的少量药液未缩回）。上部温度一般在40℃~60℃，使滴丸有充分收缩和释放气泡的机会。③应优选处方及冷凝液，选择不当会造成液滴在冷凝液中溶散或不成形。④液滴的大小不同，所产生的单位重量面积不同，液滴小，单位面积大，收缩成球的力量强，形成的滴丸圆整。

六、举例

冠心苏合滴丸

[处方]　苏合香50g　冰片105g　乳香（制）105g　檀香210g　青木香210g

[制法]　以上5味，除苏合香、冰片外，其余乳香等3味提取挥发油，药渣用80%乙醇加热回流提取2次，每次2小时，滤过，滤液回收乙醇至无醇味，减压浓缩至相对密度为1.25~1.30的稠膏，干燥，粉碎成细粉，加入苏合香、冰片及聚乙二醇基质适量，加热至熔化，再加入上述乳香等挥发油，混匀，制成滴丸，即得。

[性状]　本品为棕褐色的滴丸；气芳香，味苦、凉。

[检查]　应符合滴丸剂项下有关的各项规定（《中国药典》2005年版附录 I K）。

[功能与主治]　理气宽胸，止痛。用于心绞痛，胸闷憋气。

[用法与用量]　含服或口服，一次10~15丸，一日3次，或遵医嘱。

[注意]　孕妇禁用。

[规格]　每丸重40mg。

[贮藏]　密封，遮光，置阴凉处。

[注]　乳香、檀香、青木香富含挥发油，提取挥发油后，用80%乙醇提取药渣，能保证有效成分提取完全。另外，聚乙二醇为水溶性基质，制成固体分散体后，迅速发挥药效，可用于急救。

第七节　丸剂的包衣

在丸剂的表面上包裹一层物质，使之与外界隔绝的操作称为包衣。包衣后的丸剂称为包衣丸剂。包衣是最古老，也是目前最常用的一种方法。

一、丸剂包衣的目的

丸剂包衣的主要目的为：①掩盖恶臭、异味，使丸面平滑、美观，便于吞服。②防止主药氧化、变质或挥发。③防止吸潮及虫蛀。④根据医疗的需要，将处方中一部分药物作为包衣材料包于丸剂的表面，在服用后首先发挥药效。⑤包肠溶衣后，可使丸剂安全通过胃，转运至肠内再溶散。

二、丸剂包衣的种类

丸剂包衣的种类很多，主要有以下几类：

（一）药物衣

包衣材料是丸剂处方组成部分，有明显的药理作用，用于包衣既可首先发挥药效，又可保护丸粒、增加美观。中药丸剂包衣多属此类。常见的有：①朱砂衣，如七珍丸、梅花点舌丸、七味广枣丸等；②甘草衣，如羊胆丸等；③黄柏衣，如四妙丸等；④雄黄衣，如痢气丹、化虫丸等；⑤青黛衣，如当归龙荟丸、千金止带丸等；⑥百草霜衣，如六神丸、麝香保心丸等；⑦滑石衣，如分清五苓丸、防风通圣丸、香砂养胃丸等；⑧其他，如礞石衣（竹沥达痰丸）、牡蛎衣（海马保肾丸）、金箔衣（局方至宝丹）等。

（二）保护衣

选取处方以外，不具明显药理作用，且性质稳定的物质作为包衣材料，使主药与外界隔绝而起保护作用。这一类包衣物料主要有：①糖衣，如木瓜丸、安神补心丸等；②薄膜衣，应用无毒的药用高分子材料包衣，如香附丸、补肾固齿丸等。

（三）肠溶衣

选用适宜的材料将丸剂包衣后使之在胃液中不溶散而在肠液中溶散，丸剂肠溶衣主要材料有虫胶、邻苯二甲酸醋酸纤维素（CAP）等。

三、丸剂包衣的方法

（一）包衣原材料的准备

1. 将所用包衣材料粉碎成极细粉，目的是使丸面光滑。
2. 因为丸粒在包衣过程中，需长时间撞动摩擦，故除蜜丸外，将用于包衣的丸粒充分干燥，使之有一定的硬度，以免包衣时碎裂变形，或在包衣干燥时，衣层发生皱缩或脱壳。

蜜丸无需干燥是因为其表面呈润湿状态时具有一定的黏性，撒布包衣药粉经撞动滚转即能黏着于丸粒表面。其他丸粒包衣时尚需用适宜的黏合剂，常用的黏合剂有10%～20%的阿拉伯胶浆或桃胶浆、10%～20%的糯米粉糊、单糖浆及胶糖混合浆等。

（二）包衣方法

1. 药物衣 如七味广枣丸，是以朱砂粉末包衣。

将七味广枣丸（蜜丸）置于适宜的容器中，用力使容器往复摇动，逐步加入朱砂极细粉，使均匀撒布于丸剂表面，利用蜜丸表面的滋润性，将朱砂极细粉黏着而成衣。朱砂的用量一般为干丸重量的5%～17%，视丸粒的大小而不同，小蜜丸因其总表面积较大而用量比较多，但也不宜过多，以免不易全部黏着在丸面上，而且容易脱落。若朱砂在处方中的含量超过包衣用量时，应将多余部分与其他组分掺和在丸块中。

水丸包朱砂衣者最多。包衣时将干燥的丸置包衣锅中，加适量黏合剂进行转动、摇摆、撞击等操作，当丸粒表面均匀润湿后，缓缓撒入朱砂极细粉。如此反复操作5～6次，将规定量的朱砂全部包严丸粒为止。取出药丸低温干燥（一般风干即可）。再放入包衣锅或溜袋（约长3m、宽30～40cm的布袋）内，并加入适量的虫蜡粉，转动包衣锅或牵拉溜袋，让丸粒互相撞击摩擦，使丸粒表面光亮，即可取出，分装。朱砂极细粉的用量一般为干丸重量的 10%。

水蜜丸、浓缩丸及糊丸的药物衣可参照上法包衣。

2. 糖衣、薄膜衣、肠溶衣 其包衣方法与片剂相同（详见第十七章第四节片剂的包衣）。

第八节 丸剂的质量检查

一、外观检查

丸剂外观应圆整均匀、色泽一致。大蜜丸和小蜜丸应细腻滋润，软硬适中。蜡丸表面应光滑无裂纹，丸内不得有蜡点和颗粒。滴丸应大小均匀，色泽一致，表面的冷凝液应除去。

二、水分

取供试品照《中国药典》2005 年版一部（附录ⅨH）水分测定法测定。除另有规定外，蜜丸、浓缩蜜丸中所含水分不得过 15.0%；水蜜丸、浓缩水蜜丸不得过 12.0%；水丸、糊丸和浓缩水丸不得过 9.0%。蜡丸不检查水分。

三、重量差异

按丸数服用的丸剂照《中国药典》2005 年版一部附录ⅠA 第一法检查，按重量服用的丸剂照第二法检查。滴丸剂照《中国药典》2005 年版一部附录ⅠK 法检查。

包糖衣的丸剂应在包衣前检查丸芯的重量差异并应符合规定，其他包衣丸剂应在包衣后检查重量差异并应符合规定，凡进行装量差异检查的单剂量包装丸剂，不再进行重量差异检查。

四、装量差异

单剂量分装的丸剂，装量差异限度应符合表 15-1 规定。

检查法：取供试品 10 袋（瓶），分别称定每袋（瓶）内容物的重量，每袋（瓶）装量与标示装量相比较，应符合表 15-1 的规定，超出装量差异限度的不得多于 2 袋（瓶），并不得有 1 袋（瓶）超出装量差异限度 1 倍。

多剂量分装的丸剂，照《中国药典》2005 年版一部（附录ⅫC）最低装量检查法检查，应符合规定。

表 15-1 单剂量丸剂装量差异限度

标示装量	装量差异限度
0.5g 或 0.5g 以下	±12%
0.5g 以上至 1g	±11%
1g 以上至 2g	±10%
2g 以上至 3g	±8%
3g 以上至 6g	±6%
6g 以上至 9g	±5%
9g 以上	±4%

五、溶散时限

按照《中国药典》2005 年版一部（附录ⅫA）崩解时限检查法片剂项下的方法加挡板

进行检查。除另有规定外，小蜜丸、水蜜丸和水丸应在 1 小时内全部溶散；浓缩丸和糊丸应在 2 小时内全部溶散。滴丸应在 30 分钟内溶散，包衣滴丸应在 1 小时内溶散，以明胶为基质的滴丸可改在人工胃液中进行检查。如操作过程中供试品粘附挡板妨碍检查时，应另取供试品 6 丸，不加挡板进行检查。

上述检查应在规定时间内全部通过筛网。如有细小颗粒状物未通过筛网，但已软化无硬心者可作合格论。

蜡丸照《中国药典》2005 年版一部（附录ⅫA）崩解时限检查法项下的肠溶衣片检查法检查，应符合规定。

大蜜丸不检查溶散时限。

第九节　丸剂的包装与贮藏

一、丸剂常用包装材料与包装方法

各类丸剂的性质不同，包装材料和包装方法亦不同。小丸常用玻璃瓶、塑料瓶、瓷瓶等包装。为防止运输时冲击，常用棉花、纸填塞瓶内空隙，并以软木塞浸蜡或塑料内衬浸蜡为内盖再加外盖密封。大蜜丸、小蜜丸、浓缩丸多用纸盒、蜡壳、塑料小圆盒、铝塑泡罩等材料包装。具体方法：如蜜丸先用蜡纸包裹，装于蜡浸过的纸盒内，封盖后再浸蜡，密封防潮。或将药丸装于两个螺口相嵌形成的塑料小圆球内，外面蘸取一层蜡衣，将接口封严。生产中多采用机械化包装，用铝塑大泡罩热封机封口，材料为医用 PVC 泡罩盒与医用铝箔，齿轮链传动，网状热压全方位封闭，整个过程约需 80 秒。生产能力 1 万 ~ 1.5 万丸·小时$^{-1}$。与蜡壳包装对比，菌数增加明显低于蜡壳包装。

二、蜡壳包装

蜡壳包装系指先将蜡制成一个圆形空壳，割开两个相连的半球形蜡壳，装入丸剂，再密封而成。用蜡壳包装是从唐代创用，至今一直沿用，现已经开发出中药蜡壳蜜丸包装机，既可制蜡壳，又可用于包装。蜡壳包装的优点：因蜡壳通透气差，可隔绝空气、水分、光线，防止丸剂吸潮、虫蛀、氧化，同时能保证有效成分不挥发。因此，凡含有芳香性药物或含贵重中药的丸剂，均采用蜡壳包装，确保丸剂在贮存期内不发霉、变质。

1. 蜡壳原料组成　一般用 40% 蜂蜡与 60% 石蜡的混合物，常用石蜡的量调节蜡壳的硬度，蜡壳以软不变形，硬不裂口（切口时不产生裂缝）为佳。机制蜡壳配方以实验优选。采用 LW – 1500 型蜡壳包装机制蜡壳所用配方：食用石蜡 2.95kg、聚乙烯 125g、松香 550g、钙化松香 550g、凡士林 250g、蓖麻油 150g。所制蜡壳可塑性和柔曲性好，自动化程度高，生产量 1500 丸·小时$^{-1}$。

2. 蜡壳的制备　将原料置锅内加热熔化，控制在 65℃ ~ 74℃ 以保持熔融状态，取用水浸湿的木球，除去表面水分后插在铁签上，立即浸入熔融蜡液中 1 ~ 2 秒，取出，使剩余的蜡液滴尽后，再同法浸入，如此重复操作数次，至蜡壳厚薄适中，再浸于 18℃ ~ 25℃ 冷水中使凝固取出，取下蜡球，水滴用布吸干，将蜡壳割成两个相连的半球，取出木球，即得蜡壳，置阴凉通风处干燥。

3. 蜡壳内装丸　将两个半球形蜡壳掰开，装入药丸后使两个半球形蜡壳吻合，用封口钳将切口烫严，再插在铁签上浸一次蜡，使切割处熔封，整丸成一圆球，插铁签的小孔用封口钳或小烙铁烫严。在封口的蜡壳较厚处印刻丸名，即可。

三、丸剂的贮藏

丸剂应密封贮藏。蜡丸应密封并置阴凉干燥处贮藏。滴丸剂宜密封贮存，防止受潮、发霉、变质。

第十六章

颗　粒　剂

学习要求：
1. 掌握颗粒剂的含义、特点、质量要求和制备方法。
2. 熟悉颗粒剂的类型。

第一节　概　　述

一、颗粒剂的含义与特点

颗粒剂系指中药提取物与适宜的辅料或中药细粉制成具有一定粒度的颗粒状制剂。颗粒剂曾称冲剂或冲服剂。

中药颗粒剂是在中药汤剂和干糖浆等剂型的基础上发展起来的新剂型，既保持了汤剂吸收较快、作用迅速的优点，又克服了汤剂临用时煎煮不便、服用量大、易霉变等缺点。颗粒剂适于工业生产，且产品质量稳定。因其剂量较小，服用、携带、贮藏、运输均较方便，故深受患者欢迎。但应注意包装和贮藏，以免吸湿。

中药颗粒剂的创制和应用，我国始于20世纪70年代。由于颗粒剂的剂型特点以及新技术、新工艺、新辅料和新设备的不断应用，近40年来，其品种和质量均有了显著的增加和提高，已发展成为中成药主要的固体新剂型之一，《中国药典》2005年版（一部）就收载中药颗粒剂50余种。近些年来，国内已生产应用的中药配方颗粒，实为单味中药颗粒剂。无糖型颗粒剂的面世，更进一步缩小了剂量，而且能满足不宜进食糖类成分患者的需要。新的浸提方法、制粒技术、纯化工艺、新型辅料的应用以及质量控制和稳定性、生物利用度等的基础研究，为颗粒剂的更大发展提供了理论和实践基础。

二、颗粒剂的分类

按其溶解性能和溶解状态，颗粒剂分为可溶颗粒、混悬颗粒和泡腾颗粒。可溶颗粒又可分为水溶颗粒（如感冒退热颗粒、小柴胡颗粒）和酒溶颗粒（如养血愈风酒颗粒、木瓜酒颗粒）两类，但大多为前者。酒溶颗粒所含有效成分及所加赋形剂应能溶于白酒，服用时加用一定量的饮用酒溶解成药酒饮用。混悬颗粒（如复脉颗粒、橘红颗粒）多加入药物细粉制成，冲服时呈均匀混悬状。泡腾颗粒（如阿胶泡腾、山楂泡腾颗粒）中因加有适量泡腾崩解剂（如枸橼酸与碳酸氢钠），冲服时遇水产生大量的二氧化碳气体，促使颗粒快速崩散溶解。

根据成品形状，尚有习称的块状冲剂，即块状颗粒剂。块状颗粒其生产多采用机压法或模压法。

第二节　颗粒剂的制备

颗粒剂的制备，除另有规定外，处方中中药饮片应按各品种项下规定的方法进行提取、纯化、浓缩成规定相对密度的清膏，采用适宜的方法干燥，并制成细粉，加适量辅料或中药细粉，混匀并制成颗粒；也可将清膏加适量辅料或中药细粉，混匀并制成颗粒。因中药的有效成分不同，不同类型颗粒剂对溶解性的要求也不同，可采用不同的溶剂和方法进行提取。

一、水溶颗粒的制备

水溶颗粒的制备工艺流程为：中药提取──→提取液纯化$\xrightarrow{辅料}$制颗粒──→干燥──→整粒──→包装。

1. 中药的提取　水溶颗粒一般多采用煎煮法提取有效成分，也可采用渗漉法、浸渍法、回流法等提取方法。必要时应采用综合提取法，含挥发油的中药多采用水蒸气蒸馏法加煎煮法，简称"双提法"。新的浸提方法尚有超临界流体提取法、半仿生提取法、双向逆流提取法等。有条件最好采用动态浸提新工艺。

2. 提取液的纯化　颗粒剂生产中提取液的纯化常采用乙醇沉淀法，即将水煎液浓缩至一定浓度时（一般相对密度为1.05左右或浓缩至1ml药液含中药1g），除特别规定外，一般加入等量乙醇，充分混合均匀，静置冷藏12小时以上，滤过，滤液回收乙醇后，再继续浓缩至清膏［相对密度为1.30~1.35（测定温度50℃~60℃）］，或继续干燥成干浸膏备用。提取液纯化也可采用高速离心、微孔滤膜或超滤膜滤过、大孔树脂吸附、絮凝沉淀等方法去除杂质。纯化液还可直接喷雾干燥后湿法或干法制粒。

3. 辅料　水溶颗粒目前最常用的辅料为糖粉和糊精。糖粉系蔗糖结晶的细粉，是可溶颗粒的优良赋形剂，并有矫味及黏合作用。一般经低温（60℃）干燥，粉碎过80~100目筛，备用。糖粉易吸湿结块，应注意密封保存。糊精系淀粉的水解产物，宜选用可溶性糊精。本品1份能在3份热水中溶解成胶体溶液，在醇中不溶。使用前应低温干燥，过筛。其他尚有乳糖、可溶性淀粉、甘露醇、羟丙基淀粉等。制备颗粒剂时可加入矫味剂和芳香剂（参阅第九章液体药剂第十节）。芳香挥发性成分（如挥发油）采用β-CD制成包合物，再混匀于其他药物制成的颗粒中，可使液体药物粉末化，且增加油性药物的溶解度和颗粒剂的稳定性。为防潮、掩盖药物的不良气味，颗粒剂也可包薄膜衣（参阅第十七章第四节）。

4. 制颗粒　制颗粒是颗粒剂制备的关键工艺技术，它直接影响到颗粒剂的质量。目前生产中常用的有挤出制粒、湿法混合制粒和流化喷雾制粒等方法（参阅第四章第四节制粒）。

（1）挤出制粒　将赋形剂（混悬颗粒则为部分中药细粉或加赋形剂）置适宜的容器内混合均匀，加入药物浸膏（或干膏粉）搅拌匀，必要时加适量一定浓度的乙醇调整湿度，制成"手捏成团、轻按即散"的软材。再以挤压方式通过筛网（板）（10～14目）制成均匀的颗粒。

辅料的用量，可根据清膏的相对密度、黏性强弱适当调整，一般清膏、糖粉、糊精的比例为1:3:1，也可单用糖粉为辅料，辅料总用量一般不宜超过清膏量的5倍。若采用干膏细粉制粒，辅料的用量一般不超过其重量的2倍。

挤出制粒，小量制备可用手工制粒筛，大生产多用摇摆式颗粒机，而黏性较差的药料宜选用旋转式制粒机制粒。

颗粒质量与软材的质量、过筛条件等因素密切相关。若软材过软，制粒时易粘附在筛网中或压出来的颗粒成条状物，可加入适当辅料或药物细粉调整湿度；若软材过黏则形成团块不易压过筛网，可适当加入高浓度乙醇调整并迅速过筛；若软材太干，黏性不足，通过筛网后呈疏松的粉粒或细粉过多，可加入适当的黏合剂（如低浓度淀粉浆等）增加黏度。同时，过筛用筛网应松紧适中，加料量不宜过多，压力亦不宜太大。

（2）快速搅拌制粒 将固体辅料或药物细粉与清膏（直接或由送料口加入）置快速搅拌制粒机的盛器内，密闭。开动机器，通过调整搅拌桨叶和制粒刀的转速可控制粒度的大小。

（3）流化喷雾制粒 目前多用于不加糖或低糖型颗粒剂的制备。制粒用辅料粒度40～60目。颗粒呈多孔状，大小均匀，外形圆整，流动性好。

（4）干法制粒 将喷雾干燥等方法制成的干膏细粉，加入适宜的干燥黏合剂等辅料，用干挤制粒机压成薄片，再粉碎成颗粒。这种干法制粒新工艺，可防止有效成分损失，提高颗粒的稳定性、崩解性和溶散性，辅料用量少，剂量减小。

5. 干燥 湿颗粒制成后，应及时干燥。久置，湿粒易结块变形。干燥温度一般以60℃～80℃为宜。干燥时应逐渐升温，以免因颗粒表面干燥过快结成硬壳而影响内部水分的蒸发；且颗粒中的糖粉骤遇高温时会熔化，使颗粒变得坚硬；尤其是糖粉与柠檬酸共存时，温度稍高更易粘结成块。

颗粒的干燥程度应适宜，含水量一般控制在2%以内。生产中常用的干燥设备有沸腾干燥床、烘箱、烘房等。

6. 整粒 湿粒干燥后，可能会有部分结块、粘连。因此，干颗粒冷却后需再过筛。一般过一号筛筛除粗大颗粒（研压后再过），然后过四号筛筛去细粉，使颗粒均匀。筛下的细粉可重新制粒，或并入下次同一批号药粉中，混匀制粒。

处方中的芳香挥发性成分，一般宜溶于适量乙醇中，雾化均匀喷洒于干燥颗粒中，密闭放置一定时间，待闷吸均匀后，才能包装。也可制成β-CD包合物后混入。

7. 包装 整粒后的干燥颗粒应及时密封包装。生产上一般采用自动颗粒包装机进行分装。应选用不易透气、透湿的包装材料，如复合铝塑袋、铝箔袋或不透气的塑料瓶等，并应干燥贮藏，防止受潮。

二、酒溶颗粒的制备

酒溶颗粒所含有效成分及所加辅料应能溶于白酒，通常可加糖或其他可溶性矫味剂。应用时加入一定量的饮用白酒即溶解成为澄清的液体，可替代药酒服用。中药的提取，一般采用渗漉法、浸渍法或回流法等方法，以60%左右（以欲制药酒的含醇量为准）的乙醇为溶剂，提取液回收乙醇后，浓缩至稠膏状，备用。

制粒、干燥、整粒、包装等工艺同水溶颗粒。

三、混悬颗粒的制备

混悬颗粒是将处方中部分中药提取制成清膏，其余中药粉碎成细粉加入制成的颗粒剂，用水冲后不能全部溶解，而成混悬液体。粉料药物通常兼有赋形剂作用。

其制法为将含热敏性、挥发性活性成分或淀粉较多的中药以及贵重细料药等粉碎成细粉，过六号筛备用；一般性中药，以水为溶剂，煎煮提取，煎液（必要时纯化）浓缩至清膏备用；将清膏与中药细粉及糖粉适量混匀，制成软材，然后再通过一号筛制颗粒，60℃以下干燥，干颗粒再通过一号筛整粒，分装即得。

四、泡腾颗粒的制备

泡腾颗粒是利用有机酸与弱碱遇水作用产生二氧化碳气体，使药液产生气泡呈泡腾状态的颗粒剂。由于酸与碱中和反应产生二氧化碳，使颗粒快速崩散，具速溶性。同时，二氧化碳溶于水后呈酸性，能刺激味蕾，因而可达到矫味的作用，若再配以芳香剂和甜味剂等，可得到碳酸饮料的风味。常用作泡腾崩解剂的有机酸有枸橼酸、酒石酸等，弱碱有碳酸氢钠、碳酸钠等。

其制法为将处方药料按水溶颗粒提取、纯化得清膏或干膏细粉，分成二份，一份中加入有机酸及其他适量辅料制成酸性颗粒，干燥备用；另一份中加入弱碱及其他适量辅料制成碱性颗粒，干燥备用。再将两种颗粒混合均匀，整粒，包装即得。应严格控制干燥颗粒中的水分，以免服用前酸碱发生反应。

五、块状颗粒剂的制备

块状颗粒剂的制法有两种，一是模压法，一是机压法。两法均系将中药提取物或中药细粉与糖粉或其他辅料，充分混匀，制成颗粒。模压法用模具将颗粒（控制一定含水量）压制成块，干燥即得。而机压法为干颗粒中加水溶性润滑剂后，采用压力较大的花篮式单冲压块机冲压成块制得。

六、举例

例1 小青龙颗粒

［处方］ 麻黄154g 桂枝154g 白芍154g 干姜154g 细辛77g 甘草（蜜制）154g 法半夏231g 五味子154g

［制法］ 以上8味，细辛、桂枝提取挥发油，蒸馏后的水溶液另器收集；药渣与白芍、麻黄、五味子、甘草加水煎煮至味尽，合并煎液，滤过，滤液和蒸馏后的水溶液合并，浓缩至约1000ml；法半夏、干姜粉碎成粗粉，照《中国药典》（2005年版一部附录）流浸膏剂与浸膏剂项下的渗漉法，用70%乙醇作溶剂，浸渍24小时后，进行渗漉，渗漉液回收

乙醇，与上述药液合并，静置，滤过，滤液浓缩至相对密度为 1.35 ~ 1.38（80℃）的清膏，加入蔗糖粉适量，混匀，制成颗粒，干燥，喷加上述细辛、桂枝的挥发油，混匀，制成 1000g，即得。

[功能与主治]   解表化饮，止咳平喘。用于风寒水饮，恶寒发热，无汗，喘咳痰稀。

[用法与用量]   开水冲服，一次 13g，一日 3 次。

例 2   阿胶泡腾颗粒

[处方]   由阿胶、白糖、小苏打、柠檬酸等组成。

[制法]   将方中阿胶、白糖粉碎，过筛，分成两等份。一份加入小苏打等混匀，制成碱性颗粒，干燥；另一份中加入柠檬酸等混匀，制成酸性颗粒，干燥。将两种干燥颗粒混匀，喷入香精，密封一定时间后，分装，每袋重 6g，铝塑袋装。

[功能与主治]   补血滋阴，润燥，止血。用于血虚萎黄，眩晕心悸，肌痿无力，心烦不眠，虚风内动，肺燥咳嗽，劳嗽咯血，吐血尿血，便血崩漏，妊娠胎漏。

[用法与用量]   开水冲服，一次 1 袋，一日 3 次或遵医嘱。

例 3   葛根汤颗粒

[处方]   葛根 400g   麻黄 300g   大枣 300g   桂皮 200g   芍药 200g   甘草 200g   生姜 200g

[制法]   以上 7 味共 1.8kg，加水 20L，于 100℃提取 1 小时，离心去渣，得提取液 16L，以 0.45μm 的微孔滤膜滤过得澄清液，再于 294kPa（3kg·cm^{-2}）压力下进行超滤，除去相对分子量大于 50000 的杂质。于 40℃减压浓缩至 5L，喷雾干燥得干燥物 210g。于干燥物中加入乳糖 90g，硬脂酸镁 1.5g，混匀后压大片（片重 2g，直径为 2cm），将此预压片在摇摆式颗粒机中破碎，整粒，得 2 ~ 3 号筛（20 ~ 50 目）颗粒 280g。用铝塑复合膜分装，每袋 1g。

[功能与主治]   辛温解表，生津，舒筋。用于麻黄汤证而表寒稍轻，津液消耗而项背部肌肉强硬者

[用法与用量]   温开水冲服，一次 1 袋，一日 3 次。

第三节   颗粒剂的质量要求与检查

1. 外观性状   本品应干燥，外观颗粒均匀、色泽一致，无吸潮、结块、潮解等现象。

2. 溶化性   取供试品 1 袋（多剂量包装取 10g），加热水 200ml，搅拌 5 分钟，立即观察。可溶颗粒应全部溶化，允许有轻微混浊；混悬颗粒应能混悬均匀。泡腾颗粒 1 袋置盛有 200ml 水的烧杯中，水温 15℃ ~25℃应能迅速产生二氧化碳气体并呈泡腾状，5 分钟内颗粒应完全分散或溶解在水中。颗粒剂均不得有焦屑等异物。

3. 水分   照《中国药典》2005 年版一部附录Ⅸ H 水分测定法测定，除另有规定外，不得过 6.0%。

4. 粒度   除另有规定外，取供试品 30g，称定重量，置规定的药筛中，保持水平状态

过筛，左右往返，边筛动边轻叩 3 分钟。不能通过一号筛和能通过五号筛的颗粒和粉末总和，不得过 15%。

5. 装量差异 取单剂量分装的颗粒剂供试品 10 袋，分别称定每袋内容物的重量，每袋的装量与标示装量相比较，超出装量限度的不得多于 2 袋，并不得有 1 袋超出限度 1 倍（标示装量 1.0g 或 1.0g 以下、1.0g 以上至 1.5g、1.5g 以上至 6g、6g 以上装量差异限度分别为 ±10%、±8%、±7% 和 ±5%）。

多剂量包装的颗粒剂照《中国药典》2005 年版一部附录Ⅻ C 最低装量检查法检查，应符合规定。

6. 微生物限度 照《中国药典》2005 年版一部附录ⅩⅢ C 微生物限度检查法检查，应符合规定。

第十七章

片　剂

学习要求：

1. 掌握片剂的含义、特点、种类与应用；片剂常用辅料的种类、性质和应用；中药片剂的一般制法。

2. 熟悉压片机的构造、性能及其使用保养；压片过程中可能发生的问题和解决方法；片剂包衣的目的、种类，素片的要求与包衣工艺；片剂的质量检查。

3. 了解片剂形成的理论；肠溶衣崩解或溶解机理与质量控制；中药片剂新产品设计中应注意的主要问题。

第一节　概　　述

一、片剂的含义与特点

中药片剂（tablets）系指中药提取物、中药提取物加中药细粉或中药细粉与适宜的辅料混匀压制而成的圆片状或异形片状的剂型，分为提纯片、浸膏片、半浸膏片和全粉片。

片剂始创于 19 世纪 40 年代。随着科学技术的进步，片剂生产技术、机械设备和质量控制等方面均有了较大的发展，如流化喷雾制粒、高速搅拌制粒、全粉末直接压片、自动化高速压片、薄膜包衣、全自动程序控制包衣、铝塑热封包装，以及生产工序联动化和新型辅料的研究开发等，对改善生产条件、提高片剂质量和生物利用度等均起到了重要的作用。

中药片剂的研究和生产始于 20 世纪 50 年代，它是对汤剂、丸剂等传统剂型的改进。随着中药现代化研究及现代工业药剂学的发展，逐步摸索出一套适合于中药片剂生产的工艺条件，如对含脂肪油、挥发油片剂的制备，提高中药片剂硬度、改善崩解度的方法，适合中药片剂的包衣工艺等。此外，还涌现出一些中药分散片、缓释片等新剂型。目前，中药片剂已成为品种多、产量大、用途广、服用和贮运方便、质量稳定的中药主要剂型。

片剂有如下优点：①通常片剂的溶出度及生物利用度较丸剂好；②剂量准确，片剂内药物含量差异较小；③质量稳定，片剂为干燥固体，且某些易氧化变质及易潮解的药物可借包衣加以保护，光线、空气、水分等对其影响较小；④服用、携带、运输和贮存等都比较方便；⑤机械化生产，产量大，成本低。

但片剂也有不少缺点：①片剂中需加入若干赋形剂，并经过压缩成型，溶出度较散剂及胶囊剂差，有时影响其生物利用度；②儿童及昏迷患者不易吞服；③含挥发性成分的片剂贮存较久时含量下降。

二、片剂的分类与应用

片剂的分类：按给药途径结合制备与作用分类如下。

（一）口服片剂

口服片剂是应用最广泛的一类，在胃肠道内崩解吸收而发挥疗效。

1. 普遍压制片（compressed tablets）　又称为素片，系指药物与赋形剂混合，经压制而成的片剂。一般不包衣的片剂即属此类，应用广泛。如葛根芩连片、暑症片等。

2. 包衣片（coated tablets）　系指在片心（压制片）外包有衣膜的片剂。按照包衣物料或作用不同，可分为糖衣片、薄膜衣片、半薄膜衣片、肠溶衣片等。如元胡止痛片、盐酸黄连素片、痢速宁肠溶衣片等。

3. 咀嚼片（chewable tablets）　系指在口腔内嚼碎后咽下的片剂。适用于小儿或吞咽困难的患者。咀嚼片的生产一般用湿法制粒，但不需加入崩解剂，即使在缺水情况下也可按时用药。药片嚼碎后便于吞服，并能加速药物溶出，提高疗效。如干酵母片、乐得胃片等。

4. 泡腾片（effervescent tablets）　系指含有泡腾崩解剂的片剂。泡腾片遇水可产生二氧化碳气体而使片剂快速崩解。这种片剂特别适用于儿童、老年人和不能吞服固体制剂的患者。又因可以溶液形式服用，药物奏效迅速，生物利用度高，而与液体制剂相比携带更方便。如大山楂泡腾片、活血通脉泡腾片（内服）等。

5. 分散片（dispersible tablets）　系指遇水能迅速崩解均匀分散的片剂。这种片剂的处方组成，除药物外尚含有崩解剂（如羧甲基淀粉钠、低取代羟丙基纤维素等）、遇水形成高黏度的溶胀辅料（如瓜耳树胶、苍耳胶、藻酸盐等）。服用方法既可像普通片那样吞服，又可放入水中迅速分散后送服，还可咀嚼或含吮。分散片不需加入泡腾剂和水溶性辅料，在$21℃ \pm 1℃$水中3分钟即能崩解分散并可通过$180\mu m$孔径的筛网。分散片具有服用方便、吸收快、生物利用度高和不良反应少等优点。目前国外已有10多个品种上市。如B.P收载了复方阿司匹林分散片和复方磺胺甲噁唑分散片等。

6. 多层片（multilayer tablets）　系指由两层或多层组成的片剂。各层含不同药物，或各层药物相同而辅料不同。这类片剂有两种，一种分上下两层或多层；另一种是先将一种颗粒压成片心，再将另一种颗粒包压在片心之外，形成片中有片的结构。制成多层片的目的是：①避免复方制剂中不同药物之间的配伍变化；②制成长效片剂，一层由速效颗粒制成，另一层由缓释颗粒制成，如复方氨茶碱片；③改善片剂的外观。

7. 长效片（prolonged action tablets）　系指能使药物缓慢释放而延长作用的片剂。

（二）口腔用片剂

1. 口含片（buccal tablets）　系指含在颊腔内缓缓溶解而发挥治疗作用的压制片。口含片多用于口腔及咽喉疾患，可在局部产生较久的疗效，如消炎、消毒等。口含片比一般内服片大而硬，味道适口。如四季青消炎喉片、复方草珊瑚含片等。

2. 舌下片（sublingual tablets）　系指置于舌下使用的压制片。能在唾液中徐徐溶解，通过黏膜快速吸收后呈现速效作用。可防止胃肠液 pH 值及酶对药物的不良影响，也可避免药物的肝脏首过效应。舌下片不应含有刺激唾液分泌的成分，以免药物溶于大量唾液中而被咽下。如硝酸甘油片、喘息定片等。此外，还有一种唇颊片，将药片放在上唇与门齿牙龈一侧之间的高处，通过颊黏膜被吸收，既有速效作用又有长效作用。如硝酸甘油唇颊片。

3. 口腔贴片（buccal patches）　系指贴于口腔黏膜或口腔内患处，有足够黏着力长时间固定在黏膜释药的片剂。这类片剂含有如聚羧乙烯（CVP）、羟丙基甲基纤维素、羧甲基纤维素、羟丙基纤维素等较强黏着力的赋形剂，既对黏膜有较强的黏着力、无刺激性，又能控制药物的溶出。其贴于口腔黏膜吸收快，可迅速达到治疗浓度，避开肝脏的首过作用；用作局部治疗时剂量小，副作用少，维持药效时间长，又便于中止给药。如硝酸甘油贴片、冰硼贴片等。

（三）外用片

1. 阴道用片（vaginal tablets）　系指直接用于阴道内产生局部作用的压制片。如鱼腥草素泡腾片、灭敌刚片等。

2. 外用溶液片（solution tablets）　系指加一定量的缓冲溶液或水溶解后，使成一定浓度的溶液，供外用的片剂。如供滴眼用的白内停片、供漱口用的复方硼砂漱口片等。若溶液片中药物口服有毒，应加鲜明标记或制成异形片，以引起用者注意，如供消毒用的升汞片等。外用溶液片的组成成分必须均为可溶物。

（四）其他片剂

微囊片（microcapsule tablets）　系指固体或液体药物利用微囊化工艺制成干燥的粉粒，经压制而成的片剂。如牡荆油微囊片、羚羊感冒微囊片等。

三、中药片剂的类型

中药片剂按其原料特性有下述四种类型，即提纯片、全粉末片、全浸膏片和半浸膏片。

1. 提纯片　系指将处方中中药经过提取，得到单体或有效部位，以此提纯物细粉作为原料，加适宜的辅料制成的片剂。如北豆根片、银黄片等。

2. 全粉末片　系指将处方中全部中药粉碎成细粉作为原料，加适宜的辅料制成的片剂。如参茸片、安胃片等。

3. 全浸膏片　系指将中药用适宜的溶剂和方法提取制得浸膏，以全量浸膏制成的片剂。如通塞脉片、穿心莲片等。

4. 半浸膏片　系指将部分中药细粉与稠浸膏混合制成的片剂。如藿香正气片、银翘解毒片等。此类型片剂在中药片剂中占的比例最大。

第二节　片剂的辅料

片剂由药物和辅料两部分组成。辅料为片剂中除主药外一切物质的总称，亦称赋形剂，为非治疗性物质。压片所用的药物一般应具有良好的流动性和可压性，有一定的黏着性，遇体液能迅速崩解、溶解、吸收而产生应有的疗效。但实际上很少有完全具备这些性能的药物，因此，必须另加物料或适当处理使之达到上述要求。片剂辅料一般包括稀释剂、吸收剂、润湿剂、黏合剂、崩解剂及润滑剂等。辅料应为"惰性物质"，必须具有较高的化学稳定性，不与主药起反应，不影响主药的释放、吸收和含量测定，对人体无害，来源广，成本低。实际上完全惰性的辅料很少，辅料对片剂的性质甚至药效有时可产生很大的影响，因此应重视辅料的选择。

一、湿法制颗粒压片的辅料

（一）稀释剂与吸收剂（diluents and absorbents）

稀释剂和吸收剂统称为填充剂。为了应用和生产的方便，片剂的直径一般不小于6mm，片重一般多在100mg以上，所以当药物剂量小于100mg时，制片困难。另外，当中药片剂中含浸膏量多或浸膏黏性太大时，均需加稀释剂，以便于制片。若原料药中含有较多挥发油、脂肪油或其他液体时，则需预先加适量的吸收剂吸收，然后制片。常用的有以下几种：

1. 淀粉（starch）　本品为白色细腻的粉末，属多糖类，由支链淀粉和直链淀粉组成。在空气中很稳定，与大多数药物不起作用，含水量一般为12%～15%。淀粉不溶于冷水及乙醇，但在水中加热到62℃～72℃可糊化。淀粉吸湿而不潮解，遇水膨胀，遇酸或碱在潮湿或加热情况下可逐渐水解而失去膨胀作用。其水解产物为还原糖，在用还原法测定主药含量时对测定结果有干扰作用。淀粉的种类较多，其中以玉米淀粉较为常用，具有色洁白、吸湿性弱、来源广、价廉的优点。

淀粉为最常用的稀释剂，亦可作为吸收剂及崩解剂。淀粉的可压性不好，用作稀释剂时，使用量不宜太多，以免压成的药片松散，必要时与具有较强黏合力的糊精、蔗糖等合用，可改善其可压性。

2. 糊精（dextrin）　本品为白色或微带黄色细腻的粉末，不溶于醇，微溶于水，能溶于沸水成黏胶状溶液，并呈弱酸性。糊精是淀粉水解的中间产物，其中成分除糊精外，尚含有可溶性淀粉及葡萄糖等，因水解的程度不同而有若干规格，其黏度也各不相同。

糊精常与淀粉配合一起作为片剂的填充剂，兼有黏合剂作用。如用量超过50%时，不宜再用淀粉浆作黏合剂，可用40%～50%乙醇为润湿剂，即能制得硬度适宜的颗粒。对主药含量极少的片剂使用淀粉、糊精作填充剂时，影响主药提取，对含量测定有干扰。

3. 糖粉（powdered sugar）　本品是由结晶性蔗糖经低温干燥后磨成的粉末，色白，味甜，露于空气中易受潮结块。糖粉是可溶性片剂的优良稀释剂，并有矫味和黏合作用，多用于口含片和咀嚼片。中药中凡质地疏松或纤维性较强的药物制片，应用糖粉作稀释剂。由于糖粉具有一定的黏性，可减少片子的松散现象，并能使片剂表面光洁，增加片剂的硬度。糖粉常与淀粉、糊精配合使用，三者选择适当比例配合，可作为乳糖的代用品，用作主药含量少的片剂稀释剂。糖粉有引湿性，酸性及碱性较强的药物能导致蔗糖转化而增加其引湿性，故不宜用于酸、碱性药物。同时，在一般片剂中的用量不宜过多，否则片剂在贮存过程中易逐渐变硬，影响片剂中药物的溶出速率。

4. 乳糖（lactose） 本品为白色结晶性粉末，由等分子葡萄糖及半乳糖组成。略带甜味，能溶于水，难溶于醇，性质稳定，可与大多数药物配伍而不起化学反应。乳糖无吸湿性，有良好的可压性，制成的片剂光洁美观，不影响药物的溶出，对主药的含量测定影响较小，是一种优良的片剂稀释剂。乳糖有数种规格，如普通乳糖、喷雾干燥乳糖及无水乳糖等。普通乳糖是由结晶法制成，结晶多呈楔形；喷雾干燥乳糖的粒子多呈球形，其流动性较好，但杂质含量较多，易变色。乳糖是自动物乳中提取制成的，国内乳糖产量较少，价格贵，因此，在片剂生产中应用不多。国内多用淀粉、糊精、糖粉三者不同比例的混合物代替乳糖，其可压性尚好，但片剂的外观、片剂中药物溶出性不及用乳糖的好。其混合比例则需结合主药性质、当地的温度、湿度及设备条件而决定，一般用淀粉 7 份、糊精 1 份、糖粉 1 份的混合物，制成的片剂有一定的硬度，表面光洁，并能很快崩解。

5. 硫酸钙 本品为白色粉末，不溶于水，无引湿性，性质稳定，并可与多数药物配伍，对药物无吸附作用，防潮性能好，制成的片剂外观光洁，硬度、崩解度均好。对油类有较强的吸收能力，常作为稀释剂和挥发油的吸收剂。

6. 磷酸氢钙 本品为白色细微粉末或晶体，呈微碱性。磷酸氢钙（$CaHPO_4 \cdot 2H_2O$）、磷酸钙〔$Ca_3(PO_4)_2$〕物理性状相似，两者均无引湿性，且与易引湿药物同用有减低引湿作用。两者均为中药浸出物、油类及含油浸膏类的良好吸收剂，压成的片剂较坚硬。

7. 其他 氧化镁、碳酸镁、碳酸钙、氢氧化铝凝胶粉及活性炭等，都可作为片剂的吸收剂，用来吸收挥发油和脂肪油。

甘露醇（mannitol）作为咀嚼片的稀释剂，常与糖粉配合使用，在口腔中有凉爽和甜味感。山梨醇（sorbitol），可压性好，亦可作为咀嚼片的填充剂和黏合剂。

（二）润湿剂与黏合剂（moistening agents and binders）

使用这两类赋形剂的目的，是为了将药物细粉润湿、黏合制成颗粒以便于压片。若药物本身具有黏性，如中药浸膏粉及含有黏性成分的中药细粉等，只要加入不同浓度的乙醇或水，即能润湿，并诱发其本身的黏性，使聚结成软材，以利制粒、压片，此乙醇或水称为润湿剂。当药物本身没有黏性或黏性不足，需另加黏合剂制粒，压片。黏合剂可以是液体或是固体细粉，一般来说，液体的黏合作用较大，容易混匀，而固体黏合剂往往也兼有稀释剂和崩解剂的作用。应根据主药性质、用途和制片方法选用黏合剂。黏合剂的用量要恰当，如果其黏性不足，用量太少，则压成的片剂疏松易碎；如果黏性过强或用量太多，则片剂过于坚硬，不易崩解，因此，必须通过实践摸索调整。常用的润湿剂和黏合剂有以下几种。

1. 水 水为润湿剂。凡药物本身具有一定黏性，如中药半浸膏粉或其他黏性物质，用水润湿即能粘结制粒。但用水作润湿剂时，因干燥温度较高，故对不耐热、遇水易变质或易溶于水的药物不宜应用。另外，由于水易被物料迅速吸收，难以分散均匀，造成结块、溶解等现象，制成的颗粒松紧不匀，而影响片剂的质量。因此很少单独使用，往往采用低浓度的淀粉浆或不同浓度的乙醇代替。

2. 乙醇 乙醇为润湿剂。凡具有较强黏性的药物，如某些中药浸膏粉等遇水或淀粉浆后，易结成块，不易制成颗粒；或在加热干燥时易引起变质的药物；或药物在水中溶解度大，使制粒操作困难；或颗粒干燥后太硬，压片产生花斑，崩解超时限等，均应采用乙醇作润湿剂，以克服制粒时困难，并缩短干燥受热时间。此外，用大量淀粉、糊精和糖粉作赋形剂时亦常用乙醇作润湿剂。乙醇浓度视药物和赋形剂的性质、气温高低而定，一般浓度为30%~70%。药物水溶性大、黏性大、气温高，乙醇浓度应高些，反之，则浓度可稍低。乙醇浓度愈高，粉料被润湿后黏性愈小。用乙醇作润湿剂时应迅速搅拌，并应立即制粒，迅速干燥，以免乙醇挥发而使软材结团或使已制得的颗粒变形结团。

3. 淀粉浆 俗称淀粉糊，为最常用的黏合剂。系由淀粉加水在70℃左右糊化而成的稠厚胶体，放冷后呈胶冻样。淀粉浆的优点是：能均匀地湿润片剂粉料，因为胶冻中包含有大量水分，遇粉料后水逐渐扩散到粉料中，分布均匀润湿一致；淀粉浆本身有一定的黏合作用；制出的片剂崩解性能好；对药物溶出的不良影响小。本品适用于对湿热较稳定的药物，而药物本身又不太松散的品种。一般浓度为8%~15%，以10%为最常用，亦有低于5%或高于20%者，可根据主辅药的黏性、水中可溶性及颗粒松紧要求等适当选用。

4. 糖浆、饴糖、炼蜜、液状葡萄糖 这四种液体黏性都很强，适合于中药纤维性强的或质地疏松的，或弹性较大的动物组织类药物，因为这些药物本身黏性极差，且各具有特殊性质，必须用黏性较强的黏合剂，才能黏合成颗粒，压片。

（1）糖浆 一般浓度为50%~70%（$g \cdot g^{-1}$），本品不宜用于酸性或碱性较强的药物，以免产生转化糖，增加颗粒引湿性，不利于压片。

（2）饴糖 俗称麦芽糖，市售者相对密度常为42~45波美度（°Be），常用浓度25%或75%，本品呈浅棕色稠厚液体，不宜用于白色片剂，制成的颗粒不易干燥，压成的片子易吸潮。

（3）炼蜜 系指经过加热熬炼的蜂蜜。由于炼制程度不同分为三种规格，即嫩蜜、中蜜、老蜜，可根据处方中中药的性质选用。目前，多数药厂采用减压炼制，得到的蜜液澄明清亮，色泽红，气味芳香，含水量16%~18%，黏度适宜。

（4）液状葡萄糖 系淀粉不完全水解产物，含糊精、麦芽糖等。常用浓度有25%与50%两种。本品对容易氧化的药物如亚铁盐有稳定作用。有引湿性，制成的颗粒不易干燥，压成的片子亦易吸潮。

5. 阿拉伯胶浆、明胶浆 两者的黏合力均大，压成的片剂硬度大，适用于易松散药物或要求硬度大的片剂如口含片。常用浓度为10%~20%。使用时必须注意浓度与用量，若浓度太大，用量过多，会影响片剂的崩解度。

6. 纤维素衍生物 甲基纤维素、羧甲基纤维素钠、低取代羟丙基纤维素、羟丙基甲基纤维素等均可用为黏合剂。可用其溶液，也可用其干燥粉末，加水润湿后制粒。纤维素衍生物溶液常用浓度为5%左右，配方中加入量一般为1%~4%。纤维素衍生物的聚合度和取代度不同，其黏度等性质亦不同。

乙基纤维素溶于乙醇而不溶于水，可用作对水敏感的药物的黏合剂。但对片剂的崩解和药物的释放有阻碍作用，有时用作缓释制剂的辅料。

7. 其他 聚维酮（PVP）溶于乙醇或水，可用其10%左右水溶液作为某些片剂的黏合剂。或用3%~15%的乙醇溶液，作为对水敏感药物的黏合剂。海藻酸钠、聚乙二醇及硅酸铝镁等也可用为黏合剂。

中药稠膏，既是药物原料，能起治疗作用，又有黏性，起黏合剂作用。

（三）崩解剂

崩解剂系指加入片剂中能促使片剂在胃肠液中迅速崩解成小粒子的辅料。由于药物被较大压力压成片剂后，孔隙率很小，结合力很强，即使在水中易溶解的药物在压成片剂后，其在水中溶解或崩解也需要一定的时间。因此，片剂中水难溶性药物的溶出速度便成为体内药物吸收速度的限制因素，而片剂的崩解一般是药物溶出的第一步，为使片剂能迅速发挥药效，除需要药物缓慢释放的口含片、舌下片、植入片、长效片等外，一般均需加入崩解剂。而中药半浸膏片剂含有中药细粉，其本身遇水后能缓缓崩解，故一般不需另加崩解剂。

1. 常用的崩解剂

（1）干燥淀粉（dry starch）　干燥淀粉是毛细管形成剂，是亲水性物质，可增加孔隙率而改善片剂的渗水性。淀粉是一种天然的高分子聚合体混合物，这些聚合体是由许多脱水葡萄糖基连接起来的长链，其中20%左右呈直链状，称直链淀粉，这部分溶于热水；80%左右呈树枝状连接，又称支链淀粉，这部分在冷水中不溶解，但能吸水膨胀，使片剂崩解，因此，淀粉在片剂中起崩解作用主要是由于其毛细管吸水作用和本身吸水膨胀。本品为最常用的崩解剂。主要用玉米淀粉，用量一般为配方总量的5%～20%，用前100℃干燥1小时。本品较适用于不溶性或微溶性药物的片剂，对易溶性药物的片剂作用较差。淀粉用作片剂崩解剂的缺点：①淀粉的可压性不好，用量多时可影响片剂的硬度；②淀粉的流动性不好，外加淀粉过多会影响颗粒的流动性。

（2）羧甲基淀粉钠（CMS-Na）　本品为优良的崩解剂。为白色粉末，取代度一般为0.3～0.4。由于羧甲基的引进使淀粉粒具有较强的吸水性和膨胀性，能吸收其干燥体积30倍的水，充分膨胀后体积可增大200～300倍。吸水后粉粒膨胀而不溶解，不形成胶体溶液，故不会阻碍水分的继续渗入而影响药片的进一步崩解。本品可用作不溶性药物及可溶性药物片剂的崩解剂，其崩解作用好；流动性好，可直接压片；用量少，不影响片剂的可压性。研究及生产实践表明，全浸膏片用3%的CMS-Na，疏水性半浸膏片用1.5%的CMS-Na，能明显缩短崩解时限，增加素片硬度。

（3）低取代羟丙基纤维素（L-HPC）　本品为白色或类白色结晶性粉末，在水中不易溶解，但有很好的吸水性，这种性质大大增加了它的膨润度（膨润度=膨润增加的体积×100/原来体积），在37℃条件下，1分钟内吸湿后的膨润度较淀粉大4.5倍，在胃液和肠液中的膨润度几乎相同，是一种良好的片剂崩解剂。另一方面它的毛糙结构与药粉和颗粒之间有较大的镶嵌作用，使黏性强度增加，可提高片剂的硬度和光洁度。本品的用量一般为2%～5%，L-HPC具有崩解、粘结双重作用，对崩解差的丸、片剂可加速其崩解和增加崩解后粉粒的细度；对不易成型的药物，可促进其成型，提高药片的硬度。

其他纤维素衍生物，如羧甲基纤维素，以聚合度高而取代度低的羧甲基纤维素钠崩解作用好；羧甲基纤维素钙亦有良好的崩解作用。

以上崩解剂的使用方法如下：

①与处方粉料混合在一起制成颗粒（内加法）。崩解作用起自颗粒的内部，使颗粒全部

崩解。但由于崩解剂包于颗粒内，与水接触较迟缓，且淀粉等在制粒过程中已接触湿和热，因此，崩解作用较弱。

②与已干燥的颗粒混合后压片（外加法）。此法虽然片剂的崩解速度较快，但其崩解作用主要发生在颗粒与颗粒之间，崩解后往往呈颗粒状态而不呈细粉状。

③一部分与处方粉料混合在一起制成颗粒，另一部分加在已干燥的颗粒中，混匀压片（内、外加法）。此种方法可克服上述两种方法的缺点，是较为理想的方法。至于在制粒时和压片时崩解剂的用量，可按具体品种而定，一般加入比例为内加3份，外加1份。

（4）泡腾崩解剂　为一种遇水能产生二氧化碳气体达到崩解作用的酸碱系统，最常用的是碳酸氢钠和枸橼酸或酒石酸。泡腾崩解剂的作用很强，在生产和贮存过程中要严格控制水分，一般在压片时临时加入或将两种成分分别加入两部分颗粒中，临压片时混匀。泡腾崩解剂可用于溶液片等，局部作用的避孕药也常制成泡腾片。用泡腾崩解剂制成的片剂，应妥善包装，避免与潮气接触。

（5）表面活性剂（surfactants）　为崩解辅助剂。能增加药物的润湿性，促进水分透入，使片剂容易崩解。一般疏水性或不溶性药物对水缺乏亲和力，其孔隙中不易为水所透入，若加入适量表面活性剂则能较好地解决。常用的表面活性剂，如聚山梨酯–80（吐温–80）、溴化十六烷基三甲铵、十二烷基硫酸钠等。用量一般为0.2%。表面活性剂的使用方法：①溶解于黏合剂内；②与崩解剂混合后加于干颗粒中；③制成醇溶液喷在干颗粒上。以第三种方法最能缩短崩解时间。单独使用表面活性剂崩解效果不好，必须与干燥淀粉等混合使用。

2. 片剂的崩解机理　崩解剂的主要作用在于消除因黏合剂或由加压而形成片剂的黏合力使片剂崩解，片剂的崩解机理因制片所用原、辅料的性质不同而异，现简介如下。

（1）毛细管作用　这类崩解剂在片剂中能保持压制片的孔隙结构，形成易于润湿的毛细管通道，并在水性介质中呈现较低的界面张力，当片剂置于水中时，水能迅速地随毛细管进入片剂内部，使整个片剂润湿而促进崩解。属于此类崩解剂的有淀粉及其衍生物和纤维素类衍生物等。这类崩解剂的加入方法，一般认为最好采用内、外加法相结合的方法，外加法有利于片剂迅速崩解成颗粒，内加法则有利于颗粒作较微细的分散，并能改善片剂的硬度。

（2）膨胀作用　有些崩解剂除了毛细管作用外，自身还能遇水膨胀而促使片剂崩解。如淀粉衍生物羧甲基淀粉钠，在冷水中能膨胀，其颗粒的膨胀作用十分显著，致使片剂迅速崩解。这种膨胀作用还包括由润湿热所致的片剂中残存空气的膨胀作用。

（3）产气作用　产生气体的崩解剂，主要用于那些需要迅速崩解或快速溶解的片剂，如泡腾片、泡沫片等。在泡腾崩解剂中常用枸橼酸或酒石酸加碳酸钠或碳酸氢钠，遇水产生二氧化碳气体，借助气体膨胀而使片剂崩解。

（4）酶解作用　有些酶对片剂中某些辅料有作用，当将它们配制在同一片剂中时，遇水即能迅速崩解，如以淀粉浆作黏合剂时，可将淀粉酶加到干颗粒中，由此压制的片剂遇水即能崩解。用酶作崩解剂的方法一般应用还不多，常用的黏合剂及其相应作用的酶有：淀粉与淀粉酶、纤维素类与纤维素酶、树胶与半纤维素酶、明胶与蛋白酶、蔗糖与转化酶、海藻酸盐类与角叉菜胶酶等。

（四）润滑剂（lubricants）

压片时为了能顺利加料和出片，并减少粘冲及降低颗粒与颗粒、药片与模孔壁之间的摩擦力，使片剂光滑美观，在压片前一般均需在颗粒（或结晶）中加入适宜的润滑剂。按其作用不同，润滑剂可分为以下 3 类：①主要用于增加颗粒流动性，改善颗粒的填充状态者，称为助流剂；②主要用于减轻原料对冲模的黏附性者，称为抗黏着（附）剂（anti‐adherent）；③主要用于降低颗粒间以及颗粒与冲头和模孔壁间的摩擦力，可改善力的传递和分布者，称为润滑剂（lubricants）。一般将具有上述任何一种作用的辅料都统称为润滑剂。但实际上 3 种辅料的使用目的、作用及品种都不相同。

有关润滑剂的作用机理至今尚不很清楚，一般认为主要有以下几方面的作用：①液体润滑作用：当在粗糙颗粒表面包裹上一层液体润滑剂（如某些矿物油）的连续液层后，有可能降低颗粒与冲模壁之间的摩擦力，且颗粒自身的滑动性也有所增加；②边界润滑作用：固体润滑剂，特别是一些长链的脂肪酸及其盐类润滑剂，既能定向排列覆盖在颗粒表面形成一薄粉层填平了粒子表面的微小凹陷，降低了颗粒间的摩擦力，同时其极性端又能吸附于金属冲模表面，起到润滑、助流和抗黏附作用；③薄层绝缘作用：一些药物在压制过程中可能产生静电吸附，有绝缘作用的润滑剂薄膜可阻止静电荷的聚集，避免了粘冲或流动性降低现象，而具有助流和抗黏着作用。

润滑剂可以分为 3 类：

1. 疏水性及水不溶性润滑剂

（1）硬脂酸（stearic acid）、硬脂酸钙（calcium stearate）和硬脂酸镁（magnesium stearate）为白色粉末，细腻轻松，有良好的附着性，与颗粒混合后分布均匀而不易分离，仅用少量即能显示出良好的润滑作用，且片面光滑美观，为广泛应用的润滑剂。硬脂酸钙和硬脂酸镁的颗粒比硬脂酸小而比容大，其颗粒有较大的包裹性，所以用量也略少。碱金属硬脂酸盐呈碱性，故对某些维生素及多数有机碱盐等不宜使用，因碱性可降低这些药物的稳定性。由于此类润滑剂为疏水性物质，故用量过大片剂不宜崩解或产生裂片，一般用量为 0.3% ~ 1%。

（2）滑石粉（talc）　其成分为含水硅酸镁，为白色结晶粉末，有较好的润滑性，用后可减少压片物料粘附于冲头表面的倾向，且能增加颗粒的润滑性和流动性。本品不溶于水，但有亲水性，对片剂的崩解作用影响不大。与大多数药物合用不发生反应，且价廉易得。滑石粉对胃肠道有一定刺激性，用量不宜太大。本品颗粒细而比重大，附着力较差，在压片过程中可因振动而与颗粒分离并沉在颗粒底部，往往出现上冲粘冲现象。由于滑石粉在颗粒中往往分布不均匀，片剂的色泽和含量容易出现较大差异，故现已较少单独使用。但它有亲水的优点，为改善疏水性润滑剂如硬脂酸镁等对片剂崩解的不良影响而联合应用。

（3）氢化植物油（hydrogenated vegetable oils）　本品系由氢化植物油经过纯化、漂白、脱色及除臭后，以喷雾干燥制得的粉末。国外商品名为 Sterotex。将本品溶于热轻质液状石蜡或己烷中，然后喷于颗粒上，以利于分布均匀。己烷可在减压条件下除去。本品润滑性能好，为良好的润滑剂。凡不宜用碱性润滑剂的品种，都可用本品取代。

2. 水溶性润滑剂

（1）聚乙二醇（PEG） 聚乙二醇 4000 及 6000 的分子量分别为 3000～3700、6000～7500，熔点分别为 53℃～56℃、60℃～63℃。本品为水溶性，溶解后可得到澄明溶液，与其他润滑剂相比粉粒较小，50μm 以下的颗粒压片时可达到良好的润滑效果。当可溶性片剂中不溶性残渣发生溶解困难时，为提高其水溶性往往也使用此类高分子聚合物。

（2）十二烷基硫酸镁（magnesium ilauryl sulfate） 本品为水溶性表面活性剂，具有良好的润滑作用。本品能增强片剂的机械强度，并能促进片剂的崩解和药物的溶出作用。实验证明，在相同条件下压片，十二烷基硫酸镁的润滑作用较滑石粉、PEG 及十二烷基硫酸钠都好。片剂中加入硬脂酸镁，往往使崩解时间延长，但如果加入适量十二烷基硫酸镁不但不阻碍崩解，反而可加速其崩解。但如果用量过多，因过分降低介质的表面张力，反而不利于崩解。

3. 助流剂 助流剂的作用是促进物料的流动性。助流剂可粘附在颗粒或粉末的表面将粗糙表面的凹陷处填满，并将颗粒隔开，降低了颗粒间的摩擦力，故可改善其流动性。

（1）微粉硅胶（colloidal silicon dioxide） 常用作片剂的助流剂，以促进物料的流动性，特别是粉末直接压片时由于粉末的流动性差，不易充分填足容量，必须使用助流剂，一般的润滑剂不能达到此目的。本品为轻质的白色粉末，无臭无味，不溶于水及酸，而溶于氢氟酸及热碱溶液中。本品化学性质稳定，与绝大多数药物不发生反应。微粉硅胶的比表面积大，可达 $100～350m^2 \cdot g^{-1}$，特别适宜于油类和浸膏类等药物，与 1～2 倍的油混合仍呈粉状。本品有良好的流动性，对药物有较大的吸附力，其亲水性能强，用量在 1% 以上时可加速片剂的崩解，有利于药物的吸收。本品作助流剂的用量一般仅为 0.15%～3%。

（2）滑石粉 具有良好的润滑性和流动性，与硬脂酸镁合用兼具助流抗黏作用。

必须指出，不少片剂辅料往往兼有几种作用，这更有利于片剂的改造，例如药用淀粉可用为稀释剂或吸收剂，同时也是良好的崩解剂，淀粉加水加热糊化后又可用为黏合剂；糊精可用为稀释剂，也是良好的黏合剂。中药片剂的原料药物，既起治疗作用，有时也兼起辅料的作用，例如含淀粉较多的药物细粉可用为稀释剂和崩解剂；药物的稠膏也可用为黏合剂。因此，必须掌握各类辅料和原料药物的特点，在设计处方时灵活运用，这样既可节省辅料，又能提高片剂的质量。

二、药粉直接压片的辅料

在直接压片中辅料的选择是极其重要的，其中最重要的是填充剂和黏合剂，它们是压片成败的关键。填充剂和黏合剂必须具有优良的可压性和流动性，故在某些情况下进行预压以达到满意的结果。直接压片处方中的赋形剂，尤其是填充剂和黏合剂的作用比在湿粒法制片中的作用更为重要。填充剂和黏合剂如没有流动性和高的可压性，则大规模生产用直接压片法是不可能的。常用于直接压片的辅料如下：

1. 干燥黏合剂

（1）微晶纤维素 由木纤维或棉纤维经强酸水解后，除去其中的无定形纤维，剩下聚合度较低的针状微小晶体，即为微晶纤维素。商品名叫"Avicel"。本品有多种规格，其粉粒特性有区别，其中广泛用于片剂赋形剂的一般为 Avicel PH$_{101}$ 和 Avicel PH$_{102}$ 两种规格。微晶纤维素为白色或稍带黄色、无臭、无味的粉末，不溶于水，有良好的可压性，且兼具黏合、助流、崩解等作用；对药物有较大的容纳量，为粉末直接压片的干燥黏合剂和良好的稀释剂。微晶纤维素压缩时，粒子间借氢键而结合，有较强的结合力，压成的药片有较大的硬度，崩解作用也好。微晶纤维素价格较淀粉、糊精、糖粉等高，故不单独用作稀释剂，而作为稀释－黏合－崩解多功能的赋形剂使用。本品有吸湿性，应贮放于干燥处。

（2）改性淀粉 本品由玉米淀粉经部分水解而得，其中一部分是完整的淀粉颗粒，另一部分则是水解后破坏而凝聚成的球粒。流动性和可压性较普通淀粉为好，多用于粉末直接压片，既可作为填充剂又可兼作黏合剂和崩解剂。

（3）其他 聚乙二醇4000或6000可用作干燥黏合剂；糊精、糖粉、羧甲基纤维素钠、氢氧化铝凝胶粉等亦可用作干燥黏合剂。

2. 助流剂

（1）微粉硅胶 见本节上述。

（2）氢氧化铝凝胶 本品为极轻的凝胶粉末，在显微镜下观察其形状为极细小的球状聚合体，表面积大，并有良好的可压性，常作为粉末直接压片的助流剂和干燥黏合剂。

此外，氧化镁也可用作某些片剂的助流剂，用量约 1% ~ 2%。

3. 崩解剂 除干燥淀粉、羧甲基淀粉钠、微晶纤维素等以外，生产上常用羧甲基纤维素钠作崩解剂。

小剂量药物直接压片可采用下列混合辅料：①糊精2份，淀粉2份，糖粉1份，氢氧化铝凝胶（总量的3%）；②糊精25份，糖粉12份，淀粉9份，微晶纤维素8份，氢氧化铝凝胶（总量的3%），滑石粉（总量的6%），硬脂酸镁（总量的1%）。以上成分充分混合均匀，可得流动性、可压性较好的辅料。当氢氧化铝凝胶对片剂药物分析发生干扰时，可用微粉硅胶（0.05% ~ 0.2%）代替。

第三节 片剂的制备

片剂的制备首先要根据药物的性质和临床用药要求选择适宜的辅料，经过混合加工，使其具有良好的流动性和可压性。良好的流动性是为了使混合物顺利而足量地流入模孔，达到正确分剂量的目的。而良好的可压性则使混合物受压时易于成型，即在适度的压力下，压成硬度符合要求的片剂。

有些结晶药物晶型适宜，流动性和可压性好，可直接制粒压片，称结晶直接压片。有些药物粉末流动性虽差，但可压性好，加助流剂后可直接压片；可压性也差者，再加干黏合剂后也可直接压片，称粉末直接压片。有些药物粉末遇湿、热易变质，又不易直接压片者，可加入干黏合剂，压成大片，再粉碎成颗粒，然后再进行压片，称干法制粒压片。上述这三种制片方法都属干法，统称干法制片。药物遇水、湿热变质而又剂量小者可将辅料制成颗粒即空白颗粒，然后与药物混合后压片者，称空白颗粒压片。干法制片和空白颗粒制片受到药物性质，特别是流动性和可压性的限制，不易制片，而能以干法制片者为数较少，许多药物都以湿法制粒后进行压片。本节重点介绍湿法制颗粒压片法，同时简单介绍干法制颗粒压片法和粉末直接压片法。

一、湿法制颗粒压片法

（一）工艺流程

本法适用于药物不能直接压片，且遇湿、热不起变化的片剂制备。一般生产流程如下：

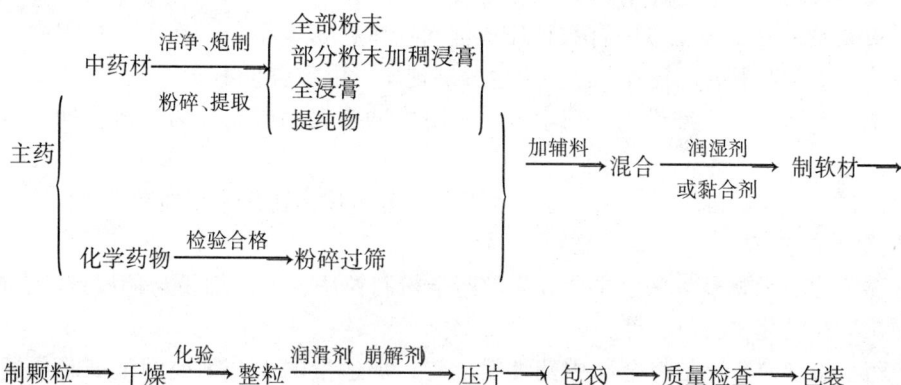

制颗粒 —→ 干燥 —→ 整粒 —→ 压片 —→（包衣）—→ 质量检查 —→ 包装

（二）原料处理

1. 中药原料的处理

（1）按处方选用合格的中药，并进行洁净、灭菌、炮制和干燥处理，制成净中药。

（2）中药除含有效成分外，还含有大量的无效物质，需经过浸提、分离、纯化处理，尽量除去无效物质，保留有效成分，以缩小体积，减少服用量。

（3）有选择地保留少量非有效物质和成分，使起赋形剂的作用。例如含有多量淀粉的中药细粉可作为稀释剂和崩解剂，药物的稠浸膏黏性很强可作为黏合剂等。

（4）用量极少的贵重药，毒性药（如牛黄、麝香、雄黄等），某些含有少量芳香挥发性成分中药（如冰片、木香、砂仁等）及某些矿物药（如石膏等），宜粉碎成细粉，过五至六号筛，备用。

2. 化学药品原、辅料的处理 湿法制粒压片用的主药及辅料，在混合前一般均需经过粉碎、过筛或干燥等加工处理。其细度以通过五至六号筛比较适宜。毒剧药、贵重药及有色的原、辅料宜更细一些，易于混匀，含量准确，并可避免压片时产生裂片、粘冲和花斑等现象。有些原、辅料贮藏时易受潮发生结块，必须经过干燥处理后再粉碎、过筛。

（三）制颗粒

1. 制颗粒的目的 片剂绝大多数都需要先制成颗粒后才能进行压片。制成颗粒主要是增加其流动性和可压性。可压性最简单的衡量方法是以压成一定硬度的药片所需的压力表示，若所需压力小则可压性好；或以在一定压力下压成药片的硬度表示，若硬度大则可压性好。颗粒的制备是湿颗粒法制片的关键性操作，关系到压片能否顺利进行和片剂质量的好坏。具体说来，药物制成颗粒有如下目的：

（1）增加物料的流动性　细粉流动性差，不能从饲料斗中顺利地流入模孔中，时多时少，增加片剂的重量差异或出现松片，也影响片剂的含量，制成颗粒后可增加流动性。药物粉末的休止角一般为65°左右，而颗粒的休止角一般为45°左右，故颗粒流动性好于粉末。

（2）减少细粉吸附和容存的空气以减少药片的松裂　细粉比表面积大，吸附和容存的空气多，当冲头加压时，粉末中部分空气不能及时逸出而被压在片剂内，当压力移去后，片剂内部空气膨胀，以致产生松片、顶裂等现象。

（3）避免粉末分层　处方中有数种原、辅料粉末，密度不一，在压片过程中，由于压片机的振动，使重者下沉，轻者上浮，产生分层现象，以致含量不准。

（4）避免细粉飞扬　细粉压片粉尘多，粘附于冲头表面或模壁易造成粘冲、拉模等现象。

因此，制成颗粒后再压片，在一定程度上可改善压片物料的流动性和可压性。

2. 制颗粒的方法

（1）不同原料的制粒方法　主要分为中药全粉制粒法、中药细粉与稠浸膏混合制粒法、全浸膏制粒法及提纯物制粒法等。

①中药全粉制粒法：是将全部中药细粉混匀，加适量的黏合剂或润湿剂制成适宜的软材，挤压过筛制粒的方法。黏合剂或润湿剂需根据药粉性质选择，若药粉中含有较多矿物质、纤维性及疏水性成分，应选用黏合力强的黏合剂，如糖浆、炼蜜、饴糖，或与淀粉浆合用；若处方中含有较多黏性成分，可选用水、醇等润湿剂即可。此法适用于剂量小的贵重细料药、毒性药及几乎不具有纤维性的中药细粉制片，如参茸片、安胃片等。而一般性中药不宜全粉制粒，否则服用量太大。本法具有简便、快速而经济的优点，但必须注意中药全粉的灭菌，使片剂符合卫生标准。

②部分中药细粉与稠浸膏混合制粒法：是将处方中部分中药制成稠浸膏，另一部分中药粉碎成细粉，两者混合后若黏性适中可直接制成软材，制颗粒的方法。此法可根据中药性质及出膏率而决定磨粉的中药量，还应考虑使片剂能快速崩解，应力求使稠浸膏与中药细粉混合后恰可制成好的软材，目前多以处方量的10%～30%中药磨粉，其余制稠浸膏。若两者混合后黏性不足，则需另加适量的黏合剂或润湿剂制粒。若两者混合后黏性太大难以制粒，或制成的颗粒试压时出现花斑、麻点，须将稠浸膏与中药细粉混匀，烘干，粉碎成细粉，再加润湿剂制软材，制颗粒。此法应用较广，适用于大多数片剂颗粒的制备。如元胡止痛片、牛黄解毒片等。此法最大优点是稠浸膏与中药细粉除具有治疗作用外，稠浸膏起黏合剂作用，而中药细粉大部分具有崩解剂作用，与中药全粉制粒法及全浸膏制粒法相比，节省了辅料，操作也简便。

③全浸膏制粒法：目前生产上有以下两种情况：一是将干浸膏直接粉碎成颗粒。干浸膏如黏性适中，吸湿性不强时，可直接粉碎成通过二至三号筛（40目左右）的颗粒。此法颗粒宜细些，避免压片时产生花斑、麻点。采用真空干燥法所得浸膏疏松易碎，直接过颗粒筛即可。二是用浸膏粉制粒。干浸膏先粉碎成细粉，加润湿剂，制软材，制颗粒。此法适用于

干浸膏直接粉碎成颗粒而颗粒太硬，改用通过五至六号筛的细粉，用乙醇润湿制粒，所用乙醇浓度应视浸膏粉黏性而定，黏性愈大乙醇浓度应愈高，乙醇最好以喷雾法加入，分布较均匀。有些药厂将干浸膏细粉置包衣锅中，边转动边将润湿剂以雾状喷入，逐步地润湿黏合成粒，再继续转动至干燥，此法称喷雾转动制粒。浸膏粉制粒法颗粒质量较好，压出的药片外观光滑，色泽均匀一致，硬度也易控制，但工序复杂，费工时。

近年来，有将中药水煎液浓缩至相对密度约为 1.1~1.2 后，用喷雾干燥法制得浸膏颗粒，或得到浸膏细粉进而喷雾转动制粒。这些方法可大大提高生产率，防止杂菌污染，提高片剂质量。

全浸膏片因不含中药细粉，服用量少，易达到卫生标准，尤其适用于有效成分含量较低的中药制片。如石淋通片、穿心莲片等。

④提纯物制粒法：是将提纯物细粉（有效成分或有效部位）与适量稀释剂、崩解剂等混匀后，加入黏合剂或润湿剂，制软材，制颗粒的方法。如北山豆根片、盐酸黄连素片等。

（2）不同操作的制粒方法　主要有流化喷雾制粒法、挤出制粒法、滚转制粒法、喷雾干燥制粒法等（参见第四章第四节制粒）。

3. 湿粒的干燥　湿粒应及时干燥。干燥温度一般为 60℃~80℃，温度过高可使颗粒中含有的淀粉粒糊化，降低片剂的崩解度，并可使含浸膏的颗粒软化结块。含挥发性及苷类成分的中药颗粒应控制在 60℃ 以下，否则易使有效成分散失或破坏。对热稳定的药物，干燥温度可提高到 80℃~100℃，以缩短干燥的时间。颗粒干燥的程度一般凭经验掌握，含水量以 3%~5% 为宜。含水量过高会产生粘冲现象，含水量过低则易出现顶裂现象。

4. 干颗粒的质量要求　颗粒除必须具有适宜的流动性和可压性外，尚需符合以下要求。

（1）主药含量应符合该品种的要求。

（2）含水量应均匀、适量。中药片剂颗粒含水量一般为 3%~5%。品种不同，要求不同，应进行试验掌握各品种的最佳含水标准，如舒筋活血片干颗粒含水量为 2%~4%，而鸡血藤浸膏片则为 4%~6%。一般化学药品片剂含水量为 1%~3%，但个别品种例外，如四环素片含水量在 12%~14%。目前生产上用红外线快速水分测定仪测定，或应用隧道式水分测定仪测定含水量。

（3）颗粒大小、松紧及粒度应适当。颗粒大小应根据片重及药片直径选用，大片可用较大的颗粒或小颗粒进行压片；但对小片来说，必须用小颗粒，若小片用大颗粒，则片重差异较大。同样大小的中药片的颗粒比化学药品片要细小些，可避免压片时产生花斑。中药片一般选用通过二号筛或更细的颗粒。

干颗粒的松紧与片剂的物理外观有关，硬颗粒在压片时易产生麻面，松颗粒则易产生松片现象。一般经验认为，以颗粒用手捻能粉碎成有粗糙感的细粉为宜。

一定规格的干颗粒中应有一定比例的细颗粒，在压片时细粒填于大粒间，使片重和含量准确。一般干颗粒中以含有通过二号筛者占 20%~40% 为宜，且无通过六号筛的细粉。若细粉和细粒过多，压片时易产生裂片、松片、边角毛缺及粘冲等现象。

干颗粒质量的优劣，首先取决于湿颗粒的质量，因此，要制好湿颗粒，使湿颗粒大小符合要求，同时湿粒应显沉重、少细粉、齐整而无长条物和块状物等。

5. 干颗粒压片前的处理

(1) 整粒 颗粒在干燥过程中有部分互相粘结成团块状，也有部分从颗粒机上落下时就呈条状，干燥后需要再通过一次筛网使之分散成均匀的干粒。整粒过筛一般用摇摆式制粒机，此时应选用质硬的金属筛网，常用筛网一般为二号筛。一些坚硬的大块和残料可用旋转式制粒机过筛或用其他机械磨碎，这时所用筛网的孔径与制湿粒时相同或稍小些，因为颗粒干燥时体积缩小。但在选用时也应考虑干颗粒的松紧情况，如颗粒较疏松，宜选用孔径较大的筛网，以免破坏颗粒和增加细粉；若颗粒较粗硬，应用孔径较小的筛网，以免颗粒过于粗硬。

(2) 加挥发油或挥发性药物 某些片剂处方中含有挥发油如薄荷油、八角茴香油等，最好加于干颗粒混匀后筛出的部分细粒中，混匀后，再与全部干粒混匀，以免混合不匀和产生花斑，此种现象在有色片剂中更应注意。此外，亦可用五号筛，从干颗粒中筛出适量细粉，用以吸收挥发油，再加于干粒中混匀。若所加的挥发性药物为固体，如薄荷脑等，可先用少量乙醇溶解后或与其他成分研磨共熔后喷雾在颗粒上混匀。以上各法最后均应放置桶内密闭贮放数小时，使挥发性成分在颗粒中渗透均匀，否则由于挥发油吸附于颗粒表面，压片时易产生裂片等现象。若挥发油含量超过 0.6% 时，常需要加适量吸收剂把油吸收后，再混合压片。近年来有将挥发油微囊化后加入，亦有应用包合物方法，如 β - 环糊精包合物，不仅可将挥发油包合成粉，便于制粒压片，且可减少挥发油在贮存过程中的挥发损失。

(3) 加润滑剂与崩解剂 润滑剂常在整粒后用细筛筛入干颗粒中混匀。有些品种如需加崩解剂，则需将崩解剂先干燥过筛，在整粒时加入干粒中，充分混匀，移置容器内密闭，抽样检验合格后压片。

(四) 压片

1. 片重的计算 若处方中规定了每批药料应制的片数及每片重量时，则所得的干颗粒重应恰等于片数与片重之积，即干颗粒总重量（主药加辅料）等于片数乘片重，当干颗粒总重量小于片数乘片重时，应补加淀粉等使两者相等。

若药料的片数与片重未定时，可先称出颗粒总重量相当于若干单服重量，再根据单服重量的颗粒重来决定每服的片数，求得每片重量。

$$单服颗粒重（g）= \frac{干颗粒总重量（g）}{单服次数}$$

$$片重（g）= \frac{单服颗粒重（g）}{单服片数}$$

民间单方验方用来制片时，一般无单服剂量，可以根据药物成分性质通过药理及临床试验后再确定剂量与片重。

生产中部分中药提取浓缩成膏，另一部分中药粉碎成细粉混合制成半浸膏片的片重，可由下式求得。

$$片重 = \frac{干颗粒重 + 压片前加入的辅料重量}{理论片数}$$

$$= \frac{(成膏固体重 + 原粉重) + 压片前加入的辅料重量}{原中药总重量/每片原中药量}$$

$$= \frac{(中药重量 \times 收膏\% \times 膏中含总固体\% + 原粉重) + 压片前加入的辅料重量}{原中药总重量/每片原中药量}$$

若已知每片主药含量时，可通过测定颗粒中主药含量再确定片重。

$$片重 = \frac{每片含主药量}{干颗粒测得的主药百分含量}$$

2. 压片机　常用的压片机有两类。

（1）单冲压片机　单冲压片机的原理如图 17 - 1 所示。出片调节器用以调节下冲抬起的高度，使恰与模圈的上缘相平，便于将药片推出；片重调节器用以调节下冲下降的深度，借以调节模孔的容积而调节片重；压力调节器的用途是调节上冲下降的距离，上冲下降多，上、下冲间的距离近，则压力大，反之则压力小。

单冲压片机有多种型号，其基本结构相似，仅压力调节及片重调节等的具体结构有差异。此外还有花篮式压片机，其压片过程与单冲压片机相似。

单冲压片机的压片过程由图 17 - 2 所示的几个步骤组成：①上冲抬起，饲粒器移动到模孔之上；②下冲下降到适宜的深度（根据片重调节，使可容纳的颗粒重恰等于片重），饲粒器在模孔上面摆动，颗粒填满模孔；③饲粒器由模孔上移开，使模孔中的颗粒与模孔的上缘相平；④上冲下降并将颗粒压缩成片；⑤上冲抬起，下冲随之上升到与模孔上缘相平时，饲粒器再移到模孔之上，将压成之药片推开，并进行第二次饲粒，如此反复进行。

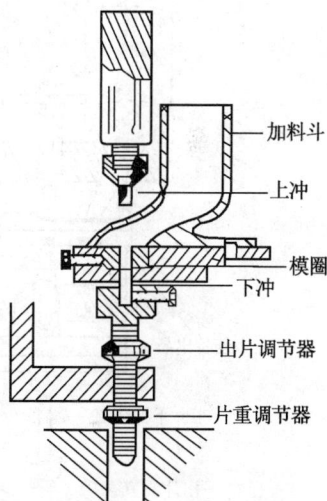

图 17 - 1　单冲压片机主要构造示意图

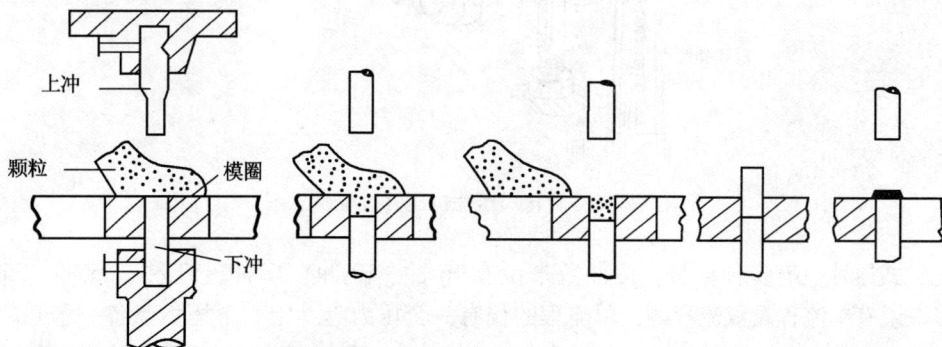

图 17 - 2　单冲压片机压片流程

单冲压片机的产量一般为每分钟 80 片，用于新产品的试制或小量生产；压片时是由单侧加压（由上冲加压），所以压力分布不够均匀，易出现裂片，噪音较大。

（2）旋转式压片机　是目前生产中广泛使用的压片机。主要由动力部分、传动部分及工作部分组成。

旋转式压片机的工作部分以及压片过程如图 17 – 3 所示，下冲转到饲粒器之下时，其位置较低，颗粒流满模孔；下冲转动到片重调节器时，再上升到适宜高度，经刮粒器将多余的颗粒刮去；当上冲和下冲转动到两个压力盘之间时，两个冲之间的距离最小，将颗粒压缩成片。当下冲继续转动到出片调节器时，下冲抬起并与机台中层的上缘相平，药片被刮粒器推开。

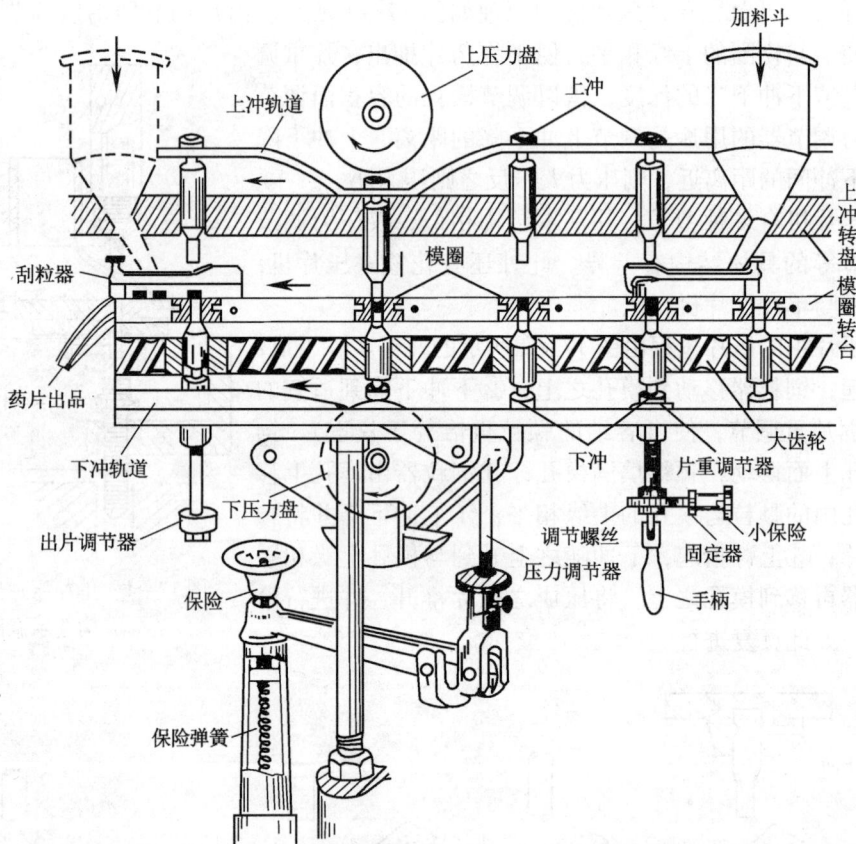

图 17 – 3　旋转式压片机压片过程示意图

旋转式压片机有多种型号，按冲数来说有 16 冲、19 冲、27 冲、33 冲、35 冲、55 冲等。按流程来说有单流程及双流程等，单流程的仅有一套压力盘（上、下压力盘各一个）；双流程的有两套压力盘，每一付冲（上、下冲各一个）旋转一圈可压两个药片；双流程压片机的能量利用更合理，生产能力较高。较适合于中药片剂生产的为 ZP_{19}、ZP_{33} 和 ZP_{35} 型压片机。

现代的自动压片机都装置着自动剔除废片（片重及压力不合格），以及自动调节片重等的机构，其基本原理是测定压片机适宜部件的"应变"以测定压制各药片的压力。在上、下冲间的距离恒定时，压力过大或过小，该片的片重必过大或过小，可根据压力信号而由一自动机构将不合格药片剔除并自动调节。现代压片机上应有性能良好的除尘设备，以满足 GMP 的要求。近年来国外已发展有电子自动程序控制的封闭式压片机，可防止粉尘飞扬，能自动调节片重及厚度、删除片重不合格的药片，在压片过程中能自动取样、计数、计量和记录且无人操作。

旋转式压片机的特点：饲粒方式合理，片重差异较小；由上、下两侧加压，压力分布均匀；生产效率较高，是目前生产中广泛使用的压片机。

二、干法制颗粒压片法

干法制颗粒压片法系指不用润湿剂或液态黏合剂而制成颗粒进行压片的方法。前面已提到中药干浸膏直接粉碎成颗粒，进行压片，是本法的一种类型；另外，某些药物可直接筛选大小适宜的结晶或颗粒，必要时再进行干燥，即可直接压片，如氯化物、溴化物；但能采用这种方法来制颗粒的药物为数很少。

干颗粒法制片与湿颗粒法制片不同之处主要在于前者用干法制粒，而后者用湿法制粒，至于压片工艺则是相同的。常用的干法制粒主要包括滚压法制粒和重压法制粒（参见第四章第四节制粒）。

1. 滚压法 能大面积而缓慢地加料，粉层厚薄易于控制，薄片的硬度较均匀，而且加压缓慢，粉末间空气可从容逸出，故此种颗粒压成的片剂没有松片现象。但由于滚筒间的摩擦常使温度上升，有时制的颗粒过硬，片剂不易崩解。

2. 重压法 将药物与辅料混合均匀，压成大片后，经摇摆式制粒机，碎成适宜大小的颗粒。制粒机上应选用筛线较粗能耐较大压力的筛网为宜。颗粒中加入润滑剂，即可压片。

重压法的大片不易制好，大片击碎时的细粉多，需反复重压、击碎，耗费时间多，原料亦有损耗，且需有巨大压力的压片机，故目前应用较少。

三、粉末直接压片法

粉末直接压片系指将药物的粉末与适宜的辅料混合后，不经过制颗粒而直接压片的方法。此法报道始见于 20 世纪 60 年代初期，我国有关单位在 20 世纪 60 年代中期进行了研究试制，它是片剂生产工艺中一项引人注目的革新。目前国外应用较广泛，国内也有不少单位应用，中药紫珠草提取片等亦采用此法制片。

粉末制成颗粒后再压片的主要目的是增大流动性，改善可压性，减少片重差异等，药物粉末如能解决上述问题，就可以用粉末直接压片。解决上述问题主要从下列几方面入手。

（一）改善压片原料的性能

一般当药物粉末具有良好的流动性和可压性，并且主药占处方中比例较大时，才可直接压片，但中药粉末一般较少具备以上条件，多数情况下需要添加辅料，当与大量流动性和可压性好的辅料混合后，即可直接压片。由上可知，粉末直接压片的重要条件之一是加入具有良好的流动性和可压性的辅料。粉末直接压片的辅料除具前述要求外，还需要有较大的药品容纳量（即在辅料中加入较多的药品而不致对其流动性和可压性产生显著的不良影响）。

（二）改进压片机械的性能

粉末直接压片时，加料斗内粉末常出现空洞或流动时快时慢的现象，以致片重差异较大，生产上一般采用振荡器或电磁振荡器来克服，即利用上冲转动时产生的动能来撞击物料，使粉末均匀流入模孔。对于粉末中存在的空气较颗粒多，压片时容易产生顶裂，可以通过适当加大压力，改进设备，增加预压过程（分次加压的压片机），减慢车速，使受压时间延长等方法来克服。漏粉现象可安装吸粉器加以回收。此外亦可安装自动密闭加料设备以克服药粉加入漏斗时的飞扬。

粉末直接压片的优点是省去制粒、干燥等工序，省时，节能，节省厂房及设备，可降低成本；不加水，不受热，对药物的稳定性有利；片剂崩解后可能成为药物的原始粒子，比表面积大，有利于药物溶出等。其缺点是辅料价格较贵；生产中粉尘较多；片剂的外观稍差；当各成分的粒径或密度的差异较大时，在加工过程中易分层。

四、压片过程与机理

片剂的成型是由于药物颗粒（或粉末）及辅料在压力作用下产生足够的内聚力和辅料的粘结作用而紧密结合的结果。为了改善药物的流动性和克服压片时成分的分离常需将药物制成颗粒后压片。颗粒（或结晶）的质量是片剂成型的关键因素，目前，对颗粒中粉末的结合机理已作了较深入的研究，但对压制成型过程中颗粒间的结合则因涉及的因素很多，其机制尚未完全清楚。

（一）粉末结合成颗粒的机理

粉末相互间结合成颗粒与粘附和内聚有关，粘附是指不同种粉末或粉末对固体表面的结合，而内聚是指两种粉末的结合。在湿法制粒时，粉末间存在的水分可引起粉末的粘附，如果粉末间只有部分空隙中充满液体，则所形成的液桥便以表面张力和毛细管吸力作用而使粉末相结合；如果粉末间的空隙都充满液体，并延伸至孔隙的边缘时，则颗粒表面的表面张力及整个液体空间的毛细管吸力可使粉末结合；当粉末表面完全被液体包围时，虽然没有颗粒内部的引力存在，但粉末仍可凭借液滴表面张力而彼此结合。

湿粒干燥后，虽然尚剩余有少量的水分，但由于粉末之间接触点因干燥受热而熔融，或者由于黏合剂的固化，或由于被溶物料（药物或辅料）的重结晶等作用在粉末间形成固体桥，而加强了粉末间的结合。

对于无水的药物粉末，粒子间的作用力则主要是分子间力（范德华力）和静电力，即使粒子间表面距离在 $10\mu m$ 时，分子间力仍有明显作用。颗粒中粉末之间静电力较弱，对颗粒的形成作用不大，而分子间力的作用则很强，可使颗粒保持必要的强度。

（二）颗粒压制成型

压片是在压力作用下把颗粒（或粉末）状药物压实的过程。疏松的颗粒在未加压时，不同大小的颗粒彼此间接触，这时只有颗粒的内聚力而无颗粒间的结合力，且在颗粒间存在有很多间隙，间隙内充满着空气。压片时，由于压力的作用，药物颗粒发生移动或滑动而排列得更紧密，同时颗粒受压变形或破碎，压力越大破碎越多，致使粒间的距离缩短，接触面积增大，使粒子间的范德华力等发挥作用，同时因粒子破碎而产生了大量的新表面，有较大的表面自由能，使粒子结合力增强。在压力继续作用下，颗粒粘结，比表面积减少，颗粒产生了不可逆的塑性变形，变形的颗粒则借助于分子间力、静电力等而结合成较坚实的片剂。

在片剂的孔隙结构中，毛细管中也充满了水，压力解除后，被挤压的毛细管力图复原而产生了很强的吮吸力使管壁收缩，从而可使片剂的粘结力大大增强。

另外，物料受压时，由于颗粒之间和颗粒与冲模壁之间的摩擦力以及物料发生塑性和（或）弹性变形等作用可产生热量，由于制片物料的比热较低且导热性能很差，所以局部温度可能较高，致使颗粒间接触支撑点部分可因高温而产生熔融或由于两种以上组分形成了低共熔混合物，当压力解除后又再结晶，并在颗粒间形成固体桥，将相邻粒子联系起来而有利于颗粒的固结成型。实验证明，在相同压力条件下，同系物中熔点低者片剂的硬度较大。

此外，原、辅料中的氢键结合作用等对片剂的成型也产生了一定的作用。

（三）压片过程中压力的传递和分布

压片压力通过颗粒传递时可分解为二部分，一部分是垂直方向传递的力（轴向力 Fa），另一部分则是呈水平方向传递到模圈壁的力（径向力 Fr），如图 17-4 所示。

由于在颗粒中各种压力分布不匀，所以药片周边、片心及片面各部分的压力和密度的分布也不均匀。一般来说，面向上冲一面边缘处的压力较大，面向下冲边缘处的压力较低，其原因是近模壁处因受摩擦力的影响而使力的损失较多，而轴向中心部位的力损失较少，所以在靠近下冲的轴心部位有一高压区。片剂的密度分布与压力分布相似。如果用旋转压片机压片，则上、下两面的压力相近。

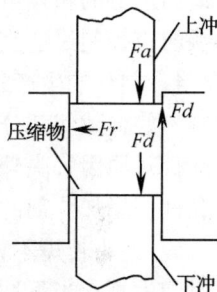

图 17-4　压片时力
　　　　的分布

（四）片剂的弹性复原

固体颗粒被压缩时，既发生塑性变形，又有一定程度的弹性变形，因此在压制的片剂内聚集有一定的弹性内应力，其方向与压缩力相反。当外力解除后，弹性内应力趋向松弛和恢复颗粒的原来形状，使片剂体积增大（一般约增大 2%~10%），所以当片剂由模孔中推出后，一般不能再放入模孔中，片剂的这一膨胀现象称为弹性复原。由于压缩时片剂各部分受力不同，各方向的内应力也不同，当上冲上提时，片剂在模孔内先呈轴向膨胀，推出模孔后，同时呈径向膨胀，当黏合剂用量不当或粘结力不足，片剂压出后就可能引起表面一层出现裂痕，所以片剂的弹性复原及压力分布不均匀，是裂片的主要原因。

五、压片时可能发生的问题与解决的办法

在压片过程中有时会产生松片、粘冲、崩解迟缓、裂片、叠片、片重差异超限、变色或表面有斑点、微生物污染等情况，必须及时找出问题，并针对原因进行解决，才能继续压片，保证质量。这些问题产生的原因，归纳起来主要可从三个方面去考虑，即：①颗粒是否过硬、过松、过湿、过干、大小悬殊、细粉过多等；②空气中的湿度是否太高；③压片机是否不正常，如压力大小、车速过快和冲模是否有磨损等。然后再根据具体情况进行具体分析

和解决。

（一）松片

片剂的硬度试验不合要求（片剂压成后置中指和食指之间，用拇指轻轻加压就碎裂称松片）。

松片的原因及解决的办法如下。

1. 中药细粉过多，或其中含纤维较多，或含动物角质类、动物皮类量较大，缺乏黏性，又有弹性，致使颗粒松散不易压片；原料中含矿石类药量较多，黏性差；颗粒质地疏松，流动性差，常使颗粒填入模孔量不足而产生松片。以上情况可将原料粉碎成通过六号筛的细粉，再加适量润湿剂或选用黏性较强的黏合剂如明胶、饴糖、糖浆等重新制粒克服之。

2. 片剂原料中含有较多的挥发油、脂肪油等；或从中药中提取的原油压片，易引起松片。如这些油属有效成分，可加适当的吸收剂，如磷酸氢钙、碳酸钙、氢氧化铝凝胶粉等来吸油。亦可采用微囊化或制成包合物等方法。如这些油为无效成分，可用压榨法或石蜡脱脂，随着油量减少，可提高硬度。

3. 颗粒中含水量不当，完全干燥的颗粒有较大的弹性变形，所压成的片子硬度较差。含适当水分的颗粒可塑性大，所压成片剂的硬度较好。如含水分过多亦能减低硬度。故每一种颗粒应控制最适宜的含水量。

4. 制片的生产工艺中，制粒时乙醇浓度过高；润滑剂和黏合剂不适；熬制浸膏时温度控制不好，致使部分浸膏炭化，降低了黏性；浸膏粉碎不细，表面积小，黏性小等。解决方法除针对原因解决外，稠膏、黏合剂应趁热与粉料混合，并充分混合均匀以增加软材、颗粒的黏性，增加片剂的硬度。

5. 冲头长短不齐，片剂所受压力不同，受压过小者产生松片；压力不够或车速过快受压时间太短；当下冲塞模时，下冲不能灵活下降，模孔中颗粒填不足亦会产生松片。应调换冲头，适当增加压力，减慢车速增加受压时间，用小的冲模压较厚的药片比压大而薄的药片硬度好，凸片硬度好。

此外，片剂压好后露置空气中过久，吸水膨胀也会产生松片，应注意保存。

（二）粘冲

压片时，冲头和模圈上常有细粉黏着，使片剂表面不光、不平或有凹痕。冲头上刻有文字或模线者尤易发生粘冲现象。

粘冲原因及解决办法如下。

1. 颗粒太潮，润滑剂用量不足或分布不均匀，中药片剂尤其是浸膏片，由于浸膏中含有易引湿的成分，以及室内温度、湿度过高等，均易产生粘冲。处理方法：重新干燥或适当增加润滑剂，室内保持干燥等。

2. 冲模表面粗糙或刻字太深，此种情况可调换冲头，或用凡尔沙擦亮使之光滑。

（三）裂片

片剂受到振动或经放置后，从腰间开裂或顶部脱落一层，称裂片。检查方法为，取数片置小瓶中轻轻振摇或自高处投入硬板地面，应不产生裂片；或取 20～30 片置于手掌中，两手相合，用力振摇数次，检查是否有裂片现象。

裂片的原因及解决方法如下：

1. 制粒时黏合剂或润湿剂选择不当，或用量不足，或细粉过多，或颗粒过粗过细，此时在不影响含量的情况下可筛去部分细粉，或加入干燥黏合剂如 CMC 等混匀后再压片。

2. 颗粒中油类成分较多，减弱了颗粒间的黏合力；或纤维性成分较多，富有弹性而引起裂片，此时可加入吸收剂或糖粉克服之。

3. 颗粒过分干燥引起裂片，可喷入适量的乙醇，亦可加入含水量较多的颗粒，或在地上洒水使颗粒从空气中吸收适当水分。

4. 压力过大或车速过快使空气来不及逸出而引起的，可调整压力减慢车速克服之。

5. 冲模不合要求，由于冲模使用日久，逐渐磨损，以致上冲与模圈不吻合；冲头向内卷边，压力不均匀，使片剂部分受压过大而造成顶裂；模圈使用日久时模孔中间因摩擦而变大，致使中间直径大于口部直径，这样在片剂顶出时亦会裂片，可调换冲模解决。

（四）变色或表面有斑点

产生的原因及解决办法如下：

1. 中药浸膏类制成的颗粒过硬，或所用润滑剂未经过筛混匀，常发生花斑，需返工处理。所用润滑剂需经细筛筛过，并与颗粒充分混匀即可改善。

2. 压片时上冲润滑油过多，随着上冲移动而滴于颗粒中产生油点。可在上冲头上装一橡皮圈以防油垢滴入颗粒中，并应经常擦拭冲头和橡皮圈以克服之。

（五）引湿受潮

中药片剂引湿是由于浸膏中含有容易引湿的成分如糖、树胶、蛋白质、鞣质、无机盐等引起的。尤其是浸膏片在制备过程及压成片剂后，如果包装不严，容易引湿受潮和粘结，甚至霉坏变质。解决引湿的办法如下：

1. 在干浸膏中加入适量辅料，如磷酸氢钙、氢氧化铝凝胶粉、淀粉、糊精、活性炭等。

2. 加入部分中药细粉，一般为原药总量的 10% ~20% 。

3. 提取时加乙醇沉淀，除去部分水溶性杂质。

4. 用 5% ~15% 的玉米朊乙醇溶液、聚乙烯醇溶液喷雾或混匀于浸膏颗粒中，待干后进行压片。

5. 片剂包衣，片剂经包糖衣、薄膜衣后，可大大减少引湿性。

6. 改进包装，既要严密以防潮气侵入，又要便于使用。另可在包装容器中加放 1 小包干燥剂。

第四节 片剂的包衣

一、片剂包衣的目的、种类与要求

为了进一步保证片剂质量和便于服用，有些压制片还需要在它的表面上包一层物质，使片中的药物与外界隔离，这一层物质称为"衣"或"衣料"，被包的压制片称为片心，包成的片剂称为包衣片。

包衣工艺始于我国早期的丸剂。欧洲在19世纪中叶演化研制出糖衣片。糖衣片是目前国内外生产量最大的一类包衣片。

（一）包衣的目的

一般不主张片剂包衣，这样既降低了成本，服后又易崩解吸收。但是由于以下原因可以考虑包衣。

1. 为了增加药物的稳定性　有些药物如硫酸亚铁、对氨基水杨酸钠等制成片剂后，由于与空气中的氧气、二氧化碳、湿气等长期接触，特别是在有光线照射时容易起变化；中药浸膏片在空气中极易吸潮，而包衣后可防潮、避光、隔绝空气，增加了药物的稳定性。

2. 为了掩盖药物的不良气味　如胎盘片有腥气，吞服时易引起恶心、呕吐；盐酸黄连素片味极苦，服药时口中长时间感到不适。

3. 控制药物的释放部位　如对胃有刺激作用的药物、能被胃液中酸或酶破坏的药物，或者必须在肠道中吸收的药物都应包肠溶衣。

4. 控制药物的释放速度　如为达到控释或防止药物有配伍禁忌，把需在肠内起作用的成分制成片心，在胃内起作用的成分作为衣层压包于片心外面，制成多层片，当口服后，外面一层先在胃内崩解，而片心则到达肠内后崩解。

5. 改善片剂的外观、便于识别　很多片剂，特别是中药片剂，往往包有一定的颜色，不仅使片剂美观，患者乐于服用，而且便于识别片剂的种类。

（二）包衣的种类

目前主要分为糖衣、薄膜衣、肠溶衣3种，有些多层片也起到包衣作用，但在我国还不多。不仅片剂包衣，丸剂也可包衣。

（三）包衣片剂的质量要求

1. 片心要求　除符合一般片剂质量要求外，片心形状要求深弧度片（双凸片、拱形片、大鼓面），即片面呈弧形，棱角小，若用混浆包衣工艺则棱角厚度在 1～1.5mm 以内，有利于包裹严密。此外，硬度比一般片剂要大些，以免片心硬度不够，在多次滚转时破碎而造成废片。同时在包衣前需将破碎片或片粉筛去。

2. 衣层要求　均匀牢固，与片心不起作用，崩解度应符合治疗要求，在较长的贮藏时间内保持光亮美观，颜色一致，并不得有裂纹等。

二、片剂包衣的方法与设备

（一）包衣的方法

常用的包衣方法有：滚转包衣法（trunodle pan coating）、流化床包衣法（fluidized bed coating）、埋管式包衣法（the immersion tube procedure）及压制包衣法（compression coating）等。

（二）包衣的设备与应用

1. 包衣机 包衣机如图17-5所示，包括包衣锅、动力部分、加热器及鼓风设备。

包衣锅是用紫铜或不锈钢等化学活性较低、传热较快的金属制成。包衣锅有二种形式，一种为荸荠形；另一种为球形（莲蓬形）。球形锅的容量比较大，但片剂在荸荠形锅中滚动快，相互摩擦的机会比较多，而且容易用手搅拌，片剂加蜡后也容易打光。各种包衣锅大小不一，我国一般用的荸荠形锅的直径约为1000mm，深度约为550mm；球形锅直径约为800mm，深度约为600mm。包衣锅的转轴是倾斜的，一般与水平成30°~45°角，这样在转动时能使锅内片剂得到最大幅度的上下前后翻动，锅体直径大则角度应小，锅体直径小则角度宜大些。包衣锅的转速根据锅的大小与包衣物的性质而定，大锅比小锅转速慢，一般大小的锅常用转速为每分钟30~32转，调节转速的目的在于使片剂在锅内能带至高处，成弧线运动而落下，作

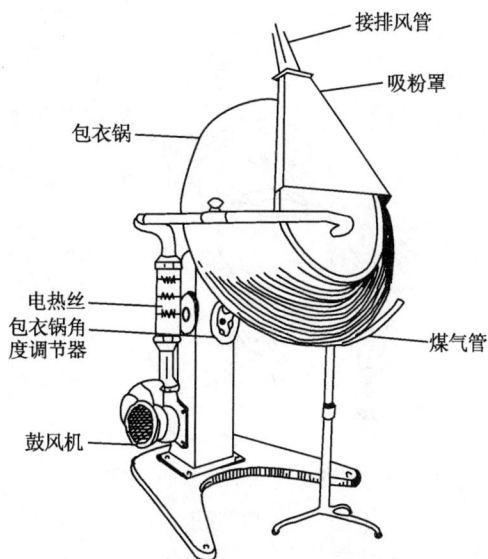

图17-5 包衣机

均匀而有效的翻转。转速太高则产生的离心力过大，使片剂贴于锅壁，失去翻转作用；转速过低则不能带动片剂至一定的高度，而仅在锅底滑动。这都不能达到包衣的目的。此外，因片剂是扁圆片状的，在锅内堆积在一起彼此交错摩擦，不容易自锅的高处滚落下来，因此转速慢些，使离心力略小些。如果是丸剂，即使离心力稍大些也能滚落下来，因此转速可略快。

包衣机的加热装置是在包衣锅下面装一电炉，常由3~4根1000W的电热丝组成。装有3~4只开关以调节温度高低。但操作时常有粉尘落在电热丝上，引起燃烧，故应经常清理，并需防止触电事故。

包衣机的鼓风装置，通常有两种：一种吹冷风，另一种吹热风。吹风干燥大都用鼓风机，空气通过热源可成为热风。冷热吹风可加速衣层的干燥。温度与风量视需要调节。

在包衣过程中，特别是在包粉衣层的时候，粉尘很大，所以一般都装有除尘设备，即在包衣锅上方安置一除尘罩，上接排风管道，把粉尘吸走。现有很多工厂，把包衣锅安装在小房间内，工人在小房间外操作，通过玻璃小窗口进行加料、搅拌，操作完毕立即关上玻璃窗，这样就能更好地保持车间的劳动卫生，保证工人的身体健康。

近年来，锅包衣设备有很多改进，例如Freund式，在包衣锅内部装有特殊挡板，增加片剂在锅内的翻动，如图17-6所示。也有在锅壁上开有数千个直径数毫米的小孔，使热量充分利用，缩短包衣时间，据称干燥速度可比传统的锅包衣法约快10倍。另有埋管式包衣装置，如图17-7所示，是在普通包衣锅内采用埋管装置，气流式喷头装在埋管内，插入包衣锅中翻动的片床内，压缩空气与包衣液通过喷头将包衣液直接喷在片剂上，同时干热空气

从埋管吹出穿透整个片床，干燥速度快。

包衣锅可用于片剂或丸剂包糖衣、薄膜衣和肠溶衣，亦可用于泛制法制备丸剂。

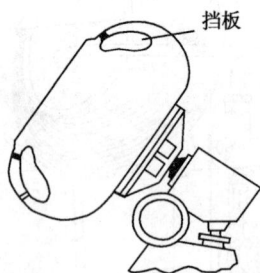

图 17 - 6　改进的包衣锅（Freund 式）

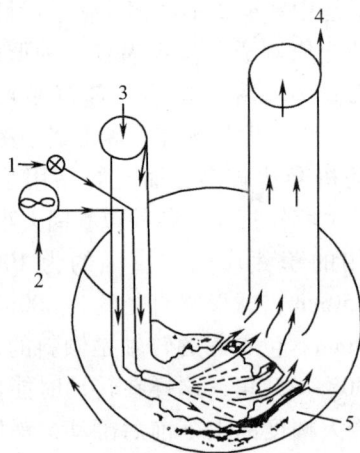

图 17 - 7　Strunck 埋管式糖衣锅
1. 压缩空气进口　2. 液体进口
3. 热空气进气管　4. 排气管　5. 片床

2. 悬浮包衣装置　悬浮包衣法于 1959 年创始，1966 年开始试用于生产，但尚未全面推广。本法又称流化包衣法，其原理与流化喷雾制粒相似，系借急速上升的空气气流使片剂悬浮于空中，上下翻动，同时将包衣液输入流化床并雾化，使片心的表面粘附一层包衣材料，继续通入热空气使干燥，如法包若干层，至达到规定要求。悬浮包衣装置如图 17 - 8 所示。

操作时称取待包衣的片心，加至包衣室内，鼓风，借急速上升的热空气流使全部片心悬浮在空气中，上下翻动呈良好的沸腾状态，同时包衣溶液由喷嘴喷出，形成雾状而喷射于片心上，至需要厚度后，片心继续沸腾数分钟干燥即成，停机取出即得。全过程需时约 1 ~ 2 小时。

3. 干压包衣设备　干压包衣系指将包衣材料制成干颗粒，利用特殊的干压包衣机，把包衣材料的干颗粒压在片心的外面，形成一层干燥衣。包衣的材料和厚度可按需

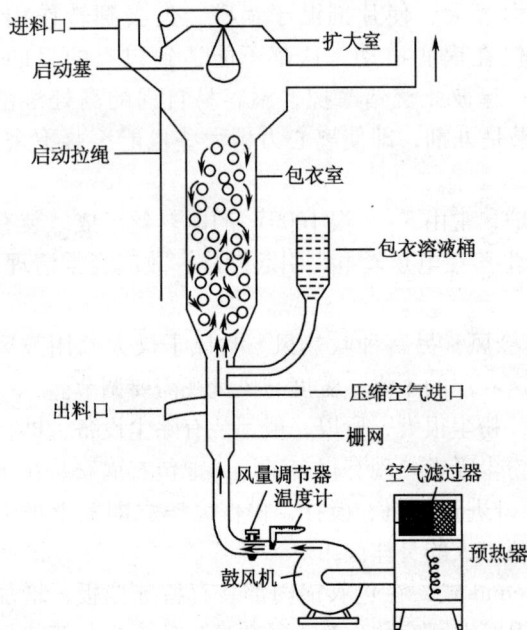

图 17 - 8　空气悬浮包衣机示意图

要选用调整。干压包衣设备有两种类型：一种是压片与包衣在不同机器中进行；另一种是二

者在同一机器上进行（联合式干压包衣机），由一台压片机与一台包衣机联合组成，压片机压出的片心自模孔抛出时立即送至包衣机包衣。干压包衣过程如图17-9所示。

此设备适用于包糖衣、肠溶衣或含有药物的衣。这种包衣法可以避免水分和温度对药物的影响；包衣物料亦可为各种药物成分，因此适用于有配伍禁忌的药物，或需延效的药物压制成多层片；生产流程很短，劳动条件也好。但它要求很精密的机器及自动控制、自动检查系统，设备很复杂，如果设备不精密就会出现空心片、偏心片等问题，因此，应用时必须根据实际情况合理选用。

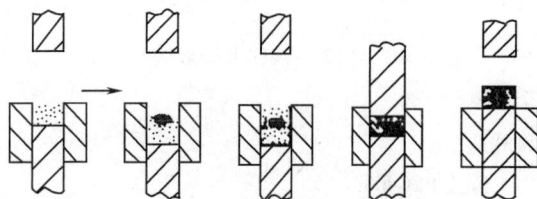

图17-9 干法包衣示意图

三、片剂包衣物料与工序

（一）薄膜衣

薄膜衣系指在片心之外包一层比较稳定的高分子聚合物衣膜。由于该衣膜比糖衣薄得多，所以称薄膜衣，又称保护衣。片剂包薄膜衣的目的在于保护片剂不受空气中湿气、氧气等作用，增加稳定性，并可掩盖不良气味。

薄膜衣有很多优点：节省物料，操作简单，工时短而成本低；衣层牢固光滑，衣层薄，重量增加不大（薄膜衣片重仅增加2%~4%，而糖衣可使片重增大50%~100%）；对片剂崩解的不良影响小；片剂表面的标记，包衣后仍可显出，不用另作标记等。薄膜衣也有缺点：如操作时有机溶剂不能回收，有害于环境卫生和劳动保护；由于衣层薄，片剂原来的颜色不易完全掩盖起来，所以不如糖衣美观。为了克服这一缺点，有的在包薄膜衣前先在片心上包几层粉衣层，使片剂棱角消失和颜色一致后再包薄膜衣，此法为糖衣和薄膜衣两种工艺的结合，生产上称"半薄膜衣"。

1. 薄膜衣的物料 薄膜衣材料必须具备的性能：①能充分溶解于适当的溶剂或均匀混悬于介质中，易于包衣操作；②必须在要求的pH值条件下溶解或崩裂；③能形成坚韧连续的薄膜，且美观光洁，对光线、热、湿均稳定；④无毒，无不良的气味；⑤能与色素及其他材料混合使用等。

常用的薄膜衣物料如下：

（1）成膜材料 主要有纤维素类及丙烯酸树脂类。

纤维素类及其衍生物，一是羟丙基甲基纤维素（HPMC），是应用很广泛的薄膜包衣材料。本品能溶解于任何pH值的胃肠液内，以及70%以下的乙醇、丙酮、异丙醇或异丙醇和二氯甲烷的混合溶剂（1:1）中，不溶于热水及60%以上的糖浆；具有极优良的成膜性能，膜透明坚韧，包衣时没有粘结现象。本品有多种黏度规格，其2%水溶液黏度在 3×10^{-3} ~ 50×10^{-3} Pa·s 之间者常用于薄膜包衣。

羟丙基甲基纤维素国内已生产，上海医药工业研究院制剂室对其在包衣方面的应用进行了一系列的研究，提供了以下基本处方，见表17-1。

表 17 - 1　　　　　　　　　　　羟丙基甲基纤维素包衣液基本处方

辅　　料	处 方 编 号		
	1	2	3
2% ~3% HPMC（30% ~70% 乙醇溶液）	100	100	100
聚山梨酯 - 80	1	1	1
蓖麻油	1	1	1
丙二醇或 PEG400	1	1	1
滑石粉	2 ~4	2 ~4	
钛白粉	2 ~4		
色素	适量		
氧化铁涂料			适量
打光剂	适量	适量	适量

注：1 号处方适用于色泽片；2 号处方适用于本色片；3 号处方适用于棕色片。

　　如遇片心硬度差或耐磨性不够或对水特别敏感的品种，可先包一层保护膜，然后再包 HPMC 溶液，保护膜的处方比例如下：

　　玉米朊或丙烯酸树脂 9.0　苯二甲酸二乙酯 1.0　乙醇 90.0

　　HPMC 除用作片剂包衣外，还可用作黏合剂、助悬剂、增稠剂及各种药用膜剂。

　　二是羟丙基纤维素（HPC），其溶解性能与羟丙基甲基纤维素相似，用 2% 水溶液包衣，但在包衣时易发黏，不易控制，可加入少量滑石粉改善之。

　　此外，还有甲基羟乙基纤维素（MHEC），羧甲基纤维素钠（CMC - Na）等。

　　丙烯酸树脂类聚合物，用作薄膜包衣材料虽较纤维素类衍生物晚，但发展极快。此类产品的一个商品名称为"Eudragit"，有多种型号，其溶解性能各不相同，有胃溶型、肠溶型和不溶型等。其中 Eudragit E 型为甲基丙烯酸酯和它的二甲胺基乙酯的共聚物，为阳离子型化合物，其叔胺基遇酸成盐，故能溶于酸性胃液中，属胃溶性包衣材料；能形成无色透明、光滑平整的衣膜，经打光后具光泽的表面，片心表面的刻字商标清晰可见，也可在薄膜片上印字，加入色素可形成不透明均匀的薄膜；本品常用于一般薄膜包衣，有很好的防水性。国内研制的Ⅳ号丙烯酸树脂，其成膜性、在各种 pH 缓冲液中的溶解度和吸湿率试验等均与 Eudragit E 基本相似，成为目前较理想的胃溶型薄膜材料。

　　其他如聚乙二醇 4000 ~6000、聚维酮（PVP）、聚乙烯缩乙醛二乙胺基醋酸酯（AEA）、α - 乙烯吡啶苯乙烯共聚物及玉米朊等都可用为薄膜衣材料，但应用没有前两类广泛，效果也不太理想，有些品种如聚乙二醇常与其他成膜材料配合应用，才能改善膜的性能。

　　（2）溶剂　溶解、分散薄膜材料的溶剂常用乙醇、丙酮等有机溶剂，溶液黏度低，展性好，且易挥发除去。但由于使用量大，有一定的毒性和易燃等缺点，近年来国内外在以水为溶剂的薄膜包衣的配方、工艺和设备等方面积极进行研究开发，并取得了一些成果。

　　原则上应用有机溶剂的薄膜材料，也可用水为溶剂，其中包括能溶于水的纤维素类。值得注意的是，这类成膜剂的水包衣浆有时黏性太大，可制成稀醇液。水不溶性的成膜材料可制成乳状液，例如，丙烯酸树脂的乳状液。此种乳状液一般为水包油型，故黏度较低。

水分在包衣过程中蒸发较慢，所以包衣操作和包衣设备均应有利于水分蒸发操作。为此要控制经喷枪口喷出的包衣浆雾滴大小，喷雾面积要适当大些，提高进风温度。喷料期间包衣锅的转动速度应减慢，然后当包衣片干燥期间，转速又可适当提高。这样既能保证包衣浆喷洒均匀，又能使水分挥散较快。

（3）增塑剂　系指能增加成膜材料的可塑性的材料。一些成膜材料往往在温度降低后，其物理性质发生变化，如大分子的可动性（mobility）变小，使包成的衣层变得硬而脆，缺乏柔韧性，容易破裂。加入增塑剂的作用是降低发生上述变化的温度，使降低到室温以下，故能使衣层在室温时保持较好的柔韧性。

常用的增塑剂多为无定形聚合物，分子量较大且与成膜材料有较强的亲和力；也有用分子量较小的材料。不溶于水的增塑剂可降低衣层的透水性，因而可增加药剂的稳定性。常用的水溶性增塑剂如甘油、聚乙二醇、丙二醇等；水不溶性增塑剂如甘油三醋酸酯、蓖麻油、乙酰化甘油酸酯、邻苯二甲酸酯等。其用量根据试验确定。

（4）着色剂和掩蔽剂　包薄膜衣时，还需加入着色剂和掩蔽剂。其目的除了易于识别不同类型的片剂及改善产品外观外，还可掩盖某些有色斑的片心和不同批号的片心色调差异，这是有色药物片心及中药片剂经常出现的问题。着色剂的掩盖能力不强时，可添加一些不溶性的着色剂和色淀（色淀是由吸附剂吸附色素而制成）。因此，它既可防止有色糖衣中可溶性色素在干燥过程中迁移，也可作为薄膜衣中色斑片心的掩盖物。为了提高掩盖作用，还可添加适量二氧化钛。但着色剂特别是不溶性的着色剂和色淀以及掩盖剂二氧化钛等也能对衣膜性能引起一些不良影响。一般添加量少时，降低水蒸气的透过性，但过量时，反而增加水蒸气透过性。

2. 薄膜衣的包衣方法　可用包衣锅包衣，为便于薄膜衣材料液体在片剂表面均匀分布，应用喷雾法加入；或在包衣锅中加装挡板；或以细流加于滚动的片剂中。薄膜衣材料液体在片剂表面均匀分布后，通入热风使溶剂（或分散介质）蒸发，根据需要重复数次即成。包衣锅应有良好的排气装置，以防有毒、易燃的有机溶剂的危害。

当以水为分散介质时，可采用埋管包衣锅以加速水分的蒸发。有些包衣锅有夹层，内壁有很多小孔，热空气由夹层通过小孔进入包衣锅内，可加快干燥速度。

此外，尚有用悬浮包衣法包薄膜衣，其步骤与一般包衣相似。如包半薄膜衣，先包数层粉衣层，再按上法包薄膜衣。

3. 薄膜包衣片的外观缺陷　有时因包衣浆的配方不当、包衣操作控制不严等各种原因，造成以下各种外观缺陷：

（1）碎片粘连（picking）和剥落（peeling）　是由片剂相互粘连引起，重新分离时从一个片面上剥下衣膜碎片粘在另一片面上。轻者为小片称碎片粘连，重者为大片称剥落。都是由于加浆太快，不易及时干燥引起。发现个别粘连时即需纠正，将粘连者剔除后继续包衣，否则需洗除、剥落、干燥后重包。

（2）起皱和"橘皮"膜　主要由干燥不当引起，衣膜尚未铺展均匀，已被干燥。滚包时有波纹出现，即有起皱现象，喷雾时高低不平有如"橘皮"样粗糙面。出现这些现象或先兆时应立即控制蒸发速率，并且在前一层包衣的衣层完全干燥前继续添加适量的包衣溶液，可以消除这种现象。若由于成膜材料的性质引起，则改换材料。

（3）起泡（blistering）和桥接（bridging） 表面的气泡或刻字片衣膜使标志模糊，表明膜材料与片心表面之间附着力下降，留有空间，前者称为起泡，后者称为桥接。为纠正此现象，一方面需改进包衣浆配方、增加片心表面粗糙度或在片心内添加一些能与衣膜内某些成分形成氢键的物质，如微晶纤维素类，以提高衣膜与片心表面的黏着力。在衣膜中添加某些增塑剂可提高衣膜的塑性。在操作中，降低干燥温度，延长干燥时间，也有利于克服气泡和桥接现象。

（4）色斑（mottling）和起霜 色斑是指可溶性着色剂在干燥过程中迁移到表面而不均匀分布引起的斑纹。起霜是指有些增塑剂或组成中有色物在干燥过程中迁移到包衣表面，使呈灰暗色且不均匀的现象。此外，有色物料在包衣浆内分布不匀，也会显示色斑现象。因此，在配料时，必须注意这些着色剂或增塑剂与成膜材料间的亲和性及在溶剂中的互溶性，并缓慢干燥。

（5）出汗 衣膜表面有液滴或呈油状薄膜。原因主要是包衣溶液的配方不当，有配伍禁忌，必须调整配方予以克服。

（二）糖衣

糖衣系指在片心之外包一层以蔗糖为主要包衣材料的衣层。糖衣有一定防潮、隔绝空气的作用；可掩盖不良气味；改善外观并易于吞服。糖衣层可迅速溶解，对片剂崩解影响不大，是最早应用的包衣类型，目前国内外中西药片、丸剂已广泛应用。

1. 糖衣的一般包衣方法

（1）包衣物料 有糖浆、胶浆、滑石粉、白蜡等。

①糖浆：采用干燥粒状蔗糖制成，浓度为65%～75%（g/g），用作粉衣层的粘结与糖衣层。因其浓度高，衣层能很快地析出蔗糖的结晶，致密地粘附在拉平的片剂表面。本品宜新鲜配制，保温使用。

需要包有色糖衣时，则在糖浆中加入可溶性食用色素，配成有色糖浆。食用色素的用量一般为0.03%左右。目前我国允许使用的食用合成色素有柠檬黄、日落黄、胭脂红、苋菜红、姜黄、亮蓝和靛蓝等。红、黄、蓝为原色，用适当比例混合可调合成很多颜色。

②胶浆：常用作粘结剂。如15%明胶浆、35%阿拉伯胶浆、1%西黄蓍胶浆、4%白及胶浆及35%桃胶浆等，这些天然胶类，可增加黏性和塑性，提高衣层的牢固性，多用于包隔离层，对含有酸性、易溶或吸潮成分的片心起到保护作用，但防潮性能不很理想。另外包隔离层可用玉米朊的乙醇溶液。苯二甲酸醋酸纤维素（CAP）防潮性能较好，但要控制衣层厚度，否则在胃中不溶。其他一些胃溶性薄膜衣材料如丙烯酸树脂也可用于包隔离层。

③滑石粉：包衣用的滑石粉应为白色或微黄色的细粉，用前通过六号筛。有时为了增加片剂的洁白度和对油类的吸收，可在滑石粉中加入10%～20%的碳酸钙、碳酸镁（酸性药物不能用）或适量的淀粉。

④白蜡：一般是指四川产的白色米心蜡，又名虫蜡。用于包衣应预先处理，即以80℃～100℃加热，通过六号筛以除去悬浮杂质，并掺入约2%的二甲基硅油，冷却后备用。使用

时粉碎，通过五号筛。用于包衣打光时能增加片衣的亮度，防止片衣吸潮，也能延缓药物的作用。其他如蜂蜡、巴西棕榈蜡等也可应用。

（2）包衣工序 用包衣机包糖衣的工序一般分5步，依次为：隔离层→粉衣层→糖衣层→有色糖衣层→打光。根据具体品种的需要，有的工序可以省略或合并。

①隔离层：有些药片具有酸性，酸性药物能促使蔗糖转化；有些药片极易吸潮变质或药物本身是易溶性的，就需用一层胶状物把药物与糖衣层隔离，防止糖衣被破坏或药物吸潮而变质，这种以胶状物为主体的称为隔离层。隔离层还能起到增加片剂硬度的作用。对于一般片剂，大多数不需包隔离层。

包隔离层的物料大多用胶浆，或用胶糖浆，另加少量滑石粉。

操作时将药片置包衣锅中滚转，加入少量胶浆或其他包隔离层的液体，使均匀粘附于片心上，吹风，加入少量滑石粉至恰好不粘连为止，重复数次至达到规定厚度，一般4~5层可使药片全部包严包牢。酸性药物从第一层开始即包隔离层。如果只为防潮或增加片剂硬度而包隔离层，可先包4~5层粉衣（粉衣包法见下），再如上包隔离层，这样可使药片稍带扁圆形，易于把隔离层包完整。操作时要注意每层充分干燥后再包下一层。干燥的温度应适当，一般为30℃~50℃，不能过低或过高，过低时干燥速度慢，不易除尽水分；过高时除使某些药品的效价降低外，还会使水分蒸发过速，引起衣面粗糙不平，影响以后衣层的质量和打光。干燥与否主要凭经验，听锅内片子运动的响声及用指甲在片剂表面刮，以有坚硬感和不易刮下为准。

②粉衣层：又称粉底层。包粉衣层的目的是为了使药片消失原有棱角，片面包平，为包好糖衣层打基础。不需包隔离层的片剂可直接包粉衣层。

操作时药片在包衣锅中滚转，加入糖浆使表面均匀润湿后，加入滑石粉适量，使黏着在片剂表面，继续滚转加热并吹风干燥，重复数次，至片心的棱角全部消失、圆整、平滑为止。一般包15~18层就能达到要求。

包粉衣层操作时应注意以下几点：①一定要层层干燥。②温度控制在35℃~50℃之间，开始时温度逐渐升高，到基本包平后开始下降。③要掌握糖浆和滑石粉的用量，最初几次滑石粉量随糖浆量逐步增加，到基本包平时糖浆量相对固定，而滑石粉大幅度减少，以便过渡到糖衣层。中药片剂表面特别不平，因此在开始几层糖浆与滑石粉量均应相对增加。④要掌握加滑石粉的时机，一般第1至第4层为粉衣层，糖浆加入后，一搅拌均匀，立即加入滑石粉，否则易使水分渗入片心，增加干燥困难。包完4层后可适当放慢。

③糖衣层：包糖衣层的目的是由于糖浆在片剂表面缓缓干燥，蔗糖晶体联结而成坚实、细腻的薄膜，增加衣层的牢固性和美观。具体操作与包粉衣层基本相同，唯包衣物料只用糖浆而不用滑石粉。操作时每次加入糖浆后先停止吹风，待片剂表面略干后再加热吹风，一般在40℃左右，包10~15层。

④有色糖衣层：亦称色层或色衣，包衣物料是带色的糖浆。其目的是使片衣有一定的颜色，以便于区别不同品种；见光易分解破坏的药物包上深色糖衣层有保护作用。

待包色衣的片子，必须是光滑的，细腻的，否则色层不易包匀。其操作是在包完糖衣层的片剂上继续加不同浓度的有色热糖浆，先用浅色的，逐渐用深色的，直到有色糖浆加完为止，一般为 8～15 层。这一过程中，温度因素很重要，应该逐渐下降至室温，如果温度过高，则有色糖浆中水分蒸发过快，加速蔗糖结晶析出，这样片剂表面粗糙，不但会产生花斑而且不易打光。含挥发油类的片剂，以及片心本身颜色较深，容易使糖衣变色的片剂，均应包深色衣。

⑤打光：是在片子表面擦上极薄的一层虫蜡，其目的是使片衣表面光亮美观，同时有防止吸潮作用。操作在室温下进行，在加完最后一次有色糖浆快要干燥时，停止包衣锅的转动并将锅密闭，翻转数次，使剩余微量的水分慢慢散失，这样才能析出微小结晶。然后再将锅开动，把所需蜡粉的 2/3 量撒入片中，转动摩擦即产生光滑表面，再慢慢加入剩余的蜡粉，转动锅直至衣面极为光亮，将片剂取出，移至石灰干燥橱内放置 12～24 小时或硅胶干燥器内放置 10 小时吸湿干燥，以除去剩余水分，即可包装。生产中亦有采用"不闷锅打光"。蜡粉的用量一般每 1 万片不超过 3～5g 为宜。

2. 糖衣的混合浆包衣方法 混合浆包衣是片剂生产的第二代新工艺，目前我国有些药厂中药片剂采用混合浆包衣。混合浆包衣系指将单糖浆、胶浆和滑石粉等 3 种包衣材料混合，形成一种白色的液状物，并可根据需要加入着色剂，应用 SKT－801 型数控喷雾包衣机包衣。该工艺的特点是：①能程序控制，实现自动化生产。②全密闭包衣，减少对环境的污染，符合 GMP 要求。③工艺简单易掌握，可缩短操作时间，减轻工人劳动强度，提高片剂质量。

（三）肠溶衣

肠溶衣片系指在 37℃ 的人工胃液中 2 小时以内不崩解或溶解，洗净后在人工肠液中 1 小时内崩解或溶解，并释放出药物的包衣片。

1. 包肠溶衣的目的 片剂是否包肠溶衣是由药物的性质和使用的目的决定的。凡属遇胃液变质的药物，如胰酶片；对胃刺激性太强的药物，如口服锑剂；作用于肠道的驱虫药、肠道消毒药，或需要其在肠道保持较久的时间以延长作用的药物，如痢速宁片等都需要将它们包上肠溶衣，使其安全通过胃到肠内崩解或溶解而发挥疗效。

2. 肠溶衣的物料 选择肠溶衣物料是利用它们在不同 pH 值的溶液中溶解度不相同的特性。人的胃液呈较强酸性，小肠液不同肠段 pH 值不同，小肠上段呈弱酸性，小肠下段呈弱碱性，所以肠溶衣物料必须能抵抗胃液的酸性侵蚀，而到达小肠时就能迅速崩解或溶解。比较有效的肠溶衣物料如下：

（1）虫胶 俗称洋干漆。是昆虫分泌出的一种天然树脂。其成分因来源不同而有差异，它的主要成分为光桐酸（9,10,16－三羟基软脂酸）和紫胶酸的酯类。虫胶不溶于胃液，但在 pH 值 6.4 以上的溶液中能迅速溶解。市售虫胶一般为棕色薄片，用于包衣的虫胶应透明且不含砷。可将虫胶用无水乙醇制成 15%～30% 的溶液，使用时加适量的蓖麻油或硬脂酸等可增加其塑性以减低其脆裂性。有些生产单位将虫胶与甘草酸合用，即甘草酸 5g、虫胶 20g、乙醇 100ml、硬脂酸镁和滑石粉的混合物（1∶2）适量，也能获得满意的肠溶目的。

虫胶衣的缺点是有时在胃中能崩解。根据经验，虫胶包衣需厚薄恰当，稍薄则不能抵抗胃酸的作用，过厚片剂经肠道以原形排出，所以在应用时应测定虫胶衣的重量或厚度。据研究报道，虫胶中加适量的胆酸钠或软肥皂等，可增加其在人工胃液中的稳定性，加速在人工肠液中的崩解，且能减少经贮存后崩解时间延长，所以，即使包衣较厚的制品也不致在肠液中不崩解。其最佳用量为虫胶：软皂＝2：1。

虫胶在 20 世纪 30 年代曾被广泛用于包肠溶衣，但近年来由于新的肠溶衣材料的发展，本品已逐渐被淘汰。

（2）邻苯二甲酸醋酸纤维素（cellulose acetate phthalate，CAP）　为白色纤维状粉末，不溶于水和乙醇，但能溶于丙酮或乙醇与丙酮的混合溶剂中。包衣时一般用 8% ~ 12% 的乙醇丙酮混合液，成膜性能好，操作方便，包衣后的片剂不溶于酸性溶液中，但能溶于 pH 值 5.8 ~ 6.0 的缓冲液中，同时胰酶有促进 CAP 消化的作用，因此在小肠上端（微酸性及消化酶的环境下）能使 CAP 衣溶化。但 CAP 具有吸湿性，贮藏于高温和潮湿空气中易于水解而影响片剂质量，因此，本品常与其他增塑剂或疏水性辅料如苯二甲酸二乙酯、虫胶或十八醇等配合应用，除能增加包衣的韧性外，还能增强包衣层的抗透湿性。

包肠溶衣溶液处方举例：

CAP10.0g　十八醇4.0g　苯二甲酸二乙酯1.0ml　异丙醇40.0ml　丙酮45.0ml

用此溶液包的肠溶衣渗透性小，在人工胃液中可以维持 4 小时以上，而在人工肠液中 10 分钟左右即能崩解。

（3）丙烯酸树脂类聚合物　本类材料系由丙烯酸、丙烯酸甲酯、甲基丙烯酸及甲基丙烯酸甲酯等共聚而成。其中甲基丙烯酸－甲基丙烯酸甲酯的共聚物可对抗胃液的酸性，由于聚合组成比例不同有两种规格，国内产品称Ⅱ号、Ⅲ号丙烯酸树脂，国外产品称 Eudragit L 型、Eudragit S 型。L 型和 S 型均可用作肠溶衣材料，L 型者可在 pH6 以上的肠液中溶解，S 型者在 pH7 以上的介质中溶解，L 型与 S 型按适当比例混合，可在指定的 pH 范围溶解。两者都可以聚乙二醇或蓖麻油等为增塑剂，以乙醇、丙酮等为溶剂。本品包成衣层的渗透性较 CAP 小，在肠中崩解性能也较好。

国内生产的肠溶Ⅱ号、Ⅲ号丙烯酸树脂，也可溶于乙醇、甲醇或异丙醇与二氯甲烷（1：1）或异丙醇与丙酮（1：1）的混合溶剂中。在 pH 值低于 5 的缓冲溶液中不溶，但可溶于 pH 值高于 6 的缓冲溶液中，有良好的成膜性。其中Ⅱ号树脂在人体肠液中的溶解时间比较容易控制，Ⅲ号树脂成膜性能较好，外观细腻，光泽较Ⅱ号树脂为优。因此，采用Ⅱ号、Ⅲ号树脂混合使用可起到互补作用，很多中药片剂以Ⅱ号、Ⅲ号树脂混合包肠溶衣，取得了较满意的效果。

Ⅱ号、Ⅲ号丙烯酸树脂包衣液处方举例：

Ⅱ号丙烯酸树脂乙醇溶液（6%）80ml　Ⅲ号丙烯酸树脂乙醇溶液（2%）20ml　聚山梨酯－80 1.6g　苯二甲酸二乙酯1.6g　蓖麻油2.0g　滑石粉（加水研磨）2.8g

3. 肠溶衣的包衣方法　可先将片心用包糖衣法包到无棱角时，再加入肠溶衣溶液包肠溶衣到适宜厚度，最后再包数层粉衣层及糖衣层。也可直接在片心上包肠溶性全薄膜衣。

第五节　片剂的质量检查、包装与贮藏

一、片剂的质量检查

片剂质量直接影响其药效和用药的安全性。因此，在片剂的生产过程中，除要对生产处方、原辅料的选用、生产工艺的制订、包装和贮存条件的确定等方面采取适宜的技术措施外，还必须按有关质量标准的规定，进行检查，经检查合格后方可供临床使用。片剂的质量检查主要分以下几个方面。

（一）外观检查

一般抽取样品100片平铺于白底板上，置于75W光源下60cm处，在距离片剂30cm处以肉眼观察30秒，检查结果应符合下列规定：完整光洁；色泽均匀；杂色点0.15~0.18mm应<5%，麻面<5%，中药粉末片除个别外<10%，并不得有严重花斑及特殊异物；包衣片有畸形者不得>0.3%。

（二）鉴别

抽取一定数量的片剂，按照处方原则首选君药与臣药进行鉴别，贵重药、毒性药也须鉴别，以确定其处方中各药物存在。

（三）含量测定

抽取10~20片样品合并研细，选择处方中的君药（主药）、贵重药、毒性药依法测定每片的平均含量，即代表片剂内主要药物的含量，其含量应在规定限度以内。但有些中药片剂的主要药物成分还不明确，含量测定的方法还未确定，目前不作含量测定，留待进一步研究解决。

（四）重量差异

片剂的重量差异又叫片重差异。在片剂生产过程中，有些因素如颗粒的均匀度和流速，润滑剂的均匀度等都会引起片剂重量差异。重量差异大，则影响片内主要药物的含量，因此，必须将各种片剂的重量差异控制在最低限度内。片剂重量差异限度规定见表17-2。

检查方法：取药片20片，精密称定总重量，求得平均片重后，再分别精密称定各片的重量，每片重量与标示片重相比较（凡无标示片重的片剂，与平均片重相比较），超出重量差异限度的药片不得多于2片，并不得有1片超出限度的一倍。

除按上述检查法检查外，糖衣片、薄膜衣片与肠溶衣片应在包衣前检查片心的重量差异，符合表17-2规定后，方可包衣。包衣后不再检查重量差异。

表17-2　片剂重量差异限度

平均重量	重量差异限度（%）
0.30g以下	±7.5
0.30g或0.30g以上	±5.0

表17-3　不同重量片剂抽取片数与误差限度

片重（g）	抽取片数	误差限度值（mg）
0.1以下	40	±60
0.1~0.29	20	±40
0.3~0.49	10	±50
0.5以上	10	±100

在生产过程中为了保证产品符合《中国药典》规定，避免生产不合格产品，在压片车间里往往采用较严格的重量差异控制法，操作和计算都很方便，即在压片时每隔一定的时间抽样检查一次，检查抽取片数的总重量是否在规定限度以内。不同重量片剂抽取的片数和误差限度规定，见表17-3。

（五）崩解时限

一般内服片剂都应在规定的条件和时间内，在规定介质中崩解。即片剂崩解成能通过直径 2mm 筛孔的颗粒或粉末。《中国药典》2005 年版一部附录崩解时限检查法，规定了崩解仪的结构、实验方法和标准。凡规定检查溶出度或释放度以及供含化、咀嚼的片剂不进行崩解时限检查外，各类片剂都应作崩解时限的检查。

仪器装置，采用升降式崩解仪，主要结构为一能升降的金属支架与下端镶有筛网的吊篮，并附有挡板。

检查方法，是将吊篮通过上端的不锈钢轴悬挂于金属支架上，浸入 1000ml 烧杯中，杯内盛有温度为 37℃±1℃的恒温水，调节水位高度使吊篮上升时筛网在水面下 25mm 处，下降时筛网距烧杯底部 25mm，支架上下移动的距离为 55mm±2mm，往返频率为每分钟 30~32 次。

除另有规定外，取药片 6 片，分别置于吊篮的玻璃管中，每管各加 1 片，加挡板，启动崩解仪进行检查，中药原粉片均应在 30 分钟内全部崩解成碎粒，并通过筛网；浸膏（半浸膏）片、糖衣片均应在 1 小时内全部崩解，如有 1 片不能完全崩解，则另取 6 片复试，均应符合规定。

糖衣片、浸膏片和薄膜衣片按上述方法检查。薄膜衣片可改在盐酸溶液（9→1000）中进行检查，应在 1 小时内全部崩解。如有 1 片不能完全崩解，应另取 6 片复试，均应符合规定。

肠溶衣片的崩解时限按上述装置与方法不加挡板检查，先在盐酸溶液（9→1000）中检查 2 小时，每片均不得有裂缝、软化或崩解等现象；继将吊篮取出，用少量水洗涤后，每管各加入挡板 1 块，再按上述方法在磷酸盐缓冲液（pH6.8）中进行检查，1 小时内应全部崩解并通过筛网。如有 1 片不能全部通过筛网，应另取 6 片复试，均应符合规定。

检测泡腾片的崩解时限，可取 6 片分别置 250ml 烧杯中，烧杯内盛水 200ml，水温为 15℃~25℃，有许多气泡放出，当片剂或碎片周围的气体停止逸出时，片剂应崩解、溶解或分散于水中，无聚集的颗粒剩留。除另有规定外，按上述方法检查 6 片，各片均应在 5 分钟内崩解。如有 1 片不能完全崩解应另取 6 片复试，均应符合规定。凡含有中药浸膏、树脂、油脂或大量糊化淀粉的片剂，如有小部分颗粒状物未通过筛网，但已软化无硬心者可作合格论。

（六）硬度（或脆碎度）

片剂应有足够的硬度，以免在包装、运输等过程中破碎或被磨损，以保证剂量准确。硬度虽然是片剂的重要质量指标，但迄今各国药典中都未规定标准和测定方法，而各药厂都有内控标准，生产和科研中常用方法有如下几种。

1. 破碎强度 又称抗张强度，习惯上也称为硬度。系指将药片立于两个压板之间，沿片剂直径的方向徐徐加压，直到破碎，测定使破碎所需之力。常用的仪器有孟山都硬度测定器，如图 17-10 所示。一般认为用孟山都硬度测定器测定片剂的硬度以不低于 4kg 为理想。国产片剂四用仪，有径向加压测定强度的装置，认为一般中药压制片硬度在 2~3kg，化学药物压制片小片 2~3kg，大片 3~10kg。

2. 脆碎度 将一定量的药片放入振荡器中振荡，至规定时间取出药片，观察有无碎片、缺角、磨毛、松片现象，以百分数表示。如图 17 – 11 所示为转鼓式 Roche 脆碎度测定器，也称磨损度试验器，当片剂在旋转盘中转动，盘内的片子亦滚转时，可以引起片子磨损，当旋转一周，片子即自高处落下而受震动，经过一定时间和一定转数之后，将所试片剂称重，并与原重相比，以磨损或断裂损失的百分比作为片子的脆碎度。一般认为，旋转 10 分钟磨损失重在 1% 以内为好。国产片剂四用仪中也有抗磨损试验的装置。

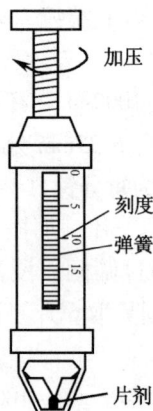

图 17 – 10　孟山都硬度测定器　　　　　图 17 – 11　Roche 脆碎度测定器

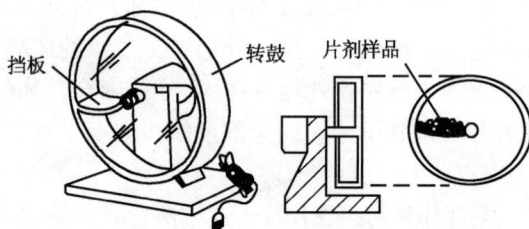

（七）溶出度检查

溶出度系指药物在规定介质中从片剂里溶出的速度和程度。溶出度检查是测定固体制剂中有效成分溶出的一种体外的理化测定方法。片剂服用后，有效成分为胃肠道所吸收，才能达到治疗疾病的目的。其疗效虽然可以通过临床观察，或测定体内血药浓度、尿内药物及其代谢物浓度来评定，但以此作为产品的质量控制是有实际困难的。目前国内外已有许多事例证明，片剂服用后崩解快的，其有效成分未必都能很快溶出。因此，一般的片剂规定测定崩解时限，对于有下列情况的片剂，药典规定检查其溶出度以控制或评定质量：①含有在消化液中难溶的药物；②与其他成分容易相互作用的药物；③久贮后易变为难溶性的药物；④剂量小，药效强，副作用大的药物。凡检查溶出度的片剂，不再进行崩解时限的检查。近几年来，国内外药典已规定某些片剂，如地高辛片、吲哚美辛片等作溶出度检查。其方法仪器有转篮式、桨叶式、小杯式、循环式及崩解仪式等。

（八）含量均匀度检查

含量均匀度系指小剂量片剂中每片含量偏离标示量的程度。主药含量较小的片剂，因加入的辅料相对较多，药物与辅料不易混合均匀，而含量测定方法是测定若干片的平均含量，易掩盖小剂量片剂由于原、辅料混合不均匀而造成的含量差异。对此可进行含量均匀度的检查。

二、片剂的包装与贮藏

片剂完成生产工序及质量检查合格后，要及时妥善地包装。包装的目的，在于使成品便于分发、应用和贮藏，既能保证质量，又美观牢固，能耐受运输时的撞击震动。如包装不严密可受湿气、温度、日光的作用，使贮藏不久即发生松碎、潮解、败坏、变色、包衣片退光、效价降低或崩解时间延长等情况。

（一）片剂的包装

片剂的包装一般有多剂量和单剂量两种形式。

1. 多剂量包装 指几十、几百片合装在一个容器中。常用的容器有玻璃瓶（管）、塑料瓶（盒）及由软性薄膜、纸塑复合膜、金属箔复合膜等制成的药袋。

（1）玻璃瓶（管） 是应用最多的包装容器，具有良好的保护性能；不为水汽和空气透入；棕色玻璃还有避光作用，本身具化学惰性，价廉易得。其最大的缺点是质重，性脆，易于破碎。

（2）塑料瓶（盒） 为广泛应用的包装容器，主要原料为聚乙烯、聚氯乙烯和聚苯乙烯等。其主要特点是质地轻巧，不易破碎，易制成各种形状。但其对环境的隔离作用不如玻璃制品，在化学上也并非完全惰性，其组分中的某些成分（如稳定剂、增塑剂等）有可能溶出进入药品，或与片剂中某些成分（如挥发油物质或油类）发生化学反应，而片剂中某些成分（如硝酸甘油）也能向塑料迁移而被吸附。另外，塑料容器可因高温、水汽及药物的作用等变形或硬化。

（3）软塑料薄膜袋 该材料价格低廉，工序简单，每个小袋均可印有标签，便于识别和应用。但其包装的密闭性较差，且片剂易受压破碎或磨损。

2. 单剂量包装 系指片剂一个个分别包装，提高了对产品的保护作用，使用方便，外形美观。

（1）泡罩式 是用底层材料（无毒铝箔）和热成型塑料薄板（无毒聚氯乙烯硬片），经热压形成的水泡状包装。如图 17-12（a）所示。罩泡透明，坚硬而美观。

（2）窄条式 是由两层膜片（铝塑复合膜、双纸铝塑复合膜等）经黏合或加压形成的带状包装。如图 17-12（b）所示。较罩泡式简便，成本也稍低。

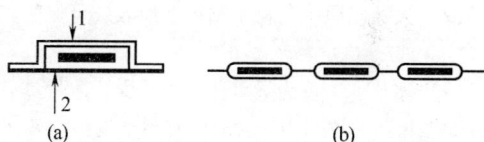

图 17-12 片剂单剂量包装
（a）泡罩式 （b）窄条式
1. 透明小泡 2. 背层材料

单剂量包装还有许多问题有待改进。首先在包装材料上应从防潮、轻巧及美观等方面着手，不仅有利于贮运过程中片剂的质量稳定，而且也与片剂产品的销售和与国际市场接轨有关。另外，还应加快包装速度、提高劳动效率。这样从机械化、自动化、联动化等方面着手。国外已应用光电控制的自动数片机和铝塑热封包装机，大大提高了包装质量和工作效率。对包装新材料、新技术和新设备的研究与引进，国内正日益重视和发展。

（二）片剂的贮藏

片剂的贮藏问题，《中国药典》规定片剂宜密封贮藏，防止受潮、发霉、变质。除另有规定外，一般应将包装好的片剂放在阴凉（20℃以下）、通风、干燥处贮藏。对光敏感的片剂，应避光保存，受潮后易分解变质的片剂，应在包装容器内放入干燥剂（如干燥硅胶等）。

第六节　片剂举例

例 1　牛黄解毒片

［处方］　牛黄 5g　雄黄 50g　石膏 200g　大黄 200g　黄芩 150g　桔梗 100g　冰片 25g　甘草 50g

［制法］　雄黄水飞或粉碎成极细粉；大黄粉碎成细粉；牛黄、冰片研细；其余黄芩等四味加水煎煮两次，每次 2 小时，合并煎液，滤过，滤液浓缩成稠膏，加入大黄、雄黄细粉，制成颗粒，干燥，再加入牛黄、冰片细粉，混匀，压成 1000 片（大片）或 1500 片（小片），或包衣，即得。

［性状］　本品为素片或包衣片，素片或除去包衣后的片心呈棕黄色；有冰片香气，味微苦、辛。

［功能与主治］　清热解毒。用于火热内盛，咽喉肿痛，牙龈肿痛，口舌生疮，目赤肿痛。

［用法与用量］　口服，大片一次 2 片，小片一次 3 片，一日 2～3 次。

［注］

（1）方中黄芩、石膏、桔梗、甘草采用共同水煎，药液浓缩成膏，其有效成分黄芩苷、桔梗皂苷、甘草皂苷皆能被提出。石膏药理研究证明，其水煎液具有解热作用。四味药合煎既保证其清热解毒的功效，又缩小了体积。

（2）大黄以原中药粉于制粒前加入，可保留其泻下成分——结合状态的蒽醌，以保证其泄热通便的作用。

（3）冰片、牛黄为贵重药，用量少，冰片具有挥发性，故以细粉加于干颗粒中，混匀压片，这样可以保证此二味药在片剂中的含量，有利于发挥疗效。此外，文献报道，应用 β - 环糊精包合冰片后压片，可以有效地防止冰片的逸散，保证该片中冰片含量。

例 2　通塞脉片

［处方］　当归　金银花　党参　玄参　黄芪　牛膝　石斛　甘草

［制法］　常水浸泡后煎煮两次，第一次 1.5 小时，第二次 1 小时，合并煎液，静置滤过，滤液减压浓缩成相对密度在 1.20 左右（40℃～50℃）的清膏，稍冷后进行醇沉处理，使含醇量达 50%，静置。48 小时后，回收乙醇并继续浓缩成相对密度在 1.35 左右（40℃～50℃）的稠膏，真空干燥。

将干膏直接用摇摆式颗粒机或粉碎机粉碎成 14 目颗粒，喷洒 70% 乙醇调整颗粒水分，加 0.5% 硬脂酸镁、5% 滑石粉混匀，用 14 目筛整粒后压片（每片重 0.35g），包糖衣即得。

［性状］　本品为糖衣片，除去糖衣后显棕褐色；味甘、微苦、涩。

［功能与主治］　培补气血，养阴清热，活血化瘀，通经活络。用于血管闭塞性脉管炎（脱疽）的毒热证。

［用法与用量］　口服，一次 5～6 片，一日 3 次。

第十八章
气雾剂、喷雾剂与粉雾剂

学习要求：

1. 掌握气雾剂与喷雾剂的含义、种类与特点；气雾剂的制备方法和质量要求。
2. 熟悉气雾剂的组成；药物经肺吸收的机理。
3. 了解粉雾剂的含义、分类。

气雾剂、喷雾剂与粉雾剂是药物经特殊给药装置给药，用于呼吸道（吸入）、皮肤、黏膜或腔道等，而发挥局部式全身作用的一类制剂。

第一节 气 雾 剂

一、概述

（一）气雾剂的含义与特点

气雾剂（aerosols）系指中药提取物或药物细粉与适宜的抛射剂装在具有特制装置的耐压容器中，使用时借助抛射剂的压力将内容物呈细雾状、泡沫状或其他形态喷出的制剂。

药用气雾剂起源于20世纪40年代。古代用莨菪加热水置于瓶中，以其气雾治疗牙虫；胡荽加水煮沸，用其香气治疗痘疹等，均为气雾剂的雏形。近几十年来，气雾剂在定量吸入、全身治疗等方面的研究逐渐深入，以速效、高效为特色，在治疗呼吸系统、心血管系统、外科出血、烧伤等方面发挥了重要作用。此外，气雾剂也是腔道给药治疗疾病的理想剂型，如用于治疗鼻炎的鼻炎气雾剂和用于治疗中耳炎的耳用气雾剂，在定量给药的同时，能在鼻黏膜和耳道内表面形成药物薄膜，有利于发挥药效。近几年来气雾剂已成为中医急诊的常用剂型之一。

气雾剂具有以下优点：①气雾剂喷出物为雾粒或雾滴，可直达吸收或作用部位，奏效迅速。②药物严封于密闭容器，避免与外界接触，不易被微生物污染，提高了药物的稳定性。③由于通过阀门控制剂量，喷出的雾粒微小且分布均匀，使用方便，用药剂量较准确。④喷雾给药可减少局部涂药的疼痛与感染，同时避免了胃肠道给药的副作用。

气雾剂也有以下不足之处：①借助抛射剂的蒸气压，可因封装不严密、抛射剂的渗漏而失效。②因具有一定的内压，遇热或受撞击易发生爆炸。③气雾剂的包装需耐压容器和阀门系统，制备需冷却和灌装的特殊机械设备，生产成本较高。④中药气雾剂因复方成分提纯较困难，含量测定难以实施，可能影响给药剂量的准确性。

（二）气雾剂的分类

1. 按内容物组成 分为溶液型、乳剂型、混悬型。

2. 按给药途径　分为呼吸道吸入气雾剂、皮肤或黏膜给药气雾剂等。

3. 按相的组成　①二相气雾剂（气相与液相）：由抛射剂的气相和药物与抛射剂混溶的液相所组成。②三相气雾剂（气相、液相、固相或液相）。如混悬型气雾剂，内容物包括抛射剂气相、液化抛射剂相和固体药物微粒；乳剂型气雾剂，内容物包括抛射剂气相、乳状液的内相和外相，分为水包油型的乳剂型气雾剂（抛射剂为内相）和油包水型的乳剂型气雾剂（抛射剂为外相）。

（三）气雾剂经肺吸收的机理

气雾剂中的药物主要通过肺部吸收。药物经肺吸收的途径如图 18 – 1 所示。

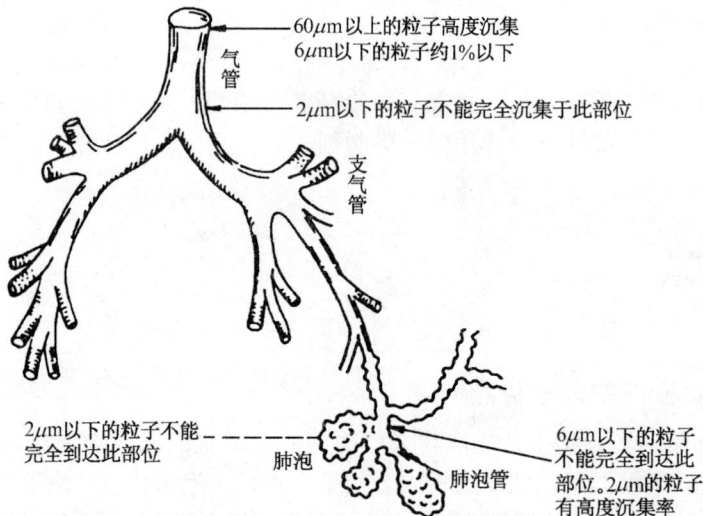

图 18 – 1　肺吸收途径示意图

　　人的呼吸系统由口、鼻、咽喉、气管、支气管、细支气管、肺泡管及肺泡组成。肺泡为主要吸收部位，人体的肺泡总数约达 3 亿 ~ 4 亿个，总表面积约 $200m^2$。肺泡由单层上皮细胞构成，肺泡表面至毛细血管间的距离仅 $0.5 ~ 1\mu m$，和肺泡接触的毛细血管总面积估计达 $100m^2$，因此药物到达肺部有很好的吸收。

　　药物在肺部的吸收速度与药物的脂溶性成正比，与药物的分子大小成反比。气雾给药能否到达肺泡，主要取决于粒径大小。粒径 $3 ~ 10\mu m$ 者多沉集于支气管，$2\mu m$ 以下的雾化粒子方能到达肺泡，但粒径过细进入肺泡后可随呼气排出。

二、气雾剂的组成

气雾剂由药物与附加剂、抛射剂、耐压容器和阀门系统四部分组成。

（一）药物与附加剂

1. 药物　用于制备气雾剂的中药，一般应进行预处理。除另有规定外，中药应按各该品种项下规定的方法进行提取、纯化、浓缩，制成处方规定量的药液，如提取挥发油，提取药物的单一有效成分或有效部位等。

2. 附加剂　根据药物的性质确定气雾剂的类别，如溶液、混悬液、乳状液等不同类型，拟定制剂处方，选择适宜的溶剂或附加剂。各种附加剂对呼吸道、皮肤或黏膜应无刺激性。常用附加剂有：①潜溶剂：如乙醇、丙二醇、聚乙二醇等，能与抛射剂混溶，使药物形成溶液型气雾剂。②表面活性剂：如润湿剂、分散剂、乳化剂等。③其他附加剂：如抗氧剂、混悬剂、防腐剂、矫味剂等。

（二）抛射剂

抛射剂主要是指一些液化气体，是气雾剂喷射药物的动力，同时也是药物的溶剂和稀释剂。抛射剂的沸点应低于室温，常温下蒸气压大于大气压。当阀门打开时，容器内压力骤然降低，抛射剂急剧气化，克服了液体分子间引力，将药物分散成微粒，通过阀门系统抛射出来。抛射剂的沸点和蒸气压对制剂的成型、雾滴的大小、干湿、状态等起着决定性的作用。理想的气雾剂还应对机体无毒、无致敏性和刺激性；不易燃，不易爆炸，无色，无臭，无味，理化性质稳定，价廉易得。

目前常用的抛射剂主要有以下几类：

1. 氟氯烷烃类　目前常用的有三氯一氟甲烷（抛射剂 F_{11}）、二氯二氟甲烷（抛射剂 F_{12}）、二氯四氟乙烷（抛射剂 F_{114}）。常用氟氯烷烃类抛射剂的有关物理化学性质见表18-1。

表 18-1　　　　　　　　　　氟氯烷烃类抛射剂的有关物理化学性质

抛射剂		沸点 (℃)	蒸气压 (kPa,绝对压力)		液体密度 (g·ml⁻¹)		溶解度%(g·g⁻¹)	
化学名称 （分子式）	商品名		21.1℃	54.4℃	21.1℃	54.4℃	抛射剂在水中(21.1℃)	水在抛射剂中(54.4℃)
三氯一氟甲烷 (CCl_3F)	F_{11}	23.7	92.19	263.71	1.485	1.403	0.140	0.009
二氯二氟甲烷 (CCl_2F_2)	F_{12}	-29.8	585.48	1 351.40	1.325	1.191	0.040	0.008
二氯四氟乙烷 ($CClF_2-CClF_2$)	F_{114}	3.6	190.26	438.37	1.468	1.360	0.130	0.007

氟里昂类可受紫外线影响而分解出高活性元素氯，与臭氧发生作用而破坏大气臭氧层。国际社会为保护臭氧层，于1987年制定了《关于消耗臭氧层物质的蒙特利尔议定书》。我国已承诺到2010年完全停止氟里昂等产品的使用。因此，新型抛射剂的研究开发已成为气雾剂发展的当务之急。

2. 氢氟烷烃（HFA）　作为氟里昂的替代品，由于分子中不含氯，对臭氧层无破坏作用。用于气雾剂抛射剂的目前主要有四氟乙烷（HFA-134a）和七氟丙烷（HFA-227）。四氟乙烷在21℃时的蒸气压为490.2kPa，沸点为-26.1℃，密度为12.1g·ml⁻¹。七氟丙烷21℃时的蒸气压为296.5kPa，沸点为-17.0℃，密度为1.41g·ml⁻¹。两者的性状均与低沸点的氟里昂类似，在人体内残留少、毒性小。

3. 其他　主要有碳氢化合物和二甲醚。碳氢化合物如丙烷、正丁烷和异丁烷等。此类抛射剂价廉、化学性质稳定、密度低，但是由于易燃易爆不宜单独使用。二甲醚（DME）是一种无色气体，沸点 -24.9℃，室温下的蒸气压约为 0.5MPa，具水溶性和优良的溶剂性能，并且易压缩、冷凝或气化。缺点是易燃。

抛射剂的沸点和蒸气压关系到制剂的成型。单一的抛射剂一般不能符合要求，往往采用混合抛射剂。

混合抛射剂的蒸气压可以用拉乌尔定律计算。其原理是：在一定温度下，溶质的加入导致溶剂蒸气压下降，蒸气压下降与溶液中的溶质摩尔分数成正比；根据道尔顿气体分压定律，系统的总蒸气压等于系统中不同组分分压之和，由此可计算出混合抛射剂的蒸气压。

$$P_A = N_A \cdot P_A^0 = \frac{n_A}{n_A + n_B} \cdot P_A^0 \tag{18-1}$$

$$P_B = N_B \cdot P_B^0 = \frac{n_B}{n_B + n_A} \cdot P_B^0 \tag{18-2}$$

$$P = P_A + P_B \tag{18-3}$$

式中：P 表示混合抛射剂的蒸气压，P_A、P_B 分别表示抛射剂 A、B 的分压，P_A^0、P_B^0 分别表示纯抛射剂 A、B 的蒸气压，N_A、N_B 分别是抛射剂 A、B 的摩尔分数，n_A、n_B 分别是抛射剂 A、B 的摩尔数。

（三）耐压容器

气雾剂的容器应能耐压，对内容物稳定。目前主要以玻璃、塑料和金属等作为容器材料。理想的容器应具有耐腐蚀、不易破碎、美观价廉等特点。

1. 金属容器　特点是容量大，耐压力强，质地较轻，携带与运输均方便，但化学稳定性较差，须在容器的内壁涂以环氧树脂或乙烯基树脂等有机物质，以增强其耐腐蚀性能，或镀锡、银，但价格较贵。

2. 玻璃容器　目前多用外壁搪塑的玻璃瓶，一般用于压力和容积不大的气雾剂。搪塑液为聚氯乙烯树脂、苯二甲酸二丁酯、硬脂酸钙、硬脂酸、色素配成的黏稠浆液，以减轻因碰撞、震动造成的影响。

3. 塑料容器　特点是质轻、牢固，能耐受较高的压力，具有良好的抗撞击性和耐腐蚀性。但塑料容器有较高的渗透性和特殊气味，易引起药液变化。一般选用化学稳定性好，耐压和耐撞击的塑料，如热塑性聚丁烯对苯二甲酸酯树脂和缩乙醛共聚树脂等。

（四）阀门系统

阀门系统是气雾剂的重要组成部分。用以在密封条件下控制药物的喷射剂量。阀门种类较多，气雾剂的阀门系统一般由推动钮、阀门杆、封圈、弹簧、带有封圈的底盘、阀室、浸入管组成。如图 18-2 所示。

1. 封帽　通常是铝制品，内镀锡或涂以环氧树脂薄膜。其作用是将阀门固定于容器。

2. 推动钮　位于阀门杆顶端，是开启或关闭气雾剂阀门的装置。具有各种形状，上有一个小孔与喷嘴相连，小孔的大小与喷射率或粒子大小有关。

3. 阀门杆 阀门的轴芯，由塑料或不锈钢制成。上端有内孔和膨胀室，下端有一细槽（引液槽），供药液进入定量室之用。①内孔：阀门沟通容器内外的极细小孔，通常被弹性橡胶封圈封住，使容器内外不通。当揿动推动钮时，内孔与药液相通，容器内容物即通过内孔进入膨胀室而喷射出来。②膨胀室：位于内孔之上阀门杆内。当容器内容物由内孔进入此室时，骤然膨胀，使抛射剂气化，将药物分散，连同药物一起呈雾状喷出。

4. 封圈 由丁腈橡胶或氯丁二烯橡胶制成。其作用是封闭或打开阀门内孔。

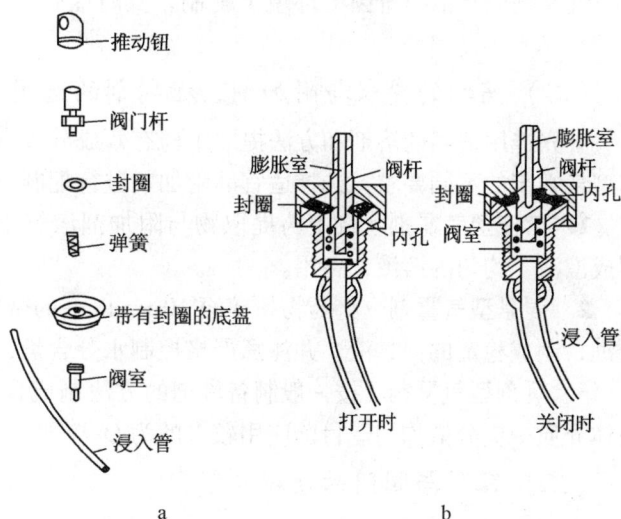

图 18-2 气雾剂阀门系统示意图
a. 阀门的配件　　b. 阀门的构造

5. 弹簧 一般用不锈钢制成。位于阀门杆下部，当推动钮按下或放开时，使阀门处于开启或关闭状态。

6. 浸入管 用聚乙烯或聚丙烯制成。其作用是将容器中内容物通过浸入管输送至阀门内。若不用浸入管，则使用时将容器倒置，按下推动钮即可喷出雾液。

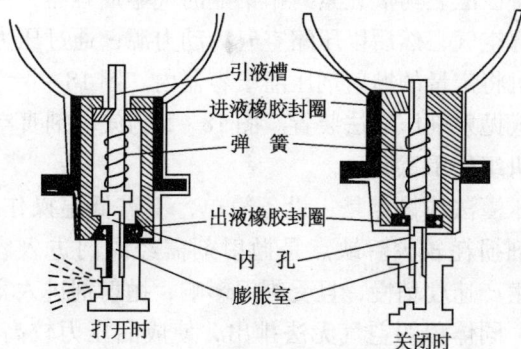

图 18-3 气雾剂定量阀门启开示意图

7. 定量室 也称定量小杯。其容量为气雾剂每揿一次的剂量（一般为 0.05~0.2ml）。气雾剂定量阀门的构造如图 18-3 所示。除具有一般阀门的部件如封帽、阀杆、内孔、膨胀室、橡胶封圈、弹簧和浸入管外，还有一个塑料或金属制的定量室或称定量小杯。它的容量决定每次用药剂量。

当阀门关闭时，定量室与内部溶液相通，药液进入并灌满定量室。按下推动钮，阀门打开，阀杆的内孔进入定量室，内容物立即喷射出来。与此同时，定量室与药液的通路被关闭，仅仅喷出定量室内的药液，如此往复，每按推动钮一次就可喷出定量的药物。

三、气雾剂的制备

（一）制备工艺流程

容器、阀门系统的处理与装配→中药的提取、配制与分装→填充抛射剂→质检→成品气雾剂应于洁净避菌的环境下配制，及时灌封。整个操作过程应注意防止微生物的污染。

（二）药物的要求与附加剂、抛射剂的选用

首先选用适当的溶剂和方法提取中药有效成分或有效部位。并按照溶液型、混悬型、乳剂型气雾剂的不同要求，选择适宜的附加剂进行配制。

1. 溶液型气雾剂　将中药提取物与附加剂溶解于溶剂中，必要时可加入适量潜溶剂，制成澄清、均匀的溶液，备用。

2. 混悬型气雾剂　将药物粉碎至 $10\mu m$ 以下的微粒，加入附加剂在胶体磨中充分混匀研细，制成稳定的混悬液，并注意严格控制水分含量，以免影响制品的稳定性。

3. 乳剂型气雾剂　按一般制备乳剂的方法制成合格、稳定的药物乳剂。乳剂型液滴在液体介质中应分散均匀。目前应用较多的为 O/W 型。

（三）容器与阀门的处理与装配

1. 气雾剂容器的处理　将洗净烘干并预热至120℃～130℃的玻璃瓶浸入搪塑液中，使瓶颈以下粘附一层浆液，倒置，于150℃～170℃烘干，备用。

2. 阀门零件的处理与装配　橡胶制品、塑料及尼龙零件用95%乙醇浸泡，干燥，备用。将定量杯与橡胶垫圈套合，阀门杆装上弹簧，与橡胶垫圈及封帽等按阀门结构组合装配。

（四）药物的分装与抛射剂的填充

1. 压灌法　为目前国内的主要制法。操作步骤是将已灌装药液轧紧封帽铝盖的气雾剂容器，抽去内部空气，然后以压缩空气为动力源，通过压力灌装机将定量的抛射剂压灌于容器内。图18-4为脚踏式抛射剂压灌法装置。图18-5为气雾剂真空灌装机组件示意图。

压灌法的特点是：设备简单，不需低温操作，抛射剂损耗较少。缺点是抛射剂需经阀门进入容器，生产速度稍慢，且受阀门影响，抛射剂进入容器后，同体积的空气无法排出，使成品压力较高，且在使用过程中压力的变化幅度较大。

2. 冷灌法　一般的操作步骤是首先制备药液，将冷却的药液灌入容器后随即加入已冷却的抛射剂；也可将药液和抛射剂同时灌入。灌入之后，立即装阀并轧紧。全部操作过程均在低温下进行。实验室装置见图18-6所示。

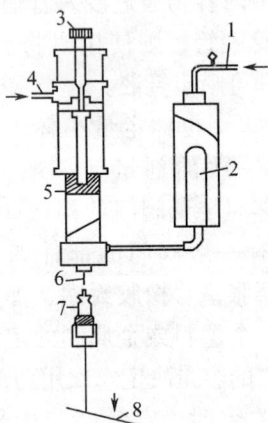

图18-4　脚踏式抛射剂压灌法装置示意图
1.抛射剂进口　2.滤棒　3.装置调节器
4.压缩空气进口　5.活塞　6.灌装针
7.容器　8.脚踏板

冷灌法的优点是：抛射剂直接灌入容器，速度快，对阀门无影响。因为抛射剂在敞开情况下进入容器，容器中的空气易于排出，成品压力较稳定。冷灌法的缺点是：需制冷设备及

低温操作，抛射剂损耗较多。含水产品不宜采用此法填充抛射剂。

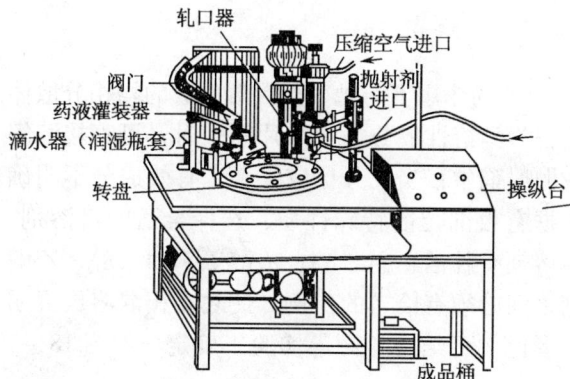

图 18-5　气雾剂真空灌装机组件示意图

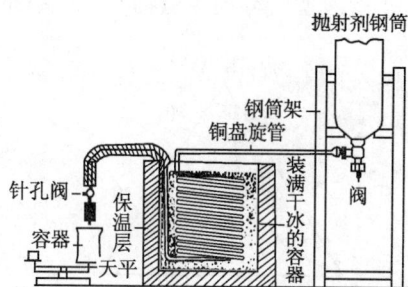

图 18-6　气雾剂冷灌法实验室装置示意图

四、举例

例1　咽速康气雾剂

[处方]　人工牛黄 30g　珍珠（制）30g　雄黄（制）20g　蟾酥（制）20g　麝香 20g　冰片 20g　乙醇适量　二氟二氯甲烷 5.0kg　制成 1000 瓶。

[制法]　以上 6 味，人工牛黄、珍珠、雄黄干燥后粉碎成极细粉。蟾酥、麝香以无水乙醇回流提取 3 次，回流时间分别为 3、2、1.5 小时，滤过，合并滤液，将冰片溶于其中，加入人工牛黄、珍珠、雄黄极细粉，以无水乙醇定容至 300ml，再加入 15% 非离子表面活性剂无水乙醇溶液 100ml，混溶后在不断搅拌条件下，定量分装于气雾剂耐压容器内，压盖后在 800~1000kPa 压力下向瓶内压入经微孔滤膜滤过的抛射剂 F_{12}，即得。

[功能与主治]　解毒、消炎、止痛。用于时疫白喉、咽喉肿痛、单双乳蛾、喉风喉痛、烂喉丹痧。

[用法与用量]　喷雾吸入。每次喷射 3 下，一日 3 次。或遵医嘱。

[贮藏]　阴凉处密闭保存。

[注]　孕妇禁用。

例2　妇得康泡沫气雾剂

[处方]　苦参总生物碱 5.5g，十二醇硫酸钠 0.15g，十八醇 0.20g，羊毛醇 0.15g，甘油 5.0g，蒸馏水加至 22g。F_{12} 5.5~7.5g。

[制法]　将苦参总碱用水溶解后，用 5mol·L^{-1} 盐酸中和至 pH8.0，另将十二醇硫酸钠、十八醇、羊毛醇、甘油置水浴中熔化后，倾入苦参总碱水溶液中，搅拌均匀后加水至全量，灌入已搪塑并清洗烘干的 30ml 玻璃瓶内，装上阀门轧紧，用压灌法压入 F_{12}，摇匀即得。

[注]

(1) 本品为泡沫气雾剂，用前需振摇。

(2) 本品为阴道用气雾剂，应在喷头上安装接合器方可使用。

五、各类气雾剂的设计要求

（一）溶液型气雾剂

溶液型气雾剂为药物溶于抛射剂中或在潜溶剂的作用下与抛射剂混溶而成的均相分散体系。当药物为醇溶性成分（如冰片等）时，可直接溶解于乙醇或抛射剂中；当成分比较复杂，有效成分不明确时，应依据有效部位的特殊性质，选择合适的潜溶剂。常用的潜溶剂有甘油、丙二醇、乙醇等。丙二醇、乙醇和抛射剂之间必须有恰当的比例，使之互相混溶成澄明溶液，三者比例可结合相图等实验来确定，如图18-7所示。

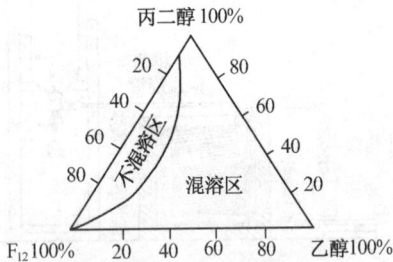

图18-7   F12-丙二醇-乙醇三组分相图

（二）混悬液型气雾剂

混悬液型气雾剂（也称粉末气雾剂），是指药物固体细粉分散于抛射剂中形成的非均相分散体系。打开阀门时，药物呈粉末状喷出。设计时应注意以下几点：①控制水分在300ppm以下，否则贮存过程会使药物相互凝聚及粘壁，影响剂量的准确性。制备前需将混悬物充分干燥。②药物粒径应控制在$10\mu m$以下。药物粒径过大时，会堵塞阀门系统，影响给药剂量；同时药物粒径越小，比表面积越大，有利于药物的吸收。③加入表面活性剂可增加体系的物理稳定性，在高度分散的细粉表面形成一层单分子膜，防止药物凝聚和重结晶化，且增加阀门系统的润滑和封闭性能。常用的有非离子型表面活性剂，应选用HLB值小于10（最好在1~5之间）的混合表面活性剂，如司盘-85和油酸乙酯等。④应调节抛射剂与混悬固体微粒的密度等同。

（三）乳状液型气雾剂

乳状液型气雾剂（也称泡沫型气雾剂），是指药物、抛射剂在乳化剂作用下，经乳化制成的乳状液型气雾剂。药物呈泡沫状喷出。设计时应注意以下几点：①抛射剂的选择。当抛射剂的蒸气压高且用量多时，可得黏稠、有弹性的泡沫，射程亦远；当抛射剂的蒸气压低且用量少时，则得柔软、平坦的湿泡沫。所以应根据需要，采用适宜的混合抛射剂，使泡沫稳定持久或快速崩裂而成药物薄膜。抛射剂用量一般为8%~10%，若喷出孔直径小于0.5mm时，用量为30%~40%。②乳化剂的选用。应根据药物性质和治疗需要，选择合适的乳化剂。

六、气雾剂的质量检查

1. 容器和阀门检查   气雾剂容器和阀门各部件尺寸精度和溶胀性应符合要求，不与中药提取物或附加剂发生理化反应，能耐压。

2. 泄漏和爆破检查   要进行泄漏和爆破检查，以确保使用安全。

3. 喷射试验和装量检查   除另有规定外，气雾剂应能喷出均匀的细雾状雾滴或雾粒。其中非定量阀门气雾剂应做喷射速率和喷出总量检查；定量阀门气雾剂应做每瓶总揿次数、每揿喷量或每揿主药含量检查。详见《中国药典》2005 年版一部附录 I Z 气雾剂、喷雾剂项下。

4. 粒度检查 吸入用混悬型气雾剂应作粒度检查，照粒度检查法（《中国药典》2005 年版一部附录 I Z）检查，应符合规定。

5. 无菌检查 用于烧伤或严重创伤的气雾剂应作无菌检查，照无菌检查法（《中国药典》2005 年版一部附录 XIII B）检查，应符合规定。

6. 微生物限度检查 除另有规定外，照微生物限度检查法（《中国药典》2005 年版一部附录 XIII C）检查，应符合规定。

第二节　喷雾剂与粉雾剂

一、概述

（一）喷雾剂与粉雾剂的含义

1. 喷雾剂（sprays） 是指不含抛射剂，借助手动泵的压力将内容物以雾状等形态喷出的制剂。抛射药液的动力是压缩在容器内的气体，但并未液化。当阀门打开时，压缩气体膨胀将药液压出。药液本身不气化，压出的药液呈细滴或较大液滴，若内容物为半固体，挤出时则成条状。

2. 粉雾剂（powder aerosols） 系指借特制的给药装置，将微粉化的药物，由患者主动吸入或喷至腔道黏膜的制剂。

（二）喷雾剂与粉雾剂的分类

喷雾剂按内容物组成分为溶液型、乳剂型、混悬型或凝胶型。按给药途径分为呼吸道吸入、皮肤或黏膜给药等。

粉雾剂分为吸入型和非吸入型粉雾剂。吸入型粉雾剂又称干粉吸入剂，是一种借助患者的吸入气流，将装载于吸入装置内的药物或载体微粉，吸入呼吸道或肺部而起治疗作用的制剂。

非吸入型粉雾剂是通过特制的给药装置，将药物微粉喷至腔道黏膜的制剂。

（三）喷雾剂与粉雾剂的特点

与气雾剂相比，喷雾剂具有以下特点：

1. 喷雾剂不含抛射剂，可避免对大气层的污染。
2. 增加了药物的稳定性，减少了副作用与刺激性。
3. 简化了处方与生产设备，降低了成本，提高了生产安全性。

喷雾剂操作比较简便，适用于咽炎、口腔炎、支气管炎或皮肤、黏膜、舌下、鼻腔疾患。近年来研究表明，以喷雾剂喷鼻给药比滴鼻剂吸收快，生物利用度高。滴鼻剂给药往往使药物沉积在鼻腔后部的鼻咽部，而喷雾给药则使药液沉积在鼻腔的前部，且以小滴分散，清除速率比纤毛运动慢，有时还逆向转运，因此反复使用喷雾剂较滴鼻剂对鼻黏膜引起的病理变化少得多。

由于压缩气体在使用过程中随内容物的减少而减少，容器内压力随之下降，使得喷射雾滴大小及喷射量难以维持恒定。因此，药用受到局限。借助手动泵的压力喷射药物喷雾剂，喷射的雾滴粒径较大，多以局部应用为主。

二、喷雾剂与粉雾剂的制备

（一）中药的提取

应根据中药有效成分的性质采用适当的浸出方法提取与纯化，以有效成分单体或有效部位为原料较适宜。

（二）压缩气体的选择

喷雾剂常用的压缩气体有 CO_2、N_2O、N_2，其有关物理性质见表 18－2。

表 18－2　　　　　　　　　　压缩气体的物理性质

化学名	分子式	分子量	沸点（℃）	蒸气压（表压 kPa,21.1℃）	可燃性
二氧化碳	CO_2	44.0	-78.3^a	5767	无
一氧化二氮	N_2O	44.0	-88.3	4961	无
氮气	N_2	28.0	-195.6	3287^b	无

注：a 升华；b 临界温度 -147.2℃。

制备喷雾剂时，要施加较液化气体高的压力，一般在 61.8～686.5kPa 表压的内压，以保证内容物能全部用完，因此对容器的牢固性要求较高，必须能抵抗 1029.7kPa 表压的内压。

内服的喷雾剂大都采用氮气或二氧化碳等压缩气体为抛射药液动力。其中氮气的溶解度小，化学性质稳定，无异臭。但二氧化碳的溶解度较高，并能改变药剂的 pH 值，使其应用受到局限。

压缩气体在使用前还应经过净化处理，净化处理方法可参照注射剂中填充气体的净化工序。

（三）附加剂

喷雾剂的附加剂包括增溶剂、助溶剂、防腐剂及 pH 值调节剂等，附加剂均应符合药用规格，必要时经过纯化后使用。粉雾剂常用载体为乳糖、葡聚糖、甘露醇、木糖醇等，主要用于改善药物微粉的流动性、表面电性、吸湿性等。

（四）喷雾剂的装置

以压缩气体为动力的喷雾剂，喷雾装置由容器与阀门系统组成。一般选用金属容器，如不锈钢容器或马口铁制的容器，后者内壁涂以聚乙烯树脂作底层、环氧树脂作外层的复合防护膜，可大大提高其耐腐蚀性。同时应对容器逐个进行耐压试验，以确保使用安全。

其阀门系统与气雾剂相同，但阀杆的内孔一般有 3 个，且比较大，以便于物质的流动。

图 18 - 8 为国产喷雾剂的非定量阀门系统示意图。有的也装有定量阀门。阀门系统的处理与安装方法与气雾剂相同。

目前常用的喷雾剂是利用机械或电子装置制成的手动泵进行喷雾给药的。这些喷雾给药装置通常由手动泵和容器两部分组成。

喷雾剂的手动泵是采用手压触动器产生的压力使器内药液以雾滴、乳滴或凝胶等形式释放的装置。

常用的容器有塑料瓶和玻璃瓶两种。喷雾剂装置中各组成部件均应采用无毒、无刺激性和性质稳定的材料制成。

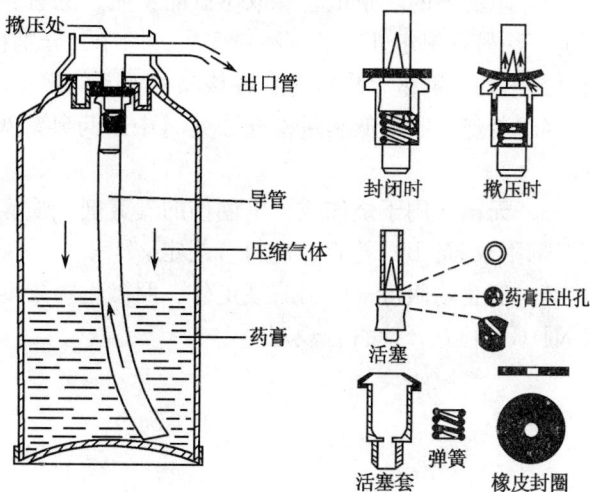

图 18 - 8 喷雾剂及阀门系统

（五）喷雾剂药液的配制与分装

一般将中药提取物与附加剂加水即可配制成所需的分散体系。分为溶液型、混悬型和乳剂型。

药液配制后，经过质量检查，定量分装在已处理好的容器内，装上手动泵即可。使用压缩气体的喷雾剂则安装阀门，轧紧封帽，压入压缩气体，即得。

此外，还有超声波等各种雾化器，可将药液雾化后供患者吸入治疗。因其不属于制剂在此不作讨论。

（六）粉雾剂的制备

粉雾剂的工艺流程为：

原料药物→微粉化→与载体等附加剂混合→装入胶囊、泡囊或特殊装置→质检→包装→成品

三、喷雾剂与粉雾剂的质量检查

1. 外观 溶液型喷雾剂的药液应澄清。乳剂型液滴在液体介质中应分散均匀。混悬型应将药物细粉和附加剂充分混匀、研细，制成稳定的混悬液。在制备过程中，必要时应严格控制水分，防止水分混入，以免影响制品的稳定性。吸入用喷雾剂和粉雾剂的药粉粒度应控制在 $10\mu m$ 以下，大多数应为 $5\mu m$ 左右，一般不使用中药细粉。

2. 吸入用喷雾剂与粉雾剂的粒度检查 取供试品 1 瓶，充分振摇，除去帽盖，试喷数次，擦干，取清洁干燥的载玻片 1 块，置距喷嘴垂直方向 5cm 处喷射 1 次，用约 2ml 四氯化碳小心冲洗载玻片上的喷射物，吸干多余的四氯化碳，待干燥，盖上盖玻片，移置具有测微尺的 400 倍显微镜下检视，上下左右移动，检查 25 个视野，计数，药物粒子大多数应在 $5\mu m$ 左右，大于 $10\mu m$ 的粒子不得超过 10 粒。

3. 喷雾剂的喷射试验　取供试品 4 瓶，除去帽盖，分别揿压试喷数次后，擦净，精密称定，除另有规定外，揿压喷射 5 次，擦净，分别精密称重，按上法重复操作 3 次，计算每瓶每揿平均喷射量，均应符合各该品种项下的规定。

4. 装量　照最低装量检查法（《中国药典》2005 年版一部附录ⅫC）检查，应符合规定。

5. 无菌　用于烧伤或严重创伤的气雾剂、喷雾剂照无菌检查法（《中国药典》2005 年版一部附录ⅩⅢ B）检查，应符合规定。

6. 微生物限度　除另有规定外，照微生物限度检查法（《中国药典》2005 年版一部附录ⅩⅢ C）检查，应符合规定。

第十九章

其 他 剂 型

学习要求：

1. 掌握膜剂的处方组成及制备方法。

2. 熟悉膜剂成膜材料的性质与选用；熟悉海绵剂的特点与质量要求。

3. 了解烟剂、烟熏剂、香囊（袋）剂、离子透入剂与沐浴剂的特点及应用；了解丹药的特点、制备和防护措施；了解锭剂、糕剂、钉剂、线剂、条剂、灸剂、熨剂与棒剂的含义与用法。

第一节 膜 剂

一、膜剂的含义与特点

膜剂（pellicle）系指药物与适宜的成膜材料经加工制成的膜状制剂。膜剂厚度一般为 0.1～1mm 左右，其大小和形状可根据临床需要及用药部位而定。多剂量的膜剂应分格压痕，并能按压痕撕开。膜剂可供口服、口腔、舌下、眼结膜囊、鼻腔、阴道、体内植入、皮肤和黏膜创伤、烧伤及炎症表面覆盖等多种给药途径。膜剂主要作局部治疗，但随着透皮给药系统的发展，一些膜剂尤其是鼻腔、皮肤用膜剂亦可起到全身作用。近年来，国内对中药膜剂进行了大量研究和试制，如复方青黛膜、丹参膜、肤康烧伤膜、万年青苷膜等，其中某些品种已正式投入大量生产。

膜剂具有以下优点：①制备工艺简单，易于掌握；既适于制备医院制剂，又适于工业化生产。特别是生产时无粉尘飞扬，有利于劳动保护。②药物含量准确、质量稳定、疗效好。③使用方便，适合多种给药途径应用。④采用不同的成膜材料可制成不同释药速度的膜剂。⑤多层复方膜剂可避免药物间的配伍禁忌和分析上药物成分的相互干扰。⑥膜剂成膜材料少，可以节约辅料和包装材料。⑦重量轻、体积小，便于携带、运输和贮存。

膜剂的主要缺点是不适用于剂量较大的药物，应用品种受到一定的限制。

二、膜剂的分类

（一）按结构类型分类

1. 单层膜剂 单层药物膜制剂均属此类。

2. 多层膜剂 系由多层药膜叠合而成，旨在避免药物间的配伍禁忌问题、分析上的药物成分相互干扰或掩盖药物的不良臭味。

3. 夹心膜剂 属控释给药系统，系由二层不溶性的高分子膜分别作为背衬膜和控释膜，中间夹着含药膜（药库）。眼用膜、阴道避孕膜、牙用膜、口腔贴膜均可制成夹心膜。

（二）按给药途径分类

1. 口服膜剂　通过口服经胃肠道吸收，如丹参膜。

2. 口腔用膜剂　包括口含膜、舌下膜和口腔贴膜等。

3. 眼用膜剂　用于眼结膜囊内，治疗眼睑炎、眼结膜炎、青光眼等。眼用膜剂可克服滴眼剂药物保留率低，眼膏剂使眼部不适的缺点，并可使药效维持较长时间。

4. 鼻用膜剂　如治疗干性鼻炎出血的白及、麻黄药膜；治疗急慢性鼻炎、鼻窦炎的复方辛夷花药膜。

5. 阴道用药膜　如治疗宫颈糜烂的复方黄连膜；治疗常见性病及阴道炎、宫颈炎的中药博性康速溶膜等。

6. 植入膜剂　为植入人体的无菌控释膜剂。药物作用时间长，治疗完成或因故终止治疗可取出弃去。由于膜剂植入和取出时对局部皮肤组织有损伤，现已少用。

7. 皮肤外用膜剂　用于皮肤创伤、烧伤及炎症表面覆盖与治疗。如中西药物复方制剂"灼创贴"既可敷伤，又有抗菌、消炎、吸收渗出液、止痛和促进创面愈合作用。

（三）按外观分类

有透明膜剂和不透明膜剂2种。

三、膜剂原辅料的要求与准备

（一）原料的要求与准备

膜剂原料的质量规格必须符合药用标准规格。药物如为水溶性，应与成膜材料制成具有一定黏度的溶液；药物如为水不溶性，应粉碎成极细粉，并与成膜材料等混合均匀。处方中量较大的中药应选用水提醇沉法、渗漉法等方法提取与纯化，再浓缩成稠膏或制成干粉后备用。含芳香性成分的中药一般采用双提法提取，备用。

（二）辅料的要求与准备

1. 成膜材料　理想的成膜材料应具有以下特点：①无毒无刺激性，性质稳定，与药物不起作用。②用于皮肤、黏膜、创伤、溃疡或炎症部位，应不妨碍组织愈合，吸收后不影响机体正常的生理功能，在体内能被代谢或排泄，不影响药效。长期使用无致癌、致畸、致突变等不良反应。③成膜性和脱膜性良好，成膜后具有一定的机械强度、柔性和弹性。④价格便宜，来源丰富，使用方便。

常用的成膜材料都是天然的或合成的高分子化合物。目前常用的天然高分子物质有淀粉、糊精、纤维素、明胶、虫胶、阿拉伯胶、琼脂、海藻酸、玉米朊、白及胶等。其中白及胶是中药白及所含的黏液质，本身具有止血、消炎、收敛功效。故用它作防治口腔或鼻腔溃疡等疾病的膜剂成膜材料较为理想。制膜后具有很好的柔软性，能承受一定拉力，遇水迅速膨胀，在患部可形成保护膜层。白及胶的提取方法如下：①将白及加工成豆粒大小，称取适量，加入其8倍量的蒸馏水浸泡3日（必要时加防腐剂），经常搅拌使充分胶溶；②浸液用单层纱布滤过，并挤出药渣中余汁；③将药渣捣烂加入滤液中重新浸泡1昼夜，再用2～3层纱布滤过，滤液合并，备用。白及胶制膜、脱膜性能的优劣，关键在于白及浆液的制

第十九章 其他剂型 397

備。当白及与水的比例为 1 : 8 时制得的浆液黏度大，成膜性能好，拉力强。

合成高分子物质常用的有纤维素衍生物、聚乙烯胺类、乙烯 - 醋酸乙烯衍生物、聚维酮、聚乙烯醇等。其中聚乙烯醇的成膜性能及膜的抗拉强度、柔韧性、吸湿性和水溶性最佳。

（1）聚乙烯醇（polyvinyl alcohol，PVA） 是由醋酸乙烯酯聚合后，经氢氧化钾醇溶液降解（降解的程度称为醇解度）后制得的高分子物质。PVA 的性质主要由其聚合度和醇解度来决定，其聚合度和醇解度不同则有不同的规格和性质。国内采用的 PVA 有 05 - 88 和 17 - 88 等规格，平均聚合度分别为 500 ~ 600 和 1700 ~ 1800，以 "05" 和 "17" 表示。其分子量分别为 22000 ~ 26400 和 78400 ~ 79200。两者醇解度均为 88% ± 2%，以 "88" 表示。两种成膜材料均能溶于水，但 PVA$_{05 ~ 88}$ 聚合度小，水溶性大而柔韧性差；PVA$_{17 ~ 88}$ 聚合度大，水溶性小而柔韧性好。二者以适当比例（如 1 : 3）混合使用则能制得性能优良的膜剂。

PVA 对眼黏膜和皮肤无毒、无刺激，是一种安全的外用辅料。口服后在消化道中很少吸收，80% 的 PVA 在 48 小时内随大便排出。PVA 在体内不分解亦无生理活性，但迄今美国食品和药物管理局（FDA）对其可否作为口服用药剂辅料尚未予明确，也不允许作为食品添加剂使用。可能是因为 PVA 吸收的部分在体内排泄缓慢，大量蓄积会导致心、肝、肾损害。PVA 为工业用规格时需经过纯化，即用 85% 乙醇浸泡过夜，滤过，压干，再同法浸泡 1 次，滤过，压干后，烘干即可。

（2）乙烯 - 醋酸乙烯共聚物（ethylene vinylacetate copolymer，EVA） 也是常用的成膜材料。是乙烯和醋酸乙烯在过氧化物或偶氮异丁腈引发下共聚而成的水不溶性高分子聚合物。EVA 的性能与其分子量及醋酸乙烯含量有很大关系。随着分子量的增加，共聚物玻璃化温度和机械强度也增大。在分子量相同时，则醋酸乙烯比例越大，材料的溶解性、柔软性和透明度越大；反之，若共聚物中醋酸乙烯量下降，则其性质向聚乙烯转化。控释膜多用本品作膜材。

2. 增塑剂 常用的有甘油、三醋酸甘油酯、山梨醇等。能使制得的膜柔软并具有一定的抗拉强度。增塑剂的质量标准应符合药用标准规格。

3. 其他辅料 有着色剂、遮光剂、矫味剂、填充剂、表面活性剂等。着色剂常用食用色素；遮光剂常用二氧化钛（TiO$_2$）；矫味剂有蔗糖、甜叶菊糖苷等，制备口含膜剂时用；填充剂有碳酸钙（CaCO$_3$）、二氧化硅（SiO$_2$）、淀粉等，制备不透明膜剂用；表面活性剂常用的有聚山梨酯 - 80、十二烷基硫酸钠、豆磷脂等，在处方中起润湿剂的作用。除食用色素应符合食用规格外，其他辅料都应符合药用规格。

四、膜剂的制备

膜剂应在清洁避菌的环境中配制，注意防止微生物的污染。所用的器具等必须用适当的方法清洁、灭菌；眼用膜及皮下植入膜应在超净工作台上配制，并根据药物及成膜材料的性质选用适宜方法灭菌。

（一）膜剂的处方组成

涂膜法制膜多以 PVA 等成膜材料为载体，其处方组成如下：

主药	0%～70%（g·g^{-1}）
着色剂（色素，TiO$_2$等）	0%～2%
成膜材料（PVA等）	30%～100%
增塑剂（甘油、山梨醇等）	0%～20%
表面活性剂（聚山梨酯－80、十二烷基硫酸钠、豆磷脂等）	1%～2%
填充剂（CaCO$_3$、SiO$_2$、淀粉等）	0%～20%
矫味剂（甜叶菊糖苷等）	适量
脱膜剂（液体石蜡等）	适量

（二）膜剂的制备

膜剂的制备方法国内主要采用涂膜法，其工艺流程如下：

溶浆→加药、匀浆（脱泡）→涂膜→干燥、灭菌→分剂量、包装。

1. 溶浆　取成膜材料加水或其他适宜的溶剂浸泡使溶解，必要时于水浴上加热，溶解，滤过。

2. 加药、匀浆（脱泡）　药物为水溶性者可直接与着色剂、增塑剂及表面活性剂等一起加入上述浆液中，搅拌使溶解；药物为非水溶性者，须研成极细粉或制成微晶，再与甘油或聚山梨酯研匀，与浆液搅匀，静置一定时间，除去气泡。

3. 涂膜　将除去气泡的药物浆液置入涂膜机如图19－1所示的料斗中，浆液经流液嘴流出，涂布在预先涂有少量液状石蜡的不锈钢平板循环带上，使成厚度和宽度一致的涂层。

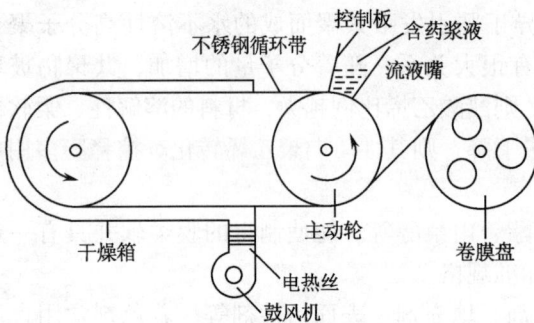

图19－1　涂膜机示意图

4. 干燥、灭菌　涂层经热风（80℃～100℃）干燥，迅速成膜，到达主动轮后，药膜从循环带上剥落，进而被卷入卷膜盘上。

手工制备可同法进行溶浆、加药匀浆，再将浆液倾于经计算面积并涂有液状石蜡的洁净玻璃板上，用适宜的工具推刮成厚度均匀的薄层，根据药物的性质选择适宜的方法干燥，分剂量，灭菌，即得。

5. 分剂量、包装　干燥后的药膜经含量测定，计算单剂量的药膜面积。按单剂量面积分割、包装，即得。大生产时，由卷膜盘将药膜带入并烫封在聚乙烯薄膜或涂塑铝箔、金属箔等包装材料中，按剂量热压或冷压划痕成单剂量的分格，再行包装即得。

除涂膜法外，膜剂尚可应用热塑法、挤出法及延压法等方法制备。

五、膜剂的质量评定

1. 外观检查　膜剂应完整，光洁，厚度一致，色泽均匀，无明显气泡。多剂量的膜剂，分格压痕应均匀清晰，并能按压痕撕开。

2. 重量差异　膜剂的重量差异限度应符合《中国药典》2005年版（二部）附录ⅠM

膜剂项下有关规定，见表19-1。

3. 定性检查 取规定量的膜片，剪碎，按《中国药典》规定的方法进行鉴别试验，应符合规定。

表19-1 膜剂的重量差异限度表

膜剂的平均重量	重量差异限度
0.02g 及 0.02g 以下	±15%
0.02g 以上至 0.20g	±10%
0.20g 以上	±7.5%

4. 含量测定 取规定量的膜片，剪碎，按《中国药典》规定的方法进行含量测定，应符合规定。

5. 含量均匀度检查 取供试品10片，照各该药膜剂项下规定的方法，分别测定含量，其平均含量应符合规定。

6. 微生物限度 按《中国药典》2005年版（二部）附录XI J微生物限度检查法，每 10cm^2 不得检出金黄色葡萄球菌、铜绿假单胞菌、大肠埃希菌、活螨。对膜剂中的细菌及霉菌数根据给药部位不同应符合规定。

膜剂所用的包装材料应无毒、易于防止污染、使用方便，并不能与药物或成膜材料发生理化作用。

膜剂宜密封保存，防止受潮、发霉变质。

六、举例

例 复方青黛膜

[处方] 复方青黛散5.0g 羧甲基纤维素钠溶液（1∶10）92.0ml 丙二醇3.0g

[制法] 取复方青黛与羧甲基纤维素钠溶液研匀，加入丙二醇研匀后，放置除去气泡，涂布于平板玻璃上制膜，使总面积为900cm^2，70℃干燥1小时，脱膜，剪成适当大小，封装于适宜包装材料中，即得。

[功能与主治] 消炎、生肌。用于口腔溃疡及烧烫伤、创伤引起的溃疡等。

[用法与用量] 局部贴用，用量酌情而定。

[注] 复方青黛散系由青黛20g、牛黄10g、龙胆草10g、甘草10g、薄荷脑10g、枯矾20g、黄柏10g、煅石膏9g、冰片20g组成。其制法：先将龙胆草、甘草、枯矾、黄柏、煅石膏分别研为最细粉备用。加入薄荷脑与冰片研匀后，再加入青黛和牛黄研匀，然后依次加入龙胆草、甘草、枯矾、黄柏及煅石膏的最细粉，研匀，过六号筛。

第二节 海绵剂

一、海绵剂的特点与应用

海绵剂（spongia）系指采用亲水胶体溶液经发泡、固化、冷冻、干燥制成的海绵状固体灭菌剂型。其特点是具有极强吸水性，多用作外科辅助止血，消炎，止痛剂。

海绵剂一般为块状，但亦有粉状、颗粒状或纸状者。通常分为两类：一是用蛋白质为原料制成的，如明胶海绵、血浆海绵、纤维蛋白海绵；二是用碳水化合物为原料制成的，如淀粉海绵。淀粉海绵质地松脆易碎；明胶海绵质地柔软，止血效果好，临床应用较多。含药明胶海绵是在明胶海绵中加入止血、消炎、止痛等药物或中药提取物，可提高止血效果，并具有消炎止痛等综合作用。如将强效抗厌氧菌药替硝唑制成海绵剂置于拔牙创窝内，能有效预防拔牙术后干槽症的发生。

海绵剂多半属胶原物质，用于血管破损处即可堵塞血液外流，促进血栓形成，加速血液凝固。同时它大量吸收水分后体积膨胀，对出血创面起相当大的均匀的机械压迫作用，使出血停止。

近年来还发展了阴道海绵塞，由聚氨基甲酸酯（polyurethane）做成蘑菇状的海绵，一侧为凹面，一侧为平面，有一条带子固定于两侧可做牵引。海绵中吸附药物，使用时将此海绵的含药凹面紧贴子宫颈口，条带在下以便用后取出。

二、海绵剂的质量要求

理想的海绵剂应质软、疏松、有弹性，不溶于水，吸水性强而不易破碎，遇水能迅速润湿变软，并应无菌、无刺激、无过敏反应，止血迅速，能被机体组织完全吸收，原料易得，成本低廉，制备简便，易于贮藏。

海绵剂的质量检查项目包括：

1. 吸水力 取本品约 $1cm \times 1cm \times 0.5cm$，精密称定，浸入 $20℃$ 的水中，用手指轻柔，注意不使破损，俟吸足水分，用小镊子轻轻夹住一角，提出水面停留 1 分钟后，精密称定，吸收的水分不得少于供试品的 35 倍（成品优良者可以达 50 倍）。

2. 炽灼残渣 取本品 $0.1g$，按《中国药典》2005 年版一部附录炽灼残渣项下检查，遗留残渣不得超过各类海绵剂的规定量。

3. 无菌 取本品约 $0.1g$，按《中国药典》2005 年版一部附录无菌检查法项下检查，应符合规定。

4. 消化试验 取成品 3 块，每块重约 $45 \sim 50mg$，置蒸馏水中，吸足水分后用滤纸吸去多余的水分，分别移置于 $37℃$ 的胃蛋白酶溶液 100ml 中（胃蛋白酶1g，加 $0.1mol \cdot L^{-1}$ 盐酸溶液 100ml），$37℃$ 恒温振荡，直至完全消化，三块样品的平均消化时间应不超过 80 分钟。

除另有规定外，海绵剂应遮光、密封贮存。

三、海绵剂的制备

（一）吸收性明胶海绵

制备明胶海绵工艺流程：配料→打泡与固化→冷冻→干燥→灭菌→包装。

［处方］ 明胶 60g 37%（$g \cdot g^{-1}$）甲醛溶液 6ml 蒸馏水 550ml。

［制法］

（1）配料 取粒状明胶 60g，加水 500ml 浸泡约 1 小时，待膨胀软化后，水浴加热至 $40℃ \sim 50℃$ 使溶解，趁热用 2 号垂熔玻璃漏斗抽滤，将胶液冷至 $32℃ \sim 38℃$ 保温备用；另取甲醛溶液 6ml，加水 50ml 稀释，备用。

（2）打泡与固化 将上述胶液和已稀释的甲醛溶液，同时倒入打泡筒内，用打泡机（转速每分钟 800 ~ 900 转）打泡 10 ~ 15 分钟，使充分发泡，待泡沫均匀细腻后，迅速分装于带有麻布衬垫的长方形扁平的金属盒内。

（3）**冰冻**　将上述金属盒于 – 10℃冰冻 48 小时或 – 20℃冰冻 24 小时。

（4）**干燥**　取出冰冻海绵于室温自然解冻，轻轻挤压除去水分，移至烘箱 36℃鼓风干燥（约 3 ~ 4 天），移置石灰干燥箱中干燥，备用。

（5）**灭菌与包装**：取出干燥明胶海绵，切去表面与边缘较坚硬及有气泡的部分，分割成小块，或制成粉末或颗粒，包装于纸袋中，120℃干热灭菌 2 小时，再以无菌操作法装入塑料袋中密封，即得。

［作用与用途］　局部止血剂。用于创口渗血区止血。

［用法与用量］　外用，将本品贴敷于出血创面压迫止血。也可剪成所需形状，浸入灭菌生理盐水中，临用时挤尽液体后使用。

［注］

（1）本品为白色或微黄色、质轻软而多孔的海绵体，具强吸水性，一般能吸收其自身重量 50 倍的水或自身重量 48 倍的含枸橼酸钠的血液，能耐 140℃以下高温，不溶于水，在水中虽搓揉也不易破裂，但能迅速润湿而变软。

（2）胶液的浓度一般配成 10% 左右，可根据明胶黏度及气候适当调整，但胶液浓度过低时不易成型。

（3）打泡直接影响成品的质量。用打泡机打泡效果好，若采用其他搅拌机打泡需时较长，打泡时转速可根据胶黏度及打泡机效率加以适当调整，速度太快有时效率反而差。溶解明胶的温度不宜过高，以 40℃ ~ 50℃为宜，温度过高可导致溶液黏度降低而使成品松软，过低则易凝结而不发泡。

（4）甲醛溶液作固化剂，明胶与甲醛溶液混合后，搅拌必须迅速。甲醛用量过多，会使成品的消化时间过长，且易发脆、破裂；如用量过少，则泡沫不能完全固定，以致不能形成海绵体。

（5）固化后冰冻要彻底，使明胶网状结构固定而不变形。如采用烘箱干燥，必须注意温度逐渐上升，且不宜超过 36℃，避免成品外部坚硬、内部松软。

（6）灭菌前必须充分干燥，否则高温时蛋白质遇水而变性，使海绵体积缩小，呈卷曲状而无弹性，影响吸水性能。

（二）含药明胶海绵

本品一般是在明胶海绵中加入具有止血、消炎及止痛作用的药物，以提高止血效果，并产生消炎止痛的综合药效。含药明胶海绵的制备，药物大多是在制备明胶海绵的过程中加入，也有将药物与明胶海绵粉末拌匀制成。

例　复方大黄止血粉

［处方］　大黄 20g　羊蹄 20g　白鲜皮 20g　苎麻 20g　明胶 100g　呋喃西林 1g　硫柳汞 0.1g　盐酸普鲁卡因 1g　甲醛（37%，$g \cdot g^{-1}$）5ml　蒸馏水适量

［制法］　取大黄、羊蹄、白鲜皮、苎麻适当粉碎，以水为溶剂，渗漉法提取，收集渗漉液约 400ml，备用。另取明胶加蒸馏水 550ml 浸泡，膨胀软化后移至水浴加热溶解，趁热滤过。滤液中加入呋喃西林、硫柳汞、盐酸普鲁卡因及上述渗漉液，待冷至 32℃左右，再加入用水约 150ml 稀释的甲醛溶液，打泡，至体积增大 8 ~ 10 倍时，倒入垫有麻布的金属盒中，经鼓风干燥后粉碎，过 4 号筛，100℃充分干燥，分装于干燥的小瓶内，再以 115℃干热灭菌 1 小时，即得。必要时也可切成薄片（止血纸）或圆柱形（止血栓），供临床使用。

［作用与用途］　辅助止血剂。用于外科手术或外伤止血。

［用法与用量］　外用，取适量粉末，填塞伤口或出血点。

［注］

（1）胶液中加入药物溶液往往影响起泡与成型。因而制备含药海绵剂时应对胶液的浓度、甲醛的用

量、溶解药物的溶剂和中药浸出物的性质予以注意。

（2）打泡时应注意：体积增大至 8～10 倍即可停止，否则体积增加过大，则成品粉末过轻，影响止血效果。

（三）淀粉海绵

淀粉海绵是由淀粉经糊化、冷冻、脱水及干燥等步骤制成。

例　淀粉海绵

［处方］　淀粉 15g　蒸馏水 100ml

［制法］　取淀粉，加蒸馏水适量，搅拌混合成 5%～12% 混悬液，在水浴上加热至 70℃～100℃，不断搅拌，使成均匀透明的淀粉浆。倾入大小适宜的方格盘中，冷至室温。再置于冰箱中，于 -2℃～-4℃冰冻 48 小时，以 -18℃冰冻更好，不易变形。取出，置室温中，使部分解冻，切除表面冰冻时形成的硬表皮，然后全部解冻。用纱布包裹，轻轻压出水分，按治疗需要切成小块，依次浸入 70%、80%、95% 乙醇及无水乙醇中脱去水分。将醇挤出，于 50℃以下干燥。再以玻璃纸袋包装。用于外科手术或外伤止血。

［作用与用途］　辅助止血剂。用于外科手术或外伤止血。

［注］

（1）淀粉以马铃薯淀粉、小米或玉米淀粉、藕淀粉最适宜。浓度一般配成 5%～15%。若过浓，则成品组织紧密，孔隙少而吸水性差；若过稀，又不易成型。水浴加热至淀粉完全糊化，立即停止搅拌。

（2）解冻时不得加热，否则使海绵结构变形。解冻后压去水分时用力不可过大，以免变形或破碎。

（3）本品使用时，须先用灭菌生理盐水浸软，取出挤去水分，即可应用。

第三节　丹　药

一、丹药的特点与应用

丹药系指用汞及某些矿物药，在高温条件下经烧炼制成的不同结晶形状的无机化合物。但在中医药古籍中对多种制剂也冠以"丹"，以示疗效灵验，一直沿用至今。如丸剂大活络丹，锭剂玉枢丹，液体制剂化癖丹，等等。也有的以药剂色赤者为丹，如红灵丹。本节丹剂专指无机汞化合物。

丹药在中国已有两千多年历史。它是我国劳动人民长期与疾病作斗争中，以及在冶炼技术的基础上发展起来的，在《周礼·天官篇》曾载"疡医疗疡，以五毒攻之"。郑康成注谓："今医方有五毒之药，作之，合黄渣，置石胆、丹砂、雄黄、矾石、磁石其中，烧之三日三夜，其烟上者，鸡羽扫取用以注疮，恶肉破骨则尽出也。"在秦代以后，特别是魏晋南北朝，炼丹取得了突出成绩。晋代名医葛洪以炼丹术著称于世，他继承了前人的理论，通过实验，总结了当时炼丹的经验，写成了《抱朴子内篇》十二卷，内载"丹砂烧之成水银，积变又还成丹砂"，对炼丹术及后代化学、冶金等贡献很大。

丹药按其制备方法不同可分为升丹和降丹。升丹中最常用的是红升丹，又称三仙丹、红粉等；成品呈黄色者称为黄升丹，化学成分基本相同。红升丹为红色氧化汞，是较高温度下炼制的产品。黄升丹为黄色氧化汞，是较低温度下炼制的产品。降丹中常用的是白降丹，又称降药、白灵药、水火丹等。

丹药也有按其色泽分为红丹与白丹两大类型。红丹主要成分为汞的氧化物；白丹为汞的氯化物，其中白升丹又称轻粉，主要成分为氯化亚汞；白降丹主要成分为氯化汞。

中医学认为，丹药具有提脓、去腐、生肌燥湿、杀虫等功用，主要应用于中医外科，治疗疮疖、痈疽、疔、瘘、瘰疬、骨髓炎等。其特点是用量少，价廉易得，药效确切，用法多样化，以之配成散剂、钉剂、药线、药条和外用膏剂。目前临床上常用于治疗体表急慢性化脓感染、慢性窦道炎、骨结核、慢性骨髓炎切口后感染、淋巴结核、皮肤恶性肿瘤、牛皮癣、复发性丹毒等外科疾病，也有人用白降丹治疗风湿性关节炎、坐骨神经痛等内科疾患。据报道，用白降丹膏药选贴适当穴位可治疗咳嗽、哮喘、牙痛、腰扭伤、关节痛、坐骨神经痛等。将红粉制成糊剂作牙髓永久充填，可促进根尖的钙化、闭锁。

丹药毒性较大，一般不可内服，并在使用中要注意剂量和应用部位，以免引起重金属中毒。氧化汞的成人中毒量为 $0.1 \sim 0.2$g，致死量为 $0.3 \sim 0.5$g。氯化亚汞中毒量为 $1 \sim 3$g。

二、红升丹与白降丹的制备

丹药的传统制备方法有升法、降法和半升半降法。

升法系指药料经高温反应，生成物凝附在上方覆盖物内侧面而得到的结晶状化合物的炼制法。

降法系指药料经高温反应，生成物降至下方接受器中，冷却析出结晶状化合物的炼制法。

半升半降法系指药料经高温反应，生成的气态化合物，一部分上升凝结在上方覆盖物内侧，另一部分散落在加热容器内的炼制法。

各种丹药的处方与药物用量因地而异，烧炼方法也不尽相同，本章主要介绍升法与降法制备丹剂。

（一）红升丹的制备

红升丹采用升法制备。

［处方］　水银 333.3g　火硝 333.3g　白矾 333.3g

［制法］

1. 炭火烧炼法　是传统的炼制法，用于少量制备。

（1）配料　按处方量准确称取药料，除水银外，其他分别粉碎成粗粉。

（2）坐胎　分冷胎法和热胎法，操作时可任取一种。①冷胎法：先将火硝、明矾粗粉置于研钵内，加入水银共研至不见水银珠为度，铺于锅底，用瓷碗（或硬质烧杯）覆盖，碗口与锅要严密吻合。或将火硝、明矾的粗粉混匀，放锅中央摊平，再将水银均匀洒布在药料上面，覆盖瓷碗。②热胎法：将火硝、明矾置于研钵内研细，移入锅中央摊平，微火加热至有水逸出，待其表面呈现蜂窝状时，将锅取下，放冷，再将水银均匀洒布于表面（或采用竹笺穿若干小孔，将水银注入孔中），然后用瓷碗覆盖。

（3）封口　盖碗后要及时封口。取约4cm宽的牛皮纸条用盐水润湿后，将锅与碗接触处的缝隙封 $2 \sim 3$ 层，以严密为准。再将盐泥涂于纸上厚约6cm，按平压紧，至无缝隙，再用干沙壅至碗的2/3部位，使与锅口齐平，或以湿赤石脂封口。碗底中放大米数粒，以观察火候（亦可用温度计监控）。碗底压以重物，以避免烧炼时因气体作用而浮动。

（4）烧炼　将装置完毕的铁锅移置火焰上加热，如图 19－2 所示。先用文火烧炼约 1 小时后，再逐渐加大火力，以武火烧炼至大米呈老黄色，以文火继续烧炼至大米呈黑色，共需烧炼约 5～10 小时，停火。

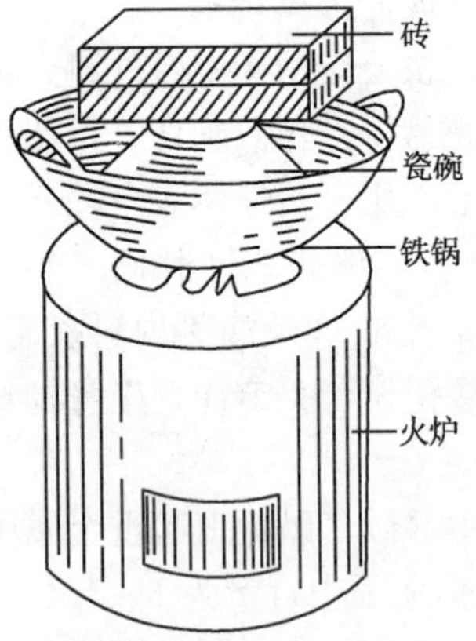

图 19－2　升丹装置

（5）收丹　将丹锅自然冷却后，轻轻除去封口物，将碗小心取出，刮下碗内壁的红色升华物即丹药（HgO）。

（6）去火毒　目的是去除丹剂炼制过程中产生的杂质，减少副作用。常用的方法有：①将丹药用细布包扎好，投入沸水中煮 4 小时，取出沥干水分，低温干燥，研细备用。②将丹药以盘、碗装好入甑内，蒸 6 小时，取出低温干燥，研细备用。③将丹药用油纸或细布包好，置潮湿地上，露放 3 昼夜，再低温干燥，研细备用。在水中微溶的丹剂，宜用露置法去火毒。

2. 电炉炼制法　传统的炭火烧炼法温度难以控制，可采用带有温度自动控制仪的电炉控制加热，温度由 200℃ 升至 800℃，约 16 小时即可炼成红升丹。

3. 合成法

（1）取氯化汞 120g，置于 1000ml 烧杯中，加入蒸馏水约 600ml，加热搅拌，使其完全溶解，备用。

（2）取无水碳酸钠 100g（过量），置 500ml 烧杯中，加入蒸馏水约 300ml 加热搅拌，使其完全溶解后备用。

（3）在搅拌下，将碳酸钠溶液倒入氯化汞溶液中，加热搅拌，待有红色出现后，继续加热煮沸 5 分钟，然后趁热滤过，烘干，即得。

本品为橙红色片状或粉状结晶，片状的一面光滑具有光泽，另一面较粗糙；粉末呈橙色；质硬，性脆；无臭；遇光颜色逐渐变深。

本品含氧化汞（HgO）不得少于 99.0%。

［功能与主治］　拔毒，除脓，去腐，生肌。用于痈疽疔疮，梅毒下疳，一切恶疮，肉暗紫黑，腐肉不去，窦道瘘管，脓水淋漓，久不收口。

［用法与用量］　外用适量，研极细粉单用或与其他药物配成散剂或制成药捻。或遵医嘱使用。

［注］

（1）红升丹（HgO）的反应机制如下：

$$2KAl(SO_4)_2 \cdot 12H_2O \xrightarrow[\triangle]{200℃ \sim 250℃} K_2SO_4 + Al_2O_3 + 3SO_3 \uparrow + 24H_2O$$

$$SO_3 + H_2O \longrightarrow H_2SO_4$$

$$2KNO_3 + H_2SO_4 \longrightarrow 2HNO_3 + K_2SO_4$$
$$\xrightarrow{\triangle} 2NO_2 \uparrow + [O] + H_2O$$

$$Hg + [O] \longrightarrow HgO$$

$$Hg + 2H_2SO_4 \xrightarrow{\triangle} HgSO_4 + SO_2 \uparrow + 2H_2O$$
$$\xrightarrow[\triangle]{230℃} HgO + SO_3 \uparrow$$

（2）炼制升丹残存锅底的残渣叫升底。其主要成分为硫酸铝、硫酸钾等，可作为牲畜皮肤病的治疗药。如若弃之，需经处理，以免污染环境。

（3）本品制得物有粉末状和片状两种。习称厚片者为精红粉，粉末状为红粉。

（4）现代研究表明，红粉可抑制大肠杆菌、肺炎球菌、绿色链球菌、白色念珠菌、金黄色葡萄球菌及奈氏球菌等，实验证明，红粉杀菌力较强，是一种有效的杀菌剂。急性毒性试验结果表明，其小鼠的半数致死量为（120.98 ±17）mg·kg^{-1}，蓄积毒性试验表明，红升丹的毒性具有蓄积性，与临床毒性反应一致。

（二）白降丹的制备

白降丹采用降法制备，即药物经高温反应，生成物降至下方接受器中，冷却析出结晶状化合物的炼制法。

[处方] 水银30g 火硝45g 皂矾45g 硼砂15g 食盐45g 雄黄6g 朱砂6g

[制法]

（1）配料 以上7味，按处方准确称取药料，除水银外，其余分别粉碎成细粉，过筛。先将火硝、皂矾、食盐3味细粉与水银共研至不见水银珠为度。再将朱砂、雄黄、硼砂按套色法混合均匀，再与上述火硝等混匀。

（2）结胎 将研匀的药料装入瓦罐内，用文火加热熔融。用钳夹住罐颈使之转动，让熔融物均匀黏附于罐下部1/3～1/2壁上，称为溜胎。注意底部不能太厚。将药罐于小火上缓缓干燥，直至胎子里外皆坚硬而且颜色由黄绿色变至完全红黄为度，称为烤胎。烤胎是降丹制备的关键，以罐底朝上不掉落为度。否则胎嫩则下流，胎老则脱落，都会影响丹药的质量和产量。

（3）封口及烧炼 将已经结胎的罐子倒覆于另一罐上，如图19-3所示，罐与罐的连接处用湿桑皮纸封固，卡在带孔的瓷盆中间，罐与盆之间，用泥固定连接，然后雍砂至罐口上4cm处，下罐置冷水碗中，水淹至下罐高度的2/3。在上罐四周架燃炭，逐渐加至上罐底，加热3～5小时（罐底应烧红）后停火，待次日卸下装置，取丹（HgCl$_2$），去火毒，置棕色瓶内密封保存。

本品为白色针状结晶，有光泽。若呈黄色、黑色、落胎及水银析出等情况不能供药用，均需重新炼制。

[功能与主治] 拔毒消肿。用于痈疽发背及疔毒等症，或将起而未化脓者及已成脓而未溃者。

[用法与用量] 用时研末，一次0.09～0.15g，撒于疮面上，或制成其他剂型外用。

[注] 白降丹主要成分为升汞（HgCl$_2$），其反应机制如下：

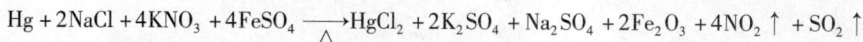

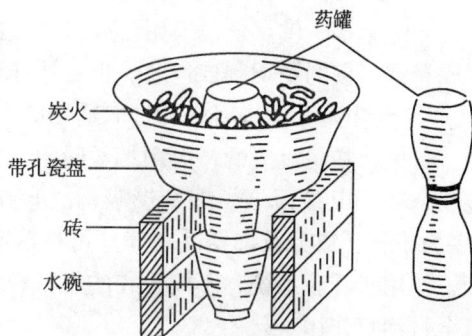

图19-3 降丹装置

$$Hg + 2NaCl + 4KNO_3 + 4FeSO_4 \xrightarrow{\triangle} HgCl_2 + 2K_2SO_4 + Na_2SO_4 + 2Fe_2O_3 + 4NO_2 \uparrow + SO_2 \uparrow$$

三、丹药生产过程中的防护措施

生产丹药的原料含有水银，生产过程中必须认真注意环境保护，采取有效的防护措施。

1. 烧炼的容器不得有裂缝，封口必须十分严密，以免烧炼时毒气逸出，引起中毒，同时原料损耗大，收丹率低。

2. 烧炼丹药的关键在于火力，烧炼时火力应均匀，并严格掌握加热的温度和时间。

3. 在丹药烧炼时产生大量有毒或刺激性气体。为此，生产丹药的厂房应设立在市区外的非居民区，生产车间应有良好的排风设备，烧炼过程应密闭进行，应附有毒气净化回收装置，车间空气要实行常规监测，以免操作人员发生蓄积性汞中毒和造成环境污染。同时，生产工人必须定期进行身体检查。

第四节　烟剂、烟熏剂、香囊（袋）剂

烟剂、烟熏剂、香囊（袋）剂均属传统气体制剂，应用历史悠久。药物多含有挥发性有效成分。由于制备方法简单，使用方便，故民间仍沿用至今，并有新的发展。

一、烟剂

烟剂系指利用药物或药物提取物，掺入烟丝中，卷制成香烟形，供点燃吸入用的制剂，一般亦称作药烟，如喘息药烟、罗布麻药烟。目前含有中药添加剂的保健卷烟称为新混合型卷烟，如金圣新混合型卷烟、双得乐新混合型卷烟等。

我国《外科十三方考》所载止哮喘烟就是采用曼陀罗花、火硝、川贝、泽兰、款冬花等中药，共研细末，与烟丝和匀，卷制成香烟形或用旱烟筒，按民间吸烟法吸之。《中国药典》2005 年版收载的洋金花也规定可将其做成卷烟，分次燃吸（一日量不超过 1.5g）。

（一）烟剂的制备

1. 全中药药烟　将中药切成烟丝状，掺入一定量的助燃物质如硝酸钾（钠），按卷烟制备方法制备，供点燃吸入用。如将洋金花叶切成烟丝状，取 2 份与硝酸钠 1 份混合均匀，制成卷烟，按剂量切割，包装。也有用洋金花阴干后切成丝状，不加助燃剂制备的。

2. 含中药药烟　将中药选取适当的方法提取，提取物按一定比例均匀喷洒在基质烟丝中。若提取物是流浸膏，可用烟丝吸附一定量，低温干燥后按卷烟工艺制成卷烟，分剂量，包装，如华山参药烟。烟剂燃吸时，该中药提取物经受不同梯度温度加热，其有效成分（多为小分子成分及挥发性成分）可被蒸馏，气化和升华，形成微粒相（0.1～10μm）和气相，作用于呼吸系统，不同粒径的烟气粒子或沉积于呼吸道，或被肺泡吸收，从而起到局部或全身治疗作用。

（二）举例

例　华山参药烟

［处方］　华山参提取物（以莨菪碱 $C_{17}H_{35}O_3N$ 计算）150mg　甜料适量　烟丝适量　共制成 1000 支。

［制法］

（1）取华山参粗粉，用 95% 酸性乙醇液渗漉，收集漉液，以不显生物碱反应为止，回收乙醇，浓缩至每毫升相当于原生药 5g，加 5 倍量的 0.5% 盐酸溶液，搅匀，冷藏 24 小时，滤过，滤液浓缩至每毫升相当于原中药 20g，经含量测定，准确称量，备用。

（2）取（1）的提取液，加入香料、甜料，均匀喷入基质烟丝中，充分混匀后，导入卷烟机，以标准卷烟纸制成药烟。

［功能与主治］　定喘，用于喘息型气管炎。

［用法与用量］　哮喘发作时，燃吸 1 支，每日吸量不超过 10 支。

［注］

（1）华山参为茄科植物华山参 *Physochlaina infundibularis* Kuang 的根。本品味甘，微苦涩，性热，主要含阿托品、东莨菪碱等生物碱，含量为 0.26%，有毒。

（2）药物以烟丝作载体，借助烟丝的可燃性，一般可不用加入助燃剂。

二、烟熏剂

烟熏剂（fumigant）系指借助某些易燃物质，经燃烧产生的烟雾达到杀虫、灭菌和预防、治疗疾病；也有利用穴位灸燃产生的温热来治疗疾病的，如艾条、艾柱（见本章第六节灸剂部分）。

人们很早发现野蒿点燃后有驱除蚊蝇的作用；艾叶、苍术、香薷等点燃可以避疫。现代研究发现，苍术、艾叶燃香对病毒、细菌都有不同程度的抑制和杀灭作用。电子显微镜观察结果表明，受燃香烟熏后的乙型溶血性链球菌出现菌球大小不规则，形态不完整，分裂不完全，细胞结构改变，甚至有空泡出现，反映出细胞的退化现象。

（一）烟熏剂的制备

1. 杀虫、灭菌烟熏剂的制备 这类制剂的处方组成包括 3 部分：①药物：具有杀虫、灭菌作用的中药；②燃料：有些中药本身具有燃烧性，也有的必须加入燃料，如木屑、纸屑等；③助燃物质：如氯酸盐、硝酸盐、过氯酸盐等氧化剂。燃料和助燃剂混合，经点燃后，开始发生低温的、不冒火焰的燃烧，所产生的热传导给药物使之升华或导致有效物质的挥发，它们的综合作用是一种烘熏现象，一般将其称为烘熏剂。除上述主要成分外，还可以加入稀释剂与冷却剂，其目的是使燃烧缓和或防止药物燃烧过猛导致有效成分的分解破坏。常用的稀释剂有硅藻土、硅胶、氧化镁等。有些物质如碳酸盐，既可以起稀释作用，又可以在燃烧中起到降温的作用，并能在中和反应时产生二氧化碳而增大烟雾的体积，有利于药物分子的扩散。氯化铵由于升华时要吸收热量，故在烟熏剂中起冷却剂的作用。

在上述杀虫、灭菌烟熏剂中要插入导火线，导火线用的导火剂主要由燃料和助燃剂所制成，此类烟熏剂目前已少用。

2. 燃香烟熏剂的制备 燃香是民间广泛沿用的家庭常备烟熏剂，如蚊香、含药香、卫生香等。以药物细粉和木粉为主，选用适宜的黏合剂经加工制成盘卷状或直条状，点燃发烟，用于驱除蚊蝇、杀虫、灭菌和预防疾病。如含有大黄的"辟疫香"点燃后可以消毒空气。

制作燃香烟熏剂的主要原料有：

（1）木粉 常用的燃香木粉有杉木粉、柏木粉、松木粉等。

（2）中药 凡含有挥发性成分的中药，均有不同程度的抑菌作用，故能预防感冒和上呼吸道传染性疾病。常用的燃香中药有艾叶、桂枝、贯众、茵陈、香薷、苍术、檀香、木香、沉香、防风、荆芥、苏叶与柴胡等。

（3）黏合剂 常用的有甲基纤维素、羧甲基纤维素、桃胶等。

（4）助燃剂 常用的有氯酸盐、硝酸盐等。因为中药粉末本身具有易燃性，故只有某些不具备燃烧性的药物制作燃香时，才加入适量的助燃剂。

（5）其他 色素和香料等。

燃香的制法：①中药的处理，包括净选、洗涤、干燥、粉碎成细粉；②各物料加黏合剂制成软材；③软材机械压制成盘卷状或直条状；④干燥；⑤严密包装，即得。

（二）举例

例 消毒燃香

[处方] 香薷 50% 木粉 50% 甲基纤维素适量 助燃剂适量 色素适量

[制法] 取香薷、木粉等量，混合均匀，加入甲基纤维素、助燃剂和色素，充分混匀，压制成盘卷状，每盘重 20～25g。

[功效] 空气消毒，预防感冒等。

[用法与用量] 每 15m³ 空间点燃 1 盘，隔日 1 次。

烟剂与烟熏剂属于外用或吸入用气体制剂。目前，市场上销售的烟剂与烟熏剂均未收载于法定制剂标准，因此对该制剂的质量控制应包括如下内容：

1. 中药质量要求 中药的质量优劣关系到制剂的质量和实际应用的效果。因此对中药要求有一定规格，如中药性状、含水量、贮藏条件和时间，对中药中有效成分的含量等应进行检查。

2. 烟雾成分的测定 收集烟雾，测定其成分，并对有效成分规定其最低限量；对其中有害物质应进行限量规定，减少对患者及周围环境的污染。

3. 发烟试验 一般要求在点燃后，只发烟而不能起火焰。

4. 有效量试验 在无菌橱内放置样品，一般橱内空间为 1m³，点燃烟熏剂后测定其有效烟雾的浓度，并求出使用剂量和点燃时间。有效烟雾浓度是以某种微生物被抑制的烟熏剂的用量和燃烧时间来表示。如对浙防 71－1 流感甲型病毒的消毒作用：苍术艾叶燃香的用量为 $4g \cdot (m^3)^{-1}$，点燃时间为 60 分钟。

5. 毒性试验 供吸入用烟剂与烟熏剂，在临床前应按有关规定进行必要的毒理学和药效学研究，保证在使用中的安全性和有效性。供外用的烟熏剂，除考察应用范围的功效外，对机体的有害作用要深入研究，并根据有害程度，采取相应的措施。

三、香囊（袋）剂

香囊（袋）剂系指将含挥发成分的中药，装入布制囊（袋）中，敷于患处或接触机体的制剂。香囊（袋）中释放出来的有效成分被机体吸入或渗入皮肤、黏膜及刺激穴位而起到调节气机，疏通经络，安神醒脑，安和脏腑的作用，并增强机体的免疫功能，通过外用达到内治的目的。

香囊（袋）剂的种类较多，一般按照使用部位，分别称作药枕、保健床褥、护背、护腰、护肩、护膝香囊剂等。还有利用中药包裹在布内，缝成荷包样，悬挂于室内或携带于身上，俗称香袋。如由山柰、桂皮、佩兰、白芷、冰片等制成的防感冒香袋对预防感冒有明显作用。使用方法为白天放在上衣口袋内，晚间睡觉时放于枕头旁，待至无明显药味时，更换新香袋。另如防感冒开胃散香袋具有闻香防病的作用，尤其适用于老人和儿童，用来预防感冒、健脾开胃。

（一）香囊（袋）剂的制备

香囊（袋）剂的处方组成是以中药为主的单方或复方，一般不含附加剂。

香囊（袋）剂的制作方法简便，包括两方面的内容：一是将中药粉碎成适当细度，通常制备药枕的中药要求粗粒,制备香袋的中药应粉碎成细粉,目的在于适当增大有效成分的挥发面积;二是包装材料的选用,棉布要求细密、透气而不漏出药粉,而且柔软,一般不用塑料及化纤材料。

(二)举例

例 药枕

[处方] 丹参1份 菟丝子1份 合欢皮1份 生地1份 首乌1份 女贞子1份 石菖蒲1份 五味子1份 珍珠母1份 远志1份 酸枣仁1份

[制法] 按处方量称取中药,分别粉碎成粗粉,装入30cm×60cm大小的布袋内,缝口。

[功能与主治] 养血安神。主要用于头昏、耳鸣、心悸、健忘、失眠等。

[用法与用量] 将装有药粉的布袋,装入一般枕头套内,四周充满棉花,套紧,作枕头用。每月换药1次,连续使用3个月。

第五节 离子导入剂与沐浴剂

一、离子导入剂

离子导入(iontophoresis)是在电场作用下,离子型药物通过皮肤的过程。离子导入剂(penetration of ions)系指采用离子导入技术将药物制剂与物理疗法相结合的临床应用的一种新形式。是将一定浓度的液体药剂,用纱布或其他吸水材料吸附一定量置于体表某部位,外面加通直流电的极板,使药物在电场作用下透过皮肤,进入组织或被机体吸收,以发挥局部作用或全身作用。此种制剂仅适用于具有极性的或在电场下能显示出极性的药物分子。

离子导入系统有3个基本组成部分,它们是电源、药物储库系统和回流储库系统。由于把药物离子或分子直接导入体内,并在局部保持较高浓度,因此可持续发挥作用,同时直流电和药物在治疗过程中常有相加和协同作用。这种方法在临床上已广泛用于局部麻醉止痛,局部炎症组织的消炎止痛,以及骨质增生、盆腔炎、冠心病等疾病的治疗。离子导入的主要作用对象是离子型药物,药物的解离状态对离子导入影响很大,药液的pH值影响药物的解离程度,因而也显著地影响离子导入结果。药物离子导入的效率与电场的持续时间有关。

随着生物工程技术的发展,已经有越来越多的大分子药物包括多肽与蛋白质类药物应用于临床。此类药物的药理作用强,剂量小,但大多不宜口服,而且因为作用时间短,需多次注射。经皮给药虽然可以克服这些缺点,但由于它们分子量大、亲水性强和常带电荷,其透皮速率不能达到治疗要求。而离子导入法能显著提高多肽与蛋白质类药物的经皮渗透速率,从而为这类药物的经皮给药提供了可能。

例 地榆离子导入剂

[处方] 地榆1000g

[制法] 取地榆加水4000ml,煎煮,滤过,浓缩至1600ml,放置备用。

[功能与主治] 凉血消炎。用于肠粘连。

[用法与用量] 将浸有药液的湿纱布衬垫与直流感应电疗机阳极相连,置于患部,阴极置于患部对侧,电流强度10~20mA,一日治疗1次,一次治疗20分钟,12~18次为一疗程,间隔一日后可进行第二

疗程的治疗。

二、沐浴剂

沐浴剂是指药物或中药提取物单独或加入适宜的表面活性剂制成的液体或固体中药剂型。使用时浸于沐浴用热水或涂于身体，既可保健治病，又可清洁皮肤，如黄芩浴剂、小儿肤康浴剂、舒体健沐浴剂、绿茶沐浴剂、美肤浴袋等。

沐浴剂始于药浴疗法。药浴疗法是借沐浴时浴水的温热之力及药物本身的功效使周身腠理疏通，毛窍开放，起到温经散寒、疏通经络、调和气血、消肿止痛、祛瘀生新等作用。根据不同病证选择相应的药物配伍可治疗关节炎、神经炎、风湿病及某些皮肤病，并对感冒、高血压、失眠、顽癣等病症有一定疗效。

我国早在3000多年前，已在宫廷和民间使用药浴疗法。古代闻名的香汤沐浴，把麝香和一些中药配伍，煎成浴汤沐浴，可以消除疲劳，增强体质，有健身治病的作用。古时民间也习惯用花草水煎洗浴。如用菖蒲或艾叶煮水给儿童浴身，以达到防疫和保健的目的。

供浸于热水进行沐浴的固体沐浴剂的制法是取处方中一部分药物粉碎成粗末，灭菌，备用；另一部分药物经提取制成稠浸膏，用粗末吸收稠浸膏中的水并降低其黏性，烘干；芳香性药物可粉碎成粗末，也可提取挥发油喷洒于药物粗末中，分装于特制滤纸袋或纱布包中，布包外再加外包装，密封即得。

供加入沐浴用热水中的液体沐浴药剂，其制法是根据药物有效成分，采用适宜的提取方法制成一次用量10~20ml的水性或醇性液体药剂。兼有洁肤作用的沐浴剂为中药提取物与适宜的表面活性剂制成适当稠度的液体，有透明的，也有乳状的。

第六节　锭剂、糕剂、钉剂、线剂、条剂、灸剂、熨剂与棒剂

一、锭剂

（一）锭剂简介

锭剂（lozenge）系指药物细粉与适量黏合剂制成规定形状的固体剂型。其黏合剂常用的有糯米糊、蜂蜜或利用处方中具有黏性的药物如蟾酥、胆汁等。锭剂始见于东晋葛洪所著《肘后备急方》，谓"挺"而有饰纹，至明代锭剂才被广泛收载于医药文献中。

根据医疗用途的不同，锭剂可有长方形、纺锤形、圆柱形、圆锥形、圆片形等多种形状，见图19-4所示。应用时，内服可吞服或研细后用水、黄酒化服；外用多是研细用醋调敷；少数为内外兼用。此外有的锭剂装入木制或胶木制的炮弹形盒内，作嗅入或外擦药用之，如薄荷锭。目

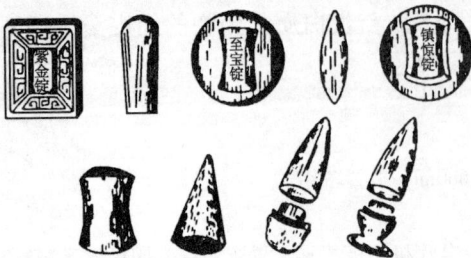

图19-4　锭剂的形状

前锭剂新药有十余种，如蟾酥锭、拨支锭、子宫锭、瓜子锭、金衣至宝锭及名为"丹"实为锭剂的清凉丹等。

（二）锭剂的制备与举例

锭剂的制法有塑制法和模制法两种。取粉碎好的药物细粉，加入适宜的黏合剂，揉制成团块，再按塑制法或模制法制成一定形状的锭剂，阴干即得。亦可用熔融法制备，即将药物加热熔融，趁热倒入模型中，冷凝后取出，再固定在锭座上，如薄荷锭。锭剂也有在锭的表面用处方规定的药物包衣或打光，以利保存药效或改善外观。锭剂应平整光滑，色泽一致，无皱缩、飞边、裂隙、变形及空心等现象。

例 紫金锭

［处方］ 山慈菇200g 红大戟（制）150g 五倍子100g 朱砂40g 麝香30g 雄黄20g 千金子霜100g

［制备］ 以上7味，朱砂、雄黄分别水飞或粉碎成极细粉；山慈菇、五倍子、红大戟粉碎成细粉；麝香研细，与上述粉末及千金子霜配研，过筛，混匀；另取糯米粉320g，加水制成团块，蒸熟后与药粉充分揉匀，压制成锭，阴干即得。每锭重0.3g或3.0g。

［功能与主治］ 辟瘟解毒，消肿止痛。用于中暑，脘腹胀痛，恶心呕吐，痢疾泄泻，小儿痰厥。外治疔疮疖肿，痄腮，丹毒，喉风等。

［用法与用量］ 口服，一次0.6~1.5g，一日2次。外用，醋磨调敷患处。

二、糕剂

（一）糕剂简介

糕剂系指药物细粉与米粉、蔗糖蒸制而成的块状剂型。糕剂一般用于小儿脾胃虚弱，面黄肌瘦等慢性消化不良性疾病。如主治食滞吐泻的万应神曲糕；主治脾胃虚弱、消化不良的八珍糕。由于糕剂含糖，味甜可口，为小儿所喜用。

（二）糕剂的制备与举例

糕剂的一般制法是先将处方中药物粉碎，过筛；取药物细粉与米粉、蔗糖混匀，加入冷开水适量，揉合成松散团块，放入模具制成糕状，经蒸熟，晾干，包装，即得。

例 八珍糕

［处方］ 党参60g 茯苓60g 白扁豆60g 白术60g 薏米60g 莲子肉60g 山药60g 芡实60g 梗米粉30kg 白糖2.4kg 糯米粉3.0kg

［制法］ 以上11味，梗米粉、糯米粉、白糖预先备好料，其余8味共同粉碎为细粉，过六号筛，与上述辅料混匀，加入适量冷开水，揉合制成松散颗粒，放入模具中制成糕状，取出蒸熟，晾干，分成每块重6g，包装即得。

［功能与主治］ 养胃健脾、益气和中。用于脾胃虚热，食少腹胀，面黄肌瘦，便溏泄泻。

［用法与用量］ 开水冲服。婴儿一次3块，4岁以上一次6块，一日2~3次。

三、钉剂

（一）钉剂简介

钉剂系指药物细粉加糯米粉混匀后加水、加热制成软材，经分剂量，搓制成细长而两端尖锐如钉（或锥形）的外用固体剂型。公元 1220 年宋代魏岘的《魏氏家藏方》已有记载。钉剂采用中医学治疗内痔的插药疗法，将其插入痔核中，利用药物的腐蚀作用，使痔核干枯坏死，脱落痊愈。由于钉剂含有腐蚀性药物及有毒药物，因而其赋形剂的选择类似于糊丸，取其缓释作用，而用法类似栓剂。钉剂的治疗范围现有扩大，如治疗颈淋巴结核、骨髓炎及疮疡等，近年来有用于治疗早期宫颈癌的报道。

（二）钉剂的制备与举例

例　枯痔钉

[处方]　明矾砒石煅制粉（含 As_2O_3 4%）24g　雄黄 12g　乳香 6g　朱砂 3g　生糯米粉 10g　熟糯米粉 26g

[制法]　取明矾砒石煅制粉，将 As_2O_3 的含量调至 4%，朱砂、雄黄水飞法制成极细粉；乳香炒去油；生、熟糯米粉分别过 6 号筛，备用。除熟糯米粉外，其余各药细粉与生糯米粉混合均匀。置罐内加蒸馏水约 40ml 调匀，密盖，置沸水浴加热 30 分钟，再加入熟糯米粉混匀，制成软硬适宜的软材。以无菌操作法分剂量（每小块湿重约 0.08g），搓成锥形或两端尖锐的钉剂，阴干，灭菌，密封保存。

本品长约 2.5cm，重约 0.06g，具有适宜的硬度，每支含砷以 As_2O_3 计，为 0.5～0.8mg。

[功能与主治]　痔疮插入剂，有枯痔、消炎作用。主要用于内、外痔疮。

[用法与用量]　清洗局部，将钉剂插入痔核。一次用量不得超过 20 枚，即相当于 As_2O_3 10mg 以下的剂量，以免中毒。

四、线剂

（一）线剂简介

线剂系指将丝线或棉线，置药液中先浸后煮，经干燥制成的一种外用剂型。

线剂在我国外科医疗上早有应用，清代《医宗金鉴》关于痔疮的治疗中就有"顶大蒂小，用药线勒于痔根，每日紧线，其痔枯落"的记载。

传统线剂系利用所含药物的轻微腐蚀作用和药线的机械紧扎作用，切断痔核的血液供应，使痔枯落。线剂又可置于瘘管中，起引流作用，以加速疮核的愈合。近年来，有以线剂结扎疗法为主，适当辅以药膏治疗毛细血管瘤，亦有应用药物药线齐根结扎菜花型宫颈癌患者，能使肿瘤自行枯落，并有止血、抗炎等作用。由于线剂制备简单，应用方便，有一定的疗效，可免除开刀的痛苦，在基层医疗实践中常被采用。

（二）线剂的制备与举例

例　芫花线剂

[处方组成]　芫花　巴豆仁　金银花　槐花米　雄黄　壁钱　丝线

[制法]　先将芫花醋制，雄黄水飞，巴豆仁捣泥，与其余各药共置容器中，加水适量和丝线一起浸泡 3～5 日后，滤取浸出液，以文火煮干，取出丝线，以温开水将药渣洗净，低温干燥或阴干，即得。

[功能与主治]　有抗菌、消炎和腐蚀作用。

五、条剂

（一）条剂简介

条剂又称纸捻，系将药物细粉或药膏粘附在桑皮纸捻成的细条上的一种外用制剂。一般用于插入疮口或瘘管内，起引流、拔毒、去腐生肌与敛口的作用。条剂的黏合剂为面糊或软膏基质，药膏也可兼作黏合剂。

条剂的应用特点与线剂、钉剂类同。由于条剂有韧性，可适应弯曲或分岔瘘管的应用，并且制备简单，使用方便，目前仍是中医外科应用较多的剂型。近年来有用羧甲基纤维素钠、聚乙烯醇、海藻酸钠等可溶性多聚物代替桑皮纸制备条剂，具有可溶性和适宜的韧性，并能克服纸捻异物残留的缺点，使条剂的制备应用有了新的发展。但条剂的品种不多，且多属于手工制备，剂量不十分准确，而药物多有毒性或腐蚀性，因而其制法、用量、规格标准均需规范。

（二）条剂的制备与举例

根据黏合剂的不同，条剂可分为软条剂和硬条剂两种。

例 红升丹软条剂

[处方组成] 红升丹适量 凡士林适量

[制法] 取红升丹，研成极细粉，备用；另取桑皮纸剪成宽1.5cm的纸条，两面均匀涂布一薄层凡士林或其他的消炎软膏，以拇指和食指搓捻成条状。再剪成约3cm长的小段，投入装有红升丹粉末的容器中，轻轻振摇，滚动容器，使捻条均匀地粘附一层药粉，取出阴干，灭菌，即得。

[功能与主治] 拔毒、去腐生肌。用于治疗疖、痈、痔疮诸症。

[用法与用量] 外用，插入疮口或瘘管中，表面再用拔毒生肌膏或其他消炎软膏固定，起引流、排脓、生肌、敛口的作用。

六、灸剂

（一）灸剂简介

灸剂系指将艾叶捣、碾成绒状，或另加其他药料卷制成卷烟状或捻成其他形状，供熏灼穴位或其他患部的外用剂型。

灸治是中医传统治病方法。人们很早就发现野艾点燃后有驱除蚊蝇作用；利用某些易燃物质（中药），在人体穴位上或患处近距离烧灼熏烤，借助燃烧产生的温热性刺激及药物的局部透皮吸收，兼有烟气中药物的呼吸道吸入，达到预防或治疗某种疾病的目的。灸剂早在《内经》中已有"针所不为，灸之所宜"和"其治宜灸灼"的记载，《灵枢·寿天刚柔》篇有"生桑炭灸巾以熨寒邪所刺之处"，清《医宗金鉴》有神灯照法，此属烤灸。

灸剂按形状可分为：艾头、艾柱、艾条3种，均以艾绒为原料所制得，按除艾叶外加药与否分为艾条与含药艾条。

（二）灸剂的制备与举例

取洁净的干燥艾叶，置粉碎机或石臼或铁研船内制捣成绵绒状。除去叶脉，即可按下列要求制成一定形状的制品。

1. 艾头 多由针灸医师临用前自制，即取艾绒以手指捻成黄豆粒大小的圆团，用时插在针上，点燃后在穴位处作近距离熏灼。

2. 艾柱 多由医师临用前自制，即取艾绒少许，用手搓成上尖下平的圆锥体，其大小根据需要而定。用时先将3mm厚的大小蒜片或生姜片放置于穴位上或患处皮肤上，再将艾柱放在蒜片或姜片上，用火点燃艾柱尖端，使其从上而下地燃烧，烧完为止。此法灸时有灼痛感，可略移蒜、姜片使缓解。

3. 艾条 又名艾卷、清艾条。取艾绒 50g，置于长、宽均为 30cm 的桑皮纸上，用人工或机器卷制成圆柱状，为目前应用最广的一种灸剂。

例 清艾条

［处方］ 艾绒 5000g

［制法］ 取艾绒，均匀摊于桑皮纸或烟用纸上，卷紧成条状，黏合，封闭，即得。

本品呈圆柱状，长 20 ~ 21cm，直径 1.9 ~ 2.1cm，或长 9.8 ~ 10.2cm，直径 0.7 ~ 0.9cm，气香，点燃后不熄灭，并产生持久的香气和特异的烟。

［功能与主治］ 理气血，逐寒湿，温经止痛。用于心腹冷痛，泄泻转筋，骨节酸痛，四肢麻木，腰酸疼痛等症。

［用法与用量］ 点燃后灸患处，一日 2 ~ 3 次。

七、熨剂

（一）熨剂简介

熨剂是指煅制铁砂与药汁、米醋拌匀，晾干而制成的外用固体药剂。使用时利用铁屑与醋酸发生化学放热反应产生的热刺激及药物蒸气透入熨贴的患部达到宣通经络，驱风散寒的治疗目的。其治疗机理类似于灸剂。

熨剂为我国民间习用的一种理疗与药疗相结合的剂型。多选用具有治疗风寒湿痹的药物与铁屑配合使用，制备简单，使用方便，可反复利用，费用低。产品有由桉叶、细辛、生川乌、独活、郁金等制成的舒乐热熨剂，主治筋骨肌肉疼痛，腰肌劳损，关节屈伸不利，遇寒疼痛加剧等；由生川乌、独活、姜黄、细辛、苍术、白芥子等制成的关节炎热熨剂，主治风寒湿邪所致的肌肉、筋骨和关节疼痛麻木，屈伸不利等症。使用时，将药袋揉搓 1 ~ 2 分钟，发热后敷于患处，注意保温，作用可达 24 小时以上。近年来借鉴熨剂的热疗原理，市场上出现了不用铁屑与米醋而用其他物质产热，配合使用中药进行理疗的保健品。

（二）熨剂的制备与举例

例 坎离砂

［处方］ 当归 37.5g 川芎 50g 透骨草 50g 防风 50g 铁屑 10kg

［制法］ 以上 5 味，除铁屑外，其余当归等 4 味药煎煮 2 次，第一次加入米醋 600g 与 3 倍药量的水煎煮 2 小时，滤过，药渣加适量水再煎煮 2 小时，滤过，合并滤液。将铁屑置炉内煅制，变为暗红色时取出，立即将上述滤液倒入铁屑中，搅匀，晾干，过筛，即得。

［功能与主治］ 驱风散寒，活血止痛。用于风湿痹痛、四肢麻木、关节疼痛、脘腹冷痛。

［用法与用量］ 取含药铁屑 250g，加米醋 15g（不可过量），立即拌匀，装入布袋。外包棉垫（或毛巾），待发热后，熨患处，药凉后取下。再用时仍用前法拌醋，可反复使用数次。每日熨患处 1 ~ 3 次。

八、棒剂

（一）棒剂简介

棒剂系指将药物制成小棒状的外用固体制剂。棒剂直接用于皮肤或黏膜上，起腐蚀、收敛等治疗作用。棒剂通常应用于眼科，近年来也有不少应用于牙周袋内，治疗牙周炎的临床报道，如以明胶和硬脂酸为赋形剂制成的替硝唑棒剂，插入牙周袋内，可延缓药物的释放，延长作用时间，减少给药次数，减轻不良反应。其体外释药规律符合 Higuchi 方程，释放速率为 $61.42mg \cdot h^{-1/2}$。又如 Ocufit SR 是一种缓释硅橡胶棒（简称缓释棒），1992 年上市，其形状与人体眼结膜穹隆一致，直径为 1.9mm，长为 25~30mm，新生儿和儿童用的产品规格更小。四环素缓释棒放入牙周袋第一天药物浓度较高，以后 14 天内体外试验释放药量达 45%，可达到最低抑菌浓度的要求。而用于牙根管治疗后封闭牙髓腔及根管空隙的牙科材料——牙胶尖（由异戊二烯、氧化锌、硫酸钡、蜡或松香制成），在剂型上也当属于棒剂。

（二）棒剂的制备与举例

例 海螵蛸棒

［处方］ 海螵蛸适量 黄连适量

［制法］ 取海螵蛸，水浸 3~4 日，每天换水以漂尽咸味，捞起，以小刀削去外表角质层，置露天日晒夜露 3~5 日，以去除腥臭味。然后切成适宜长度，削成略扁的圆锥体，洗去颗粒状物，略干燥，放入 10% 黄连溶液中煎煮 30 分钟，取出，置烘箱内 100℃烘干，即得。

［功能与主治］ 有抗菌收敛作用，用以治疗沙眼。

［用法与用量］ 外用，用以擦除沙眼之滤泡，配合其他药物治疗。本品表面粗糙，能机械地破除沙眼之滤泡，使药物易渗入滤泡加速伤口愈合。一般每 2~3 日擦 1 次，待反应消失后方可进行第二次擦除，洗净血污后，再于 1∶5000 的升汞溶液或 2% 复方甲酚皂溶液内浸泡一日，并以 10% 黄连液煮沸 30 分钟，烘干备用。

第二十章

药物制剂新技术与新剂型

学习要求：

1. 掌握 β–环糊精包合技术，单凝聚法、复凝聚法微型包囊技术；固体分散体成型技术；脂质体制备技术。

2. 熟悉缓释制剂、控释制剂、靶向制剂的含义、作用特点、制备方法。

3. 了解其他新技术（如磁性微球制备技术、前体药物制剂的制备技术等）在中药药剂中的应用。

第一节　药物制剂新技术

一、概述

从我国古代的汤、酒、膏、丹、丸、散到现代的注射剂、片剂、栓剂等及正在发展的新型给药系统，每一剂型的产生，都与新辅料、新技术的应用，科学技术的发展密切相关。

药物制剂新技术涉及范围广，内容多。本章主要介绍：β–环糊精包合技术；微型包囊技术和固体分散技术。包合技术中应用β–环糊精主分子既能提高药物的水溶性，又能增加药物的稳定性。药物微囊化以后，可以提高其稳定性，减少复方配伍禁忌，延长药物作用时间。固体分散技术，可应用不同性质的载体，使药物具有高效、速效、长效，或者肠内作用的特点。

新的给药系统与普通剂型相比有许多特点，它们能在较长时间内维持体内有效的药物浓度，不需频繁给药，靶向制剂可使药物浓集于靶组织、靶器官、靶细胞，从而提高疗效，降低全身的毒副作用。

二、药物制剂新技术在中药药剂中的应用

随着科学技术的发展，药物制剂新技术在中药药剂中的应用研究报道增多，取得了重要的成就，这对提高中药制剂的质量，加速中药制剂现代化的进程，使中药制剂更好地服务于全人类具有重要意义。

包合技术，在中药制剂制备中，常用于包合挥发性成分或油状液体，以防止挥发性成分逸散、掩盖不良气味、使液体成分粉末化。例如冰片、薄荷油、大蒜油等制成β–环糊精包合物。

微囊化技术，在中药制剂制备中，也常用于挥发性成分或油状液体的微囊化，可使药物从液态制成固体制剂，也可掩盖不良气味。例如大蒜油微囊，牡荆油微囊。

固体分散技术，可利用不同性质的载体使药物在高度分散状态下达到不同的用药要求。例如采用水溶性载体，增加难溶性药物的溶出速率，提高其生物利用度；也可用难溶性高分子载体延缓药物释放；用肠溶性高分子载体控制药物肠溶。例如复方丹参滴丸、苏冰滴丸、四逆汤滴丸。

三、环糊精包合技术

（一）β–环糊精的结构与性质

环糊精（cyclodextrin，CD）系淀粉用嗜碱性芽孢杆菌经培养得到的环糊精葡聚糖转位酶作用后形成的产物。是由 6～12 个 D–葡萄糖分子以 1,4–糖苷键连接的环状低聚糖化合物，为水溶性、非还原性白色结晶状粉末，常见的有 α、β、γ 三型，分别由 6、7、8 个葡萄糖分子构成。

由于环糊精是环状中空圆筒型的特殊结构，因此呈现出一系列特殊性质，能与某些物质分子形成包合物（inclusion compound）。包合物外层的大分子物质称为"主分子"（host molecule），被包合在主分子内的物质称为"客分子"（guest molecule）。

在 3 种环糊精中，以 β–环糊精（β–CD）最为常用，它为 7 个葡萄糖分子以 1,4–糖苷键连接而成。筒状结构，内壁空腔为 0.6～1nm，由于葡萄糖的羟基分布在筒的两端并在外部，糖苷键氧原子位于筒的中部并在筒内，β–环糊精的两端和外部为亲水性，而筒的内部为疏水性，可将一些大小和形状合适的药物分子包合于环状结构中，形成超微囊状包合物。

β–CD 包合物的主要特点是：因其为超微结构，呈分子状，分散效果好，易于吸收；另外，因其与微型胶囊类似，释药缓慢，副反应低；环糊精为碳水化合物，能被人体吸收、利用，进入机体后断链开环，形成直链低聚糖，参与代谢，无积蓄作用，无毒。

（二）β–环糊精包合的作用

β–环糊精包合技术在药剂学中的应用愈来愈广泛，其作用归结如下：

1. 增加药物的稳定性　凡容易氧化、水解、易挥发的药物制成包合物，则可防止其氧化、水解，减少挥发。因为药物分子的不稳定部分被包合在 β–CD 的空穴中，从而切断了药物分子与周围环境的接触，使药物分子得到保护，增加了稳定性。如愈创木中提取得到的有效成分愈创木酚，很不稳定，与 α–CD 或 β–CD 形成包合物，可制成口服制剂，长期保存。又如从茅苍术中提取的茅苍术醇，极易挥发，用 β–CD 包合后进行喷雾干燥，得到稳定性极好的粉末，回收率为 68%，而不加入 β–CD 喷雾干燥得到的粉末，回收率≤5%。

2. 增加药物的溶解度　难溶性药物与 β–环糊精混合可制成水溶性的包合物。如橙皮苷在水中溶解度小，易产生沉淀，用 β–CD 制成包合物，可防止产生沉淀。薄荷油、桉叶油的 β–CD 包合物，可使其溶解度增加约 50 倍。

3. 液体药物粉末化　液体药物包合使成固态粉末，便于加工成其他剂型，例如片剂、胶囊、散剂、栓剂等。红花油–β–CD 包合物呈粉末状；牡荆油用 β–CD 包合，使其粉末化，易与复方中药物混匀。

4. 掩盖不良气味，减少刺激性及毒副作用　如大蒜油 – β – CD 包合物，可掩盖大蒜的不良气味。又如 5 – 氟尿嘧啶用 β – 环糊纯化成分子胶囊，消化道吸收较好，血中浓度维持时间长，刺激性小，基本上消除了食欲不振、恶心呕吐等副反应。

5. 调节释药速度　中药挥发油等用 β – CD 包合后，可控制包合物内挥发油的释放。如将樟脑、薄荷脑、桉叶油用 β – CD 制成包合物，同时倒入沸水中，挥发性药物可以比较均匀地缓释出来。

6. 提高药物的生物利用度　如双香豆素 – β – CD 包合物，X 衍射表明，在包合物中双香豆素的结晶衍射峰消失了，说明在包合物中双香豆素不是以结晶状态存在。在 37℃ pH 值 7.5 的介质中，等摩尔比的双香豆素 – β – CD 包合物在开始溶解 5 分钟后，其介质中浓度是单纯的双香豆素的 13 倍；30 分钟时是 3.7 倍。1∶2 摩尔比的双香豆素 – β – CD 包合物，在开始溶解 5 分钟时，介质中双香豆素浓度是单纯的双香豆素的 17 倍；30 分钟是 4.5 倍。制成包合物增加了溶出速度，且增加 β – 环糊精摩尔比，包合物中的溶出速度与溶解度相应地增加。

家兔口服双香豆素 – β – CD 包合物，血药浓度的峰值为口服单纯的双香豆素的 1.7 倍。0 ~ 48 小时 AUC（血药浓度 – 时间曲线下面积）也是口服单纯双香豆素的 1.7 倍。

（三）β – 环糊精包合物的制备

1. 饱和水溶液法　先将环糊精与水配成饱和溶液，然后：①可溶性药物，直接加入环糊精饱和溶液，一般摩尔比为 1∶1，搅拌，直至成为包合物为止，约 30 分钟以上；②水难溶性药物，可先溶于少量有机溶剂，再注入环糊精饱和水溶液，搅拌，直至成为包合物为止；③水难溶性液体（如挥发油）药物，直接加入环糊精饱和水溶液中，经搅拌得到包合物。所得包合物若为固体，则滤取，水洗，再用少量适当的溶剂洗去残留药物，干燥。若包合物为水溶性的，则将其浓缩而得到固体，也可加入一种有机溶剂，促使其析出沉淀。

例　冰片 – β – 环糊精包合物

取 β – 环糊精 4g，溶于 55℃ 的水 100ml 中，保温。另取冰片 0.66g，用乙醇 20ml 溶解，在搅拌下缓慢滴加冰片溶液于 β – 环糊精溶液中，滴完后继续搅拌 30 分钟，冰箱放置 24 小时，抽滤，蒸馏水洗涤，40℃ 干燥，即可。

制成冰片 – β – 环糊精包合物主要是防止冰片挥发。

2. 研磨法　将环糊精与 2 ~ 5 倍量水研匀，加入客分子化合物（水难溶性者，先溶于少量有机溶剂中），研磨成糊状，低温干燥后，再用有机溶剂洗净，干燥即得。

例　苯甲醛 – β – 环糊精包合物

取 β – 环糊精 100g，加蒸馏水 200ml，研匀后加苯甲醛 5g，充分研磨，低温干燥即得。

苯甲醛制成 β – 环糊精包合物主要是降低挥发性，防止氧化，掩盖臭味。

3. 冷冻干燥法　将药物和环糊精混合于水中，搅拌，溶解或混悬，通过冷冻干燥除去溶剂（水），得粉末状包合物。如果其他方法制得的包合物水溶液，在干燥时易分解或变色，但又要求得到干燥包合物，改用本法，能得到理想的包合物，成品较疏松，溶解度好。

此外，制备包合物的方法还有超声波法、中和法、混合溶剂法、共沉淀法等。

（四）β-环糊精包合物的质量评定

包合物的质量研究内容主要包括：药物与环糊精是否形成包合物，包合物是否稳定，包合物药物溶解性能，包合率，收得率等。

β-环糊精是否将药物包合了，可根据包合物的性质和结构状态，采用下列方法进行验证，必要时可同时用几种方法。

1. X射线衍射法　由于晶体物质在相同角度处有不同晶面间距，从而在用X射线衍射时显示不同的衍射峰。例如X衍射结果表明，四神茶挥发油-β-CD包合物较对照β-CD、四神茶挥发油与β-CD物理混合物，在扫描角度处多了2个新的峰，峰的相对强度分别为58%和98%，晶面间距分别为8.981和4.751，说明包合物已构成一种新物相。

2. 热分析法　差示热分析法（differential thermal analysis，DTA）和差示扫描量热法（differential scarnning calorimetry，DSC）较为常用。例如陈皮挥发油用β-环糊精包合，若二者的配比为1:1、1:2、1:4、1:6时，形成的包合物均具一个峰，峰温为317℃，表明形成了包合物，而混合物则具有2个峰，即107℃与317℃，因此包合物与混合物有明显的区别。又如四神茶挥发油与β-CD物理混合物、β-CD在10~400℃范围内均出现两个较强的吸热峰，峰位、峰形、峰宽大致相同。而四神茶挥发油-β-CD包合物与前二者明显不同，在77.1℃处，前二者均有一个大吸热峰，而后者没有，反而在33.6℃和73.3℃处出现两个小吸热峰，因此推测四神茶挥发油-β-CD包合物既不同于β-CD，也不同于四神茶挥发油与β-CD物理混合物，而形成一种新的物相。

3. 薄层色谱法　该法可观察色谱展开后有无斑点、斑点数和R_f值来检验是否形成了包合物。如生姜挥发油β-环糊精包合物。用硅胶GF$_{254}$板。展开剂为：石油醚-氯仿-乙酸乙酯（10:0.5:1.5）。显色剂为：1%香草醛浓硫酸液。样品为：①生姜挥发油石油醚溶液；②生姜挥发油-β-环糊精包合物乙醇溶液；③生姜挥发油-β-环糊精包合物石油醚溶液。结果：①和②色谱图的斑点数、R_f值完全一致，而③则无斑点。说明生姜挥发油已与β-环糊精发生包合作用。

4. 显微镜法　用显微镜观察可以看出含药包合物与不含药包合物形状是不同的。

5. 荧光光谱法　通过比较药物与包合物的荧光光谱曲线与吸收峰的位置、高度，判别是否形成了包合物。

6. 紫外分光光度法　从紫外吸收曲线吸收峰的位置和峰高可以推断是否形成了包合物。

此外，还可采用核磁共振谱法、圆二色谱法、红外光谱法等方法验证是否形成了包合物。

四、微型包囊技术

（一）微型包囊的含义、特点与应用

以天然的或合成的高分子材料为囊材，将固体或液体药物作囊心物包裹而成的微小胶囊称微囊（microcapsules），制备微囊的过程称微囊化。

药物微囊化以后，具有许多应用特点：可以提高药物的稳定性，掩盖不良气味及口感，防止药物胃内失活，减少对胃的刺激性，减少复方的配伍变化，制成微囊使药物达控释或靶向作用，可改善某些药物的物理特性（如流动性、可压性），可使液态药物固体化。还可以将活性细胞或生物活性物质包囊，使在体内发挥生物活性作用，且具有良好的生物相容性和稳定性。

（二）囊心物与包囊材料

固体或液体药物均可作囊心物进行微囊化。

囊心物除主药以外还可加入附加剂，通常将主药与附加剂混匀后进行微囊化，亦可将主药先微囊化，再按需要加入附加剂。

包囊材料分天然、半合成或合成的高分子材料。

1. 天然的高分子材料　是最常用的囊材，无毒，成膜性好，稳定，如明胶、桃胶、阿拉伯胶、海藻酸钠等。①明胶，因制备时水解方法不同，而分 A 型明胶和 B 型明胶。用作囊材的浓度为 2% ~ 10%。②阿拉伯胶，主要含阿拉伯胶酸的钾、钙、镁盐。

2. 半合成的高分子材料　常用的有羧甲基纤维素钠（CMC－Na）、醋酸纤维素酞酸酯（CAP）、乙基纤维素（EC）、甲基纤维素（MC）、羟丙甲纤维素（HPMC）等。它们的特点是毒性小、黏度大，成盐后溶解度增加，由于易水解，不宜高温处理。

3. 合成高分子材料　常用的有聚乙烯醇（PVA）、聚碳酯、聚乙二醇（PEG）、聚苯乙烯、聚酰胺、聚维酮（PVP）、聚甲基丙烯酸甲酯等。其特点是成膜性和化学稳定性好。

一般在选用囊材时应考虑黏度、渗透性、吸湿性、溶解性、稳定性、澄明度等。为了使微囊具有一定的可塑性，通常可在囊材中加入增塑剂，例如明胶作囊材时可加入明胶体积 10% ~ 20% 的甘油或丙二醇。囊心物与囊材的比例要适当，囊心物太少，可致囊中无物。

（三）微型胶囊的制备方法

1. 相分离－凝聚法　所用介质是水（去离子水或蒸馏水，以免凝聚过程中受水中离子的干扰），这是当前水不溶性固体或液体药物微囊化最常用的方法。有单凝聚法与复凝聚法之分。

影响高分子囊材胶凝的主要因素是浓度、温度和电解质。浓度增加促进胶凝，反之，浓度降低到一定程度，就不能胶凝。温度升高不利于胶凝。浓度与温度的相互关系是：浓度越高可胶凝的温度上限越高。一般用明胶囊材制备微囊温度应在 37℃ 以上，凝聚囊形成后在较低温度下胶凝。

单凝聚法：系将药物分散于囊材的水溶液中，以电解质或强亲水性非电解质为凝聚剂，使囊材凝聚包封于药物表面而形成微囊。高分子物质的凝聚往往是可逆的。一旦解除形成凝聚的条件，就可发生解凝聚，使形成的囊消失。这种可逆性，能用来使凝聚过程多次反复直到满意为止。凝聚囊最终须固化，使之较长久地保持囊形，成为不可逆的微囊。

单凝聚法常用的囊材为明胶、CAP、MC、PVA 等。所用的凝聚剂，强亲水性非电解质如乙醇、丙酮等；强亲水性电解质如 Na_2SO_4、$(NH_4)_2SO_4$ 等，其中阴离子起主要作用，常见的阴离子胶凝作用次序为 $SO_4^{2-} > C_6H_5O_7^{3-}$（枸橼酸根）$> C_4H_4O_6^{2-}$（酒石酸根）$> CH_3COO^- > Cl^-$。

凝聚囊的固化视囊材性质而定，如以 CAP 为囊材，可利用 CAP 在强酸性介质中不溶的特性，当凝聚囊形成后，立即倾入强酸性介质中进行固化。以明胶为囊材时，可加入甲醛进行胺缩醛反应，使明胶分子互相交联，交联程度随甲醛的浓度、时间、介质 pH 等因素而不同。浓度高、时间长、介质 pH8～9 时交联才能完全。其反应如下：

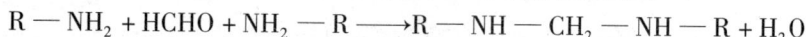

$$R—NH_2 + HCHO + NH_2—R \longrightarrow R—NH—CH_2—NH—R + H_2O$$

若囊心物不宜用碱性介质，可用 25% 戊二醛代替甲醛，在中性介质即可完成明胶的交联固化。戊二醛对明胶的固化作用，反应式如下：

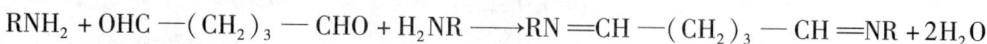

$$RNH_2 + OHC—(CH_2)_3—CHO + H_2NR \longrightarrow RN{=}CH—(CH_2)_3—CH{=}NR + 2H_2O$$

单凝聚法的工艺流程（以明胶为囊材）如下：

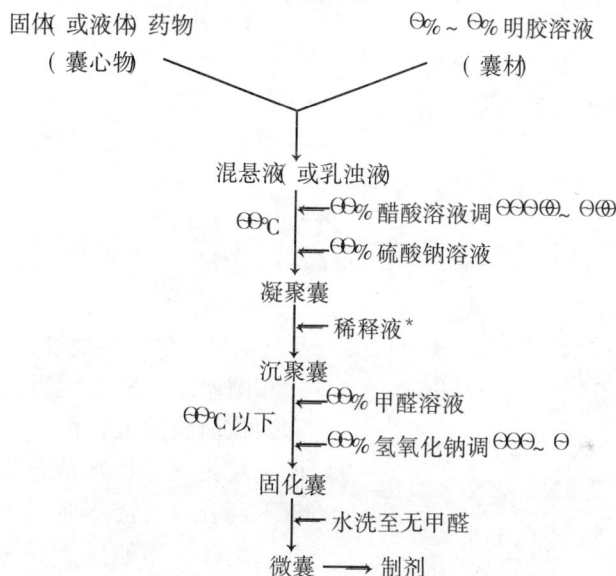

固体 或液体 药物　　　　　　　　⊖%～⊖% 明胶溶液
（囊心物）　　　　　　　　　　　　（囊材）
　　　　　　　　↓
　　　　混悬液 或乳浊液
⊖℃ ←── ⊖% 醋酸溶液调 ⊖⊖⊖⊖～⊖⊖⊖
　　　←── ⊖⊖% 硫酸钠溶液
　　　　　凝聚囊
　　　←── 稀释液*
　　　　　沉聚囊
⊖℃ 以下 ←── ⊖⊖% 甲醛溶液
　　　←── ⊖⊖% 氢氧化钠调 ⊖⊖⊖～⊖
　　　　　固化囊
　　　←── 水洗至无甲醛
　　　微囊 ──→ 制剂

*稀释液，即硫酸钠溶液，浓度为成囊体系中硫酸钠的百分浓度再加 1.5%，用量为成囊体系的 3 倍多，液温为 15℃，浓度过高或过低，可使囊溶解或粘连成团。

复凝聚法：复凝聚法系指利用两种具有相反电荷的高分子材料作囊材，将囊心物分散在囊材的水溶液中，在一定条件下，相反电荷的高分子材料互相交联后，溶解度降低，自溶液中凝聚析出成囊。

复凝聚法成囊的机理，例如明胶–阿拉伯胶作囊材，明胶是两性蛋白质，在水溶液中分子里含有—NH$_2$、—COOH 及其相应的解离基团—NH$_3^+$、—COO$^-$。但所含正负离子的多少，受介质酸碱度的影响。pH 值低时，—NH$_3^+$ 的数目多于—COO$^-$，反之，—COO$^-$ 则数目多于—NH$_3^+$。两种电荷相等时的 pH 值为等电点。明胶当 pH 值在等电点以上时带负电荷，在等电点以下时带正电荷，阿拉伯胶在水溶液中分子链上也含有—COOH 和—COO$^-$，仅具负电荷。因此，明胶与阿拉伯胶溶液混合后，调 pH 值 4～4.5，明胶正电荷达最高值，与带负电荷的阿拉伯胶结合成为不溶性复合物，凝聚成微囊。

以明胶–阿拉伯胶为囊材的复凝聚法工艺流程：

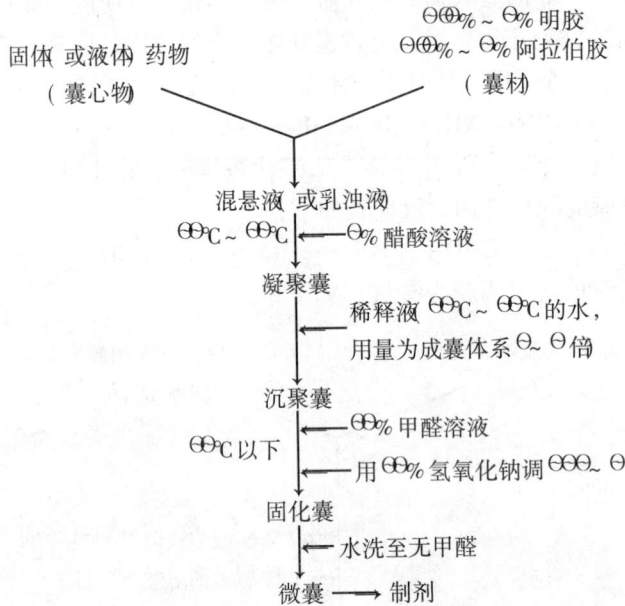

```
固体 或液体 药物            ⊕⊕%~⊖% 明胶
   （囊心物）               ⊕⊕%~⊖% 阿拉伯胶
                              （囊材）
            ↘        ↙
        混悬液 或乳浊液
        ⊕⊕C~⊕⊕C  ←── ⊖% 醋酸溶液
           凝聚囊
                     ←── 稀释液 ⊕⊕C~⊕⊕C的水，
                          用量为成囊体系 ⊖~⊖ 倍
           沉聚囊
                     ←── ⊕⊕% 甲醛溶液
        ⊕⊕C以下   ←── 用 ⊕⊕% 氢氧化钠调 ⊕⊕⊕~⊖
           固化囊
                     ←── 水洗至无甲醛
           微囊 ──→ 制剂
```

复凝聚法中的介质水、明胶、阿拉伯胶三者组成与产生凝聚现象的关系，如图 20－1 三元相图所示。K 为阴影区，是低浓度的明胶和阿拉伯胶溶液，可以互相混溶而产生凝聚的复凝聚区，即形成微囊的区域；P 为曲线以下两胶的溶液不能互相混溶而形成两相的相分离区，不能用于微型包囊；H 为曲线以上两胶的溶液能互相混溶而成均相的溶液区。A 代表 10% 明胶、10% 阿拉伯胶和 80% 水的混合液，必须用水稀释，沿着 A－B 虚线进入凝聚区发生凝聚。这一实验说明，两溶液发生凝聚时，除 pH 为主要条件外，还受浓度的限制。

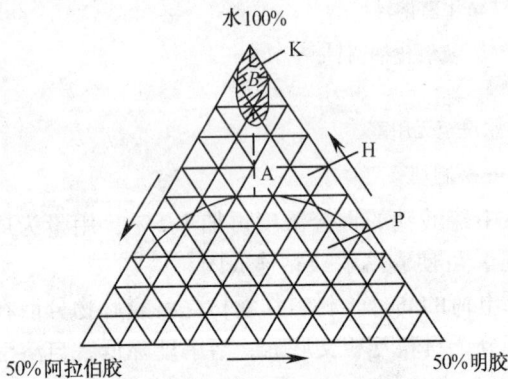

图 20－1　明胶、阿拉伯胶在 pH4.5 用水
稀释的复凝聚三元相图

桃胶、果胶、海藻酸盐、CAP 和 CMC 等多聚糖化合物同阿拉伯胶一样，都含有 —COO⁻、—COOH，是带有负电荷的高分子材料，均能分别与明胶复凝聚，故在复凝聚法制备微囊时也可用作复合囊材。另外如明胶－邻苯二甲基化物、明胶－乙酰甲基醚马来酐共聚物、明胶－乙酰马来酐共聚物也常用作复凝聚法的复合囊材。

凝聚法制微囊，并不适用于所有不溶于水的固体或液体药物。重要的是药物表面应能为囊材凝聚物所润湿，从而使药物混悬于该凝聚物中，才能随凝聚物分散而成囊。此外，还应保持凝聚物具有一定的流动性，这是保证囊形良好的必要条件。

例　大蒜油微囊

［处方］　大蒜油 1g　阿拉伯胶粉 0.5g　3% 阿拉伯胶液 30ml　3% 明胶液 40ml　甲醛

淀粉各适量

[制法]

（1）乳化　取阿拉伯胶粉0.5g置乳钵中，加大蒜油1g，研匀，加蒸馏水1ml，迅速研磨成初乳，并以3%阿拉伯胶液30ml稀释成乳剂。

（2）包囊　将乳剂移至250ml烧杯中，边加热边搅拌，待温度升至45℃时缓缓加入3%明胶液40ml（预热至45℃），胶液保持43℃～45℃，继续搅拌，并用10%醋酸液调pH4.1～4.3。显微镜下可观察到乳滴外包有凝聚的膜层。

（3）稀释　加入温度比其稍低的蒸馏水150ml，继续搅拌。温度降至30℃以下时移至冰水浴继续搅拌。

（4）固化　加入3%的甲醛液1ml，搅拌使固化定形。用5%的氢氧化钠液调pH至7.0～7.5，使凝胶的网孔结构孔隙缩小，再搅拌30分钟。

（5）分散　加入10%生淀粉混悬液4ml，使淀粉充分散开，在微囊间形成隔离层，10℃左右再搅拌1小时。

（6）干燥　滤取微囊，洗涤，尽量除去水分，二号筛制粒，60℃干燥。

[用途]　大蒜对多种球菌、杆菌、霉菌、病毒、阿米巴原虫、阴道滴虫、蛲虫等均有抑制和灭杀作用。用于肺部和消化道的霉菌感染、隐球菌性脑膜炎、急慢性菌痢和肠炎、百日咳及肺结核等。并有降低血胆固醇、三酸甘油酯和脂蛋白的作用。

[注]　大蒜油的主要成分为大蒜辣素、大蒜新素等多种烯丙基、丙基和甲基组成的硫醚化合物，为不饱和硫化烯烃化合物的混合物，分子结构上存在活泼双键，因而化学性质不稳定，且有刺激性，所以制成微囊。由于在碱性条件下不稳定，所以固化时调pH 7.0～7.5，而不是通常的pH 8～9。

2. 溶剂－非溶剂法　即在某种聚合物的溶液中，加入一种对该聚合物不可溶的液体（非溶剂），引起相分离，而将囊心物包成微囊。本法所用囊心物可以是水溶性、亲水性的固体或液体药物，但必须在体系中聚合物的溶剂与非溶剂均不溶解，也不起反应。例如维生素C微囊，取乙基纤维素20g溶于二甲苯400ml和乙醇80ml的混合溶剂中，将维生素C细粉5g混悬于溶剂中，搅拌，缓缓滴入正己烷，至沉淀完全为止（约50ml），硬化，干燥即得。

3. 复乳包囊法　是一种水溶液的液滴分散于有机相溶液中，形成乳剂（W/O型），此乳剂再与水相制成复乳（W/O/W型），此乳滴中的有机溶剂经常压（或减压）加热或透析除去，而得到自由流动的干燥粉末状的微囊。这种微囊属3层微囊，用以控制药物的释放速度。

例　乙基纤维素 W/O/W 型微囊

取5%（g·ml^{-1}）阿拉伯胶水溶液的液滴分散在含有4%（g·ml^{-1}）乙基纤维素乙酸乙酯有机相中〔含有20%（g·g^{-1}）邻苯二甲酸二正丁酯，作增塑剂〕形成W/O型乳剂。阿拉伯胶与乙基纤维素在水滴和有机连续相的界面形成吸附膜。阿拉伯胶膜在内水相，乙基纤维素在外有机相，因此W/O乳剂的膜是由阿拉伯胶与乙基纤维素二层组成，如图20－2a所示。当此乳剂进一步与阿拉伯胶溶液乳化形成W/O/W复合型乳剂时，出现新的水－油界面，阿拉伯胶与乙基纤维素再一次形成二层膜，如图20－2b所示。外水相阿拉伯胶膜由于是水溶性的易被洗去，不如内水相的膜坚固，而有机溶剂是在二层油溶性乙基纤维素膜之间，可利用其挥发性，从膜中扩散出来。透析后的体系由微囊沉淀物和上清液组成，滤过，所得微囊的内外层是阿拉伯胶膜，中间层是乙基纤维素，一共 3 层，如图 20 - 2c。

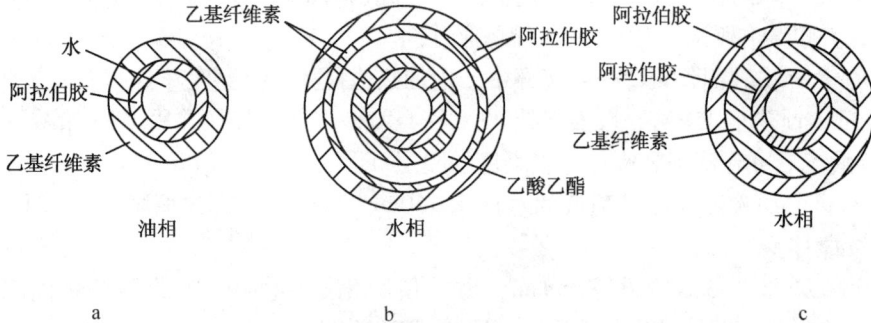

图 20 - 2　乙基纤维素 W/O/W 型微囊示意图

4. 界面缩聚法　本法是在分散相（水相）与连续相（有机相）的界面上发生单体的缩聚反应，如其中一相用水，水相中含 1,6 - 己二胺和碱，另一相有机相中含对苯二甲酰氯的环己烷、氯仿的溶液。将以上两相接触后，在界面处进行缩聚反应。生成的聚酰胺就是囊材，于囊心物的周围形成单个囊心物的球状膜壳形微囊。

例　天门冬酰胺酶微囊

取 L - 天门冬酰胺酶 10mg 及天门冬酸 50mg，溶于人体 O 型血红蛋白液 1ml 和硼酸缓冲溶液（0.4mol·L⁻¹ 硼砂溶液 9ml 加 1.6mol·L⁻¹ 硼酸溶液 11ml，pH8.4）1.5ml 中，加 1,6 - 己二胺碱性溶液（1,6 - 己二胺 0.928g，加硼酸缓冲液 10ml）1ml，置于反应瓶中，再加混合溶剂〔环己烷 150ml，氯仿 30ml，司盘 - 85（三油酸山梨坦）0.9ml 摇匀〕20ml，置 4℃ 冰浴中搅拌（每分钟 3000 转，搅拌 1 分钟），加入对苯二甲酰氯 15ml，继续搅拌 5 分钟，最后加入混合溶剂 30ml，再搅拌 0.5 分钟，在显微镜下观察已形成微囊。将此囊立即转入 50ml 离心管中，以每分钟 1000 转，离心 1 分钟，倾去上清液，加入分散液〔吐温 - 20（聚山梨酯 - 20）12.5ml，加蒸馏水 12.5ml〕25ml，搅拌 3 分钟，加蒸馏水 50ml 继续搅拌 1 分钟，再倾去上清液，将微囊混悬于 0.9% 生理盐水中，4℃ 保存，即得平均直径 20μm 球状聚酰胺膜壳形的微囊。如图 20 - 3 所示。

5. 物理机械法　系指将药物在气相中微囊化。属于该法的有喷雾干燥法、喷雾凝结法、空气悬浮法、多孔离心法及锅包衣法等。

（四）微型胶囊的质量评定

目前，微囊的质量评定大致有以下内容：

1. 微囊的囊形与大小　不同微囊制剂其囊的大小不同，如注射剂，微囊的大小应能符合《中国药典》中混悬型注射剂的规定。以微囊为原料做成的

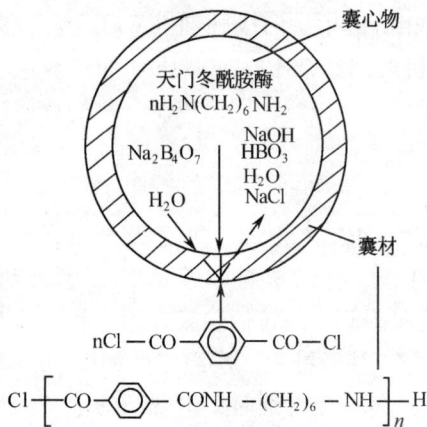

图 20 - 3　天门冬酰胺酶界面
缩聚法包囊示意图

各种剂型，都应符合该剂型的有关规定。

可用带目镜测微仪的光学显微镜测定微囊的大小。亦可用库尔特计数器测定微囊的大小与粒度分布。

2. 微囊中药物的溶出速度测定　为了有效地控制微囊释放与作用时间及奏效部位，必须对微囊进行溶出速度的测定。微囊试样应置薄膜透析管内，然后进行测定（见第二十二章第五节溶出度测定相关内容）。

3. 微囊的药物含量测定　微囊囊心物的含量，取决于采用的工艺。喷雾干燥法和空气悬浮法可制得含95%以上囊心物的微囊，但是用相分离-凝聚法制得的微囊，其囊心物常为20%~80%。微囊与微囊之间，所含的囊心物亦有差异。即使用一批样品其结果也不相同。

微囊中主药含量测定，一般都采用溶剂提取法，溶剂的选择原则，主要应使主药最大限度溶出而不溶解囊材，溶剂本身也不干扰测定。

五、固体分散技术

（一）固体分散体的含义与特点

固体分散体（solid dispersion）是指药物与载体混合制成的高度分散的固体分散物。这种固体分散在固体中的技术称为固体分散技术。根据需要可以进一步制成胶囊剂、片剂、软膏剂、栓剂等，也可直接制成滴丸。

固体分散体可利用不同性质的载体达到速效、缓释、控释的目的。例如选用水溶性载体，将药物形成分子分散状态，则可改善药物溶解性能，提高溶出速率，从而提高药物的生物利用度。也可选用难溶性高分子载体制成缓释固体分散体。还可用肠溶性高分子载体控制药物在小肠释放。固体分散体的缺点主要是储存过程中的老化，溶出速度变慢等。

（二）固体分散体的类型

1. 按释药性能分类

（1）速释型固体分散体　即指用亲水性载体制成固体分散体。它可改善难溶性药物的润湿性，从而加快溶出速率，提高其生物利用度。

（2）缓释、控释型固体分散体　是指以水不溶性或脂溶性载体制成的固体分散体。其释药机制与缓释和控释制剂相同。

（3）肠溶性固体分散体　是指利用肠溶性物质作载体，制成于肠道释药的固体分散体。

2. 按分散状态分类

（1）低共熔混合物（eutectic mixture）　药物与载体按适当比例混合，在较低温度下熔融，骤冷固化形成固体分散体。药物仅以微晶状态分散于载体中，为物理混合物。

（2）固态溶液（solid solutions）　药物溶解于熔融的载体中，呈分子状态分散，成为均相体系。

（3）玻璃溶液（glass solutions）或玻璃混悬液（glass suspensions）　药物溶于熔融的透明状的无定形载体中，骤然冷却，得到质脆透明状态的固体溶液。

（4）共沉淀物　共沉淀物或称共蒸发物。固体药物与载体以适当比例形成的非结晶性无定形物。常用载体为 PVP 等多羟基化合物。

药物在载体中的分散状态，并不一定以上述的某一种情况单独出现，往往是多种类型的混合体。

（三）固体分散体的常用载体及特性

1. 水溶性载体

（1）聚乙二醇类　聚乙二醇类（PEG）最常用的是 PEG－4000 和 PEG－6000，它们的熔点低（55℃~60℃），毒性小，能显著地增加药物的溶出速率，提高其生物利用度。

（2）聚维酮类　聚维酮类（PVP）对热稳定性好（但 150℃变色），易溶于水和多种有机溶剂，对有些药物有较强的抑晶作用，但成品对湿的稳定性差，易吸湿而析出药物结晶。

（3）表面活性剂类　作为载体的表面活性剂大多含聚氧乙烯基，其特点是溶于水或有机溶剂，载药量大，在蒸发过程中可阻滞药物产生结晶，是较理想的速效载体材料。常用的有泊洛沙姆－188（Poloxamer－188），为片状固体，毒性小，对黏膜的刺激性极小，可用于静脉注射。增加药物的溶出效果大于 PEG 载体。

（4）糖类与醇类　作为载体的糖类常用的有右旋糖酐、半乳糖和蔗糖等；醇类有甘露醇、山梨醇、木糖醇等。这些材料的特点是水溶性强，毒性小，分子中的多个羟基与药物以氢键结合而成固体分散体。

（5）有机酸类　可作为载体的有枸橼酸、酒石酸、琥珀酸、去氧胆酸等，均易溶于水而不溶于有机溶剂。但这些有机酸不适于对酸敏感的药物。

此外，还有联合应用载体的报道，例如糖类与 PEG、表面活性剂与高分子物质联合应用。载体的联合应用对难溶性药物的溶出优于单用。

2. 水不溶性载体

（1）乙基纤维素　乙基纤维素（EC）无毒，无药理活性，能溶于有机溶剂，黏性较大，稳定性好，不易老化。

（2）含季铵基团的聚丙烯酸树脂类　此类产品在胃液中可溶胀，在肠液中不溶，不被吸收，对人体无害，可被用作缓释固体分散物的载体。

（3）脂质类　常用的有胆固醇、β－谷甾醇、棕榈酸甘油酯、巴西棕榈蜡及蓖麻油蜡等，均可作为缓释固体分散体的载体材料。

3. 肠溶性载体

（1）纤维素类　常用的有醋酸纤维素酞酸酯（CAP）、羟丙甲纤维素酞酸酯（HPMCP，其有两种规格：HP－50、HP－55）、羧甲乙纤维素（CMEC），均能溶于肠液中，可用于制备胃中不稳定的药物，在肠道释放和吸收、生物利用度高的固体分散体。

（2）聚丙烯酸树脂类　常用Ⅱ号或Ⅲ号聚丙烯酸树脂，前者在 pH 6 以上的介质中溶解，后者在 pH 7 以上的介质中溶解。将二者联合使用，可制得较理想的缓释速率的固体分散体。

（四）固体分散体的制备方法

1. 熔融法　将药物与载体混匀，加热熔融后迅速冷却成固体。本法的关键是应由高温迅速冷却，使多个胶态晶核迅速形成，得到高度分散的药物，而不是析出粗晶。该法适用于对热稳定的药物和载体。多用熔点低、不溶于有机溶剂的载体材料，如 PEG 类、枸橼酸、糖类等。

也可将熔融物滴入冷凝液中使之迅速收缩、凝固成丸，这样制成的固体分散体俗称滴丸。

2. 溶剂法　又称共沉淀法或共蒸发法。药物与载体共同溶解于有机溶剂中，蒸去溶剂后得到药物在载体中混合而成的共沉淀固体分散体，经干燥即得。固体分散体内存在少量未除尽的溶剂时，易引起药物的重结晶而降低主药的分散度。常用的有机溶剂有氯仿、无水乙醇、乙醇、丙酮等。该法适于对热不稳定或易挥发的药物，可选用能溶于水、有机溶剂及熔点高、对热不稳定的载体材料，如 PVP 类、甘露糖、半乳糖、胆酸类等。

3. 溶剂－熔融法　凡适用于熔融法的载体材料皆可采用。将药物先溶于少量有机溶剂中，再与熔化了的载体均匀混合，蒸去有机溶剂，冷却固化后即得。毒性很小的有机溶剂也可不蒸去，但一般不得超过 10%（$g \cdot g^{-1}$），否则难以形成脆而易碎的固体分散体。本法可用于液态药物或剂量小于 50mg 的固体药物。

（五）固体分散体的质量评定

固体分散体的质量评定，主要是对固体分散体中药物分散状态，固体分散体的稳定性，以及药物的溶出速率和生物利用度试验。

药物在固体分散体中呈分子状态、亚稳定及无定形状态、胶体状态、微晶或微粉状态。检测方法目前还只有一些粗略方法，例如 X－射线衍射法、红外光谱测定法、差示热分析法等等，较粗的分散体系也有用显微镜测试的。溶出速率的测定有多种方法，但可根据《中国药典》收载的方法测定。固体分散体贮存时间过长，可出现硬度变大、药物溶出度降低等老化现象，所以需注意其稳定性。可以从改善贮存环境，采用联合载体，调整载体理化性质等方面来提高固体分散体的稳定性。

第二节　药物新剂型

一、缓释制剂

（一）缓释制剂的含义

缓释制剂系指用药后能在较长时间内持续释放药物以达到长效作用的制剂。其中药物释放主要是一级速度过程。

（二）缓释制剂的主要特点

1. 减少服药次数，减少用药总剂量　一般制剂常需每日给药数次，若制成缓释制剂能在较长时间内维持一定的血药浓度，因此可以每日 1 次或数日 1 次给药，特别适用于慢性疾病需要长期服药的患者。制成缓释制剂可以用最小的剂量达到最大的药效，减少总剂量。

2. 保持平稳的血药浓度，避免峰谷现象　一般制剂为了维持有效的血药浓度，必须多次给药。第一次给药后，体内血药浓度逐渐上升，达到有效血药浓度后，由于药物在体内不断地被代谢、排泄，血药浓度逐渐降低，待第二次给药，血药浓度再次出现先升后降。通常，这种给药方法血液中药物浓度起伏很大，有峰谷现象，如图20－4所示。药物浓度高时（峰），可产生副作用甚至中毒，低时（谷）可在治疗浓度以下，不能呈现疗效。缓释制剂则可以克服这种峰谷现象，即使血药浓度保持在比较平衡持久的有效范围内，如图20－5所示，也提高了药物使用的安全性。

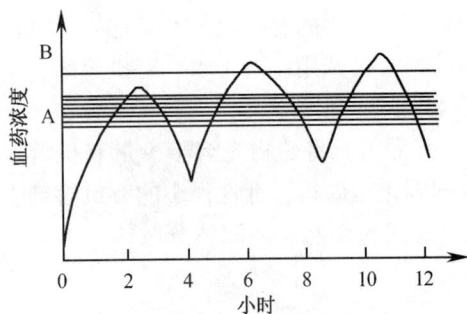

图20－4   每4小时服药血药浓度示意图
A. 最适宜的治疗浓度区域
B. 可能发生中毒区域

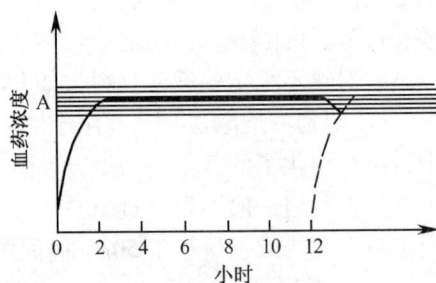

图20－5   长效制剂产生的血药浓度示意图
A. 最适宜的治疗浓度

缓释制剂有其优越性，但并不是所有药物都适合制成缓释制剂，如单服剂量很大的药物（大于1g）、生物半衰期（$t_{1/2}$）很短（小于1小时）或很长（大于24小时）的药物、不能在小肠下端有效吸收的药物，一般情况下不适于制成口服缓释制剂。特别是药效剧烈、溶解度小、吸收无规律、吸收差、吸收易受影响的药物，以及在肠中具有"特定部位"主动吸收的药物均不宜制成缓释制剂。

（三）缓释制剂的类型

1. 按给药途径分类

（1）经胃肠道给药   片剂（包衣片、骨架片、多层片）、丸剂、胶囊剂（肠溶胶囊、药树脂胶囊、涂膜胶囊）等。

（2）不经胃肠道给药   注射剂、栓剂、膜剂、植入剂等。

2. 按制备工艺分类

（1）骨架缓释制剂   ①水溶性骨架片，系用亲水性胶体物质如CMC、HPMC、PVP等为材料，加入其他赋形剂制成的片剂；②脂溶性骨架片，系用脂肪、蜡类物质为骨架材料制成的片剂；③不溶性骨架片，系用不溶性无毒塑料制成的片剂。

（2）薄膜包衣缓释制剂   片心或小丸的表面包一层适宜的衣层，使其在一定条件下溶解或部分溶解而释出药物，达到缓释目的。

（3）缓释乳剂   水溶性药物可将其制成W/O型乳剂。由于油相对药物分子的扩散具有一定的屏障作用，所以制成W/O型乳剂可达到缓释目的。

（4）缓释微囊　药物经微囊化，再制成散剂、胶囊剂、片剂、注射剂等。

（5）注射用缓释制剂　系指油溶液型和混悬液型注射剂，其原理基于减小药物的溶出速度或减少扩散速度而达到缓释目的。

（6）缓释膜剂　系指将药物包裹在多聚物薄膜隔室内，或溶解分散在多聚物膜片中而制成的缓释膜状制剂。供内服、外用、植入及眼用。

（四）缓释制剂的组成

比较理想的缓释制剂，首剂应含有速释与缓释两部分药物。速释部分是指释放速度快，能迅速建立起治疗所需要的最佳血药水平的那部分药物；缓释部分是指释放速度较慢或恒速，能较长时间维持由速释部分已建立起的最佳血药水平的那部分药物。

缓释部分的释药过程可分为一级速度过程和零级速度过程，多数药物为一级速度过程。有的缓释制剂的速释部分和缓释部分同时释药，另一些缓释制剂中的速释部分与缓释部分为间隔释药。在体内缓释制剂的速释与缓释两部分药物，其在体内的血药浓度是两者之和。因此，速释与缓释两部分组成究竟以何种比例为恰当？缓释部分的释药速度多大为适宜？这些问题在缓释制剂的设计中均直接关系到制剂质量，用药疗效及安全。在设计中，应根据药物动力学的原理加以综合考虑。

（五）缓释制剂的制法

1. 减小溶出速度　常见的方式有：①适当增大难溶性药物的粒径，使其吸收减慢而药效延长；②将难溶性盐类药物混悬于植物油中成油溶液型注射剂，药物需先从油相分配至水相（体液）而达缓释作用；③将药物包藏溶蚀性骨架中；④将药物包藏在亲水胶体物质中；⑤将药物与高分子化合物生成难溶性盐或酯等。

（1）溶蚀性骨架片　骨架片是药物与一种或多种骨架材料及其他辅料制成的片状固体制剂。骨架呈多孔型或无孔型。多孔型骨架片药物溶液通过微孔扩散而释放。影响释放的主要因素是药物的溶解度、骨架的孔隙率、孔径等。难溶性药物不宜制备这类骨架片。无孔型骨架片的释药是外层表面的磨蚀-分散-溶出过程。

溶蚀性骨架片用不溶解但可溶蚀的蜡质、脂肪酸及其酯类等物质作材料制成。药物随着这些材料的逐渐溶蚀而释放出来。该类片剂的制备，可将药物、辅料或者是它们的溶液加入熔融的蜡质中，经处理后制成颗粒再压片。

（2）亲水凝胶骨架片　指用遇水膨胀而形成凝胶屏障控制药物溶出的物质制成的片剂。这类骨架片主要材料为羟丙甲纤维素（HPMC），此外还有天然胶类（如海藻酸钠、琼脂等）、非纤维素多糖类（如壳多糖、半乳糖等）、乙烯聚合物和丙烯酸树脂（如聚乙烯醇、聚羧乙烯等）。药物和骨架材料混匀后直接压片或湿法制粒压片。

2. 减小扩散速度　所采用的方法有包衣；制成不溶性骨架片剂；制成微囊；制成植入剂；制成乳剂；增加黏度以减少扩散速度等。

（1）包衣缓释制剂　运用包衣制成固体缓释制剂，调节药物的释放速率。片剂、胶囊剂、颗粒、小丸甚至粉末均可采用包衣方法，将药物包裹在一定厚度的衣膜内，达到缓释或控释目的。最常用的包衣材料有醋酸纤维素、乙基纤维素和甲基丙烯酸共聚物，此外还有硅橡胶肠溶材料等。

该类制剂不可能仅单独用包衣材料包衣，为了形成具有一定渗透性、机械性能等的衣膜，包衣材料还需加增塑剂、致孔剂、抗黏剂等物质。其制备工艺可采用薄膜包衣常用方法，例如用包衣锅滚转包衣法，悬浮床包衣法等。

（2）不溶性骨架片　是用不溶于水或水溶性很小的高分子聚合物或无毒塑料与药物混合制成的骨架片。常用的材料有乙基纤维素、聚乙烯、聚丙烯、聚甲基丙烯酸甲酯等。

该类制剂的制备，可将材料的粉末与药物混匀直接压片，有的也可用乙醇溶解（如乙基纤维素），然后按湿法制粒压片。

二、控释制剂

（一）控释制剂的含义

控释制剂系指药物能在预定的时间内自动以预定的速度释放，使血药浓度长时间恒定维持在有效浓度范围的制剂。药物以受控形式恒速（以零级或接近零级速率）释放或者被控制在作用器官等特定吸收部位释放。

（二）控释制剂的主要特点

（1）恒速释药，减少了服药次数　与常规剂型比较，控释制剂释药速度平衡，接近零级速度过程，从而使释药时间延长，通常可恒速释药 8 ~ 10 小时，减少了服药次数。

（2）保持稳态血药浓度，避免峰谷现象　体内有效血药浓度平稳，且常可维持 24 小时或更长时间，能克服普通制剂多剂量给药产生的峰谷现象。如图 20 - 6 所示。

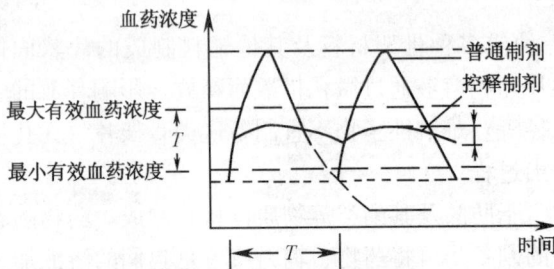

图 20 - 6　普通剂型与控释给药系统稳态血药浓度示意图

（3）可避免某些药物引起中毒　对于治疗指数小，消除半衰期短的药物，制成控释制剂可避免频繁用药而引起中毒的危险。

（三）控释制剂的类型

1. 按给药途径分类　包括：①口服控释制剂；②透皮控释制剂；③眼内控释制剂；④直肠控释制剂；⑤子宫内和皮下植入控释制剂。

2. 按剂型分类　包括：①控释片剂；②控释胶囊剂；③控释微丸；④控释散剂；⑤控释栓剂；⑥控释透皮贴剂；⑦控释膜剂；⑧控释混悬液；⑨控释液体制剂；⑩控释微囊；⑪控释微球；⑫控释植入剂等。

（四）控释制剂的组成

通常包括以下四个部分：

1. 药物贮库　是贮存药物的部位。药物剂量应足以符合治疗的要求，满足预期恒速释药的需要，贮库中药量总是大于释放总量，超过部分作为提供恒速释药的能源。将药物溶解或混悬分散于聚合物中。

2. 控释部分 其作用是使药物以预定的恒速释放，如包衣控释片上的微孔膜。

3. 能源部分 供给药物能量，足以使药物分子从贮库中释放出来。如渗透泵片，在体液中吸水膨胀后产生渗透压，使药物分子释出。

4. 传递孔道 药物分子通过孔道而释出，同时兼有控释作用，如不溶性骨架片。

药物的贮存形式对释放速度的影响是很大的：①贮库式，药物全部被聚合物膜包围；②整体式，药物溶入或混悬在聚合物内；③分散式，整体式外面再包以聚合物膜。

（五）控释制剂的制法

1. 渗透泵型片剂

利用渗透压原理制成能均匀恒速地释放药物的片剂。它由药物、半透膜材料、渗透压活性物质、推动剂等组成。半透膜材料最常用的是醋酸纤维素；渗透压活性物质常用的有乳糖、果糖、甘露醇、葡萄糖等的不同混合物；推动剂有分子量为 3 万到 500 万的聚羟甲基丙烯酸烷基酯，分子量为 1 万 ~ 36 万的聚维酮（PVP）等。除上述物质外，尚可加助悬剂、黏合剂、润滑剂等。

渗透泵片有单室和双室渗透泵片，如图 20 - 7 所示。单室渗透泵片为药物与渗透促进剂、辅料压制成一固体片心，外面包半渗透膜，然后在膜上打孔，口服后胃肠道的水分通过半透膜进入片心，药物和高渗透压的渗透促进剂溶解，膜内的溶液成高渗液，从而通过小孔持续泵出。双室泵型片剂，其片中间以一柔性聚合物膜隔成 2 个室，一室内含药物，遇水后成溶液或混悬液，另一室为盐或膨胀剂，片外再包半透膜，在含药室片面上打一释药小孔，水渗透进入另一室后物料溶解膨胀产生压力，推动隔膜将上层药液挤出小孔。

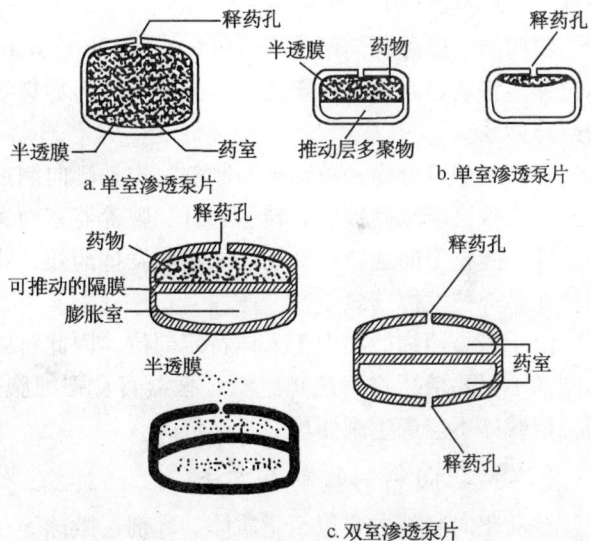

图 20 - 7 渗透泵片构造和释药示意图

2. 胃滞留片 是一类能滞留于胃液中，延长药物释放时间，改善药物的吸收，有利于提高生物利用度的片剂。它在胃内的滞留时间可达 5 ~ 6 小时。该片剂由药物与亲水胶体及其他辅料一起制成，亦称胃漂浮片。实际上是一种不崩解的亲水性骨架片。

常用的亲水胶体有羟丙甲纤维素、羟丙基纤维素、羟乙基纤维素、羟甲基纤维素钠、甲基纤维素、乙基纤维素等。为了提高其胃内滞留时间，还需添加疏水性、相对密度小的酯类、脂肪醇类、蜡类。

该类片剂的制备工艺与一般压制片基本相同，但应尽量采用直接粉末压片或干颗粒压片法，若用湿法制粒压片，不利于片剂水化滞留。另外，压片机压力的大小、片剂的硬度都对其滞留时间有影响。

三、迟释制剂

迟释制剂是指不立即释放药物的制剂，包括肠溶制剂、结肠定位制剂、脉冲制剂。

肠溶制剂：在规定的酸性介质中不释放或几乎不释放，而在要求的时间内，于pH6.8磷酸盐缓冲液中大部分或全部释放的制剂。

结肠定位制剂：在胃肠道上部基本不释放，在结肠内大部分或全部释放的制剂，即在规定的酸性介质与pH6.8磷酸盐缓冲液中不释放或几乎不释放，而在要求的时间内，于pH7.5~8.0磷酸盐缓冲液中大部分或全部释放的制剂。

脉冲制剂：不立即释放药物，而在某种条件下（如在体液中经过一定时间或一定pH值或某些酶作用下）一次或多次突然释放药物的制剂。

四、靶向制剂

（一）靶向制剂的含义与特点

靶向制剂也称靶向给药系统（targeting drug system，TDS），系指药物与载体结合或被载体包裹能将药物直接定位于靶区，或给药后药物集结于靶区，使靶区药物浓度高于正常组织的给药体系。

靶向制剂可分为：被动靶向制剂、主动靶向制剂、物理化学靶向制剂。被动靶向制剂指载药微粒被巨噬细胞摄取后转运到肝、脾等器官而发挥疗效；主动靶向制剂是指用修饰的药物载体将药物定向地转运到靶区浓集而发挥药效；物理化学靶向制剂是指用物理化学方法使药物在某部位发挥药效。

由于该类药物能集中于人体特定部位，因此可以提高药物的疗效，降低其毒副作用。靶向制剂不仅要求药物到达靶组织、靶器官、靶细胞，而且应浓集于该部位且能保持一定时间，但载体不应产生副作用。

（二）靶向制剂的制备方法

被动靶向制剂主要包括脂质体、乳剂、微球等；主动靶向制剂主要包括：修饰的药物载体（修饰的脂质体、微乳、微球、纳米囊、纳米球）和前体药物制剂等；物理化学靶向制剂主要包括：磁性靶向制剂（磁性微球、磁性微囊、磁性乳剂、磁性片剂、磁性胶囊等）、栓塞靶向制剂（栓塞微球、栓塞复乳）和热敏靶向制剂、pH敏感的靶向制剂等。

1. 脂质体

（1）含义　脂质体（liposomes）是指将药物包封于类脂质双分子层内而形成的微型小囊。也称为类脂小球或液晶微囊。类脂质双分子层厚度约4nm。脂质体作为药物载体，满足了药物制剂治疗上的许多要求，具有许多优点，特别是在靶向性方面。

（2）特点　脂质体可以包封脂溶性或水溶性药物，药物被包封后其主要特点为：

①靶向性和淋巴定向性：脂质体能选择性地分布于某些组织和器官，增加药物对淋巴系统的定向性，提高药物在靶部位的浓度。尤其对抗癌药物，能选择性地杀伤癌细胞或抑制癌

细胞，对正常细胞则无损害作用。因此，以脂质体为载体的药物，能提高疗效，减少剂量，降低毒性。

②细胞亲和性与组织相容性：脂质体与生物膜结构相似，因此与细胞膜有较强的亲和性，可增加被包裹药物透过细胞膜的能力，增强疗效。

③长效作用：药物包封成脂质体，可降低其消除速率，延长作用时间。

④降低药物毒性：药物被脂质体包封后，主要由网状内皮系统的吞噬细胞所摄取，在肝、脾、骨髓等网状内皮细胞较丰富的器官中浓集，而药物在心脏和肾脏中的累积量比游离药物低得多，因此，将对心、肾有毒性的药物或对正常细胞有毒性的抗肿瘤药物，包封成脂质体可以降低其毒性。

⑤提高药物稳定性：某些不稳定的药物被包封后可受到脂质体双层膜的保护而提高稳定性。

（3）脂质体的结构　脂质体根据其结构可分为三类：

①单室脂质体：水溶性药物的溶液只被一层类脂质双分子层所包封；脂溶性药物则分散于双分子层中。如图 20-8A 所示。球径等于或小于 25nm。

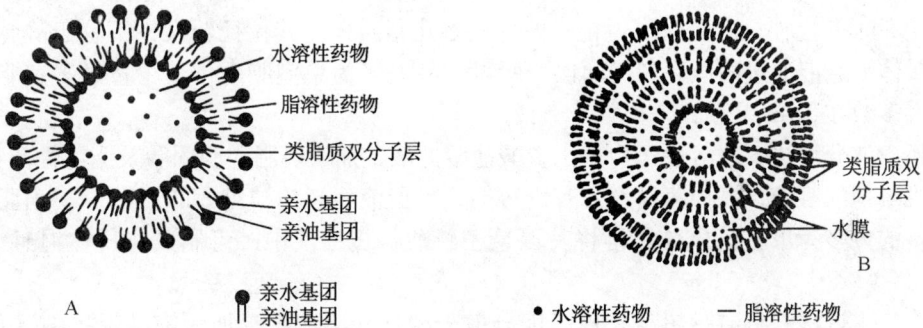

图 20-8　脂质体结构示意图
A. 单室脂质体结构示意图　　B. 多室脂质体结构示意图

②多室脂质体：有多层的类脂质双分子层被含药物（水溶性药物）的水膜隔开，形成不均匀的聚合体，脂溶性药物则分散于多层双分子层中。如图 20-8B 所示。球径等于或小于 5μm。

③大多孔脂质体：单层状，球径大约为 0.13μm ± 0.06μm，比单室脂质体可多包蔽约 10 倍的药物。

脂质体是以类脂质（如卵磷脂、胆固醇）构成的双分子层为膜材包合而成的微粒。磷脂类都含有一个磷酸基团和一个含氮的碱基（季铵盐），均为亲水基团，还有两个较长的烃链为亲油基团。胆固醇的亲油性强于亲水性。用磷脂与胆固醇作脂质体膜材，须先将类脂质溶于有机溶剂中，然后蒸发除去有机溶剂，在器壁上使成均匀类脂质薄膜，该薄膜由磷脂与胆固醇混合分子相互间隔定向排列的双分子层组成。磷脂分子的亲水基团呈弯曲的弧形，形如手杖，与胆固醇分子的亲水基团结合，在亲水基团的上边两侧上端各连接一个亲油基因。

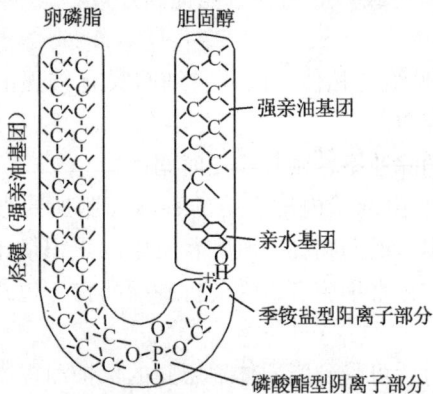

图 20 - 9　卵磷脂与胆固醇在脂质体中的排列形式

薄膜形成后，加入磷酸盐缓冲液振荡或搅拌，即可形成单室或多室的脂质体，在不断搅拌中，使水膜中容纳大量的水溶性药物，而脂溶性药物则容纳在双分子层的亲油基部分。如图 20 - 9。

（4）脂质体的制备方法　脂质体常用以下几种方法制备：

①薄膜分散法：将磷脂及胆固醇等类脂质及脂溶性药物溶于氯仿（或其他有机溶剂）中，将氯仿液于玻璃瓶中旋转蒸发，使之在玻璃瓶的内壁上形成薄膜；将水溶性药物溶于磷酸盐缓冲液中，加入玻璃瓶后不断搅拌即得。

②注入法：将磷脂与胆固醇等类脂物质及脂溶性药物溶入有机溶剂中（如乙醚），该溶液经注射器缓缓注入加热至 50℃ ~60℃（并用磁力搅拌）的磷酸盐缓冲溶液（或含水溶性药物）中，不断搅拌至乙醚除尽为止，即得大多孔脂质体。其粒径较大，不宜于静脉注射。再将脂质体混悬液通过高压乳匀机两次，所得成品大多为单室脂质体，少量为多室脂质体，粒径绝大多数在 2μm 以下。

③超声波分散法：水溶性药物溶于磷酸盐缓冲液，加入磷脂、胆固醇及脂溶性药物成共溶于有机溶剂的溶液，搅拌蒸发除去有机溶剂，残留液经超声波处理，然后分离出脂质体。该法制备的大多为单室脂质体。再将其混悬于磷酸盐缓冲液中，可制成脂质体混悬型注射剂。

④冷冻干燥法：将磷脂超声处理高度分散于缓冲盐溶液中，加入冻结保护剂（如甘露醇、葡萄糖、海藻酸等）冷冻干燥后，再将干燥物分散到含药的缓冲盐溶液或其他水性介质中，即形成脂质体。该法适合于包封对热敏感的药物。

（5）影响脂质体载药量的因素　脂质体内含药物的重量百分率称为载药量，也可用包封药物溶液体积的相对量表示，则称为体积包封率。应用上述几种工艺制备脂质体，其载药量或体积包封率不相同。

影响脂质体的载药量或体积包封率的因素有：

①脂质体粒径大小：当类脂质的量不变，类脂质双分子层的空间体积越大，则载药量越多。

②类脂质膜材的投料比：增加胆固醇含量，可提高水溶性药物的载药量。

③脂质体的电荷：当相同电荷的药物包封于脂质体双层膜中，同电荷相斥致使双层膜之间的距离增大，可包封更多亲水性药物。

④药物溶解度：极性药物在水中溶解度愈大，在脂质体水层中的浓度就越高。水层空间越大能包封极性药物越多，多室脂质体的体积包封率远比单室的大。非极性药物的脂溶性越大，体积包封率越高，水溶性与脂溶性都小的药物体积包封率低。

（6）脂质体的质量评定　脂质体的质量应由以下几个方面控制：

①粒径大小及形态：脂质体为封闭的多层囊状或多层圆球。可用高倍显微镜观察其粒径大小与形态，小于$2\mu m$时需用扫描电镜或透射电镜。也可用激光散射法、离心沉降法等测定脂质体粒径及其分布。

脂质体在体内到达靶区前应保持其形态的完整性。可根据给药途径的不同，将脂质体置于不同的介质中，温育一定的时间，观察其形态完整性的变化。

②包封率：对处于液态介质中的脂质体制剂，可通过适当的方法分离脂质体，分别测定脂质体中和介质中的药量。按下式计算包封率：

包封率 = ［脂质体中的药量÷（介质中的药量 + 脂质体中的药量）］ ×100%

分离脂质体可采用超速离心法、透析法、超滤膜滤过法、葡聚糖凝胶滤过法等。

③渗漏率：脂质体不稳定的主要表现为渗漏。渗漏率表示脂质体在液态介质中贮存期间包封率的变化。根据给药途径的不同，将脂质体分散贮存在一定的介质中，保持一定的温度，于不同时间进行分离处理，测定介质中的药量，按下式计算渗漏率：

渗漏率 = （贮存一定时间后渗漏到介质中的药量÷贮存前包封的药量）×100%

④主药含量：可采取适当的方法通过提取分离处理后测定脂质体中主药的含量。

⑤释放度：体外释放度是脂质体制剂的一项重要质量指标。通过测其体外释药速率可初步了解其通透性的大小，以便调整释药速率，达到预期要求。

⑥药物体内分布的测定：必要时还可作药物体内分布的测定。将脂质体静注给药，测定动物不同时间的血药浓度，并定时将动物处死，取脏器组织，捣碎分离取样，以同剂量药物作对照，比较各组织的滞留量。

2. 磁性制剂　磁性制剂系指将药物与铁磁性物质共包于或分散于载体中，应用于机体后，利用体外磁场的效应引导药物在体内定向移动和定位聚集的靶向给药制剂。主要用作抗癌药物的载体。

（1）磁性制剂的特点

①减少用药剂量，因为药物随着载体被吸引到靶区周围，使达到所需浓度而其他部位分布量相应减少，从而降低用药剂量。

②药物绝大部分在局部起作用，相对地减少了药物对人体正常组织的副作用，特别是降低了对肝、脾、肾等系统的损害。

③加速产生药效，提高疗效。

④可以运载放射性物质进行局部照射。由于铁磁性物质可以阻挡伦琴射线，因此，可利用这种制剂进行局部造影。

⑤用于阻塞肿瘤血管，使肿瘤坏死。

（2）磁性制剂的组成材料　磁性药物制剂主要由磁性材料、骨架材料及药物3部分组成。

①磁性材料：通常应用的磁性物质有纯铁粉、羰基铁、磁铁矿、正铁酸盐、铁钴合金等，尤以Fe_3O_4磁流体应用居多。磁性氧化铁其粒度越小越好，直径应在$100\mu m$以下（一般在$10 \sim 20\mu m$，注射用在$1 \sim 3\mu m$以下），在体外磁场的作用下，不在血管中停留，而在靶

区毛细血管中能均匀分布，产生疗效。磁性材料的超微粒子可以定期排出体外，有一定的生物降解速度和在靶区的释药速度。

②骨架材料：通常分为氨基酸聚合物类、聚多糖类、其他骨架材料等。天然的氨基酸聚合物主要有白蛋白、明胶、球蛋白、酶类；合成的氨基酸聚合物主要是多肽，如聚赖氨酸、聚谷氨酸等。其中以白蛋白最常用。聚多糖骨架材料主要有淀粉、葡聚糖、聚甲壳糖、阿拉伯胶等。其他骨架材料有乙基纤维素、聚乙基亚胺、聚乙烯醇等。

上述材料都具有一定的通透性，对人体无毒，大部分在人体组织内能被逐渐地溶解或消化，同时把包裹的药物按一定的速度逐渐释放。

③药物：磁性制剂的药物应有一定的水溶性；不与磁性材料和骨架材料起化学反应；临床上经常使用。现已制备磁性药物微球的药物有盐酸阿霉素、丝裂霉素 C、放射菌素 D、氟尿嘧啶、肝素等，最近研究最多的是盐酸阿霉素磁性微球。

（3）磁性制剂的制法　磁性制剂包括：磁性微球、磁性微囊、磁性乳剂、磁性片剂、磁性胶囊等。其制法与各自对应的未加磁性材料的制剂相同。

①磁性微球的制法：有加热固化法和加交联剂固化法。加热固化法是将白蛋白、超微铁磁性粒子、药物加水制成混悬液加入棉籽油中，用超声波低温匀化。再滴加至110℃～165℃的棉籽油中，不断搅拌，离心分离即得。加交联剂固化法是在上法匀化后，混悬于乙醚中，加交联剂2，3-丁二酮或甲醛乙醚溶液后，离心分离即得。

例　5-Fu 磁性微球

将含1%油酸山梨坦（司盘-80）的液状石蜡预热至60℃，同时将5-Fu溶于碱性水溶液，加入明胶（B型，等电点pH4.7～5）、还原铁粉，加热至60℃制成明胶液，在搅拌下将此明胶溶液缓缓加入等温（60℃）的液状石蜡中，继续搅拌5分钟乳化，抽滤，用石油醚洗去微球表面的液状石蜡，干燥，甲醛蒸气固化，即得。含5-Fu 52.7mg·g^{-1}，显微镜观察，铁粉均匀分布在微粒中。

5-Fu磁性微球，口服后在体外应用磁场，使其吸着在食管的癌变区，释放出5-Fu，被癌组织吸收，用于治疗食管癌。这样可以用较小的剂量在靶区有较高的浓度，而身体其他组织中药物浓度就相应地降低，因此，使药物的毒副作用降低，加速并加强药效。同时强磁场也有抑癌作用。

②磁性微囊的制法：一般采用凝聚法制备，根据磁粉分布的情况，将磁粉吸附到囊膜表面的称为囊膜吸附法，而将磁粉包于囊膜内的方法称为内包囊法。

③磁性片剂的制法：是将药物、磁性物质和添加剂混合压制成片心，再包控释衣，即得。如图20-10 a 所示。

④磁性胶囊的制法：如图20-10所示。是将磁性物质装入胶囊内（b、c）或把磁粉掺入胶囊壳中（d），或用铁磁性物质制备胶囊（e）。

3. 毫微囊

（1）毫微囊的特点　毫微囊又称毫微型颗粒或毫微粒或毫微药丸。系利用天然高分子物质如明胶、白蛋白及纤维素类制成的包封药物的微粒，它是一种固态胶体微粒，大小一般在10～1000nm。其特点如下。

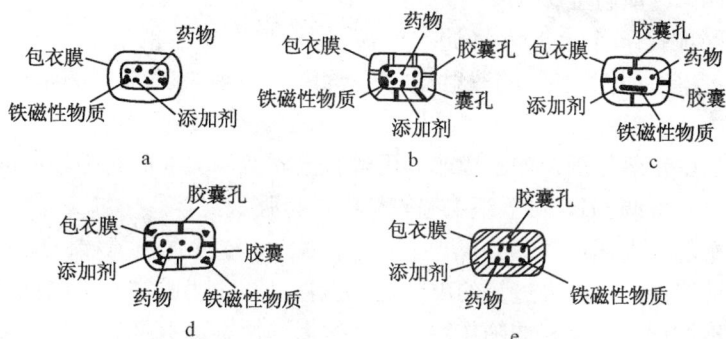

图 20 - 10　磁性缓释片剂与磁性缓释胶囊
a. 磁性缓释片剂　b、c、d、e. 磁性缓释胶囊

①毫微囊的活性成分（药物或生物活性物质）溶解，夹在或包在大分子物质中，或吸附与连接在大分子物质上构成的胶粒。毫微囊的结构类似微型胶囊，但粒径比后者小得多，分散在水中成带乳光的分散体系，形似胶态离子的分子缔合物。

②毫微囊的大小，在电子显微镜下检视的粒径一般为 50～500nm，大部分为 200nm。与其他超微粒相比，如白蛋白微球为 0.2～1.2μm，多室脂质体≤5μm，单室脂质体≤25nm。由于毫微囊粒子极细，能很快分散于水中成透明的胶体分散体系，适宜配制注射剂，亦可供静脉注射。

③毫微囊也是比较理想的药物载体，也可以控制药物进入特定的靶器官或靶细胞。对大鼠或小鼠静脉给药后，很快被网状内皮系统所吞噬，分布于脾脏及肝脏。这种微粒亦易被癌细胞吞噬而增进药物的抗肿瘤等作用。

④毫微囊在贮存期间稳定，可制成冻干粉保存，应用前加注射用水振摇，即能恢复原分散状态。

（2）毫微囊的材料　制备毫微囊的材料有明胶，其他大分子物质如白蛋白、玉米朊、人血清蛋白、牛血清蛋白及乙基纤维素等都可用。聚山梨酯-20（吐温-20）能促使毫微囊与水接触时加快分散，并对药物有增溶作用。硫酸钠、硫酸铵、低分子醇类等都可用作水溶性高分子物质如明胶等的沉淀剂。

由于毫微囊供注射用，因此必须无菌、无热原反应。明胶及其他原料的选择十分重要，必须符合注射要求，如明胶应不含热原及降压物质，明胶溶液要热压灭菌。但应注意，长时间的加热可引起分子降解。

（3）毫微囊的制法　其制备工艺与制备微囊所用的单凝聚法相似。包封药物的加入与制微囊不同，将药物先配成溶液，在凝聚的细微颗粒（初生微粒）形成时加入，使吸附于空囊中。

毫微囊的制备工艺过程如下：

①包囊材料的配制：在明胶溶液（一般浓度 1%～3%，g·ml^{-1}）中加非离子型表面活性剂适量（0.5%～3.0%，g·ml^{-1}），移置硬质玻璃管中（32mm×120mm，壁厚2.5mm），

溶液内置磁力搅拌棒，加温至35℃。

②凝聚：不断搅拌下徐徐加入沉淀剂溶液［加20%硫酸钠溶液（g·ml⁻¹）或乙醇（ml·ml⁻¹）］至溶液中出现强烈的散射光［通常用（散射）浊度计测定］并呈持久微弱的浑浊。

③再分散：加少量溶化剂，如乙醇或异丙醇直至浑浊消失。同时强烈的散射光逐渐减弱至原测定点。必要时可调pH，移置组织捣碎机中进行强烈搅拌。

④固化：一次加入固化剂（25%戊二醛水溶液），并继续强烈搅拌，操作结束时加亚硫酸钠或焦亚硫酸钠溶液，以除去过量的戊二醛，搅拌，防止明胶进一步固化或凝聚。

⑤透析：亚硫酸钠或焦亚硫酸钠作用一定时间后，用赛璐芬纸袋透析除去硫酸钠等无机盐，将溶液浸于干冰（或丙酮）浴中冷冻，然后再冷冻干燥。如溶液中含有高浓度的乙醇，必须先用水稀释，冷冻干燥初期不会引起解冻现象。乙醇可在干燥过程中除去。

⑥药物的加入：药物一般在步骤（1）中加入，如为水溶性药物或能被表面活性剂增溶的药物（水不溶性），可在步骤（2）或（3）中加入。

⑦纯化：有时在固化后，盐与低分子杂质可通过Sephadex G 55柱分离除去，用0.04%（g·ml⁻¹）三氯叔丁醇溶液或重蒸馏水作洗脱剂，将毫微型胶囊与低分子杂质分开。

4. 靶向给药乳剂　靶向给药乳剂系指用乳剂为载体，传递药物定位于靶部位的微粒分散系统。包括一级乳剂、二级乳剂（复合型乳剂，简称复乳）等。复乳系具有二种乳剂类型（W/O及O/W）的复合多相液体药剂，它的分散相不再是单一的相，而是以O/W或W/O的简单乳剂（亦称一级乳）为分散相，再进一步分散在油或水的连续相中而形成的乳剂（亦称二级乳剂），以O/W/O或W/O/W型表示。现在研究较多的是W/O/W型二级乳剂，各相依次叫内水相、油相和外水相。当内外水相相同时称二组分二级乳，不同时称三组分二级乳。

（1）靶向给药乳剂的作用机理　其靶向性与乳滴大小、表面电荷、处方组成及给药途径有关。通常以水相为外相的乳剂可通过静脉、皮下、肌肉、腹腔及口服给药，而以油相为外相的乳剂则仅能从除静脉以外的途径给药。

①O/W型乳剂：静脉给药后主要指向的靶器官是网状内皮细胞丰富的脏器：肝、脾和肺。这种特性受粒子的平均粒径与表面电荷所影响。静注O/W乳剂，还有蓄积于炎症部位的特点，这可能是由于在炎症部位，乳剂粒子可以选择性地大量集中于网状内皮系统或巨噬细胞内的缘故。

②W/O型乳剂：肌内或皮下、腹腔注射后主要聚集于邻近的淋巴器官。载有抗癌药物，对抑制癌细胞经淋巴管转移或局部治疗淋巴系统肿瘤特别有用。

③复乳：肌内、皮下或腹腔注射给药，在体内靶向分布与上述W/O型乳剂相似。

复乳是在普通乳剂的外相又覆盖了一层或多层膜，其乳滴直径通常在10μm以下。以W/O/W二级乳剂为例，其特点为：①改变了分散相和连续相；中层油膜相当于半透膜，对内相药物释放起限速作用，因此可作为药物的"缓慢释放体系"，且在体内具有对淋巴系统的定向性，可选择性地分布在肝、肺、肾、脾等脏器组织中，因而可作为癌症化疗的良好载体；②可用作药物超剂量或误服而中毒的解毒体系；③可避免在胃肠道失活，增加稳定性，提高药效等。

（2）复乳的制法 通常有两种方法。

①一步乳化法：如一种复方中含有脂溶性与水溶性两种抗癌药物，则分别配成油溶液和水溶液，一次加入适当的亲水性和亲油性乳化剂，一次乳化成复合型乳剂。该方法工艺简便，但两种乳化剂配比不易计算正确，因此，成品的稳定性不易掌握，同时分散相与连续相中药物的分配亦不易控制。

②二步乳化法：以配制 $W_1/O/W_2$ 型复合乳剂为例，先将水溶性药物配成水溶液，分成 W_1 与 W_2 两份，脂溶性药物配成油溶液。首先将 W_1 与油溶液用 30% 油酸山梨坦配成 W_1/O 型乳剂，然后将 W_1/O 与 W_2（加 0.5% ~2% 聚山梨酯–20 或聚山梨酯–80）进行二步乳化，成为 $W_1/O/W_2$ 型复合乳剂。二步乳化法得到的成品不仅稳定性好，同时 W_1 与 W_2 中药物的含量可根据释药要求予以控制。

复乳类型不同选用的乳化剂不一样。W/O/W 二级乳剂其分散相为 W/O 一级乳，连续相为 W，一级乳化选用亲油性乳化剂，二级乳应选用亲水性乳化剂；而 O/W/O 二级乳剂，其分散相为 O/W 一级乳，连续相为油，一级乳选用亲水性乳化剂，二级乳应选用亲油性乳化剂。

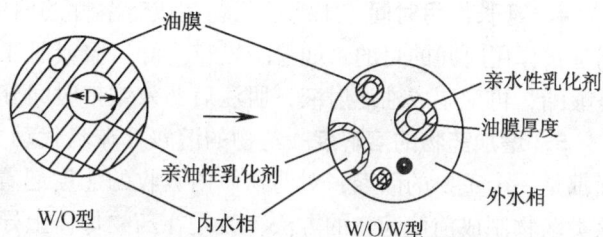

图 20–11 W/O/W 型复合乳剂形成示意图

W/O/W 型复合乳剂形成如图 20–11 所示。

复乳比一般乳更复杂、更不稳定。如 W/O/W 型复乳，其主要的不稳定因素是油膜破裂及内水相外溢。

五、前体药物制剂

前体药物制剂系指将一种具有药理活性的母体药物，导入另一种载体基团（或与另一种作用相似的母体药物相结合）形成一种新的化合物，这种化合物在人体中经过生物转化（酶或其他生物机能的作用），释放出母体药物而呈现疗效。这些化合物大多以复盐（或络盐、酯类等）形式存在。在研制新的药物制剂过程中发现，有些确有良好疗效的药物，因其理化性质不符合要求（如溶解度小，或即使溶解但达不到所要求的浓度等），或稳定性、吸收性不够理想，或有刺激性、不适臭味，或有毒副作用，以致无法用于临床，甚至被迫放弃。有时需要延长药物作用时间，延缓耐药性产生的时间，或制成靶向性制剂等等。为了克服以上缺点或达到缓释靶向等目的，可通过制剂加工或对其化学结构进行改造（结构改造工作大多也在制剂配制过程中进行），使母体药物的理化性状及其在机体内的运行过程（如吸收、分布、代谢、排泄等）都有所改善。

（一）前体药物的作用特点

1. 产生协同作用，扩大临床应用范围 将两种母体药物结合成前体药物，给药后在机体内分解成原来的两种母体药物，因合并应用产生协同作用，使疗效增强，临床应用范围也扩大了。如烟酸乙酰水杨酸羟基铝，具有显著的镇痛解热与扩张周围血管的作用，比单独用乙酰水杨酸的作用强。

2. 降低副作用与毒性 将两种药物结合成前体药物，有时可降低药物单独使用时所产生的毒副作用。如氟灭酸常用其钠盐或铝盐，口服治疗关节痛、风湿痛等，但常引起轻度恶心、厌食和胃肠障碍。如果与碱性氨基酸结合制成氟灭酸精氨酸盐，能改善对消化道的副作用。

3. 改善药物吸收，提高血药浓度 药物的疗效直接与血药浓度有关，而血药浓度又与药物的吸收、分布、代谢、排泄等体内转运过程密切相关。通过改善药物吸收，提高血药浓度，且较快达到有效血药浓度。如呋喃硫胺为维生素 B_1 新衍生物，毒性低，在体内迅速变为活性型维生素 B_1，不被体内硫胺分解酶分解，对组织亲和力强，脏器内浓度高，血药浓度增加快。

4. 延长作用时间 水溶性药物制成难溶性的前体药物后，使其在给药部位缓缓释放达到延长作用时间的目的。如盐酸氟奋乃静口服或肌注，药效只能维持 1 天，如制成庚酸酯或癸酸酯，再配制成油注射液，肌注后药效维持时间分别为 2 周和 4 周。

5. 增加药物的溶解度 药物的溶解度在药代动力学、化学稳定性及药物处方设计等方面都是一个重要的因素，对药物体内吸收的速度起着决定性作用，对难溶性药物更为重要。该类药物制成前体药物的方法，就是在药物母体上导入亲水基团或制成复盐，达到增加溶解度的目的。如螺旋霉素微溶于水，在 25℃ 时为 40mg · ml^{-1}，若与青霉素 G 结合成螺旋霉素青霉素酸盐，能使溶解度增大。

6. 增加药物的稳定性 有的药物口服后，在经过消化道、肝脏或进入血液中时，受胃肠道 pH 的影响，消化道中细菌的作用及消化道、肝脏、血液中酶的作用，使转移到作用部位母体药量不足。有的药物在贮藏过程中分解变质，以致丧失活性。若制成前体药物可增加稳定性。如硫酸亚铁与 1mol 的马来酸乙醇或水溶液作用，得无色的亚铁盐马来酸复盐，干燥后味适口，可供配制口服剂型。其水溶液在空气中稳定。

7. 减小药物的刺激性与不良臭味 如氯霉素制成棕榈酸酯后，成为无味氯霉素。水合氯醛制成氯醛右旋糖酐络盐，改善了药物的刺激性。

8. 制成靶向性制剂 某些抗癌药物制成前体药物后，能在靶细胞定位。其原理是：癌细胞比正常细胞含浓度较高的磷酸酯酶，如果将抗癌药物结构中的羟基磷酰化，可促使抗癌药物在癌细胞部位特异性蓄积。如己烯雌酚与雌二醇的羟基经磷酰化制成己烯雌酚双磷酸酯和雌二醇双磷酸酯，常用于治疗前列腺癌，因前列腺癌组织中磷酸酯酶比正常组织高约 4 倍，使前体药物更易水解释放母体药物而显效，而且抗癌药磷酰化后，不仅增加了水溶性，而且保护羟基避免氧化，使疗效提高。

（二）前体药物的制法

1. 酸碱反应法 将游离的酸和碱（盐基）分别溶于某溶剂中，产生中和反应制成。

2. 复分解反应法 将要结合成复盐的两种盐，在溶剂（水）中，使产生复分解反应结合成复盐，然后加某种有机溶剂，使复盐析出而制成固体物。

3. 钡盐沉淀法 先将有机酸制成钡盐，然后与碱性药物的硫酸盐反应，析出 $BaSO_4$ 沉淀，而酸性药物与碱性药物结合成复盐，滤去 $BaSO_4$ 沉淀，滤液浓缩，加有机溶剂析出复盐，或用冷冻干燥法制成固体。

4. 其他 如离子交换法和直接络合法都可制得适合要求的前体药物。

第二十一章

中药制剂的稳定性

学习要求：

1. 掌握中药制剂稳定性的考察方法及有效期的求解。
2. 熟悉影响中药制剂稳定性的主要因素及常用的稳定化措施。
3. 了解研究药剂稳定性的意义；包装材料与药剂稳定性的关系。

第一节 概 述

一、中药制剂稳定性研究的意义

有效性、安全性和稳定性是对药物制剂的基本要求，而稳定性又是保证药物有效性和安全性的基础。药品的稳定性系指原料药及制剂保持其物理学、化学、生物学和微生物学的性质。

中药制剂若发生分解、变质，可导致药效降低，甚至产生或增加毒副作用，危及患者的健康和生命安全。通过对中药制剂在不同条件下（如温度、湿度、光线等）稳定性研究，掌握其质量随时间变化的规律，为中药制剂的生产、包装、贮存条件和有效期的确定提供依据。对于保障其临床应用的有效和安全是非常重要的。我国药品监督管理部门规定，药品申请注册必须呈报有关稳定性研究资料。

稳定性研究与药品质量标准的建立紧密相关，也是药品质量控制研究的主要内容之一。稳定性研究贯穿于药品研究与开发的全过程，一般始于药品的临床前研究，在药品临床研究期间和上市后仍要继续进行稳定性研究。

目前中药制剂已基本上实现了机械化生产，若因产品不稳定而变质，其疗效与安全就不能保证，会造成不应有的危害和经济损失，因此必须重视和研究中药制剂的稳定性。

二、中药制剂稳定性研究的范畴

中药制剂的稳定性变化一般包括化学、物理学和生物学3个方面。化学稳定性变化是指药物由于水解、氧化等化学降解反应，使药物的含量（或效价）降低、色泽产生变化等。物理学稳定性变化主要是指制剂的物理性状发生变化，如混悬液中药物粒子的粗化、沉淀和结块，乳剂的分层和破裂，溶液剂出现浑浊、沉淀，固体制剂的吸湿，片剂崩解度、溶出度的改变等。生物学稳定性变化一般是指制剂由于受微生物的污染，而导致的腐败、变质。各种变化可单独发生，也可同时发生，一种变化还可成为诱因，引起另一种变化。

中药制剂的化学稳定性若发生变化，不仅可影响其外观，而且可引起有效成分的含量变化和临床疗效的降低，导致药品失效，甚至毒副作用增加，危害较大。对中药制剂稳定性的研究与考察，必须包括化学稳定性、物理学稳定性和生物学稳定性3个方面。本章重点讨论中药制剂的化学稳定性，以及与化学稳定性密切相关的固体制剂的吸湿等问题。

三、中药制剂稳定性研究的现状

中药制剂的稳定性研究是从液体制剂开始的，国内最先报道的是1981年对威灵仙注射液中原白头翁素稳定性的研究。随后这方面的研究得到重视，发展较快。1985年国家施行的《新药审批办法》把中药制剂的稳定性试验作为新药申报资料项目之一，对中药制剂的稳定性研究也起到了较大的促进作用。

近20年来，有关中药制剂稳定性研究的研究报道很多，其内容包括单项考察影响中药制剂或有效成分稳定性因素，以及综合考察成品有效期等方面的研究。涉及的剂型，除常见的注射剂、口服液、滴眼剂、片剂、丸剂和颗粒外，还有气雾剂、灌肠剂、乳剂、贴膏剂、胶囊剂等，以及制剂的中间体微型胶囊和 β – 环糊精包合物等。中药复方制剂和固体制剂的稳定性研究报道呈增加趋势。所测定的稳定性指标成分如苦参碱、黄芩苷、丹参酮 II_A、延胡索乙素等数十种，大部分与制剂的疗效相吻合。采用的试验方法主要包括长期试验和加速试验法等。在中药制剂稳定性的加速试验研究中采用的方法包括温度加速、湿度加速和光加速试验方法等。在温度加速试验中除采用了经典恒温加速试验法外，尚有台阶型变温法、初均速法、$t_{0.9}$ 法和其他简化的方法。

中药制剂成分复杂，在制备工艺过程中因受多种因素的影响，可发生一些重要的物理学、化学变化，从而导致有效成分的降解和损失。近年来，国内学者对一些复方制剂中的中药成分，如雷公藤、苦参、补骨脂等中药的有效成分，在制剂工艺过程中的动态变化也开展了一些研究，揭示了其中的一些物理学和化学变化机理。深入研究中药制剂工艺过程中影响有效成分稳定性的因素和降解反应的机制，对于提高中药制剂工艺的设计水平，解决中成药生产中的疑难问题，提高中药制剂的稳定性等均具有重要价值。

总之，中药制剂稳定性的研究近年来发展较快，这一领域的工作是保证中药制剂质量和临床疗效的前提，需要吸收国内外先进的方法与技术手段，进行多方面的理论探讨和实验研究，以提高中药制剂的稳定性研究水平，为中药制剂领域的技术进步和中药现代化提供技术保证。

第二节　影响中药制剂稳定性的因素及稳定化方法

一、影响中药制剂稳定性的因素

中药制剂中有效成分的化学降解与其结构密切相关，不同化学结构的有效成分，具有不同的稳定性。例如，酯类、酰胺类和苷类药物易水解，酚类、芳香胺类和含不饱和键的药物易氧化。水解和氧化是药物降解的两种主要途径。其他如异构化、聚合、脱羧等降解反应在某些药物成分中也有发生。有时一种药物成分还可能同时产生两种或两种以上的降解反应。如穿心莲内酯不仅其酯键结构可发生水解，而且其二萜双环还可能发生双键移位、脱水和异构化等反应。

影响中药制剂稳定性的因素包括处方因素和外界因素。处方因素主要是指 pH 值、溶剂、离子强度、赋形剂与附加剂等；外界因素主要包括制剂工艺、水分、空气（氧）、温度、光线、金属离子、包装材料等。这些因素对于中药制剂处方的设计、剂型的选择、生产工艺和贮存条件的确定，及其包装的设计等都是十分重要的。现将其中最主要的影响因素讨论如下：

（一）制剂工艺的影响

药物的不同剂型，具有不同的稳定性；同种药物即使制成相同的剂型，因制备工艺的差别亦可以引起药物稳定性的变化。

中药制剂的制备过程包括提取、分离、浓缩、干燥和成型等阶段，多数需经水、醇和热的处理，各阶段都可能发生一些重要的物理、化学变化，导致制剂中有效成分的降解和损失。

在提取分离阶段，中药制剂多数采用的是以水作溶剂加热提取的方法，在湿热的作用下，常可导致某些有效成分的降解和损失。如大黄久煎，因蒽醌苷的水解而致泻作用降低；柴胡中的柴胡皂苷 a、d，随加热煎煮时间的延长，含量降低，加热 8 小时即损失殆尽。

利用微波干燥虎杖的醇浸膏，其大黄素苷类完全水解，使游离大黄素增加，总大黄素减少，提示利用微波达到加热干燥目的的同时，也加速了虎杖苷类成分的水解。此外，加热干燥过程还可能引起药物分子的脱水、晶型转变等变化。

中药的挥发性成分在经煎煮、提取、浓缩、干燥等处理过程后也将完全挥发损失。

在成型工艺中，中药提取物或中药原粉若接触湿热，同样可以引起上述的物理、化学变化。例如，采用泛制法制备元香止痛丸，泛制后，经 60℃ 烘干，原存于中药中的挥发油含量下降，其构成组分比例也发生变化，包蜡衣打光虽能改善药丸的外观，但因工序中的加热，可引起挥发油含量进一步下降。

中药制剂的稳定性，在制剂工艺过程中可受多种因素的影响，应引起足够的重视。

（二）水分的影响

水分对中药固体制剂稳定性的影响特别重要，水分是许多化学反应的媒介，固体制剂吸附了水分以后，在表面形成一层水膜，降解反应就在膜中进行。微量的水分可加速许多药物成分的水解、氧化等降解反应。中药固体制剂吸收空气中的水分后，含水量增加，可引起潮解、结块、流动性降低，也是引起发霉变质的重要条件。中药固体制剂是否容易吸湿，取决于其临界相对湿度（critical relative humidity，CRH）的大小。

在进行水分或湿度对固体药物稳定性影响的实验研究时，可在样品中加微量的水，得到含水量不同的样品，或将样品放置在不同的湿度环境中，对不同含水量的样品或不同湿度环境中的样品恒温加热处理或强光照射，加速分解。然后用化学动力学的方法测算各样品降解反应的速度常数，经比较分析即可了解水分或环境湿度对药物稳定性的影响情况。

研究水分对药物稳定性影响的实验设计，关键是加水的方法，一般是将样品置于放有不同的无机盐饱和溶液的器皿中，密闭恒温一定时间，以获得不同的水分含量。然后测定反映样品稳定性的各项指标，确定水分对样品稳定性的影响。

（三）空气（氧）的影响

氧化也是最常见的药物降解反应，药物分子失去电子称为氧化，有机化学中常把脱氢称为氧化。制剂中药物的氧化分解，通常是在大气中氧的影响下进行的缓慢的氧化过程，称为自动氧化。自动氧化常为游离基的链反应。如以 RH 代表药物分子，一般链反应分以下3步：

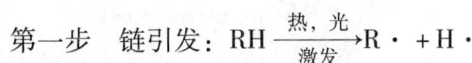

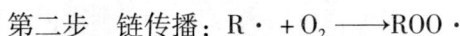

第一步　链引发：$RH \xrightarrow[激发]{热，光} R \cdot + H \cdot$

第二步　链传播：$R \cdot + O_2 \longrightarrow ROO \cdot$

过氧化根 ROO· 从有机物中夺取 H 形成氢过氧化物：

$$ROO \cdot + RH \longrightarrow ROOH + R \cdot$$

金属离子能催化此传播过程。

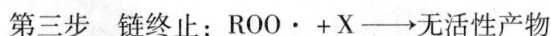

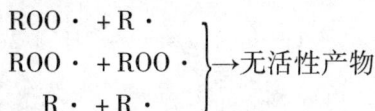

第三步　链终止：$ROO \cdot + X \longrightarrow$ 无活性产物

$$\left.\begin{array}{l} ROO \cdot + R \cdot \\ ROO \cdot + ROO \cdot \\ R \cdot + R \cdot \end{array}\right\} \longrightarrow 无活性产物$$

游离基抑制剂 X，或二个游离基结合形成一个非游离基，链反应终止。

氧化过程一般都比较复杂，有时在药物的氧化过程中，光化分解、水解等可同时发生。从链反应过程可以看出，光、热、氧气与金属离子等均能加速游离基链反应的进行。有研究报道，大黄、虎杖中的大黄素，丹参中的丹参酮 II_A 受热降解的反应机理可能是游离基的链式反应。游离基抑制剂能中断链反应的进行，可以作为抗氧剂。

药物氧化的结果，不仅使含量降低，而且可能改变颜色或出现沉淀，甚至产生有害物质，严重影响制剂的质量。空气中氧是引起中药制剂自氧化反应的根本原因。

（四）温度的影响

一般来说，温度升高，反应速度加快。根据 Van't Hoff 经验规则，温度每升高 10℃，反应速度约增加 2～4 倍。由于不同反应增加的倍数可能不同，所以该规则只是粗略的估计。温度对于反应速度常数的影响，可用 Arrhenius 指数定律表示为：

$$K = Ae^{\frac{-E}{RT}} \tag{21-1}$$

其中 K 是反应速度常数；A 是频率因子；E 为活化能；R 为气体常数；T 是绝对温度。式 21-1 又称为 Arrhenius 经验方程。

Arrhenius 指数定律定量地描述了温度与反应速度之间的关系，是预测药物稳定性的主要理论依据。

（五）pH 值的影响

中药制剂中酯类、酰胺类、苷类等有效成分常受 H+ 或 OH- 催化水解，这种催化作用称为专属酸碱催化（specific acid – base catalysis）或特殊酸碱催化，其水解速度主要由 pH 值决定，pH 值对速度常数 K 的影响可用下式表示：

$$K = K_0 + K_{H^+}[H^+] + K_{OH^-}[OH^-] \qquad (21-2)$$

上式中，K_0 表示参与反应的水分子的催化速度常数，K_{H^+} 和 K_{OH^-} 分别表示 H^+ 或 OH^- 离子的催化速度常数。在 pH 值很低时，主要是酸催化，式 21 – 2 可表示为：

$$\lg K = \lg K_{H^+} - pH \qquad (21-3)$$

以 $\lg K$ 对 pH 作图得一直线，斜率为 -1。设 K_W 为水的离子积，即 $K_W = [H^+][OH^-]$，在 pH 值较高时，主要由碱催化，则式 21 – 2 可表示为：

$$\lg K = \lg K_{OH^-} + \lg K_W + pH \qquad (21-4)$$

以 $\lg K$ 对 pH 作图得一直线，斜率为 1。那么，根据上述动力学方程可以得到反应速度常数的对数与 pH 关系的图形，称为 pH – 速度图。pH – 速度图有各种形状，一种是 V 形图，如图 21 – 1 所示。pH – 速度曲线最低点所对应的横坐标，即为最稳定 pH，以 pH_m 表示。

药物的氧化作用通常也受 H^+ 或 OH^- 的催化，这是由于一些反应的氧化 – 还原电位依赖于 pH 值，可用醌与氢醌的例子说明：

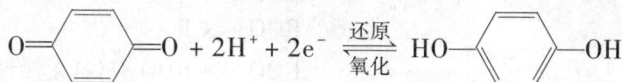

$$O=\!\!\!\!\!\!\raisebox{0pt}{\text{〈　〉}}\!\!\!\!\!\!=O + 2H^+ + 2e^- \underset{\text{氧化}}{\overset{\text{还原}}{\rightleftharpoons}} HO-\!\!\!\!\!\!\raisebox{0pt}{\text{〈　〉}}\!\!\!\!\!\!-OH$$

根据 Nernst 方程

$$E = E_0 + \frac{0.0592}{n} \lg \frac{[H^+]^2 [Q]}{[HQ]} \qquad (21-5)$$

式中以 Q 代表醌，为氧化型；HQ 代表氢醌，为还原型；E 为实际氧化 – 还原电位；E_0 为标准氧化 – 还原电位；n 为氧化型变为还原型获得的电子数目。由上式可以看出，氢离子浓度增加，还原型不易变为氧化型，故还原型药物在 pH 值较低时（如 pH 值 3 ~ 4）比较稳定。

图 21 – 1   pH 速度图

如丹参酮 $Ⅱ_A$ 在水中极易转化为醌式结构，可接受来自水中的氢而还原为氢醌，然后再将氢传递与反应分解产物，而本身又被氧化成醌，分解产物被还原成烷烃类。醌类化合物的氧化 – 还原电位受 $[H^+]$ 的直接影响，控制 pH 可提高这类化合物的稳定性。

（六）光线的影响

光可以提供反应分子所需的活化能，引发化学反应。中药制剂成分的某些化学变化，如氧化、水解、聚合等常可因光线照射而发生。所以在中药制剂的生产贮存过程中，还应考虑光线的影响。光是一种辐射能，其能量的大小与波长成反比，光线波长愈短，能量愈大，故紫外线更易激发化学反应。药物由于受光线的辐射作用，分子活化而产生分解的反应称为光化降解（photodegradation）。药物对光是否敏感，主要与其分子的化学结构有关。具有酚类结构或具有不饱和双键的化合物等，在光照的影响下较易分解。很多药物如挥发油的自氧化反应可由光照而引发。在光照下，牛黄中胆红素的颜色变化、莪术油静脉注射液浓度的降

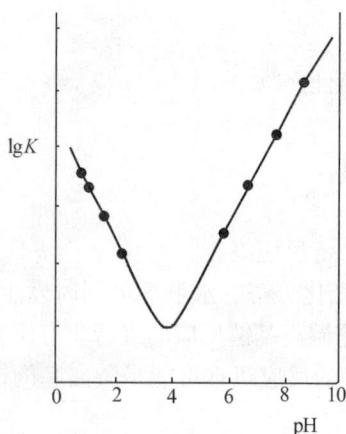

低、一些染料的褪色等均为光化降解反应。很多药物的光化反应机理，至今尚未完全阐明。

药物的光化反应，通常是吸收了日光中波长为 290～450nm 的光线而引起的。在光化降解试验中，所采用的人工光源的光谱能量分布应接近日光；光照强度应远远高于室内日光强度，以缩短试验时间。光化反应中分子的活化依赖于光的频率强度，而不依赖于温度。但温度对光化反应也有一定的影响，一般温度每升高 10℃，反应速度大约要比原来的反应增加 0.1～1 倍。这是因为反应分子被光活化后，继而进行的热反应对温度敏感。因此，光加速试验使用的装置应具有风冷设施，以控制光源照射下的温度在室温范围。

近年来，一些中药制剂和中药成分的包合物的稳定性研究也采用了光加速试验法。

此外，包装材料对中药制剂的稳定性也有特别重要的影响。

二、中药制剂稳定化的措施

（一）延缓水解的方法

1. 调节 pH 值 药物的水解常受到溶液中 H^+ 或 OH^- 的显著影响。通过实验或查阅资料确定最稳定 pH 值是研究液体药剂处方首先要解决的问题。pH_m 可根据实验数据以作图法求得，或通过下式计算：

$$pH_m = \frac{1}{2}pK_W - \frac{1}{2}lg\frac{K_{OH^-}}{K_{H^+}} \tag{21-6}$$

前述作图法求算 pH_m 的方法为：保持处方中其他成分不变，配制一系列不同 pH 的药物溶液，在较高温度下进行恒温加速试验。求出药物在不同 pH 值溶液中的降解速度常数 K，然后以 lgK 对 pH 作图，曲线的转折点即为最稳定的 pH。如人参皂苷 pH_m 的确定，50℃时，用作图法求算为 5.78。以公式计算为 5.81，方法如下：

50℃时，实验测得人参皂苷 $K_{H^+} = 8.5363$，$K_{OH^-} = 365.4150$。水的离子积 $K_W = 5.6 \times 10^{-14}$，$pK_W = 13.2518$。将以上数据代入式 21-6，得

$$pH_m = \frac{1}{2} \times 13.2518 - \frac{1}{2}lg\frac{365.4150}{8.5363} = 5.81$$

药物的 pH_m 值随温度变化而变化，人参皂苷在 70℃、60℃、50℃和 40℃的 pH_m 分别为：5.60、5.75、5.78 和 5.98。利用加速试验数据测算出 25℃时，其 pH_m 为 6.03。加速试验温度与室温相差不远时，试验温度下所得 pH_m 一般可适用于室温。

考察 pH 值对药物成分稳定性的影响，还可以采用简单加速试验法。将不同 pH 值的样品溶液在高温（如 100℃或 95℃）下加热一定时间，取出，放冷后测定各样品中药物含量变化，变化最小的样品的 pH 值，即为该药物最稳定的 pH 值。用该法测得 100℃时，健脑灵口服液中人参总皂苷的 pH_m 为 5.6。

留样观察比较，也可以测得液体制剂的 pH_m。如通过考察 pH 值对蛇胆川贝液澄明度的影响，测得该制剂的 pH_m 为 6.0。

pH 值的调节除了要考虑制剂的稳定性以外，还要考虑药物的溶解度和人体适应性。

2. 降低温度 药物的水解和其他化学反应一样，温度升高，反应速度加快，所以以降低温度可以使水解反应减慢。如牛磺胆酸钠是蛇胆的主要有效成分，其结构中具酰胺基团，易

水解，其水溶液在热压（115℃，30分钟）灭菌时，平均损失率可达3.13%。因此，对于热敏感的药物，在热处理如灭菌、提取、浓缩、干燥等工艺过程中应尽量降低受热温度和减少受热时间。如干燥温度为85℃时，血府逐瘀汤提取物中芍药苷剩余量平均为55%，60℃时为87%，减压干燥时为92%。

3. 改变溶剂 在水中很不稳定的药物，可采用乙醇、丙二醇、甘油等极性较小，即介电常数较低的溶剂，或在水溶液中加入适量的非水溶剂可延缓药物的水解。如牛磺胆酸钠在人工胃液中的半衰期为11.37天，在25%的乙醇中的半衰期为60.57天。我国药典规定，蛇胆应按1∶1（g·g^{-1}）的比例保存在50%以上的白酒中。又如穿心莲内酯在水中易发生水解、氧化和聚合等降解反应，以95%乙醇从穿心莲中提取穿心莲内酯，得到的穿心莲内酯为水提法的6倍，且采用水提法，提取后的药渣中不再含有可提取的穿心莲内酯，提示该成分因在水中受热而降解。

4. 制成干燥固体 对于极易水解的药物，无法制成稳定的可以长期贮存的水性液体制剂时，应制为干燥的固体制剂。如粉针剂、颗粒剂等。在制备工艺过程中应尽量避免与水分接触。

（二）防止氧化的方法

1. 降低温度 降低温度可使药物氧化降解的速度减慢。中药制剂在制备过程中，往往需要加热提取、浓缩、干燥、灭菌等操作，应注意温度对有效成分的影响，制定合理的工艺条件。对于含有易氧化有效成分的中药，应避免在较高温度下长时间的前处理过程。其成品需灭菌者，在保证完全灭菌的情况下，可适当降低灭菌温度或缩短时间。那些对热较敏感者，也应根据实际情况选用不经高温过程的前处理和灭菌工艺，如超临界CO_2萃取技术和辐射灭菌法等。成品应低温贮存。

2. 避免光线 光化反应可伴随着氧化，氧化反应也可由光照引发。对光敏感的药物制剂，制备过程中要避光操作，将药物制为β-环糊精包合物或胶囊也是很好的避光方法，包装应采用棕色玻璃瓶或在容器内衬垫黑纸，避光贮存。

3. 驱逐氧气 大气中的氧进入制剂的主要途径，一方面是氧在水中有一定的溶解度，在平衡时，0℃为10.19ml·L^{-1}，25℃为5.75ml·L^{-1}，50℃为3.85ml·L^{-1}，在100℃的水中几乎就没有氧的存在；另一方面是容器空间的空气中含有一定量的氧，各种药物制剂几乎都有与氧接触的机会。因此，驱逐氧气是防止药物氧化的根本措施。

将蒸馏水煮沸5分钟，可完全除去溶解的氧，但冷却后空气中的氧仍可溶入，应立即使用，或贮存于密闭的容器中。

生产上一般在溶液中和容器空间通入惰性气体，如二氧化碳或氮气，置换其中的氧。在水中通CO_2至饱和时，残存氧气为0.05ml·L^{-1}，通氮气至饱和时约为0.36ml·L^{-1}。CO_2的相对密度及其在水中的溶解度均大于氮气，驱氧效果比氮气好。但CO_2溶解于水中可降低药液的pH值，并可使某些钙盐产生沉淀，应注意选择使用。另外，惰性气体的通入充分与否，对成品的质量影响很大，有时同一批号的注射液，色泽深浅不一，可能与通入气体的多少不同有关。

通过比较实验，可以了解通入惰性气体对制剂稳定性的影响。例如，在莪术油注射液中分别通入氮气、空气和氧气，密封后，100℃加热12小时，通入氮气者，莪术油含量下降为原含量的94.7%，通入空气和氧气者分别下降为87.8%和84.0%。说明在制剂中通氮驱氧可有效地增加莪术油的稳定性。

对于固体制剂，为避免空气中氧的影响，也可以采用真空包装。

4. 添加抗氧剂 如前所述，药物的氧化降解常为自动氧化，制剂中只要有少量氧存在，就可能引起这类反应，因此常需加入抗氧剂（antioxidants）。

抗氧剂有两种作用类型。一种为抗氧剂本身是强还原剂，很易被氧化，从而保护主药免遭氧化，在此过程中抗氧剂逐渐被消耗（如亚硫酸盐类）。另一种抗氧剂是链反应的阻化剂，能与游离基结合，使链反应中断，在此过程中，抗氧剂本身不被消耗（如油溶性抗氧剂）。此外还有一些物质能显著增强抗氧剂的效果，通常称为协同剂（synergists），如枸橼酸和酒石酸等。

抗氧剂可分为水溶性和油溶性两大类（见第十章第四节注射剂的附加剂），可根据制剂的溶液类型选用。另外应根据药液的酸碱性，选择合适的抗氧剂。焦亚硫酸钠、亚硫酸氢钠常用于弱酸性药液；亚硫酸钠常用于偏碱性药液；硫代硫酸钠在偏酸性药液中可析出硫的细颗粒：

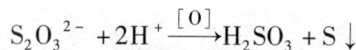

$$S_2O_3^{2-} + 2H^+ \xrightarrow{[O]} H_2SO_3 + S\downarrow$$

故只能用于碱性溶液中。使用抗氧剂时还应注意抗氧剂与药物的相互作用。如 $Na_2S_2O_3$ 作为穿琥宁注射液的抗氧剂，可与其有效成分脱水穿心莲内酯琥珀酸半酯结构中的桥形共轭双键加成，影响含量测定的结果。故使用抗氧剂时，必须经实验筛选。

5. 控制微量金属离子 微量的金属离子对自氧化反应有显著的催化作用，例如，$2\times10^{-4}mol\cdot L^{-1}$ 的铜，能使维生素C氧化速度增大10000倍。铜、铁、钴、镍、锌、铅等离子对自动氧化反应都有促进作用，它们可以引发链反应，加速游离基的生成，使诱导期缩短，且对链反应各个阶段均有催化作用。

制剂中的微量金属离子主要来自原料、辅料、溶剂、容器及操作过程中使用的工具、设备等。为避免金属离子的影响，应严格控制原辅料的质量，尽可能避免与金属器械的接触。同时可加入螯合剂，如依地酸盐或枸橼酸、酒石酸、磷酸、二巯乙基甘氨酸等附加剂。有时螯合剂与亚硫酸盐类抗氧剂联合应用，效果更佳。螯合剂依地酸二钠的常用量为0.005%~0.05%。

6. 调节pH值 前面提到，药物的氧化作用也受 H^+ 或 OH^- 的催化，一般药物在pH值较低时比较稳定。对于易氧化分解的药物一定要用酸（碱）或适当的缓冲剂调节，使药液保持在最稳定的pH值范围。

（三）其他稳定化方法

1. 制备稳定的衍生物 有效成分的化学结构是决定中药制剂稳定性的内因，不同的化学结构具有不同的稳定性。对不稳定的成分进行结构改造，如制成盐类、酯类、酰胺类或高熔点衍生物，可以提高制剂的稳定性。例如阿托品的硫酸盐比其游离碱稳定性高。但是由于化学结构是决定药物有效性和安全性的物质基础，因此，为提高制剂稳定性而对药物的化学结构进行的改造应建立在药剂学、药动学、药效学和毒理学等实验及临床研究的基础之上。

将有效成分制成前体药物，是提高其稳定性的一种方法。前体药物（prodrug）是将具有药理活性的母体药物，引入另一种载体基团（或与另一母体药物结合）形成一种新的化合物，这种化合物在体内经生物转化，释放出母体药物而呈现疗效。制备前体药物的目的包括：提高药物的溶解度和稳定性，改变药物的体内过程，降低毒副作用与刺激性等。

2. 制成微囊或包合物　采用微囊化和 β - 环糊精包合技术，可防止药物因受环境中的氧气、湿气、光线的影响而降解，或因挥发性药物挥发而造成损失。例如阿魏油的 β - 环糊精包合物，经40℃过氧化氢加速氧化和光加速试验表明，其稳定性优于阿魏油与 β - 环糊精的混合物。大蒜油经 β - 环糊精包合后，抗光解作用及热稳定性均较混合物有明显提高，且挥发性降低。

利用 β - 环糊精包合虽可有效提高药物的稳定性，但在制剂的后续工艺中还应尽量避免受热和减少受热时间。如小儿止咳冲剂中薄荷、陈皮、枳壳等挥发油的 β - 环糊精包合物在60℃恒温48小时，包合物中的挥发油可保留50%，不包合的仅保留了15%，而恒温3小时包合物可保留挥发油90%以上，说明挥发油的包合物受热时间不宜太长，以免造成已包合的挥发油损失。

3. 制成固体剂型　某些在水溶液中不稳定的药物，可考虑制成固体制剂。如天花粉中的引产活性成分为毒蛋白，对光、热均不稳定，毒蛋白干粉中含水量高也可加速变性，若制为水针剂，室温下很快失效，冰箱放置也仅能保存数天。采用冷冻干燥法将天花粉蛋白制为粉针剂，是为了防止变性而失去活性。口服药物不稳定者可以制成片剂、胶囊剂或颗粒剂等固体剂型。但应注意固体化工艺过程中有效成分的稳定性，尽可能采用低温，或快速的干燥方法。

制成固体制剂虽可提高药物在贮存时的稳定性，但在制备工艺过程中，中药提取液的浓缩、干燥等工序造成的有效成分降解也不可低估。如骨康制剂，制备时在浸膏干燥粉化过程中，补骨脂素下降15%，异补骨脂素下降38%；若采用水提醇沉法制为口服液，有效成分含量较原临床上应用的颗粒剂提高2.5倍。因此，剂型的选择，应根据临床需要、药效成分的性质、制备工艺条件等多方面的因素，权衡利弊，综合考虑，不应盲目追求制剂的固体化。

4. 改进工艺条件　在中药制剂的提取、分离、浓缩、干燥和成型等工艺过程中，某些有效成分会因接触湿热而降解。因此对于湿热不稳定的有效成分，在制剂生产上应尽量减少与湿热接触的时间，或采用不接触湿热的工艺条件。如大黄提取液采用喷雾干燥技术；穿心莲提取采用乙醇为溶剂的渗漉法；丹参的提取采用超临界 CO_2 萃取技术等均可在一定程度上避免有效成分的降解。

在成型工艺过程中，一些对湿热不稳定的药物，可以采用直接压片或干法制粒。包衣也是解决片剂、丸剂等固体制剂稳定性问题的常规方法之一。目前薄膜衣已在中药固体制剂中较多地应用。薄膜衣与传统的糖衣相比具有抗潮性好、不易开裂和不易变质等优点。个别对光、热、水分很敏感的药物，如酒石酸麦角胺，有药厂采用联合式干压包衣机制成包衣片，效果良好。

第三节　中药制剂的稳定性考察方法

　　各类中药制剂在生产和贮存过程中都可能产生一些质量上的变化。中药制剂稳定性试验的目的是考察影响中药制剂稳定性的因素，探测中药制剂在生产和贮存过程中质量变化的规律，为选择剂型及拟定制剂处方、制备工艺、包装与贮存条件等提供科学依据，同时通过考察，确定中药制剂的有效期。

　　中药制剂的稳定性考察方法通常有长期试验和加速试验法。中药制剂稳定性考核应该针对那些由于发生物理或化学变化而引起制剂临床有效性和安全性改变的成分。如穿琥宁注射液中的脱水穿心莲内酯琥珀酸半酯、雷公藤甲素注射液的雷公藤甲素。

　　由于中药制剂成分的多样性，发生的降解反应也较为复杂，且某些有效成分尚不明确，中药制剂稳定性的考察必须处理好一些关键技术问题。如考察内容、试验指标、测试方法、所用加速试验方法的适用范围等。这些问题往往是保证研究结果能否符合实际情况的先决条件。

一、化学动力学简介

　　药物制剂稳定性加速试验方法的理论依据是化学动力学。化学动力学已在物理化学中作了详细论述，在此只将与药物制剂稳定性有关的某些内容加以简要介绍。

（一）反应速度常数与反应级数

　　研究药物降解的化学反应速度，首先遇到的问题是药物浓度对反应速度的影响。根据质量作用定律，反应速度与反应物浓度之间有如下关系：

$$-\frac{dC}{dt} = KC^n \tag{21-7}$$

　　式中，C 为反应物浓度；t 为反应时间；$-dC/dt$ 为反应瞬时速度，由于反应速度随着反应物浓度的减少而减慢，所以前面以负号表示；K 为反应速度常数；n 为反应级数。

　　K 和 n 为式 21-7 中的两个动力学参数。

　　反应速度常数 K 表示在反应中，反应物浓度等于 1mol 浓度时的反应速度。K 值与反应物的浓度无关，而与温度、溶剂、反应物的性质等有关。不同的化学反应具有不同的反应速度常数；同一反应也因温度不同而有不同的反应速度常数；反应速度常数反映在给定温度、溶剂等条件下化学反应的难易。K 值愈大，其反应速度就愈快。

　　反应级数 n 可以用来阐明药物浓度对反应速度的影响。当 $n=1$ 时为一级反应，$n=2$ 时为二级反应，$n=0$ 时为零级反应。此外，尚有伪一级反应与分数级反应。在药物制剂的降解反应中，尽管有些反应机制相当复杂，但多数可按零级、一级或伪一级反应处理。

　　反应速度方程式 21-7 的零级、一级、二级反应的积分式分别为：

$$C = -Kt + C_0 \text{（零级反应）}$$

$$\lg C = -\frac{Kt}{2.303} + \lg C_0 \quad (\text{一级反应})$$

$$\frac{1}{C} = Kt + \frac{1}{C_0} \quad (\text{二级反应，2 种反应物的初浓度相等})$$

式中，C_0 为 $t=0$ 时反应物的浓度，C 为 t 时反应物的浓度。在药物降解反应中常将药物在室温下降解 10% 所需的时间（$t_{0.9}$）作为有效期。

$$\text{零级反应：} t_{0.9} = \frac{0.1C_0}{K} \tag{21-8}$$

$$\text{一级反应：} t_{0.9} = \frac{0.1054}{K} \tag{21-9}$$

同样，可以推导出药物降解 50% 所需时间（即 $t_{1/2}$，药物反应半衰期）的计算公式：

$$\text{零级反应：} t_{1/2} = \frac{C_0}{2K} \tag{21-10}$$

$$\text{一级反应：} t_{1/2} = \frac{0.693}{K} \tag{21-11}$$

这些公式在研究药物稳定性时经常使用。

从式 21-9、式 21-11 可知，一级反应的有效期和半衰期与制剂中药物的初浓度无关，而与速度常数 K 值成反比，即 K 值愈大，$t_{0.9}$ 和 $t_{1/2}$ 愈小，制剂的稳定性愈差。

（二）反应级数的测定

不同化学反应，可以有完全不同的速度方程。预测药物的稳定性，必须首先了解其降解反应级数，才能求出反应速度常数 K 值，进而确定速度方程。

药物降解的反应级数必须通过实验来测定。常用的方法是图解法，即根据不同级数的反应所特有的线性关系，利用实验测得的药物浓度和时间数据作图来确定药物反应级数。

制剂中的药物，反应速度通常比较缓慢。因此须在较高的温度下进行恒温加速试验，每隔一定时间取样，测定反应物（或生成物）的浓度。然后作图解析，若以 $\lg C$ 对 t 作图，得一直线，则为一级反应；以 $1/C$ 对 t 作图，得一直线，则为二级反应；以 C 对 t 作图，得一直线，则为零级反应。此法简便，但仅限于只有一种反应物或二种反应物的初浓度相同的情况，不适于复杂反应。

二、中药制剂稳定性考察项目

国家食品药品监督管理局《药品注册管理办法》中要求，中药制剂在申请临床试验时需报送初步稳定性试验资料，包括在临床试验用包装条件下的长期试验和加速试验资料，考察时间不得少于 6 个月。在申请生产时需报送长期稳定性试验资料，主要申报样品在模拟市售包装条件下室温考察的稳定性数据资料，考核时间和项目按表 21-1 所列不同剂型的不同要求进行。并注意观察直接与药物接触的包装材料对药品稳定性的影响。

稳定性试验的考核项目，可根据该药品的质量标准（草案），结合中药制剂稳定性试验要求拟定，至少要对 3 批以上的样品进行考察。

三、中药制剂稳定性考察方法

（一）长期试验

长期试验是在接近药品的实际贮存条件下进行。其目的是为制定药品的有效期提供依据。试验方法为：供试品 3 批，市售包装，在温度 25℃ ±2℃、相对湿度 60% ±10%（或在通常的温度条件下）放置 12 个月。3 个月取样 1 次，分别于 0 个月、3 个月、6 个月、9 个月、12 个月取样，按表 21 - 1 对该样品的考核项目进行检测。12 个月后仍需继续观察的，分别于 18 个月、24 个月取样进行检测（如规定的考核时间为 1 年或 1.5 年，可相应减少最后1~2 次试验）。将结果与 0 月比较以确定药品的有效期。申报生产时，应继续考察稳定性，标准转正时，据此确定有效期。

表 21 - 1　　　　　　　　　　中药制剂稳定性试验要求

剂　型	稳定性考核项目	正常室温考核时间
1. 中药	性状、鉴别、浸出物、含量测定、霉变、虫蛀	2 年
2. 注射剂	性状、鉴别、澄明度、pH 值、无菌、热原、溶血、刺激性、含量测定	1 年半
3. 合剂(含口服液)	性状、鉴别、澄明度、相对密度、pH 值、含量测定、微生物限度检查	1 年半
4. 糖浆剂	性状、鉴别、相对密度、pH 值、含量测定、微生物限度检查	1 年半
5. 酒剂、酊剂	性状、鉴别、乙醇量、总固体、含量测定、微生物限度检查	1 年半
6. 丸剂	性状、鉴别、溶散时限、水分、含量测定、微生物限度检查	1 年半
7. 散剂	性状、鉴别、均匀度、水分、粉末细度、含量测定、微生物限度检查	1 年半
8. 煎膏剂(膏滋)	性状(返砂、分层)、鉴别、相对密度、溶化性检查、pH 值、含量测定、微 生物限度检查	1 年半
9. 胶囊、滴丸剂(含胶丸)	性状、鉴别、水分(胶丸不考核)、溶散时限、含量测定、微生物限度检查	1 年半
10. 片剂	性状、鉴别、硬度、崩解时限、含量测定、微生物限度检查	2 年
11. 流浸膏	性状、鉴别、pH 值、乙醇量、总固体、含量测定、微生物限度检查	1 年半
12. 浸膏	性状、鉴别、含量测定、微生物限度检查	1 年半
13. 乳剂	性状(乳析、破乳、分散相粒度)、鉴别、含量测定、微生物限度检查	1 年
14. 颗粒剂	性状(吸潮、软化)、鉴别、水分、粒度检查、含量测定、微生物限度检查	1 年
15. 混悬剂	性状(微粒大小、沉降速度、沉降容积比)、鉴别、含量测定、微生物限度检查	1 年
16. 软膏剂	性状(酸败、异臭、变色、分层、涂展性)、鉴别、含量测定、微生物限度检查、皮肤刺激性试验	1 年半
17. 膏药	性状、鉴别、软化点、含量测定、皮肤刺激性试验	1 年

（续表）

剂　型	稳定性考核项目	正常室温考核时间
18. 橡胶膏剂	性状、鉴别、拉力、含膏量、皮肤刺激性试验、耐寒及耐热性试验	1 年
19. 胶剂	性状、水分、鉴别、含量测定、微生物限度检查	2 年
20. 栓剂（锭剂）	性状、鉴别、融变时限、pH 值、含量测定、微生物限度检查	1 年半
21. 气雾剂	性状（沉淀物、分层）、鉴别、喷射效能、异臭、刺激性、含量测定、微生物限度检查	1 年
22. 膜剂	性状、融溶时间、刺激性、pH 值、含量测定、微生物限度检查	1 年

〔注〕无菌、卫生学检查和安全性试验一般可于 0 月、3 月和考察终止时进行 3 次。

（二）加速试验

加速试验（accelerated testing）是在加速条件下进行的试验，其目的是为了通过加速药物的化学或物理学变化，探讨药物制剂的稳定性，为处方设计、工艺条件、质量控制、包装材料、运输和贮存提供必要的资料。

1. 加速试验法　按中药制剂质量稳定性考察的技术要求进行试验：中药制剂初步稳定性试验，供试品要求 3 批按市售包装，在温度 40℃±2℃、相对湿度 75%±5% 的条件下放置 6 个月。所用设备应能控制温度，并能对真实温度和湿度进行监测。试验期间第 1 个月、2 个月、3 个月、6 个月分别取样一次，按照表 21-1 对稳定性考察项目进行检测。其试验结果可在药品注册申请时作为初步稳定性试验资料。

长期试验的试验条件与实际贮存条件一致，其结果反映实际情况。中药制剂稳定性试验的结论应以长期稳定性试验的结果为准。

上述长期试验与加速试验主要用于药品注册申请，费时较长，不能及时了解药物质量变化的速度与规律，也不利于及时了解与纠正影响制剂稳定性的不良因素。为了能在较短的时间内预测产品在常温下的稳定性，实际研究工作中可考虑采用经典恒温法和一些简化的加速试验方法，预测结果有一定的参考价值。

2. 经典恒温法　经典恒温法的理论依据是前述的 Arrhenius 指数定律，其对数形式为：

$$\lg K = -\frac{E}{2.303RT} + \lg A \qquad (21-12)$$

以 $\lg K$ 对 $1/T$ 作图得一直线，称 Arrhenius 图，如图 21-2 所示，直线斜率 $= -E/(2.303R)$，由此可计算出活化能 E。若将直线外推至室温，就可以得出室温时的速度常数 $K_{25℃}$，由 $K_{25℃}$ 可求出分解 10% 所需的时间 $t_{0.9}$，或室温贮存若干时间以后残余的浓度。

实验设计时，应根据考核样品的性质及稳定性预试验的结果，确定稳定性指标的测定方法，设计试验温度与取样时间。然后按计划将样品置于不同温度的恒温器中，定时取样测定含量，求出各温度下不同时间的药物浓度。以药物浓度，或浓度的其他函数对时间作图，判断反应级数。再由直线斜率求出各温度下药物降解反应速度常数，然后求出反应活化能和

$t_{0.9}$。经典恒温法的加速试验温度一般是 4~5 个，每个温度需进行 4 个以上时间间隔的取样测定。此法较准确，但分析测定工作量大。

为了得到预期的结果，除了精心设计和实验外，很重要的问题是对实验数据进行正确的处理。化学动力学参数（如反应级数、K、E、$t_{1/2}$）的求算，有图解法和统计学法，后一种方法比较准确，故近年来在稳定性研究中广泛采用。图解法如上所述，下面介绍线形回归法。

例如，某药物制剂在 40℃、50℃、60℃、70℃ 四个温度下进行加速试验，测得加速温度下不同时间的药物浓度，确定为一级反应，用线形回归法求出反应速度常数，结果如表 21-2 所示。

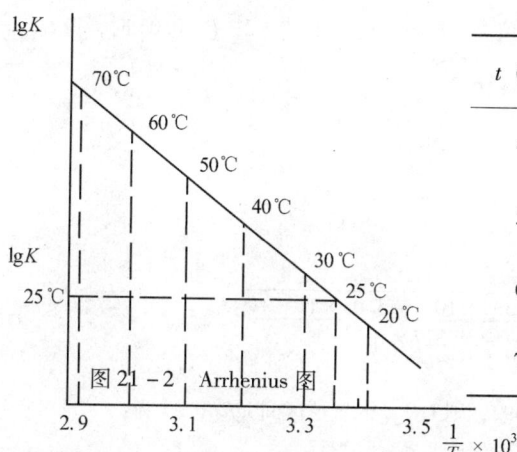

图 21-2 Arrhenius 图

表 21-2　　温度与速度常数表

t（℃）	$1/T \times 10^3$	$K \times 10^3$（h^{-1}）	$\lg K$
40	3.193	2.66	-4.575
50	3.094	7.94	-4.100
60	3.001	22.38	-3.650
70	2.9114	56.50	-3.248

将上述数据（$\lg K$ 对 $1/T$）进行一元线性回归，得回归方程：

$$\lg K = -4765.981/T + 10.643$$
$$E = -(-4765.981) \times 2.303 \times 8.319$$
$$= 91302.69 \ (J \cdot mol^{-1}) = 91.30 \ (kJ \cdot mol^{-1})$$
$$K_{25℃} = 4.6 \times 10^{-6} \ (h^{-1})$$
$$t_{0.9} = 0.1054/K_{25℃} = 22913 \ (h) = 2.65 \ (年)$$

在实际工作中回归方程可以用于预测。但数理统计理论指出：回归方程的的适用范围，一般只限于原来观测数据的变动范围内，回归预测不能用于任意外推。因此在实际问题中仅知道预测值是不够的，还需知道预测值的变动范围，用统计分析的方法作出一个区间估计，在核定有效期时更有参考价值。

《中国药典》2005 年版二部附录 XIX C 药物稳定性试验指导原则中，收载了关于有效期确定的统计分析方法。

根据实测数据以 $\lg K$ 对 $1/T$ 进行线性回归，按回归方程求出 $\lg K_{25℃}$，然后计算 $\lg K_{25℃}$ 的 95% 单侧可信限置信区间：$\lg K_{25℃} \pm z$。

式中，
$$z = t_{N-2} \cdot S \cdot \sqrt{\frac{1}{N} + \frac{(X_0 - \bar{X})^2}{\sum (X_i - \bar{X})^2}} \tag{21-13}$$

式中，t_{N-2} 是概率为 0.05，自由度为 $N-2$ 的 t 单侧分布值，N 为组数。

$$S = \sqrt{\frac{Q}{N-2}}$$

$$Q = L_{yy} - bL_{xy}$$

b 为直线斜率

L_{yy} 为 y 的离差平方和

L_{xy} 为 xy 的离差平方和

$$L_{yy} = \sum y^2 - \frac{1}{N}(\sum y)^2$$

$$L_{xy} = \sum xy - \frac{1}{N}(\sum x)(\sum y)$$

X_0 为给定自变量

$\overline{X}$ 为自变量 X 的平均值

根据表 21 – 2 中数据，查 t 分布的单侧临界值表，当自由度为 $4 - 2 = 2$，$P = 0.05$ 时，得 $t_{N-2} = 2.92$。

$$S = \sqrt{\frac{Q}{N-2}} = \sqrt{\frac{1.8707 \times 10^{-4}}{2}} = 9.6714 \times 10^{-3}$$

$$\sum (X_i - \overline{X})^2 = 4.327 \times 10^{-8}$$

在 25℃时，$X_0 = 3.3534 \times 10^{-3}$

$$z = t_{N-2} \cdot S \cdot \sqrt{\frac{1}{N} + \frac{(X_0 - \overline{X})^2}{\sum (X_i - \overline{X})^2}}$$

$$= 2.92 \times 9.6714 \times 10^{-3} \times \sqrt{\frac{1}{4} + \frac{(3.3534 \times 10^{-3} - 3.05 \times 10^{-3})^2}{4.327 \times 10^{-8}}}$$

$$= 0.0435$$

根据回归方程，在 25℃时，$\lg K_{25℃} = -5.3392$，则 $\lg K_{25℃}$ 的置信区间 $\lg K_{25℃} \pm z$ 为：

$$-5.3827 < \lg K_{25℃} < -5.2957$$

或

$$4.4128 \times 10^{-6} < K_{25℃} < 5.0617 \times 10^{-6}$$

$$2.4 \text{ 年} < t_{0.9} < 2.93 \text{ 年}$$

由此得出结论：室温时，有效期不足 2.4 年的概率不超过 5%。

为便于计算，列出 t 分布的单侧临界值表，见表 21 – 3。

表 21 – 3 t 分布的单侧临界值表 $P = 0.05$

$N-2$	1	2	3	4	5	6	7	8
t 值	6.31	2.92	2.35	2.13	2.02	1.94	1.89	1.86

3. 简化法 鉴于经典恒温法实验及数据处理工作量大、费时等缺点，出现了一些简化的方法。其理论仍是基于化学动力学原理和 Arrhenius 指数定律。如减少加速试验温度数的方法（温度系数法、温度指数法），或减少取样次数的方法（初均速法、单测点法），或简化数据处理的方法（$t_{0.9}$ 法，活化能估算法）等。尽管简化法的准确性可能有不同程度的降低，但其预测结果仍有一定的参考价值。

（1）**$t_{0.9}$ 法** 经典恒温试验所得数据，也可以用 $t_{0.9}$ 法处理。

由于不同温度下的 K 值与 $t_{0.9}$ 成反比关系，根据 Arrhenius 指数定律，若测得各温度下药物分解 10% 所需时间，用 $\lg t_{0.9}$ 代替 $\lg K$ 对 $1/T$ 作图或进行线性回归亦应得一直线，直线外推至室温，即可以求出室温下的 $t_{0.9}$。用图解法则不用求出 K 值，可在各加速试验温度的 $\lg C$ 对 t 所作直线上，在 $\lg 90 = 1.9542$ 处作 t 轴的平行线，该平行线与各温度下 $\lg C - t$ 直线交点所对应的 t 值就分别为各温度下的 $t_{0.9}$ 值。用回归法还是要通过各加速温度下的 K 值，进而计算出各温度下的 $t_{0.9}$，仍需在每个加速温度下作一系列不同时间的取样分析，从中找出相应的 $t_{0.9}$。实验工作量并不减少，只是数据处理相对简化。若药物分解在 10% 以内时，用 $\lg C - t$ 直线

规律或 C - t 直线规律处理差别不大，这种情况下，不知反应级数也可用 $t_{0.9}$ 法。

例如，雷公藤甲素注射液分别在 65℃、75℃、85℃、95℃ 四个温度下进行稳定性加速试验，求出各温度下雷公藤甲素降解的 K 值与 $t_{0.9}$，如表 21 - 4 所示。

表 21 - 4　　　　　　　　**热力学温度 T 与雷公藤甲素 $t_{0.9}$ 之间的关系**

T	$1/T$	K（h^{-1}）	$t_{0.9}$（h）	$\lg t_{0.9}$
338	2.958×10^{-3}	1.723×10^{-3}	61.17	1.79
348	2.873×10^{-3}	4.077×10^{-3}	25.85	1.41
358	2.793×10^{-3}	8.714×10^{-3}	12.10	1.08
368	2.717×10^{-3}	1.879×10^{-2}	5.61	0.75

①经典恒温法：以 $\lg K$ 对 $1/T$ 作线性回归，得直线方程：

$$\lg K = -4287.61/T + 9.92 \qquad r = 0.9999$$

将室温 25℃ 的热力学温度 $T = 273.2 + 25$ 代入直线方程，得反应速度常数 $K_{25℃} = 3.4941 \times 10^{-5}$（$h^{-1}$），代入公式 21 - 8，求得有效期为：

$$t_{0.9} = \frac{0.1054}{3.4941 \times 10^{-5}} = 3016.53 （小时） \approx 126 （日）$$

②$t_{0.9}$ 法：以 $\lg t_{0.9}$ 对 $1/T$ 作线性回归，得回归方程：

$$\lg t_{0.9} = 4297.25/T - 10.93 \qquad r = 0.9999$$

将 $T = 298.2$ 代入上述直线方程，得：

$t_{0.9} = 3050.4 （小时） \approx 127 （日）$

与经典恒温法测算结果相近。

（2）温度指数法　选用两个较高的温度 T_1 和 T_2 进行加速试验，分别求出各试验温度下药物贮存期，进一步计算室温 T_0 时的有效期 t_0。

$$t_0 = t_1 \left(\frac{t_1}{t_2}\right)^{\alpha} \qquad (21 - 14)$$

式中，t_1 和 t_2 分别为温度 T_1 和 T_2 时的贮存期，α 为温度指数，由下式求出：

$$\alpha = \frac{T_2 （T_1 - T_0）}{T_0 （T_2 - T_1）} \qquad (21 - 15)$$

为使 α 等于整数，可按表 21 - 5 选择加速温度 T_1 和 T_2。

例如，毛果芸香碱滴眼剂分别在 100℃ 和 82.1℃ 加速试验，测得不同时间的药物浓度，以 $\lg C$ 对 t 作线性回归，算出 $t_2 = 2.29$ 小时，$t_1 = 7.16$ 小时，求室温 25℃ 时的有效期。

查表可知，α 为 4，代入式（21 - 14），得
$t_{0.9}^{25℃} = t_1 （t_1/t_2）^{\alpha} = 7.16 （7.16/2.29）^4$
$= 684 （小时） \approx 28 （日）$

求 4℃ 时的有效期，将 T_0、T_1、T_2 代入公式：

表 21 - 5　温度指数法的选用温度（$T_0 = 25℃$）表

选用温度		温度指数
T_2（℃）	T_1（℃）	α
100	82.1	4
90	71.2	3
80	59.5	2
70	45.9	1
60	41.5	1

$$\alpha = \frac{T_2 （T_1 - T_0）}{T_0 （T_2 - T_1）} = \frac{373 （355 - 277）}{277 （373 - 355）} = 5.85$$

$$\therefore \quad t_{0.9}^{4℃} = t_1 \ (t_1/t_2)^\alpha = 7.16 \ (7.16/2.29)^{5.85} = 5768 \ （小时） \approx 240 \ （日）$$

（3）初均速法　该法是以反应初速度 V_0 代替反应速度常数 K，按 Arrhenius 定律外推得室温有效期，其表达式为：

$$\lg V_{0i} = -\frac{E}{2.303RT_i} + \lg A' \qquad (21-16)$$

式中，V_{0i} 为温度 T_i 时药物分解的初均速度：

$$V_{0i} = \frac{C_0 - C_i}{t_i} \qquad (21-17)$$

C_0 为药物的初始浓度；C_i 为药物在温度 T_i 时，经历时间 t_i 后的剩余浓度；$i = 1,2,\cdots n$。

实验选取数个加速温度 T_i，在各温度下加热样品至一定时间 t 后测定药物浓度 C_i，将浓度和时间数据代入式 21-17，求出各温度下药物分解的初均速度 V_{0i}。然后以 $\lg V_{0i}$ 对 $1/T_i$ 作线性回归，得直线方程。由直线方程可计算出反应活化能和室温下的有效期。

例如，中药复方注射液中丹参素稳定性的预测。按表 21-6 的温度及加速试验时间安排实验，按时取出，冰水浴冷却，分别测定样品中丹参素的含量，以初始含量为 100%，计算其分解的初均速度，结果如表 21-6 所示。

以 $\lg V_{0i}$ 对 $1/T_i$ 作线性回归，得回归方程：

$$\lg V_{0i} = -4948.233/T_i + 11.4256 \qquad r = 0.9497$$

$$E = -\ (-4948.233 \times 2.303 \times 8.319) = 94801.50 \ （J \cdot mol^{-1}） = 94.80 \ （kJ \cdot mol^{-1}）$$

由回归方程计算 25℃时的 $t_{0.9}$。将 $T = 298$ 代入上述方程，得

$$\lg \frac{100\% - 90\%}{t_{0.9}} = -4948.233 \times \frac{1}{298} + 11.4256$$

$$t_{0.9} = 629.5 \ （日） \approx 1.73 \ （年）$$

表 21-6　　　　　　　　　　注射液中丹参素的加速试验结果

温度（℃）	$1/T$	t	C_i（%）	V_{0i}	$\lg V_{0i}$
95	2.7163×10^{-3}	4	96.51	8.73×10^{-3}	-2.0592
91	2.7461×10^{-3}	7	93.82	8.83×10^{-3}	-2.0540
87	2.7766×10^{-3}	9	97.46	2.82×10^{-3}	-2.5494
83	2.8078×10^{-3}	12	93.66	5.28×10^{-3}	-2.2711
75	$2.8723 \times 10^{-}$	35	93.66	1.81×10^{-3}	-2.7420
71	2.9057×10^{-3}	66	93.50	0.985×10^{-3}	-3.0066
67	2.9399×10^{-3}	96	93.03	0.726×10^{-3}	-3.1390

（4）温度系数法（Q_{10} 法）　根据 Van't Hoff 规则，在温度变化不大时温度系数 r 可看作是常数。r 值可经实验测定，其计算公式为：

$$\frac{K_2}{K_1} = r^{0.1(T_2 - T_1)} \qquad (21-18)$$

式中，K_1 和 K_2 分别为温度 T_1 和 T_2 时的速度常数，r 为温度系数。本法中，将温度系数 r 称为 Q_{10}，所以又称为 Q_{10} 法。

无论反应级数如何，不同温度下药物分解同一百分数所需时间 τ 与其速度常数 K 成反比，即

$$\frac{\tau_1}{\tau_2} = \frac{K_2}{K_1} \qquad (21-19)$$

则该式亦可写成

$$\frac{\tau_1}{\tau_2} = Q_{10}^{0.1(T_2-T_1)} \qquad (21-20)$$

τ_1 和 τ_2 分别为药物在温度 T_1 和 T_2 时分解同一百分数所需时间。若分解同为 10% ，则 τ_1 和 τ_2 就分别是该药在温度 T_1 和 T_2 时的贮存期 $\tau_{0.9}$ 。通过两个温度（如 60℃ 和 70℃）下进行加速实验，求出 K_1 和 K_2 ，或 τ_1 和 τ_2 后，便可求出 Q_{10} 。若已知 Q_{10} ，则由某一加速温度下的贮存期，即可求出室温下的有效期，不必知道反应级数。

例如，测得某药 50℃ 和 70℃ 分解 10% 所需时间分别为 1161 小时和 128 小时，计算室温（25℃）下有效期的方法如下：

已知： $T_1 = 50℃$ ， $\tau_1 = 1161h$ ， $T_2 = 70℃$ ， $\tau_2 = 128h$ 。

代入式 21-20 ，得

$$\frac{1161}{128} = Q_{10}^{0.1 \times (70-50)}$$

$$Q_{10} = 3.012$$

应用式 21-20 可计算室温（25℃）下的有效期。

$$\frac{t_{0.9}}{128} = 3.012^{0.1 \times (70-25)}$$

$$t_{0.9} = 18283 （小时） \approx 2.1 （年）$$

（5）活化能估算法　根据 Arrhenius 定律可推导出

$$\lg \frac{K_2}{K_1} = \frac{E}{2.303R} \cdot \frac{T_2 - T_1}{T_1 T_2} \qquad (21-21)$$

由于反应速度常数 K 与有效期 τ 成反比，上式可写成：

$$\lg \frac{\tau_1}{\tau_2} = \frac{E}{2.303R} \cdot \frac{T_2 - T_1}{T_1 T_2} \qquad (21-22)$$

由上式，根据大多数药物降解反应活化能在 $41.86 \sim 83.72 kJ \cdot mol^{-1}$ 之间，可估算出在某一温度下，样品需加速试验多长时间，若其含量不低于标示量 90% 时，即能确定室温下药物有效期在设定的时间之内。

如采用加速温度为 45℃ （ $T_2 = 45 + 273.2$ ），要求室温（ $T_1 = 25 + 273.2$ ）下药物的有效期 $\tau_1 = 24$ 个月，若活化能为 $83.72 kJ \cdot mol^{-1}$ ，代入式 21-22 求得 τ_2 为 2.9 个月。活化能为 $41.86 kJ \cdot mol^{-1}$ ，则 τ_2 为 8.3 个月。其他加速温度和时间可依法计算，结果如表 21-7 所示。

表 21-7　预测有效期为 2 年所需加速试验的温度与时间

加速温度（℃）	最长时间	最短时间
37℃	14.7 个月	6.5 个月
45℃	8.3 个月	2.9 个月
60℃	4.1 个月	3 周
85℃	6 周	2.5 日

从表 21-7 中的数据可以看出，如果在 45℃ 加速试验 2.9 个月，制剂含量在标示量 90% 以上，则此制剂在室温 25℃ 时有效期可能为 2 年。若在同样温度下加速试验 8.3 个月，含量还在标示量 90% 以上，则此制剂室温有效期一定可达 2 年。

4. 台阶型变温法　台阶型变温法结合恒温与变温方法，按台阶升温规律升温，工作量较经典恒温法明显减少，数据处理简单，并可达到一定的精确度。

实验设计时需选择变温的起始和终了温度，以及升温的温度间隔。在起始温度下恒温加速一段时间，为一个恒温台阶。然后升高一个间隔的温度，再恒温一段时间，为另一个恒温台阶。可以设计多个恒温台阶进行加速试验，在每个台阶的开始及终了时分别取样分析。

根据化学动力学原理，在恒温段的加速试验中，对于任何反应级数有如下关系：

$$f(C_0) - f(C) = Kt$$

或

$$K = \frac{f(C_0) - f(C)}{t} \qquad (21-23)$$

对于零级反应 $f(C)$ 为浓度 C，对于一级反应 $f(C)$ 为 $\ln C$，对于二级反应 $f(C)$ 为 $-1/C$ 等，均可按相应的公式算出 K 值。

根据 Arrhenius 指数定律，以 $\ln K$ 对 $1/T$ 作回归处理，可得一直线方程。由此外推可求出室温下的 K 值。

至于确定反应级数，可在某一恒温段增加几个测定点，采用作图或回归的方法处理，即可判断出反应级数。

例如，苦参总碱注射液稳定性的预测，台阶型变温由 45℃ 至 75℃，每隔 5℃ 一个台阶，变温段 30 分钟，恒温段 3 天，共 7 个台阶，每个台阶开始及终了取样，测定样品中苦参总碱的含量。已知苦参总碱按一级动力学过程降解，以恒温段时间和含量变化求出 K 值，数据如表 21-8 所示。

表 21-8 各台阶苦参总碱浓度及数据处理

编号	温度（℃）	时间（h）	总碱含量（%）	恒温段数据处理	
				$\ln K$	$1/T \times 10^3$
0	45	0.0	83.35		
1	45	72.0	83.20	-10.6161	3.1432
2	50	72.5	83.20		
3	50	144.5	82.91	-9.9203	3.0945
4	55	145.0	82.91		
5	55	217.0	82.32	-9.2219	3.0474
6	60	217.5	82.32		
7	60	289.5	81.44	-8.8075	3.0017
8	65	290.0	81.29		
9	65	362.0	80.41	-8.7948	2.9574
10	70	362.5	80.26		
11	70	434.5	79.09	-8.4925	2.9142
12	75	435.0	79.09		
13	75	507.0	76.44	-7.6572	2.8723

以 $\ln K$ 对 $1/T$ 进行回归处理，得

$$\ln K = 19.901 - 9.6439/T \qquad r = 0.9724$$

$$K_{25℃} = 3.9385 \times 10^{-6} \ (h^{-1})$$

$$t_{0.9}^{25℃} = 3.05 \ (年)$$

台阶型变温法中，各温度段的 $\ln K$ 是由每个恒温段开始及终了两个实验点数据确定的，看起来误差可能较大。但用若干个温度下分别求出的 $\ln K$ 对 $1/T$ 回归，求出回归方程，可消除部分误差。选择实验台阶数目增加，实验误差可减小。

四、中药制剂稳定性试验应注意的问题

（1）正确选择稳定性考核指标。中药制剂稳定性考察应选择能反映一定治疗活性的，特别是其中不稳定的成分作为考核指标，如蛇胆川贝液中的胆酸和贝母碱、养血止痛丸中的丹参酮、咽喉清水蜜丸中的橙皮苷和冰片等。在复方制剂中测定两种或两种以上成分的，应选择其中较不稳定的有效成分作为制定有效期的依据，如银黄微型灌肠剂按绿原酸和黄芩苷计，有效期分别为 1.99 年和 3.82 年，确定其有效期为 2 年。

（2）选择专属性强、灵敏度高的测定方法。若质量标准规定的含量测定方法，由于降解产物的干扰不能准确测定有效成分的含量变化时，应考虑选择其他灵敏度高、专属性强的含量分析方法。如何首乌中二苯乙烯苷在 310nm 波长处有最大吸收，但其降解物在该波长处的吸收不仅不降，而且随加热时间成线性增加，因此，以分光光度法难以考察二苯乙烯苷的降解情况，宜采用高效液相色谱法。

（3）注意适用范围。以 Arrhenius 指数定律为基础的加速试验法，只适用于活化能在 $41.84 \sim 125.52 kJ \cdot mol^{-1}$ 的热分解反应。由于光化反应的活化能只有 $8.37 \sim 12.55 kJ \cdot mol^{-1}$，温度对反应速度的影响不大，不宜用热加速反应。某些多羟基药物，活化能高至 $209 \sim 292.6 kJ \cdot mol^{-1}$，温度升高反应速度急剧增加，用热加速试验预测室温的稳定性没有实际意义。

（4）稳定性加速试验，要求加速过程中反应级数和反应机理均不改变。Arrhenius 指数定律是假设活化能不随温度而变化提出的，实验中只考虑温度对反应速度的影响，因此其他条件应保持恒定。同时，加速试验预测只能用于所研究的制剂，不能任意推广到同一药物的其他制剂。

（5）加速试验预测的有效期，应与留样观察的结果对照，才能确定产品的实际有效期。

（6）上述加速试验方法用于均相系统，一般能得出比较满意的结果。而对于非均相系统，如乳状液、混悬液等，在升温后可能改变物理状态，不宜运用 Arrhenius 定律。

中药复方制剂的质量控制难以用一二个成分的含量来代表制剂的全部质量含义，所测定的某一成分在许多情况下并不都意味着该成分是在临床治疗上起主要作用，只是配合原料、工艺等质量管理起着质量指标的作用，因此运用质量标准中的含量测定内容作为稳定性研究手段，在一些情况下不一定能全面反映出产品稳定性的真实情况，在制定有效期时仅可作为参考。也有用加速试验后考察制剂的药效学指标变化来判断中药制剂稳定性的报道。

第四节　中药固体制剂的稳定性

一、概述

前述影响制剂稳定性的因素及稳定性考核方法，一般也适用于固体制剂。但由于固体制剂多属于多相的非均匀系统，其稳定性具有一定的特殊性。

固体药物剂型的主要特点有：①分解比较缓慢，且表里变化不一，这就需要较长时间的观察和较精确的分析方法；②系统不均匀，如片剂、丸剂等，片与片或丸与丸之间的含量不

一定完全相同，以致分析结果难以重现；③固体剂型是多相系统，常包括气相（空气和水汽）、液相（吸附的水分）和固相，稳定性试验过程中这些相的组成和状态会发生变化。特别是水分的存在，对实验造成了很大的困难。固体制剂除了发生化学变化，还可发生物理变化。在这些变化中，受温度、湿度（水分）及光线的影响较大。温度加速试验法前已述及，这里主要介绍湿度加速试验法和光加速试验法。

二、湿度加速试验

吸湿是中药固体制剂经常发生的现象。吸湿不但引起固体制剂的物理变化，而且常常是引发化学变化的前提条件。为考察中药固体制剂及其在包装条件下的吸湿性能，应进行湿度加速试验、引湿试验。也可以在各种湿度条件下测定平衡吸湿量。

（一）高湿度试验

《中国药典》2005 年版二部附录收载了原料药稳定性的高湿度试验，必要时，对于中药、天然药物中提取的有效成分与有效部位作为原料者，也可参考此法进行试验。

试验方法为：供试品开口置恒湿密闭容器中，在 25℃于相对湿度 90%±5% 条件下放置 10 天，于第 5 天和第 10 天取样，按稳定性考察项目要求检测。同时准确称量试验前后供试品的重量，以考察供试品的吸湿潮解性能。若吸湿增重 5% 以下，其他项目符合要求，则不再进行此试验。

（二）药物引湿性试验

《中国药典》2005 年版二部附录收载了药物引湿性试验指导原则。

药品引湿性是指在一定温度及湿度条件下，该物质吸收水分多少的特性。此法仅作为表述药品引湿性的一种指征，适用于《中国药典》收载且满足该品种正文项下干燥失重或水分限度要求的药品。同时亦可作为药品选择适宜包装材料和贮存条件的参考。具体测定方法如下：

取一定量的供试品置已精密称重（m_1）的具塞玻璃称量瓶（外径 50mm，高 15mm）中，精密称重（m_2）。把称量瓶敞口置于 25℃±1℃恒温干燥器中（下部放置氯化铵或硫酸铵饱和溶液）或人工气候箱（设定温度为 25℃±1℃，相对湿度为 80%±2%）内，放置 24 小时，盖好称量瓶盖子，精密称重（m_3）。按下式计算增重百分率：

$$增重百分率 = \frac{m_3 - m_2}{m_2 - m_1} \times 100\%$$

引湿性特征描述与引湿增重的界定：引湿增重不小于 15% 为极具引湿性；引湿增重小于 15% 且不小于 2% 为有引湿性；引湿增重小于 2% 且不小于 0.2% 为略有引湿性；吸收足量水分形成液体为潮解。

（三）平衡吸湿量与 CRH 的测定

精密称取供试品于 2~3 个敞口的、已称重编号的称量瓶中，然后放入盛有一定相对湿度的盐酸饱和溶液的干燥器中，于 25℃放置 7 天，即达到平衡状态，再精密称取供试品重量，即得该相对湿度下的平衡吸湿量。同法将供试品分别置于 7~9 个不同相对湿度的密闭干燥器中，相对湿度范围取 10% ~ 100% 即得各相对湿度下的平衡吸湿量。以吸湿量为纵坐标，相对湿度为横坐标作图，得吸湿平衡曲线。将吸湿平衡曲线陡直部分延长与横坐标相交，即得样品的临界相对湿度（CRH）。药物是否容易吸湿，取决于其 CRH 的大小。该试验可以定量地研究湿度对药物的影响，为制定产品的处方及工艺条件提供依据，产品的生产和贮存环境必须控制在 CRH 以下。

为了获得一定温度下不同的相对湿度条件，应配制一些盐类的饱和水溶液，置于湿度加速试验的密闭容器中。这些盐类的饱和水溶液又称为恒湿溶液。常用的恒湿溶液见表 21 - 9。

除了盐类的饱和水溶液外，还可以应用不同浓度的硫酸。

举例：某地区生产的 8 种可溶性颗粒剂，于 37℃ 分别测定其平衡吸湿量，绘制吸湿平衡图，如图 21 - 3 所示。

表 21 - 9　　　　　　　　　　　　　　　恒湿溶液

盐类	相对湿度（RH）%		
	20℃	25℃	37℃
CH_3COOK	20		20.4
$CaCl_2 \cdot 6H_2O$	32.3		
$MgCl_2 \cdot 6H_2O$		33	31.9
$Zn(NO_3)_2 \cdot 6H_2O$	42		
$K_2CO_3 \cdot 2H_2O$		42.8	
$Na_2Cr_2O_7 \cdot 2H_2O$	52		50.0
$NaBr_2 \cdot 2H_2O$	58	59.7	
$(CH_3COO)_2Mg \cdot 4H_2O$	65		
$NaNO_3$		73.8	
$NaCl$		75.3	75.1
NH_4Cl	79.5	79.3	
$(NH_4)_2SO_4$	81	81	
KCl		84.3	82.3
$KHSO_4$	86	87	
$Na_2CO_3 \cdot 10H_2O$			
$ZnSO_4 \cdot 7H_2O$	90		91.0
KNO_2		92.5	
$Na_2SO_4 \cdot 10H_2O$	95		
$CuSO_4 \cdot 5H_2O$	98		
H_2O	100	100	100

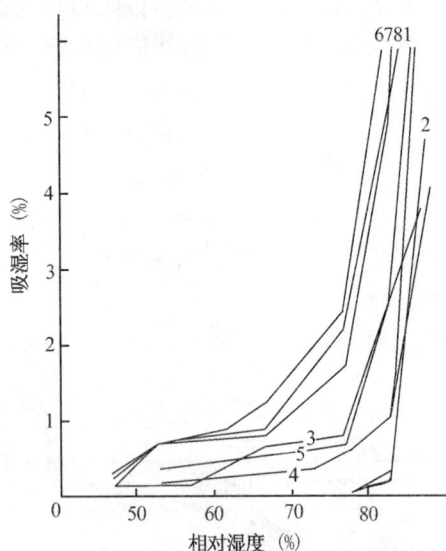

图 21-3 8 种颗粒剂吸湿平衡图

1. 小儿化痰止咳颗粒剂 2. 复合维生素 B 颗粒剂
3. 伤风止咳颗粒剂 4. 止咳枇杷颗粒剂 5. 脾舒
宁颗粒剂 6. 感冒灵颗粒剂 7. 复方
感冒灵颗粒剂 8. 板蓝根颗粒剂

由图可知，每一种颗粒剂的吸湿平衡曲线，均由下端平缓部分及上端几乎与纵坐标平行的陡直部分组成，当提高相对湿度至某一值时，吸湿量迅速增加，此时的相对湿度即为 CRH。CRH 是亲水药物吸湿与否的临界值。不同亲水性的药物各有其相应的 CRH 值，可用 CRH 值作为吸湿性大小的指标，即 CRH 值愈大，愈不易吸湿，CRH 值愈小，愈易吸湿。

吸湿是含干浸膏中药固体制剂的特性。应针对具体制剂，选择适宜的防湿措施。以下几种防湿措施可供参考：①减少制剂原料，特别是中药干浸膏中水溶性杂质。例如采用水醇法除去胶质、黏液质、蛋白质、淀粉等，常可降低吸湿性。②加入适宜的辅料（如吸收剂），对降低吸湿有一定的效果。处方前可通过湿度加速试验筛选制剂的辅料，例如乳糖可降低丹参颗粒吸湿百分率，将生脉成骨胶囊原料用微晶纤维素制成颗粒也可降低吸湿性。③采用防湿包衣和防湿包装。如鸢都感冒颗粒上喷包

Ⅵ号胃溶聚丙烯酸树脂，其吸湿性明显降低。

三、光加速试验

光线不仅会引起一些制剂产生颜色变化，并能激发一些化学反应，加速药物的分解。对于在制备、贮存过程中易受光线影响而降解、变色的固体制剂，可采用强光照射试验，以考察其降解速度。

光加速试验，将供试品开口放置在光橱中或其他适宜的光照装置内，于照度为 4500Lx ± 500Lx 的条件下放置 10 天，于第 5 天和第 10 天取样，按稳定性考察项目进行检测。关于光照装置，现已有定型设备"可调光照箱"，可供选用。也可以用光橱，在橱中安装日光灯管数支使达到规定照度。橱中供试品台高度可以调节，橱上方安装排风设备以排除可能产生的热量，橱上配有照度计，可随时监测橱内照度。光橱应不受自然光的干扰，并保持照度恒定。

固体制剂的光加速试验中，药物光解后的含量变化可采用相应的化学分析方法测定。但某些固体制剂在贮存或光加速试验过程中，往往颜色变化已超出规定范围，而含量变化用常规的方法却无法区别。测定固体制剂颜色变化以往常采用目测法或吸收度法。这些方法的不足在于缺乏客观指标，不能正确反应实际变色情况。近年来推荐使用漫反射光谱法（diffuse reflectance spectroscopy，DRS）测定固体制剂表面颜色的变化。此法提供了一个客观、准确的检验指标，它可对固体制剂直接测定，不破坏固体制剂原来的形态。

下面简要介绍漫反射光谱法在测定固体制剂颜色变化中的应用。

当光照射到固体制剂表面时，将产生漫反射。以硫酸钡、碳酸镁或氧化镁作为白的参比标准，可测定其相对反射率 r（简称反射率）。有色物质的浓度越高，即颜色越深，反射率越小。与反射率有关的 Reimssion 函数与有色物质的浓度呈线性关系。Remission 函数 θ 的定义式是：

$$\theta = \frac{(1-r)^2}{2r}$$

通过反射率的测定，即可求出 Remission 函数 θ。

θ 值与有色物质的浓度 C 成正比：

$$\theta = A \cdot C$$

式中，A 为比例常数。θ 值可直接反映制剂的变色程度，θ 值愈大，颜色愈深。

在光加速试验中颜料的褪色反应常为一级反应，θ 值的对数与光照度 I 及时间 t 的关系为：

$$\lg\theta_t = -\frac{K}{2.303}It + \lg\theta_0 \qquad (21-24)$$

式中 θ_t 与 θ_0 分别为 t 时和零时的 θ 值，K 为反应速度常数，It 为光照强度与时间的乘积。

例1　某黄色糖衣片进行光加速试验。光强度约 1.0×10^5 Lx（定时测定光照度），温度 $21℃ \pm 1℃$。经光照后糖衣片颜色逐渐褪至白色。在光照过程中，间隔一定时间在 430nm 处分别取样测试反射率 r_t，并计算 θ_t 和 $\lg\theta_t$，数据如表 21-10 所示。

表 21-10　黄色糖衣片光照试验数据

t (h)	1	2	4	7	11	15	19
It（$\times 10^{-4}$Lx·h）	12.4	23.3	45.5	78.2	112.1	163.2	204.5
γ_t（%，6片平均值）	22.10	28.00	35.90	39.55	55.60	65.20	72.05
θ_t	1.373	0.926	0.572	0.462	0.177	0.098	0.054
$\lg\theta_t$	0.138	-0.034	-0.242	-0.335	-0.751	-1.032	-1.266

以 $\lg\theta_t$ 为纵坐标，It 乘积为横坐标作图，得一直线，其回归方程为

$$\lg\theta_t = -7.134 \times 10^{-7}It + 0.158 \qquad r = 0.9942$$

由此可知，此包衣颜料褪色反应为一级动力学过程，其 K 值为 1.643×10^{-6}（Lx·h^{-1}）。由此 K 值可推算在指定光照条件下，达到样品不合格 θ 限度值的时间。如果确定了样品 θ 限度值，还可由光加速条件下的贮存期推算室内光照条件下的有效期。

例2　光加速试验照度为 12×10^4 Lx，照射 22 小时样品变色成为不合格品，求算室内光照度条件下有效期。

假定每日光照时间为 12 小时，室内光照度平均为 300Lx，则：

$$12 \times 10^4 \text{Lx} \times 22 \text{（h）} = 300\text{Lx} \times t$$

$$t = 8800 \text{ 小时} = 733 \text{ 日} \approx 2 \text{ 年}$$

第五节　包装材料对制剂稳定性的影响

包装材料与药物制剂的稳定性关系密切。药品通常贮存于室温环境中，主要受热、光、水汽和空气（氧）的影响。药物制剂的包装材料通常使用的有玻璃、塑料、橡胶和金属。药品的包装设计既要考虑外界环境因素对制剂稳定性的影响，又要注意包装材料与药物制剂相互作用而引起的稳定性变化。

一、玻璃

玻璃的化学性质较为稳定，不易与药物和空气中的氧发生作用，也不能透过空气和水分。玻璃容器对制剂的稳定性影响主要有三个方面：①释放碱性物质；②脱落不溶性玻璃碎片；③透光。

玻璃主要是以二氧化硅四面体为骨架，钠、钾、钙、镁、铝、硼和铁等元素的氧化物可以改进其理化性能。如中性玻璃（低硼硅酸盐玻璃）化学性质较好，可以作为近中性或弱酸性注射液的容器；含锆玻璃和中性玻璃则具有更高的化学稳定性，耐酸、耐碱性均好，可以作为酸性或碱性注射液的容器；普通的钠钙玻璃因为含 Na^+ 量较高，与药物水溶液中的 OH^- 作用生成 NaOH，改变药液的 pH 值，可使对 pH 值敏感的药物变质，另一方面 NaOH 与玻璃表面的 SiO_4 作用产生 SiO_2，SiO_2 进入溶液即成微粒。故这种玻璃不能用作注射液的容器，只能用来包装一般的口服或外用制剂。普通的钠钙玻璃在盛装一些盐类如枸橼酸、酒石酸或磷酸的钠盐，甚至盛装水在热压条件下往往也会出现"脱片"现象。

棕色玻璃能阻挡波长小于 170nm 的光线透过，故棕色玻璃容器适于盛装对光敏感的药物制剂。但应注意棕色玻璃中的氧化铁容易脱落进入制剂而对某些成分氧化反应起到催化作用。

二、塑料

通常用作药品包装材料的塑料包括聚氯乙烯（PVC）、聚苯乙烯（PS）、聚乙烯（PE）、聚丙烯（PP）、聚酯（PET）、聚碳酸酯（PB）等高分子聚合物。塑料中常常加入增塑剂、防老剂等附加剂。有些附加剂具有毒性，用于药品包装的塑料应选用无毒制品。但塑料包装也存在三个方面的问题：①透过性：外界的空气以及空气中的水分、氧等可以透过塑料进入包装内部，内部的气体、水分、溶液等也可以透过塑料而进入周围的空气中，故塑料包装易引起药物的氧化，挥发油逸失，吸潮，乳剂脱水甚至破裂变质等物理学和化学变化。如聚丙烯与聚乙烯复合膜由于透气性大、防湿性能差，可导致药品在贮存期间吸潮、软化、霉变、挥发油逸失。又如 PVC – PE 复合片包装可导致蜜丸中水分增加及口服液的散失。②泄漏与吸附：塑料中的物质可以泄漏到溶液中去，药液中的物质也可以被塑料吸附。如尼龙就可以吸附多种抑菌剂，但聚乙烯、聚苯乙烯都不与抑菌剂结合。包装材料的选择十分重要。高密度聚乙烯的硬度较大，水蒸气与气体透过速度较低，可以作为一般片剂和胶囊剂的包装容器，对于吸湿性强的或含有挥发性成分的药物则宜选用阻隔性能好的铝箔塑料复合膜包装。

三、橡胶

橡胶广泛用于制瓶塞、垫圈、滴头等。橡胶同样存在泄漏和吸附问题，橡胶成型时，加入的硫化剂、填充剂、防老剂等附加剂，当与药液接触时可泄漏出来而进入药剂中污染药液。最突出的是硫、锌和一些有机物，可以在输液中出现微粒。

在热压灭菌（115℃，30分钟）时橡胶中的成分可被水浸出，干扰溶液中药物成分的化学测定，也可增加毒性。

橡胶可吸附药液中的主药和抑菌剂，特别是对于抑菌剂的吸附可使抑菌效能降低。

若橡胶用环氧树脂涂层，可以明显减少上述现象，但几乎不能防止橡胶对抑菌剂的吸附。因此，预先将洗净的橡胶塞浸于比使用浓度更高的抑菌剂溶液中较长时间，使吸附饱和后使用，则可以克服上述缺点。此外，将聚四氟乙烯涂于橡胶上，基本可以防止橡胶的吸附作用。也能防止橡胶中成分溶入水中。各种塑料及橡胶包装材料的性质，如表 21 – 11 所示。

表 21 – 11   包装材料的性质比较

材料	平均密度	水蒸气穿透性	气体穿透性	与产品潜在的反应性
聚乙烯（低密度）	0.92	高	低	低
聚乙烯（高密度）	0.96	低	低	低
聚丙烯	0.90	中等	低	低
聚氯乙烯（软的）	1.20	高	低	中等
聚氯乙烯（硬的）	1.40	高	低	低
聚碳酸酯	1.20	高	低	低
聚酰胺（尼龙）	1.10	高	低	高
聚苯乙烯	1.05	高	高	中等
聚四氯乙烯	2.25	低	低	无
钠钙玻璃	2.48	不	不	高
硼硅酸盐玻璃	2.23	不	不	低
丁基橡胶	1.30	低	中等	中等
天然橡胶	1.50	中等	中等	高
氯丁橡胶	1.40	中等	中等	高
聚异戊二烯橡胶	1.30	中等	中等	中等
硅酮橡胶	1.40	很高	很高	低

四、金属

锡管、铝管可作为软膏剂、眼膏剂的包装材料。但为确保制剂的稳定性首先要求镀层（或搪层、涂层）金属与产品不发生化学反应，其次要求完全、牢固地覆盖下层金属，不得有微孔和裂隙，不应产生脆裂等现象。

锡的化学性质稳定，但可被氯化物或酸性物质所腐蚀。在锡的表面涂乙烯或纤维素漆薄层，可增加抗腐蚀性能。汞化物对铝有强烈的腐蚀作用。铝管如包装 pH6.5 ~ 8.0 的制剂可被腐蚀。铝管表面涂环氧树脂薄层较耐腐蚀。

铝箔在药品包装中使用越来越广泛，形式繁多，主要包装形式是泡形、条形包装和分包。铝箔具有良好的防湿、遮光、隔气等保护功能。但铝价格较贵。厚的密封性好，但费材较多，薄的铝箔气孔多，且热密封强度差。这些缺点不利于包装药品。现在使用的铝塑复合膜则可取长补短，属较理想的包装材料。

鉴于包装材料与药物制剂稳定性关系密切，在包装设计、产品试制过程中，要进行"装样试验"，对各种包装材料认真选择。

第二十二章 生物药剂学与药物动力学

学习要求：

1. 掌握生物药剂学的概念、研究的基本内容，药物的体内过程，药物动力学的概念和研究的基本内容，生物利用度的含义及测定方法，溶出度测定的意义及方法。

2. 熟悉影响制剂疗效的剂型因素，药物动力学参数的意义和求算，药物动力学和生物药剂学的研究方法。

3. 了解影响制剂疗效的生物因素，中药制剂生物利用度和药物动力学的研究进展。

第一节 概　　述

药剂学的主要任务是将已证实有生物活性的物质，制成适于临床应用的剂型，并能批量生产有效、安全、稳定的制剂，使生物活性物质在机体内的特定部位发挥预防、治疗和诊断疾病的作用。

20世纪60年代以前，药剂学仅是一门制剂成型学。研究的重点局限于制剂工艺、经验，以及药剂的外观、含量指标和提高生产效率等内容。随着医药科学技术的发展和长期的医疗实践，医药工作者普遍认识到，药物制成剂型不仅是赋予其一定的外形，而且与其药效密切相关。"化学结构唯一决定药效"的观点有很大片面性，各种剂型因素和生物因素对药效的发挥也起到重要作用。深入研究影响药物制剂药效的各种因素、药物在体内的各种变化过程，才能为指导合理用药、制剂处方和工艺设计、质量控制等提供依据。因此生物药剂学与药物动力学两门新的药剂学分支学科迅速地发展起来。

一、生物药剂学的含义与研究内容

生物药剂学（biopharmaceutics）是通过研究药物及其制剂在体内吸收、分布、代谢与排泄过程，阐明药物的剂型因素、机体生物因素与药效之间关系的科学。

生物药剂学所研究的剂型因素不仅是指药剂学中的各种剂型，而且广义地包括与剂型有关的各种因素，例如：①药物的理化性质，如盐类、酯类、粒径、晶型、溶出速度等；②制剂的处方组成，如所用辅料的性质、用量、配伍药物的相互作用等；③制备工艺过程，如制备方法、工艺条件等；④剂型和给药方法等。

生物因素主要是指：①种属差异，如各种不同的实验动物与人的差异；②种族差异，如肤色、人种的不同；③性别差异；④年龄差异；⑤生理和病理条件的差异；⑥遗传背景的差异等。

生物药剂学主要是研究药物及制剂给药以后，能否在体内吸收进入血液循环，能否及时地分布到某些特定的组织和器官，如何在体内消除（代谢和排泄），以及各种剂型因素和生物因素对这一体内过程和药效的影响。

二、药物动力学的含义与研究内容

药物动力学（pharmacokinetics）亦称为"药动学"、"药物代谢动力学"、"药代动力学"，是应用动力学的原理，定量地描述药物在体内吸收、分布、代谢和排泄过程的动态变化规律，即研究药物在体内存在位置、数量与时间之间的关系，并提出解释这些数据所需要的数学关系式的科学。

药物动力学主要研究药物在体内的经时变化过程，并提出这种变化过程的数学模型。主要研究内容包括：

（1）建立药物动力学模型。选用恰当的数学方法，解析处理实验数据，找出药物量（或浓度）的时间函数，测算动力学参数。

（2）研究制剂的生物利用度。定量解释和比较制剂的内在质量。

（3）应用药物动力学参数设计给药方案。确定给药剂量、给药间隔及个体化给药方案等，达到最有效的治疗作用，为临床药学工作提供科学依据。

（4）研究药物体外的动力学特征（如溶出速度等）与体内动力学特征的关系。寻找比较便捷的体外测定方法以合理地反映药物制剂的体内特征。

（5）指导与评估药物制剂的设计与生产。为药物剂型的选择、制剂处方的组成和制剂工艺的确定等提供理论依据。

（6）探讨药物化学结构与药物动力学特征之间的关系。指导药物化学结构改造，定向寻找高效低毒的新药。

多数药物的血药浓度与药理作用之间是平行关系，即药物的药理作用强弱通常可以用血药浓度来说明。但也有一些复杂的情况。研究血药浓度变化规律对于了解药物作用的强弱与持续时间至关重要，多数情况下是通过测定血药浓度的变化来进行药物动力学研究。

三、中药制剂的生物药剂学与药物动力学研究进展

生物药剂学与药物动力学经过近40年的发展，均已经成为独立的学科。20世纪70年代以来，中药的生物药剂学和药物动力学研究工作也取得了很大的进展。中药和中药制剂的有效成分复杂，其体内过程的研究难度较大，目前所采用的研究方法可以归为两大类：一类为血药浓度法。主要通过测定药物在血浆中浓度的变化（也可以通过测定其他体液如唾液、尿液或器官组织中的药物浓度变化）过程进行研究，适用于活性成分明确的中药和中药制剂，且能用定量分析方法测定其体液药物浓度；另一类为生物效应法，适用于有效成分复杂，或活性成分不明确，或活性成分虽明确但缺乏灵敏、特异的体液药物浓度测定方法的中药和中药制剂。生物效应法主要包括药物累积法、药理效应法和微生物测定法等。

血药浓度的测定方法有：放射性同位素追踪法、分光光度法、原子吸收光谱法和色谱法等，该法可以用于中药有效成分单体制剂，也可以用于中药或中药复方制剂活性成分的体内过程研究。但单体有效成分的药物动力学参数，未必能反映含有这种成分的中药或其制剂的动力学特征。这也是该法用于中药复方制剂生物药剂学或药物动力学研究的不足之处。

相对于血药浓度法，生物效应法研究的是体内药物效应的动力学过程，能体现中药复方制剂配伍的整体效应。但由于生物间的差异较大，故生物效应法测定误差比血药浓度法大，且测定的参数均具表观性。

近年来中药的生物药剂学和药物动力学研究取得的进展主要有以下几方面：

（1）阐明了一些单体中药成分的体内过程　根据文献报道统计，目前进行过药物动力学研究的中药单体有效成分已经超过150余种。如麝香酮小鼠灌胃后，吸收迅速，分布广，透过血脑屏障速度快，达峰时间短，蓄积时间长，解释了麝香的"通关利窍"、"开窍醒脑"、治疗中风及神志昏迷等功效和作用原理。冰片也有类似的药物动力学特征。另外有人对23味中药作了归经与体内分布的比较，结果发现，丹参、冰片、杜鹃花等14味药物的归经所属脏腑与它们的有效成分分布最多的脏腑基本一致；鸦胆子、莪术等6味中药的归经所属脏腑与有效成分分布大致相同。以上两种情况占药物总数的87%，无关者占13%，故认为归经与有效成分在所属脏腑的高度分布可能有关。又如茵陈被发现有药酶诱导作用，可使安替比林在人和家兔体内的半衰期缩短，清除率增加，说明了茵陈的解毒保肝功效。通过药物体内过程的研究，揭示了许多中药的作用机制及其科学内涵。

（2）探讨中药制剂的用药方案，保证临床用药有效与安全　通过药动学参数测定，可了解药物的吸收、分布及消除情况，从而确定较为合理的临床给药方案。如小活络丸在体内分布快、消除慢，在体内容易蓄积，加上本身毒性大的特点，提示临床长期使用时应防止蓄积中毒。牛黄清心丸1日2次，1次3g的服用方法将不会造成砷中毒。

（3）优选制剂工艺和药物剂型，为剂型改进提供依据　双黄连制剂的研究表明，栓剂的生物利用度明显高于微型灌肠剂；不同的基质制备的双黄连栓剂中，以半合成脂肪酸酯为基质者生物利用度最高。

（4）阐释中医药理论和组方原理　研究表明，华佗再造丸中的冰片能促进当归、川芎中所含阿魏酸、川芎嗪等有效成分通过血脑屏障，证实了冰片在组方中具有芳香走窜、引药上行的功效。川芎伍用丹参后可引起川芎中的川芎嗪吸收减慢和生物利用度降低，可能有助于解释临床上较少用川芎单独伍用丹参的原因。

（5）评价内在质量，促进中药质量控制科学化　如以镇痛效应为指标，对市售小活络丸的生物利用度研究结果表明，同一药厂生产的不同批号的该制剂，生物利用度有一定差异，而吸收速度、达峰时间和其他动力学参数没有明显变化，说明这种方法可以用来研究制剂在体内被利用的速度和程度，为控制中药复方制剂的内在质量提供客观依据。

中药及其制剂的生物药剂学和药物动力学研究对中药制剂的生产、开发、合理应用、质量评价等方面起着重要的作用，目前已引起医药学界广泛的关注。但由于中药及其复方制剂成分复杂，尚存在多种困难，需要进一步探索、完善和提高。随着科学技术的进步，多学科之间的互相渗透，中药生物药剂学和药动学的研究工作无疑将对加速中医药现代化的进程起到不可估量的促进作用。

第二节　药物的体内过程

一、生物膜的组成与结构

药物从用药部位到达作用部位而产生药效，需要通过具有复杂结构与生理功能的生物膜，这些生物膜包括细胞膜及各种细胞器的亚细胞膜。细胞膜主要由水和类脂、蛋白质和少量的糖类所组成，其中水约占80%，其他物质约占20%。

细胞膜的结构曾提出几种模式。通过电子显微镜等观察，目前一般认为具有类脂双分子

层的基本骨架，镶嵌和衬垫有可活动的蛋白
质或蛋白微管、微丝，如图 22 - 1 所示。液
晶态的类脂双分子层，即两层以疏水尾端相
对排列的磷脂分子，与水分子既呈规则晶形
排列，又能与膜呈平行流动。生物膜上的表
面蛋白主要是支撑细胞膜，维持细胞膜的形
态及分裂活动；内嵌蛋白则多为载体、受体
或酶。内嵌蛋白中常常形成一些含水的微小
孔道，称为膜孔。直径约 0.4～1nm。

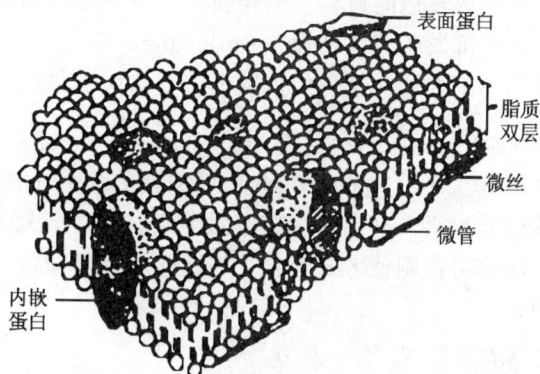

图 22 - 1　生物膜的流动镶嵌模式

二、药物的转运方式

药物通过生物膜的转运有以下 5 种方式：

（一）被动转运

存在于膜两侧的物质顺浓度梯度转运，即从高浓度一侧向低浓度一侧转运，这种方式称
为被动转运（passive transport）。由于药物的性质不同，被动转运分为 2 条途径。

1. 脂溶扩散　由于生物膜为类脂双分子层，非解离型的脂溶性药物可溶于液晶态的类
脂质膜，扩散通过生物膜。对于有机弱酸或弱碱药物，这一过程可受到 pH 的限制。

2. 膜孔转运　直径小于膜孔的水溶性分子可以经膜孔扩散通过生物膜。

被动转运的特点是：①顺浓度梯度转运；②不需消耗生物体的能量；③不受共存类似物
的影响，无饱和现象和竞争抑制现象；④转运速度与膜两侧的浓度差成正比，符合一级速度
过程。

（二）主动转运

物质借助于载体或酶促系统，从生物膜的低浓度一侧向高浓度一侧转运，称为主动转运
（active transport）。生物体内一些必需的物质如 K^+、Na^+、葡萄糖、氨基酸、水溶性维生素
等，用此方式转运。

主动转运的特点是：①逆浓度梯度转运；②需
消耗生物体的能量；③转运速度与载体的量有关，
故往往出现饱和现象（如图 22 - 2 所示）；④具有结
构特异性，结构类似的物质常发生竞争抑制现象；
⑤具有部位特异性，如胆酸和维生素 B_2 的主动转运
只在小肠上段进行，而维生素 B_{12} 则在回肠末端被吸
收；⑥受代谢抑制剂的影响，抑制细胞代谢的物质，
如二硝基苯酚、氟化物等可抑制主动转运。

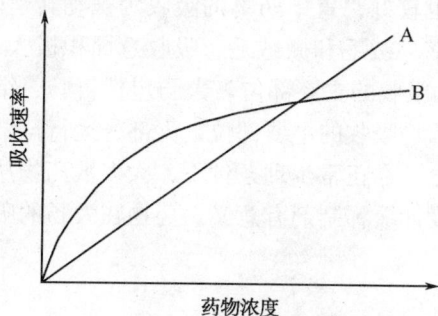

图 22 - 2　不同转运过程吸收与
浓度关系示意图
A. 被动转运（扩散）　　B. 主动转运

（三）易化扩散

易化扩散（facilitated diffusion）是指一些物质
在生物膜载体的帮助下，由膜的高浓度侧向低浓度

侧扩散或转运的过程。生物膜中的特殊载体暂时与药物结合而提高其脂溶性。易化扩散与主动转运都属于载体转运（carrier transport），同样存在饱和现象、竞争抑制现象和部位特异性。不同之处在于易化扩散不需生物体提供能量。

（四）胞饮作用

胞饮作用（pinocytosis）是细胞从细胞外将物质摄入细胞内的现象。该现象与细胞将细菌等异物摄入其内的吞噬作用类似。某些高分子物质，如蛋白质、多肽、脂溶性维生素和重金属等可按胞饮方式吸收。胞饮作用有部位特异性，如蛋白与脂肪颗粒在小肠下段吸收较为明显。

（五）离子对转运

一些高解离度的药物，如季铵盐能与胃肠道中的内源性物质，有机阴离子黏蛋白形成电中性的离子对复合物，这种复合物具有一定的脂溶性，可以被动方式转运。

内源性物质、少数结构与内源性物质相似的外源性物质，以及体内必需物质常常以主动转运、易化扩散或胞饮作用等特殊的方式通过生物膜。大多数药物属外源性物质，它们的吸收、分布、排泄多以被动转运方式进行。因此，对于多数药物而言，转运速度与药物的浓度差成正比，即符合一级速度过程。

三、药物的体内过程

药物的体内过程包括吸收、分布、代谢和排泄过程。药物吸收以后随即在体内发生的过程总称为配置（disposition）；而代谢和排泄过程又称为消除（elimination）。如果机体的生物因素或药物的剂型因素影响药物在体内的任何一个过程，都会不同程度地影响血药浓度的变化，因而影响药物药效。

（一）药物的吸收

药物的吸收（absorption）系指药物自用药部位进入体循环的过程。除血管内给药和发挥局部作用的局部给药制剂以外，药物应用以后通常都要经过吸收才能进入体内。

1. 胃肠道给药吸收 口服的药物可以在胃、小肠、大肠三个部位产生吸收。胃的表面积小，酸性药物可在胃中吸收，液体制剂在胃中吸收也较好，胃中药物的吸收为被动转运。小肠分为十二指肠、空肠和回肠，小肠表面有环状皱褶、绒毛和微绒毛，吸收总面积极大，约为$200m^2$。小肠，尤其是十二指肠，是口服药物被动吸收的主要部位。大肠包括盲肠、结肠和直肠，由于无绒毛结构，表面积小，故不是口服药物吸收的主要部位，大部分运行至结肠的药物可能是缓释制剂、肠溶制剂或药剂的残余部分。在正常生理条件下，大多数药物从口至回盲肠交接处的运行时间是8～12小时。这对于设计缓释制剂有意义。药物在大肠的吸收以被动转运为主，也有胞饮等转运方式。

2. 非胃肠道给药的吸收

（1）口腔吸收 口腔黏膜吸收面积不大，但颊黏膜（buccal mucosa）和舌下黏膜（sublingual mucosa）上皮均未角质化，且血流量大，很有利于药物的吸收。吸收的药物随血液流经口腔黏膜的静脉，经颈内静脉，到达心脏，可绕过肝脏的首过效应。药物在口腔的吸收一般为被动转运，但发现也存在载体转运系统。

（2）注射部位的吸收　注射剂除少数（如关节腔内注射等局部治疗）外，均产生全身作用。静脉注射药物直接进入血管，无吸收过程，其他的注射部位一般有丰富的血液与淋巴循环，故吸收较快。腹腔注射药物的吸收需经门静脉进入肝脏而产生首过效应。其他部位注射的药物吸收后可直接进入体循环。一般水溶性注射液中药物的吸收为一级动力学过程，而混悬液中难溶性药物的吸收为零级过程。

其他尚有肺部、眼部、直肠、鼻腔黏膜、阴道黏膜及经皮给药的吸收。

（二）药物的分布

药物的分布（distribution）是指药物吸收后，由循环系统送至体内各脏器组织的过程。分布过程通常很快完成，药物在血浆与组织器官间达到动态平衡。药物的分布不仅与疗效密切相关，而且还关系到药物在组织的蓄积与副作用等安全性问题。

1. 影响药物分布的因素

（1）药物与血浆蛋白结合　血中的药物可分为血浆蛋白结合型与游离型两种。与血浆蛋白结合的药物不易透过血管壁，游离药物则能自由向体内各部位转运。药物与血浆蛋白的结合常是可逆的，血液中结合型和游离型药物处于动态平衡状态。当游离型药物被分布或消除，血中浓度降低时，结合型药物可释放出游离型药物。当血药浓度增高，血浆蛋白结合出现饱和，或同时使用另一种与血浆蛋白结合力更强的药物后，血浆中游离型药物浓度增加，可导致药物体内分布急剧变动，导致药效显著变化，甚至出现副作用。

（2）血液循环与血管通透性　药物的分布是通过血液循环进行的。药物的分布主要受组织器官血流量的影响，其次为毛细血管的透过性。脑、肝和胃等脏器和组织血液循环快，肌肉和皮肤、脂肪组织和结缔组织循环不好。从血中向组织转运的药物，首先要从血管中渗出。大多数药物通过被动扩散透过毛细血管壁，小分子水溶性药物分子可从毛细血管的膜孔中透出。毛细血管的透过性因脏器不同而存在差异。脑和脊髓的血管内壁结构致密，细胞间隙极少，极性药物很难透过。

（3）组织结合与蓄积　药物在体内的选择性分布，除了决定于生物膜的转运特性外，组织对药物的亲和力不同也是重要原因之一。体内与药物结合的物质除血浆蛋白外，其他组织细胞内存在的蛋白、脂肪、DNA、酶，以及黏多糖等高分子物质，亦能与药物发生非特异性结合。组织结合一般亦是可逆的，药物在组织与血液间保持动态平衡。与组织成分高度结合的药物，在组织中的浓度高于血浆中游离药物浓度。故组织结合程度的大小，对药物在体内的分布有很大影响。

当药物与组织有特殊亲和性时，分布过程中，药物进入组织的速度大于从组织中解脱进入血液的速度，连续给药时，组织中的药物浓度逐渐上升的现象称为蓄积（accumulation）。药物若蓄积在靶器官，则可达到满意的疗效；如蓄积在脂肪等组织，则起贮存作用，可延长作用时间；若蓄积的药物毒性较大，则可对机体造成伤害。

2. 血脑屏障、血胎屏障转运　脑和脊髓毛细血管的内皮细胞被一层神经胶质细胞包围，细胞间联结致密，间隙极少。神经胶质细胞富有脑磷脂，形成了较厚的脂质屏障，对于被动扩散的外来物质具有高度的选择性。这种脑组织对外来物质有选择地摄取的能力就称为血脑屏障（blood-brain barrier）。通常水溶性和极性药物很难透入脑组织，而脂溶性药物却能迅速地向脑内转运。如麝香酮，小鼠口服后5分钟即可透入血脑屏障；冰片可改变血脑屏障的通透性，能促进阿魏酸、川芎嗪等成分通过血脑屏障。在病理状态下，如脑膜炎症时，血脑通透性也可增加。

在母体循环与胎儿体循环之间存在着胎盘屏障，又称为血胎屏障（blood-placentar barrier）。胎盘屏障的性质与其他生物膜相似，胎盘的屏障作用过程类似于血脑屏障。多数药物以被动转运通过胎盘。随着妊娠的进行，胎儿生长达高峰期时，药物的通透性可增加。另外，孕妇患严重感染、中毒或其他疾病时，可使胎盘的屏障作用降低。血脑屏障和血胎屏障也存在着载体转运机制，用于转运葡萄糖、氨基酸、K^+、Na^+等营养物质。

（三）药物的代谢

药物的代谢（metabolism）是指药物在体内所经历的化学结构的转变。药物代谢又称为生物转化（biotransformation）。药物代谢产物的极性通常比原形药物大，更适于肾脏排泄和胆汁排泄。多数药物代谢后活性减弱或失去活性，但也有一些药物的代谢产物比原来的生理活性大，甚至产生毒性。另外，还有一些没有生理活性的药物经代谢产生有活性的代谢产物。前体药物（prodrug，又称前药）的应用，就是根据这种作用设计的。

药物代谢主要在肝脏内进行，肝脏含有大部分代谢活性酶，加上其高血流量，使之成为最重要的代谢器官。除肝脏以外，药物的代谢也发生在血浆、胃肠道、肠黏膜、肺、皮肤、肾、脑和其他组织内。药物代谢过程可分为两个阶段：第一阶段通常是药物被氧化、羟基化、开环、还原或水解，药物结构中增加了羟基、氨基或羧基等极性基因。第二阶段往往是结合反应，即上述极性基团与葡萄糖醛酸、硫酸、甘氨酸等结合成葡萄糖醛酸苷、硫酸酯或乙酰化物等，增加了药物极性，使之容易排泄。某些药物经第一阶段代谢后，其水溶性已足以使之排泄，则不发生第二阶段反应。但也有一些药物不经代谢以原形排泄。

体内药物代谢多由酶反应进行，体内药量增加到某种程度时，会出现代谢饱和现象，以致血药浓度异常增高，有时会产生毒副作用。

如前所述，多数药物因代谢而降低或失去活性，但也有因代谢而产生毒性物质的。如苦杏仁苷，近年来用于肿瘤治疗，小鼠口服苦杏仁苷，血中可测出氰化物。肿瘤病人口服该药出现较大的毒性反应，注射给药毒性则较低，且尿中回收的原型苦杏仁苷近100%。研究发现，肠道菌群的β-糖苷酶可将苦杏仁苷水解并释放出氢氰酸（HCN）。

药物的代谢可因给药途径不同而产生差异。此外，酶抑、酶促作用，合并用药，以及生理因素，如性别、年龄、个体、疾病、饮食等差别，均会影响代谢过程。

（四）药物的排泄

药物的排泄（excretion）是指体内药物以原形或代谢物的形式排出体外的过程。药物排泄最主要的途径是经肾排泄，其次是胆汁排泄，也可由乳汁、唾液、呼吸、汗液等排泄。

1. 肾排泄 药物的肾排泄是肾小球滤过、肾小管重吸收和肾小管分泌等综合作用的结果。如图22-3所示。

（1）肾小球的滤过作用 血液以较高的压力由入球小动脉进入肾小球，肾小球毛细血管壁有很多直径约 6～10nm 的微孔，滤过率极高。流经肾小球的血浆，约有 1/5 透过肾小球的毛细血管壁形成滤液，其中除血浆蛋白（分子量在 66000 以上）不能滤过外，其他溶质和药物等随滤液进入肾小管。与血浆蛋白结合的药物不被滤过，故药物与血浆蛋白结合，以及合用药物发生竞争结合，都会影响药物的肾排泄。

（2）肾小管重吸收　肾小球滤过血浆的速度约为 120～130ml·min^{-1}，其中绝大部分的水分（约 99%）被重吸收。溶解于血浆中的机体必需的成分和药物等，也反复进行滤过和重吸收。肾小管重吸收存在主动和被动转运两种机制。肾小管上皮细胞膜具有类脂膜的特性，多数情况下，药物在远曲小管按被动方式吸收进入血液，直至血浆中的浓度与远曲小管尿中的浓度相同。这种被动重吸收受尿液的 pH 值、尿量、药物的脂溶性及 pK_a 等因素的影响。多数药物经代谢后，水溶性增加，重吸收

图 22-3　药物经肾排泄示意图

减少，有利于肾排泄。身体的必需物质如葡萄糖等，被主动转运重吸收。

（3）肾小管分泌　肾小管分泌是指将药物由血管一侧通过上皮细胞向肾小管内转运的过程。肾小管分泌主要发生在近曲小管。近曲小管中有机阴离子和有机阳离子是通过两种不同的机制分泌的，两种机制互不干扰。有机弱酸如对氨基马尿酸、水杨酸、磺胺类、香豆素、青霉素类，以及有机碱、组胺、维生素 B$_1$、普鲁卡因等都在肾小管有分泌。这一过程是主动转运，可逆浓度梯度进行。由于载体缺乏高度特异性，许多阴离子之间或阳离子之间根据与载体亲和力的大小发生竞争抑制作用。如丙磺舒可阻断青霉素的肾小管分泌，从而延长其在体内的作用时间。药物的血浆蛋白结合率不影响肾小管分泌速度。

2. 胆汁排泄　血液中药物的胆汁排泄转运机制也有被动扩散与主动转运。胆汁排泄对于原形药物消除是一个次要方式，但对于药物的代谢产物，特别是极性较强、水溶性大的代谢产物则是主要的消除途径。向胆汁转运的药物可以通过细胞膜的微孔扩散。药物的极性、分子量的大小是重要的影响因素。通常药物由于代谢的结合反应，分子量增加胆汁排泄率也增加。但分子量过大时，胆汁排泄也很难。本身有一定极性的药物或代谢物，胆汁排泄量较多。胆汁排泄的主动转运也有竞争抑制现象。

胆汁中排泄的药物或其代谢物在小肠中被重新吸收返回门静脉的现象称为肠肝循环（enterohepatic cycle）。药物的代谢物常以结合型排入胆汁，在肠道中水解为原形药物，脂溶性增加，易被重新吸收而进入肝门静脉。肠肝循环的药物，作用时间长，如果使用抑制肠道菌丛的抗生素则肠肝循环减少。

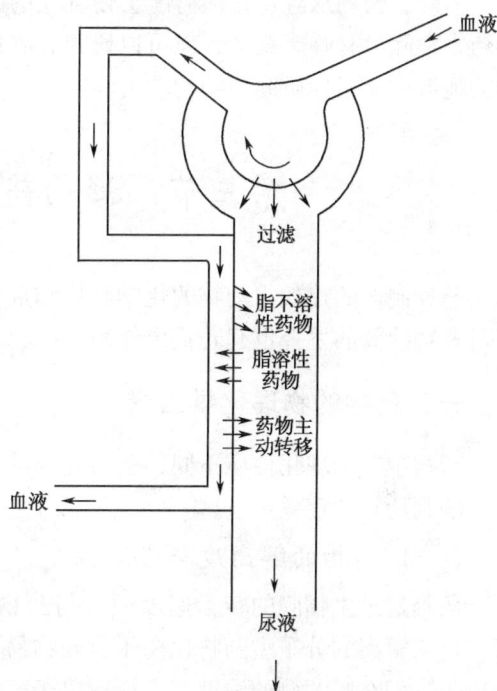

另外，药物从乳汁排泄可能会使乳儿的健康、安全受到影响，应予关注。一般唾液排泄对药物消除没有临床意义，但可以研究和利用唾液/血浆药物浓度比相对稳定的规律，用药物的唾液浓度指标研究药物的动力学特征。

第三节　影响药物制剂疗效的因素

药物制剂的疗效与药物的化学结构和剂量密切相关，但药物的剂型因素和机体的生物因素对药物疗效的发挥也起着重要作用。

一、药物的物理化学因素

药物本身的理化性质不同，会对药物的体内过程，尤其是吸收过程产生不同的影响，进而影响到药物的疗效。

（一）药物的解离度与脂溶性

药物透过生物膜的转运速度通常与药物的溶解性能有关。脂溶性大的药物易透过生物膜，且未解离的分子型药物比离子型药物易于透过生物膜。弱电解质药物跨膜转运速度不仅取决于它们在膜两侧的浓度差，还取决于药物的解离常数 pK_a 和环境的 pH 值。

弱电解质的这种关系可根据 Henderson – Hasselbalch 方程式求出，即：

酸性药物：$\qquad\qquad\qquad pK_a - pH = \lg(C_u/C_i)$ $\qquad\qquad$ (22 – 1)

碱性药物：$\qquad\qquad\qquad pK_a - pH = \lg(C_i/C_u)$ $\qquad\qquad$ (22 – 2)

式中，C_u、C_i 分别表示未解离型和解离型药物的浓度。可以看出对于酸性药物 $pK_a > pH$ 时，分子型药物所占比例高，对于碱性药物则正好相反。当 $pK_a = pH$ 时，未解离型和解离型各占一半。当 pH 值变动一个单位，未解离型和解离型的比例也随即变动 10 倍。故酸性药物在 pH 较低的环境中、碱性药物在 pH 较高的环境中吸收良好。

例如乙酰基水杨酸的 $pK_a = 3.5$，在胃中（pH = 1.5），$\lg(C_u/C_i) = 2$，即 99% 为分子型，故在胃中吸收良好。而弱碱性药物奎宁的 $pK_a = 8.4$，在胃中几乎全部解离故不被吸收，在 pH5 ~ 7 的小肠中分子型比例增大，吸收增加。

由于小肠的表面积大，即使是弱酸性药物，如水杨酸 $pK_a = 3.5$，仍有良好的吸收。对于两性离子型药物通常在等离子点的 pH 时吸收最好。

非解离型药物的脂溶性对吸收至关重要。有些药物口服，即使以大量的非解离型存在，吸收仍然不佳，原因是药物分子的脂溶性差。药物的脂溶性可用油/水分配系数表示，实际工作中常常使用的是氯仿/水或正丁醇/水的分配系数。药物的 pK_a 值如果相同，则它们的吸收速度与分配系数成正比。但是药物的脂溶性也并非越大越好。一般认为，药物以分子型通过生物膜时若与类脂强烈结合，则不易与水性体液混合而再转运。

（二）药物的溶出速度与溶解度

多数情况下药物必须以单个分子（或离子）状态与生物膜接触，方能被吸收进入体循环。药物的吸收通常是从溶液中开始的。因此，对固体制剂或呈混悬形式的固体药物来说，吸收前存在崩解、分散、溶解过程。对于一些难溶或溶出速度很慢的药物或制剂，其吸收过程往往受到药物溶出速度的限制，即溶出是吸收的限制过程。在这种情况下，溶出速度能直接影响药物起效时间、药效强度和持续时间。一般认为药物的溶解度小于 $1\,mg \cdot ml^{-1}$ 时，吸收易受到溶出速度限制。

溶出速度的理论依据是 Noyes – Whitney 扩散溶解理论。该理论可用如下方程表示。

$$\frac{dC}{dt} = \frac{DS}{h}(C_S - C) \qquad\qquad (22-3)$$

式中，dC/dt 为溶出速度；S 为固体药物的表面积；D 为药物的扩散系数；h 为扩散层的厚度；C_S 为固体药物表面的浓度（接近药物的溶解度）；C 为 t 时溶出介质中药物的浓度。

对于一个药物而言，D 和 h 为固定值，设 $D/h = K$，则式22-3可改写成：

$$\frac{dC}{dt} = KS(C_S - C) \qquad\qquad (22-4)$$

$(C_S - C)$ 为药物的溶解度与溶液中药物浓度之间的浓度差。在溶出为限速过程的吸收中，由于溶解了的药物立即被吸收，故 $C_S \gg C$，药物浓度 C 可认为接近于零，式22-4又可改写为：

$$\frac{dC}{dt} = KSC_S \qquad\qquad (22-5)$$

从上式可以看出，增加药物的表面积和溶解度可增加药物溶出速度。

制成盐能增加药物的溶解度，故也可增加药物的吸收。弱酸性药物制成碱金属盐，弱碱性药物制成弱酸盐后，溶解度增加，溶出加快。

（三）药物粒径

药物的溶出速度随着药物溶出面积增加而增加。粉粒的比表面积 S_w，随粒子直径的减小而增加。可用下式表示：

$$S_w = \frac{6}{\rho d_v} \qquad\qquad (22-6)$$

式中，ρ 为粉粒的密度；d_v 为粉粒的平均直径。

故难溶性药物粒径的大小是影响溶出和吸收的重要因素。

采用微粉化或固体分散技术减小难溶性药物粒径，可加速药物的吸收，有效地提高其生物利用度。

但是对于没有溶出限制吸收过程的药物，盲目地进行微粉化处理，可能会有某些弊端，如可加速不稳定药物的分解，增加药物的刺激性等。

（四）药物晶型

化学结构相同的药物，可因结晶条件不同而得到晶格排列不同的晶型，这种现象称为同质多晶现象（polymorphism）。同质多晶型中有稳定型、亚稳定型和不稳定型。不同的晶型在物理性质上有所差别，常有不同的红外光谱、密度、熔点、溶解度及溶出速度。一般稳定型的结晶熔点高、溶解度小、溶出缓慢；不稳定型却与此相反，但易转化成稳定型；亚稳定型介于二者之间，熔点较低，具有较高的溶解度和溶出速度，也可以转变为稳定型，但速度较慢。晶型不同能造成药物吸收速度差异，进而影响药物的生物利用度。

能引起晶型转变的外界条件有：①干热；②熔融；③粉碎与研磨；④结晶条件，如溶剂不同、饱和程度不同都可能产生不同的晶型；⑤混悬液中混悬粒子溶解和结晶的动态变化，可引起晶型的转变。

制剂设计时，一般选用亚稳定型结晶。为防止晶型转化，可采用适当的措施，如混悬液中加入高分子材料增加分散介质的黏度，可以阻滞或延缓晶型的转变，表面活性剂吸附于晶核表面也可以干扰新晶核的形成，延缓晶型转变。

另外，药物还可以非晶型存在，称为无定形（amorphous），是分子排列无规则的粉末。无定形药物溶解时不需要克服晶格能，因而比结晶型容易溶解，呈现较强的疗效。

二、药物的剂型因素

药物的剂型因素广义地讲，包括与剂型有关的各种因素，关于药物的物理化学性质对制剂疗效的影响已如上所述。这里主要讨论药物制剂的剂型，制剂处方、制备工艺技术与药物疗效的关系。

（一）药物剂型与给药途径

药物的剂型对药物的吸收及其生物利用度有很大的影响。制剂中药物的吸收分为两个阶段：即药物从制剂中释放溶出与药物通过生物膜吸收。前一过程中因剂型不同，药物制剂具有不同的释药性能，可影响到体内药物的吸收和药效；后一过程中因剂型不同，给药部位不同，同样也可影响到体内药物的吸收和药效。从而导致药物的起效时间、作用强度、作用部位、持续时间及副作用等不同。不同剂型中药物的吸收过程如图 22 - 4 所示。

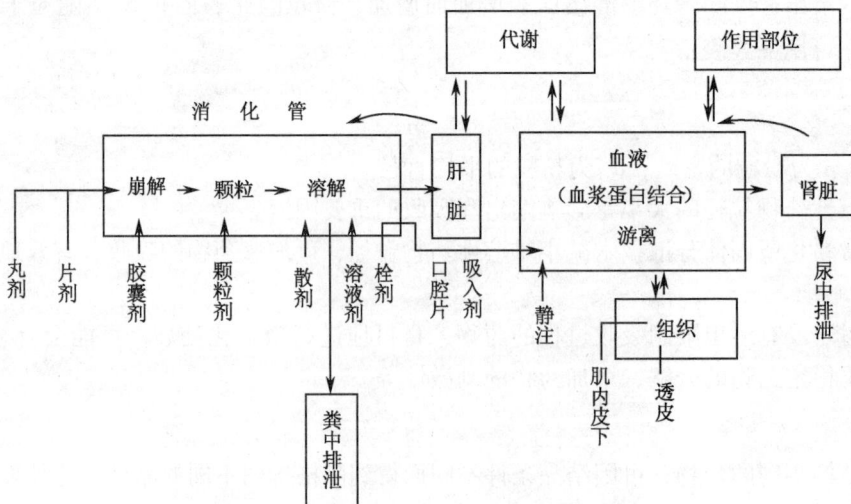

图 22 - 4　不同剂型中药物的吸收过程示意图

1. 注射液体剂型　各种剂型中静脉注射剂没有吸收过程，显效最快。而肌内和皮下注射需经组织吸收而进入体循环，所以显效稍慢。注射部位周围一般有丰富的血液和淋巴循环，且影响因素少，故通常注射给药较口服给药吸收快。注射药物的吸收为被动转运方式，亲脂性药物可直接通过毛细血管内皮细胞吸收，而非脂溶性药物主要通过毛细血管壁上的微孔而进入毛细血管。药物从制剂中释放的速度是注射给药吸收的限速因素，各种注射剂中药物释放速度一般按以下次序排列：水溶液 > 水混悬液 > 油溶液 > O/W 乳剂 > W/O 乳剂 > 油混悬液。

（1）**溶液型注射液**　大部分注射液是药物的水溶液，可从各种途径注射，能与体液混合，很快被吸收。一些难溶性药物采用乙醇、丙醇等非水溶剂或混合溶剂制成的注射液，注射入肌内后，溶剂被体液稀释析出药物沉淀，有可能使药物吸收不规则或不完全。

以油为溶剂的注射液，由于溶剂与组织液不相溶，可在注射部位形成储库。影响油注射液中药物吸收的主要因素是药物从油相向水相组织液的分配过程，它与药物的溶解度及油水分配系数有关。这种注射剂可起到长效作用。

（2）**混悬型注射剂**　混悬型注射剂注射后，药物微粒沉积在注射部位，药物溶出是吸收的限速过程，也受结晶状态等因素的影响。故混悬型注射剂可用作长效制剂。

静脉注射混悬剂后，药物的微粒易被单核巨噬细胞吞噬，主要分布在肝、脾等器官，例如喜树碱混悬剂静脉注射用于治疗肝癌，可提高疗效，降低毒性。

油混悬液一般用于肌内注射，药物的吸收可长达数周至数月。

（3）**乳剂型注射剂**　乳剂型注射液（O/W）静脉注射后，系统的巨噬细胞吞噬乳滴，药物富集于单核巨噬细胞系统丰富的脏器，如肝、脾、肺、肾等。乳剂型注射剂肌内注射后，药物多通过淋巴系统转运，适用于治疗肿瘤的淋巴转移。

乳剂型注射剂中药物在吸收过程中需从内相向外相转运，延缓了药物的释放，起到了长效作用。

注射液中加入某些高分子物质可增加黏度，延缓药物的吸收，使注射剂具长效作用。

2. 口服液体剂型

（1）**溶液剂**　口服水溶液剂中的药物一般吸收快而完全。当溶液剂采用混合溶剂、加入助溶剂或增溶剂时，口服后由于胃肠液的稀释或胃酸的影响，可能会有药物沉淀析出。若沉淀粒子较细，仍可较快溶解；而沉淀粒子较大时，则可能延迟药物的吸收。

与水能相混溶的或非水溶液中的药物的吸收比固体制剂快。适量的乙醇可增加血流量，促进药物在胃内的吸收。制剂中甘油浓度过高时则会降低胃排空速度而影响吸收。

油溶液口服后，药物需从油相转移到胃肠液，再经黏膜吸收。故药物从油相向水相的分配过程常成为吸收的限速过程。

（2）**混悬剂**　一般口服混悬剂的生物利用度仅次于水溶液剂，而比固体制剂的吸收好。混悬液中的药物粒子溶解后才能吸收。影响混悬液中药物生物利用度的因素有药物粒子的大小、晶型、附加剂、分散介质的种类和黏度，以及组分间的相互作用等。

混悬液中的药物一般是难溶于水的固体粒子，溶解度太低时，其吸收速度将受到溶出速度的限制。为了增加药物的溶出速度，可采用微粉化原料（粒径 <10μm）。

（3）乳剂　口服乳剂有较高的生物利用度。可能的原因为：①分散度好，分散相表面积大，有利于药物的释放和吸收；②乳剂中的乳化剂有表面活性作用，可促进药物的吸收；③油脂经消化生成亚油酸和油酸，可以抑制胃肠道的蠕动，延长了药物在肠道的停留时间；④油脂食后可促进胆汁的分泌，有助于药物的溶解与吸收；⑤乳剂中的油脂性药物可通过淋巴系统吸收转运。

3. 口服固体剂型　固体剂型口服后，需在胃肠液中经崩解、溶出，才能经胃肠黏膜吸收进入体循环。这一过程决定药物在体内吸收的速度和程度。

（1）散剂　散剂比表面积大，口服后不经崩解过程，较其他固体制剂生物利用度高。散剂的溶出速度、粒子大小、成分间相互作用，以及贮存中的变化等可影响药物吸收的速度和程度。

（2）胶囊剂　胶囊中的药物颗粒或粉末未经冲压，口服后囊壳崩解后，药物可迅速分散于胃肠液中，故药物的释放和溶出快，吸收较好。影响胶囊剂吸收的剂型因素有药物颗粒或粉末粒子的大小、晶型、附加剂等。湿润剂有助于药物的释放，而疏水性稀释剂则能阻碍水性体液对药物的润湿，妨碍药物的释放和吸收。

（3）片剂　片剂是生物利用度问题较多的剂型之一，主要原因是经过压片，减少了药物的表面积。由片剂表面直接溶解于体液的量很少，药物从片剂中释放需经过崩解、分散成为微细颗粒，溶解后方能被机体吸收，故某些药物，特别是难溶性药物的片剂，虽崩解时限符合药典规定，但其生物利用度有可能很差。

（4）丸剂　丸剂的种类较多，中药丸剂的溶散和释药过程比较复杂。影响中药丸剂疗效的剂型因素主要有赋形剂的种类、药料的组成和制备工艺等。

中药丸剂成型不经压制，主要靠赋形剂的润湿和黏合作用经塑制或泛制成型。丸剂吸收前也需经过溶散或崩解、释放等阶段。溶散、崩解和释放常常是丸剂中药物吸收的限速过程。

水丸和水蜜丸使用的赋形剂常为水性液体黏合剂，影响这类丸剂释药的主要因素为黏合剂的黏度，药物粉末的粗细，泛制时丸剂滚转的时间等。黏合剂黏性太强，药粉过细，泛制时间太长，均可导致丸剂表面过于致密，不利于丸剂溶散、崩解而影响药物的吸收。药物粉末过粗，则不利于有效成分的释放。

蜜丸由于含有较多的蜂蜜，药物的释放较为缓慢。

糊丸和蜡丸则可认为是传统的缓释剂型。糊丸的释药过程类似于现代缓释剂型的亲水性骨架制剂，而蜡丸则类似于不溶性骨架制剂，靠消化液的逐渐溶蚀而释放药物。

滴丸属于固体分散体，药物的释放与药物的分散状态及基质的性质有关。当基质为水溶性材料时滴丸可作为速效制剂；若为难溶性或肠溶性材料时，则可作为缓释或肠溶制剂。

另外，直肠给药、经皮给药、经肺给药剂型和眼用剂型等影响药物疗效的因素已在各有关章节作过详细介绍，不再赘述。

不同给药途径的药物吸收显效，由快到慢的顺序通常为：静脉＞吸入＞肌内＞皮下＞舌下或直肠＞口服＞皮肤。但对于某些药物而言，舌下或直肠给药吸收速度仅次于静脉注射和吸入给药；也有直肠给药比口服吸收差者。常用的口服剂型吸收的顺序通常为：溶液剂＞混悬剂、乳剂＞散剂＞胶囊剂＞片剂＞丸剂。也有个别例外的情况。

同一种药物制为不同的剂型，其血药浓度与时间的关系如图 22 - 5 所示。

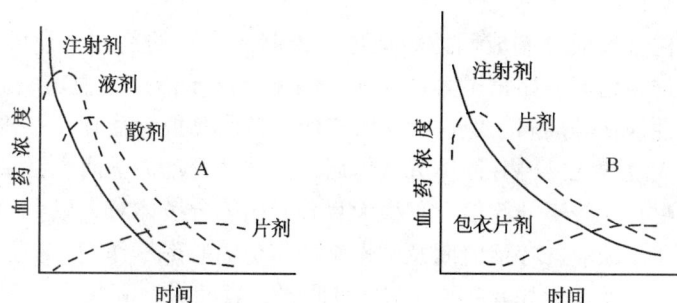

图 22 - 5　同种药物不同剂型血药浓度比较图

（二）药用辅料

药用辅料在制剂中应用广泛。过去曾认为辅料多为惰性物质，只是有助于制剂的成型和质量的稳定。许多研究证实，辅料不仅可以改变药物及其制剂的理化性质，而且可直接影响药物的释放和吸收进入机体的速度和数量。因此，在制剂处方设计时，除了应考虑辅料对制剂物理外观的影响外，更重要的是如何选择适当的辅料使药物制剂更好地发挥临床疗效。

药物制剂中，辅料与主药，或辅料与辅料，甚至辅料与机体之间都可能产生相互作用而影响药物的体内过程。然而这种影响用一般的物理或化学的测定方法不易检验出来。如澳大利亚报道的苯妥英钠胶囊的中毒事件，就是因为将填充剂从原来的硫酸钙改为乳糖，药物吸收增加而引起的。辅料对药物制剂可能会产生不同的作用，如络合物的形成、吸附作用的产生、药物表面性质的改变、溶出速度的变化、黏度的改变等等，有的能加速或延缓药物的释放和吸收。许多溶液剂或混悬型液体药剂常加入一些高分子物质增加分散介质的黏度，延缓药物的吸收，而具有长效作用。表面活性剂能溶解生物膜的类脂物质，改变其通透性或降低药物与生物膜间的表面张力，可增加药物吸收。但在临界胶团浓度以上，药物进入胶团则有可能使其吸收受阻。应该注意的是，长期反复使用大剂量的表面活性剂，可能导致黏膜细胞结构的损害。

对于疏水性强的药物，难以用减小粒径的方法改善溶出速度。因为粒径减小后，粉体吸附较多的空气，难以润湿，不利于药物的溶出。可用亲水性辅料如淀粉、乳糖与其混合，或在其表面包上一层亲水性物质（如阿拉伯胶、羟丙基纤维素等）使接触角减小，提高亲水性，加速溶出。疏水性辅料的应用可影响制剂的崩解和药物的溶出。

许多新的制剂工艺技术和药物剂型，如固体分散技术，β - 环糊精包合技术，缓释、控释制剂等，也和药用辅料的应用密切相关。

（三）制剂工艺技术

制剂工艺技术对药物制剂的疗效也有影响。

难溶性药物利用超微粉碎技术微粉化，可以有效地减少粉粒的粒径，加快药物的溶出。

近年来，对植物类中药进行细胞级超微粉碎，使主要存在于植物细胞内的有效成分充分暴露，提高有效成分的溶出速度和溶出量。但应注意该技术仅适于难以溶出或溶解度较低的有效成分。

将中药的难溶性有效成分制成固体分散体，再制成适宜的剂型，常可以增加其溶出速度，有效地提高生物利用度。如葛根大豆苷元，临床上用于治疗高血压、心绞痛、偏头痛、脑动脉硬化及突发性耳聋等疾病。但动物实验表明，口服葛根大豆苷元一般需要 1 周左右才能显效。制成葛根大豆苷元 – PVP 固体分散体后，人体药物动力学研究结果表明，其生物利用度是市售葛根大豆苷元胶囊的 5 倍。葛根大豆苷元固体分散体对大鼠实验性心律失常的预防作用、对小鼠常压耐缺氧的存活时间及减慢麻醉家兔的心率等作用，均强于等剂量的葛根大豆苷元。许多中药有效成分如 8 – 甲氧基补骨脂素、青蒿素、葛根素、黄芩苷、棉酚等制成固体分散体后其体外溶出速率均有大幅度提高。

采用包合技术将难溶性药物制成 β – 环糊精包合物也是提高难溶性药物生物利用度的有效方法。

适当的制剂工艺技术不仅可以有效地提高药物的疗效，而且也可降低药物的毒副作用；如汉防己甲素，可用于预防和治疗各期矽肺，但长期使用，对组织细胞毒性较大，可引起皮肤色素沉着、肝肿大和肝功能异常等副作用，将汉防己甲素制成脂质体后则可减轻其原有的细胞毒性。

三、机体的生物因素

（一）药物的肝脏首过效应

给药途径不同，所产生的药效往往不一样。肝脏的首过效应（或称首关效应、第一关卡效应）是影响药物体内过程，引起疗效降低的一个重要原因。

在胃肠道吸收的药物经肝门静脉进入肝脏，继而进入体循环的过程中可能有部分药物在肝内遭受到生物转化。这种在药物进入体循环前因肝脏摄取而代谢或经胆汁排泄使进入体循环原型药物量减少的现象称为肝脏的首过效应（first pass effect）。首过效应愈大，药物被代谢愈多，其血药浓度也愈低，药效受到明显的影响。腹腔注射给药也同样受到肝脏首过效应的影响。

另外，在药物吸收过程中，药物在胃肠道内或经过肠壁时，也可因发生各种代谢反应，出现原型药物吸收量减少的首过效应。

为避免首过效应，常采用静脉、皮下、肌内、舌下、直肠下部给药或经皮给药。这些给药途径，药物吸收不经过肝脏，直接进入体循环，可减少首过效应的损失。如硝酸甘油舌下给药或经皮给药制剂就是典型的例子。

（二）用药部位的生理状态

临床上口服用药的方式最为多见。口服给药经历的吸收过程最复杂，除首过效应外，给药部位的生理状态如胃肠道 pH 值，胃排空速率与胃排空时间，小肠运动等对药物吸收发挥疗效也均有影响。

1. 胃肠道 pH 值　消化管各部分的 pH 值不同，胃液 pH1～3，小肠 pH5～7，十二指肠 pH4～5，回肠 pH7 左右，大肠 pH7～8。不同生理状态下胃肠道 pH 值有所不同，纯胃液 pH＜1，空腹时 pH1.2～1.8，食后 pH3～5。因此，胃中弱酸性药物容易吸收，小肠中弱碱性药物容易吸收，大肠只对极少数经胃和小肠吸收不完全的药物才呈现有限的吸收。

胃肠道 pH 只能影响弱电解质药物的被动转运吸收。影响胃液分泌或中和胃酸的药物，可引起 pH 值变化而影响药物吸收。

2. 胃排空速率与时间　胃内容物从胃，经幽门向小肠排出的过程称胃的排空。胃排空的快慢用胃排空速率反映。胃内容物排空所需的时间称胃排空时间。

胃的排空为一级速度过程。胃排空速率还受到胃内容物的黏度、温度、渗透压及健康状况、药物的影响。

多数药物在小肠内有最大吸收速度。药物制剂的显效时间、药效强度及维持药效时间均与胃排空速率和胃排空时间关系密切。对于需立即发挥作用的药物或在胃中不稳定的药物、肠溶制剂等，如果延迟胃的排空会使作用的开始时间与强度受到影响。因此，改变胃排空速率的药物可对其他药物的吸收产生影响。

对于某些在小肠有特定吸收部位的药物，如维生素 B_2，餐后服用较空腹服用吸收量多，因空腹服药，胃排出快，大量的维生素 B_2 同时到达十二指肠，出现载体饱和现象，生物利用度就较差。

肠的蠕动可决定肠内容物的停留时间，因此，药物吸收的完全与否同肠的蠕动有关。肠的蠕动性愈大，药物滞留时间愈短，制剂中药物溶出及吸收的时间就愈短。肠的蠕动性对缓释制剂及肠溶制剂尤为重要。

其他途径的药物吸收，如直肠吸收、经皮吸收和肺部的吸收等均受给药部位生理病理因素的影响。这些在有关章节已有介绍，不再赘述。

此外，性别、年龄、种族差异及病理状态等均能引起药物疗效的差异。性别对药物的感受性，一般雌性动物比雄性动物敏感性大，人也如此。药物对新生儿、乳儿、老年及肝、肾功能障碍患者等的药效和副作用比对正常成人明显。实验动物与人，或人与人之间由于种属或种族差异，药物敏感程度均不相同。这些差异一般都是因为个体间生理、病理状况的不同，而引起药物吸收、分布、代谢、排泄等体内过程的变化，从而导致药物效应的变化。

四、药物相互作用

药物相互作用（drug interaction）是指在用药物治疗过程中，所应用的药物与药物，或药物与药物代谢产物、内源性物质、食物，以及诊断剂之间相互影响，导致其体内过程的变化，从而引起疗效的变化。药物相互作用产生的结果包括疗效的作用性质、强度、持续时间改变及副作用与毒性的改变等。目前药物治疗提供的新药越来越多，联合用药产生不良反应的报道与日俱增。药物相互作用已引起人们的普遍关注。

药物在体内过程中常见的相互作用如表 22－1 所示。

如甲氧氯普胺能促进胃肠蠕动，加快胃排空速度，可使阿司匹林、扑热息痛等药物吸收加快，却能导致在十二指肠特定部位吸收的核黄素和地高辛的吸收量减少，然而地高辛与普鲁本辛合用，由于普鲁本辛能抑制胃排空而增加地高辛的吸收量，四环素类与含高价金属离子 Fe^{2+}、Al^{3+}、Ca^{2+}、Mg^{2+} 等药物合用时，形成难溶性络合物，从而吸收量显著降低。当保泰松与抗凝血药华法令合用时，因与血浆蛋白结合的竞争性置换作用，而有可能使血中游离的华法令浓度增高，导致出血现象。又如冰片可改变血脑屏障的通透性，促使磺胺嘧啶和伊文思兰在脑内的分布。苯巴比妥酶促作用，可促使华法令的代谢导致其抗凝作用减弱；而双香豆素的酶抑作用却能使甲苯磺丁脲在肝中代谢速率减慢，导致其血中浓度升高，血糖水平显著降低；丙磺舒可以竞争性抑制青霉素的肾小管主动排泄，从而提高其血药浓度，增强药效，延长作用时间。

表 22 - 1　　　　　　　　　药物在体内过程中常见的相互作用

体内过程	相互作用类型	相应的疗效变化
吸收过程	促进或抑制胃排空 形成难溶性或难吸收的化合物 吸附作用	促进或延缓吸收使疗效增强或减弱 吸收受阻使疗效减弱 吸收受阻使疗效减弱
分布过程	血浆蛋白结合的竞争性置换作用	靶器官及受体中有效浓度增加使疗效增强
代谢过程	酶抑作用 酶促作用	抑制药物代谢，疗效增强 促进药物代谢，疗效减弱
排泄过程	抑制排泄 促进排泄 通过改变 pH 改变溶解状况	延长药物作用时间，疗效增强 降低体内药物浓度，疗效减弱 疗效减弱或增强，或毒副作用增加

总之，药物的相互作用机制错综复杂，所有已知的具有临床意义的相互作用，其机制尚有许多不明确，有待进一步研究。对已知临床上具有不良反应的应予避免，有利于治疗的则加以利用。目前国内外许多有关药物相互作用的专著与临床报道，为医药工作者提供了参考资料，有利于临床合理用药。

第四节　药物动力学

一、药物动力学中常见的基本概念

如前所述，药物动力学研究是应用动力学原理，阐释药物在体内的动态变化规律，并提出描述这种变化规律的数学模型。在研究过程中常常涉及速度类型、隔室模型等基本概念。

（一）药物转运的速度过程

药物进入体内以后，体内的药物量或药物浓度将随着时间的推移不断发生变化，研究这种变化规律就涉及到速度过程。在药物动力学研究中，通常将药物体内转运过程分为如下 3 种类型。

1. 一级速度过程（first order processes）　如果药物在体内某部位的转运速度与该部位的药量或血药浓度的一次方成正比，就称为一级速度过程，即一级动力学过程，或称线性动力学过程。通常药物在常用剂量时，其体内的各个过程多为一级速度过程，或近似为一级速度过程。

一级速度过程具有以下特点：①半衰期与剂量无关；②单剂量给药的血药浓度－时间曲线下面积与剂量成正比；③一次给药情况下，尿药排泄量与剂量成正比。

2. 零级速度过程（zero order processes）　如果药物的转运速度在任何时间都是恒定的，与浓度无关，这种速度过程就称为零级速度过程，或称零级动力学过程。通常恒速静脉滴注的给药速度，以及控释制剂中药物的释放速度为零级速度过程。

以零级动力学过程消除的药物，其生物半衰期随剂量的增加而增加。

3. 受酶活力限制的速度过程（capacity limited processes）　当药物浓度较高而出现酶活力饱和时的速度过程，称为受酶活力限制的速度过程，或称 Michaelis－Menten 型速度过程。

通常符合这种速度过程的药物在高浓度时表现为零级速度过程，而在低浓度时是一级速度过程，其原因有以下两个方面：一是药物的代谢酶被饱和；二是与主动转运有关的药物跨膜转运时载体被饱和。

（二）隔室模型

药物进入体内后，各部位的药物浓度始终在不断变化，这种变化虽然复杂，但仍服从一定的规律。药物动力学中用隔室模型来模拟机体系统，根据药物的体内过程和分布速度的差异，将机体划分为若干"隔室"或称"房室"。在同一隔室内，各部分的药物均处于动态平衡，但并不意味着浓度相等。最简单的是一房室模型或称单室模型，较复杂的动力学模型有双室模型和多室模型。

1. 单室模型（one compartment model）　药物进入体内以后，能迅速分布到机体各部位，在血浆、组织与体液之间处于一个动态平衡的"均一"状态，这时，可把整个机体作为一个隔室，这种模型称为单室模型。

2. 双室模型（two compartment model）　药物进入体内以后，能很快进入机体的某些部位，但对另一些部位，则需要一段时间才能完成分布。这样按药物的转运速度将机体划分为药物分布均匀程度不同的两个独立系统，即双室模型。在双室模型中，一般将血液，以及血流丰富能够瞬时分布的组织器官，如心、肝、脾、肺、肾等划分为一个"隔室"，称为中央室。将血液供应较少、药物分布缓慢的组织器官，如骨骼、脂肪、肌肉等划分为另一个"隔室"，称为周边室或外室。

若上述外室中又有一部分组织、器官或细胞内药物的分布特别慢，还可以从外室划分出第三隔室。分布稍快的称为浅外室，分布慢的称为深外室，由此形成多室模型（multi－compartment model）。

隔室的划分具有抽象性。它不是以生理解剖部位进行的划分，而是从药物分布的速度与完成分布所需要的时间来划分的，因而不具解剖学的实体意义。

隔室的划分还具有相对性。当实验条件比较精密、数据比较准确和充足时，就有条件按药物在体内分布速度将机体划分为多个隔室。若实验条件比较简陋，实验数据较少或误差较大时，不能区分药物的不同分布速度，只能将机体划分为单一的或几个隔室。这种情况下若盲目追求多分隔室，必将给数据分析带来困难，处理结果可信度降低。因此，常见到同一种药物，对同种机体，由于实验条件和数据处理能力不同，文献报道为不同的房室模型。应理解和允许这种分室的相对性。

从理论上讲，药物动力学可以处理任意多室模型，但隔室越多，实验和数据处理就越复杂。因此，从实用的角度考虑，药物的体内隔室数不宜多于 3 个。

另外，隔室的划分还具有客观性，不可随臆测而划分。某种药物在体内动态过程的描述，应以科学实验数据为依据。

（三）药物动力学模型参数

模型参数是指足以代表与决定模型的一些特征常数。主要有以下几类：

1. 速度常数 速度常数是描述药物转运（消除）快慢的动力学参数。速度常数越大，转运（消除）速度越快。速度常数用时间的倒数为单位，如小时$^{-1}$或 h^{-1}。

常见的速度常数有：

K_a：吸收速度常数。

K：总消除速度常数。

K_e：尿药排泄速度常数。

K_0：为零级滴注（或输注）的速度。

K_m：为代谢速度常数。

总消除速度常数为体内代谢和排泄速度常数的总和：

$$K = K_e + K_m + K_{bi} + K_{lu} + \cdots\cdots$$

式中，K_e、K_m 的意义如上所述，K_{bi} 为胆汁排泄速度常数；K_{lu} 为经肺消除速度常数。速度常数的加和性是一个重要的特征。

2. 表观分布容积 表观分布容积（apparent volume of distribution）是体内药量与血药浓度间相互关系的一个比例常数。即：

$$V = \frac{X}{C} \tag{22-7}$$

式中，X 为体内药量；V 是表观分布容积；C 是血药浓度。表观分布容积的单位通常以 L 或 $L \cdot kg^{-1}$ 表示。

表观分布容积可以设想为体内药量按血药浓度均匀分布时所需要的体液的容积。表观分布容积不具直接的生理意义，在多数情况下不涉及真实的容积。其数值的大小能反映该药的分布特性。一般水溶性或极性大的药物不易进入细胞内或脂肪组织中，血药浓度较高，表观分布容积较小；而亲脂性药物通常在血液中的浓度较低，表观分布容积则较大，往往超过体液总体积。因此，表观分布容积通常能反映药物在体内分布情况的粗略概念，是药物的一个特征参数，对于一种药物，该参数是一个确定的值。

3. 清除率 清除率（clearance，Cl）是指机体或消除器官在单位时间内清除药物的速度或效率，并不表示被清除的药物量。清除率的单位为：体积·时间$^{-1}$。单位时间所清除的药物量等于清除率与血药浓度的乘积。

多数药物通过肝代谢或肾排泄从体内消除，因而药物的总清除率等于肝清除率 Cl_h 与肾清除率 Cl_r 之和。

$$Cl = Cl_h + Cl_r \qquad (22-8)$$

（四）药-时曲线与半对数药-时曲线

以时间为横坐标，体内药量或药物浓度为纵坐标而绘制的曲线称为药-时曲线；以时间为横坐标，体内药量或药物浓度的对数为纵坐标而绘制的曲线称为半对数药-时曲线。

药-时曲线，尤其是半对数药-时曲线在药物动力学研究中极为有用。前者除可用于观察药效快慢、药效强弱外，也可由曲线下面积计算生物利用度和其他参数，后者则主要用于药物隔室模型的分析及药物动力学参数的估算等。

（五）生物半衰期

生物半衰期（biological half-life）是指体内药量或药物浓度消除一半所需的时间，又称消除半衰期。生物半衰期是衡量药物从体内消除速度快慢的指标。药物生物半衰期除与药物结构性质有关以外，还与机体消除器官的功能有关。通常，同一种药物对于正常成人的生物半衰期相对稳定，生物半衰期的改变，可反映出消除功能的变化。

二、单室模型单剂量给药

单室模型具有两个特点，其一是药物分布快，无论以何种途径给药，药物一经进入体循环，能迅速分布于机体的各组织、器官，在全身达到动态平衡；其二是药物按一级速度过程消除，药物的消除与该时体内的药量或药物浓度成正比。

（一）静脉注射给药的血药数据

1. 模型的建立 关于单室模型药物静脉注射，可建立如下模型：

$$X_0 \longrightarrow \boxed{X} \xrightarrow{K}$$

式中，X_0 为静脉注射的剂量，X 为 t 时体内药量，K 为消除速度常数。

2. 血药浓度与时间的关系 单室模型药物静脉注射，药物的体内过程只有消除，并且按一级速度过程进行。用微分方程表示为：

$$\frac{dX}{dt} = -KX \qquad (22-9)$$

式中，dX/dt 表示体内药物的消除速率，X 为体内药量，K 为消除速度常数，负号表示体内药量 X 随时间推移而减少。

在初始条件为 $t=0$、$X=X_0$ 的情况下，上述微分方程的解为：

$$X = X_0 e^{-Kt} \qquad (22-10)$$

实际工作中，体内药量 X 往往不能直接测定，故以血药浓度表示，根据表观分布容积的定义，上式两端除以 V，得

$$C = C_0 e^{-Kt} \qquad (22-11)$$

式 22-11 表示单室模型静注给药后体内药物浓度随时间变化符合指数函数变化规律，如图 22-6 所示。

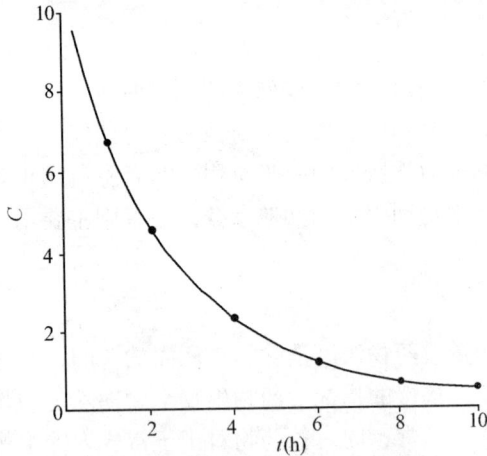

图 22 - 6　单室模型静脉注射给药血药
浓度 - 时间曲线

将式 22 - 11 两边取对数，得

$$\lg C = -\frac{K}{2.303}t + \lg C_0 \qquad (22-12)$$

式 22 - 11 和式 22 - 12 为单室模型药物静脉注射给药后血药浓度经时过程的基本公式。

3. 基本参数的求算　不同的药物在体内消除速度不同，表观分布容积也不相同。由式 22 - 11 可知，药物浓度在体内的变化规律完全取决于消除速度常数 K 和药物初浓度 C_0。因此，求算参数时，首先应求出 K 和 C_0。

静脉注射给药以后，测得不同时间 t_i 的血药浓度 C_i（$i = 1, 2, 3, 4, \cdots n$），根据式 22 - 12，以 $\lg C$ 对 t 作图，可得一条直线。根据直线斜率（$-K/2.303$）和截距（$\lg C_0$）求出 K 和 C_0。

由于作图法误差较大，在实际工作中多采用线性回归法。

4. 其他参数的求算

（1）半衰期（$t_{1/2}$）　当 $t = t_{1/2}$ 时，$C = C_0/2$，代入式 22 - 11，可求得

$$t_{1/2} = \frac{0.693}{K} \qquad (22-13)$$

从上式可以看出，按一级速度过程消除的药物的半衰期与消除速度常数成反比，而与初始浓度无关。药物在体内消除时间的长短主要取决于其半衰期的长短。不难算出，在给药后经 3.32 个半衰期时，体内药物浓度衰减为初始浓度的 10%；经 6.64 个半衰期时，体内药物浓度仅存 1%。

（2）表观分布容积　表观分布容积计算公式（式 22 - 7）同样适用于静脉给药后的初始状态，即：

$$V = \frac{X_0}{C_0} \qquad (22-14)$$

（3）血药浓度 - 时间曲线下面积（AUC）　由式 22 - 11 积分，得：

$$AUC = \int_0^\infty C \mathrm{d}t = \int_0^\infty C_0 e^{-Kt} \mathrm{d}t = C_0 \int_0^\infty e^{-Kt} \mathrm{d}t$$

$$AUC = \frac{C_0}{K} \qquad (22-15)$$

将式 22 - 14 代入上式，得：

$$AUC = \frac{X_0}{KV} \qquad (22-16)$$

（4）清除率（Cl）　前已述及清除率的概念，清除率实际上等于药物的消除速度与血药浓度的比值，即

$$Cl = \frac{-\,\mathrm{d}X/\mathrm{d}t}{C} \qquad (22-17)$$

将式 22-9 代入上式，得

$$Cl = \frac{KX}{C} \qquad (22-18)$$

将式 22-7 代入上式，得

$$Cl = KV \qquad (22-19)$$

由上式可知，药物体内总清除率是消除速度常数与表观分布容积的乘积。根据式 22-16，$KV = X_0/AUC$，代入式 22-19，得：

$$Cl = \frac{X_0}{AUC} \qquad (22-20)$$

因此，利用式 22-19 或式 22-20，均可求出药物清除率 Cl。

例 1　某患者体重为 50kg，静脉注射某药 300mg，测定不同时间血药浓度，数据如表 22-2 所示。

表 22-2   不同时间血药浓度数值表

t (h)	0.5	1.0	2.0	4.0	6.0	8.0	10.0
C ($\mu g \cdot ml^{-1}$)	10.1	8.3	6.0	3.7	2.1	0.9	0.55

试求该药的 K、$t_{1/2}$、V、Cl 和 AUC 等。

解：将表 22-2 中数据以 $\lg C$ 对 t 作图，得一直线，说明该药体内过程符合单室模型。以 $\lg C$ 对 t 作线性回归，得

$$\lg C = -0.126t + 1.019 \qquad r = 0.9921$$

① $K = -2.303 \times (-0.126) = 0.290$ （h^{-1}）

② $C_0 = \lg^{-1} 1.019 = 10.447$ （$\mu g \cdot ml^{-1}$）

③ $t_{1/2} = \dfrac{0.693}{K} = \dfrac{0.693}{0.290} = 2.390$ （h）

④ $V = \dfrac{X_0}{C_0} = \dfrac{300 \times 1000}{10.447} = 28716$ （ml） $= 28.716$ （L）

　　或 $V = \dfrac{28.716}{50} = 0.574$ （$L \cdot kg^{-1}$）

⑤ $Cl = KV = 0.290 \times 28.716 = 8.328$ （$L \cdot h^{-1}$）

⑥ $AUC = \dfrac{C_0}{K} = \dfrac{10.447}{0.290} = 36.024$ （$\mu g \cdot ml^{-1}$）$\cdot h$

（二）静脉注射给药的尿药数据

利用血药浓度数据求算药物动力学参数是一种较为理想的方法，但在某些情况下，可能会受到一些限制。如：①药物本身缺乏精密度较高的含量测定方法；②某些毒剧药物或药理效应强的药物，因用量太小或表观分布容积太大，造成血药浓度过低，难以准确测定；③血中某些物质对血药浓度的测定干扰太大；④缺乏采血的医护条件，不便对用药对象多次采血等等。此时，可以考虑采用尿药数据测算药动学参数。

采用尿药数据求算药动学参数要符合两个条件，一是有较多的药物从尿中排泄，二是药物的经肾排泄符合一级速度过程，即尿中原形药物出现的速度与体内药量成正比。

1. 尿药排泄速度法 根据上述条件，若静脉注射某一单室模型药物，则药物经肾排泄的速度过程，可表示为：

$$\frac{\mathrm{d}X_u}{\mathrm{d}t} = K_e X \qquad (22-21)$$

式中，$\mathrm{d}X_u/\mathrm{d}t$ 为原形药物的尿排泄速度，X_u 为 t 时间尿中原形药物累积量；K_e 为肾排泄速度常数；X 为 t 时间体内药量。

将式 22-10 代入上式得：

$$\frac{\mathrm{d}X_u}{\mathrm{d}t} = K_e X_0 e^{-Kt} \qquad (22-22)$$

上式两端取对数，得：

$$\lg \frac{\mathrm{d}X_u}{\mathrm{d}t} = -\frac{K}{2.303}t + \lg K_e X_0 \qquad (22-23)$$

由上式可知，以 $\lg(\mathrm{d}X_u/\mathrm{d}t)$ 对 t 作图，可以得到一条直线，如图 22-7 所示。该直线的斜率与血药浓度法（$\lg C$ 对 t 作图）所得斜率相同。通过直线斜率即可求出药物的消除速度常数。

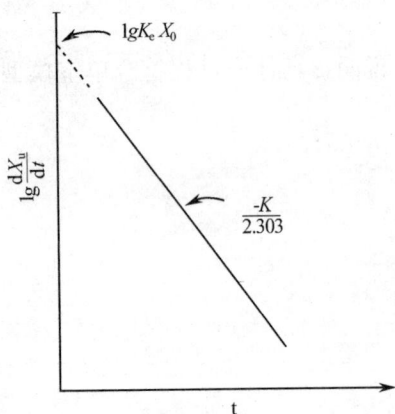

图 22-7 单室横型静注尿药排泄
速度-时间半对数图

若将直线外推与纵轴相交，即得该直线截距的对数坐标 I_0，则

$$I_0 = K_e X_0 \qquad (22-24)$$

$$K_e = \frac{I_0}{X_0} \qquad (22-25)$$

因此，通过该直线截距即可求出尿排泄速度常数 K_e。

这里应该注意以下几个问题：

第一，从 $\lg(\mathrm{d}X_u/\mathrm{d}t)$ 对 t 作图所得直线的斜率中求出的是总消除速度常数 K，而不是尿药排泄速度常数 K_e。而 K_e 可通过直线截距求得。

第二，在实际工作中很难测得某一时刻的瞬时尿药排泄速度 $\mathrm{d}X_u/\mathrm{d}t$，因此，只能在某段间隔时间内集尿，以该段时间内排出的尿药量 ΔX_u 除以该段时间 Δt，得到一个平均尿药速度 $\Delta X_u/\Delta t$，该平均尿药速度可近似地看作该集尿期中点时间 t_c 的瞬时尿药速度。因此可按实验数据以 $\lg(\Delta X_u/\Delta t)$ 对 t_c 作图，代替理论上的 $\lg(\mathrm{d}X_u/\mathrm{d}t)$ 对 t 图。

第三，上述近似方法是否有效，取决于各集尿间隔时间 Δt 与药物半衰期 $t_{1/2}$ 的相对大小，当 Δt 二倍于 $t_{1/2}$ 时，将产生 8% 的误差，故集尿间隔时间应不超过一个生物半衰期，以 Δt 显著短于 $t_{1/2}$ 为好。

第四，由于 $\lg(\mathrm{d}X_u/\mathrm{d}t)$ 对 t 所作直线对实验误差较为敏感。以目测作图法会引起较大的误差，故最好采用线性最小二乘法回归分析，以提高所求参数的可信程度。

尿药排泄速度的波动对上述方法影响很大，有时因数据散乱而难以测算动力学参数，则可采用对尿药排泄速度波动不敏感的总和减量法。

2. 总和减量法 总和减量法又称亏量法。总和减量是指用尿药排泄总量减去各时间的累积排泄量。

对式 22 - 22 作不定积分，并代入初始条件 $t = 0$，$X_u = 0$，得：

$$X_u = \frac{K_e X_0}{K}(1 - e^{-Kt}) \tag{22-26}$$

上式中，令 $t \to \infty$，得：

$$X_u^{\infty} = \frac{K_e X_0}{K} \tag{22-27}$$

将式 22 - 27 减式 22 - 26，得

$$X_u^{\infty} - X_u = X_u^{\infty} \cdot e^{-Kt} \tag{22-28}$$

上式两边取对数，得

$$\lg(X_u^{\infty} - X_u) = -\frac{K}{2.303}t + \lg X_u^{\infty} \tag{22-29}$$

上式中 $(X_u^{\infty} - X_u)$ 即为尿药亏量，也表示各时间待排泄的尿药量，可见，以 $\lg(X_u^{\infty} - X_u)$ 对 t 作图可得一直线，该直线的斜率为 $-K/2.303$，可求得 K 值；直线的截距为 $\lg(K_e X_0/K)$，若已知 X_0、K，即可求出 K_e 值。

亏量法测定 X_u^{∞}，需达药物排泄总量 99% 以上，一般要求集尿 7 个半衰期，且集尿期间，不得丢失任何一份尿样。对于 $t_{1/2}$ 长的药物，采用该法比较困难，这是亏量法应用的局限性。相比之下，速度法集尿时间只需 3 ~ 4 个 $t_{1/2}$，而且在速度图上确定一个点只需要连续收集两份尿样，不一定要收集所有尿液。

例2 某药静脉注射 100mg 后，尿药数据见表 22 - 3 所示，试用尿药速度法和尿药亏量法计算动力学参数。

表 22 - 3 　　　　　　　　　　　　**某药物静脉注射 100mg 后尿药数据**

t (h)	0	1	2	3	6	12	24	36	48	60	72
X_u (mg)	0	4.02	7.77	11.26	20.41	33.88	48.63	55.05	57.84	59.06	59.58

解：根据表 22 - 3 数据制得下表：

t (h)	X_u (mg)	Δt	ΔX_u	$\Delta X_u/\Delta t$	$\lg \Delta X_u/\Delta t$	t_c	$X_u^{\infty} - X_u$	$\lg(X_u^{\infty} - X_u)$
1	4.02	1	4.02	4.02	0.604	0.5	55.56	1.745
2	7.77	1	3.75	3.75	0.574	1.5	51.81	1.714
3	11.26	1	3.49	3.49	0.543	2.5	48.32	1.684
6	20.41	3	9.15	3.05	0.484	4.5	39.17	1.593
12	33.88	6	13.47	2.25	0.352	9.0	25.70	1.410
24	48.63	12	14.75	1.23	0.090	18.0	10.95	1.039
36	55.05	12	6.42	0.54	-0.268	30.0	4.53	0.656
48	57.05	12	2.79	0.23	-0.638	42.0	2.53	0.403
60	59.06	12	1.22	0.10	-1	54.0	0.52	-0.284
72	59.58	12	0.52	0.043	-1.36	66.0	0	

①尿药速度法：以 $\lg(\Delta X_u/\Delta t)$ 对 t_c 作线性回归，得回归方程：

$$\lg\Delta X_u/\Delta t = -0.03t + 0.621$$

$$K = -2.303 \times (-0.03) = 0.0691 \ (\text{h}^{-1})$$

$$t_{1/2} = 0.693/K = 0.693/0.0691 \approx 10 \ (\text{h})$$

直线截距为 0.621，即：$\lg(K_eX_0) = 0.621$，$K_eX_0 = 4.178$，则

$$K_e = 4.178/X_0 = 0.04178 \ (\text{h}^{-1}) \approx 0.042 \ (\text{h}^{-1})$$

②尿药亏量法：以 $\lg(X_u^\infty - X_u)$ 对 t 作线性回归，得回归方程：

$$\lg(X_u^\infty - X_u) = -0.03t + 1.794$$

$$K = -2.303 \times (-0.03) = 0.0691 \ (\text{h}^{-1})$$

$$t_{1/2} = 0.693/K = 0.693/0.0691 \approx 10 \ (\text{h})$$

直线截距为 1.794，即 $\lg(K_eX_0/K) = 1.794$，$K_eX_0/K = 62.23$，则

$$K_e = \frac{62.23K}{X_0} = \frac{62.23 \times 0.0691}{100} = 0.043 \ (\text{h}^{-1})$$

由此可见，由尿药速度法和亏量法求出的结果基本相同。

（三）静脉滴注的血药数据

1. 模型的建立　静脉滴注又称静脉输注，是药物以恒定的速度（零级速度 K_0）输入体内，并以一级速度过程消除。可建立动力学模型如下：

$$K_0 \longrightarrow \boxed{X} \xrightarrow{K}$$

式中，K_0 为滴注速度，X 为 t 时体内药量，K 为消除速度常数。

可以看出，恒速静脉滴注期间体内药量的变化速度可用微分方程表示为：

$$\frac{\mathrm{d}X}{\mathrm{d}t} = K_0 - KX \qquad (22-30)$$

式中，K_0 为滴注速度，以单位时间输入的药量表示。

2. 血药浓度与时间关系　在初始条件为 $t=0$，$X_0=0$ 的情况下，可求出上述微分方程的解为：

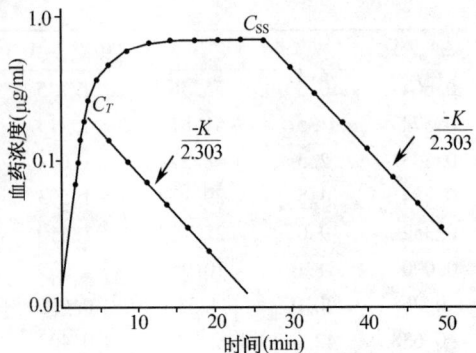

$$X = \frac{K_0}{K}(1 - e^{-Kt}) \qquad (22-31)$$

上式 22-31 为单室模型静脉滴注给药，体内药量 X 与时间 t 的函数关系式。

两端除以 V，得：

$$C = \frac{K_0}{KV}(1 - e^{-Kt}) \qquad (22-32)$$

式 22-32 即为单室模型静脉滴注给药，体内血药浓度 C 与时间 t 的函数关系式。血药浓度 - 时间曲线如图 22-8 所示。

3. 稳态血药浓度　由图 22-8 可见，在静

图 22-8　静脉滴注和滴注停止后
血药浓度 - 时间曲线

脉滴注开始的一段时间内，血药浓度上升，继而逐渐减慢，然后趋近于一个恒定水平，此时的血药浓度称为稳态血药浓度（steady - state plasma - drug concentration）或称坪浓度（plateau concentration），用 C_{SS} 表示。在这种状态下，体内药物的消除速度等于药物的输入速度。

根据式 22 - 32，当 $t \to \infty$ 时，$e^{-Kt} \to 0$，$1 - e^{-Kt} \to 1$，则 $C \to C_{SS}$，即：

$$C_{SS} = \frac{K_0}{KV} \qquad (22-33)$$

上式为单室模型静脉滴注给药稳态血药浓度公式。可以看出，稳态血药浓度与药物的静脉滴注速度成正比。临床上可以通过控制滴注速度来获得理想的稳态血药浓度。

从式 22 - 32 可以看出，K 值愈大，$1 - e^{-Kt}$ 趋近于 1 愈快。换言之，药物的 $t_{1/2}$ 愈短，到达坪浓度亦愈快。另外，不论药物的半衰期长短如何，达到坪浓度的某一分数所需要的半衰期的个数都是一样的。可以算出达到 C_{SS} 的 90% 需要 3.32 个半衰期，达到 C_{SS} 的 99% 需要 6.64 个半衰期。任何药物达到 C_{SS} 某一百分数所需要的时间见表 22 - 4。

表 22 - 4　　　　　　　　　静脉滴注半衰期个数与达坪浓度分数的关系

半衰期个数（n）	1	2	3	4	5	6	7	8
达坪浓度%（C_{SS}）	50	75	87.5	93.75	96.88	98.44	99.22	99.61

例3　给一位体重 60kg 患者静脉滴注某药，每小时 50mg。已知其半衰期为 11 小时，表观分布容积为 0.52L·kg^{-1}，问稳态血药浓度和滴注 6 小时的血药浓度各是多少？

解：已知，$K_0 = 50 \text{mg} \cdot \text{h}^{-1}$，$V = 0.52 \times 60 = 31.2$（L），$t_{1/2} = 11 \text{h}$，则：

①稳态血药浓度为：

$$C_{SS} = \frac{K_0}{(0.693/t_{1/2})\ V} = \frac{50 \times 11}{0.693 \times 31.2} = 25.44\ (\text{mg} \cdot \text{L}^{-1}) = 25.44\ (\mu\text{g} \cdot \text{ml}^{-1})$$

②静滴 6 小时的血药浓度为：

$$C = C_{SS}\ (1 - e^{-Kt}) = 25.44\ [1 - e^{(-0.693/11) \times 6}] = 8\ (\mu\text{g} \cdot \text{ml}^{-1})$$

例4　肝素对某患静脉血栓病人的半衰期为 0.83 小时，理想的稳态血药浓度为 0.3μg·ml^{-1}，$V = 4.5$L，问静脉滴注给药速度应为多少？

解：已知 $t_{1/2} = 0.83 \text{h}$，$C_{SS} = 0.3 \mu\text{g} \cdot \text{ml}^{-1}$，由式 22 - 33，得：

$$K_0 = C_{SS}KV = 0.3 \times \frac{0.693 \times 4500}{0.83} = 1127\ (\mu\text{g} \cdot \text{h}^{-1}) = 1.13\ (\text{mg} \cdot \text{h}^{-1})$$

4. 药物动力学参数的计算　静脉滴注停止后，体内药量的变化只存在消除过程。体内血药浓度随时间变化用指数函数式表示为 $C = C_0 e^{-Kt}$。C_0 为停止滴注时的血药浓度，C_0 值因停止滴注的时间不同而不同。

（1）稳态后停滴　当达到稳态血药浓度时停止滴注，血药浓度可用下式表示：

$$C = \frac{K_0}{KV} e^{-Kt'} \qquad (22-34)$$

或

$$\lg C = -\frac{K}{2.303} t' + \lg \frac{K_0}{KV} \qquad (22-35)$$

式中，t' 为滴注结束后的时间；C 为 t' 时的血药浓度；K_0/KV 即 C_{SS} 就相当于 C_0。

根据式 22 – 35 计算药动学参数 K 及 V，可在停滴后的不同的时间测定血药浓度，以 $\lg C$ 对 t' 作图，得到一条直线，如图 22 – 8 所示，其斜率为 $-K/2.303$，可求得 K 值。从截距 $\lg(K_0/KV)$，可求出 V 值。

（2）稳态前停滴　在未达稳态血药浓度时停止滴注，假设 T 为停止滴注时间，血药浓度可表示为：

$$C = \frac{K_0}{KV}(1 - e^{-KT})e^{-Kt'} \qquad (22-36)$$

或

$$\lg C = -\frac{K}{2.303}t' + \lg\frac{K_0}{KV}(1 - e^{-KT}) \qquad (22-37)$$

根据式 22 – 37，停滴后测定血药浓度。以 $\lg C$ 对 t' 作图，得一直线，由直线斜率可求出 K 值，由截距可求出表观分布容积 V。

5. 负荷剂量　从静脉滴注开始至稳态血药浓度，需要近 7 个半衰期的时间。为此，可先静注 1 个负荷剂量（loading dose），使血药浓度达到或接近稳态水平，继而以静脉滴注来维持该水平。

先给予负荷剂量 X_0^*，又称为首剂量。

$$X_0^* = C_{SS}V \qquad (22-38)$$

继而进行静脉滴注，此时体内药物的经时变化过程应以式 22 – 10 与式 22 – 31 之和表示：

$$X = X_0^* e^{-Kt} + \frac{K_0}{K}(1 - e^{-Kt}) \qquad (22-39)$$

或

$$C = \frac{X_0^*}{V}e^{-Kt} + \frac{K_0}{KV}(1 - e^{-Kt}) \qquad (22-40)$$

例 5　对例 3 中药物，若病人需给药后在体内立即达到有效血药浓度（$25\mu g \cdot ml^{-1}$），并维持该水平 6 小时，试设计给药方案。

解：根据题意 $C_{SS} = 25\mu g \cdot ml^{-1}$，则静注负荷剂量为：

$$X_0^* = C_{SS}V = 25 \times 31.2 = 780mg$$

滴注速度为：

$$K_0 = C_{SS}KV = 25 \times \frac{0.693}{11} \times 31.2 = 49.14 \ (mg \cdot h^{-1})$$

例 6　地西泮治疗癫痫大发作所需血药浓度为 $0.5 \sim 2.5\mu g \cdot ml^{-1}$，已知 $V = 60L$，$t_{1/2} = 55$ 小时。若对某患者，先静脉注射 10mg，半小时后以每小时 10mg 速度滴注，试问经 3 小时，是否达到治疗所需浓度？

解：静注 30 分钟后的血药浓度为：

$$C_1 = C_0 e^{-Kt} = \frac{10}{60}e^{-\frac{0.693}{55} \times 0.5} = 0.1656 \ (mg \cdot L^{-1}) = 0.1656 \ (\mu g \cdot ml^{-1})$$

在此基础上静滴 3 小时，血药浓度为：

$$C_2 = \frac{K_0}{KV} (1 - e^{-Kt}) + C_1 e^{-Kt}$$

$$= \frac{10}{\frac{0.693}{55} \times 60} (1 - e^{-\frac{0.693}{55} \times 3}) + 0.1656 e^{-\frac{0.693}{55} \times 3}$$

$$= 0.490 + 0.159 = 0.649 \ (\text{ml} \cdot \text{L}^{-1}) = 0.649 \ (\mu g \cdot \text{ml}^{-1})$$

此时血药浓度介于 $0.5 \sim 2.5\mu g \cdot \text{ml}^{-1}$ 之间，已在治疗范围内。

（四）血管外给药的血药数据

1. 模型的建立 血管外给药途径包括口服、肌内注射或皮下注射等。血管外给药后，先有吸收过程，随后逐渐进入血液循环，可建立如下模型：

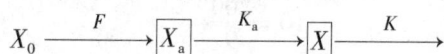

$$X_0 \xrightarrow{F} \boxed{X_a} \xrightarrow{K_a} \boxed{X} \xrightarrow{K}$$

式中，X_0 为给药剂量；F 为吸收分数；X_a 为 t 时间吸收部位的药量；K_a 为一级吸收速度常数；X 为体内药量；K 为一级消除速度常数。

2. 血药浓度与时间的关系 多数药物的吸收及体内的消除按一级速度过程进行，可用微分方程分别表示为：

$$\frac{dX_a}{dt} = -K_a X_a \tag{22-41}$$

$$\frac{dX}{dt} = K_a X_a - KX \tag{22-42}$$

在初始条件为 $t=0$，$X_a = X_0$，$X = 0$ 的情况下，可求出上述方程组的解为：

$$X = \frac{K_a X_0}{K_a - K} (e^{-Kt} - e^{-K_a t}) \tag{22-43}$$

由于血管外给药，吸收不一定很充分，故给药剂量 X_0 应乘以吸收量占剂量的分数值 F，F 称为吸收分数或生物利用度。则上式变为：

$$X = \frac{K_a F X_0}{K_a - K} (e^{-Kt} - e^{-K_a t}) \tag{22-44}$$

两边除以表观分布容积，得

$$C = \frac{K_a F X_0}{V (K_a - K)} (e^{-Kt} - e^{-K_a t}) \tag{22-45}$$

上式为单室模型血管外给药，体内药物浓度 C 与时间的关系式。其血药浓度－时间曲线如图 22-9 所示。

例 7 某患者口服某药 250mg，已知 $F = 0.8$，$K_a = 1\text{h}^{-1}$，$K = 0.1\text{h}^{-1}$，$V = 10\text{L}$。试求：①服药后 3 小时的血药浓度；②设该药在体内最低有效血药浓度为 $10\mu g \cdot \text{ml}^{-1}$，求第二次服药的最佳时间。

解：

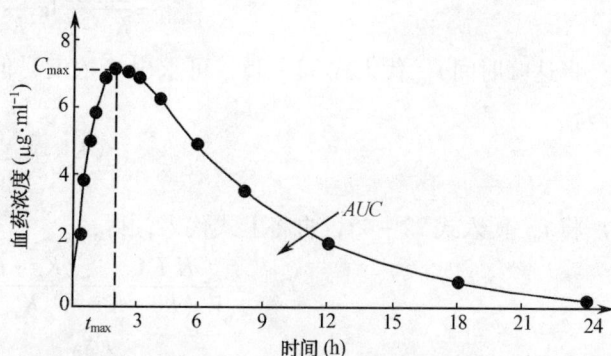

图 22-9 单室模型血管外给药的血药浓度－时间曲线

①将已知条件 F、K_a、K、V 及 t 代入式22 – 45，得

$$C = \frac{1 \times 0.8 \times 250}{10 \times (1 - 0.1)} (e^{-0.1 \times 3} - e^{-1 \times 3})$$

$$= \frac{200}{9} (0.7408 - 0.0498) = 15.36 \ (\mu g \cdot ml^{-1})$$

②第二次服药最佳时间应在血药浓度降至 $10\mu g \cdot ml^{-1}$时，解如下方程：

$$10 = \frac{1 \times 0.8 \times 250}{10 \times (1 - 0.1)} (e^{-0.1t} - e^{-t})$$

上式是一个超越方程，只能寻求近似解。由于 $e^{-0.1t} \gg e^{-t}$，当 t 取适当大的值时，上式中 e^{-t} 可以忽略不计，则上式可以简化为：

$$10 = \frac{200}{9} e^{-0.1t}$$

$$e^{-0.1t} = \frac{10 \times 9}{200}$$

取自然对数，得： $\qquad -0.1t = \ln 0.45$

$$t = \frac{\ln 0.45}{-0.1} = 7.985 \ (h) \approx 8 \ (h)$$

因此，第二次服药最佳时间应在首剂服药近 8 小时再服用。

3. 达峰时间和血药浓度峰值　单室模型血管外途径给药，血药浓度 – 时间曲线有两个重要参数，即达峰时间 t_{max} 和血药浓度峰值（峰浓度）C_{max}。

式 22 – 45 对时间微分，得：

$$\frac{dC}{dt} = \frac{K_a F X_0}{V (K_a - K)} (K_a e^{-K_a t} - K e^{-Kt}) \tag{22 – 46}$$

由于在 t_{max} 时，血药浓度达到峰值 C_{max}，$dC/dt = 0$，所以

$$(K_a e^{-K_a t_{max}} - K e^{-K t_{max}}) = 0 \tag{22 – 47}$$

简化，得

$$\frac{K_a}{K} = \frac{e^{-K t_{max}}}{e^{-K_a t_{max}}} \tag{22 – 48}$$

上式两边取对数，并解出达峰时间 t_{max} 的公式。

$$t_{max} = \frac{2.303}{K_a - K} \lg \frac{K_a}{K} \tag{22 – 49}$$

将达峰时间 t_{max} 代入式 22 – 45，可求出峰浓度，但较繁琐，简化如下，将式 22 – 48 改写为：

$$e^{-K_a t_{max}} = \frac{K}{K_a} e^{-K t_{max}} \tag{22 – 50}$$

将 t_{max} 代入式 22 – 45，再将上式代入，得：

$$C_{max} = \frac{K_a F X_0}{V (K_a - K)} \left(\frac{K_a - K}{K_a} \right) e^{-K t_{max}} \tag{22 – 51}$$

简化，得：

$$C_{max} = \frac{F X_0}{V} e^{-K t_{max}} \tag{22 – 52}$$

由式 22 - 49 及式 22 - 51 可知，药物的 t_{max} 由 K、K_a 决定，与剂量 X_0 大小无关；而 C_{max} 则与 X_0 成正比。

4. 曲线下面积　可由式 22 - 45 时间从零至无穷大间作定积分，得：

$$AUC = \int_0^\infty C dt = \int_0^\infty \frac{K_a F X_0}{V(K_a - K)}(e^{-Kt} - e^{-K_a t}) dt$$

运算，得：

$$AUC = \frac{FX_0}{KV} \qquad (22 - 53)$$

例 8　已知某药的 $K_a = 1.093 h^{-1}$、$K = 0.171 h^{-1}$、$V = 6.26 L$、$F = 0.6$，如口服剂量为 160mg，试计算 t_{max}、C_{max} 及 AUC。

解：

$$t_{max} = \frac{2.303}{K_a - K} \lg \frac{K_a}{K} = \frac{2.303}{1.093 - 0.171} \times \lg \frac{1.093}{0.171} = 2.01 （h）$$

$$C_{max} = \frac{FX_0}{V} e^{-Kt_{max}} = \frac{0.6 \times 160}{6.26} e^{-0.171 \times 2.01} = 10.87 （mg \cdot L^{-1}） = 10.87 （\mu g \cdot ml^{-1}）$$

$$AUC = \frac{FX_0}{KV} = \frac{0.6 \times 160}{0.171 \times 6.26} = 89.68 （mg \cdot L^{-1}） \cdot h = 89.68 （\mu g \cdot ml^{-1}） \cdot h$$

5. 残数法求 K 和 K_a　残数法是药物动力学研究中将曲线分解成若干指数成分的一种常用方法。凡是血药浓度曲线由多项指数式表示时，均可用残数法逐个求出各指数项的参数。

设

$$A = \frac{K_a F X_0}{V (K_a - K)} \qquad (22 - 54)$$

代入式 22 - 45，得：

$$C = Ae^{-Kt} - Ae^{-K_a t} \qquad (22 - 55)$$

假设 $K_a > K$，若 t 充分大时，$e^{-K_a t}$ 首先趋于零，则上式简化为：

$$C = Ae^{-Kt} \qquad (22 - 56)$$

上式两边取对数，得：

$$\lg C = -\frac{K}{2.303} t + \lg A \qquad (22 - 57)$$

以 $\lg C$ 对 t 作图得二项指数曲线，如图 22 - 10 所示，其尾端为一条直线，直线的斜率为 $-K/2.303$，可求出消除速度常数 K 值。直线的截距为 $\lg A$。

随后可应用残数法求出吸收速度常数 K_a。

将式 22 - 55 移项，得：

$$Ae^{-Kt} - C = Ae^{-K_a t}$$

设 $Ae^{-Kt} - C = C_r$，则上式可写为

$$C_r = Ae^{-K_a t} \qquad (22 - 58)$$

两端取对数，得：

$$\lg C_r = -\frac{K_a}{2.303} t + \lg A \qquad (22 - 59)$$

式中，C_r 为残数浓度，以 $\lg C_r$ 对 t 作图，得到第二条直线，称为"残数线"。该直线的

斜率为 $-K_a/2.303$，截距为 $\lg A$。

实际上 Ae^{-Kt} 为图 22 - 10 中曲线后段直线的外推线上的浓度值，与实测浓度的差值即为残数值 C_r。

例 9 口服某药物溶液剂 500mg 后，测出各时间的血药浓度数据如表 22 - 5 所示，试求动力学参数 K、$t_{1/2}$、K_a、t_{max}（设 F = 1）。

解：①将实验数据以 $\lg C$ 对 t 作图可以看出，用药 3 小时后的数据基本在一直线上。

②根据式 22 - 12 将 3 小时后的数据以 $\lg C$ 对 t 回归，得直线方程：

$$\lg C = -0.1124t + 1.8571 \qquad r = 0.9997$$
$$K = -2.303 \times (-0.1124) = 0.2589 \ (h^{-1})$$
$$A_1 = \lg^{-1}1.8571 = 71.9615$$

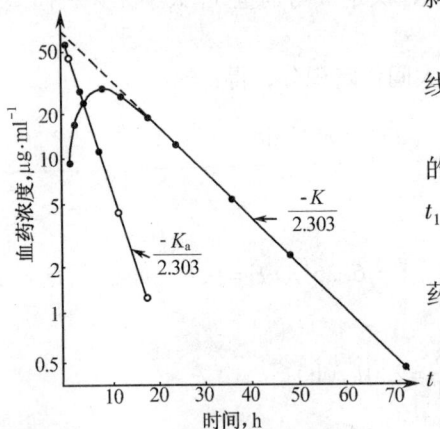

图 22 - 10　单室模型药物口服后血药
浓度 - 时间半对数图

$$A_1 e^{-Kt} = 71.9615 e^{-0.2589t}$$

表 22 - 5　　　　　口服某药物 500mg 血药浓度数据

时间（h）	0.25	0.5	1	2	3	4	6	8	112
血药浓度（$\mu g \cdot ml^{-1}$）	8.22	19.18	29.62	35.54	34.10	25.22	15.04	8.91	3.28

③由上式算出外推浓度，然后由外推浓度减去实验所测得浓度即为残数浓度 C_r，如表 22 - 6 所示。

表 22 - 6　　　　　口服某药物 500mg 残数浓度数据

t（h）	C（$\mu g \cdot ml^{-1}$）	$A_1 e^{-Kt}$	C_r	$\lg C_r$
0.25	8.22	67.4513	59.2313	1.7726
0.50	19.18	63.2238	44.0438	1.6439
1.00	29.62	55.5471	25.9271	1.4138
2.00	35.44	42.8768	7.4368	0.8714

以 $\lg C_r$ 对 t 回归，得回归方程：

$$\lg C_r = -0.5140t + 1.9073$$
$$K_a = -2.303 \times (-0.5140) = 1.1837 \ (h^{-1})$$
$$A_2 = \lg^{-1}1.9073 = 80.7792$$

由 K 值和 K_a 值求出其余参数如下：

$$t_{1/2} = \frac{0.693}{K} = \frac{0.693}{0.2589} = 2.68 \ (h)$$

$$t_{max} = \frac{2.303}{K_a - K}\lg\frac{K_a}{K} = \frac{2.303}{1.1837 - 0.2589}\lg\frac{1.1837}{0.2589} = 1.644 \ (h)$$

例 9 中，两次回归所得 A 值相差较大，说明该制剂用于机体后存在滞后时间（lag time）。因药物从制剂中溶出或其他原因给药后往往经过一段时间才能吸收，从给药开始至血中出现药物的时间称为滞后时间。可推导出滞后时间的计算公式为：

$$t_{\text{lag}} = \frac{2.303}{K_a - K} \lg \frac{A_2}{A_1} \tag{22-60}$$

式中，t_{lag} 为滞后时间，A_1 为第一次回归从直线截距中求出的混杂参数，A_2 为第二次回归从直线截距中求出的混杂参数。

式 22-54 中的 A 值，实际上是 $t=0$ 时式 22-56 中的 C 值，或式 22-58 中的 C_r 值。但由于吸收滞后，可将滞后时间 t_{lag} 代入上述任一方程求出 C 值或 C_r 值即为 A 值。

例 10　计算例 9 中口服给药的滞后时间 t_{lag}、V、AUC、Cl 和 $C_{\max}$。

解：①将已知数据代入式 22-60，得

$$t_{\text{lag}} = \frac{2.303}{K_a - K} \lg \frac{A_2}{A_1} = \frac{2.303}{1.1837 - 0.2589} \lg \frac{80.7792}{71.9615} = 0.125 \ (\text{h})$$

②利用例 9 数据可求出 A 值：

$$A = A_1 e^{-K t_{\text{lag}}} = 71.9615 e^{-0.2589 \times 0.125} = 69.6699 \ (\mu g \cdot ml^{-1})$$

或

$$A = A_2 e^{-K_a t_{\text{lag}}} = 80.7792 e^{-1.1837 \times 0.125} = 69.6699 \ (\mu g \cdot ml^{-1})$$

③根据式 22-54，可求出 V 值：

$$V = \frac{K_a F X_0}{A (K_a - K)} = \frac{1.1837 \times 1 \times 500 \times 1000}{69.6699 \times (1.837 - 0.2589)} = 9186 \ (\text{ml}) \approx 9.2 \ (\text{L})$$

$$AUC = \frac{F X_0}{KV} = \frac{1 \times 500 \times 1000}{0.2589 \times 9186} = 210 \ (\mu g \cdot ml^{-1})$$

$$Cl = KV = 0.2589 \times 9.2 = 2.38 \ (\text{L} \cdot h^{-1})$$

$$C_{\max} = \frac{F X_0}{V} e^{-K t_{\max}} = \frac{1 \times 500}{9.2} e^{-0.2589 \times 1.644} = 35.50 \ (\mu g \cdot ml^{-1})$$

三、多剂量给药

多数药物需要多剂量给药（multiple dosing），才能达到和维持有效血药浓度。研究多剂量给药的动力学过程对合理用药及剂型设计都具有重要意义。

（一）多剂量给药的血药数据

前述表明，一级动力学过程中单剂量给药的血药浓度与时间的关系均可用单项或多项指数函数表示，符合如下通式：

$$C = \sum_{i=1}^{m} A_i e^{K_i t} \tag{22-61}$$

式中，A_i 为各指数项的系数；K_i 为各速度常数；m 在静脉注射时等于隔室数；具吸收过程的给药方式时等于隔室数 +1。

可以证明，若以恒定的时间间隔 τ，每次剂量与给药方式均相同时，n 次给药后，血药浓度经时过程的通式则为：

$$C_n = \sum_{i=1}^{m} A_i \frac{1 - e^{-nK_i\tau}}{1 - e^{-K_i\tau}} e^{-K_it} \qquad (22-62)$$

式中，t 为第 n 次给药后的时间（$0 \leqslant t \leqslant \tau$）；$A_i$、$K_i$、$m$ 含义同式 22-61，其中

$$\frac{1 - e^{-nK_i\tau}}{1 - e^{-K_i\tau}} \qquad (22-63)$$

为多剂量函数。

由此可见，只要在单剂量给药的血药浓度 – 时间关系的多项指数函数式中，每一项都乘上各自相应的多剂量函数就可转换为相应的多剂量给药血药浓度公式。

因此，单室模型单剂量静脉注射，血药浓度随时间变化的指数函数表达式（式 22-11）乘以多剂量函数式（式 22-63）即得多剂量静脉注射第 n 次给药后血药浓度的经时过程公式：

$$C_n = C_0 \frac{1 - e^{-nK\tau}}{1 - e^{-K\tau}} e^{-Kt} \qquad (22-64)$$

上式中，当 $t = 0$ 时的血药浓度值，就是第 n 次给药后体内最大血药浓度，即

$$(C_n)_{max} = C_0 \frac{1 - e^{-nK\tau}}{1 - e^{-K\tau}} \qquad (22-65)$$

当 $t = \tau$ 时，体内血药浓度降为第 n 次给药的最小值，即

$$(C_n)_{min} = \frac{1 - e^{-nK\tau}}{1 - e^{-K\tau}} e^{-K\tau} \qquad (22-66)$$

同理，单室模型多剂量口服给药后，有

$$C_n = \frac{K_a F X_0}{V(K_a - K)} \left(\frac{1 - e^{-nK\tau}}{1 - e^{-K\tau}} e^{-kt} - \frac{1 - e^{-nK_a\tau}}{1 - e^{-K_a\tau}} e^{-K_a\tau} \right) \qquad (22-67)$$

（二）稳态血药浓度及其在给药方案设计中的应用

1. 单室模型静脉注射 在等间隔、等剂量多次静脉注射过程中，只要 τ 小于药物的一次剂量从体内完全消除的时间，血药浓度将随给药次数的增加而升高。当给药次数增加到一定程度时，血药浓度不再升高，随每次给药作周期性波动，这时的血药浓度称稳态血药浓度。如图 22-11 所示。

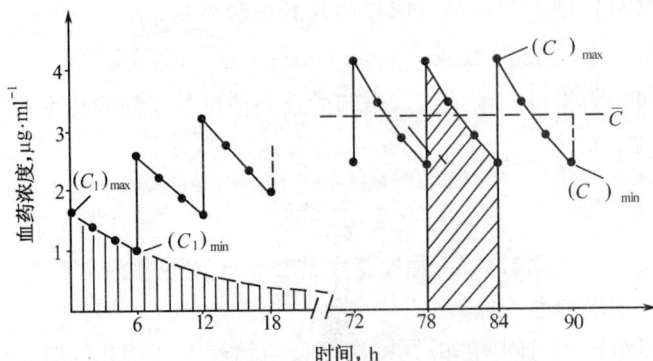

图 22-11 单室模型药物以相等剂量与相同时间间隔多剂量静注后血药浓度 – 时间曲线

根据式 22 - 64，当给药次数充分大，即 $n \to \infty$ 时，$e^{-nK\tau} \to 0$，稳态血药浓度经时过程公式为：

$$C_{SS} = C_0 \frac{1}{1 - e^{-K\tau}} e^{-Kt} \qquad (22-68)$$

式中

$$\frac{1}{1 - e^{-K\tau}} \qquad (22-69)$$

为到达稳态后的多剂量函数。

同理由式 22 - 65 和式 22 - 66，得

$$(C_{SS})_{max} = C_0 \frac{1}{1 - e^{-K\tau}} \qquad (22-70)$$

$$(C_{SS})_{min} = C_0 \frac{e^{-K\tau}}{1 - e^{-K\tau}} \qquad (22-71)$$

式中，$(C_{SS})_{max}$ 为稳态血药浓度的最大值；$(C_{SS})_{min}$ 为稳态血药浓度的最小值。

由上述公式可知，稳态时血药浓度变化与给药次数 n 无关，在半衰期一定时，$(C_{SS})_{min}$ 和 $(C_{SS})_{max}$ 的大小取决于 C_0 和 τ。

2. 单室模型口服给药　对于口服药物，将式 22 - 45 乘以多剂量函数式（式 22 - 69），则有

$$C_{SS} = \frac{K_a F X_0}{V(K_a - K)} \left(\frac{e^{-Kt}}{1 - e^{-K\tau}} - \frac{e^{-K_a t}}{1 - e^{-K_a \tau}} \right) \qquad (22-72)$$

稳态时最大血药浓度 $(C_{SS})_{max}$ 可由单次口服给药血药浓度峰值公式（式 22 - 52）乘以多剂量函数式（式 22 - 69）。所不同的是，多次口服给药稳态时的达峰时间 t'_{max} 与单次给药的 t_{max} 不等。

$$(C_{SS})_{max} = \frac{F X_0}{V} \left(\frac{e^{-Kt'_{max}}}{1 - e^{-K\tau}} \right) \qquad (22-73)$$

达稳态时血药浓度最小值（谷浓度），即为当 $t = \tau$ 时的血药浓度乘以达稳态后的多剂量函数得出。但当 $t = \tau$，τ 值较大时吸收过程完成，故 $e^{-K_a t}$ 已趋近于零，则公式为：

$$(C_{SS})_{min} = \frac{K_a F X_0}{V(K_a - K)} \left(\frac{e^{-K\tau}}{1 - e^{-K\tau}} \right) \qquad (22-74)$$

将式 22 - 72 对时间微分，再令其等于零，可求得稳态时达峰时间 t'_{max}。

$$\frac{dC_{SS}}{dt} = \frac{K_a F X_0}{V(K_a - K)} \left(\frac{-K e^{-Kt'_{max}}}{1 - e^{-K\tau}} - \frac{-K_a e^{-K_a t'_{max}}}{1 - e^{-K_a \tau}} \right) = 0 \qquad (22-75)$$

$$\therefore t'_{max} = \frac{2.303}{K_a - K} \lg \frac{K_a (1 - e^{-K\tau})}{K (1 - e^{-K_a \tau})} \qquad (22-76)$$

例11　某药最大安全治疗浓度（MTC）为 $50\mu g \cdot ml^{-1}$，最小有效浓度（MEC）为 $25\mu g \cdot ml^{-1}$，$t_{1/2} = 9h$，$V = 12.5L$。问应以怎样的给药间隔及多大剂量作多次静注，才能使患者的稳态血药浓度始终在治疗浓度范围内？

解：由公式 22 - 70 和公式 22 - 71 可知

$$(C_{SS})_{min} = (C_{SS})_{max} e^{-K\tau}$$

$$\frac{(C_{SS})_{min}}{(C_{SS})_{max}} = e^{-K\tau}$$

$$\tau = \frac{1}{K}\ln\frac{(C_{SS})_{max}}{(C_{SS})_{min}} = \frac{1}{0.693/9}\ln\frac{50}{25} = 9 \ (h)$$

将 $C_{max} = 50\mu g \cdot ml^{-1}$，$\tau = 9h$，代入公式 22-70，得

$$50 = C_0 \frac{1}{1 - e^{-(0.693/9)\times 9}}$$

$$C_0 = 50 \ (1 - e^{-0.693}) = 25 \ (\mu g \cdot ml^{-1})$$

$$X_0 = C_0 V = 25 \times 1000 \times 12.5 = 312500 \ (\mu g) = 312.5 \ (mg)$$

因此，按 $X_0 = 312.5mg$，$\tau = 9h$ 多次静注给药，可维持稳态血药浓度在安全有效治疗范围之内。

（三）平均稳态血药浓度

稳态血药浓度不是单一常数，在每个给药间隔内随时间而变化，是时间的函数。故有必要从稳态血药浓度的周期性波动中找出一个有代表性的特征参数来反映多剂量给药后的血药水平。为此，提出平均稳态血药浓度的概念。

所谓平均稳态血药浓度 $\bar{C}_{SS}$，是指血药浓度达到稳态后，在一个剂量间隔时间内，血药浓度-时间曲线下面积除以给药间隔所得商值，如图 22-11 所示。用公式表示为

$$\bar{C}_{SS} = \frac{\int_0^\tau C_{SS}dt}{\tau} \tag{22-77}$$

对于单室静脉注射给药。其 $AUC_{0\to\tau}$ 为：

$$\int_0^\tau C_{SS}dt = \int_0^\tau C_0 \frac{1}{1-e^{-K\tau}}e^{-Kt}dt = \frac{C_0}{K} = \frac{X_0}{KV} \tag{22-78}$$

因此，平均稳态血药浓度为：

$$\bar{C}_{SS} = \frac{X_0}{KV\tau} \tag{22-79}$$

由上式可知，由于 V 和 K 均为常数，欲获得理想的平均稳态血药浓度可调节给药剂量 X_0 和给药间隔 τ。

另外，比较式 22-78 和 22-16 可知，单剂量给药后，血药浓度曲线下总面积等于多剂量给药达稳态后在 1 个剂量间隔时间内的血药浓度曲线下面积，如图 22-11 所示。根据平均稳态血药浓度的概念，血管外给药的平均稳态血药浓度计算公式为：

$$\bar{C}_{SS} = \frac{FX_0}{KV\tau} \tag{22-80}$$

（四）负荷剂量

可以证明，在多剂量给药中，达到稳态血药浓度的 90% 或 99% 分别需要 3.32 或 6.64 个半衰期。若药物的半衰期较长，达到稳态需要相当长的时间。为使血药浓度一开始就达到稳态水平，合理的方法是先给一个较大的负荷剂量，然后每隔 τ 时间给予维持剂量，使血药

浓度保持恒定。

对于单室模型药物静注给药，欲使首剂量后经历 τ 时间的血药浓度 $(C_1)_{min}$ 达到稳态血药浓度，设 $(C_{SS})_{min}$ 为最低有效血药浓度，首剂量为 X_0^*，则

$$(C_1)_{min} = \frac{X_0^*}{V} e^{-K\tau} \tag{22-81}$$

由于 $(C_1)_{min}$ 应等于 $(C_{SS})_{min}$，故

$$\frac{X_0^*}{V} e^{-k\tau} = \frac{X_0}{V} \left(\frac{1}{1-e^{-K\tau}}\right) e^{-K\tau}$$

则

$$X_0^* = \frac{X_0}{1-e^{-K\tau}} \tag{22-82}$$

对于单室模型血管外（一级吸收）给药，则有

$$X_0^* = \frac{X_0}{(1-e^{-K\tau})(1-e^{-K_a\tau})} \tag{22-83}$$

上式如 τ 值较大，在吸收基本结束时再给予第 2 个剂量，此时 $e^{-K_a\tau}$ 已趋于零，且 $K_a > K$ 时，则上式变为：

$$X_0^* = \frac{X_0}{1-e^{-K\tau}} \tag{22-84}$$

对于半衰期为 6～24 小时的药物，多剂量给药的最佳方案为"首剂加倍"原则，即给药间隔等于药物半衰期时首剂量为维持剂量的 2 倍。证明如下：

设 $\tau = t_{1/2}$，则

$$K\tau = \frac{0.693}{t_{1/2}} \times t_{1/2} = 0.693$$

$$X_0^* = \frac{X_0}{1-e^{-0.693}} = 2X_0$$

例 12 欲使例 11 中患者第一次给药即可达到安全有效治疗血药浓度范围，首剂量应为多少？

解：已知 $X_0 = 312.5$mg，$\tau = 9$h，$K = 0.693/9 = 0.077$h^{-1}，则

$$X_0^* = \frac{X_0}{1-e^{-K\tau}} = \frac{312.5}{1-e^{-0.077 \times 9}} = 625 \text{（mg）}$$

例 13 一癫痫病人先给以 300mg 苯巴比妥，未控制症状，3 小时末又服 150mg，经过几小时后开始明显好转。已知 $t_{1/2} = 60$h。问此病人若每日服药 1 次，所需维持剂量应是多少？

解：因该药 $t_{1/2}$ 很长，可认为病人已服用了 300 + 150 = 450mg 的首剂量，以此推算维持剂量。已知 $\tau = 24$h，则

$$X_0 = X_0^* (1-e^{-K\tau}) = 450 (1-e^{-\frac{0.693}{60} \times 24}) = 109 \text{（mg）}$$

四、药效动力学简介

中药制剂，尤其是中药复方制剂的临床疗效是中药或复方中多种有效成分的综合作用结果。用制剂中

某一化学成分的体内量变规律常常难以正确反映中药制剂在体内的经时变化过程。并且由于制剂中某些有效成分含量太低，采用化学检测的方法难以确定其体内的变化情况。因此，近年来药学工作者应用药效动力学（pharmacodynamics）的研究方法，对中药制剂的体内经时过程进行了一些有益的探索。

目前中药制剂的药物效应动力学研究方法常见的有 3 种：

1. 药理效应法　这种方法的研究过程为：以药理效应为指标，首先通过动物实验建立剂量 - 效应曲线，然后通过此剂量 - 效应曲线根据实验剂量下各不同时间实验动物所呈现的药理效应强弱，转化为各时间实验动物体存的药量，由此得到一组体存药量 - 时间数据，并用这些数据进行药物动力学参数的估算。

2. 药物累积法　这种方法主要适用于毒性效应与药理效应为同一组分产生的或毒性效应与药理效应间有一定平行关系的制剂。基本过程是首先建立在制剂不同剂量下实验动物的死亡概率单位与对数剂量间的曲线或回归方程，然后对多组实验动物分别以不同时间间隔给予相同的两次剂量，观察第二次用药后各组动物的死亡率，用回归方程转化为相应的剂量，由此剂量减去第二次给药剂量，即可算出第二次用药前的瞬时体存药量，最终获得第一次给药后不同时间的瞬时体存药量数据，由此进行药物动力学分析。

3. 微生物指示法　这种方法主要适用于具有抗菌活性的中药制剂。其原理是：在含有菌株的琼脂平板中，抗菌药物扩散产生的抑菌圈直径大小与抗菌药物浓度的对数呈线性关系。故可利用这一原理，选择适宜敏感菌株测定抗菌中药的血中浓度，然后按药动学原理确定房室模型，估算动力学参数。

实际上，上述药效动力学研究方法的关键在于建立药物的效应与体内药量的定量关系。一旦这种关系建立起来，就可以用实验数据推出与药效有关的药量 - 时间的数据，进而借助药物动力学的分析方法来建立模型，估算参数。

虽然药效动力学存在一定的局限性，且由于生物差异产生的误差较大，但在较长的时期内，该法仍是中药复方制剂药物动力学研究的重要方法，其研究成果对于临床合理用药等仍有重要的价值。

第五节　生物利用度

一、生物利用度的含义

生物利用度（bioavailability）是指药物被吸收进入血液循环的程度与速度。

生物药剂学研究表明，制剂的处方与工艺等因素能显著地影响药物的疗效。生物利用度是衡量制剂疗效差异的主要指标。药物制剂的生物利用度包括两方面的内容：生物利用程度与生物利用速度。

（一）生物利用程度

生物利用程度（extent of bioavailability，EBA），即药物进入血液循环的多少，可通过血药浓度 - 时间曲线下的面积表示。试验制剂与参比制剂的血药浓度 - 时间曲线下面积的比率称为相对生物利用度。当参比制剂是静脉注射剂时，则得到的比率称为绝对生物利用度。

$$相对生物利用度\ F = \frac{AUC_\mathrm{T}}{AUC_\mathrm{R}} \times 100\% \qquad (22 - 85)$$

$$绝对生物利用度\ F = \frac{AUC_\mathrm{T}}{AUC_\mathrm{iv}} \times 100\% \qquad (22 - 86)$$

上述两式中，脚注 T 与 R 分别代表试验制剂与参比制剂，iv 代表静脉注射剂。

（二）生物利用速度

生物利用速度（rate of bioavailability，RBA），即药物进入体循环的快慢。生物利用度研究中，常用血药浓度达峰时间比较制剂吸收的快慢。

（三）生物利用度的指标

在描述血药浓度－时间曲线时，有 3 项参数对评价制剂生物利用度具有重要意义。

1. 峰浓度（C_{max}）　峰浓度是指血管外给药后，体内所能达到的最高血药浓度，又称峰值。峰浓度是与治疗效果和毒性水平有关的参数。

2. 达峰时间（t_{max}）　达峰时间是指血药浓度达到峰值的时间。达峰时间是反映药物起效速度的参数。

3. 血药浓度－时间曲线下面积（AUC）　血药浓度－时间曲线下面积与药物吸收总量成正比，是代表药物吸收程度的参数。

（四）生物利用度与临床疗效的关系

药物的疗效不仅与药物吸收的程度有关，而且也与药物的吸收速度有关。如果一种药物的吸收速度太慢，在体内不能产生足够高的治疗浓度，即使药物全部被吸收，也达不到治疗效果。图 22－12 中，3 种制剂 A、B、C，具有相同的 AUC，但制剂 A 吸收快，达峰时间短，峰浓度大，已超过最小中毒浓度，因此在临床上可能会出现中毒反应。制剂 B 达峰比制剂 A 稍慢，血药浓度有较长时间落在最小中毒浓度与最小有效浓度之间，可得到较好的疗效。制剂 C 的血药浓度一直在最小有效浓度以下，在临床上可能无效。因此，制剂的生物利用度应该用 3 个指标 C_{max}、t_{max}、AUC 全面评价。这 3 个指标是制剂生物等效性评价的重要参数。

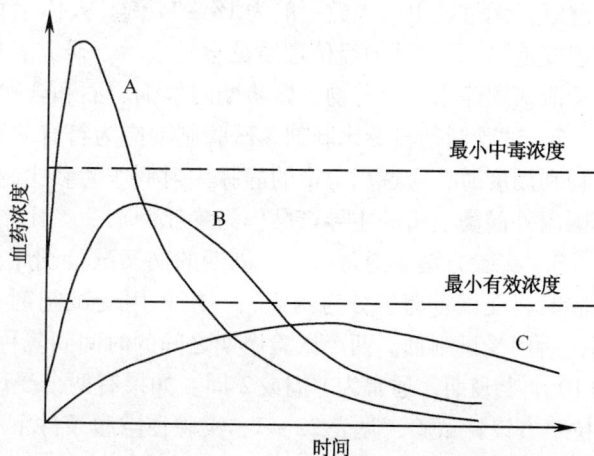

图 22－12　三种制剂的血药浓度－时间曲线的比较

二、生物利用度的研究方法

药物制剂的生物利用度研究通常采用的方法有血药浓度法和尿药浓度法。在测定血药浓度或尿药浓度有困难时，可采用药理效应法。在某些情况下生物利用度也可采用血或尿中药物代谢物数据或同位素标记药物总放射性强度来估算。

（一）生物利用度研究中测定方法的选择

1. 血药浓度法　这种方法是生物利用度研究最常用的方法。受试者分别给予试验制剂和参比制剂后，测定血药浓度，根据药物动力学参数测算生物利用度。在无法测定血中原型药物时则可以通过测定血中代谢物浓度进行生物利用度研究。

2. 尿药浓度法　如果吸收进入体内的药物大部分经尿排泄，而且药物在尿中的累积排泄量与药物吸收总量的比值保持不变，则可用药物在尿中的排泄数据测算生物利用度。

3. 药理效应法　在某些情况下由于分析方法精密度不够，重现性差或其他原因无法测定血液和尿液中药物或药物代谢物浓度时，可选用适宜的药理效应作为测定指标，估算药物的生物利用度。

4. 同位素标记法　如果缺乏专属性的药物定量方法，可以对实验动物给予同位素标记药物后，通过测定血浆或尿中的总放射性数据来估算药物的生物利用度。这种方法与其他非专属性方法一样，不能区分药物和代谢物，不能反映出吸收过程中在肠道或肝内的首过代谢，检测的是原型药物和代谢产物的总量，因而生物利用度的估算值将偏高。

5. 药物代谢物测定法　如果药物吸收后很快经生物转化成为代谢产物，无法测定，则可通过比较试验制剂与参比制剂在血中或尿中代谢物浓度数据来估算药物的生物利用度。

（二）生物利用度的实验设计

1. 受试者的选择　实验对象一般为人或其他哺乳动物。由于动物与人的生理状况差别较大，动物实验所得数据只能作为参考。人体生物利用度研究，一般选择健康男性志愿者，年龄18~40岁，同一批受试者年龄不宜相差10岁，体重在正常范围内。受试者应经检查确认健康，无过敏史，人数一般为18~24例。人体生物利用度研究必须遵守《药品临床试验管理规范》，研究计划经伦理委员会批准后，研究者应与受试者签订知情同意书。受试者在试验前两周停用任何药物，试验期间禁烟、酒和含咖啡饮料。

2. 试验制剂与参比制剂　试验制剂应为符合临床应用质量标准的放大产品。测定绝对生物利用度时，应选用上市的静脉注射剂作为参比制剂。进行相对生物利用度研究时，应选择国内外同类上市的主导产品作为参比制剂。参比制剂的安全性和有效性应该合格。

3. 实验方案　通常采用双周期的交叉试验设计，抵消实验时间可能对实验结果的影响。试验时将受试者随机分为两组，一组先用受试制剂，后用参比制剂；另一组则先用参比制剂，后用受试制剂。两个试验周期之间的时间间隔称洗净期（wash out period），应大于药物的10个半衰期，通常为1周或2周。如果有两个受试制剂与一个参比制剂比较，可采用3×3拉丁方设计试验，见表22-7。实验在空腹条件下给药，一般禁食10小时以上，早上空腹服药，4小时后统一进标准餐。

表22-7　　　　　　　　　　3×3拉丁方实验设计

受试者分组	周期		
	I	II	III
1	试验制剂A	试验制剂B	参比制剂
2	试验制剂B	参比制剂	试验制剂A
3	参比制剂	试验制剂A	试验制剂B

单次给药试验，应根据预试结果一般在吸收相及平衡相各取样2~3次，在消除相采样4~8次，整个采样时间至少3~5个半衰期。如果半衰期未知，采样应持续到血药浓度为峰浓度的1/10~1/20以后。测定尿药浓度，实验至少7个半衰期。

生物利用度试验通常采用单次给药，对于治疗过程中的患者可以采用多剂量重复给药，达到稳态后测定。

多剂量给药试验，一般按临床常规方法连服一定时间，不少于药物 7 个半衰期后，开始测定谷浓度，测定谷浓度至少 3 次，以确定达到稳态。达稳态后至少要测定 1 个剂量间隔（t 从 0 到 τ）的血药浓度 – 时间曲线。

4. 数据分析 列出原始数据，计算平均值与标准差，求出 $t_{1/2}$、t_{max}、C_{max} 和曲线下面积 AUC 等参数，计算生物利用度。所求得的参数及生物利用度均要进行统计分析。

三、血药浓度法测定生物利用度

（一）单剂量给药方案

受试者分别给予试验制剂与参比制剂后，测定血药浓度，估算生物利用度。

如果给予试验制剂与参比制剂量相同，则

$$F = \frac{AUC_T}{AUC_R} \times 100\% \tag{22-87}$$

如果剂量不等，则

$$F = \frac{AUC_T \cdot X_R}{AUC_R \cdot X_T} \times 100\% \tag{22-88}$$

式中，X_R 为参比制剂给药剂量，X_T 为试验制剂给药剂量。

利用每个受试者的血药浓度 – 时间数据分别求算有关药物动力学参数，如 $t_{1/2}$、C_{max}、t_{max}、AUC 等，AUC 也可由梯形面积法计算，其计算公式为：

$$AUC_{0 \to t} = \sum_{i=1}^{n} \frac{(C_{i-1} + C_i)}{2} (t_i - t_{i-1}) \tag{22-89}$$

$$AUC_{0 \to \infty} = AUC_{0 \to t} + \frac{C_n}{K} \tag{22-90}$$

式中，C_n 为最后 1 个采血点的血药浓度，K 为消除速度常数，由血药浓度 – 时间曲线末端直线部分 $\lg C$ 对 t 回归求得。

如果药物吸收后很快转化为代谢产物，无法测定原型药物的血药浓度 – 时间曲线，或前体药物吸收后转变为活性代谢产物，则可以通过测定血中代谢产物浓度进行生物利用度研究。

$$F = \frac{(AUC_m)_T}{(AUC_m)_R} \times 100\% \tag{22-91}$$

式中，AUC_m 为血中药物代谢物浓度 – 时间曲线下面积。

（二）多剂量给药方案

受试者按一定剂量、一定周期多次给药，体内血药浓度达到稳态后，任意给药间隔内的血药浓度 – 时间曲线下面积 $AUC_{0 \to \tau}$ 等于单剂量血药浓度 – 时间曲线下面积 $AUC_{0 \to \infty}$，多剂量给药生物利用度可按下式计算：

$$F = \frac{(AUC_{0 \to \tau})_T}{(AUC_{0 \to \tau})_R} \times 100\% \tag{22-92}$$

四、尿药浓度法测定生物利用度

(一) 单剂量给药方案

单剂量给药后，在一定的时间内（至少 7 个半衰期），收集尿中排泄原形药物总量 X_u^∞，计算生物利用度。

$$F = \frac{(X_u^\infty)_T}{(X_u^\infty)_R} \times 100\% \qquad (22-93)$$

若收集可测定的有代表性的药物代谢产物经尿排泄总量（M_u^∞），则

$$F = \frac{(M_u^\infty)_T}{(M_u^\infty)_R} \times 100\% \qquad (22-94)$$

(二) 多剂量给药方案

理论上，采用多剂量给药达稳态血药浓度时，任意给药间隔期内，原形药物尿中排泄量等于单剂量给药时尿中排泄原形药物总量。所以可采用稳态时尿药排泄数据计算生物利用度。

$$F = \frac{[(X_u)_{SS}]_T}{[(X_u)_{SS}]_R} \times 100\% \qquad (22-95)$$

式中，$(X_u)_{SS}$ 为稳态时任意给药间隔内原形药物尿中排泄量。

五、体外溶出度与生物利用度

溶出度（dissolubility）是指在规定介质中药物从片剂、胶囊剂等固体制剂溶出的速度和程度。

固体制剂口服后在胃肠道中需经崩解、溶解，药物才能被机体吸收，对于难溶性药物，其吸收是溶出速度限制过程，溶解速度的快慢将直接影响到药物的生物利用度。

以体液中药物浓度数据估算到的一些特征参数来表达药物的生物利用度是最直接和最准确的。但是在实际工作中，为了避免频繁、经常地进行复杂的体内实验，可从相对较为简单的体外实验如溶出度试验数据中寻找出一些特征参数，在确定这些特征参数与体内实验的特征参数间的相关性后，在一般生产或药品检验中就可以采用溶出度试验所得的特征参数来说明产品的质量，以保证制剂的生物利用度和临床疗效。

(一) 溶出度测定的原理

溶出度的测定原理，可用经修改的 Noyes – Whitney 方程（见本章第三节，式 22 – 4）表示：

$$\frac{dC}{dt} = KS\,(C_S - C)$$

从上式可以看出制剂中药物的溶出速度 dC/dt 与溶出速度常数 K、固体药物的表面积 S、固体制剂表面的饱和溶液浓度 C_S 和溶出介质中实际药物浓度 C 的差值成正比。K 值可随温度的变化而变化，S 值随着固体制剂的崩解而增大。由于难溶性药物在体内的溶出很慢，溶

出的药物很快被吸收，故 $C_s \gg C$。

体外溶出度测定的环境应体现或部分体现体内的溶出与吸收的条件，如模拟胃肠的蠕动，在恒温动态条件下测定，且保持较大的浓度差等以保证药物的连续溶出。

（二）溶出度测定的范围

需要进行溶出度测定的制剂有：

1. 生物利用度可能存在问题的制剂 这类制剂一般具有下列情况：①药物不易从制剂中释放；②久贮后药物溶解度降低；③含有在消化液中难溶的药物；④与其他成分易发生相互作用的药物等。

2. 可能会发生明显不良反应的制剂 对于某些药理作用强烈、治疗指数窄、吸收迅速的药物，若溶出太快，口服后血中药物浓度很快达到峰值，就可能产生明显的不良反应。含有这类药物的制剂，其溶出度应予控制。

（三）溶出度测定的目的

固体制剂溶出度测定的目的是：①研究制剂的制备工艺过程（包括中药前处理过程）和制备工艺技术对药物溶出度的影响；②研究不同晶型、不同颗粒大小的药物与溶出速度的关系；③研究制剂中的辅料和制剂配方对药物溶出度的影响；④寻找制剂在临床上使用无效或疗效不理想的原因；⑤比较药物在不同剂型中的溶出度，作为选择或改变药物剂型的依据；⑥比较药物或中药有效成分的各种酯类、盐类的溶出度；⑦探索制剂体外溶出度与体内生物利用度的关系。

（四）溶出度测定的方法

溶出度的测定可采用转篮法、桨法、循环法及崩解仪法等数种方法。文献报道的溶出度实验装置较多，选择使用总的要求为：①能体现药物在体内条件下的溶出与吸收过程；②分辨率高，能灵敏地区别溶出速度的差别；③重现性好；④结构简单，部件易标准化；⑤耐腐蚀性强。

《中国药典》2005 年版二部附录 X C 规定采用转篮法（第一法）和桨法（第二法和第三法）测定固体药物或制剂的溶出度。

容器的大小和形状对测定结果影响较大，一般采用圆底烧杯，在搅拌时不会形成死角，容积为 1000ml，第三法采用 250ml。

测定时转篮或搅拌桨的转速应保持恒定，第一法与第二法规定 $50 \sim 200 \text{r} \cdot \text{min}^{-1}$，第三法规定 $25 \sim 100 \text{r} \cdot \text{min}^{-1}$。转篮或搅拌桨需垂直平衡转动，不得有变形或歪斜，保证试验时搅拌条件一致。

溶出介质：水，$0.1 \text{mol} \cdot \text{L}^{-1}$ 的盐酸溶液；缓冲溶液（pH3~8）等。有时在介质中加入合适的表面活性剂、有机溶剂等，每次应使用同一批配制的介质，使溶出试验条件一致。为确保样品溶出满足漏槽条件，通常溶出介质的量应超过使药物溶解达饱和所需量的 5~10 倍，USP 要求药物在溶出介质的浓度应低于饱和浓度的 1/3。

测定方法：除另有规定外，量取经脱气处理的溶剂 900ml，注入每个操作容器内，加温使溶剂温度保持在 37℃ ±0.5℃，调整一定转速，取供试品 6 片（个），分别投入 6 个转篮内（或容器中），将转篮降入容器中，立即开始计时（投入容器中者立即开始计时），设定取样点（《中国药典》2005 年版二部附录 X C 规定，除另有规定外，至 45 分钟时取样），在设定的取样点吸取溶液适量，经 0.8μm 微孔滤膜滤过，自取样至滤过应在 30 秒钟内完成。取滤液，照各药品项下规定的方法测定药物浓度，算出每片（个）的溶出量。

（五）溶出度参数的提取

固体制剂溶出度试验中，每隔一定时间取样 1 次，测定一系列的溶出百分数 - 时间数据，然后需对试验数据进行处理，求出若干特征参数，用这些参数来表示制剂的体外溶出特征，或用它们与药物体内过程参数的相关性来评估制剂的生物有效性。

用固体药物或固体制剂体外累积溶出百分率与时间数据绘图，所得实验曲线如图 22 - 13 所示。

从图中曲线可以直接提取参数：①y_∞，即累积溶出最大量，是曲线的最高点；②t_m，溶出某百分比的时间，如 $t_{0.8}$，即药物溶出 80% 的时间；$t_{0.5}$，即药物溶出 50% 需要时间；③AUC，累积溶出百分率 - 时间曲线下的面积；④y_∞ 出现累积溶出最大量 y_∞ 的时间。

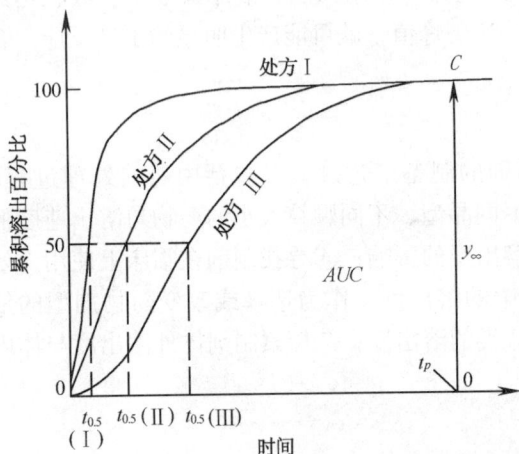

图 22 - 13　由实验曲线直接提取参数示意图

溶出特征参数亦可以通过下列几种模型求得。

1. 单指数模型　单指数模型认为累积溶出百分率与时间关系符合单指数方程：

$$y = y_\infty \ (1 - e^{-Kt}) \tag{22-96}$$

式中，y 为 t 时间累积溶出百分率；y_∞ 为药物最大溶出量，通常为 100% 或接近 100%，t 为时间；将式 22 - 96 整理后取对数得：

$$\lg \ (y_\infty - y) \ = \lg y_\infty - Kt/2.303 \tag{22-97}$$

故 $\lg \ (y_\infty - y)$ 对 t 作图若得一直线，即可认为药物的溶出符合单指数模型。用一元线性回归可求出该拟合直线的斜率，从斜率可求得 K，K 值大小反映溶出速度快慢。比较两制剂的 K 值，K 值大者溶出快。

2. 对数正态分布模型　药物溶出速度以单指数模型拟合时，在半对数坐标纸上各点若不成直线，可以试用对数正态分布模型：

$$Y = \phi \ [\ (\lg t - \mu) \ /\sigma] \tag{22-98}$$

式中，Y 为对数正态概率分布函数；μ、σ 为模型参数，μ 为对数均数，σ 为对数标准差，若制剂的累积溶出百分率符合对数正态分布模型，则 μ、σ 可以反映溶出过程的特征。通常 σ、μ 值大，溶出速度缓慢。

参数提取方法为：在对数正态概率纸上以正态分布函数坐标（即纵坐标）为累积溶出

百分率，对数坐标（即横坐标）表示时间，作图。如果各点能连成直线，即表示该制剂的溶出规律符合对数正态分布模型。在图中查出直线在纵坐标上 0.5 和 0.16（或 0.84）的对应横坐标值，用 $t_{1/2}$、$t_{0.16}$ 或 $t_{0.84}$ 表示，计算其他各项参数公式如下：

$$\mu = \lg t_{0.5} \tag{22-99}$$

$$\sigma = \lg t_{0.5} - \lg t_{0.16} \tag{22-100}$$

$$m = \lg^{-1} (\mu + 1.151 + \sigma^2) \tag{22-101}$$

$$S = m \left[\lg^{-1} (2.303\sigma^2) - 1 \right]^{1/2} \tag{22-102}$$

上述公式中，m、S 也是模型参数，m 为对数正态分布的均数估计值；S 为对数正态分布的标准差。m 值大表示制剂中药物溶出缓慢。

3. 威布尔（Weibull）分布模型 实验数据用单指数模型和对数正态分布模型拟合均不能得到直线时，可以尝试采用威布尔概率分布模型拟合。威布尔分布函数为：

$$F(t) = 1 - e^{\frac{-(t-\tau)m}{t_0}}, \quad t \geq \tau \tag{22-103}$$

式中，$F(t)$ 在溶出试验中表示累积溶出百分率；t 为时间；t_0 为尺度参数；τ 为位置参数，溶出试验中常取正值或等于零，正值表示时间延滞。m 为形状参数，表示曲线形状特征。

由式 22-103 可推出：

$$\ln \ln \frac{1}{1 - F(t)} = m \ln (t - \tau) - \ln t_0 \tag{22-104}$$

如用 $\ln \ln\{1/[1 - F(t)]\}$ 对 $\ln(t - \tau)$ 作图为一直线，则可用威布尔概率纸作图估计。

在溶出没有时间延滞或时间延滞很小时，$\tau = 0$，可用回归法求出直线方程，进而计算出溶出50%所需要的时间 T_{50} 和溶出63.2%所需要的时间 T_d。T_d 是当式 22-104 左端等于零时溶出百分率 $F(t)$ 恰好为 63.2% 的一个特定数值。

（六）确定体内外相关性及相关数据的处理

确定体外溶出试验与体内生物利用度试验的相关关系的主要目的，是将体外溶出作为体内生物利用度研究的替代性试验。一旦这种关系确定后，即可用体外溶出参数作为制剂体内生物利用度特性的指示。同样，也可以用于筛选制剂处方和制备工艺，保证制剂产品体内外性能的一致性。

下面介绍两种常用的体内外相关性确定方法与数据处理方法：

1. 单点相关关系的确定 某一溶出时间点如 $t_{0.5}$、$t_{0.9}$ 或 T_d 与某一药动学参数如 C_{max} 或 t_{max} 的相关关系。

例如，某片剂溶出试验数据6次平均值和健康受试者口服该片生物利用度参数（8人平均值）见表 22-8。

分别将3组数据：$t_{0.5} - C_{max}$、$t_{0.5} - t_{max}$、$t_{0.5} - AUC$，回归处理，求得两两相关系数，分别为 0.954、0.957、0.801。结果表明，试片 A、B、C、D 溶出试验参数 $t_{0.5}$ 依次延长，口服后血药浓度峰值依次减小，达峰时间依次推迟，两两相关性好。$t_{0.5} - AUC$ 相关性差，因为制剂在体内的过程比体外试验复杂得多，因此溶出试验不能完全代替体内试验和该片剂的生物利用度。

表 22 - 8　　　　　　　　　　　　　　　　某片剂的生物利用度参数

试　　样	A	B	C	D
$t_{0.5}$（min）	3.2	15.4	45.0	88.0
C_{max}（min）	14.3	13.6	11.3	10.5
t_{max}（min）	83.3	75.5	112.2	134.1
AUC（$\mu g \cdot ml^{-1} \cdot min^{-1}$）	2767	2807	2500	2541

2. 整个体外溶出过程与整个体内过程之间相关关系的确定　这种相关关系是最高水平的相关关系。当缓释制剂体外溶出速度与试验条件（如 pH 值、搅拌等）无关时，可能存在这种相关关系。如药物累积溶出百分率与吸收百分率相关关系的确定：

（1）药物吸收百分率的求算　利用 Wagner - Nelson 法计算某时间体内吸收的药物分数的公式为：

$$F_a = \frac{(X_A)_t}{(X_A)_\infty} = \frac{C_t + K \cdot AUC_{0 \to t}}{K \cdot AUC_{0 \to \infty}} \qquad (22 - 105)$$

式中，F_a 为药物吸收百分率；$(X_A)_t$ 为 t 时吸收的累积药量；$(X_A)_\infty$ 为被吸收的全部药量；C_t 为 t 时的血药浓度；K 为消除速度常数；$AUC_{0 \to t}$ 和 $AUC_{0 \to \infty}$ 分别为 0 到 t 时和 0 时到吸收结束时的血药浓度 - 时间曲线下面积。

（2）药物累积溶出百分率与吸收百分率相关关系　某片剂在不同时间的累积溶出百分比（F_d）和口服吸收百分率（F_a）见表 22 - 9。

表 22 - 9　　　　　　　　　　　　　　　　某片剂的溶出与吸收百分率

t（h）	1	2	3	4	5	6	7	8
F_d（%）	33.29	48.47	69.66	75.99	87.74	92.41	96.27	98.53
F_a（%）	29.85	44.88	63.51	73.47	79.52	86.51	90.70	97.89

将 $F_d - F_a$ 回归处理，两组数据的相关系数为 0.9944，相关性很好。表明该片剂的体外溶出百分比可以代替体内药物吸收百分数，溶出度可指示该片剂的生物利用度。

第二十三章

药物制剂的配伍变化

学习要求：

1. 掌握药物制剂配伍变化的含义；药剂学配伍变化的内容；溶液中配伍变化的实验方法；发生配伍变化后的处理方法。

2. 熟悉药理学和注射液配伍变化的分类及其发生原因。

第一节　概　　述

药物配伍应用后在理化性质或生理效应方面产生的变化，称为药物配伍变化。在一定条件下产生的不利于生产、应用和治疗的配伍变化称为配伍禁忌。

一、药物配伍用药的目的

合理的药物配伍应能达到以下目的：使药物之间产生协同作用，增强疗效；在提高疗效的同时，减少毒副作用；利用相反的药性或药物间的拮抗作用，克服药物的偏性或副作用等。

药物配伍后有时只发生一种配伍变化，有时可发生几种配伍变化。若药物之间配伍不合理，在体内发生相互作用，可导致中毒或药物失效；在体外发生配伍变化，除使物理化学性质发生改变外，也可导致中毒或药物失效，影响药物的生物利用度；有的虽在体外无可见的配伍变化，但进入体内却发生相互作用。因此，药物能否配伍应用，归根结底要看其对机体产生的影响。

二、药物配伍变化的类型

药物的配伍变化，从不同角度有不同的分类方法。

1. 按配伍变化性质分类　分为疗效学配伍变化和物理化学配伍变化。而有些药物配伍往往同时发生上述两种变化，如因产生化学变化，结果使效价下降或产生有毒物质，也可引起疗效的改变。

2. 按药物的特点及临床用药情况分类　分为中药学配伍变化、药理学配伍变化、药剂学配伍变化。

3. 按配伍变化发生的部位　分为体外配伍变化和体内药物相互作用。体内药物相互作用又可分为药物动力学相互作用和药效学相互作用。

中药学的配伍变化在第二章"中药调剂"第四节中已介绍。本章介绍药剂学的配伍变化与药理学的配伍变化。

药剂学的配伍变化属于体外配伍变化，即药物进入机体前发生的变化，这种变化由物理、化学性质的变化引起，是在药剂生产、贮藏及用药配伍过程中发生的配伍变化。根据变化的性质不同，药剂学的配伍变化分为物理配伍变化和化学配伍变化。药剂学的配伍变化，有的在较短时间内便可发生，有的则需较长时间。对这种变化中不利于生产，不利于贮藏，造成使用不便或对治疗有害，而又无法克服的配伍变化称之为药剂学的配伍禁忌。

药理学配伍变化是指药物受合用或先后应用的其他药物、附加剂、内源物质、食物等的影响，而使其药理作用性质、强度、副作用、毒性等发生改变的疗效学方面的配伍变化。出现疗效降低或消失，产生毒性反应，甚至危及生命的称之为药理学配伍禁忌。

第二节　药剂学的配伍变化

一、物理的配伍变化

物理的配伍变化，系指药物在配伍制备、贮存过程中，发生分散状态或物理性质的改变，从而影响到制剂的外观或内在质量的变化。例如含树脂的醇性制剂在水性制剂中析出树脂，含共熔成分多的制剂失掉干燥均匀的结聚状态。吸附性较强的固体粉末（如活性炭、白陶土等）与剂量较小的生物碱盐配伍时，可因后者被吸附而在机体中不能完全释放。微晶的药物在水溶液中由于某些物质的溶解度改变而逐渐聚结成大晶体等。

（一）溶解度的改变

1. 温度改变　提取温度对药物的溶解度有直接的影响，多数药物的溶解是吸热过程，升高温度有利于吸热过程，溶解度增大；但也有一些药物的溶解是放热过程，升高温度溶解度降低。例如，芒硝主含含水硫酸钙（$Na_2SO_4 \cdot 10H_2O$），在 32.4℃以下时升高温度溶解度增大，当超过 32.4℃时，升高温度溶解度反而降低。石膏主含含水硫酸钙（$CaSO_4 \cdot 2H_2O$），42℃时硫酸钙的溶解度最大。

溶液环境条件的改变会影响很多中药有效成分的溶解度。例如药酒采用热浸法制备，未经冷藏处理即灌装，贮藏温度低于生产温度时易析出沉淀。

2. 药渣吸附　群药合煎时，一种药物的成分会被其他药渣吸附，而影响其提取率。例如甘草与黄芩或麻黄共煎时，煎液中甘草酸的含量较其单煎下降约为 60%。

3. 盐析作用　无机离子对溶解的影响主要是盐析作用，使某些药物成分从溶剂中析出。例如甘草配合芒硝（$Na_2SO_4 \cdot 10H_2O$），由于芒硝的盐析作用，使部分甘草酸析出与药渣一起被滤除。高分子化合物水溶液中加入大量的氯化钠、硫酸铵等电解质，均可破坏胶体，析出沉淀。

4. 增溶作用　糊化淀粉对酚性药物会产生增溶作用。例如芦丁在 1% 糊化淀粉溶液的溶解度为纯水的 3.8 倍，在同样条件下槲皮素则可达 6.5 倍。糊化淀粉增加芦丁溶解度，是由于形成了淀粉-芦丁的复合体。此外，党参、茯苓、白术与甘草配伍时，甘草可使这些药物的浸出物增加，也与甘草皂苷的增溶作用有关。

5. 改变溶剂　不同溶剂的制剂配合在一起，常会析出沉淀。例如含树脂的醇性制剂，或薄荷脑、尼泊金等醇溶液，与水性制剂配伍时可能产生沉淀。含盐类的水溶液加入乙醇时也同样可能产生沉淀。高分子化合物水溶液中加入乙醇、丙酮等脱水剂均可破坏胶体，析出沉淀。

6. 贮藏过程 药液中有效成分或杂质为高分子物质时，放置过程中受空气、光线等影响，胶体"陈化"而析出沉淀。如药酒、酊剂、流浸膏等制剂贮存一段时间后会析出沉淀。

总之，中药复方药物成分复杂，在提取、制备或贮藏过程均有可能发生增溶、助溶、盐析、沉淀、吸附等物理现象，导致溶解度的改变，引起制剂质量甚至疗效的变化。

（二）吸湿、潮解、液化与结块

1. 吸湿与潮解 吸湿性很强的药物，如中药的干浸膏、颗粒、某些酶、无机盐类等与含结晶水的药物相互配伍时，药物易发生吸湿潮解。使用吸湿性强的辅料时，也易使遇水不稳定的药物分解或降低效价。

2. 液化 能形成低共熔混合物的药物配伍时，可发生液化而影响制剂的配制。但根据剂型及治疗需要，制备中也可利用处方中低共熔混合物液化现象，如樟脑、冰片与薄荷脑混合时产生的液化。

3. 结块 粉体制剂如散剂、颗粒剂由于药物配伍后吸湿性增加而结块。同时也可能导致药物的分解失效。

（三）粒径或分散状态的改变

粒径或分散状态的改变可直接影响制剂的内在质量。例如乳剂、混悬剂中分散相的粒径可因与其他药物配伍而变粗，分散相聚结、凝聚或分层，导致使用不便或分剂量不准，甚至影响药物在体内的吸收。胶体溶液可因加入电解质或其他脱水剂使胶体分散状态破坏而产生沉淀。某些保护胶体中加入浓度较高的亲水物质如糖、乙醇或强电解质可使保护胶失去作用。吸附性较强的物质如活性炭、白陶土、碳酸钙等，当与剂量较小的生物碱配伍时，能使后者被吸附而在机体中释放不完全。

二、化学的配伍变化

化学的配伍变化是指药物成分之间发生氧化、还原、分解、水解、取代、聚合等化学反应而导致药物成分的改变，如出现变色、浑浊、沉淀或产生气体和发生爆炸等现象，以致影响药物制剂的外观、质量和疗效，甚至产生毒副作用。

（一）产生浑浊或沉淀

中药液体药剂在配制和贮藏过程中若配伍不当，可能产生浑浊或沉淀。例如：

1. 生物碱与苷类 糖基上含有羧基的苷类或其他酸性较强的苷类与生物碱结合，会产生沉淀。如甘草与含生物碱的黄连、黄柏、吴茱萸、延胡索、槟榔、马钱子共煎可发生沉淀或浑浊。已经证实，两分子的小檗碱可与甘草皂苷的葡萄糖醛酸的两个羧基结合而沉淀。该沉淀在人工胃液中难溶，而在人工肠液中易溶，其溶解度随 pH 值的升高而明显增大。葛根黄酮、黄芩苷等羟基黄酮衍生物及大黄酸、大黄素等羟基蒽醌衍生物在溶液中也能与小檗碱生成沉淀。

2. 有机酸与生物碱 金银花中含有绿原酸和异绿原酸，茵陈中含有绿原酸及咖啡酸，两药与小檗碱、延胡索乙素等多种生物碱配伍使用，均可生成难溶性的生物碱有机酸盐，该沉淀在肠中分解后，方可缓慢地呈现生物碱的作用。

3. 无机离子的影响　石膏中的钙离子可与甘草酸、绿原酸、黄芩苷等生成难溶于水的钙盐，以硬水作为提取溶剂时，含有的钙、镁离子能与一些大分子酸性成分生成沉淀。

4. 鞣质和生物碱　除少数特殊生物碱外，大多数生物碱能与鞣质反应生成难溶性的沉淀。如大黄与黄连配伍，汤液苦味消失，而且形成黄褐色的胶状沉淀，该沉淀在人工胃液和人工肠液中均难溶。含鞣质的中药较多，因此在中药复方制剂制备时，应防止生物碱的损失。

5. 鞣质和其他成分结合　鞣质能和皂苷结合生成沉淀。如含柴胡皂苷的中药与拳参等含鞣质的中药提取液配伍时可生成沉淀。在制备感冒退热颗粒剂时，应防止吲哚苷被拳参中的鞣质所沉淀，而被滤除。鞣质还可与蛋白质、白及胶生成沉淀，使酶类制剂降低疗效或失效。含鞣质的中药制剂如五倍子、大黄、地榆等与抗生素如红霉素、灰黄霉素、氨苄青霉素等配伍，可生成鞣酸盐沉淀物，不易被吸收，降低各自的生物利用度；与含金属离子的药物如钙剂、铁剂、生物碱配伍易产生沉淀。

（二）产生有毒物质

含朱砂的中药制剂如朱砂安神丸、七厘散、冠心苏合丸等，不宜与还原性药物如溴化钾、溴化钠、碘化钾、碘化钠、硫酸亚铁等配伍，否则会产生溴化汞或碘化汞沉淀，有很强的刺激性，导致胃肠道出血或发生严重的药源性肠炎，出现腹痛、腹泻和赤痢样大便。

（三）变色与产气

1. 变色　药物制剂配伍引起氧化、还原、聚合、分解等反应时，分子结构中含有酚羟基的药物与铁盐相遇，使颜色变深。易氧化变色的药物遇 pH 值较高的药物溶液时可发生变色现象，与某些固体制剂配伍也可能发生变色现象，如碳酸氢钠或氧化镁粉末能使大黄粉末变为粉红色，这种变色现象在光照、高温、高湿环境中反应更快。

一般而言，只发生外观变化，不影响疗效的可通过加入微量抗氧剂，调整 pH 值延缓氧化，或单独制备、服用等方法，予以避免。产生有毒的变色反应，则属配伍禁忌。

2. 产气　药物配伍时，遇到产气的现象，一般由化学反应引起，如碳酸盐、碳酸氢钠与酸类药物配伍发生中和反应产生二氧化碳。如将含漱用的复方硼酸钠溶液配制成泡腾片、泡腾颗粒剂，使用时会发生产气现象。

（四）发生爆炸

发生爆炸的情况，大多由强氧化剂与强还原剂配伍而引起。如火硝与雄黄、高锰酸钾与甘油、氯酸钾与硫、强氧化剂与蔗糖或葡萄糖等药物混合研磨时，均可能发生爆炸。碘与白降汞混合研磨能产生碘化汞，如有乙醇存在可引起爆炸。

另外，某些辅料与一些药物配伍时也可发生化学配伍变化。因此，药剂在制备、配合使用时还应考虑到辅料与药物间的配伍变化。

三、注射液的配伍变化

（一）注射剂配伍变化的分类

由于治疗和抢救工作的需要，经常将几种注射液配伍使用。注射液的配伍变化同样可分为药理的和药剂的两个方面。药剂的配伍变化，可分为可见的和不可见的两种变化现象。可见的配伍变化，即指一种注射剂与另一种注射剂混合或加入输液中后出现了浑浊、沉淀、结晶、变色或产气等变化现象，如15%的硫喷妥钠水性注射液与非水溶剂制成的西地兰注射液混合时可析出沉淀，枸橼酸小檗碱注射液与等渗氯化钠混合时则析出结晶等。不可见的配伍变化，则指肉眼观察不到的配伍变化，如某些药物的水解、抗生素的分解和效价下降等，一般为肉眼观察不到的配伍变化，可能影响疗效或出现毒副作用，带来潜在的危害性。

（二）注射剂产生配伍变化的因素

1. 溶剂组成的改变　掌握药物制剂的组成及其溶剂的性质，对于防止配伍变化的产生具有十分重要的意义。当某些含非水溶剂的注射剂加入到输液中时，由于溶剂组成的改变会使药物析出。如安定注射液含40%丙二醇、10%乙醇，当与5%葡萄糖或0.9%氯化钠注射液配伍时容易析出沉淀。由于注射液和输液剂多以水为溶剂，其中输液的容量较大，对pH值、离子强度和种类、浓度、澄明度等各种要求都很严格。对于不同溶剂注射液的相互配伍，尤其应该注意。例如：

①常用的如单糖、盐、高分子化合物的输液，如5%葡萄糖注射液、等渗氯化钠注射液、复方氯化钠注射液、葡萄糖氯化钠注射液、右旋糖酐注射液、各种代血浆、各种氨基酸输液、多种维生素输液，以及各种含乳酸钠或碳酸钠输液制品，一般为水溶液，比较稳定，常与其他药物的注射液配伍。

②血液成分极为复杂，与含药物注射液混合容易引起溶血、血细胞凝聚等现象，故不宜与其他注射液配合使用。

③甘露醇注射液一般含20%甘露醇，为过饱和溶液。当加入氯化钠、氯化钾溶液时，则容易析出甘露醇结晶。

④静脉乳剂因乳剂的稳定性受许多因素影响，加入药物往往能破坏乳剂的稳定性，产生乳剂破裂、油相合并或聚集等现象，故这类制品与其他注射液配伍应慎重。

2. pH值的改变　注射液的pH值是其重要的稳定因素。由于pH值的改变，有些药物会产生沉淀或加速分解。例如生物碱、有机酸、酚类等，在一定pH值的溶液中比较稳定，当pH改变时，其溶解度也发生变化。含碱性有效成分的制剂不宜与酸性注射剂配伍，含酸性有效成分的制剂不宜与碱性注射剂配伍。例如硫酸长春新碱注射液与碳酸氢钠、磺胺嘧啶钠等碱性注射液混合时，由于pH值升高，生物碱游离而析出沉淀。黄芩注射液（pH7.5~8.0）、何首乌注射液（pH7.0~8.0）若与葡萄糖注射液（pH3.2~5.5）或葡萄糖盐水（pH3.5~5.5）等酸性注射液混合时，可因黄芩苷、蒽醌苷溶解度降低而析出沉淀。

输液本身的pH值是直接影响混合后pH值的主要因素之一。各种输液有不同的pH值范围，一般所规定的pH值范围比较大。凡混合后超出该输液特定pH值范围的药剂，则不能配伍使用。如青霉素G在混合后pH值达4.5的溶液中4小时内损失10%的效价；而在pH3.6时，4小时内损失40%的效价。因此，不但要注意制剂的pH值，而且要注意配伍药液的pH值范围。

3. 缓冲容量　许多注射液的pH值由所含成分或加入的缓冲剂的缓冲能力所决定，具有缓冲能力的溶液其pH值可稳定在一定范围，从而使制剂稳定。缓冲剂抵抗pH变化能力的大小称缓冲容量。混合后的药液 pH 值若超出其缓冲容量，仍可能出现沉淀。例如有些输液虽然含有一定缓冲容量的有机阴离子乳酸根、醋酸根，但仍可使某些在酸性溶液中沉淀的药剂出现沉淀，如 5％硫喷妥钠注射液与氯化钠注射液配伍不发生变化，但加入含乳酸盐的葡萄糖注射液则会析出沉淀。

4. 原辅料的纯度和盐析作用　注射液之间发生的配伍变化也可能由于原辅料的纯度不符合要求引起。例如氯化钠原料若含有微量的钙盐，当与 2.5％枸橼酸注射液配合时，往往产生枸橼酸钙的悬浮微粒而出现混浊。甘草酸、绿原酸、黄芩苷等与钙离子也能生成难溶于水的钙盐，中药注射液中未除尽的高分子杂质在贮藏过程中，或与输液配伍时会出现浑浊或沉淀。

某些呈胶体分散体的注射液，如两性霉素 B 在含大量电解质的输液中会被盐析，使胶体粒子凝聚而产生沉淀。

5. 成分之间的沉淀反应　某些药物可直接与输液或另一注射液中的某种成分反应。例如黄酮类化合物的注射液遇 Ca^{2+} 能产生沉淀，含黄芩苷的注射液遇小檗碱也会发生反应而产生沉淀。有些药物在溶液中可能形成聚合物。

6. 混合浓度、顺序及其稳定性的影响　两种以上药物配伍后出现沉淀，与其浓度和放置时间有关，如红霉素乳糖酸盐与等渗氯化钠或复方氯化钠注射液各为 1％浓度混合时，能保持澄明，但当后者浓度为 5％时，则出现不同程度的浑浊。

改变混合顺序可避免有些药物混合后产生沉淀，如氨茶碱 1g 与烟酸 300mg 配合，先将氨茶碱用输液稀释至 1000ml 时，再慢慢加入烟酸可得澄明溶液，如先将两种溶液混合则会析出沉淀，因此在配伍时应采取先稀释后混合，逐步提高浓度的方法。

混合后还应注意放置时间的影响。许多药物在溶液中的反应有时很慢，个别注射液混合几小时后才出现沉淀，所以可以在短时间内使用。注射液与输液配伍应先做实验，若在数小时内无沉淀发生或分解量不超过规定范围，并不影响疗效，可在规定时间内输完。如输入量较大时，应分次输入，或临用前新配。

7. 附加剂的影响　注射液中加入缓冲剂、助溶剂、抗氧剂、稳定剂等附加剂，与药物之间可能出现配伍变化。如用聚山梨酯 – 80 作增溶剂时，若遇药液中含有少量鞣质，鞣质可与聚山梨酯 – 80 的聚氧乙烯基产生络合反应，若该络合物的溶解度较小或量较大时，药液就会出现浑浊或沉淀。

第三节　药理学的配伍变化

药理学的配伍变化又称疗效学的配伍变化。药物合并使用后，使药理作用的性质和强度发生变化，如发生协同作用、拮抗作用，使疗效降低或产生毒副作用，影响治疗效果，甚至危及患者生命安全。

一、协同作用

协同作用系指两种以上药物合并使用后，使药物作用增加。协同作用又可分为相加作用和增强作用。相加作用为两药合用的作用等于两药作用之和。增强作用又称为相乘作用，表现为两药合用的作用大于两药作用之和。药物的协同作用在临床上具有重要意义。例如：

①红花与当归、川芎配伍：三者均为理气、活血、祛瘀药，中医临床常相须配伍应用。现代药理研究表明，红花可降低心肌耗氧量、扩张冠脉及增加冠脉血流量（对抗 α-受体作用）。当归、川芎都含有阿魏酸，可抑制血小板聚集、降低 5-羟色胺释放和减少前列腺素的合成，故配伍应用后可增强抗凝作用，提高对血栓性疾病的治疗效果。复方红花、当归注射液或当归、川芎注射液的扩冠和增加冠脉血流量作用均强于各药单用的效果。

②黄连复方配伍：在黄连单方与复方抗药性难易的比较实验中，证明单方抗药性高于复方。黄连与黄连解毒汤在同样条件下接种细菌培养实验表明，细菌在黄连高于原实验浓度 32 倍的情况下仍能生长，而黄连解毒汤仅为原实验浓度 4 倍，说明黄连单方的抗药性大于黄连解毒汤；而复方的抗菌作用比黄连单方增强了 8 倍。

③含钙中药与某些西药配伍：如含钙中药与红霉素联合应用，可避免红霉素被胃酸破坏，从而提高红霉素的抗菌作用。含钙中药与维生素 D 伍用，有利于钙的吸收。青霉素 G 与金银花注射液合用，可加快青霉素对金黄色葡萄球菌的抗菌作用。

二、拮抗作用

拮抗作用系指两种以上药物合并使用后，使作用减弱或消失，不宜配伍使用。但在临床上有时将有拮抗作用的药物有意识地伍用，以纠正主药的副作用和突出主药的主要作用。例如：

①含钙类的制酸中药与阿司匹林、水杨酸、胃蛋白酶合剂等酸性药物联合应用时，能够发生中和作用，使两者作用都受影响。

②牛黄解毒片中的大黄具有解毒泻火的作用，是起治疗作用的主要组分，已证实其有较强的抑菌作用。当与异烟肼同服时，因异烟肼含有酰肼结构，可形成螯合物，使异烟肼抗结核的药效减弱。

③具有中枢兴奋作用的麻黄碱可对抗催眠药巴比妥类药物的作用，但巴比妥类药物可减轻麻黄碱的中枢兴奋作用，故治疗哮喘时，二者经常合用。

三、增加毒副作用

某些药物配伍后，能增加毒性或副作用，则不宜配伍使用或应慎用。例如：

①抗癌药石蒜含石蒜碱，与大剂量维生素 C 配合使用时，能增强石蒜碱的毒性，故不宜伍用。

②甘草主要成分为甘草酸，水解后生成甘草次酸，具有糖皮质激素样作用，与某些西药联用可导致疗效降低或产生不良反应，如与洋地黄毒苷长期伍用时，因甘草具有去氧皮质酮样作用，能"保钠排钾"，使体内钾离子减少，导致心脏对强心苷的敏感性增加而引起中毒；与速尿及噻嗪类利尿剂合用时，因为甘草具有水钠潴留作用，可减弱利尿剂的利尿效果，引起低血钾症。

③中药川乌、草乌、附子及含有生物碱的中成药，如小活络丹、元胡止痛片、黄连素等

与链霉素、庆大霉素及卡那霉素等氨基糖苷类药物合用时，可能会增加对听神经的毒性，产生耳鸣、耳聋等副作用。

四、药剂在体内发生的配伍变化

药物制剂在体内发生的配伍变化，主要表现在体内吸收部位及分布、代谢与排泄过程所发生的协同作用、拮抗作用或毒副作用。例如：

（一）药物在吸收部位发生的配伍变化

药剂在吸收部位发生的物理化学反应，包括由于温度、pH、水分、金属离子等作用引起的结构性质改变，影响药物制剂的崩解时间、溶出速度、吸收速度和程度。例如：

四季青片含有大量鞣质，如果患者同时服用地高辛，可导致地高辛的疗效降低，原因是四季青在胃肠道中与洋地黄强心苷结合形成不溶性沉淀物，不易被胃肠道吸收。

元胡止痛片中含有生物碱，与强心苷类同服时，前者可使胃排空延迟，胃肠蠕动减慢，增加了强心苷的吸收。黄连在胃肠道中具有很强的抑菌作用，可导致肠道内菌群发生改变，当同时服用强心苷时，强心苷因肠道内菌群的改变代谢减少，血中强心苷的浓度升高，从而导致强心苷中毒。

（二）药物在分布过程发生的配伍变化

药剂对分布的影响最常见的是置换作用，即一种药物减少了另一种药物与蛋白的结合。当两种药物在蛋白质某一结合位置上进行竞争时，亲和力强的药物将亲和力弱的药物置换出来，被置换的药物其游离型浓度显著增加。同时药效与游离型药物的浓度有关，与蛋白质结合率的改变可直接影响药剂的疗效。例如：保泰松与法华令同用，使法华令的游离药物浓度增加，容易产生出血等副作用。

（三）药物在代谢过程发生的配伍变化

药物在体内受药酶的作用发生的配伍变化分为酶促作用或酶抑作用。药酶的作用具有专属性。当两种药物同时应用时，产生激发性药酶的作用，即酶促作用。例如乙醇有酶促作用，风湿止痛药酒可使安乃近等代谢加快，半衰期缩短，药效下降。酶抑作用是指药物因能抑制另一种药物代谢酶的活性，使代谢作用减缓，因而使该药物的药理作用增强或毒性增加。如双香豆素抑制甲磺丁脲在肝脏内羟基化反应酶的作用，使甲磺丁脲的羟化反应不能顺利进行，在体内停留时间延长。

此外药物还可因在肝脏蓄积而造成损害。如朱砂安神丸、健脑丸、七厘散、苏合香丸、冠心苏合丸等与具有还原性的西药，如溴化钾、溴化钠、碘化钾、碘化钠、硫酸亚铁、亚硝酸盐等同服时，可生成具有毒性的溴化汞或碘化汞沉淀，不仅能刺激胃肠道出血，导致严重的药源性肠炎，而且汞离子对酶蛋白质的巯基有特殊的亲和力，抑制多种酶的活性而干扰组织细胞的正常功能，并可在肝脏蓄积，从而增加对肝脏的损害。又如含鞣质的中药五倍子、大黄、地榆等与红霉素类抗生素、利福平、灰黄霉素、林可霉素和氨苄青霉素等同时服用时，不仅可生成鞣酸盐沉淀物，不易被吸收，降低各自的生物利用度，而且易发生药源性肝病。

（四）药物在排泄过程发生的配伍变化

药物一般以原型药物或代谢物通过肾脏、肝胆系统、呼吸系统及皮肤汗腺分泌等途径排出体外，并大多以肾脏排泄为主。一些弱酸或弱碱类药物均可在肾小管分泌时产生相互竞争而发生变化。例如，硼砂与苯巴比妥、阿司匹林、水杨酸钠、保泰松、头孢菌素和氨苄青霉素合用时可使这些药物的离子化程度增高，肾小管对其重吸收减少，排泄增加，血药浓度降低而影响药效。

此外，药物在作用部位或作用环节也可能产生相互竞争，而使其中某一种药物的疗效增强或减弱。例如：麻黄碱与氨茶碱均是平喘药，但两者的作用环节却不同。麻黄碱能增加支气管组织细胞中的环磷酸腺苷（cAMP）含量的机制是激活细胞膜上的腺苷酸环化酶、催化三磷酸腺苷（ATP）形成；而氨茶碱则通过抑制细胞内破坏 cAMP 的磷酸二酯酶的活性，从而提高细胞内 cAMP 的含量，临床使用观察表明，两药并用后效果反而不及单独应用，且毒性增加 2 ~ 3 倍，可出现头昏头痛、心律失常等不良反应，因此两药不宜伍用。

第四节　预测配伍变化的实验方法

目前虽然有许多药物配伍的研究报道和各种注射液的配伍表，但是药物制剂产生配伍变化的情况往往很复杂。判断两种药物之间是否产生配伍变化一般应从两方面进行：一方面应根据药物的理化性质、药理性质及其配方、临床用药的对象、剂量、用药意图等，结合易产生配伍变化的因素进行分析；另一方面应通过实验观察作出合理的判断。除理化实验外，抑菌效价、毒性、药理学和动力学参数的变化，还应通过微生物学、药理学和药物动力学等实验研究结果来分析。

在研究溶液配伍变化时，实验条件须与临床使用情况相似，如注射液的批号、规格、配合量、pH 和附加剂等条件均应相同，如进行药理学研究时，则应选用对药物敏感，反应与人相似的动物作实验对象，给药途径和方法亦应相同，以得出较为正确的结论。

一、可见的配伍变化实验方法

常用的方法是将两种注射液混合，在一定时间内，肉眼观察有无浑浊、沉淀、结晶、变色、产生气体等现象。实验中要注意混合比例、观察时间、浓度与 pH 值等，条件不同会出现不同结果。混合比例通常是 1∶1，也可采用 1∶2 或 1∶3。如果是大输液，最好是实际使用量，按比例缩小。观察时间可定为 2 小时、4 小时、24 小时等，根据给药方法（静脉推注或滴注时间）来确定。静脉滴注一般定为 6 小时较为合适。粉末或冻干的安瓿剂按说明书指示的溶剂稀释后加入。有些制剂析出结晶或沉淀受条件影响反应比较慢，或结晶比较细，则可利用微孔滤膜将配伍后的药液滤过，在显微镜或电子显微镜下观察析出的微粒或结晶的情况。

对产生沉淀或浑浊的配伍变化，应进一步分析其原因，如采用该混合液中加酸或加碱，使其恢复到原来的 pH 值，或将沉淀滤出，采用适当的方法鉴别沉淀属于哪种物质，是否有新的物质生成等。

二、测定变化点的 pH 值

许多配伍变化是由 pH 值改变引起的，所以应将测定注射液变化点的 pH 值，作为预测配伍变化的依据之一。其方法是：

取 10ml 注射液，先测其 pH 值。主药是有机酸盐时可用 $0.1mol \cdot L^{-1}$ HCl（pH = 1），主药是有机碱盐时则可用 $0.1mol \cdot L^{-1}$ NaOH（pH = 13），缓缓滴于注射液中，观察其间发生的变化（如浑浊、变色等）。当发现有显著变化时，测其 pH 值，此 pH 值即为变化点的 pH 值。记录所用酸碱的量。如果酸碱的用量达 10ml 还未出现变化，则认为酸碱对该注射液不引起变化。测定 pH 值一般在室温下进行，并记录其 pH 值移动的范围，如图 23 - 1 所示。

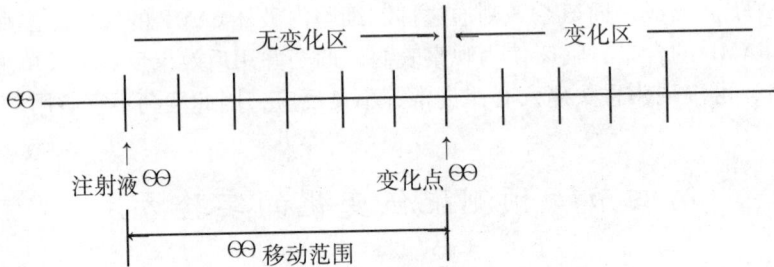

图 ⊕⊖- ⊖   变化点的 ⊕⊖ 示意图

若 pH 值移动范围大，说明该注射液不易产生变化，如果 pH 值移动范围小，则说明容易产生 pH 配伍变化。从酸或碱的消耗量来考虑，当加入大量的酸或碱而该溶液的 pH 值移动范围仍很小，则说明有较大的缓冲容量。一般具有较大缓冲容量的注射液与其他注射液配伍时，溶液的 pH 值偏近于前者。

如果有两种注射液混合后的 pH 值都不在两者的变化区内，一般预测不会发生配伍变化。如混合后的 pH 值在一种注射液的变化区时，则有可能发生变化。

三、稳定性试验

稳定性较差的药物若需添加到输液中时，因临床输液的时间较长，药物加入输液后受 pH、光线或含有催化作用的离子等影响，往往可使一些药物的效价降低。若在规定的时间内（如 6、24 小时等）药物效价或含量的降低不超过 10% 者，一般认为是稳定的。

实验方法如下：将注射液按实际使用量和浓度，加入输液中（常用量在 100 ~ 500ml），或再加第二种、第三种注射液，混合均匀后，控制恒定温度，立即测定其中不稳定药物的含量或效价，并记录该混合液的 pH 值与外观等。然后每隔一定时间取出适量进行定量或效价测定，并记录结果，以便了解药物在一定条件下的稳定性情况和测得下降或失效 10% 所需要的时间。实验时应注意选择灵敏度高、不受混合液中其他成分干扰的合适的定量方法，也可用化学动力学的方法，了解药物的分解属于哪一级反应，求得反应速度常数后，分析各种因素（pH 值、温度、离子强度等）与药物配伍变化的关系。

表 23 - 1 列有 10 种中药静脉注射液与 15 种输液剂配伍变化情况，仅供参考。

表⊖-⊖ ⊖种中药静脉注射液与⊖种输液剂配伍变化表

盐酸川芎嗪	
汉肌松	
柴胡 水剂	
醒脑静⊖号	
莪术油	
复方丹参	
丹参	
盐酸黄连素	
石膏	
枸橼酸黄连素	
葡萄糖氯化钠	
氯化钠	
葡萄糖	
葡萄糖	
复方氯化钠	
低分子右旋糖酐葡萄糖	
右旋糖酐葡萄糖	
水解蛋白	
甘露醇	
山梨醇	
代血浆	

说明：①"－"表示二药按约⊖:⊖的容量混合时，无浑浊、无沉淀或无颜色改变。继续用剩余量药液稀释至配伍足量后，仍无上述现象。②"＋"表示二药按约⊖:⊖的容量混合时，有浑浊、沉淀或颜色改变。继续用剩余量药液稀释至配伍足量后，这些现象仍不能消除。③"±"表示二药按约⊖:⊖的容量混合时，虽有浑浊、沉淀或颜色改变，但继续用剩余量药液稀释至配伍足量后，这些现象可消除。④"↑"表示二药按约⊖:⊖的容量混合时，起泡沫持续约⊖⊖分钟以上，继续用剩余量药液稀释至配伍足量后，仍起泡沫。如记在药名后面，则表示该药本身即起泡沫；如记在配伍后的表格内，则表示二药配伍后亦起泡沫。⑤"↲"表示二药混合后无浑浊、沉淀或颜色改变，但起泡沫。⑥"↲"表示二药混合后，既有浑浊、沉淀或颜色改变，又起泡沫。⑦各药标明的⊖⊖值，系用⊖⊖比色计测定的。括弧内的⊖⊖值，系规定的⊖⊖值或生产上控制的⊖⊖值范围。⑧各药标明的浓度和毫升数，表示配伍时取该浓度药液若干毫升。盐酸川芎嗪⊖⊖，⊖⊖⊖，即取⊖⊖中含⊖⊖⊖⊖浓度的药液⊖⊖与其他药液配伍。⑨"⊖:⊖"系指⊖⊖%氯化钠与⊖⊖⊖⊖乳酸钠二者容量之比的混合液。⑩"⊖:⊖:⊖"系指⊖⊖%氯化钠、⊖%葡萄糖及⊖⊖⊖乳酸钠三者容量之比的混合液。⑪"⊖:⊖:⊖"系指⊖⊖%氯化钠、⊖%葡萄糖及⊖⊖⊖乳酸钠三者容量之比的混合液。⑫"⊖:⊖:⊖"系指⊖⊖%氯化钠、⊖%葡萄糖及⊖⊖⊖⊖乳酸钠三者容量之比的混合液。⑬本表全部未作毒性试验和药理试验。

第五节 配伍变化的处理原则与方法

一、处理原则

为减少或避免药物制剂之间发生配伍变化，处理原则如下：

1. 审查处方，了解用药意图 审查处方，如发现疑问应首先与医师联系，了解用药意图，明确必需的给药途径。根据具体对象与条件，结合药物的物理、化学和药理等性质，确定剂型，判定或分析可能产生的不利因素和作用，对剂量和用法等加以审查，或确定解决方法，使药剂能更好地发挥疗效。

2. 制备工艺和贮藏条件的控制 控制温度、光线、氧气、痕量重金属是延缓水解和氧化反应的基本条件。对于挥发油、酚类、醛类、醚类等易氧化的药物或酯类、酰胺类、皂苷类等易水解的药物，宜制成固体制剂增加其稳定性，并应注意控制水分含量，控制温度，避免湿法制粒等，如必须制备成注射液，可设法制成粉针剂，并注意附加剂和包装材料的影响。

无论口服制剂或注射液，都应注意药物之间，或药物与附加剂之间可能产生的物理、化学或药理的配伍变化。

二、处理方法

1. 改变贮存条件 有些药物在病人使用过程中，由于贮存条件如温度、空气、光线等会加速沉淀、变色或分解，故应在密闭及避光的条件下贮存，如贮于棕色瓶，每次发出的药量不宜太多。

2. 改变调配次序 改变调配次序往往能克服一些不应产生的配伍禁忌。

3. 改变溶剂或添加助溶剂 改变溶剂是指改变溶剂容量或改变成混合溶剂。此法常用于防止或延缓溶液剂析出沉淀或分层。视情况有时也可添加助溶剂。

4. 调整溶液 pH 值 pH 的改变能影响很多微溶性药物溶液的稳定性，应将溶液调节在适宜的 pH 值范围内。

5. 改变有效成分或改变剂型 在征得医师同意后，可改换有效成分，但应力求与原成分的作用相类似，用法也尽量与原方一致。有些处方制备注射剂易产生沉淀，可改成汤剂、合剂等剂型。

总之，在药剂的生产、贮存和使用过程中，可能发生药物制剂的配伍变化或配伍禁忌。为避免因药物制剂配伍不当而造成的内在质量问题，应制定合理的处方和制备工艺，一旦发生药物制剂的配伍变化或配伍禁忌，应认真分析原因，从制剂处方、剂型、工艺和贮存条件等环节入手，寻找解决办法。

第二十四章
中药新药的研制

学习要求：

1. 掌握新药的含义与中药、天然药物的注册管理规定。

2. 熟悉中药新药研究开发的程序与方法；新药报批程序；新药产权保护及技术转让基本知识。

3. 了解中药新药研究开发的现状，明确中药新药研究开发的意义与指导思想。

第一节 概　　述

一、新药含义的演变

我国卫生部颁布，并于 1985 年 7 月 1 日施行的《新药审批办法》（下称《办法》）第二条规定："新药是指我国未生产过的药品。已生产的药品，凡增加新的适应症、改变给药途径和改变剂型的亦属新药范围。"《办法》的实施对促进我国新药研制和中药工业的发展，提高新药审批水平，以及用药有效、安全，起了积极的作用。

根据实施《办法》的实践情况，卫生部又于 1992 年 9 月 1 日颁布施行了《办法》"有关中药部分的修订和补充规定"。对中药新药的分类、研究内容、质量标准、审批和再次转让问题做出了更明确的规定。

为了适应市场经济发展的需要，加强药品的监督管理，1998 年我国组建国家食品药品监督管理局后，总结多年来新药审批管理的经验，对《办法》又进行了修订，并于 1999 年 5 月 1 日起施行。新修改的《办法》中规定："新药是指我国未生产过的药品。已生产的药品改变剂型、改变给药途径、增加新的适应症或制成新的复方制剂，亦按新药管理。"也就是说，"新药是指在我国首次生产的药品"。按照这一含义，实际上是扩大了新药的范围，使我国制药企业生产早已向中国进口，并长期在中国临床应用的部分药品，仍要按新药的要求进行临床试验。

为了改变"新药"概念过于宽泛的情况，使人民群众更快、更便宜地享用到世界医药技术的最新研究成果，国务院于 2002 年 9 月 15 日新颁布施行的《中华人民共和国药品管理法实施条例》（以下简称《药品管理法实施条例》），对新药又做出了权威性界定："新药是指未曾在中国境内上市销售的药品。"按照这一新含义，今后我国制药企业首次生产国外已经在中国上市销售过的药品，将不再按照"新药"，而是按照仿制药品的要求申报审批，这将为国家和企业节省大量的新药临床试验和随机双盲试验费用，使我国医药卫生领域长期存在的新药不新的问题得到了解决。

我国加入 WTO 后，为了适应经济全球化、科技全球化的新形势，为了保证药品的有效、安全和质量可控，规范药品注册行为，国家食品药品监督管理局在广泛征求意见的基础上，根据 2001 年 12 月 1 日施行的新的《中华人民共和国药品管理法》（以下简称《药品管理法》）、2002 年 9 月 15 日施行的《药品管理法实施条例》，制定了《药品注册管理办法》（下称：新《办法》），并于 2002 年 12 月 1 日起施行。

由于新药定义的改变，新《办法》做出了许多相应规定，例如：药品注册申请人应是法人机构（是指提出药品注册申请，承担相应法律责任，并在该申请获得批准后持有药品批准证明文件的机构；境内申请人应当是在中国境内合法登记并能独立承担民事责任的机构，境外申请人应当是境外合法制药厂商。境外申请人办理进口药品注册，应当由其驻中国境内的办事机构或者由其委托的中国境内代理机构办理；办理药品注册申请事务的人员应当是相应的专业技术人员，并且应当熟悉药品注册管理法律、法规和药品注册的技术要求）。药品注册申请不能侵犯专利权；未披露试验数据受到保护；国家食品药品监督管理局与省食品药品监督管理局各司其职（国家食品药品监督管理局主管全国药品注册工作，负责对药物临床试验、药品生产和进口进行审批；省、自治区、直辖市食品药品监督管理部门依法对申报药物的研制情况及条件进行核查，对药品注册申报资料的完整性、规范性和真实性进行审核，并组织对试制的样品进行检验）。药品研制过程必须严格执行药品非临床研究质量管理规范（GLP）和药品临床试验管理规范（GCP）；国家对新药实行分类监测制度；注册监管力度进一步加大；注册检验数量减少，更趋公正；注册审批时限大大缩短；加强对药品标准及标准物质的管理；对已获批准新药的技术转让实行审批制度，限制新药多家转让；非处方药（Non - prescribed drugs）或称柜台发售药品（over the counter drugs，简称 OTC）的注册管理规定等。

新《办法》自施行以来，药品注册管理出现了一系列新情况、新问题，对此，国家食品药品监督管理局发布了一些规范性文件，对有关的问题作了进一步的明确，如《关于药品注册管理的补充规定》和《非处方药注册审批补充规定》等。为了使有关内容纳入到一个统一的规章中，又对该《办法》进行修订，并对个别用语进行了规范。修订的《办法》适应了《行政许可法》和《药品管理法》及其《实施条例》的规定，并相应规范了药品注册受理方式，确立了新的药品注册审批模式：省局首先进行形式审查，确认符合完整性后即予受理，受理后省局开展现场核查，审查其真实性和规范性，同时启动药品注册检验，省局审查完成后将审查结论和全部申报资料上报国家食品药品监督管理局，国家食品药品监督管理局组织进行技术审评，最后做出是否批准的决定。

该《药品注册管理办法》是国家食品药品监督管理局根据《行政许可法》对照修改的第一部部门规章，以局令第 17 号发布，并于 2005 年 5 月 1 日正式实施。

二、药品的注册申请分类

《药品注册管理办法》将药品分为 3 类：中药、天然药物类；化学药品等；生物制品类（包括治疗用生物制品类、预防用生物制品类）。药品注册申请包括：①新药申请；②已有国家标准的药品申请；③进口药品申请；④补充申请。

境内申请人申请药品注册按照新药申请、已有国家标准药品申请的程序和要求办理，境外申请人申请药品注册按照进口药品申请程序和要求办理。

1. 新药申请 是指"未曾在中国境内上市销售的药品"的注册申请。已上市药品改变剂型、改变给药途径、增加新适应症的,按照新药申请管理。

2. 已有国家标准药品的申请 是指生产国家食品药品监督管理局已经颁布正式标准的药品的注册申请。

3. 进口药品申请 是指境外生产的药品在中国境内上市销售的注册申请。根据 WTO 国民待遇和非歧视原则,新《办法》体现了对进口药和国产药在申报注册技术要求方面的一致性。同时,考虑到我国国情,规定进口药品注册申请由国家食品药品监督管理局直接受理,并要求做一定数量的生物等效性试验或临床研究,这主要是因为国内外人种存在一定的差异。另外,鉴于进口药品申报与审批存在一些特殊性,新《办法》还将其中具有特殊性的环节集中起来,单独设立了一章"进口药品的申报与审批",以方便申请人申报。

4. 药品补充申请 是指新药申请、已有国家标准的药品申请或者进口药品申请经批准后,改变、增加或取消原批准事项或者内容的注册申请。例如变更药品批准证明文件及其所附药品标准、药品说明书和标签所载事项的,以及改变可能影响药品质量的生产工艺等事项,应当提出药品补充申请。

三、中药、天然药物制剂的注册申请

中药、天然药物的注册申请分两种类型:一是中药(天然药物)、中药饮片的注册申请;二是中药、天然药物制剂的注册申请。下面仅介绍中药、天然药物制剂的注册申请。

(一)新药注册申请分类

新药注册申请分类中所说的中药是指在我国传统医药理论指导下使用的药用物质及其制剂;天然药物是指在现代医药理论指导下使用的天然药用物质及其制剂。

中药、天然药物新制剂注册申请分为 9 种类型。其中第 1~8 类的品种为新药;第 9 类的品种为已有国家标准的药品,按新药注册管理。新药注册申请分为临床研究申请和生产申请。二者报送的资料要求有所不同(见表 24-1)。

1. 未在国内上市销售的从植物、动物、矿物等物质中提取的有效成分及其制剂 是指国家药品标准中未收载的从植物、动物、矿物等物质中提取得到的未经过化学修饰的单一成分及其制剂,其单一成分的含量应当占总提取物的 90% 以上。

有效成分及其制剂的申报资料项目除常规要求外,尚须补充以下项目:

① 确证其化学结构,提供其化学、物理全面研究资料(包括数据、图谱等)及有关文献资料。

② 药代动力学的试验资料及文献资料。

③ 生物利用度或溶出度的试验资料及文献资料。

中药、天然药物提取的有效成分制成的注射剂,还必须按《中药注射剂研究的技术要求》提供相应资料。

凡已有国家标准或国外已上市的从中药、天然药物提取的有效成分及其制剂,不再受理以该成分为主且功能主治基本一致的中药、天然药物提取的有效部位及其制剂的新药注册申

请。如紫杉醇已批准上市，即不再受理从红豆杉提取的含紫杉醇的有效部位的注册申请。

当有效成分或其代谢产物与已知致癌物质有关或相似、预期连续用药 6 个月以上或治疗慢性反复发作性疾病而需经常间歇使用时，必须提供致癌性试验资料。

2．新发现的中药及其制剂　是指未被国家药品标准或省、自治区、直辖市地方中药规范（统称"法定标准"）收载的中药及其制剂。

3．新的中药代用品　是指替代国家药品标准中药成方制剂处方中的毒性中药；处于濒危状态中药的未被法定标准收载的药用物质。

新的中药代用品的功能替代，应当从国家药品标准中选取能够充分反映被代用中药功效特征的中药制剂作为对照药进行比较研究，每个功能或主治病症需经过两种以上中药制剂进行验证，每种制剂临床验证的病例数不少于 100 对。

新的中药代用品，除按"注册分类 2"的要求提供临床前的相应申报资料外，还应当提供与被替代中药进行药效学对比的试验资料，并应提供进行人体耐受性试验，以及通过相关制剂进行临床等效性研究的试验资料，如果代用品为单一成分，尚应当提供药代动力学试验资料及文献资料。

新的中药代用品获得批准后，申请使用该代用品的制剂应当按补充申请办理，但应严格限定在被批准的可替代的功能范围内。

4．中药新的药用部位及其制剂　是指具有法定标准中药的原动、植物新的药用部位及其制剂。例如：三七的传统药用部位为根，现药用其叶。

5．未在国内上市销售的从植物、动物、矿物等物质中提取的有效部位及其制剂　是指国家药品标准中未收载的从植物、动物、矿物等物质中提取的一类或数类成分组成的有效部位及其制剂。有效部位非单一化学成分，如总黄酮、总生物碱、总皂苷或几类成分的混合物，如总黄酮与总皂苷的混合物等。有效部位含量应占提取物的 50% 以上。

需提供有效部位筛选的研究资料或文献资料；有效部位主要化学成分研究资料及文献资料（包括与含量测定有关的对照品的相关资料，如各成分结构确证的数据、图谱等）；由数类成分组成的有效部位，应当测定每类成分的含量，并对每类成分中的代表成分进行含量测定，且规定其下限（对有毒性的成分还应该增加上限控制）。

申请由同类成分组成的有效部位及其制剂，如其中含有已上市销售的从植物、动物、矿物等中提取的有效成分，则应当与该有效成分进行药效学及其他方面的比较，以证明其优势和特点。

6．未在国内上市销售的中药、天然药物复方制剂

6.1　传统中药复方制剂　应在传统医药理论指导下组方，以传统工艺制成，处方中药必须具有法定标准。

该传统中药复方制剂的主治病证在国家中成药标准中没有收载，可免做药效、毒理研究，临床试验只需做 100 对。但是，如果有下列情况之一者需要做毒理试验：①含有法定标准中标示有毒性（剧毒或有毒）及现代毒理学证明有毒性的中药；②含有十八反、十九畏的配伍禁忌。

6.2　现代中药复方制剂　应在传统医药理论指导下组方，可以采用非传统工艺制成。

处方中使用的药用物质应当具有法定标准；如果处方中含有无法定标准的药用物质，还应当参照"注册分类2"中的要求提供临床前的相应申报资料。

6.3 天然药物复方制剂 应在现代医药理论指导下组方，其适应症用现代医学术语表述。应当提供多组分药效、毒理相互影响的试验资料及文献资料；处方中如果含有无法定标准的药用物质，还应当参照"注册分类2"中的要求提供临床前的相应申报资料。

6.4 中药、天然药物和化学药品组成的复方制剂 包括中药和化学药品，天然药物和化学药品，以及中药、天然药物和化学药品三者组成的复方制剂。

该复方制剂中的药用物质必须具有法定标准，应当对上述药用物质在药效、毒理相互影响（增效、减毒或互补作用）方面的比较性研究，以及中药、天然药物对化学药品生物利用度影响的试验；申报生产时应当通过临床试验证明其组方的必要性。处方中含有的化学药品（单方或复方）必须被国家药品标准收载。

7. 改变国内已上市销售中药、天然药物给药途径的制剂 包括：①不同给药途径之间相互改变的制剂；②局部给药改为全身给药的制剂。

局部用药制剂的申报资料项目除常规要求外，尚需报送局部用药毒性研究的试验资料及文献资料。应当根据药品的特点，设计不同目的的临床试验，一般临床试验的病例数不少于100对；进行生物等效性试验的药品，可以免做临床试验；缓释、控释制剂，应当进行人体药代动力学研究和临床试验。临床前研究工作应当包括缓释、控释制剂与其普通制剂在药学和生物学方面的比较研究，以提示此类制剂特殊释放的特点。

中药、天然药物注射剂的主要成分应当基本清楚。鉴于对中药、天然药物注射剂安全性和质量控制复杂性的考虑，对其技术要求另行制定。

8. 改变国内已上市销售中药、天然药物剂型的制剂 是指在给药途径不变的情况下改变剂型的制剂。应当说明新制剂的优势和特点。新制剂的功能主治或适应症原则上应与原制剂相同，其中无法通过药效或临床试验证实的，应当提供相应的资料。

改变剂型时，如果生产工艺有质的改变（主要是指在生产过程中改变提取溶剂、纯化工艺或其他制备工艺条件等，使提取物的成分发生较大变化），申报资料应当提供新制剂与原制剂在制备工艺、剂型、质量标准、稳定性、药效学、临床等方面的对比试验及毒理学的研究资料。

改变剂型时，如果生产工艺无质的改变，按照补充申请办理。可减免药理、毒理和临床的申报资料（缓释、控释制剂及注射剂除外）。

缓释、控释制剂临床前研究应当包括缓释、控释制剂与其普通制剂在药学、生物学、人体药代动力学及临床的对比研究试验资料，以说明此类制剂特殊释放的特点。

改变剂型时，如果生产工艺有质的改变，应当根据药品的特点，设计不同目的的临床试验，一般临床试验的病例数不少于100对。进行生物等效性试验的药品，可以免做临床试验。

9. 已有国家标准的中药、天然药物 是指我国已批准上市销售的中药或天然药物的注册申请。该制剂的注册申请，必要时应当提高质量标准，提高后的质量标准按试行标准管理。

申请已有国家标准的注射剂和国家食品药品监督管理局规定的其他已有国家标准的中药、天然药物制剂注册，应当进行临床试验，病例数不少于100对。

表 24 - 1　　　　　　　　中药、天然药物制剂申报资料项目表

资料分类	资料项目	注册分类及资料项目要求											
		1	2	3	4	5	6				7	8	9
							6.1	6.2	6.3	6.4			
综述资料	1	+	+	+	+	+	+	+	+	+	+	+	-
	2	+	+	+	+	+	+	+	+	+	+	+	+
	3	+	+	+	+	+	+	+	+	+	+	+	-
	4	+	+	+	+	+	+	+	+	+	+	+	+
	5	+	+	+	+	+	+	+	+	+	+	+	+
	6	+	+	+	+	+	+	+	+	+	+	+	+
药学资料	7	+	+	+	+	+	+	+	+	+	+	+	+
	8	+	+	+	+	+	+	+	+	+	+	+	+
	9	-	+	▲	-	▲	-	▲	▲	▲	-	-	-
	10	-	+	▲	+	▲	-	▲	▲	▲	-	-	-
	11	-	+	▲	-	▲	-	▲	▲	▲	-	-	-
	12	+	+	▲	+	+	+	+	+	+	+	+	+
	13	+	+	±	±	±	-	-	-	-	-		
	14	+	+	±	±	±	±	±	±	±	±	±	-
	15	+	+	▲	+	+	+	+	+	+	+	+	+
	16	+	+	+	+	+	+	+	+	+	+	+	+
	17	+	+	▲	+	+	+	+	+	+	+	+	+
	18	+	+	+	+	+	+	+	+	+	+	+	+
药理毒理资料	19	+	+	*	+	+	*	+	+	+	+	*	-
	20	+	+	*	+	+	*	+	+	+	+	*	-
	21	+	+	*	+	+	+	+	-	-	-		
	22	+	+	*	+	+	*	+	+	+	+	*	
	23	+	+	±	+	+	*	+	+	+	+	*	-
	24	*	*	*	*	*	*	*	*	*	*	*	*
	25	+	+	▲	+	*	-	*	*	*	*	-	-
	26	+	+	*	*	*	*	*	*	*	-	-	
	27	*	*	*	*	*	*	*	*	*	*	*	
	28	+	-	*	-	-	-	-	-	-	-	-	-

（续表）

资料分类	资料项目	注册分类及资料项目要求											
		1	2	3	4	5	6				7	8	9
							6.1	6.2	6.3	6.4			
临床资料	29	+	+	+	+	+	+	+	+	+	+	+	–
	30	+	+	+	+	+	+	+	+	+	+	*	*
	31	+	+	+	+	+	+	+	+	+	+	*	*
	32	+	+	+	+	+	+	+	+	+	+	*	*
	33	+	+	+	+	+	+	+	+	+	+	*	*

［注1］　关于中药、天然药物申报资料表中各符号的说明

1."＋"指必须报送的资料；

2."－"指可以免报的资料；

3."±"指可以用文献综述代替试验研究的资料；

4."▲"具有法定标准的中药、天然药物可以不提供，否则必须提供资料；

5."＊"按照申报资料项目说明和申报资料具体要求。

［注2］　关于中药、天然药物申报资料项目的说明

第一部分　综述资料

1. 药品名称。

包括：①中文名；②汉语拼音名；③命名依据。

2. 证明性文件。

包括：

①申请人合法登记证明文件、《药品生产许可证》、《药品生产质量管理规范》认证证书复印件。申请新药生产时应当提供样品制备车间的《药品生产质量管理规范》认证证书复印件；

②申请的药物或者使用的处方、工艺、用途等在中国的专利及其权属状态的说明，以及对他人的专利不构成侵权的声明；

③麻醉药品、精神药品、医用毒性药品研制立项批复文件复印件；

④申请新药生产时应当提供《药物临床试验批件》复印件；

⑤直接接触药品的包装材料（或容器）的《药品包装材料和容器注册证》或《进口包装材料和容器注册证》复印件。

⑥其他证明文件。

如为进口申请，还应提供：

①生产国家或者地区药品管理机构出具的允许药品上市销售及该药品生产企业符合药品生产质量管理规范的证明文件、公证文书；出口国物种主管当局同意出口的证明；

②由境外制药厂商常驻中国代表机构办理注册事务的，应当提供《外国企业常驻中国代表机构登记证》复印件；

境外制药厂商委托中国代理机构代理申报的，应当提供委托文书、公证文书，以及中国代理机构的《营业执照》复印件；

③安全性试验资料应当提供相应的药物非临床研究质量管理规范证明文件；临床试验用样品应当提供

相应的药品生产质量管理规范证明文件。

3. 立题目的与依据。

中药、天然药物应当提供有关古、现代文献资料综述。中药、天然药物制剂应当提供处方来源和选题依据，国内外研究现状或生产、使用情况的综述，以及对该品种创新性、可行性等的分析，包括和已有国家标准的同类品种的比较。中药还应提供有关传统医药的理论依据及古籍文献资料综述等。

4. 对主要研究结果的总结及评价。

包括申请人对主要研究结果进行的总结，以及从有效性、安全性、质量可控性等方面对所申报品种进行的综合评价。

5. 药品说明书样稿、起草说明及最新参考文献。

包括按有关规定起草的药品说明书样稿、说明书各项内容的起草说明、有关有效性和安全性等方面的最新文献。

6. 包装、标签设计样稿。

第二部分　药学研究资料

7. 药学研究资料综述。

8. 中药来源及鉴定依据。

9. 中药生态环境、生长特征、形态描述、栽培或培植（培育）技术、产地加工和炮制方法等。

10. 中药标准草案及起草说明，并提供药品标准物质及有关资料。

11. 提供植、矿物标本，植物标本应当包括花、果实、种子等。

12. 生产工艺的研究资料及文献资料，辅料来源及质量标准。

13. 确证化学结构或组分的试验资料及文献资料。

14. 质量研究工作的试验资料及文献资料。

15. 药品标准草案及起草说明，并提供药品标准物质及有关资料。

16. 样品检验报告书。

是指对申报样品的自检报告。临床试验前报送资料时提供至少 1 批样品的自检报告，完成临床试验后报送资料时提供连续 3 批样品的自检报告。

17. 药物稳定性研究的试验资料及文献资料。

18. 直接接触药品的包装材料和容器的选择依据及质量标准。

第三部分　药理毒理研究资料

19. 药理毒理研究资料综述。

20. 主要药效学试验资料及文献资料。

21. 一般药理研究的试验资料及文献资料。

22. 急性毒性试验资料及文献资料。

23. 长期毒性试验资料及文献资料。

24. 过敏性（局部、全身和光敏毒性）、溶血性和局部（血管、皮肤、黏膜、肌肉等）刺激性、依赖性等主要与局部、全身给药相关的特殊安全性试验资料和文献资料。

根据药物给药途径及制剂特点提供相应的制剂安全性试验资料。具有依赖性倾向的新药，应提供药物依赖性试验资料。

25. 致突变试验资料及文献资料。

如果处方中含有无法定标准的中药，或来源于无法定标准中药的有效部位，以及用于育龄人群并可能对生殖系统产生影响的新药（如避孕药、性激素、治疗性功能障碍药、促精子生成药、保胎药或有细胞毒作用等的新药），应报送致突变试验资料。

26. 生殖毒性试验资料及文献资料。

用于育龄人群并可能对生殖系统产生影响的新药（如避孕药、性激素、治疗性功能障碍药、促精子生成药、保胎药，以及致突变试验阳性或有细胞毒作用等的新药），应根据具体情况提供相应的生殖毒性研究资料。

27. 致癌试验资料及文献资料。

新药在长期毒性试验中发现有细胞毒作用，或者对某些脏器组织生长有异常促进作用的，以及致突变试验结果为阳性的，必须提供致癌试验资料及文献资料。

28. 动物药代动力学试验资料及文献资料。

第四部分　临床研究资料

29. 临床试验资料综述。

30. 临床试验计划与方案。

31. 临床研究者手册。

32. 知情同意书样稿、伦理委员会批准件。

33. 临床试验报告。

［注3］　申报资料的具体要求

①申请新药临床试验，一般应报送资料项目1～4、7～31。

②完成临床试验后申请新药生产，一般应报送项目资料1～6、15～17、29～33以及其他变更和补充的资料，并详细说明理由和依据。

③申请已有国家标准的中药、天然药物（中药、天然药物注射剂除外），一般应报送项目资料2、4～8、12、15～18。

（二）药品补充申请分类

1. 报国家食品药品监督管理局审批的补充申请

（1）持有新药证书的药品生产企业申请该药品的批准文号；

（2）使用药品商品名称；

（3）增加中药的功能主治或者化学药品、生物制品国内已有批准的适应症；

（4）变更服用剂量或者适用人群范围。

（5）变更药品规格；

（6）变更药品处方中已有药用要求的辅料；

（7）改变影响药品质量的生产工艺；

（8）修改药品注册标准；

（9）替代或减去国家药品标准处方中的毒性中药或处于濒危状态的中药。

（10）变更直接接触药品的包装材料或者容器；

（11）申请药品组合包装。

（12）新药的技术转让；

（13）药品试行标准转为正式标准；

（14）改变进口药品注册证的登记项目，如药品名称、制药厂商名称、注册地址、药品有效期、包装规格等；

（15）改变进口药品的产地；

（16）改变进口药品的国外包装厂；

（17）进口药品在中国国内分包装；

（18）改变进口药品制剂所用原料药的产地。

2. 报省局审批、国家食品药品监督管理局备案的补充申请

（1）改变国内药品生产企业名称；

（2）国内药品生产企业内部改变药品生产场地；

（3）根据国家药品标准或者国家食品药品监督管理局的要求修改药品说明书；

（4）补充完善药品说明书安全性内容；

（5）按规定变更药品包装标签；

（6）变更国内生产药品的包装规格；

（7）改变国内生产药品的有效期；

（8）改变国内生产药品制剂的原料药产地；

（9）变更药品外观，但不改变药品标准的；

（10）改变进口药品注册代理机构。

（三）药品补充申请资料的一般要求

1. 药品批准证明文件及其附件的复印件　包括与申请事项有关的本品各种批准文件，如药品注册批件、补充申请批件、商品名批准文件、药品标准颁布件、药品标准修订批件和统一换发药品批准文号的文件、《新药证书》、《进口药品注册证》、《医药产品注册证》等。附件包括上述批件的附件，如药品标准、说明书、包装标签样稿及其他附件。

2. 证明性文件

（1）申请人是药品生产企业的，应当提供《药品生产许可证》及其变更记录页、营业执照、《药品生产质量管理规范》认证证书复印件。申请人不是药品生产企业的，应当提供其机构合法登记证明文件的复印件。

由境外制药厂商常驻中国代表机构办理注册事务的，应当提供外国企业常驻中国代表机构登记证复印件。

境外制药厂商委托中国药品注册代理机构代理申报的，应当提供委托文书、公证文书及其中文译本，以及中国药品注册代理机构的营业执照复印件。

（2）对于不同申请事项，应当按照"申报资料项目表"要求分别提供有关证明文件。

（3）对于进口药品，应当提交其生产国家或者地区药品管理机构出具的允许药品变更的证明文件、公证文书及其中文译本。其格式应当符合中药、天然药物申报资料项目中对有关证明性文件的要求。

3. 修订的药品说明书样稿，并附详细的修订说明。

4. 修订的药品包装标签样稿，并附详细的修订说明。

5. 药学研究资料　根据对注册事项的不同要求，分别提供部分或全部药学研究试验资料和必要的国内外文献资料，申报资料项目中药、天然药物按照附件一中相应的申报资料项目提供。

6. 药理毒理研究资料　根据对注册事项的不同要求，分别提供部分或全部药理毒理研究的试验资料和必要的国内外文献资料，申报资料项目中药、天然药物按照附件一中相应的申报资料项目提供。

7. 临床试验资料　要求进行临床试验的，中药、天然药物应当按照附件一中相应的申报资料项目要求，在临床试验前后分别提交所需项目资料。不要求进行临床试验的，可提供有关的临床试验文献。

8. 药品实样。

附：关于补充申请资料的说明

1. 报国家食品药品监督管理局批准的申请资料说明

（1）持有新药证书的药品生产企业申请该药品的批准文号　是指新药研制单位获得新药证书时不具备该新药生产条件，并且没有转让给其他药品生产企业的，在具备相应生产条件以后，申请生产该新药。应提供：①药品批准证明文件及其附件的复印件，同时提交新药证书原件；②证明性文件：GMP 证书、生产许可证、营业执照；③修订的药品包装标签样稿，并附详细的修订比较说明；④自检 3 批样品的报告；⑤现场考察报告表；⑥省所检验 3 批样品的报告。

（2）使用药品商品名称　药品商品名称仅适用于新化学药品、新生物制品。应提供：①药品批准证明文件及其附件的复印件，如 2002 年参加全国统一换发药品批准文号的，同时提供新换发的批准文号的证明文件；②证明性文件：GMP 证书、生产许可证、营业执照、商标查询、受理或注册证明；③修订的药品说明书样稿，并附详细的修订比较说明；④修订的药品包装标签样稿，并附详细修订比较说明。

（3）增加中药的功能主治或者化学药品、生物制品国内已有批准的适应症　只能由药品生产企业提出申请。应提供：①2002 年新换（发）的药品批准证明文件及其附件的复印件；②证明性文件：GMP 证书、生产许可证、营业执照；③修订的药品说明书样稿，并附详细的修订比较说明；④修订的药品包装标签样稿，并附详细的修订比较说明；⑤药理毒理研究资料；⑥其药理毒理研究和临床研究有下列要求：a. 增加新的适应症或者功能主治，需延长用药周期或者增加剂量者，应当提供主要药效学试验资料及文献资料、一般药理研究的试验资料或者文献资料、急性毒性试验资料或者文献资料、长期毒性试验资料或者文献资料，局部用药应当提供有关试验资料。临床研究应当进行人体药代动力学研究和随机对照试验，试验组病例数不少于 300 例。b. 增加新的适应症，国外已有同品种获准使用此适应症者，应当提供主要药效学试验资料或者文献资料，并须进行至少 60 对随机对照临床试验。c. 增加新的适应症或者功能主治，国内已有同品种获准使用此适应症者，必须进行至少 60 对随机对照临床试验，或者进行以获准使用此适应症的同品种为对照的生物等效性试验。

（4）变更服用剂量或者适用人群范围。（略）

（5）变更药品规格　装量规格增加、减少，包装规格的改变。变更药品规格，如果改变用法用量或者适用人群，应当提供相应依据，必要时必须进行临床研究。应提供：①2002 年新换（发）的药品批准证明文件及其附件的复印件；②证明性文件：GMP 证书、生产许可证、营业执照、中药品种保护情况检索报告单原件；③修订的药品说明书样稿，并附详细的修订比较说明；④修订的药品包装标签样稿，并附详细的修订比较说明；⑤药学研究资料：包括处方、工艺、质控、稳定性、包材的研究资料；⑥现场考察报告表（中药增加薄膜包衣、中药各种丸剂间改变）；⑦药品实样；⑧省所检验 3 批样品的报告。

（6）变更药品处方中已有药用要求的辅料　应提供：①2002 年新换（发）的药品批准证明文件及其附件的复印件；②证明性文件：GMP 证书、生产许可证、营业执照；③修订的药品说明书样稿，并附详细的修订比较说明；④修订的药品包装标签样稿，并附详细的修订比较说明；⑤药学研究资料：包括处方、工艺、质控、稳定性、包材的研究资料；⑥药品实样；⑦省所检验 3 批样品的报告。

（7）改变影响药品质量的生产工艺　应提供：①2002 年新换（发）的药品批准证明文件及其附件的复印件；②证明性文件：GMP 证书、生产许可证、营业执照；③修订的药品说明书样稿，并附详细的修订比较说明；④修订的药品包装标签样稿，并附详细的修订比较说明；⑤药学研究资料：处方、工艺、质控、稳定性、包材；⑥药理毒理研究资料；⑦临床研究资料（改变药品生产工艺的，其生产工艺的改变不应导致药用物质基础的改变，中药、生物制品必要时应当提供药效、急性毒性试验的对比试验资料，根据需要也可以要求完成至少 100 对随机对照临床试验）；⑧现场考察报告表；⑨药品实样；⑩省所检验 3 批样品的报告。

（8）修改药品注册标准　应提供：①2002 年新换（发）的药品批准证明文件及其附件的复印件；②证明性文件：GMP 证书、生产许可证、营业执照；③修订的药品说明书样稿，并附详细的修订比较说明；④修订的药品包装标签样稿，并附详细的修订比较说明；⑤药学研究资料：仅提供质量研究工作的试验资料及文献资料、药品标准草案及起草说明和连续 3 批样品自检报告；⑥省所检验 3 批样品的报告。

（9）替代或减去国家药品标准处方中的毒性中药或处于濒危状态的中药。（略）

（10）变更直接接触药品的包装材料或者容器　应提供：①2002 年新换（发）的药品批准证明文件及其附件的复印件；②证明性文件：GMP 证书、生产许可证、营业执照；③修订的药品说明书样稿，并附详细的修订比较说明；④修订的药品包装标签样稿，并附详细的修订比较说明；⑤药学研究资料：仅提供药品稳定性研究的试验资料和连续 3 批样品自检报告、直接接触药品的包装材料和容器的选择依据及质量标准；⑥样品实样。

（11）申请药品组合包装。（略）

（12）新药的技术转让　新药技术转让，是指新药证书的持有者，将新药生产技术转给药品生产企业，并由该药品生产企业申请生产该新药的行为（详述见本章第三节）。

（13）新药试行标准转为正式标准　药品标准试行期于 2002 年 12 月 1 日前届满，尚未向国家药典委员会申请转正的，必须在 2003 年 2 月 1 前向国家药典委员会提出转正申请。逾期未申请的，国家食品药品监督管理局按照《药品管理法实施条例》第三十二条的规定，撤销该试行标准和依据该试行标准生产药品的批准文号。

药品标准试行期于 2002 年 12 月 1 日后届满的，办理转正手续应当按照《办法》的规定，向所在地省级药品监督管理部门提出补充申请。

原批准为试生产的药品，仍按原规定的时间和要求办理转正手续（《药品管理法》第 32 条）（国药监注 [2002] 437 号）。

除国家另有规定的外，应提供：①药品批准证明文件及其附件的复印件；申请转正的药品标准及其修订说明；②证明性文件：GMP 证书、生产许可证、营业执照，对原药品注册批件中审批意见的改进情况及说明；③生产总批次及部分产品全检数据（一般每年统计不少于连续批号 10 批结果）；④标准试行两年内产品质量稳定性情况及有效期的确定；⑤药品说明书如有修改的，应提供修订的样稿，并附详细的修订比较说明；⑥药品包装如有改变的，应提供修订的包装标签样稿，并附详细的修订比较说明。

（14）改变进口药品注册证的登记项目，如药品名称、制药厂商名称、注册地址、药品有效期、包装规格等；（略）

（15）改变进口药品的产地；（略）

（16）改变进口药品的国外包装厂；（略）

（17）进口药品在中国国内分包装；（略）

（18）改变进口药品制剂所用原料药的产地。（略）

2. 报省局审批、国家食品药品监督管理局备案的申请资料说明

（1）变更国内药品生产企业名称　是指国内的药品生产企业经批准变更企业名称以后，申请将所生产药品已注册的生产企业名称进行相应变更。应提供：①2002年新换（发）的药品批准证明文件及其附件的复印件；②证明性文件（更名前后）：GMP证书、生产许可证营业执照、管理机构同意更名的文件、药品权属证明文件；③修订的药品说明书样稿，并附详细的修订比较说明；④修订的药品包装标签样稿，并附详细的修订比较说明。

（2）国内药品生产企业内部变更药品生产场地　应提供：①2002年新换（发）的药品批准证明文件及其附件的复印件；②证明性文件：GMP证书、生产许可证、营业执照、管理机构同意生产车间异地建设的证明文件；③修订的药品说明书样稿，并附详细的修订比较说明；④修订的药品包装标签样稿，并附详细的修订比较说明；⑤样品自检报告（3批）；⑥样品实样；⑦现场考察报告表。

（3）根据国家药品标准或者国家食品药品监督管理局的要求修改药品说明书　应提供：①2002年新换（发）的药品批准证明文件及其附件的复印件；②证明性文件：GMP证书、生产许可证、营业执照、新国家药品标准或国家食品药品监督管理局要求修改说明书的文件；③修订的药品说明书样稿，并附详细的修订比较说明；④修订的药品包装标签样稿，并附详细的修订比较说明。

（4）补充完善药品说明书的安全性内容　应提供：①2002年新换（发）的药品批准证明文件及其附件的复印件；②证明性文件：GMP证书、生产许可证、营业执照；③修订的药品说明书样稿，并附详细的修订比较说明；④修订的药品包装标签样稿，并附详细的修订比较说明；⑤药理毒理研究资料：可提供毒理研究的试验资料或文献资料；⑥临床研究资料：可提供文献资料。

（5）按规定变更药品包装标签　应提供：①2002年新换（发）的药品批准证明文件及其附件的复印件；②证明性文件：GMP证书、生产许可证、营业执照；③修订的药品包装标签样稿，并附详细的修订比较说明。

（6）变更国内生产药品的包装规格　应提供：①2002年新换（发）的药品批准证明文件及其附件的复印件；②证明性文件：GMP证书、生产许可证、营业执照；③修订的药品说明书样稿，并附详细的修订比较说明；④修订的药品包装标签样稿，并附详细的修订比较说明；⑤药品实样。

（7）改变国内生产药品的有效期　应提供：①2002年新换（发）的药品批准证明文件及其附件的复印件；②证明性文件：GMP证书、生产许可证、营业执照；③修订的药品说明书样稿，并附详细的修订比较说明；④修订的药品包装标签样稿，并附详细的修订比较说明；⑤药学研究资料：仅提供药品稳定性研究的试验资料和连续3批样品自检报告。

（8）改变国内生产药品制剂的原料药产地　应提供：①2002年新换（发）的药品批准证明文件及其附件的复印件；②证明性文件：GMP证书、生产许可证、营业执照；③药品包装如有改变的，应提供修订的包装标签样稿，并附详细的修订比较说明；④原料药的合法性文件：批准文号、GMP证书、生产许可证、营业执照、发票、检验报告；⑤样品自检报告（1批）；⑥样品实样。

（9）改变药品外观，但不改变药品标准的　应提供：①2002年新换（发）的药品批准证明文件及其附件的复印件；②证明性文件：GMP证书、生产许可证、营业执照；③修订的药品说明书样稿，并附详细的修订比较说明；④药品包装如有改变的，应提供修订的包装标签样稿，并附详细的修订比较说明；⑤药学研究资料：包括处方、工艺、质控、稳定性、包材的研究资料；⑥样品实样。

（10）改变进口药品注册代理机构（略）

四、中药新药研究开发的现状

（一）在中成药品种方面

中华人民共和国成立以来，全国各省、自治区、直辖市卫生厅（局）批准了不少新药，但由于没有专门的审批机构和统一标准，因此各地审批时掌握标准宽严不一，而一般比较偏宽，故批准的新药数量逐年剧增。1982 年卫生部和全国各省、自治区、直辖市卫生厅（局）共批准 172 种新药，而 1985 年 1 月至 10 月，仅 27 个省、自治区、直辖市批准了 679 种新药，为 1982 年的 4 倍。由于批准的数量多，速度快，致使许多新药的研究水平和质量不高。为了保证我国中医药事业的健康发展，1986 年卫生部下发了"关于全面开展中成药品种整顿的通知"，要求各地对历年来已经审批的中成药地方品种进行全面的清理和整顿，以解决中成药品种中存在的组方不合理，疗效不确切，以及名称各异、组方不一等混乱问题。经各地组织医学和药学专家认真审查，大部分被认为是组方合理或基本合理，临床具有疗效的品种给予保留，并推荐作为《部颁药品标准》筛选的品种。与此同时，1989 年 6 月卫生部下发撤销"红升丹"等 768 种中成药地方标准的通知。1989 年 2 月公布了第一批中药成方制剂 170 种为《部颁药品标准》（中药成方制剂第一册），自 1990 年 1 月 1 日起正式执行。从 1990 年 12 月至 1998 年 12 月，陆续公布了《部颁药品标准》中药成方制剂第二册至第二十册。1～20 册收载中药成方制剂总数为 4052 种。其中第十六册为中药保护品种第一分册，收载 100 种；第十八册为中药保护品种第二分册，收载 169 种。1992 年 2 月，公布了《部颁药品标准》中药（第一册），收载了 101 一个中药质量标准，并于 1992 年 5 月 1 日起执行。可以说，自 1985 年实施《新药审批办法》和对中成药品种整顿以来，基本上结束了我国药品审批中的混乱状况。1987～1998 年批准中药新药 1065 种。1985～1995 年我国独创一类新药（指中药的人工制成品，新发现的中药及其制剂，中药中提取的有效成分及其制剂，复方中提取的有效成分）26 个，其中抗疟药为国际领先水平。新中国成立后共研究成功创新药物 35 种。2004 年国家基本药物调整后确定的国家基本药物中成药品种，共 11 类 1260 个。

（二）在中药剂型方面

近 30 年多来，在中药工业生产发展的同时，对中成药传统剂型及其产品的科学化、新型化、方便化、高效化等方面进行了许多有益的探索，取得了一定的成绩。如将汤剂改成颗粒剂（如五苓散颗粒剂）、合剂（如小青龙合剂）、口服液剂（如四逆口服液）、糖浆剂（如养阴清肺糖浆）、注射剂（如生脉注射液）等；将丸剂改成浸膏片剂（如银翘解毒片）、酊剂（如藿香正气水）、滴丸（如苏冰滴丸）、浓缩丸（如安神补心丸）、注射剂（如清开灵注射液）、气雾剂（如宽胸气雾剂）等；将黑膏药改成中药橡胶硬膏剂（如伤湿止痛膏）；将药酒改成酒颗粒剂（如养血愈风酒颗粒剂）；将中药糕剂改成糖浆剂（如肥儿糖浆）。除此之外，还利用现代科技方法，将古典医籍中的有效验方、名老中医的良方、民间秘方研究开发成中成药新药。采用微型包囊、药物微粉化、固体分散等新技术、新工艺，创制出许多新剂型药物，为丰富临床用药，充分发挥药物疗效，方便药物应用等作出了贡献。如天花粉粉针剂、鸦胆子油静脉注射乳剂、喜树碱静脉注射混悬剂、牡荆油微囊片、复方丹参膜剂、复方大黄止血海绵、宽胸气雾剂、小儿解热镇痛栓剂、阿胶泡腾颗粒剂等。《中国药典》2000 年版首次收载中药粉针剂"双黄连冻干粉针"。在《中国药典》2000 年版附录中收载制剂通则 26 个，新增了巴布膏剂、搽剂、滴鼻剂、滴眼剂、气雾剂（喷雾剂）等 5 个通则。丸剂通则项下增收了中药传统剂型蜡丸，片剂项下增收含片、咀嚼片，使中药剂型更加丰富多彩。《中国药典》2005 年版与 2000 年版药典收载的剂型通则数相同，皆为 26 种，但对剂型做了必要的增修。如将巴布膏剂、橡胶膏剂、贴剂合并为"贴膏剂"；增加凝胶剂、洗剂、涂膜剂；将滴鼻剂改为"鼻用制剂"，滴眼剂改为"眼用制剂"。在丸剂通则项下未收载中药"微丸"。片剂以口服普通片为主，另外有含片、咀嚼片、泡腾片、阴道片、阴道泡腾片和肠溶片等。可以说，目前凡是西药有的剂型中药几乎都有，而且中药有少数特有的传统剂型。其中某些剂型，如静脉注射用乳剂、混悬剂、脂质体制剂等，具有使药物发挥定向分布、控制释药速率的作用。缓释制剂及磁性剂型等亦在中成药研究中开始尝试。

（三）在生产技术设备方面

不少中药制剂厂进行了技术改造，更新设备。采用了高速机械冲击式、气流式等超细粉碎设备；多学科互相渗透，对浸提原理及过程进行深入思考与研究，产生了多能罐提取、半仿生提取、超临界流体萃取、超声波提取等技术；为改变中药制剂"粗"、"大"、"黑"的问题，采用膜分离、絮凝沉降、大孔树脂吸附、高速离心等技术；为将提取液制成流浸膏或干浸膏，采用了真空浓缩、薄膜浓缩、多效浓缩、喷雾干燥、沸腾干燥、冷冻干燥等技术；为了适应颗粒剂、片剂、胶囊剂等制备的需要，采用了流化床一步制粒、快速搅拌制粒、喷雾干燥制粒等技术；为了克服传统中药片剂、丸剂、颗粒剂等吸潮霉变等缺点，采用了悬浮薄膜包衣等技术，通过选择包衣材料和设计包衣处方，使药物在体内达到恒释、缓释、速释、定位靶向的目的；为了增加难溶性药物的溶解度和溶解速率，提高口服后的生物利用度，采用熔融法、溶剂法、熔融－溶剂法、表面分散法等固体分散技术；对挥发油类成分采用微型包囊技术，以防止其逸散，等等。

（四）在质量控制方面

经过了20多年的发展，中药制剂的质量标准和检验方法也有了较大的改进和提高。特别对内在质量，提出了不少客观的评价方法。如用薄层扫描法测定含乌头碱、齐墩果酸、雷公藤甲素等制剂的含量；用高效液相色谱法测定含黄酮类、蒽醌类、生物碱类制剂的含量；用气相色谱法测定制剂中挥发性成分的含量；用薄层色谱－分光光度法测定含香豆素类、双环萜类、皂苷类制剂的含量；用紫外分光光度法测定含甾体皂苷类、二萜原酸酯类制剂的含量；用比色法测定生物碱、黄酮、蒽醌类制剂的含量等。《中国药典》2005年版对质量评价指标的选择强调中医药理论的整体观念，突破单一成分控制质量的模式，采用多成分或特征色谱峰群综合控制质量的方法。如丹参中药，过去只测定脂溶性成分丹参酮ⅡA的含量。该成分并不是其活血通脉的主要有效成分，且较易提取制备纯品，价格便宜，常有部分生产含丹参制剂的企业为求得产品合格，非法添加丹参酮ⅡA。新药典加增了水溶性主要有效成分丹参酚酸B的含量测定，使丹参水溶性、脂溶性有效成分全面得到控制，以确保药品质量。

为了加强中药注射剂的质量管理，确保中药注射剂的质量稳定、可控，我国从2000年起，要求对中药注射剂进行指纹图谱的研究。

（五）在稳定性研究方面

随着中药制剂研究开发的深入，制剂稳定性研究也取得了一定的成绩。从研究的内容看，液体制剂较固体制剂多，已见报道的品种有：银黄注射液、丹参注射液、雷公藤甲素注射液、喜树碱注射液、柴胡注射液、板蓝根注射液、茵栀黄注射液、天麻注射液、威灵仙注射液、莪术油静脉注射液、亚硫酸氢钠穿心莲内酯注射液、五味子油静脉乳注射液、鸦胆子油静脉乳注射液、月见草油静脉乳注射液等；一般液体制剂品种有：生脉饮、十全大补口服液、益母草流浸膏、清瘟合剂、金银花露、藿香正气水等；固体制剂有：牛黄解毒片、首乌片、小青龙颗粒剂、扩冠颗粒剂、肝康颗粒剂、大蒜素微囊、银屑净贴膏等。

从稳定性试验方法看，预测成品有效期的加速试验，绝大多数为经典恒温法，仅有少数采用其他简便方法。

综上看来，新中国成立以来，中成药传统剂型的改进和新药研究开发已取得了很大的成绩，但从总体上看，目前仍处于"从经验开发向现代科学技术开发"逐步过渡的阶段。除少数品种以外，绝大部分中药制剂是哪些成分起作用，在哪些环节起作用，药物的体内转运过程和生物利用度；药物的理化性质与药效的关系等问题，往往不太清楚。有些改进后的制剂，含药量低，达不到治疗量，疗效欠佳。特别是将同剂量的蜜丸、水丸改制成口服液剂等，由于必须经提取纯化，疗效很难保证。有些含原中药粉末的制剂，由于常带有大量的微生物和虫卵，目前尚缺少既经济有效，又不影响药物有效成分的灭菌方法。速效剂型较少，不能适应临床急重病证的需求。有些速效制剂在制备工艺和产品质量上尚存在不少问题。

为了振兴中医药事业，提高中药产业的国际竞争能力，国家选择"中药科技产业"作为切入点。因此，应抓住这一机遇，充分运用现代科学技术，加强中药药剂学的基础研究，加强中药前处理（含中药炮制）、中药提取纯化、中药制剂和中药包装等的研究，才能逐步实现中药药剂的剂型现代化，质量控制标准化，生产技术工程产业化，从整体上提高中药制药水平，加快中医药事业现代化的进程。

五、中药新药研究开发的意义与指导思想

（一）中药新药研究开发的意义

随着21世纪全球进入老龄化，疾病谱和医疗模式（由单纯的生物医学模式转为生物－心理－社会－环境医学模式）的变化，加上合成药物带来的药害，以及中药、天然药物等传统药物疗法在世界各地取得的明显成效，使脱胎于近代西方文明、以微观剖析见长的西方医学，逐步认识到只强调外因的作用，强调单一化合物对单一靶点的作用，已显得有诸多不足，从传统医药体系中汲取新鲜血液是很重要的。中医药理论及其丰硕成果已一次又一次地震撼着西方医学界。但是，摆在我们面前的一个严峻现实是：日本只批准了210个汉方制剂，且原料药的75%由我国输入，但在国际市场的覆盖率却达到了80%，而我国有5000多种中药制剂，在国际市场上的覆盖率仅为3%～5%。因此，随着"回归大自然"和"自然疗法"的掀起，从国内已经批准上市的中药中优选出一批有效、安全的制剂，尽可能按照国际要求，加紧进行二次开发，达到标准化、规范化，这既是满足国内市场的需要，也是进入国际医药主流市场的需要。另一方面，我国加入WTO后，将落实对100多个成员国作出的保护知识产权的承诺，即在国外取得专利权的药品和化学物质发明，我国不能无偿使用，而要买断一个专利新药的生产许可，一般需支付500万～600万美元。因此，我国的西药工业将从引进、仿制转向自主开发为主。为了适应我国改革开放的大潮，顺应国际知识产权的协调趋势，我国从1993年1月1日起，对药品的生产方法和药品本身实行专利保护，并将发明专利的保护期限由15年延长为自申请之日起20年。国家食品药品监督管理局根据

新的《药品管理法》和《药品管理法实施条例》，制定了《药品注册管理办法》。因此，充分利用这个机遇，将中药现代化工程与创新药物开发结合起来研究，这是顺应国际知识产权的协调趋势，保持我国传统医药世界领先地位的需要，是时代赋予药学工作者的迫切使命。

（二）中药新药研究开发的指导思想

中成药研究开发应本着"继承是基础，现代科学是手段，发扬是目的，临床是后盾，现代化是目标"的原则。不要拘泥于一种模式，更不能用一种模式来统帅一切。只有认真贯彻"百家争鸣、百花齐放"的方针，才能使之向深度与广度发展，形成我国新药研究的特色。

1. 坚持以中医药理论体系为指导 20世纪中叶以来，数学和物理学掀起了惊天动地的变革。与此同时，在宏观领域里现代医学的发展又出现了整体化的趋势。如"生物－心理－环境－社会"医学模式的提出。而且这些现代医学"新领域"的思路、概念与中医药学的传统理论又有惊人的相似。从简单到复杂，从局部到整体，从结构到状态，从无序到有序，从冲突到协调，从分析到综合，从平衡态到非平衡态，从线性区到非线性区，这些最富有革命性的理论揭示了一系列与西方传统观念绝对不同的新的本体性原理和范畴。

中医学是过程的科学，而不是结构的科学；是演化的科学，而不是存在的科学。中药及方剂的作用特点是多成分、多途径、多环节、多靶点。而西医多强调对症的、局部的治疗，强调外因的作用，强调单一化合物对单一靶点的作用。中药新药研究开发如果脱离了中医药理论体系的指导，实际上要重蹈过去"废医存药"的覆辙，生产出来的药品只可称为成药，而丝毫无"中"字的气味。中药成方制剂是经过反复临床实践，并在中医药理论体系指导下形成的。所以，它的研究开发也必须与中医理、法、方、药等理论密切联系起来。而中药的理论系统又包括性味归经、升降浮沉、君臣佐使、加工炮制、制剂工艺、配伍禁忌、剂量服法等理论。这样才能使新开发的中成药保持中国传统医药的特色。盲目搬用西药剂型来套改中药剂型的做法，不适合于中药剂型的研究开发。例如，具温中散寒、回阳救逆功能的"四逆汤"，有显著而持久的强心作用，且其毒性比单味附子的毒性降低了3/4，而单用附子的强心成分"消旋去甲基乌头碱（higenamine）"，其强心作用既不明显，又不持久，且毒性大。四逆汤中干姜、甘草均无强心作用。这说明"四逆汤"的功能是附子、干姜、甘草3味药的综合作用，这也体现了"附子无干姜不热，得甘草则性缓"的传统论述。因此，单一成分的药理作用往往不能解释复方制剂的整个功效。那种认为"中药剂改就是植化问题"显然是片面的。只简单效仿西方发达国家研究开发创新药物的经验，搞单体化合物，限于我国国情，一时也难以收到重大成效。

在药理等基础实验中，目前多采用化学药物的方法与模型，虽然其中有些方法与模型较符合中药制剂，但有些不能正确表达中药制剂的临床效果。如镇痛实验常用"小鼠热板法"或"小鼠醋酸扭体法"，对中药活血止痛、理气止痛、散寒止痛、祛风止痛、消肿止痛不一定皆适合。因此，以中医药理论为指导，根据新药的功能主治，尽可能地选用符合中医理论的动物模型、试验方法、观测指标及给药途径进行研究非常重要。

有人在临床上发现，热证患者的交感神经－肾上腺系统机能活动增强，而寒证患者则相反。经研究，用黄连、黄芩、黄柏等寒凉药长期喂养大鼠，也可出现交感神经－肾上腺系统机能降低现象，造成"寒证"模型。而用附子、干姜、肉桂等温热药长期喂养大鼠，则该系统机能活动增强，造成"热证"模型。日本学者久保道德将病毒、细菌、变应原、异种蛋白、多糖体等抗原注入体内，造成病毒感染症的太阳病的动物模型，用以观察桂枝汤的疗效；而为观察小青龙汤的抗变态反应作用，又制作了另一种变态反应发作的太阳病模型。这样的动物模型对中药制剂的研究所得的结果会更接近中医临床实际，值得借鉴。

2. 充分利用现代科学知识和手段　强调应在中医药理论体系指导下进行中药新药的研究，并非否定运用现代科学知识和手段。为了推动中医药理论的发展，阐明中药制剂防治疾病的机理，提高新药的竞争能力，将制剂的方解、功效、主治与现代科学知识和技术联系起来，建立相应的客观指标，探索出一套以中医药理论为指导，但又能用一定的科学手段来测试的新理论，对指导临床合理用药及评定制剂质量是完全必要的，也是可以做到的。例如，根据中医气血相互依存，补气生血理论，结合现代药学研究成果，拟定的"气血双补泡腾颗粒剂"处方，以小白鼠"血虚"模型血红蛋白（Hb）含量为指标，实验结果表明，全方优于补气药（黄芪、党参）组，优于补血药（当归、阿胶）组。又如"补肾宁片"具温肾助阳、益气固本的功能，故对其作了拟雄性激素活性测定，结果表明，未成年雄性小鼠，给药2周后，其睾丸较对照组明显增重（P<0.01）；组织切片观察到，给药组睾丸曲细精管、间质细胞处于增殖活跃状态，各类生精细胞数量较对照组明显增多，附睾管腔中含有大量精子，这进一步证明了补肾宁片有促进睾丸组织发育及促进其合成分泌的功能。这与其临床上治疗阳痿疗效显著的结果是相吻合的。

3. 以制剂的有效安全稳定为核心　理想的药剂应该是有效、安全、稳定的。剂改后应该能提高疗效，至少不低于原来的疗效，并且不产生毒副作用，便于大批量生产、应用、贮存和运输。药物处方、剂型、工艺设计水平直接影响药剂的质量。

第二节　中药新药的系统研究法

中药新药的系统研究法主要包括选题、设计处方、选择剂型及制备工艺、建立质量标准、药品稳定性试验、临床前药效学和毒理学研究及临床研究。其中选题与设计是关键。有关新药药理、毒理、临床、质量标准、质量稳定性及对照品的技术要求，按国家食品药品监督管理局制订的《中药新药研究的技术要求》执行。

一、选定研究课题

（一）选题原则

选择科研课题，即确定科研的主攻方向和具体目标，是科学研究的起点与关键。选题研究既涉及理论问题，也存在着方法学问题。选题前，应通过权威机构进行专利、中药行政保护和保密品种的检索，以免侵权；还应密切关注新药研究公告和开发动态，以免与别人撞车。选题恰当与否，往往会影响甚至决定课题研究的水平及成败。对中药新药的科研选题来说，与其他科研一样，必须坚持需要性、可行性、科学性、创新性、效益性的选题原则。

1. 需要性　不论研究课题是什么，都不能离开最基本的原则：需要。科学一旦为社会所需要，科学的发展才有动力。就科学技术是第一生产力而言，科研选题不能离开社会的需要，否则，难以权衡其价值，也得不到社会和民众的支持。市场是决定产品生命力的最终裁判，因此，首先应进行市场调研。而市场调研主要是进行流行病学调研和同类产品的调研。

（1）流行病学调研　根据我国目前临床上主治疾病的发病情况和在药物方面的研究动态，若以疾病谱分类，可以针对十类药物进行选题：① 心脑血管病药（包括治高血压、高脂血症药等）；② 抗肿瘤药；③ 肝炎防治药；④ 抗病毒类药（包括艾滋病等）；⑤ 免疫功能调节类药；⑥ 功能紊乱调节药（包括抗抑郁，治内分泌失调、性功能障碍等）；⑦ 急性热病用药（包括抗感染和镇惊药）；⑧ 延缓衰老药；⑨ 抗风湿病类药（包括抗类风湿药等）；⑩ 补益类、养生保健类药品等。

对中药新药的研究开发来说，在一个相当长的时期内，应将研究的重点放在常见病、多发病，市场容量大的疾病上，如脑血管病、糖尿病、老年性痴呆症、病毒性疾病、恶性肿瘤、老年人尿失禁等。其次是对某些小病种有特殊疗效的药物，如带状疱疹、胰腺炎、石淋（泌尿系统结石）、瘿症、眩晕（风痰上扰型）、泄泻（肝气犯脾型）、高血压（阴阳失调型）、类风湿性关节炎等。同时，随着人民生活水平的提高和世界性人口普遍老龄化的趋势，在大力发展特效治疗药物的同时，也应注意研究开发中药滋养保健品，以适应一些素体不足、病后虚损、老年体弱、骨质疏松等的需要。

（2）同类产品的调查　应尽可能全面地对同类产品的资料进行搜集与比较。在对拟研制开发的制剂与已上市的制剂进行比较时，应注意以下问题：疗效是否更好；毒副作用是否更低；剂型和剂量是否更便于使用；包装是否更便于携带；价格是否更便宜等。一个新药较市售制剂必须有 2 条以上优势，才具有研究开发价值。

2. 可行性　坚持选题的可行性或可能性原则，即考虑完成课题的条件。技术可行性决定了研究开发的难易程度、投入的大小，这是规避风险的另一个重要方面。要从研究方案，课题的组织领导，研究人员，研究试验必须的仪器和设备，拟报批投产工厂的技术设备条件，研究经费，主客观条件的相互结合与联系等方面进行综合评估。对中药新药的研究开发来说，技术性论证应主要考虑以下几个方面：

（1）原辅材料方面　有无非标准化中药，若属无标准的中药，先要建立中药标准，这样工作量大，投入也很大；有无使用毒性中药，这关系到新药的质量标准、毒理研究和临床研究的难易程度；有无受国家保护的中药，这关系到执行国家政策法规和新药能否大批量生产；原料来源是否充裕，这关系到新药能否持续生产。

（2）药学研究方面　工艺研究设计是否坚持可行性、实用性与先进性相结合的原则，这牵涉到拟投产厂的机械设备等条件，关系到课题经费的投入和企业的承受能力；质量控制指标、方法是否可行，检测仪器能否达到检测方法的要求，这也牵涉到课题经费的投入和企业的承受能力；新药所采用的剂型是否稳定，直接关系到疗效，影响市场营销和效益。

（3）药理毒理方面　药效学研究有无规范的动物模型，若没有，新建立模型难度又很大，这样的项目宜缓上；若毒理研究对动物有特殊要求（如治疗艾滋病等），不能满足，这样的项目也应慎重确定。

（4）临床研究方面　临床用药方法、剂量、疗程、周期必须明确，临床研究方案是否可行，有无现成的方案，这牵涉到研究开发时间的长短和经费的投入等问题。

（5）组织管理方面　课题负责单位有否新药研究实力；课题负责人在该领域的地位，组织管理能力，人格行为，有否新药研究开发的经验。同时要了解协作单位的实力，是否有研究资格；协作负责人在该领域的地位，有无新药研究经验。课题组成员的年龄、结构、水平、专业、素质搭配要合理，要有较坚实的中医药知识和一定的现代科学知识与技能。只有将中医药传统理论、经验与现代科学知识、技术有机结合，才有可能研制出具有时代特点的中药新药。

（6）经费预算方面　预算经费要合理，列项开支应恰当。一般包括科研业务费，实验材料费，仪器设备费，实验室改装费，协作费，项目组织实施费等内容。

现在新开课题一般要进行课题论证，这样可以避免行政和科研管理的组织者仅凭个人的知识、经验或兴趣、偏爱，把一些没有足够的和可靠的科学依据的课题轻易地确定下来，造成人财物的浪费。研究实践证明，中药研究单位、医药院校，特别是有中药系的院校，与社会药厂搞科研协作，进行中药新药的研究开发完全是可能的。这样做既可充分利用研究单位、院校技术力量较强，实验条件较完备，情报信息掌握较及时，可组织多学科技术攻关等特点，又可以克服研究单位、院校生产加工力量薄弱，科研经费不足等缺陷。同时，可以充分发挥药厂实践经验丰富，生产加工能力强，具备中试及进一步扩大试产现场的优势，还能为研究单位、院校提供一定的科研经费。二者紧密配合，扬长避短。减少了周转环节，缩短了科研和转产应用的周期。新药审批后，一经批准，马上能批量生产，取得经济效益和社会效益。

3. 科学性　科学研究本身就具有科学性，科学性的核心是实事求是，违背事实和客观规律就没有科学研究的意义。对中药新药科研选题的科学性来说，除广泛地进行流行病学的市场容量调查和同类产品的调查分析外，还应对新药处方来源的可靠性，是否符合中医药理论，药源是否充足等问题进行科学分析。在反复分析研究的基础上，很慎重地确定科研课题，避免简单仿制、移植及低水平重复。例如，"妇血宁"的研制选题。据国外报道，妇女功能性子宫出血症（以下简称"功血症"），占妇科病的 10% ~ 15%。国内虽无确切统计，但通过调查了解到，"功血症"亦为我国广大妇女的常见病多发病之一，严重影响妇女的身体健康，有的甚至丧失劳动能力。西医对治疗"功血症"最困难的问题是防止复发。对四十岁以下的功血症患者，在止血后多用氯米芬、促黄体激素、促黄体释放激素等诱导排卵。但这些药物昂贵难得，不能广泛应用。对四十岁以上无生育要求的功血症患者，在止血后多用男性激素或口服避孕药等诱导闭经。由于须长期用药，副作用较多。因此研制一种疗效高、副作用小、价格便宜的治疗功血症的药物是医师和患者的共同心愿。调查民间用猪蹄甲煅炭加碱面内服治疗宫颈炎、功血症有很好的疗效，在此基础上立题，以猪蹄甲为原料，用碱性提取工艺研制成的"妇血宁片剂"，经 408 例临床试验，证明对功血症确有较好的疗效，治愈率 63%，总有效率 90%。同时认为：本品有"扶正固本"的作用，能止血，调节月经周期，回缩子宫，提高血象。特别是对更年期功血症患者可收到止血、闭经双重效果，且可改善更年期出现的全身症状。本品投产 20 多年来，一直保持优质产品称号。

4. 创新性　在科学技术发展成为人类重要活动的今天，国际上的经济竞争，归根到底是科学技术发展的速度与水平的竞争。因此课题是否具有竞争性是关系到出成果、出人才的关键问题。对中药新药科研选题来说，拟开展的新药研究是否是一种创新性的工作，研究的起点高不高，采用的工艺路线、质量控制方法及有关技术指标是否具有一定的先进性，是否具有自己的特色，这都是关系到新药竞争力的问题。因此，选题时对新药的处方设计、剂型、制备工艺、质量控制、基础实验，以及临床观察等方面都要在继承中医药传统理论和经验的基础上，结合现代科学技术加以考虑，否则就不能搞出有特色的新药，就没有竞争能力。

在中医药理论的指导下，接受近代药理、化学成分和制剂等方面的研究成果，使中药新药具有时代特点，这是中药新药研究开发的正确途径。它与纯植物化学的研究是不同的，是符合我国国情的创新性研究。

"补肾宁糖衣片"的生产工艺是在传统用药及民间经验的基础上，结合现代科学知识反复试验拟定出来的。它并不是单纯从某一化学成分，特别是羊外肾中所含的睾丸酮着眼的，因为睾丸酮口服在肝脏中即被破坏，现行的补肾宁片剂生产工艺，使每片素片缩小至 0.1g，可以说是目前中成药片剂中片重比较小的品种。其质量标准除应符合《中国药典》2000 年版片剂项下有关规定外，还制定了包括生物测定在内的两项内控指标。临床试验除按中医辨证分型外，对阳痿症还作血常规、血小板、小便常规、精液常规、肝功能、EKG、尿 17 - 羟、17 - 酮检查等。病理研究发现，给药组的雄性大鼠，其睾丸的间质细胞，曲细精管内各类生精细胞，及附睾管内的精子较对照组数量显著增多，形态正常，呈活跃增生的图像。经 359 例临床观察，对阳痿症有效率为 93%。

"阿胶泡腾颗粒剂"的制备工艺获中国发明专利。创新点在于提供一种与传统块状阿胶完全不同的另一种阿胶新型制剂及其制备工艺。克服了传统块状阿胶服用不便，口感不佳，高温季节不能正常生产的缺陷。较微波干燥和喷雾干燥的粉状阿胶，生产简易，投资少，耗能低，效益高。成品呈颗粒状，可直接加温开水冲服，无需加入任何调味品。具速溶性，溶解时无胶体粘结现象，并产生适量二氧化碳气泡，类似碳酸型饮料风味，久服不易腻膈。本品不改变传统阿胶的内在质量，与传统块状阿胶的功效主治完全相同。

上述举例，都是在继承前人的理论观点、思维方法和研究成果的基础上进行的，但又是前人没有问津，或没有解决的问题，从这个意义上说，这些研究具有一定的创新性。没有创新性的课题，必然失去其需要性和价值意义。

5. 效益性　效益主要包括科学效益、社会效益和经济效益。所谓科学效益就是选题对本学科学术上、科学价值上的推动作用。科学效益是社会效益和经济效益的基础与保证。对基础研究领域来说，探索性强，消耗性大，可能完全没有经济效益，或者只有"潜在经济效益"，但科学价值很大，对这一类型的科研成果不宜评价经济效益。但对多数应用研究来说，一般多以经济效益作为指标来评价成果的价值。如果科研成果达不到提高经济效益的目的，工厂或使用部门就不愿推广应用，而无人推广应用的应用性研究成果对于国民经济的发展是毫无益处的。因此，研制的中药新药只有被药厂所采用，转化为直接的生产力，才会带来可见的、现实的经济效益，即"实在经济效益"。新药也只有投产后成为商品药，才能使广大患者得到治疗，恢复健康，以充沛的精力投身于"四化"建设，获得间接的科学技术经济效益，即"社会效益"。因此，中药新药的研究，应以社会效益和经济效益作为衡量和验证选题正确的尺度与标准。片面地强调经济效益，而忽视社会效益是不对的。如果中药新药的技术含量低，产品质量不高，无论怎样宣传，也只能是"一过性产品"，很快就会自我淘汰。因此，积极采用新技术、新辅料、新工艺、新剂型是十分重要的。此外，选题过程中还必须将人力、物力和时间等合理运用，考虑经济技术的合理性，如果远离客观条件允许的范围，生产工艺复杂，投资额大，耗能高，效益低，则新药也难以推广使用。

　　总之，中药新药的科研选题除了必须坚持需要性、可行性、科学性、创新性和效益性的基本原则外，还应强调根据主客观情况选准欲防治的病症，并进一步明确具体证型（含病种）。我国卫生部制定发布的《中药新药临床研究指导原则》（第一辑）中共收载 76 个病症，每个病症又分为几种证型（含病种），不但包括了常见病、多发病，而且亦包括了大多数危害生命的疑难病症（病种），对尚未收载的病症（病种）亦提出了示范。这对促进中药新药临床研究的规范化、科学化和标准化，提高中药新药的研制水平起着重要的作用。

　　（二）选题途径

　　中药新药的科研选题，首先应对当前选题的动态趋势，以及存在的问题等进行认真的调查分析，才能广开思路，找准目标。课题选择的途径归纳为以下几个方面。

　　1. 从国家管理机构招标项目中选题　例如向国家新药基金、自然科学基金、省市创业基金等申报课题。获得这些新药研究基金资助的项目，来源可靠。因为在立项前，有关部门已组织专家反复论证，可行性较大，开发成功率较高。但这些项目的开发成本较高，对项目承担单位的要求也较严格。

　　2. 从古典医籍中选题　我国古典医籍中有不少方剂，组方严谨，疗效可靠，根据其方证定出适应的证候或病种，作为新药的研究选题。例如，治疗冠心病的苏冰滴丸就是由宋代《太平惠民和剂局方》中苏合香丸改制而成的。由原方 15 味药减至 2 味药，剂量也由每次服 3g 减为每次服 0.15g，而且比原方起效更快，疗效更好。日本厚生省批准生产的 210 个汉方制剂中，80% 是我国古典医籍中的名方。

　　3. 从名医经验中选题　中医各科都有相当多的名医，他们在长期的临床实践中对某种病证的治疗很有专长，有的方药成为医院协定处方。将疗效确凿的协定处方选为课题，进行新药的研究开发，风险小，成功率较高。

　　4. 从法定标准中选题　根据市场调查和疾病谱的预测，从《中国药典》和《部颁药品标准》中选择相应的成方制剂进行二次开发，其特点是"短"、"平"、"快"，成功率高。

　　5. 从单验秘方中选题　中医药具有悠久的历史和广泛的群众性，民间蕴藏着不少单方、验方和秘方，对其处方来源、药味组成和疗效进行详细的考证与审核，也是极好的选题途径。

　　6. 从临床科研中选题　临床医师针对某病证承担的临床科研课题，将其研究中使用的方药筛选固定，按新药研究的要求进行研究。这类选题由于具备较好的临床和实验研究基础，因而也有一定的成功几率。

7. 从信息网络、报纸杂志、学术会议上选题　从网上了解世界各国新药研究的动态是一个低成本项目来源的渠道。医药期刊中有些论文本身就是新药阶段性研究成果的报道。各种学术会、信息会可以了解专家、科研人员讨论和交流的情况，也可以获得一些新药研究的信息，从中得到启迪。

二、设计制剂处方

制剂处方设计包括两个方面：一是根据特定病证选择药物配伍组成复方的过程，即研究方剂的组成；二是根据方剂药物提取物（半成品）性质、剂型特点、临床要求、给药途径等筛选适宜的辅料及确定制剂处方的过程。后者在"研究制备工艺"中介绍。

（一）设计原则

处方（方剂）设计如同一座建筑物的设计一样重要，其设计质量直接关系到新药研制工作能否顺利进行和制剂的质量。确定研究课题以后，必须根据传统中医药理论和经验设计处方（方剂）。一般可以按照"辨证立法，以法统方，据方选药"的原则，根据"证"、"病"，找出对应的成方，以其为基本方，再结合临床上该证或该病的主要症状和病因、病理，进行分型、分期；对成方作综合分析，并对方中每味药作系统的分析考察，选出对症的主要药味和配伍药味。应当指出，选方时既要遵守原方，又不应拘泥于原方，但应提供符合中医药理论的"方解"，要有实验说明组方的合理性。目前有一种倾向，在没有充分科学依据的情况下，盲目地将复方删繁就简，或只注意单味药的化学成分，忽视中药综合成分的整体调节作用，这就很难达到研究的目的。例如，白虎加人参汤对四氧嘧啶糖尿病小鼠有降血糖作用，其中知母、人参单味药就有降血糖作用，而石膏、甘草、粳米无此作用。知母：人参 = 5 : 1 时，降血糖作用较强，知母：人参 = 5 : 9 时，降血糖作用几乎消失。若在知母：人参 = 5 : 1 的混合液中加入石膏时，在一定范围内降血糖作用随石膏用量的增加而增强。若在此 3 种药的混合液中依次再加入甘草、粳米，则降血糖呈相加作用。再如，补中益气汤中去掉升麻、柴胡，则动物小肠蠕动明显减弱，而此两味药对肠蠕动无直接作用。这说明补中益气汤只有全方才能调整小肠蠕动，恢复肠肌紧张状态。

（二）处方类型

1. 成方　对成方要作全面分析，若方中各药用之恰当，配伍严谨，可按原方加以研究。例如，四逆汤按原方改制成"四逆口服液"，生脉散按原方改制成"生脉饮"。若原方组成不够严谨，可以在原方基础上加减，组成新方。例如，将解表化湿、理气和中的"藿香正气丸"经修方设计制成"藿香正气水（酊剂）"；将芳香开窍、行气止痛的"苏合香丸"经修方研制成"冠心苏合丸"，进一步研制成"苏冰滴丸"，保持了原方的疗效，且有速效作用。

2. 协定处方　协定处方是根据医师和药师的经验拟定的处方。此类处方更应精选药味，使配伍精当。例如，排石颗粒剂是根据利水、通淋、排石的治则，设计制成的一种用于治疗泌尿系结石的新药；冠心二号片是根据活血化瘀治则，设计研制的治疗冠心病的新药。协定处方除注射液外，按《药品注册管理办法》中第6类的要求研制和审批。

3. 民间效方 以民间蕴藏的疗效较好的单方、验方和秘方为基础研制的单味药或小复方制剂、提取物制剂。如妇血宁片是根据民间用猪蹄甲煅炭内服止血的经验，研制成的治疗妇女功能性子宫出血症的制剂；消络痛片是在民间用芫花条加绿豆煎汤内服，治疗风湿性关节炎的基础上研制的制剂。不少名老中医手中有疗效确切、配伍精当的验方，如能将这类经验方转化成中药新药，必将会进一步丰富我国的医药宝库，同时产生较好的社会效益和经济效益。由单方、验方和秘方转化制得的中药新药，不改变传统给药途径（除注射液外），按《药品注册管理办法》中第6类的要求研制和审批。

（三）处方内容

1. 处方药味 处方药味应精选，尽可能地选用小复方，处方药味少，有利于制剂工艺的研究、剂型的选择和质量标准的制定。若对大复方作适当精简，必须通过实验研究确定。例如，用于中期妊娠引产的"天皂合剂"，最初是由天花粉、皂角等7味中药组成，经过大量的实验研究最后筛选确定，单味天花粉中的一定分子量的蛋白质为其引产的有效部位，并将此有效部位制成注射用天花粉针剂，不但较好地发挥了引产的效用，而且能明显降低原方的毒副反应。任意删减某一味药，有时就会导致全方作用的改变。例如，峻下热结的大承气汤由大黄、芒硝、厚朴、枳实组成，采用标记的^{126}I-白蛋白放射活性测定小鼠腹部血管通透性有双向调节作用；仅除去一味芒硝的小承气汤，即失去此双向调节作用；而组成大承气汤的各单味药均无升高血管通透性的效应。说明唯有4味药俱全的大承气汤，才能发挥升高血管通透性的双向调节作用。

2. 药物剂量 处方中药物剂量与用药有效安全密切相关。安全是前提，达到治疗剂量才能呈现预期的疗效。对毒性中药的用量，更应当慎重。还应注意的是，剂量变化有时可能出现功能转变。例如，"小承气汤"和"厚朴三物汤"皆由大黄、厚朴、枳实组成，前者重用大黄，主要用于攻下，后者重用厚朴，主要用于利气，治支饮胸满，兼有腑实便秘者。不能认为剂量愈大，疗效愈好。如前所述，知母与人参以5∶1相配时，降血糖作用较强，而以5∶9相配时，则降血糖作用几乎消失。

3. 辅料 药剂辅料在药剂学中具有独特的地位和作用。它不仅是原料药物制剂成型的物质基础，而且与制剂工艺过程的难易、药品的质量、稳定性与安全性、给药途径、作用方式与释药速度、临床疗效，以及新剂型、新药品的开发密切相关。

药剂辅料的种类和作用是多种多样的，在现代制剂中，通常不把它们看作是有生物活性的物质，然而，从中医药角度讲，使用药剂辅料有两个特点：一是"药辅合一"。典型的例子是浓缩丸和半浸膏片一般不另加辅料，而是利用提取的浸膏作黏合剂，原生药粉作填充剂和崩解剂，控制适宜的制剂条件即可。二是将辅料作为处方的一味药使用。在选用辅料时，注重"辅料与药效相结合"。例如，"二母宁嗽丸"中的蜂蜜，既是成型赋形剂，又是与方药有协同疗效的物质。制备片剂时所用的滑石粉，现代制剂中仅视为润滑剂，而在中医使用时却是一味药，并且寒性证不可用。蔗糖在现代制剂中仅作为成型赋形剂或矫味剂，而中医认为其能"润肺，生津，治肺燥咳嗽，口干燥渴，中虚脘痛"，且指出"有痰湿者不宜用"（《本草从新》）。其实无生理活性的药剂辅料是不存在的，即便像乳糖这种被视为无活性的理想的辅料，现在也发现其对睾丸酮有加速吸收的作用，而对异烟肼有阻碍吸收的作用。就聚山梨酯类来说，现代研究表明，它也不是完全没有生物活性。因此，选择辅料不仅要考虑其对生产工艺和制剂外观性质等方面的影响，而且要考虑有可能改变制剂的生物利用度问题，同时不能忽视其中医范畴的生物活性问题。

三、选择适宜剂型

药物剂型影响药物的吸收、分布、代谢和排泄过程，且与给药途径、用药方法有关。药物剂型选择的基本原则在本教材第一章第四节中已介绍，不再赘述。应充分发挥各类剂型的特点，尽可能选用新剂型。但必须注意，在复方制剂药物有效成分尚不十分清楚，或提取的有效成分纯度不高的情况下，不要盲目选用新剂型。应以临床需要、药物性质、用药对象与剂量等为依据，通过文献研究和预试验，科学客观地选择确定剂型。

四、研究制备工艺

工艺研究是新药研究的重要阶段，其设计如何，关系到制剂的有效性、稳定性、适用性和经济技术的合理性，是新药研究成败和水平高低的关键。除少数情况可直接使用中药原粉外，通常情况下中药都需要经过提取处理，以达到减少剂量，提高疗效的目的。制剂工艺研究包括提取工艺研究；分离、纯化、浓缩、干燥工艺研究；制剂成型性研究和中试研究。

（一）中药的提取工艺研究

1. 中药的鉴定与前处理　这是保证制剂质量的基础，提取前原中药必须经过鉴定，符合有关规定与处方要求者方能使用。还应根据方剂对药性的要求，中药质地、特性和不同提取方法的需要，对中药进行净制、切制、炮制、粉碎等加工处理。凡需特殊加工处理的中药，应说明其目的与方法依据。

2. 提取工艺路线的设计　中药制剂以复方居多，在提取时是采用单味药提取，还是采用方药混合提取，或分类提取？是提取混合物，还是纯化到"纯品"？要根据方药的性质、功能主治、化学成分和药效资料，结合临床要求统筹考虑，不能千篇一律。方剂组成不同，提取方法亦不尽相同。一般说来，口服制剂或外用制剂，如果药料中所含的有效成分是一类或几类化合物，而这些成分又有不同程度的药效，从生产实际考虑，制备时不一定提取纯度很高，可混合提取到适当纯度并无毒副作用，便可供制剂制备。因为混合提取比较经济，符合中医用药的特点。但也有人认为，单味药提取较复方混合提取优越。单味药提取可以根据中药所含有效成分的性质，选用适宜的溶剂和方法，提取完全；可以测定有效成分的含量，使投料量准确，成品含量一致；可以进一步纯化，以缩小制剂体积；可防止方药混合提取时某些溶出的成分相互作用，产生沉淀，若被滤过丢失，则影响疗效。还应指出，即使是同一种药物，提取同一种成分，由于剂型不同，其制备工艺及操作也可能不同。

另外，在工艺设计中应尽量选用提取效率高，安全性大，价格便宜的提取溶剂。目前药厂普遍采用，且频度最高的是水或不同浓度的乙醇，常将两种溶剂联合交互使用，以去除杂质，保留有效成分。用水醇提取后的药液，体积大大缩小，一般可供制备合剂、颗粒剂、片剂、口服液剂等剂型。若已知有效成分，且此成分又是为临床所需要的，则可依其成分的特性，采用专用溶剂和专门方法提取单体，再制成制剂。

无论采用何种工艺，应对其中主要成分的含量进行测定，并确定质量标准，从半成品乃至原料就开始控制，则成品质量控制才有保证。

总之，在工艺设计前应根据方剂的功能、主治，通过文献资料的查阅，分析每味中药的有效成分与药理作用；结合临床要求与新药类别、所含有效成分或有效部位及其理化性质；再根据提取原理与预试验结果，选择适宜的提取方法，设计合理的工艺路线，并应提供设计依据。

3. 提取工艺技术条件的研究　在提取工艺路线初步确定后，应充分考虑可能影响提取效果的因素，进行科学、合理的试验设计，采用准确、简便、具代表性、可量化的综合性评价指标与方法，优选合理的提取工艺技术条件。要有实验资料及文献资料说明所选用的提取工艺是最佳的。在有成熟的相同技术条件可借鉴时，可通过提供相关文献资料，作为制订合理的工艺技术条件的依据。但是，通常是将有关工艺的诸多因素，采用正交试验设计、均匀试验设计等，筛选最佳工艺条件。

（1）正交试验设计　安排试验的基本步骤为：①明确试验目的，确定评定试验结果的指标，挑选影响指标的因素和水平。一般是根据现有的知识、经验或作必要的预实验后确定因素和水平。②根据因素、水平的多少及试验工作量的大小选用正交表。如每个因素都是 3 个水平，有 4 个因素时，一般选用 $L_9(3^4)$ 表，作 9 次试验。在实际安排试验时，应该把挑选因素、水平和选用正交表结合进行，在保证试验结果的基础上，减少因素的水平数，就可相应地减少试验次数。③表头设计，正交表选好后，将考察因素（包括交互作用）分别置于表头相应的列。④列出试验方案，按方案进行试验，以获取试验测评值，测评值可列于正交表上最后一栏。⑤对正交试验所得测评值进行直观分析或方差分析，得出具显著性的因素及显著因素的最好水平组合的结论。⑥通过重复试验，对所得最好水平组合进行验证；或对所发现问题作进一步考察研究。

正交试验数据的分析方法有直观分析法和方差分析法。直观分析法的要点是：①用各因素水平均值的极差来确定因素的显著性。极差大的因素对测评值影响较为显著，反之，则不显著。②用各因素的水平均值来确定该因素各水平的优劣。即根据测评值的期望方向，取较大（或较小）均值所对应的那个水平作为较好的水平。③根据各因素显著性及其各水平优劣得出各因素的较好水平组合。

方差分析的要点是：①计算各因素（包括交互作用）以及误差的离差平方和，并由"方差＝离差平方和/自由度"，计算各因素（包括交互作用）及误差的方差。②将各因素方差与误差方差进行比较，经统计检验得各因素显著性结论。③根据因素显著性及其各水平优劣获得各显著因素的较好水平组合。

上面讨论的正交试验指标只有一个，即称单指标试验。实际工作中用来衡量试验结果的往往是多指标试验。在多指标试验中，通常采用"综合评分法"或"综合平衡法"进行数据分析。

综合评分法，依据各指标的重要性，对各指标进行加权评分，把多指标转化为单指标，然后计算综合得分，进行直观分析或方差分析，从而确定各个因素的最优或较优的组合。

综合平衡法，是分别对各指标进行直观分析或方差分析，获得各指标的较好水平组合，然后再对这些结果进行综合平衡，从而确定各个因素的最优或较优的组合。

此外需说明的是，对交互作用显著的因素，常常是通过二元表，分析并确定这些因素间的最好水平搭配。通常2因素 A 与 B 间的交互作用，记作 A×B 两列间的交互作用。在常用的正交表中，有的表后附有二列间的交互作用表。它是专门用来分析交互作用的。

表 24-2 $L_8(2^7)$ 表

试验号	列 号						
	1	2	3	4	5	6	7
1	1	1	1	1	1	1	1
2	1	1	1	2	2	2	2
3	1	2	2	1	1	2	2
4	1	2	2	2	2	1	1
5	2	1	2	1	2	1	2
6	2	1	2	2	1	2	1
7	2	2	1	1	2	2	1
8	2	2	1	2	1	1	2

表 24-3 $L_8(2^7)$：两列间的交互作用表

列 号	列 号						
	1	2	3	4	5	6	7
(1)		3	2	5	4	7	6
(2)			1	6	7	4	5
(3)				7	6	5	4
(4)					1	2	3
(5)						3	2
(6)							1

$L_8(2^7)$ 两列间的交互作用表中所有数字都是 $L_8(2^7)$ 正交表的列号，最右边和最上边的数字同时还是 $L_8(2^7)$ 正交表的行号和列号，圆括号里的数字也同时是 $L_8(2^7)$ 正交表的行号。如果想查 $L_8(2^7)$ 的第1列与第2列的交互作用列，在 $L_8(2^7)$ 两列间交互作用表中查出（1）与最上边数字2的交叉数字3即得，也就是说第1列与第2列因素的交互作用列在第3列。同法查出的第1列与第4列的交互作用列在第5列，第2列与第5列的交互作用列在第7列。

对于有交互作用列正交表的选择和表头设计，不仅考虑每个因素各占一列，而且两个有交互作用的也占一列，故对3因素2水平有交互作用的正交试验应选用 $L_8(2^7)$ 正交表。在作表头设计时，各因素和交互作用列不能任意放置，需查两列间的交互作用表，然后列出试验方案，进行试验，分析结果（注意交互作用不是具体因素，而是因素间的联合搭配作用，当然也就无所谓水平）。

在试验中往往会碰到水平不等的情况，安排这种试验可直接选用合适的混合水平的多因素正交表（混合型正交表），如 $L_8(4 \times 2^4)$ 表，它可安排1个4水平的因素，4个2水平的因素，共做8次试验，其结果分析同上述等水平的正交试验。

（2）均匀试验设计　是在正交试验设计的基础上，由我国学者方开泰于20世纪80年代首次提出的。1994年方开泰、王元先生又推荐了一种利用 GLP（good lattice points）方法设置均匀表的方法。这一方法已逐步引入药物研究中并成为较有前景的试验设计方法。

均匀设计的基本思想是舍去正交设计的"整齐可比性"，让试验点在其试验范围内充分地"均匀分散"，这样每个试验点就可以有更好的代表性，试验次数大幅度减少。这种单纯地从均匀分散性出发的试验设计称为均匀设计。

与正交设计相比，均匀设计有以下特点：试验次数少，试验次数与水平数相等；可以适当地调整以避免高档次水平相遇，以防试验中发生意外。利用电子计算机处理试验数据，求得定量回归方程，便于分析各因素对试验结果的影响，定量地预测优化条件。

均匀设计与正交设计相同，也有现成的均匀设计表供使用，不同之处，它还有与之配套的使用表，两者结合起来才能应用。

① 均匀设计表和使用表的构造及两者的关系：均匀设计表的构造如下：

$$U_n \ (n^m)$$

式中，U 为均匀设计表，行数（n）体现了水平数，列数（m）表示最大可安排的因素数。

用均匀设计表安排试验时，不是有多少列就能安排多少因素，而是比列数少，如 $U_5(5^4)$ 表最多可安排 3 个因素，$U_7(5^6)$ 表最多可安排 4 个因素。这是因为均匀设计是数论和多元统计相结合的产物，在数据分析时依照最小二乘法原理进行回归分析，通常要求均匀满秩。设均匀设计表有 m 列，经证明至少去掉 $m - \left(\frac{m}{2} + 1\right)$ 列，剩下 $\left(\frac{m}{2} + 1\right)$ 列正好满秩，故均匀设计表只能安排 $\left(\frac{m}{2} + 1\right)$ 个因素，所以使用表中最多的因素数少于均匀设计表中的列数。均匀设计表最多安排因素数的计算方法如下：

$U_5(5^4)$ 表最多安排 $\left(\frac{m}{2} + 1\right)$ =3 个因素；$U_7(5^6)$ 表最多安排 $\left(\frac{m}{2} + 1\right)$ =4 个因素；$U_{11}(11^{10})$ 表最多安排 $\left(\frac{m}{2} + 1\right)$ =6 个因素。

② 根据试验设计中要考察的因素选择均匀设计表：若因素数为 6，根据 $\left(\frac{m}{2} + 1\right)$ =6，求出 $m = 10$，$n = m + 1 = 11$，选择 $U_{11}(11^{10})$ 表可使实验次数最少，再查配套的使用表，选择其中的 1、2、3、5、7、10 六列组成 $U_{11}(11^{10})$ 表。若因素为 5，则 $\left(\frac{m}{2} + 1\right)$ =5，求出 $m = 8$，$n = m + 1 = 9$，因无 $U_9(9^8)$ 表，只有 $U_9(9^6)$ 表，故仍选择 $U_{11}(11^{10})$ 表，再根据配套的使用表，选择 1、2、3、5、7 列组成 $U_{11}(11^{10})$ 表。然后根据各因素的考察范围，确定水平数，若水平数太少，可通过拟水平处理（即将水平少者循环一次或几次达到要求的水平数）。还可以适当地调整因素的水平，避免各因素的高档次水平（或低档次水平）相遇。

为了使考察因素不疏漏最佳试验条件，可以多做些实验点，如 3 因素试验，可用 $U_5(5^4)$ 表，也可用 $U_7(7^6)$ 表，甚至可用 $U_{11}(11^{10})$ 表。一般来说，实验点划分得愈细，均匀性愈好。

上面论述的皆为水平数为奇数时的均匀设计，如水平数为偶数，则无现成的均匀设计表可查，而是将其（$n + 1$）奇数表去掉最后一行构成偶数表，如 $U_{11}(11^{10})$ 表中最后一行去掉，构成 $U_{10}(10^{10})$ 表，仍使用 $U_{11}(11^{10})$ 表。

综上所述，应用均匀设计安排试验的基本步骤为：①在现有知识、经验或作必要预实验的基础上，确定影响考查对象的因素个数及其考察范围。②根据实际需要和可能，划分各因素的水平数，选择合适的均匀表，根据使用表的规定挑选列数，安排各试验点（号）的工艺条件。③每个实验号重复作 3 次（$RSD < 3\%$），取平均值，作为测评值，对每个实验数据必须有质和量的分析。④利用电子计算机，将各因素的各水平对测评值进行多元回归，求得回归方程。⑤结合实践经验及专业知识，分析方程，设计优化条件，计算出预测的优化值及其区间估计。⑥按照优化条件安排重复试验，验证回归方程及"最优"点的可靠性。

下面举一个用多指标、多因素、多水平均匀设计的实例。

张兆旺等以淫羊藿苷、β－谷甾醇、甜菜碱、人参二醇、人参三醇、总糖、干浸膏为指标，采用均匀设计法优选复壮胶囊的半仿生提取（简称 SBE）条件。

（1）根据"SBE 法"理论，在中药粒度、煎提温度、煎煮加水量、离心、浓缩等条件相同的前提下，确定考察的主要因素及水平。选用 $U_9(9^1 \times 3^3)$ 表（中国航天工业总公司第三研究院提供）安排实验方案，见表 24 - 4。

表 24 - 4 U_9 $(9^1 \times 3^3)$ 均匀设计表

实验号	A 第一煎水 pH 值	B 第二煎水 pH 值	C 第三煎水 pH 值	D 煎煮时间（h）
1	2.00	7.00	9.00	5.00
2	4.00	6.50	9.00	2.00
3	2.50	6.50	8.00	3.50
4	3.00	7.50	8.50	2.00
5	5.50	7.00	8.50	2.00
6	3.50	7.00	8.00	3.50
7	4.50	7.50	9.00	3.50
8	5.00	7.50	8.50	3.50
9	6.00	6.50	8.50	5.00

注：3 煎时间比为 2：1：1。

（2）按表 24 - 4 做试验，分别测定各指标成分的含量，将其均值列于同一表中，如表 24 - 5 所示。

（3）对各试验数据进行标准化与加权求和处理将各指标的数据，按公式 $X'_{ij} = (X_{ij} - \overline{X_j})/S_j$ 进行标准化处理。X_{ij} 为样品液 i 中成分 j 的含量，$\overline{X_j}$ 为 9 个水平样品液 i 中成分 j 的平均值，S_j 为成分 j 的标准偏差，即 $S_j = \sqrt{\dfrac{\sum (X_{ij} - X_j)^2}{n-1}}$，$X'_{ij}$ 为标准化后的值。根据各指标在提取工艺选择中的主次地位，给予不同的加权系数，以标准化后的值 X_{ij} 加权后求和，即得综合评价指标 Y 值。其关系式：$Y =$（淫羊藿苷 + β－谷甾醇 + 甜菜碱 + 人参二醇 + 人参三醇）$\times 8$ + 总糖 $\times 3$ + 干浸膏得率 $\times 2$，各实验号的 Y 值如表 24 - 5 所示。

表 24 - 5　　　　　　　　各指标成分含量及标准化值与综合指标 Y 值

试验号	淫羊藿苷	β - 谷甾醇	甜菜碱	人参二醇	人参三醇	总糖	干浸膏得率	Y 值
1	1.5797	30.649	16.646	16.890	7.1791	3.723	36.95	
	(-0.01663)	(1.7203)	(1.3453)	(-0.3902)	(0.7403)	(0.5902)	(0.9287)	30.821
2	1.5934	20.838	15.732	19.315	7.3200	3.552	35.24	
	(0.2680)	(-0.4148)	(-0.0168)	(0.5685)	(0.8725)	(0.2285)	(-0.6436)	9.6175
3	1.5208	21.914	15.085	16.638	4.5467	3.474	34.27	
	(-1.2401)	(-0.1806)	(-0.9584)	(-0.4899)	(-1.7305)	(0.06347)	(1.5355)	-39.677
4	1.6178	19.495	15.695	20.322	6.3318	3.815	35.94	
	(0.7748)	(-0.7070)	(-0.0574)	(0.9667)	(-0.05500)	(0.7849)	(0.0000)	9.7315
5	1.6729	14.504	16.907	17.150	5.4307	2.862	35.71	
	(1.9194)	(-1.7932)	(1.7305)	(-0.2874)	(-0.9008)	(-1.2312)	(-0.2115)	1.2314
6	1.6097	28.775	15.979	22.823	7.5230	3.466	35.40	
	(0.6066)	(1.3125)	(0.3610)	(1.9555)	(1.0631)	(0.04654)	(-0.4965)	41.536
7	1.5406	22.610	15.484	15.722	4.9607	4.209	38.38	
	(-0.8288)	(-0.02916)	(-0.3695)	(-0.8520)	(-1.3419)	(1.6184)	(2.2435)	-18.029
8	1.5116	20.917	14.581	18.300	6.9666	3.375	35.80	
	(-1.4312)	(-0.3976)	(-1.7022)	(0.1672)	(0.5408)	(-0.1460)	(-0.1287)	-23.279
9	1.5782	24.991	15.510	13.729	7.2551	2.520	35.77	
	(-0.04778)	(0.4890)	(-0.3312)	(-1.6400)	(0.8754)	(-1.9547)	(-0.1563)	-11.413

注：括号中数据为标准化处理后结果。

$Y =$（淫羊藿苷 + β - 谷甾醇 + 甜菜碱 + 人参二醇 + 人参三醇）× 8 + 总糖 × 3 + 干浸膏得率 × 2

（4）用计算机进行回归分析及优化计算。将表 24 - 4 及表 24 - 5 中 Y 的数据输入计算机，用 JYSYSJ 的数据分析模块处理，用二次多项式逐步回归，得回归方程：

$Y = -459.9143 + 219.5002 \times B - 236.5653 \times D - 4.244424 \times A \times A - 18.42124 \times B \times B + 22.92169 \times D \times D + 4.3654 \times A \times B + 12.07139 \times B \times D$，SS $= 1.180052$，$\gamma = 0.9998914$，$F = 657.8601$。查 F 值表 $F_{0.05}(7, 1) = 236.8$，$F_{0.05}(7, 1) < F$，所以 F 检验通过，回归方程有意义。再将方程在计算机上进行优化处理，得出优化结果如表 24 - 6 所示。结合生产实践，确定优选结果为 $A = 4.0$，$B = 7.5$，$C = 8.7$，$D = 5.0$。

表 24 - 6　GLP 法优选结果
（57091 次）

$A = 3.9524$
$B = 7.4922$
$C = 8.6895$
$D = 4.9941$
$Y = 55.4850$

（5）验证优化条件。按照优化得到的工艺条件，做 3 份验证性试验，结果如表 24 - 7 所示。将表 24 - 7 中 7 个指标测定的数据按（3）项下方法进行标准化并加权处理，即得综合评价指标 Y' 值。结果表明，验证实验提取液综合评价 Y' 值，与 GLP 法优选结果 Y 值基本一致。

表 24 – 7   验证实验供试液中各指标成分的含量及标准化处理结果（$n=3$）

指标成分	含量（$\bar{X}\pm S$）	标准化值	Y′值
淫羊藿苷（mg·g⁻¹中药）	1.6651 ± 0.01012	1.7574	
β–谷甾醇（μg·g⁻¹中药）	28.902 ± 0.2516	1.3401	
甜菜碱（mg·g⁻¹中药）	16.159 ± 0.1802	0.6257	
人参二醇（μg·g⁻¹中药）	20.953 ± 0.3200	1.2161	54.8248
人参三醇（μg·g⁻¹中药）	7.969 ± 0.2081	1.4817	
总　糖（g·100g⁻¹中药）	3.951 ± 0.1641	1.0726	
干浸膏得率（g·100g⁻¹中药）	36.07 ± 0.4486	0.1195	

（二）分离、纯化、浓缩与干燥工艺研究

1. 分离与纯化工艺研究　分离与纯化工艺包括两个方面：一是根据粗提取物的性质，选择相应的分离方法与条件，以得到药用提取物质。二是采用各种净化、纯化的方法，将无效和有害组分除去，以得到有效成分或有效部位，为不同类别新药和剂型提供合格的原料或半成品。应根据新药类别、剂型、给药途径、处方量及与质量有关的提取成分的理化性质等方面选择净化、纯化的方法，设计有针对性的试验，考察纯化方法各步骤的合理性及所测成分的保留率，提供纯化物含量指标及制订依据。对于新建立的方法，还应进行方法的可行性、可靠性、安全性研究，提供相应的研究资料。

2. 浓缩与干燥工艺研究　浓缩与干燥应根据物料的性质及影响浓缩、干燥效果的因素，优选方法与条件，使达到一定的相对密度或含水量，并应以浓缩、干燥物的收率及指标成分含量，评价其工艺过程的合理性与可行性。

（三）制剂成型性研究

前面已介绍了制剂处方（方剂）设计的问题，这里主要讲如何根据方药提取物（半成品）性质、剂型特点、临床要求、给药途径等筛选适宜的辅料及确定制剂处方（即主药与辅料的配合试验设计）和制剂成型工艺研究。

1. 原辅料的配合试验　应在提取工艺技术条件稳定与半成品质量合格的前提下进行。配合试验指标依据试验目的而定。由于方剂组成不同，剂型和给药途径不同，提取方法不同，主药提取物量和性质也不尽相同，原则上，应首先研究与制剂成型性、稳定性有关的原辅料的物理化学性质及其影响因素，然后根据在不同剂型中各辅料作用的特点，建立相应的评价指标与方法，有针对性地筛选辅料种类与用量。例如，为解决牛黄解毒片的压片粘冲问题，在其干燥颗粒中分别拌入3%滑石粉，3%淀粉，1%硬脂酸镁，1%微晶纤维素，3%三硅酸镁，各混匀后压制片剂，发现仅三硅酸镁不粘冲，且该片剂崩解仅需20分钟。

对固体制剂或液体制剂工艺设计中应注意克服带共性的问题。例如，含生药原粉制成的制剂卫生学达标问题；以提取物制成的固体制剂的引湿问题；固体制剂的崩解或溶散时限问题；液体制剂的澄清度、防腐、防霉问题等。

制剂处方量应以 1000 个制剂单位（片、粒、克、毫升等）计，并写出辅料名称及用量，明确制剂分剂量与使用量确定的依据。最终应提供包括选择辅料的目的、试验方法、结果（数据）与结论等在内的研究资料。

2. 制剂成型工艺研究　制剂成型工艺是将半成品与辅料进行加工处理，制成剂型并形成最终产品的过程。一般应根据物料特性，通过试验选用先进的成型工艺路线。处理好与制剂处方设计间的关系，筛选各工序合理的物料加工方法与方式，应用相应的先进成型设备，选用适宜的成品内包装材料。提供详细的成型工艺流程，各工序技术条件试验依据等资料。

（四）中试研究

根据实验室提供的工艺路线和操作步骤，选择符合 GMP 条件的车间，进行制剂处方量 10 倍以上的放大试验，进一步对实验室工艺的合理性进行验证和完善。考察工艺的稳定性和成熟程度，探索和积累工艺参数，修订、完善制备工艺，使适合工业化生产的实际。应提供至少 3 批中试生产数据，包括投料量、半成品量、质量指标、辅料用量、成品量及成品率等。提供制剂通则要求的一般质量检查、微生物限度检查和含量测定结果。

供主要药效学试验、毒理试验、临床研究、质量标准研究，以及稳定性研究用样品应是经中试研究的成熟工艺制备的产品。

五、建立质量标准

药品质量标准是国家对药品质量及检验方法所做的技术规定，是药品生产、经营、使用、检验和监督管理部门共同遵循的法定依据，也是新药研究的重要组成部分。它不仅要体现"有效安全、技术先进、经济合理"的原则，而且对于指导生产，提高质量，保证用药有效安全，促进对外贸易等方面均具有非常重要的意义。

中药制剂质量标准必须在处方（药味、用量）固定和原料（净中药、饮片、提取物）质量稳定，制备工艺相对固定的前提下，用"中试"产品研究制订，否则不能确实反映和控制最终产品质量。一般是在药理试验完成之后，药品送临床试验之前，就必须完成药品质量规格的研究。送临床研究的药品先要通过质量规格的检验，保证多批产品质量相同，否则很难判定实验中出现的差异和变化不是来自药品本身的不一致或不稳定。

任何商品均有质量标准，它是衡量商品质量的尺度。药品作为一类特殊商品，更应该具有科学可行的质量标准。质量标准包括临床研究用药品的质量标准和生产用药品质量标准。对新药来说，除有效安全外，还应有治疗质量的先进性问题，即较之同类老药有何优点。质量标准是药品生产和管理的技术水平及先进程度的标志之一。一种药品的质量是生产出来的，而不是检查出来的，只有制剂的各个生产工序能够保证质量，才能保证成品质量。

（一）质量标准的内容

质量标准一般包括：名称、汉语拼音、处方、制法、性状、鉴别、检查、浸出物测定、含量测定、炮制、性味与归经、功能与主治、用法与用量、注意、规格、贮藏、使用期限等项目。

（二）质量标准研究的方法

质量标准的研究主要是定性、定量方法和标准的研究。定性研究通常是根据"性状"和"鉴别"以判断药品的真实性。定量研究是通过"含量测定"和"检查"以评价药品的优良度。

1. 性状　一种制剂的性状往往与其原辅料质量及工艺有关，原辅料质量保证，工艺恒定，则成品的性状应该是基本一致的，故制剂外观反映其质量状况。除去包装后的性状描述包括色泽、形态、臭味等。所描述性状的样品必须是中试产品。

2. 鉴别　根据处方组成的实际情况，选择鉴别药味和专属、灵敏、快速、简便的鉴别方法，以判断制剂的真实性。

（1）鉴别药味的选择　复方制剂原则上处方各药味均应进行试验研究，根据试验情况，选择列入标准中。首选君药、贵重药、毒性药。如鉴别特征不明显，或处方中用量较小而不能检出，或通过试验难以排除干扰成分，也可选其他药味加以鉴别，但应在起草说明中写明理由。如为单味药制剂，成分无文献报道的，应进行植化研究，搞清大类成分及至少一个单体成分，借以建立鉴别及含量测定项目是完全必要的。重现性好确能反映组方药味特征的特征色谱或指纹图谱鉴别也可选用。

（2）鉴别方法　包括显微鉴别、理化鉴别、光谱鉴别、色谱鉴别等，要求专属性强、灵敏度高、重现性较好。显微鉴别应突出描述易查见的特征。理化、光谱、色谱鉴别，叙述应准确，术语、计量单位应规范。色谱法鉴别应选定适宜的对照品或对照中药做实验。

中药制剂多为复方，其显微特征、理化鉴别常受干扰，必须核对验证，选用专属性强、重现性好，以及较简单的方法，如专属性不强，但能说明某一味药存在或与其他鉴别项目配合确能起到辅助鉴别作用的方法，亦可列入。

对含有原生药粉末的制剂可进行显微鉴别，研究时应根据处方中药味逐一分析比较，排除类似细胞组织和内含物的干扰，选取各药味在该制剂中具有专属性的显微特征作为鉴别依据，此特征必须明显，易察见。

对某些显微特征不明显、易混淆或不具备显微特征的提取物，均应以理化方法进行鉴别，如荧光法、显色法、沉淀法、升华法、结晶法等。

由于复方制剂常出现干扰，各种理化鉴别均应做空白试验（即阴性对照）；对泡沫反应、生物碱试剂沉淀反应、三氯化铁试液显色反应等，必须注意假阳性结果。因为植物中药中类似成分较多，蛋白质、大分子杂质和含酚羟基的成分均较多。确无干扰，方可列入正文鉴别项下。

中药制剂中某一味药的鉴别特征和方法，尽可能和中药相一致，不同中药制剂中同一药味，也应采用相同的鉴别方法，但有些中药制剂中由于其他味药干扰，难以统一者，也可采用其他方法。

色谱鉴别包括薄层色谱、气相色谱和液相色谱鉴别。薄层色谱（TLC）鉴别法目前普遍使用，它具有分离和鉴定双重作用，只要一些特征斑点（不一定是已知成分）具有再现性，就可作为确认依据。此法可以鉴别中药的真伪、区别异构体、区别同一中药的不同药用部位、控制微量成分的限量（如毒性中药），并对某些不同检测要求（如鉴别、检查）项一次完成。

　　气相色谱（GC）又称气相层析，适用于含挥发性成分的鉴别，也可结合含量测定进行。液相色谱即高效液相层析（HPLC），很少单独用于鉴别试验，多结合含量测定进行。

　　薄层色谱鉴别关键问题是在层析之前，采用适宜的化学方法提取纯化供试品，除去干扰杂质，而且使被检成分浓度相对提高，方可得到清晰的色谱图。薄层色谱鉴别时必须在同一薄层板上设缺检测中药的阴性对照和有检测中药的阳性对照，阳性对照可用对照品或对照中药或两者同时对照。薄层色谱法应以彩色照片记录其真实性，日光下显色明显的可复印，定量试验也可用扫描图（从原点至前沿）记录。

　　紫外或红外光谱也可用于鉴别，但应注意复方制剂多味药、多组分吸收峰叠加或抵消等问题。

　　3. 检查　主要指控制中药或制剂中可能引入的杂质或与药品质量有关的项目。药典附录对各剂型分别要求检查不同的项目。如颗粒剂、茶剂等固体制剂要求测定水分；酊剂、药酒要求测定含醇量、总固体、相对密度、pH 等；有的制剂要求检查灰分、酸不溶性灰分及异性有机物、砷和重金属；各种制剂均应作卫生学检查。药典附录通则规定以外的检查项目应说明所列检查项目的制订理由，列出实验数据及确定各检查限度的依据。

　　4. 浸出物测定　应说明规定该项目的理由，所采用溶剂和方法的依据，列出实验数据，各种浸出条件对浸出物的影响，确定浸出物量限（幅）度的依据和试验数据。

　　5. 含量测定　含量测定是质量控制中最能有效地考察制剂内在质量的项目，也是药品稳定性考察最重要的依据。可尽量采用已知化学成分作有效成分的测定。若难于作有效成分的测定，也可暂将浸出物测定作为质量控制项目。

　　（1）含量测定基本原则　中药含多种成分，制剂多为复方，按君、臣、佐、使配伍，为中药特色之一，复方制剂的含量测定，每一制剂可根据不同的处方组成，建立一项至多项含量测定。应说明含量测定对象和测定成分选择的依据。

　　新药均应研究建立含量测定项目。应首先择其君药（主药）、贵重药、毒性药制订含量测定项目，如含毒性药量微者也要规定限度试验，列入检查项中。但如君药、贵重药、毒性药同时存在，尽可能都建立含量测定。对出口中成药，多要求建立二项以上的含量测定；尤其对于中药注射剂，要求大部分成分或组分均要说清楚，更要研究建立多项含量测定。我国从 2000 年起，要求对中药注射剂进行指纹图谱的研究。外用药也同样要求研究建立含量测定项，控制质量。

　　对前述有关的药味基础研究薄弱或在测定中干扰成分多者，也可依次选定臣药等其他药味的已知成分或具备能反映内在质量的指标成分建立含量测定。确实难以建立含量测定项目，应对其君药之一的中药原料进行含量测定，以间接控制成品质量；也可暂将浸出物测定作为质量控制项目。例如含挥发性成分或脂溶性成分的可做醚浸出物测定，含各种苷类成分药味较多，可测正丁醇浸出物。但浸出物测定必须具有针对性和控制质量的意义，一般不采用水或乙醇浸出物测定，因为其溶出物量太大，某些原料或工艺的影响难于反映质量的差异。还可以测定与其化学结构母核相似，分子量相近，总成分的含量，但也必须具有针对性和控制质量的意义。如果含量限度低于万分之一者，应增加另一个含量测定指标或浸出物测定。

　　单味药制剂所含成分必须基本清楚，如明确为某种生物碱类、某种苷类等，并搞清其中主要成分的分子式与结构式，既能测定其总成分，又便于以主要成分计算其含量。

含量限（幅）度应根据实测数据（临床用样品至少有 3 批、6 个数据，生产用样品至少有 10 批、20 个数据）制订。

凡成品中规定有含量测定项的，其原料中药必须对成品中所测成分规定含量限度。如果某一成分为处方中几种中药所含有，可控制该成分含量，但应同时分别控制各有关中药原料中该成分的含量，因为中药成分复杂，中医用药绝不只是用单体成分。如黄连与黄柏中皆含小檗碱，但黄连与黄柏并不能相互替代使用。应尽可能检测与中医用药的功能主治相近的成分，如山楂在制剂中发挥消食健胃的功能，可测定山楂酸含量；在活血止痛的制剂中应测其黄酮类成分的含量。

（2）含量测定常用方法 含量测定方法很多，常用的有经典分析法（容量法，重量法）、分光光度法（包括比色法）、气相色谱法、高效液相色谱法、薄层分光光度法、薄层扫描法、其他理化测定方法等。

如果确实找不到理想的化学控制办法，也可以结合基础药理实验，以生物效价作相对质量控制。例如补肾宁片以小白鼠睾丸增重值作为内控指标之一。

具体制剂所采用含量测定方法，可参考药典或有关文献收载的与其相同成分的测定方法，也可自行研究后建立，但均应作方法学考察试验。方法学考察项目一般有：提取分离纯化条件的选择，测定条件的选择，空白对照的确定，标准曲线的制备，测定方法稳定性实验，精密度试验，重复性试验，检测灵敏度和检测下限，回收率试验等。提取条件的确定，一般通过不同溶剂、不同提取方法、不同时间，以及不同温度、pH 值等条件比较而定，可参考文献，重点对比某种条件，也可用正交或均匀试验全面优选条件。测定条件的选择很重要，如比色法、薄层扫描法、高效液相测定中最大吸收波长的选择；液相色谱法中固定相、流动相、内标物的选择；薄层扫描法中层析与扫描条件的选择。在色谱法中空白试验常用阴阳对照法，在紫外分光光度法或比色法中空白对照液常用溶剂空白、试剂空白（溶剂加显色剂）；对复方制剂也需同薄层色谱法一样做阴性对照，以确证吸收仅为被测成分所提供。标准曲线相关系数应在 0.999 以上，薄层扫描法可在 0.995 以上。选择最佳测定时间范围，一般每隔一定时间（如 30 分钟）测定 1 次，延续 3~4 小时，以确定其在什么时间范围内测定其值稳定。对同一供试液作多次气相或液相色谱分析，对同一薄层板或异板作多个同量斑点扫描，对同一薄层斑点连续进行多次测定，皆可考察仪器精密度。对同一批样品进行多次测定称为重复性，重复平行试验至少 5 次，计算相对标准偏差（RSD），一般要求低于 5%。检测方法的灵敏度一般以工作曲线的斜率表示，其值越大，灵敏度越高；色谱法的灵敏度可用峰高（mm）/对照品量（mg）表示。最小检出量不能理解为灵敏度，它是检测下限量。回收率实验设计的方法常用的有加样回收，即于已知被测成分含量的制剂中再精密加入一定量的被测成分纯品，依法测定；一般加入纯品量与所取样品含量之比控制在 1：1 为宜；回收率的重现性应有 5 份以上的数据，变异系数一般为 3% 以下。回收率一般要求在 95%~105%，对少数操作步骤繁杂者要求回收率不得小于 90%。

（3）含量限度的表示法 阐明确定新药含量限（幅）度的意义及依据至少应有 10 批样品 20 个数据。含量表示方法有%、毫克/片、毫克/丸、毫克/毫升（液体制剂）等。含量限（幅）度规定方式有以下 2 种：一种是规定下限值，例如《中国药典》2000 年版一部规定，甘草流浸膏含甘草酸（$C_{42}H_{62}O_{16}$）不得少于 7.0%；另一种是规定标示量的幅度，如《中国药典》2000 年版一部规定，北豆根片含生物碱以蝙蝠葛碱（$C_{38}H_{44}N_2O_6$）计，应为标示量的90.0%～110.0%。含量限度一般规定低限，或者按照其标示量制订含量测定用的百分限（幅）度。

毒性成分的含量必须规定幅度，如《中国药典》2000 年版一部，在九分散项下规定，按干燥品计算，每包（2.5g）含马钱子以士的宁（$C_{21}H_{22}N_2O_2$）计，应为（5±10%）mg，即为4.5～5.5mg。

必须指出的是，当前中药的质量控制是利用西药的质量控制模式，其潜在的局限性和缺陷已逐渐显现出来。对于化学药品（包括来源于天然药物的纯化学成分药品）而言，其分子结构清楚、构效关系明确、有效性和安全性与该药品的成分直接相关，所以它的鉴别、检查、含量测定可以直接作为疗效评价的指标；而对于中医理论指导下的中药，尤其是复方制剂，任何一种活性成分均不能反映中医用药所体现的整体疗效。也就是说分析得越细，目标越缩小，离中药整体疗效的距离越远。

为了加强中药注射剂的质量管理，确保中药注射剂的质量稳定、可控，我国从 2000 年起，要求对中药注射剂进行指纹图谱研究。《中国药典》2005 年版将 11 个中药对照提取物作为标准物质列出，这说明中药质量控制将由测定单一指标成分向测定一组成分的方向发展，中药研究的思维方式已开始向"中医药学传统理论"归复。

6. 其他   如功能与主治、用法与用量、禁忌、注意、规格等项目，均应根据该制剂的研究结果制订。各种中药新药还应先在无包装状态下考察其对光、热、湿度及暴露于空气中的影响，根据考察结果，提出适宜的包装与贮存条件。

（三）质量控制的主要环节

质量控制主要包括原辅料、半成品、成品质量标准和包装质量标准。只有严格抓好各个工序环节，才能保证制备出优质产品。

1. 原辅料质量标准   处方中疗效性原料，应包括中药品种鉴别、品质鉴别、炮制品规格。辅料亦应有规格，并经检查合格后方可供生产使用。

2. 半成品质量标准   成品是指中药制剂生产过程中的阶段性产物。只有标定了半成品的质量标准，才能保证成品的质量标准。如果控制了中药提取物的质量，并按其投料，才可稳定成品质量。

3. 成品质量标准   成品质量控制先按《中国药典》中某剂型项下的规定作成品的常规质量检验，然后根据方剂设计，对主成分找出实用可靠的定性、定量方法和标准。

4. 包装质量标准   药品包装是药品生产中的一个重要环节，对保证药品质量，方便临床使用，宣传推广应用等方面有直接影响。其中包括包装材料规格、包装规格及质量要求。1988 年我国颁发了《药品包装管理办法》，并相继设立了药品包装质量检测机构。国际标准化组织（ISO）包装技术委员会制订了几十个包装标准。为适应改革开放的形势，便于医药品的国际交流，我国将积极采用国际包装标准。因为包装材料与药物制剂稳定性关系较大，在新产品试制过程中，最好做"装样试验"，对各种不同的包装材料进行认真选择。

六、药品稳定性试验

药品稳定性研究是新药研究中不可缺少的重要环节，是新药质量的重要评价指标之一，也是核定新药有效期的主要依据。

药物制剂在制备和贮存过程中，常因温度、水分、光线、微生物等因素的影响，易发生变质，导致药效降低，甚至产生毒副作用。因此，各类中药新药在申请临床试验时需报送"初步稳定性试验"资料及文献资料，在申请生产时需报送"稳定性试验"资料及文献资料。

（一）稳定性试验的设计

进行稳定性试验前，应根据试验目的、制剂品种的特点和实际测试条件，设计稳定性试验方法，并选择能够满足稳定性试验要求的测试方法。因为常规的药物分析方法，由于药物分解产物的干扰，往往不能用以指示药物的稳定性。因此，研究药物制剂的稳定性，首先要寻找一个准确、灵敏、专一的含量分析方法，即所谓稳定性指示法（stability indicating methods），能够确切地反映药物稳定性变化。目前中药制剂稳定性试验存在诸多困难。例如，各种药品标准中规定的含量测定方法，往往不能用于稳定性研究，因为稳定性试验中产生的分解产物，可能对原成分的测定产生干扰；制剂中同时存在着许多成分，测定一种成分的含量时，其他成分可能对其产生干扰；多数中药制剂中有效成分尚不清楚，或者仅了解其中一种或几种活性成分，而几种活性成分往往也不能体现制剂的全部药效，有时采用测定某成分分解产物量来计算原型成分的含量，无法说明该制剂在贮存期间自行分解的程度。

针对上述情况，目前设计稳定性指示法有以下几种作法。

（1）设法排除其他成分和分解产物对测定的干扰。例如，以标准品为对照，采用薄层扫描法测定丹参注射液中的丹参素，肝康颗粒剂中的芍药苷；薄层收集－紫外分光光度法测定茵栀黄注射液的黄芩苷；高效液相色谱法测定抗衰灵胶囊中的大黄素、槲皮素、白藜芦醇苷。

（2）将制剂中主要有效部位分离出来进行测定。例如，分离出总苷、总生物碱、总黄酮、总挥发油等。并常以该有效部位中有代表性的一种化学纯品做标准品，测定该有效部位总量。例如，扩冠颗粒剂选用总黄酮为指标，以芦丁为标准品，于波长 500nm 处测定其吸收度。

（3）对目前没有标准品，不能进行成分分离的制剂，可根据其所含活性成分的某些理化特性测定该制剂的稳定性变化。例如，根据柴胡注射液中柴胡醇的最大吸收波长 $\lambda_{max} = 277nm$（文献值），测定制剂的吸收度，由此可以换算出稳定性试验中各时间的相对含量。

$$各时间的相对含量 = \frac{各时间样品吸收度}{原样品零时吸收度}$$

应该注意，上述未进行彻底分离即测定含量的作法，仅能作为参考控制项目，因为其测定干扰因素较多。例如，按药典规定的黄芩苷含量测定方法，测定含黄芩苷制剂，制剂总黄酮量呈无规则变化，这是因为黄芩苷（$\lambda_{max} = 279nm$）与其水解产物黄芩素（$\lambda_{max} = 276nm$）相互干扰，在测试中不能区分反应物及其水解产物的缘故。

（二）稳定性试验的方法

1. 单因素考察法　即试验中固定其他因素，仅改变一个因素，观察该因素对制剂稳定性的影响，然后再逐项对比另外因素，从而确定最优条件。此种方法常用以设计制剂的处方组成和制备工艺。

2. 长期试验法　药物的"初步稳定性试验"应将药品在临床试验用包装条件下，于室温下进行考察；药物的"稳定性试验"应将药品在模拟市售用包装条件下，置室温中，继初步稳定性考核后考察，考察方法及各种剂型的不同考核时间见本教材第二十一章。

新药稳定性试验，要注意在工艺稳定后就应留出能供考察新药稳定性足够数量和至少3批以上的样品进行考察，否则很难得出稳定性考察的结论。稳定性考察项目各种剂型不尽相同（见本教材第二十一章，表21-1）。若用新的包装材料，应注意观察直接与药物接触的包装材料对药品稳定性的影响。留样观察法是目前普遍采用的方法，这样的资料对生产实践和理论研究都有重要的意义。

3. 加速试验法　留样观察法测定，贮存期太长，对新药研究不方便，因而利用加速试验预测药物稳定性。加速试验又有加温加速试验、湿度加速试验和光照加速试验，在第二十一章"中药制剂的稳定性"中已详细介绍，不再赘述。申报生产时，应继续考察稳定性，标准转正时，据此确定有效期。

七、临床前药效学研究

临床前药效学研究虽然不是药剂学的内容，但它是评价新药药学研究结果是否正确可取的重要组成部分。同时，它可为临床研究奠定基础。临床前药效学研究包括主要药效学研究、一般药理学研究及药物代谢动力学研究。应遵循中医药理论，运用现代科学方法，制定具有中医药特点的试验方案，根据新药的功能与主治，动物模型应首选符合中医病或证的模型，目前尚有困难的，可选用与其相近似的动物模型和方法进行试验。首先保证能直接证实主要药效的主要试验，其次是间接说明药效或次要作用的辅助试验，从不同方面或层次，辅助说明其有效性。后者不能取代前者，主次亦不可颠倒。

（一）主要药效学研究

1. 试验方法　按"新药注册申请"的药品，应选择能充分证实其主要治疗作用，以及较重要的其他治疗作用为主要药效学试验。含杂质较少的新药，可在更高的技术水平上，通过体内、体外多种试验方法，论证新药的药效。按"新药管理注册申请"的药品，只选用两项（或多项）主要药效学试验，或提供详细文献资料。已上市药品增加新的功能主治，只做新增病症的主要药效学试验；药效学试验应以整体动物体内试验为主，必要时配合体外试验，从不同层次证实其药效；有时药效不够明显或仅见有作用趋势，统计学处理无显著差异或量-效关系不明显，也应如实上报结果作为参考。

2. 观测指标　应选用特异性强、敏感性高、重现性好、客观、定量或半定量的指标。

3. 实验动物　根据各种试验的具体要求，合理选择动物，对其种属、性别、年龄、体重、健康状态、饲养条件及动物来源及合格证号等，应严格选择，有详细记录。

4. 受试药物　供临床前药效学研究用药品应是处方固定、制备工艺及质量基本稳定，并与临床研究用药基本相同的剂型及质量标准；在注射给药或离体试验时应注意药物中的杂质、不溶物质、无机离子及酸碱度等因素对试验的干扰。

5. 给药剂量及途径　① 各种试验至少应设 3 个剂量组，剂量选择合理，尽量反映量 – 效和（或）时 – 效关系。其中一个剂量可相当于临床剂量的 2 ~ 5 倍（小鼠可为 10 ~ 15 倍），大动物（猴、狗等）试验或在特殊情况下，可适当减少剂量组。药效试验剂量不应高于长期毒性试验剂量。② 给药途径应与临床相同，如确有困难，也可选用其他给药途径进行试验，并应说明原因。③ 溶解性好的药物，可注射给药（要注意排除异物反应）；粗制剂或溶解性差的药物，可仅用一种给药途径进行试验。

6. 给药方式　根据新药特点及试验要求，可以采用预防性给药或治疗性给药方式。所谓预防性给药即先给药若干天或若干次，使药物在动物体内达到有效浓度后再造模型；治疗性给药即先造成动物病理模型，然后给药。前者是观察药物的保护作用，后者是观察药物的治疗作用。各项试验（特别是核心试验）应尽量采用治疗性给药。

7. 设立对照组　主要药效研究应设对照组，包括正常动物空白对照组、模型动物对照组、阳性药物对照组。空白对照用正常及模型动物对照，可用生理盐水、蒸馏水、注射用水或食用水，若新制剂含有特殊溶剂或赋形剂者应作特殊溶剂或赋形剂对照。阳性对照药应具合法性和可比性，可选用药典收载、部颁药品标准或正式批准生产的中药或西药，应力求与新药的主治相同，功能相似，剂型及给药途径相同，根据需要可设一个或多个剂量组。改变剂型或改变给药途径的制剂应选其原剂型药物为阳性对照药。中药注射剂需与其口服给药途径比较作用强度和时 – 效关系等。

（二）一般药理学研究

研究中药新药主要药效以外的其他作用，选用产生主要药效的给药途径及剂量（2 ~ 3 个剂量组），低剂量应相当于药效学的有效剂量，用清醒或麻醉动物，至少进行以下 3 个方面的观察。然后根据药物作用特点，再选择其他相关的观察。

1. 神经系统　观察给药前后动物的活动情况和行为变化。

2. 心血管系统　观察新药对动物心电图及血压等的影响。

3. 呼吸系统　观察新药对动物呼吸频率及深度的影响。

（三）药代动力学研究

新药申请中，有效成分明确的新制剂，可参照化学药品的药代动力学研究方法，研究其在体内的吸收、分布、代谢及排泄，测定并计算各项参数。

缓释、控释制剂，应进行人体药代动力学研究和临床试验。同时完成与普通制剂比较的单次与多次给药的药代动力学研究，以提示制剂特殊释放的特点。临床前研究可仅进行单次给药的动物药代动力学比较。

但必须指出，中药复方制剂的单体成分药动学参数，往往不能完全代替整个复方制剂的作用规律。近年来，以药理效应法、药物累积法和生物指标法等对中药复方制剂进行体内药物动力学研究，更能反映制剂的体内动态过程，体现中医理论体系的特点，在设计思路与方法上有突破。

八、临床前毒理学研究

临床前毒理学研究虽然也不是药剂学的内容，但它也是评价新药药学研究结果是否正确可取的重要组成部分。其主要目的在于：排除不安全药物进入临床试验；为临床安全用药提供导向；为临床确定治疗剂量提供依据；为确定临床禁忌症提供参考。

新药安全性研究的实验室应符合国家食品药品监督管理局《药品非临床研究质量管理规范》的要求。

全身性用药和局部用药，其试验内容和要求有所不同。用于育龄人群并可能对生殖系统产生影响的新药（如避孕药、性激素、治疗性功能障碍药、促精子生成药及致突变试验阳性或有细胞毒作用的新药），需进行生殖毒性试验。

新药结构与已知致癌物质有关；代谢产物与已知致癌物质相似；在长期毒性试验中发现有细胞毒作用或对某些脏器、组织细胞生长有异常显著促进作用的新药；致突变试验结果为阳性的新药，须进行致癌试验。

下面仅就急性毒性试验和长期毒性试验的有关问题作简要说明。

（一）急性毒性试验

1. 半数致死量（LD_{50}）的测定　观察受试药物一次给予动物后，所产生的毒性反应和死亡情况。水溶性好的新药应测定 2 种给药途径的 LD_{50}。应及时进行肉眼尸检，当尸检发现病变时，应对该组织进行镜检。计算 LD_{50} 时应说明所用的计算方法，并提供可信限的数据。一般用 95% 平均可信限来表示。

2. 最大耐受量（MTD）的测定　当受试药物毒性较低，无法测出 LD_{50} 时，可以做一次或一日最大耐受量测定。如用小白鼠，不得少于 20 只，雌雄各半。做一次或 1 日内最大耐受量试验，即选用拟推荐临床试验的给药途径，以动物能耐受的最大浓度、最大容积的药量，一次给予或 1 日内连续 2～3 次给予动物，观察动物是否出现死亡，连续观察 7 日。以不引起死亡的最大累计剂量作为最大耐受量，如均未出现动物死亡，则可以认为其最大耐受量大于 3 次累加剂量。最大耐受量确定后，应推算出相当于临床用药日剂量的倍数。

（二）长期毒性试验

长期毒性试验是观察动物因连续用药而产生的毒性反应和严重程度，以及停药后的发展和恢复情况，为临床研究提供无毒性反应的安全剂量。

1. 动物　应用两种动物（啮齿类和非啮齿类），雌雄各半。啮齿类常用大白鼠，年龄为 6～8 周，饲养观察 1 周后使用，每组 20～40 只（视试验周期长短而定）；非啮齿类常用狗，Beagle 狗一般选用 4～8 月龄，杂种狗 2～3 年龄，每组至少 6 只。

2. 剂量　一般应设 3 个剂量组。原则上，低剂量应略高于主要药效研究的有效剂量，此剂量下动物应不出现毒性反应；中剂量应高于药效学试验高剂量，高剂量组应有部分动物出现明显毒性反应或死亡（死亡数不超过 20%）。如急性毒性试验难以求出 LD_{50}，不能找出 3 个理想剂量组，长期毒性试验可设两个剂量组，高剂量组应相当于临床剂量 50 倍以上

（按千克体重计算），如药物体积过大无法实验，最低不能低于临床剂量30倍，但必须高于药效学试验的高剂量组。

3. 给药途径与方法 给药途径应与推荐临床试验的途径相一致。口服药应采用灌胃法。非啮齿类动物也可用掺食法。应每天定时给药，如试验周期在90天以上者，可每周给药6天。

4. 试验周期 试验周期根据处方药味组成及用药周期而定，如处方中各味中药均符合法定标准，无毒性中药，无十八反、十九畏等配伍禁忌，又未经化学处理（水、乙醇粗提除外），而且给药剂量大于20g生药·kg^{-1}，难以测出LD_{50}，临床用药期为1周以内者，可免做长期毒性试验；给药期1周以上者，应为临床试验用药期的两倍以上。对需长期反复应用的药物，应按最长试验周期要求执行。上述制剂可选用大白鼠进行长期毒性试验。新药及含有毒中药、非法定标准中药或有十八反、十九畏等配伍禁忌的中药制剂，应做两种动物（啮齿类和非啮齿类）的长期毒性试验，试验周期应为临床疗程的3~4倍。啮齿类一般最长不超过6个月，非啮齿类不超过9个月。

5. 观察指标 一般体征、体重、外观、行为、尿常规、血常规、肝肾功能及重要器官的肉眼观察和病理检查，必要时作骨髓检查、血液生化检查，大动物应检查心率和心电图变化等。

需要说明的是：① 试验周期在半年以上的新药，在长期毒性试验进行3个月后，未发现明显毒性反应的情况下，可先提交3个月的长期毒性试验报告，申请临床研究，在临床研究期间继续完成长期毒性试验的全过程。② 治疗局部疾患的外用药，且方中不含毒性中药、有毒成分，一般可不做长期毒性试验。但需作局部刺激试验、过敏试验，必要时需做光敏试验。如外用药治疗全身疾患，仍应做长毒试验。③用于育龄人群并可能对生殖系统产生影响的新药（如避孕药、性激素、治疗性功能障碍药、促精子生成药及致突变试验阳性或有细胞毒作用的新药），除按一般毒理学要求进行试验外，还应增做相应的生殖毒性试验。

总之，新药毒性反应的检查，它有助于临床工作者全面了解和掌握新药，使人们既看到药物对疾病的治疗作用，也注意到药物可能出现的不良反应和毒性，做到合理用药、安全用药。

九、新药的临床研究

临床研究和药效学试验研究是评价新药有效性不可分割的两个重要组成部分，前者是后者的继续与最后判定，两者相辅相成，综合判断，才能对新药的有效性作出科学、准确、全面的评价。

新药的临床研究包括：临床试验和生物等效性试验。中药新药生物等效性试验的技术要求，参照化学药品的有关规定执行。临床试验分为Ⅰ、Ⅱ、Ⅲ、Ⅳ期。申请新药注册，应进行Ⅰ、Ⅱ、Ⅲ期临床试验。

临床研究必须符合我国的《药品临床试验质量管理规范》（good clinical practice，以下简称GCP）的有关规定。

（一）临床试验基本要求

1. 临床研究首先填报新药临床研究申请表，在取得卫生行政部门批准后方可进行临床试验。

Ⅰ期、Ⅱ期、Ⅲ期临床试验必须在国家食品药品监督管理局确定的药品临床研究基地中，选择承担药物临床试验的机构，商定临床研究的负责单位、主要研究者及临床研究参加单位，并经国家食品药品监督管理局核准，如需增加承担单位或因特殊需要在药品临床研究基地以外的医疗机构进行临床研究，须按程序另行申请并要获得批准。

Ⅳ期临床试验：为新药上市后广泛的社会考察。新药试生产期间的临床试验单位不少于30个。

2. 申请人应与选定的临床研究负责和参加单位签订临床研究合同，参照有关技术指南完善申报的临床研究方案，起草受试者知情同意书和临床试验研究者手册等，并提请临床试验机构伦理委员会对临床研究方案的科学性、涉及的伦理道德问题进行审查。

3. 申请人应向选定的临床研究负责和参加单位，免费提供临床研究用药物和对照用药品（Ⅳ期临床试验除外），并附样品检验报告书；承担临床研究所需的费用；共同完善临床研究方案。

4. 供临床研究用的药物，应在符合 GMP 条件的车间制备。试制过程应严格执行 GMP 的要求。在境外生产的供临床研究用药物，应符合上述要求，并提供生产单位符合 GMP 的有关证明文件。

省、自治区、直辖市药品监督管理局或国家食品药品监督管理局可根据审查需要派有关人员进行现场检查。

5. 供临床研究用的药物，由申请人或其代理注册的机构按国家食品药品监督管理局审定的药品标准自行检验；也可以委托中国药品生物制品检定所或者国家食品药品监督管理局指定的药品检验所进行检验，检验合格后方可用于临床研究。国家食品药品监督管理局可以指定药品检验所对临床研究用的药物进行抽查检验。

疫苗类制品、血液制品、国家食品药品监督管理局规定的其他生物制品以及境外生产的临床研究用药物，必须经国家食品药品监督管理局指定的药品检验所检验，合格后方可用于临床研究。申请人对临床研究用药物的质量负有全部责任。

6. 申请人在正式实施临床研究前，应将已确定的临床研究方案和临床研究负责单位的主要研究者姓名、参加研究单位及其研究者名单、伦理委员会审核同意书、知情同意书样本等报送国家食品药品监督管理局备案，并报送临床研究单位所在地省、自治区、直辖市药品监督管理局。

7. 其他

① 受试者应以住院病例为主，若为门诊病例，要严格控制可变因素，保证不附加治疗方案范围以外的任何治疗因素，单纯使用试验药品。应注意加强对受试者进行依从性监督。

② 观察的疗程应根据病证的具体情况而定，凡有现行公认标准者，均按其规定执行。若无统一规定，应根据具体情况制定。对于某些病证应进行停药后的随访观察。

③ 按新药管理的药品申请注册，原则上按原剂型的功能主治进行临床试验，主治范围

不得随意扩大或缩小。如有特殊情况确需调整功能主治，应在申报临床时提出申请，说明理由，经国家食品药品监督管理局批准实行。

（二）临床试验的目的

Ⅰ期临床试验　为初步的临床药理学及人体安全性评价试验。观察人体对于新药的耐受程度和药物代谢动力学研究，为制定给药方案提供依据。

Ⅱ期临床试验　为治疗作用初步评价阶段。其目的是初步评价药物对目标适应症患者的治疗作用和安全性，也包括为Ⅲ期临床试验研究设计和给药剂量方案的确定提供依据。此阶段的研究设计可以根据具体的研究目的，采用多种形式，包括随机盲法对照临床试验。

Ⅲ期临床试验　为治疗作用确证阶段。其目的是进一步验证药物对目标适应症患者的治疗作用和安全性，评价利益与风险关系，最终为药物注册申请获得批准提供充分的依据。试验一般应为具有足够样本量的随机盲法对照试验。

Ⅳ期临床试验　为新药上市后由申请人自主进行的应用研究阶段。其目的是考察在广泛使用条件下的药物的疗效和不良反应；评价在普通或者特殊人群中使用的利益与风险关系；改进给药剂量等。

已上市药品增加新适应症，需明显加大剂量或延长疗程者，方中又含毒性中药的要求进行Ⅳ期临床试验。

（三）临床试验的管理

1. 申请人在获准进行药物临床研究后，须指定具有一定专业知识的人员遵循《药品临床试验管理规范》（简称 GCP）的有关要求，监查临床研究的进行，保证按照临床研究方案执行，检查试验数据的准确性和完整性，考察试验设备的正确使用，并须不断跟踪研究、分析试验药物的安全性和有效性，及时向临床研究单位和人员提供有关信息。

2. 申请人发现临床研究者有违反有关规定不执行临床研究方案的，应督促其改正；对情节严重的，可以要求暂停临床研究，或者终止临床研究，并应将情况抄报国家食品药品监督管理局和有关省、自治区、直辖市药品监督管理局。

3. 申请人完成每期临床试验后，均应向国家食品药品监督管理局和有关省、自治区、直辖市药品监督管理局提交临床研究和统计分析报告。

临床研究时间超过 1 年的，申请人应当自批准之日起按年度向国家食品药品监督管理局和有关省、自治区、直辖市药品监督管理局提交临床研究进展报告。

4. 药物临床研究被批准后应当在 2 年内实施。逾期未实施的，原批准证明文件自行废止；仍需进行临床研究的，应当重新申请。

5. 参加临床研究的单位及人员应当熟悉供临床试验用药物的性质、作用、疗效和安全性；明确临床研究者的责任和义务；试验开始前与受试者签署知情同意书；试验中应准确、真实、及时地做好临床研究记录。

6. 参加临床研究的单位及人员，对申请人违反《药物临床试验质量管理规范》或者要求改变试验数据、结论的，应当向所在地省、自治区、直辖市药品监督管理局和国家食品药品监督管理局报告。

7. 承担临床研究的单位和临床研究者，有义务采取必要的措施，保障受试者的安全。

临床研究者应当密切注意临床研究用药物不良事件的发生，及时对受试者采取适当的处理措施，并记录在案。

临床研究过程中发生严重不良事件的，研究者应当在 24 小时内报告有关省、自治区、直辖市药品监督管理局和国家食品药品监督管理局及申请人，并及时向伦理委员会报告。

8. 对已批准的临床研究，国家食品药品监督管理局和省、自治区、直辖市食品药品监督管理局应当进行常规的或者有原因的现场考察或者数据稽查。

9. 临床研究期间发生下列情形之一的，国家食品药品监督管理局可以要求申请人修改临床研究方案，暂停或者终止临床研究：

（1）伦理委员会未履行职责的；

（2）不能有效保证受试者安全的；

（3）未按照规定时限报告严重不良事件的；

（4）未及时、如实报送临床研究进展报告的；

（5）已批准的临床研究超过原预定研究结束时间 2 年仍未取得可评价结果的；

（6）已有证据证明临床试验用药物无效的；

（7）临床试验用药物出现质量问题的；

（8）临床研究中弄虚作假的；

（9）违反《药物临床试验质量管理规范》其他情况的。

10. 国家食品药品监督管理局作出修改临床研究方案、责令暂停或者终止临床研究的决定，申请人或者临床研究单位必须执行。有异议的，可以在 10 日内提出意见并书面说明理由。

11. 临床研究中出现大范围、非预期的不良反应或者严重不良事件时，或者有证据证明临床研究用药物存在严重质量问题时，国家食品药品监督管理局或者省、自治区、直辖市食品药品监督管理局可以采取紧急控制措施，责令暂停或者终止临床研究，申请人和临床研究单位必须立即停止临床研究。

12. 临床研究用药物的使用由临床研究者负责。研究者必须保证所有研究用药物仅用于该临床研究的受试者，其用法与用量应当符合研究方案。研究者不得把研究用药物转交任何非临床研究参加者。临床研究用药物不得销售。

13. 境外申请人在中国进行国际多中心药物临床研究的，应当向国家食品药品监督管理局提出申请，并符合下列规定：

（1）临床研究用药物应当是已在境外注册的药品或者已进入 Ⅱ 期临床试验的药物；国家食品药品监督管理局不受理境外申请人提出的尚未在境外注册的预防用疫苗类新药的国际多个中心的药物临床研究申请；

（2）国家食品药品监督管理局在批准进行国际多中心药物临床研究的同时，可以根据需要，要求申请人在中国首先进行 Ⅰ 期临床试验；

（3）在中国进行国际多中心药物临床研究时，在任何国家发现与该药物有关的严重不良反应和非预期不良反应，申请人应当按照有关规定及时报告国家食品药品监督管理局；

（4）临床研究结束后，申请人应当将完整的临床研究报告报送国家食品药品监督管理局；

（5）国际多中心药物临床研究取得的数据，用于在中国进行药品注册申请，必须符合中国《药品管理法》、《药品管理法实施条例》及上述有关临床研究的规定，申请人必须提交多中心临床研究的全部研究资料。

（四）临床试验设计

试验设计由申请人和研究者共同商定。必须由有经验的合格的医师及相关学科的专业技术人员根据中医药理论，结合临床实际进行设计。

1. Ⅰ期临床试验

（1）受试对象　受试例数为 20 ~ 30 例。选择 18 ~ 50 岁的健康志愿者，特殊病证可选择志愿轻型患者。男女例数最好相等。健康检查除一般体格检查外，应进行血、尿、粪便常规化验和心、肝、肾功能检查均属正常者。并注意排除有药物、食物过敏史者。女性妊娠期、哺乳期、月经期及嗜烟、嗜酒者亦应除外。还应注意排除可能影响试验结果和试验对象健康的隐性传染病等。

（2）给药方案　剂量确定应当慎重，以保证受试者安全为原则。应当充分考虑中医药特点，将临床常用剂量或习惯用量作为主要依据。亦可参考动物试验剂量，制定出预测剂量。然后用其 1/5 量作为初试剂量；对动物有毒性反应的药物或注射剂的剂量，可取预测量的 1/10 ~ 1/5 量作为初试剂量。试验应事先规定最大剂量，可参照临床应用该类药物单次最大剂量设定。从初试起始量至最大量之间视药物的安全范围大小，应根据需要确定几个剂量级别，试验从低剂量至高剂量逐个剂量依次进行。如在剂量递增过程中出现了不良反应，虽未达到规定的最大剂量，亦应终止试验。在达到最大剂量时，虽无不良反应亦应终止试验。一个受试者只能接受一个剂量的试验。首先进行单次给药安全性考察。是否需要多次给药及给药次数应依据该药特性和疗程等因素确定。

（3）不良反应观察　对于试验中出现的不良反应要认真分析，仔细鉴别。必要时做相应的保护处理。在试验中出现的任何异常症状、体征、实验室检查结果或其他特殊检查结果都应随访，及时向当地省级药品监督管理部门和国家食品药品监督管理局报告。

若出现不良反应，可从以下几方面分析处理：①用药与出现不良反应的时间关系；②用药与出现不良反应是否具有量－效关系；③停药后不良反应是否有所缓解；④在严密观察并确保安全的情况下，重复给药时不良反应是否再次出现等。

（4）观察与记录　按照试验方案，制订周密的病例报告表，逐项详细记录。对于自觉症状的描述应当客观，切勿诱导或暗示。对于所规定的客观指标，应当按方案规定的时点和方法进行检查，若有异常应当重复检测再予确定。

（5）试验总结　根据试验结果客观而详细地进行总结，对试验数据进行统计学处理，确定临床给药的安全范围。提出Ⅱ期临床试验给药方案的建议，并作出正式书面报告。

2. Ⅱ期临床试验

（1）受试例数　不少于 100 例，主要病证不少于 60 例。应采取多中心临床试验，每个中心所观察的例数不少于 20 例。试验组与对照组病例数均等。

对罕见或特殊病种可说明具体情况，申请减少试验例数。避孕药要求不少于100对，每例观察时间不少于6个月经周期。保胎药与可能影响胎儿及子代发育的药，应对婴儿进行全面观察与随访，包括体格和智力发育等。

（2）病例选择　以中医病证、证候为研究对象时，应明确相应的西医疾病诊断；以西医病名为研究对象时，应明确相应的中医病证诊断。根据新药的功能制定严格的病名诊断、证候诊断标准，要突出中医辨证特色。

① 病名诊断、证候诊断标准：应遵照现行公认标准执行，若无公认标准应当参照国内外文献制订。

② 纳入标准：必须符合病名诊断和证候诊断标准，辨病与辨证相结合；受试者年龄范围一般为18～65岁，儿童或老年病用药另定；根据试验目的，可考虑病型、病期、病情程度、病程等因素具体制定。

③ 排除标准：根据试验目的，可考虑以下因素具体制定，如：年龄、合并症、妇女特殊生理期、病因、病型、病期、病情程度、病程、既往病史、过敏史、生活史、治疗史、鉴别诊断等方面的要求。

④ 病例的剔除和脱落：纳入后发现不符合纳入标准的病例，需予剔除；受试者依从性差、发生严重不良事件、发生并发症或特殊生理变化不宜继续接受试验、盲法试验中被破盲的个别病例、自行退出者等均为脱落病例，统计分析时应结合实际情况处理，如发生不良反应者应计入不良反应的统计；因无效而自行脱落者应计入疗效分析；不能完成整个疗程者，是否判为脱落，应按试验方案中的规定处理。

（3）给药方案　临床试验的给药剂量、次数、疗程和有关合并用药等可根据药效试验及临床实际情况，或Ⅰ期临床试验结果，在保证安全的前提下，予以确定。若需要2个或2个以上给药方案时，临床试验例数须符合统计学要求。

（4）试验方法　临床试验设计应遵循对照、随机和盲法的原则。

① 对照原则：对照用药采用已知有效药物对照，可按国家标准所收载的同类病证药择优选用。若用西医病名时，可选用已知有效中药或化学药对照。必要时可采用安慰剂对照。改变给药途径及改变剂型但不改变给药途径的药品，应以原剂型药为对照药，已上市药品增加适应症者应以同类有效药为对照药。

根据试验目的，选用适宜的对照方法。以随机平行分组对照为主，特殊病种例数较少或病情较重，可采用自身对照。其他如复合处理对照、复方（替代）对照等方法可根据情况选用。

② 随机原则：试验组与对照组的分配，应采用随机化分组的方法。随机的方法可采用分层随机、区组随机、完全随机等。

③ 盲法原则：在盲法试验时应规定设盲的方法、破盲的条件、时间和程序等具体内容。Ⅱ期临床试验原则上实行双盲，若无法实行应陈诉理由。

（5）疗效判断

① 应按现行公认标准执行。若无公认标准，应制定合理的疗效标准，综合疗效评定一般分为：临床痊愈、显效、进步、无效4级。主要判定统计"显效"以上的疗效。若为特

殊病种可根据不同病种分别制定相应的疗效等级。若无临床痊愈可能，则分为临床控制、显效、进步、无效 4 级。抗肿瘤药，其近期疗效可分为：完全缓解、部分缓解、稳定、进展 4 级，以完全缓解、部分缓解为有效。

②疗效评定标准须重视规定疗效评定指标参数。疗效评定应包括中医证候、客观检测指标等内容。

③对于受试的每个病例，都应严格地按照疗效标准，分别加以判定。在任何情况下都不能任意降低或提高标准。

（6）不良反应观察　应结合药物成分特点，设计严密的不良反应观察方案（包括客观安全性指标）；试验中须密切观察和记录各种不良反应（包括症状、体征、实验室检查），分析原因，作出判断。统计不良反应发生率。对不良反应须认真处理并详细记录处理经过及结果，及时向当地省级药品监督管理部门和国家食品药品监督管理局报告。

（7）观察和记录　与 I 期临床试验要求相同。

3. III 期临床试验

（1）受试例数　一般不少于 300 例，主要病证不少于 100 例。应合理设置对照组，对照组例数不少于治疗组例数的 1/3。并应进行多中心临床试验，每个中心的病例数不得少于 20 例。

罕见或特殊病种可说明具体情况，申请减少试验例数。避孕药要求不少于 1000 例，每例观察时间不少于 12 个月经周期。保胎药与可能影响胎儿及子代发育的药，应对婴儿进行全面观察与随访，包括体格和智力发育等。

（2）病例选择　参照 II 期临床试验设计，在原诊断标准的基础上根据本期试验目的，视具体情况适当扩大受试对象（如年龄、病期、合并症、合并用药等）范围。扩大受试对象观察，应设计合理的方案，试验例数应符合统计学要求。

（3）给药方案　探索在不同人群中的给药方案，试验方案可设计不同的用药剂量、次数和疗程。临床试验的用药剂量可根据药效试验及临床实际情况；依据 II 期临床试验结果，在保证安全的前提下，予以确定。

（4）试验方法　依据 II 期临床试验结果，设计 III 期临床试验方案。临床试验应遵循对照、随机的原则，视需要可采取盲法或开放试验。

疗效判断、不良反应观察、观察和记录等与 II 期临床试验的要求相同。

4. IV 期临床试验

（1）新药试生产期间的临床试验，病例数不少于 2000 例。罕见或特殊病种，可说明具体情况，申请减少试验例数。

（2）本期的病例选择、疗效标准、临床总结等与 III 期临床试验的要求基本相同。一般可不设对照组。

（3）对于疗效的观察，应包括考察新药远期疗效。

（4）对于不良反应、禁忌、注意等考察，应详细记录不良反应的表现（包括症状、体征、实验室检查等），并统计发生率。

（五）临床试验总结与评价

1. 临床试验总结　临床试验结束后，各临床试验中心都应写出分总结报告，由临床负责单位写出总结报告。

临床试验总结必须突出中医药特色，客观、全面、准确地反映全部试验过程和结果。论据要充分，论证要有逻辑性，需经统计学分析，文字要简练，结论要准确。

总结报告的主要内容应包括：题目，摘要，目的，病例选择，试验方法，疗效判断，一般资料，试验结果，典型病例，对剔除、脱落或发生严重不良反应病例的分析和说明，讨论，疗效和安全性结论。最后列出试验设计者、临床总结者、各临床负责人员的姓名、专业、职称及课题主要研究者签字、日期、各临床研究单位盖章等。

2. 综合评价　在总结报告的讨论中应当根据本次试验结果，对新药的功能主治、适应范围、给药方案、疗程、疗效、安全性、不良反应（包括处理方法）、禁忌、注意等作出结论。并根据其临床意义及数理统计结果，对新药的特点作出客观评价。

第三节　新药的报批、监测与技术转让

国家对新药实行分类监测保护制度；对已获批准新药的技术转让实行审批制度。

一、新药的报批

新药的申报与审批分为临床研究和生产上市两个阶段。初审由省级药品监督管理局负责，复审由国家食品药品监督管理局负责。

（一）新药报批的基本要求

1. 申请新药注册所报送的资料应完整、规范，数据须真实、可靠，并不得使用他人未披露的试验数据和资料；引用文献资料应注明著作名称、刊物名称及卷、期、页等；未公开发表的文献资料须提供资料所有者授权使用的证明文件。外文资料须按要求附中文译本。

2. 国家食品药品监督管理局对以下新药申请实行快速审批：

（1）新的中药及其制剂，中药或天然药物中提取的有效成分及其制剂；

（2）尚未在一国获准上市的化学原料药及其制剂、生物制品；

（3）抗艾滋病病毒及其诊断、预防新药，治疗恶性肿瘤、罕见病等的新药；

（4）治疗尚无有效治疗手段的疾病的新药。

省、自治区、直辖市药品监督管理局在报送实行快速审批品种时，应提出是否快速审批的建议。国家食品药品监督管理局在受理时，确定是否对该新药申请快速审批。

3. 多个单位联合研制的新药，可由其中的一个单位申报，其他的单位不得重复申报。如需联合申报，应共同署名作为该新药的申请人。除上述 2 项下实行快速审批（1）、（2）条规定的药物外，批准后每个品种（原料药或制剂）只能由一个单位生产。同一品种的不同规格视为同一品种，不得分由不同单位生产。

4. 在新药审批期间，新药的技术要求由于相同品种在境外获准上市而发生变化的，维持原技术要求不变。

（二）新药临床研究的报批

1. 申请新药临床研究，申请人应在完成临床前的研究后，填写《新药临床研究申请表》，向所在地省、自治区、直辖市药品监督管理局按新药注册分类如实报送相应的资料和新药中试样品。

2. 省、自治区、直辖市药品监督管理局应对申报资料进行形式审查，组织对研制情况及条件进行现场考察，抽取检验用样品，并向指定的药品检验所发出注册检验通知。完成后应将审查意见、考察报告及申报资料报送国家食品药品监督管理局，并通知申请人。

3. 接到注册检验通知的药品检验所应对抽取的样品进行检验，对申报的质量标准进行复核。完成后将检验报告书和复核意见报国家食品药品监督管理局，并抄送通知其检验的省、自治区、直辖市药品监督管理局和申请人。

4. 申请人收到药品检验所出具的检验报告书和复核意见后，应认真研究，对药品检验所认为是属于申报的质量标准无法控制质量的，可撤回新药申请。未决定撤回的，国家食品药品监督管理局经审核其质量标准确属无法控制质量的予以退审。

5. 样品检验不符合其申报的质量标准的，国家食品药品监督管理局在核实后对该新药申请予以退审。

6. 撤回的新药申请，申请人在重新进行规范研究后，符合申请和受理条件的，可以重新提交申请，并按原申请程序办理。

7. 国家食品药品监督管理局对省、自治区、直辖市药品监督管理局报送的新药临床研究申请资料，经审查符合要求的，予以受理，必要时要求申请人提供新药中试样品。

8. 国家食品药品监督管理局在受理新药临床研究申请后，即开始进行审核；承担样品检验的药品检验所应在完成检验后，及时按规定程序报送检验报告书。

省、自治区、直辖市药品监督管理局未能将药物检验报告、复核意见与申请人的申报资料同时报送国家食品药品监督管理局的，可由承担样品检验的药品检验所在规定的时限内，将检验报告、复核意见报送国家食品药品监督管理局。

9. 国家食品药品监督管理局组织药学、医学和其他技术人员，对新药进行技术审评；并以核发《新药临床研究批件》的形式，决定是否批准其进行临床研究。

（三）新药生产的报批

1. 完成药物临床研究后，申请人向所在地省、自治区、直辖市药品监督管理局报送临床研究资料及其他变更和补充的资料，并详细说明依据和理由，同时向中国药品生物制品检定所报送制备标准品的原材料。

2. 省、自治区、直辖市药品监督管理局应当对申报资料进行形式审查；组织对生产情况和条件进行现场考察；抽取连续3个生产批号的样品，向指定的药品检验所发出注册检验通知；在规定的时限内将审查意见、考察报告及申报资料报送国家食品药品监督管理局，并通知申请人。

3. 申请新药所需的 3 批样品，应当在取得 GMP 认证证书的车间生产；新开办药品生产企业、药品生产企业新建药品生产车间或者新增生产剂型的，其样品的生产过程必须符合 GMP 的要求。

4. 接到注册检验通知的药品检验所对抽取的样品进行检验，并在规定的时限内将检验报告书报送国家食品药品监督管理局，同时抄送通知其检验的省、自治区、直辖市药品监督管理局和申请人。

5. 国家食品药品监督管理局对省、自治区、直辖市药品监督管理局报送的资料，经审查符合要求的，予以受理，发给受理通知单。

6. 国家食品药品监督管理局对所报资料进行全面审评，以《药品注册批件》的形式，决定是否予以批准。符合规定的，发给新药证书；具备《药品生产许可证》和该药品相应生产条件的，同时发给药品批准文号。

7. 国家食品药品监督管理局在批准新药申请的同时，发布该药品的注册标准和说明书。

药品说明书由国家食品药品监督管理局根据申请人申报的资料核准。药品生产企业应当对药品说明书的正确性与准确性负责，并应当跟踪药品上市后的安全性、有效性情况，必要时应当及时提出修改药品说明书的申请。

药品说明书必须按照国家食品药品监督管理局的规定印制。

8. 为申请新药所生产的 3 批药品，在持有《药品生产许可证》和 GMP 认证证书的车间生产的，经国家食品药品监督管理局指定的药品检验所检验合格并取得药品批准文号后，可以在该药品的有效期内上市销售。

9. 国家食品药品监督管理局在审查新药生产的同时，对其直接接触药品的包装材料或容器一并审查。

10. 新药经批准生产后，其药品标准为试行标准，试行期 2 年。其他药品经批准后，凡需进一步考察生产工艺及产品质量稳定性的，其药品标准也应批准为试行标准。

生产有试行期标准的药品，应当在试行期满前 3 个月，提出转正申请。

新药试生产批准文号格式为"国药试字 X（或 Z）×××××××"。试生产转为正式生产后，发给正式生产批准文号，格式为"国药准字 X（或 Z）×××××××"。其中 X 代表化学药品，Z 代表中药；字母后的前 4 位数字为公元年号。

11. 新药经批准后，国家食品药品监督管理局不再受理同一品种的新药申请。

（四）已有国家标准药品的报批

1. 申请生产已有国家标准药品的，申请人应当是持有《药品生产许可证》、《药品生产质量管理规范》认证证书的药品生产企业。所申请的药品应当与《药品生产许可证》和《药品生产质量管理规范》认证证书中载明的生产范围一致。

2. 新开办药品生产企业、药品生产企业新建药品生产车间或者新增生产剂型，未取得《药品生产质量管理规范》认证证书的，必须在《药品管理法实施条例》第六条规定的时限内取得《药品生产质量管理规范》认证证书；逾期未取得的，其药品批准文号自行废止，并由国家食品药品监督管理局予以注销。

3. 申请人按照有关技术要求完成试制工作，填写《药品注册申请表》，向所在地省、自治区、直辖市药品监督管理局报送有关资料和药物实样。

4. 省、自治区、直辖市药品监督管理局对申报资料进行形式审查，符合要求的予以受理，并发给受理通知单；组织对生产情况和条件进行现场考察，抽取连续 3 个生产批号的样品，通知指定的药品检验所进行样品检验；在规定的时限内将审查意见及申报资料报送国家食品药品监督管理局，并通知申请人。

5. 接到注册检验通知的药品检验所对抽取的样品进行检验，并在规定的时限内将检验报告书报国家食品药品监督管理局，同时抄送通知其检验的省、自治区、直辖市药品监督管理局和申请人。

6. 国家食品药品监督管理局对所报资料进行全面审评，需要进行临床研究的，发给《药物临床研究批件》。

申请人在完成临床研究后，应当向国家食品药品监督管理局报送临床研究资料。

7. 国家食品药品监督管理局以《药品注册批件》的形式，决定是否批准生产。符合规定的，发给药品批准文号。

8. 国家食品药品监督管理局和省、自治区、直辖市药品监督管理局不受理依据试行标准提出的已有国家标准的药品注册申请。

9. 需要进一步评价药品疗效和安全性的已有国家标准的药品注册申请，国家食品药品监督管理局可以暂停受理和审批。

10. 为申请药品批准文号所生产的 3 批药品，在持有《药品生产许可证》和《药品生产质量管理规范》认证证书的车间生产的，经国家食品药品监督管理局指定的药品检验所检验合格并取得药品批准文号后，可以在该药品的有效期内上市销售。

二、新药的监测管理

1. 国家食品药品监督管理局根据保护公众健康的要求，可以对批准生产的新药设立监测期，对该新药的安全性继续进行监测。

监测期内的新药，国家食品药品监督管理局不批准其他企业生产和进口。

2. 新药的监测期自批准该新药生产之日起计算，不超过 5 年。对于不同新药，根据其现有的安全性研究资料、境内外研究状况，确定不同的监测期限。

（1）新的中药及其制剂、中药或天然药物中提取的有效成分及其制剂、化学原料药及其制剂、生物制品等，属境内首次生产、境外尚未上市的，一般为 5 年。

（2）境内首次生产，但境外已经上市的，一般为 4 年。

（3）境内首次生产，境外已经上市的制剂，一般为 3 年。

3. 新药进入监测期后，国家食品药品监督管理局不再受理其他申请人同品种的新药申请。省、自治区、直辖市药品监督管理局应当将已经收到的申请退回申请人。

4. 监测期内的新药，药品生产企业应当经常考察生产工艺、质量、稳定性、疗效及不良反应等情况，每年向所在地省、自治区、直辖市药品监督管理局报告。

有关药品生产、经营、使用或者检验、监督的单位发现新药有严重质量问题、严重的或者非预期的不良反应，必须及时向省、自治区、直辖市药品监督管理局报告。

5. 省、自治区、直辖市食品药品监督管理局对于新药有严重质量问题、严重的或者非预期的不良反应的应当立即组织调查，并报告国家食品药品监督管理局。

6. 药品生产企业不按规定履行新药监测期责任的，省、自治区、直辖市药品监督管理局应当责令其改正。

7. 设立监测期的新药从批准之日起 2 年内没有生产的，国家食品药品监督管理局可以批准其他药品生产企业生产该新药的申请，并继续进行监测。

8. 新药进入监测期时，国家食品药品监督管理局已经批准其他申请人进行药物临床研究的，该申请可以按照药品注册申报与审批程序继续办理；符合规定的，国家食品药品监督管理局可以批准生产或者进口，并对境内药品生产企业生产的该新药一并进行监测。

9. 新药进入监测期时，国家食品药品监督管理局已经受理但尚未批准其他申请人药物临床研究的，该项申请应当予以退审；该新药监测期满后，申请人可以提出已有国家标准的药品注册申请。

10. 进口药品注册申请首先获得批准上市后，已经批准境内申请人进行临床研究的，该项申请可以按照药品注册申报与审批程序继续办理；符合规定的，国家食品药品监督管理局可以批准生产；申请人也可以撤回该项申请，重新提出已有国家标准的药品注册申请。已经受理但尚未批准其他申请人药物临床研究的，该项申请应当予以退审；按照已有国家标准药品的要求重新申请。

三、新药的技术转让

1. 新药技术转让，是指新药证书的持有者，将新药生产技术转让给药品生产企业，并由该药品生产企业申请生产该新药的行为。

2. 新药技术的转让方是指持有新药证书且尚未取得药品批准文号的机构；已取得药品批准文号的，申请新药技术转让时，应当提出注销原药品批准文号的申请。

3. 新药技术转让应当一次性转让给一个药品生产企业。由于特殊原因该药品生产企业不能生产的，新药证书持有者可以持原受让方放弃生产该药品的合同等有关证明文件，将新药技术再转让一次。国家食品药品监督管理局应当按照规定注销原受让方该品种的药品批准文号。

接受新药技术转让的企业不得对该技术进行再次转让。

4. 接受新药技术转让的药品生产企业必须取得《药品生产许可证》和《药品生产质量管理规范》认证证书。受转让的新药应当与受让方《药品生产许可证》和《药品生产质量管理规范》认证证书中载明的生产范围一致。

5. 新药证书持有者转让新药生产技术时，应当与受让方签订转让合同，并将技术及资料全部转让给受让方，指导受让方试制出质量合格的连续 3 批产品。

6. 多个单位联合研制的新药，进行新药技术转让时，应当经新药证书联合署名单位共同提出，并签订转让合同。

7. 新药技术转让应当由新药证书持有者与受让方共同向受让方所在地省、自治区、直辖市药品监督管理局提出申请，填写《药品补充申请表》，报送有关资料并附转让合同。

8. 省、自治区、直辖市药品监督管理局在受理新药技术转让申请后，应当对受让方的试制现场、生产设备、样品生产与检验记录进行检查，并进行抽样，同时通知药品检验所进行检验。

9. 承担药品检验任务的药品检验所，应当在规定的时限内完成检验，出具检验报告书，报送通知其检验的省、自治区、直辖市药品监督管理局。

10. 省、自治区、直辖市药品监督管理局对收到的检验报告书和有关资料进行审查并提出意见，报送国家食品药品监督管理局，同时将审查意见通知申请人。

11. 国家食品药品监督管理局对新药技术转让的补充申请进行全面审评。需要进行临床研究的，发给《药物临床研究批件》。

申请人应当在完成临床研究后，向国家食品药品监督管理局报送临床研究资料。

12. 国家食品药品监督管理局以《药品补充申请批件》的形式，决定是否批准生产。符合规定的，发给药品批准文号；对于转让方已取得的药品批准文号，同时予以注销。

13. 监测期内的药品，不得进行新药技术转让。

教材与教学配套用书

新世纪全国高等中医药院校规划教材

注：凡标〇号者为"普通高等教育'十五'国家级规划教材"；凡标★号者为"普通高等教育'十一五'国家级规划教材"

（一）中医学类专业

1 中国医学史（常存库主编）〇★
2 医古文（段逸山主编）〇★
3 中医各家学说（严世芸主编）〇★
4 中医基础理论（孙广仁主编）〇★
5 中医诊断学（朱文锋主编）〇★
6 内经选读（王庆其主编）〇★
7 伤寒学（熊曼琪主编）〇★
8 金匮要略（范永升主编）★
9 温病学（林培政主编）〇★
10 中药学（高学敏主编）★
11 方剂学（邓中甲主编）★
12 中医内科学（周仲瑛主编）〇★
13 中医外科学（李曰庆主编）★
14 中医妇科学（张玉珍主编）★
15 中医儿科学（汪受传主编）★
16 中医骨伤科学（王和鸣主编）〇★
17 中医耳鼻咽喉科学（王士贞主编）〇★

18 中医眼科学（曾庆华主编）〇★
19 中医急诊学（姜良铎主编）〇★
20 针灸学（石学敏主编）〇★
21 推拿学（严隽陶主编）〇★
22 正常人体解剖学（严振国　杨茂有主编）★
23 组织学与胚胎学（蔡玉文主编）〇★
24 生理学（施雪筠主编）〇★
　　生理学实验指导（施雪筠主编）
25 病理学（黄玉芳主编）〇★
　　病理学实验指导（黄玉芳主编）
26 药理学（吕圭源主编）
27 生物化学（王继峰主编）〇★
28 免疫学基础与病原生物学（杨黎青主编）〇★
29 诊断学基础（戴万亨主编）★
30 西医外科学（李乃卿主编）★
31 内科学（徐蓉娟主编）〇

（二）针灸推拿学专业（与中医学专业相同的课程未列）

1 经络腧穴学（沈雪勇主编）〇★
2 刺法灸法学（陆寿康主编）★
3 针灸治疗学（王启才主编）

4 实验针灸学（李忠仁主编）〇★
5 推拿手法学（王国才主编）〇★
6 针灸医籍选读（吴富东主编）★

（三）中药学类专业

1 药用植物学（姚振生主编）〇★
　　药用植物学实验指导（姚振生主编）
2 中医学基础（张登本主编）
3 中药药理学（侯家玉　方泰惠主编）〇★
4 中药化学（匡海学主编）〇★
5 中药炮制学（龚千锋主编）〇★
6 中药鉴定学（康廷国主编）★
　　中药鉴定学实验指导（吴德康主编）

7 中药药剂学（张兆旺主编）〇★
8 中药制剂分析（梁生旺主编）〇
9 中药制药工程原理与设备（刘落宪主编）★
10 高等数学（周　喆主编）
11 中医药统计学（周仁郁主编）
12 物理学（余国建主编）
13 无机化学（铁步荣　贾桂芝主编）★
　　无机化学实验（铁步荣　贾桂芝主编）

14 有机化学（洪筱坤主编）★　　　　　16 分析化学（黄世德　梁生旺主编）

　有机化学实验（彭松　林辉主编）　　　分析化学实验（黄世德　梁生旺主编）

15 物理化学（刘幸平主编）　　　　　　17 医用物理学（余国建主编）

（四）中西医结合专业

1 中外医学史（张大庆　和中浚主编）　　9 中西医结合传染病学（刘金星主编）

2 中西医结合医学导论（陈士奎主编）★　10 中西医结合肿瘤病学（刘亚娴主编）

3 中西医结合内科学（蔡光先　赵玉庸主编）★　11 中西医结合皮肤性病学（陈德宇主编）

4 中西医结合外科学（李乃卿主编）★　　12 中西医结合精神病学（张宏耕主编）★

5 中西医结合儿科学（王雪峰主编）★　　13 中西医结合妇科学（尤昭玲主编）★

6 中西医结合耳鼻咽喉科学（田道法主编）★　14 中西医结合骨伤科学（石印玉主编）★

7 中西医结合口腔科学（李元聪主编）　　15 中西医结合危重病学（熊旭东主编）

8 中西医结合眼科学（段俊国主编）★　　16 中西医结合肛肠病学（陆金根主编）

（五）护理专业

1 护理学导论（韩丽沙　吴　瑛主编）★　12 外科护理学（张燕生　路　潜主编）

2 护理学基础（吕淑琴　尚少梅主编）　　13 妇产科护理学（郑修霞　李京枝主编）

3 中医护理学基础（刘　虹主编）★　　　14 儿科护理学（汪受传　洪黛玲主编）★

4 健康评估（吕探云　王　琦主编）　　　15 骨伤科护理学（陆静波主编）

5 护理科研（肖顺贞　申杰主编）　　　　16 五官科护理学（丁淑华　席淑新主编）

6 护理心理学（胡永年　刘晓虹主编）　　17 急救护理学（牛德群主编）

7 护理管理学（关永杰　宫玉花主编）　　18 养生康复学（马烈光　李英华主编）★

8 护理教育（孙宏玉　简福爱主编）　　　19 社区护理学（冯正仪　王　珏主编）

9 护理美学（林俊华　刘　宇主编）★　　20 营养与食疗学（吴翠珍主编）★

10 内科护理学（徐桂华主编）上册★　　　21 护理专业英语（黄嘉陵主编）

11 内科护理学（姚景鹏主编）下册★　　　22 护理伦理学（马家忠　张晨主编）★

（六）七年制

1 中医儿科学（汪受传主编）★　　　　　10 中医养生康复学（王旭东主编）

2 临床中药学（张廷模主编）○★　　　　11 中医哲学基础（张其成主编）★

3 中医诊断学（王忆勤主编）○★　　　　12 中医古汉语基础（邵冠勇主编）★

4 内经学（王洪图主编）○★　　　　　　13 针灸学（梁繁荣主编）○★

5 中医妇科学（马宝璋主编）○★　　　　14 中医骨伤科学（施杞主编）○★

6 温病学（杨　进主编）★　　　　　　　15 中医医家学说及学术思想史（严世芸主编）○★

7 金匮要略（张家礼主编）★　　　　　　16 中医外科学（陈红风主编）○★

8 中医基础理论（曹洪欣主编）○★　　　17 中医内科学（田德禄主编）○★

9 伤寒论（姜建国主编）★　　　　　　　18 方剂学（李　冀主编）○★

新世纪全国高等中医药院校创新教材（含五、七年制）

1 中医文献学（严季澜主编）★　　　　　4 中医临床护理学（杨少雄主编）★

2 中医临床基础学（熊曼琪主编）　　　　5 中医临床概论（金国梁主编）

3 中医内科急症学（周仲瑛　金妙文主编）★　6 中医食疗学（倪世美主编）

新世纪全国高等中医药院校规划教材配套教学用书

（一）习题集

（二）易学助考口袋丛书

中医执业医师资格考试用书